疼痛外科学

Pain Surgery

疼痛外科学

Pain Surgery

主　编　胡永生

副主编（按姓氏汉语拼音排序）

胡　杰　孟凡刚　陶　蔚　张　黎

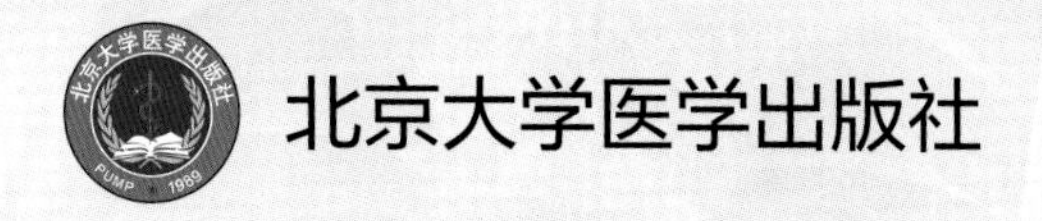

TENGTONG WAIKEXUE

图书在版编目（CIP）数据

疼痛外科学 / 胡永生主编. —北京：北京大学医学出版社，2024.3（2025.5 重印）
ISBN 978-7-5659-3092-8

Ⅰ. ①疼… Ⅱ. ①胡… Ⅲ. ①疼痛—外科学 Ⅳ. ① R441.1 ② R6

中国国家版本馆 CIP 数据核字（2024）第 038476 号

疼痛外科学

主　　编： 胡永生
出版发行： 北京大学医学出版社
地　　址：（100191） 北京市海淀区学院路38号　北京大学医学部院内
电　　话： 发行部 010-82802230；图书邮购 010-82802495
网　　址： http://www.pumpress.com.cn
E-mail： booksale@bjmu.edu.cn
印　　刷： 北京信彩瑞禾印刷厂
经　　销： 新华书店
责任编辑： 冯智勇　　**责任校对：** 靳新强　　**责任印制：** 李　啸
开　　本： 889 mm × 1194 mm　1/16　　**印张：** 32　　**字数：** 990千字
版　　次： 2024年3月第1版　2025年5月第2次印刷
书　　号： ISBN 978-7-5659-3092-8
定　　价： 260.00元

编者名单

主　编

胡永生　首都医科大学宣武医院　功能神经外科

副主编（按姓氏汉语拼音排序）

胡　杰　复旦大学附属华山医院　神经外科

孟凡刚　首都医科大学附属北京天坛医院　神经外科

陶　蔚　深圳大学附属华南医院　神经医学中心

张　黎　中日友好医院　神经外科

编　者（按姓氏汉语拼音排序）

鲍　民　中国医科大学附属盛京医院　神经外科

董　生　清华大学附属北京清华长庚医院　神经外科

杜　涛　首都医科大学宣武医院　功能神经外科

冯　刚　深圳大学附属华南医院　神经外科

冯智英　浙江大学医学院附属第一医院　疼痛科

甘　宇　沈阳市第七人民医院　内分泌科

郭圣扬　北京大学神经科学研究所

郭　松　首都医科大学宣武医院　功能神经外科

胡慧敏　北京中医药大学

胡　杰　复旦大学附属华山医院　神经外科

胡永生　首都医科大学宣武医院　功能神经外科

黄　鑫　北京大学第三医院　疼痛科

纪　运　上海交通大学医学院附属新华医院　疼痛科

金　鑫　苏州大学附属第四医院　疼痛科

李水清　北京大学第三医院　疼痛科

李振宙　解放军总医院第四医学中心　脊柱外科

刘广召　河北医科大学第二医院　疼痛科

卢　光　首都医科大学宣武医院　功能神经外科

陆丽娟　南京大学医学院附属鼓楼医院　疼痛科

马　柯　上海交通大学医学院附属新华医院　疼痛科

毛　鹏　中日友好医院　疼痛科
孟凡刚　首都医科大学附属北京天坛医院　神经外科
倪　兵　首都医科大学宣武医院　功能神经外科
乔　梁　首都医科大学宣武医院　功能神经外科
任志伟　首都医科大学宣武医院　功能神经外科
舒　伟　首都医科大学宣武医院　功能神经外科
苏　里　深圳大学附属华南医院　神经外科
孙琳琳　北京大学神经科学研究所
孙　涛　山东第一医科大学附属省立医院　疼痛科
陶　蔚　深圳大学附属华南医院　神经医学中心
王成伟　山东大学第二医院　神经外科
王会志　首都医科大学附属北京天坛医院　神经外科
王　宁　航空总医院　神经外科
徐翠萍　首都医科大学宣武医院　功能神经外科
张　黎　中日友好医院　神经外科
张　希　首都医科大学宣武医院　功能神经外科
张晓磊　清华大学附属北京清华长庚医院　神经外科
赵哲峰　哈尔滨医科大学附属第二医院　神经外科

主编助理（按姓氏汉语拼音排序）

高润石　首都医科大学宣武医院　功能神经外科
任志伟　首都医科大学宣武医院　功能神经外科

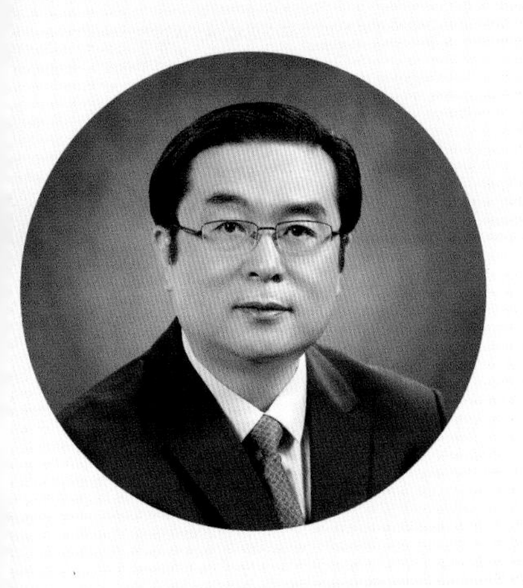

胡永生

医学博士，主任医师。

1969年出生于山东省枣庄市。1993年毕业于青岛医学院临床医学系临床医学专业，后留校在青岛医学院附属医院神经外科工作。1995年考取山东医科大学研究生部神经外科学研究生（硕博连读），先后师从吴承远教授和张庆林教授。2000年获得医学博士学位后，进入首都医科大学博士后流动站，在李勇杰教授的指导下进行博士后研究。2002年博士后出站，进入首都医科大学宣武医院功能神经外科工作至今，其间曾于2010年至2011年赴美国加利福尼亚大学洛杉矶分校（UCLA）医学中心神经外科留学。自2003年2月开始担任宣武医院功能神经外科行政、医疗副主任，2021年6月起全面主持科室各项工作。

曾先后担任中国人体健康科技促进会神经调控与功能修复专业委员会主任委员、中华医学会疼痛学分会委员、北京医学会疼痛学分会副主任委员、《中国疼痛医学杂志》常务编委、中国老年保健协会疼痛病学分会常务委员、中华医学会疼痛学分会中枢痛学组副组长、中国医师协会周围神经专业委员会神经调控专业组副组长、中国医师协会骨科医师分会脊柱微创修复与重建学组委员、中国抗癌协会肿瘤微创治疗专业委员会疼痛分会常务委员、中华医学会疼痛学分会麻醉与疼痛学组委员、北京医学会神经外科分会脊柱脊髓学组委员和周围神经学组委员、北京中西医结合学会脑心同治专业委员会常务委员等学术职务。被聘为中华医学会医疗鉴定专家、北京医学会医疗鉴定专家、北京市医疗损害责任技术鉴定专家、北京市医政准入和医疗技术临床应用能力评审专家、北京市卫生法学会医疗责任评估专家、北京市卫生技术高级职称评审专家等。

从事神经外科临床、教学和科研工作30年，专注于功能神经外科领域工作和研究23年，主要开展疼痛、脑瘫、运动障碍病、面肌痉挛等功能性疾病的手术治疗和临床科研。作为研究顽固性疼痛神经外科手术治疗的国内第一位博士后，在导师指导下先后开展了脊髓背根入髓区切开术、脊髓后正中点状切开术、立体定向中脑加双侧扣带回前部联合毁损术、运动皮层电刺激术、脊髓电刺激术、周围神经电刺激术等止痛手术，部分术式为国内首先开展。对脑卒中后疼痛、脊髓损伤后疼痛、臂丛神经根撕脱后疼痛、幻肢痛、三叉神经痛、面肌痉挛、脑瘫、帕金森病等疾病具有丰富的临床诊疗经验。

曾先后入选北京市科技新星和北京市卫生系统高层次卫生技术人才培养计划，并多次赴美国、加拿大、德国、法国、韩国等国家学习交流。已培养研究生9名，承担省部级课题4项，获得省部级科技成果奖8项，副主编学术专著2部、参编15部，以责任作者或第一作者发表SCI论文10余篇、统计源期刊论文50余篇。

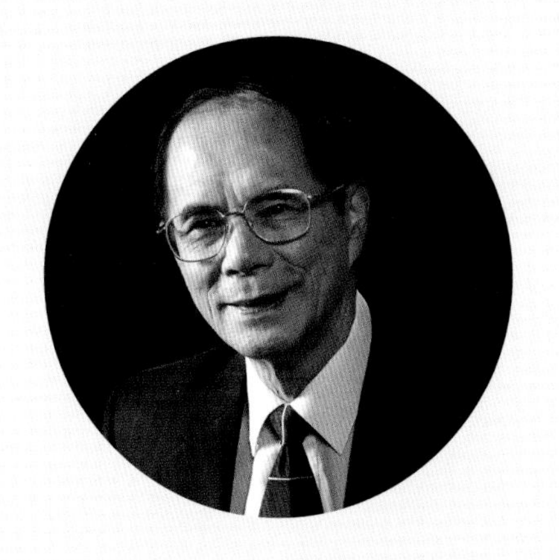

韩济生

中国科学院院士

北京大学博雅讲席教授

北京大学神经科学研究所名誉所长

《中国疼痛医学杂志》创始主编及名誉主编

中华医学会疼痛学分会创始主任委员及终身名誉主任委员

中国医师协会疼痛科医师分会创始会长及终身名誉会长

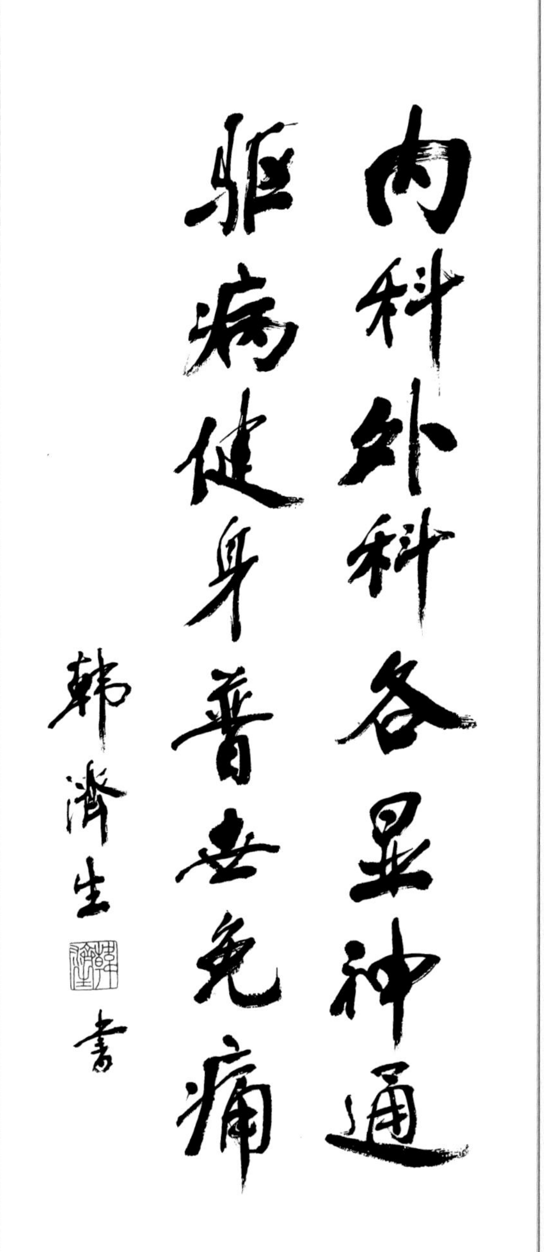

序

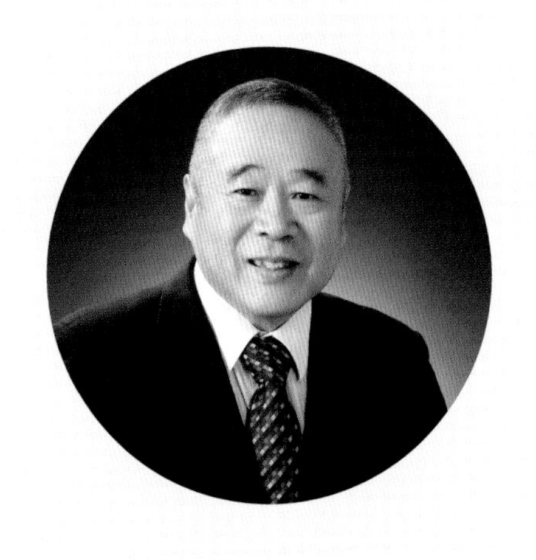

疼痛可以是疾病的一种症状，但有些疼痛本身就是一种疾病，特别是各种顽固性神经病理性疼痛，诸如三叉神经痛、舌咽神经痛等疾病，给病人造成了巨大的痛苦，严重影响着病人的身体健康和生活质量。随着社会进步和经济发展，疼痛作为一种疾病得到医学界的广泛重视，疼痛的治疗和研究也越发具有重要的科学意义和社会意义。疼痛医学近年来发展很快，美国国会曾将21世纪的第一个10年命名为“疼痛研究与治疗的10年”，以引起全世界对疼痛医学的重视。

手术治疗疼痛的历史可以追溯到19世纪后期，曾出现过不同的治疗疼痛的手术术式，但由于当时技术条件所限导致的长期疗效和手术并发症的问题，手术治疗疼痛的临床应用也经历过数次起伏。直到20世纪80年代以后，随着医学影像技术、立体定向技术、神经电生理技术、显微手术技术等先进医疗技术的不断发展，手术治疗疼痛的研究和开展日渐深入和广泛，手术的安全性和有效性不断提高。特别是进入21世纪以来，神经调控新理念和新技术的应用，极大地促进了疼痛外科学的发展。疼痛外科学研究多种外科手术治疗疼痛疾病，经过几十年的发展，已经基本形成了独立完整的学科体系，相关的解剖学、生理学、影像学检查、器械设备、手术技术及疾病种类等内容逐渐完善。

本专著的主编宣武医院功能神经外科胡永生主任，是国内第一位专门研究手术治疗顽固性疼痛的神经外科博士后。作者团队基于20多年来手术治疗各种疼痛疾病的临床经验和大宗的临床病例数据，联合国内疼痛外科学相关领域的权威专家学者，结合国际上疼痛外科学的新进展，编纂完成了专著《疼痛外科学》。本书全面系统地阐述了疼痛外科学的基础理论知识、各种疼痛疾病诊治和多种手术操作技术，内容翔实，图文并茂，可以作为神经外科、疼痛科、麻醉科、骨科、神经内科和康复科医生、进修人员和研究生的参考书。

趙继宗

中国科学院院士

国家神经系统疾病临床研究中心主任

首都医科大学神经外科学院院长

首都医科大学附属北京天坛医院神经外科教授、主任医师

前言

疼痛外科学是应用外科学手段治疗疼痛疾病的科学，经历了100余年的不断发展和完善，已经逐渐形成了相对完整的学科体系。

我与疼痛外科学之缘始于1993年8月大学毕业之时。当时我从有百年历史的青岛医学院临床医学系毕业，留校在附属医院神经外科工作，是孟广远主任和邹方田主任面试留下的我。大学见习和实习阶段，我都没有接触过神经外科，从那时起，我进入了一个全新的学科领域，一切从零开始。那时候可谓是真正的“住院医师”，宿舍就在医院干部病房后面的小平房里。我24小时在医院待命，珍惜每一次急诊手术机会，虚心向所有老师求教。印象很深的是，我每周抱着“孟氏定位仪”和穿刺针，作为助手陪着孟广远教授出专家门诊，亲眼看到他使用“孟氏定位仪”辅助穿刺，或者有时候直接熟练地徒手穿刺三叉神经半月节，注入0.5 ~ 1 ml无水乙醇或无水甘油就能够让三叉神经痛患者疼痛消除，效果立竿见影，当时我感觉很是神奇。

1995年9月，我考取山东医科大学神经外科学研究生，先后师从吴承远教授和张庆林教授。吴承远教授是我国疼痛学领域的早期开拓者和著名专家，他有一台从美国带回来的先进射频治疗仪，这台仪器被他视若珍宝，更是治疗疼痛的神器。吴承远教授在半天的专家门诊时间里，可以徒手穿刺三叉神经半月节温控射频治疗10余例三叉神经痛患者，同时还不耽误专家门诊正常出诊。“一针准”的穿刺神功令人叹服，这期间我也有幸得到了恩师的言传身教，受益颇多。

2000年8月，我博士毕业后进入首都医科大学宣武医院博士后流动站，导师是刚从美国学成归国2年的李勇杰教授。李勇杰教授怀揣着在国内创建完整的功能神经外科学的梦想，把我的博士后主攻方向确定为顽固性疼痛的神经外科手术治疗研究，从此真正开启了我们在疼痛外科学领域的不断尝试和科学探索。

我们所要研究的不仅仅是三叉神经痛、舌咽神经痛等神经外科已经广泛开展的疼痛诊疗，还有以脑卒中后疼痛、脊髓损伤后疼痛、臂丛神经根撕脱后疼痛为代表的中枢性神经病理性疼痛。在北京功能神经外科研究所和宣武医院功能神经外科的平台上，借助多学科合作和团队协作，受益于韩济生院士等疼痛医学界多位老前辈的关怀和帮助，我们先后开展了立体定向中脑加双侧扣带回前部联合毁损术、脊髓后正中点状切开术、脊髓背根入髓区切开术、运动皮层电刺激术、脊髓电刺激术、周围神经电刺激术等神经外科止痛手术，很多术式为国内首先开展。

经过20多年的发展，我们团队掌握并开展了从周围神经系统到中枢神经系统，从微创介入到神经调控和神经毁损，完整体系、多种方法的疼痛外科学诊疗技术，积累了国内疼痛外科学领域最大宗的原创临床数据。与此同时，国内很多单位也在不断开展疼痛外科学的相关工作，采用多种外科手术治疗各种疼痛疾病，其中很多疼痛疾病只有外科手术治疗才能够获得较为满意的疗效。

近年来国内疼痛外科学的发展非常迅速，与之相关的学科内容逐渐完善，基本形成了独立完整的学科体系，但一直缺少一部关于疼痛外科学的学术专著。疼痛外科相关的解剖学、生理学、影像学、疾病诊疗、手术技术等内容自成体系，亟须对这些知识和经验进行系统化的理论总结，由此《疼痛外科学》的编写出版提上日程。

本书包括三篇、四十章，完整、系统地阐述了疼痛外科学相关的基础理论、疾病诊疗和手术技术，凝聚了国内20余家知名医学单位30多位疼痛外科学相关领域权威专家学者的宝贵经验和集体智慧，结合国际上疼痛外科学的新进展，全面系统地阐述了疼痛外科学的理论知识和诊疗技术，重点描述了目前在临床上成熟应用的疼痛外科学手术技术，对于历史久远、已很少再应用的手术未做赘述，对于一些显示良好前景的新技术、新方法做了展望。希望本书能够对疼痛外科学感兴趣的临床医生、科研人员、研究生有所裨益，能够促进疼痛外科学的发展提高。

本书的编撰得到了我国疼痛学创始人、中国科学院院士、著名神经科学家韩济生院士的帮助和鼓励。韩先生在94岁高龄时欣然为本书亲笔题词“内科外科各显神通，驱病健身普世免痛”。这是对我们的勉励和鞭策，也是我们努力的方向。

我国著名神经外科学专家、中国科学院院士、国家神经系统疾病临床研究中心主任赵继宗院士在百忙之中为本书作序。这让我们深深感受到了前辈的无私帮助和殷切期望。

在《疼痛外科学》即将出版之际，衷心感谢所有参编人员的辛勤付出！感谢所有老师、同事和朋友们的大力支持！感谢出版社和编辑老师的悉心帮助！

书中有不足和疏漏之处，请广大读者不吝指正！

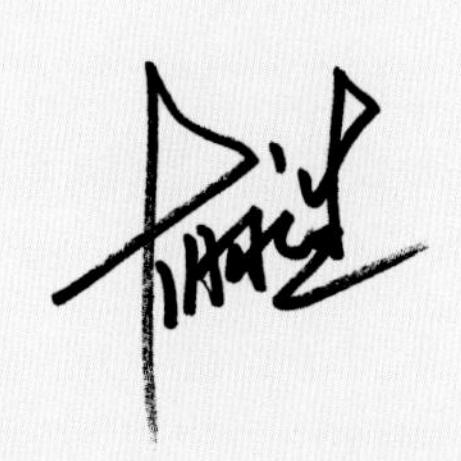

视频目录

视频资源获取说明

◆ 在使用本书增值服务之前，请您刮开右侧二维码，使用微信扫码激活。

* 温馨提示：每个激活二维码只能绑定一个微信号。

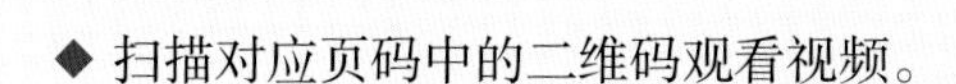

◆ 扫描对应页码中的二维码观看视频。

目　录

第一篇　基础理论篇

第二篇　疾病诊疗篇

第三十五章 三叉神经半月节经皮球囊压迫术

第三十六章 颅神经根显微血管减压术

第三十七章 脑深部电刺激术

第三十八章 运动皮层电刺激术

第三十九章 立体定向脑内核团及传导束毁损术

第四十章 程控鞘内药物输注系统植入术

第一篇

基础理论篇

第一章　疼痛概述

第一节　疼痛的定义

人们通常通过幼年时期受伤的经历学习并体验“疼痛”，而且引发疼痛的刺激往往容易损伤组织。由此，1979年世界卫生组织（WHO）将疼痛定义为：疼痛是组织损伤或潜在的组织损伤所引起的不愉快的感觉和情感体验。该定义在感觉体验之外，也强调了情感体验。疼痛与组织损伤有关，但最后形成的疼痛体现出不愉快的情感。然而，许多人在没有组织损伤或任何可能的病理生理原因的情况下出现疼痛，这也对疼痛的定义提出了挑战。2021年，世界疼痛学会将疼痛定义更新为：疼痛是与实际或潜在组织损伤相关，或类似的令人不快的感觉和情感体验。在这之前的40年，疼痛则被定义为是机体对组织损伤或即将发生的组织损伤的感觉。新定义较原来的定义增加了“与组织损伤类似的情感体验”，也就是强调了组织损伤会导致疼痛，而无明确组织损伤的区域也会出现疼痛体验。世界疼痛学会的新定义更关注疼痛感觉本身，而非单纯的组织损伤。其强调了疼痛是一种生活经验感知，受生物学、生理学以及社会因素所影响。疼痛和组织伤害程度并不等同，不能仅仅通过体感神经元的活动来推断疼痛。

“疼痛”一词对医生来说是一种症状，对患者来说意味着疾病和痛苦，医生应该尊重患者疼痛的主诉，需要警惕在语言描述之外，患者是否存在疼痛的其他表现方式。它的强度和质量受到各种内部和外部因素的影响；因此，同样的刺激在不同的环境、身体和精神条件下会有不同的体验。接受疼痛的方式是非常个体化的，并且在同一个个体中因时间而异。疼痛的强度是难以测量的，个体对疼痛的感知取决于个体的情绪状态、获得疼痛的环境以及是否将其视为威胁信号。对疼痛的感知取决于唤醒、注意力和期望等因素。疼痛虽然是一种人类的预警机制，具有保护功能，但它也可能对功能、社会和心理健康产生不利影响。导致疼痛的单一、强烈的刺激可能会消失，而且可能不会留下痕迹。重复的刺激会导致中枢神经系统的适应性变化和许多系统的激活，既支持又抑制疼痛。在脊髓和大脑中，发生各种受体系统的合成和激活，以及改变痛觉的各种化合物的合成。众所周知，神经胶质细胞在这一过程中起着重要作用。这是一个非常复杂的过程，即使在疼痛刺激消失后，也可以导致疼痛的保留。

正确认识疼痛是诊断和合理治疗的基础，临床医生需理解疼痛的复杂性和不同类型之间的细微差别，从而完善疼痛评估，采取合适的治疗手段，规范治疗流程。

第二节　疼痛的常见临床分类

疼痛与触觉不同，不仅仅是周围神经感知，还涉及中枢神经系统众多环路加工处理的过程，存在不同的病理生理机制。不同类型疼痛之间不仅存在共同的病理生理机制，也在疼痛性质、时程等方面存在很多差别，因此临床治疗过程中需要对这些因素进行鉴别、归类，从而进行针对性的治疗。

一、疼痛的基础传导通路

疼痛往往是由于伤害感受器受到刺激引起的。伤害感受器分布于皮肤、运动器官（骨膜、关节囊、韧带、肌肉）、眼角膜和牙髓中，是负责对疼痛刺激做出反应的游离神经末梢。它们在脑膜、胸膜、腹膜和器官壁中也很丰富。在生物、电、热、机械和化学因子的刺激下，它们收集相关信息经外周神经传往中枢。当刺激所引发的神经电脉冲被传递到脊髓，然后到大脑的疼痛中枢时，疼痛感知就发生了。疼痛电信号脉冲传递到脊髓背角，与脊髓背角胶质中的神经元形成突触，经脊髓上行传导束传递进入脑干和丘脑。丘脑接收大部分疼痛的体感信息，同时与边缘系统（负责疼痛情感组分）和大脑皮层形成复杂的回路，在这些区域人体感知疼痛并形成对应的认知和情绪。

生理性疼痛作为人体的预警机制意义重大，多可分为两个阶段。第一阶段由快速传导电信号的Aδ纤维介导，第二阶段由传导速度较慢的C纤维介导。伤害感受器结构比较简单，位于周围神经纤维的末梢，因为它们位于神经纤维的末端。周围神经中的Aδ纤维和C纤维，参与疼痛信号的传递。粗的Aδ纤维产生尖锐的、定位明确的疼痛，这种疼痛通常是由割伤、电击或机械暴力刺激所引发的。Aδ纤维是有髓神经纤维，可以大约20 m/s的速度向中枢神经系统传递动作电位。这种快速的神经传导能够让身体快速做出反应，甚至在患者感觉到疼痛之前，受影响的身体部位出现保护性反射，出现快速反应："逃跑"或准备"战斗"。这类疼痛常被称为"快痛"。这类纤维实际上没有阿片受体，而位于神经末梢的疼痛受体时刻处于待命状态，受药物影响小。

较细的C纤维主要传递隐隐作痛的感觉。C纤维非常细，没有髓鞘，容易损伤，疼痛刺激的传导也非常慢（0.5～2 m/s）。C纤维常互相连接组合成一张"网"，覆盖的区域通常很宽，患者只能大致确定疼痛的位置。这类纤维对机械、热和化学刺激有反应，导致疼痛和瘙痒。患者通常把C纤维传导的疼痛描述为钝痛、烧灼样疼痛。C纤维的末端有多种受体，其中最重要的是阿片受体。这些受体在神经节中由神经元合成，通过轴突运输进入脊髓背角或者外周神经末梢。这些受体正常情况下活性低，处于休眠状态，但在炎性因子刺激后会被激活。阿片受体激活或者敏化后会对内源性和外源性刺激都做出反应，同时前列腺素等其他因子也会导致C类神经纤维末梢敏化。非甾体抗炎药抑制前列腺素合成，皮质类固醇抑制炎性反应都是通过降低C类神经纤维敏感性，提升痛阈，从而减轻疼痛。这个疼痛常称为"慢痛"。在临床实践中，镇痛药物容易抑制这一类"慢"痛，但难以阻断"快痛"。

二、急性疼痛与慢性疼痛

疼痛感知的生理过程存在"快痛"和"慢痛"阶段。疼痛在人脑形成意识认知之前，已经发生了许多生理过程。疼痛刺激信号传递以毫秒级别快速在体内传递。急性疼痛对即将到来或随之而来的危险提出警示，而慢性疼痛则对机体的伤害因素不断提醒，促使机体做出反应进行修复。单纯的疼痛刺激短时间消除后，可能不会留下任何痕迹。但反复慢性刺激则会导致中枢神经系统出现可塑性改变，出现不同受体的活性变化，可能减轻或者加重疼痛。

急性和慢性疼痛是不同的临床症候群。急性疼痛多由特定疾病或者具体损伤引起，病因明确，多具有自限性。急性疼痛与骨骼肌痉挛和交感神经系统激活有关。慢性疼痛在持续性疼痛刺激下，疼痛传导环路中的外周和中枢神经系统组分都发生了较大的变化，可能会出现疼痛信号增强，出现疼痛过敏或者疼痛超敏。如果中枢神经系统的这种变化有利于机体自我保护，就可能是有益的。如果这些变化持续，则有可能导致慢性疼痛。这种慢性疼痛可以被认为是一种疾病状态，在原有组织损伤愈合或者疼痛刺激去除之后，疼痛仍然持续甚至加重。

急性和慢性疼痛病理生理机制比较复杂，临床多采用疼痛的持续时间作为衡量指标，以区分急性和慢性疼痛。疼痛发作可能是急性的，但反复发作所引起的疾病状态则可能是慢性的。三叉神经痛多阵发出现，短暂缓解后又再次加重，因此急性疼痛会变成慢性疼痛。急性疼痛和慢性疼痛在不同医学中心或者不同病种间衡量的标准不同，但多数学者认为持续时间超过3个月的疼痛都是慢性疼痛。临床通常根据疼痛症状的持续时间，分为以下几组：

（1）急性疼痛：持续时间小于3天，多为警告-保护性反射，通常由外伤、手术引起。

（2）亚急性疼痛：疼痛持续超过3天，但小于3个月，通常由外界刺激、神经损伤引起，组织损伤-修复过程中出现疼痛。

（3）慢性疼痛：持续时间＞3个月，这种疼痛在疾病本身损害之外，往往还存在神经系统自身变化，没有预警和保护作用，需要多种方法治疗。

三、疼痛的临床特征分类

疼痛症状多样，根据这些临床特征（位置、强度和性质）可进行分类。这些特征主要是主观评价的，临床用疼痛量表来进行评估、记录和分析。

疼痛的位置可用来明确疼痛可能的病因。疼痛位置可能位于体表，也可能位于体内深部。体表疼痛定位清楚，往往和病因联系密切。深部器官疼痛的定位特别差。此外，疼痛的位置并不总是对应于受伤或疾病过程的部位。这在临床上很重要，因为它可以阻碍疾病的定位。牵涉痛在临床中常见。内脏器官没有痛觉感受器，只有覆盖的器官外膜有广泛的感觉神经支配，这些疼痛信号发送到脊髓背角，会与其他体感神经相关神经元混杂在一起，导致疼痛定位困难。

患者对疼痛强度的评估差异很大，主观性强，很难评估。疼痛强度指数是指其耐受性。女性的容忍度高，男性则差些。为了评估强度，使用视觉或模拟量表将疼痛与患者曾经遭受的最强烈疼痛进行比较。在实践中，最流行的量表将疼痛分为疼痛剧烈、强、中度、弱和无疼痛。视觉模拟量表通过递增的分数来评估疼痛：从0-表示没有疼痛，到10-表示一生中难以忍受的最强烈的疼痛。

疼痛性质非常有助于评估疼痛来源并进行分类。锐性疼痛多提示疼痛为神经起源。搏动性疼痛多为血管相关的；体内深部钝痛或者隐痛，伴有恶心、呕吐，则是脏器引起的可能性大。烧灼样疼痛多提示神经损伤或神经病变。

疼痛的伴随症状也会用于疼痛的评估和分类。疼痛所引起的肌肉强直僵硬，比如腰椎间盘突出压迫神经根，导致脊柱保护性侧弯，这种保护性体位非常容易被观察和记录。疼痛患者面部表情同时反映了疼痛强度和患者耐受能力，有无伴随焦虑、抑郁。

四、伤害感受性疼痛、神经病理性疼痛和混合性疼痛

疼痛起始信号可以来自皮肤的伤害感受器，也可以直接来自没有伤害感受器的神经系统。二者的性质和临床表现存在较大差别。临床鉴别疼痛的来源，对药物和手术治疗意义重大。

伤害感受性疼痛是对组织损伤危险的警告或表明由于疾病或伤害已经造成损伤的感觉。疼痛受体可能来自外部组织（皮肤、黏膜），也可能来自脏器（眼、耳、鼻咽、心脏、血管、腹部和盆腔器官）。神经病理性疼痛是神经系统直接病变，对感觉输入处理的扭曲，包括节段性（脊髓性）或节段上（脑干、皮质下、皮质）对疼痛的误报。事实上，许多神经病理性疼痛是失去外周输入的结果，更确切地说，是去传入神经疼痛的结果。因此，神经病理性疼痛通常源于外周或中枢神经系统某种类型的损伤。癌症疼痛与恶性肿瘤的发展有关，伴有组织损伤和神经系统损伤，可产生伤害性和神经性疼痛。

在临床实践中，人体组织损伤往往同时累及肌肉骨骼和神经组织，二者也存在相互加重的情况。伤害感受性疼痛和神经病理性疼痛同时存在，称为混合性疼痛。对疼痛的来源需要从病史、查体、电生理检查和影像学综合考虑，针对不同的疼痛组分选择用药或者手术。

五、周围性神经痛和中枢性神经痛

神经病理性疼痛可分为两大类：外周病变或疾病的后遗症引起的周围性神经痛以及由中枢病

变引起的中枢性神经痛。周围神经病变，如复杂区域性疼痛、幻肢痛可引起中枢敏化，出现大脑、丘脑、扣带回等继发改变。而中枢性神经痛，如丘脑痛则表现为躯体局部的疼痛，如果仅仅从外周神经入手治疗则可能导致疗效欠佳。

周围神经损伤可通过多种途径引起慢性神经病理性疼痛，虽然损伤可能是局部的，但导致慢性疼痛的反应不是局部的。不过，周围神经纤维的过度兴奋和持续放电构成了周围神经病性疼痛的主要机制。创伤、压迫、缺氧、炎症和化学损伤等损伤会诱导神经纤维变性、离子通道表达改变。处理疼痛信号的无髓C类纤维和有髓A类纤维的外周末梢出现神经纤维密度改变和神经元易激惹，导致异常放电和错误的感觉信号传递，从而出现神经痛。同时外周神经异常信号的发放会导致背根神经节、脊髓和大脑出现继发性改变。在反复或足够强烈的刺激下，脊髓和脊髓上的伤害感受通路会对随后的刺激变得敏感，出现中枢敏化。国际疼痛研究协会（International Association for the Study of Pain, IASP）将中枢敏感化定义为"中枢神经系统伤害性神经元对正常或阈下传入的反应性增强"。在二级神经元的突触，这种增加的反应性可能涉及钙渗透性、受体过表达和突触位置的变化。小胶质细胞也促进了慢性疼痛状态的形成，其过度激活触发了疼痛促进介质的释放。在中枢神经系统，皮层和皮层下结构在持续疼痛影响下发生改变，导致疼痛下行易化和抑制通路之间的不平衡，最终导致慢性疼痛状态。通过靶点阻断外周神经涉及疼痛传导的离子通道/受体，能够减少和（或）阻断神经纤维兴奋性信号的传递，从而减轻疼痛。

中枢性神经病理性疼痛是由中枢神经系统的损伤或疾病引起的疼痛，常见有脊髓损伤和脑卒中后疼痛。50%的脊髓损伤患者出现中枢性疼痛，8%～10%的脑卒中患者出现慢性中枢性疼痛。中枢性疼痛在损伤后立即出现，或可延迟至6～12个月后发作。在脊髓层面，神经损伤的动物模型可以观察到脊髓背角多种前蛋白激酶的激活，包括PKA、PKC、p38 MAPK、Src和ERK。此外，离子型和代谢型谷氨酸受体也会出现异常改变导致兴奋性突触后电位的频率和振幅增加。脊髓5-HT受体的激活可能导致促炎性细胞因子释放、神经胶质细胞活性上调，这些因素引发并维持中枢敏化。在大脑层面，中枢性疼痛患者出现丘脑、中脑导水管和扣带回多个区域的代谢增加。动物实验也可发现与神经病理性疼痛相关的星形胶质细胞和谷氨酸转运蛋白增加。

六、躯体性疼痛和内脏性疼痛

根据疼痛感受器来源不同，疼痛可以分为躯体性疼痛和内脏性疼痛。躯体性疼痛由分布于皮肤、肌梭内的感受器采集伤害性信号，传递至中枢神经系统形成疼痛认知。内脏疼痛是来自身体内部的疼痛，但通常是由中空的内脏器官通过器官壁的过度收缩、拉伸、张力或缺血引起的。如果我们普遍认为内脏器官的中空体积，如胃肠道，是外部环境的延续，那么皮肤和内脏疼痛都有一个共同的功能，即保护组织免受"外部"伤害性刺激。

内脏性疼痛病理生理机制与躯体性疼痛差异较大。内脏的传入（感觉）神经常向双侧脊髓传递信号。对于所有胸部和大多数腹部器官，疼痛信号传递涉及交感、副交感神经系统，同时脑神经（迷走神经）也起到非常重要的作用。躯体性疼痛往往由机械敏感的感受器经神经传入脊髓，疼痛感知敏锐，并且定位准确。但内脏痛主要由化学伤害感受器编码，感知模糊，涉及内脏刺激的情绪反应，定位模糊。内脏器官损伤，电压门控和配体门控离子通道将增加神经元兴奋性，这些变化延伸到脊髓和脊髓上结构，并被放大和调节，这些调节过程对内脏痛的感知较躯体性疼痛更加重要。除了脊髓-丘脑束之外，脊髓背柱通路在内脏伤害性信息传递中也很重要，这也是治疗内脏痛和躯体痛时选择疼痛通路靶点不同的原因。在内脏受损期间，扣带回前部、杏仁核和前额叶皮层都会被激活，在内脏痛的治疗过程中，"内脏"不应被视为一个孤立的器官，而要综合考虑。此外，尽管内脏痛患者的内脏传入神经的支配存在很多共性，但每个器官的传入神经支配具有与内脏功能相关的独特性，研究和治疗过程中需要进一步评估内脏感觉神经元的末梢、功能特征、化学物质含量、受体和离子通道表达。

第三节　疼痛外科学的发展概况

随着对疼痛病理生理学研究的不断深入，人们认识到疼痛治疗，尤其是慢性疼痛的治疗需要全面的患者评估和多学科联合，并根据每个患者的需求制订个体化的治疗方法，包括注射、射频、神经毁损手术和神经调控手术。为了实现这一点，疼痛治疗医师，无论具体医学专业是哪个领域，都必须了解各种类型疼痛的病理生理学机制，导致或引起疼痛并影响治疗反应的心理社会因素，以及目前可用的各种介入和非介入疼痛疗法的适应证和相对优缺点。

一、神经病理性疼痛的四阶梯治疗原则

神经病理性疼痛的治疗应采用综合治疗，包括口服药物、物理治疗、微创介入、神经调控以及毁损手术等，单一的治疗方法有时无法获得满意的止痛疗效。对于初诊的神经病理性疼痛患者，应先明确诊断，寻找病因，首选针对病因的治疗方法。当病因无法彻底祛除或病因治愈后疼痛仍不缓解时，应循序渐进，由简入繁，遵循“四阶梯”治疗原则：

第一阶梯为无创治疗，包括药物治疗、物理治疗等；

第二阶梯为微创介入治疗，包括靶点药物注射、射频治疗等；

第三阶梯为神经调控治疗；

第四阶梯为神经毁损手术治疗。

神经调控是利用植入性和非植入性技术，依靠电或化学手段，来改善中枢、周围或自主神经系统的功能，包括周围神经电刺激术（peripheral nerve stimulation, PNS）、脊髓电刺激术（spinal cord stimulation, SCS）、脑深部电刺激术（deep brain stimulation, DBS）、运动皮层电刺激术（motor cortex stimulation, MCS）和鞘内药物输注系统植入术。神经调控治疗的优点是安全、可逆和可调节，最主要的缺点是费用昂贵，需要维持治疗。

神经毁损手术可在痛觉传导的不同水平阻断伤害性刺激向中枢神经系统的传递，包括周围神经切断术、背根切断术、背根神经节切除术、交感神经切除术、脊髓背根入髓区切开术、三叉神经尾核背根入髓区切开术、脊髓前侧柱切断术、脊髓前联合切开术、脊髓后正中点状切开术、中脑毁损术、丘脑毁损术、扣带回切开术和垂体毁损术等。

总之，慢性神经病理性疼痛的成功治疗取决于选择合适的患者、合适的方法和合适的治疗时间。应严格掌握适合神经外科治疗的适应证，根据患者的疼痛性质、基础疾病、生存期、生活质量、社会保障和经济承受能力等因素来科学合理地选择治疗方法。

二、常见的疼痛外科手术术式

在外科治疗方面，疼痛外科医师作为主体，需要加深对疼痛学科各方面知识的理解，以不断发展和完善新的疼痛疗法。作为疼痛外科治疗历史中重要的手术方式，神经通路毁损手术发挥了

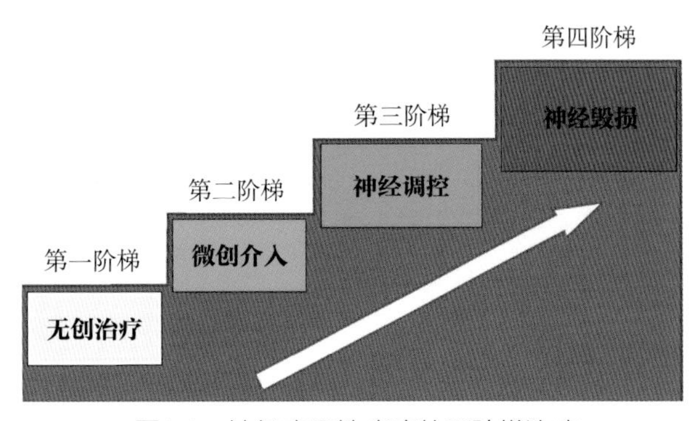

图1-1　神经病理性疼痛的四阶梯治疗

重要作用，包括脊髓背根入髓区切开术、脊髓后外侧柱毁损术等，疗效确切，应该继续保留在疼痛外科治疗的选项中，但应该借助技术的进步提高毁损的精准程度。神经调控类手术，如脊髓电刺激、鞘内输注系统，数量已经逐渐赶超毁损类手术。总体而言，疼痛外科手术大致分为三大类：解除疼痛病因类手术、疼痛传导通路毁损类手术和疼痛传导通路调控类手术。我们也将分别简要讨论这三类手术的概况及其进展。

（一）解除疼痛病因类手术

疼痛外科治疗如果能够确定引起疼痛的明确病因，进行手术及时纠正应该优先考虑。一般来讲，针对疼痛病因进行治疗疗效持久，复发率低，引起感觉缺失的并发症概率低。

1. 三叉神经痛　三叉神经痛的外科治疗在疼痛外科治疗中具有重要地位，其诊断往往比较明确，存在多种治疗手段，预后也好。一般认为三叉神经根被颅内移位的血管压迫导致髓鞘细胞脱髓鞘是主要病因，所以显微镜下三叉神经根显微血管减压手术治疗三叉神经痛能够解除疼痛病因，也是神经外科的主要治疗方法，长期随访78.5%～85%的患者都能够得到满意的疗效。近期，神经内镜在微血管减压手术中的应用进一步提高了手术的安全性。

2. 神经卡压综合征　周围神经卡压常见于正中神经、尺神经、腓总神经等周围神经在走行经过骨性结构和腱性结构形成的狭窄通道时，尤其对于炎症、代谢异常患者周围神经容易受损，出现感觉异常、疼痛、运动功能下降。对于这一部分患者手术去除周围神经卡压因素，有利于周围神经修复。

3. 脊柱退行性病变　脊柱退行性病变往往导致脊神经根及脊神经分支受压，根据压迫部位的不同出现颈肩痛、腰背痛或者腿痛。如果影像学检查提示存在椎间盘退变、骨赘压迫因素，外科手术减压能够去除疼痛病因，获得良好疗效。近期，神经脊柱内镜的广泛使用降低了手术软组织创伤，进一步提高了患者满意度。

（二）疼痛传导通路毁损类手术

疼痛传导通路毁损类手术能够破坏减少疼痛通路向脑传递疼痛信号、抑制疼痛加工过程，从而减轻疼痛。疼痛传导通路毁损类手术包括扣带回毁损术、丘脑毁损术、脊髓背根入髓区切开术、脊髓中线毁损术、脊神经根背根神经节切除术、交感神经切除术和神经切开术。

1. 扣带回和丘脑毁损术　疼痛不仅有体感成分，还含有情感成分，所以扣带回毁损能够减少疼痛信号在边缘系统的加工，从而降低疼痛强度。对于头颈部恶性肿瘤和明显情绪困扰的疼痛患者，扣带回毁损术仍是一种安全的治疗选择，对认知影响也小。该类手术主要是通过立体定向手术或者伽马刀放射手术来完成，临床病例数较少，长期疗效的病例报道较少，尤其是在神经调控技术出现之后，临床多选择神经电刺激类手术或鞘内输注系统。

2. 脊髓背根入髓区切开术　脊髓背根入髓区切开术通过破坏脊髓背根入髓区疼痛相关神经结构，包括脊髓Lissauer束、背角Ⅰ层和Ⅱ～Ⅲ层（胶状质），减少疼痛在脊髓层面的加工、产生和传递，从而消除疼痛。目前临床主要用于臂丛神经损伤疼痛、脊髓损伤后疼痛和癌痛。临床应用近50年，长期疗效稳定，但解剖关系复杂、术中缺乏明确的解剖标志，手术操作难度大，需要进一步研究判断具体毁损范围、术中电生理和疗效的关系，以及采用合理的术中电生理监测手段来判断神经元电活动和疼痛消除之间的对应关系。

3. 脊髓中线毁损术　脊髓中线毁损术主要用于癌症患者内脏痛，尤其是恶性肿瘤引起的腹腔、盆腔疼痛。该术式曾经广泛应用，但由于近代阿片类药物的广泛使用，临床应用减少。随着这些年医生对阿片类药物的危害和局限性认识的加深，该术式又开始得到大家的重视。部分研究开始在CT或其他影像引导下进行脊髓中线切开术，组织损伤减少，安全性和有效性提高。尽管脊髓中线毁损术有大量的临床报道，但仍然需要高级别的随机对照研究进一步证实。

4. 脊神经背根神经节切除术　背根神经节作为初级传入神经的胞体是疼痛信号传入的第一站，切除后应该能够阻止周围神经轴突再生，同时消除疼痛信号通过腹侧脊神经传入脊髓。有部分研究行腰脊神经背根神经节切除术治疗腰椎手术后遗痛，以及颈2～3背根神经切除术治疗顽固性头痛，但目前长期疗效仍难以确定，需要更多前瞻性研究。

5．周围神经切断术 周围神经卡压或损伤后形成神经瘤，导致疼痛信号异常发放，通过手术切断能够显著减轻疼痛，但可能在手术区域再次形成神经瘤或者神经异常再生导致新的疼痛，复发概率偏高。

（三）疼痛传导通路调控类手术

神经调控类手术通过电流、药物、磁场干扰疼痛传导通路，从而减轻疼痛

1．脊髓电刺激 1965年，Melzack和Wall发表了经典的“门控”理论来阐释疼痛的神经环路。基于该理论，脊髓电刺激得以研发，并在1989年获得美国食品药品监督管理局（Food and Drug Administration, FDA）的批准用于治疗慢性疼痛。其具体作用机制可能是通过电流抑制脊髓背角中广动力神经元的兴奋性，减少疼痛信号的发放。脊髓电刺激通常由电极、脉冲发生器和连接线组成。脊髓电刺激电极通常放置在硬膜外，手术可分为2次进行。先在手术室局麻下植入脊髓电刺激电极，通过在疼痛区域产生刺激相关感觉来确定电极的最佳位置。然后在病房或者家中体验脊髓电刺激治疗效果。如果疼痛能够减轻，患者认可疗效，则可以植入永久电极和脉冲发生器。

脊髓电刺激临床应用30余年，多项研究证实了其疗效。脊髓电刺激能够有效治疗各种类型的疼痛，神经病理性疼痛是主要适应证，包括腰背部手术后遗痛、神经损伤后疼痛、复杂区域性疼痛以及糖尿病周围神经痛。近期，不同公司针对脊髓电刺激开发了不同规格的脊髓电刺激电极、创新的参数（脉冲式刺激、超高频刺激），多项随机对照研究表明镇痛效果有所提高。脊神经背根神经节电刺激是脊髓电刺激的新技术，该技术能够直接刺激位于椎管外侧及椎间孔的背根神经节，部分研究显示它能够提升复杂区域性疼痛的镇痛效果。此外，闭环式脊髓电刺激也在研发当中。闭环式脊髓电刺激通过脊髓硬膜外电极记录脊髓的电生理信号，寻找疼痛相关的生物标记物进行针对性地调控，从而提高神经调控在时间、空间上的准确性。

2．周围神经电刺激 周围神经电刺激与脊髓电刺激原理和技术特点类似，其目标是刺激周围神经有髓鞘的粗纤维，从而抑制传导疼痛信号的无髓鞘神经纤维。目前，周围神经电刺激多见于头面部疼痛，长期疗效需要继续观察。

3．脑深部电刺激 脑深部电极治疗疼痛先于治疗运动障碍，中脑导水管周围灰质和脑室周围灰质是主要的靶点，其次还包括有扣带回、丘脑、内囊前肢等。目前该技术临床应用病例数较少，靶点选择和适应证也不统一，所以临床循证学依据尚需要进一步补充。

4．运动皮层电刺激 运动皮层电刺激由Tsubokawa等提出，并在临床进行尝试性治疗。运动皮层电刺激研究多用于脑卒中后疼痛、难治性头面痛等。实验表明运动皮层电刺激能够增加同侧丘脑、扣带回、岛叶、眶额回的血流，但能够证实运动皮层电刺激长期的随机对照研究很少。

三、疼痛外科存在的问题和发展前景

理想的疼痛外科止痛手术应只针对痛觉，而不影响其他的感觉功能和运动功能；应具有微侵袭性，对周围的正常组织和结构基本没有损伤和破坏；应具有很高的安全性，不会产生严重的并发症或出现新的病痛；此外还应镇痛效果确切持久，疼痛不易复发，这些也正是外科手术治疗疼痛的努力方向和发展目标。随着神经影像学技术、神经电生理技术、显微外科手术技术和立体定向技术的不断发展和完善，疼痛外科止痛手术也在逐渐得到应用并取得了较为满意的镇痛疗效，是治疗各种神经病理性疼痛的一种常用方法，对某些特殊类型的神经病理性疼痛具有重要的不可替代的治疗作用。

如何科学、安全、有效地开展手术治疗神经病理性疼痛，有一些问题还值得思考。

首先，各种疼痛外科止痛手术的适应证尚待进一步明确和细化，可能不同类型的疼痛需要选择不同的术式治疗才能获得好的疗效。例如，中枢性卒中后疼痛（central post stroke pain, CPSP）

适合采用运动皮层电刺激（MCS）治疗，而脊髓损伤后疼痛（spinal cord injury pain, SCIP）应用脊髓背根入髓区（dorsal root entry zone, DREZ）切开术疗效更佳。同样是CPSP，如果存在完全性肢体瘫痪、明显脑萎缩，可能MCS的疗效也不会太满意。同样是SCIP，如果感觉仍存在，脊髓电刺激（SCS）应该有效；如果感觉完全缺失，只有DREZ切开术才能奏效。以上这些经验和推断，都还需要大宗手术病例的长期临床随访结果来加以确认和修正。

其次，疼痛外科止痛手术的顺利开展不仅要依靠显微外科技术和立体定向技术，还需要比较完备和先进的神经电生理监测技术来“保驾护航”。感觉诱发电位、运动诱发电位、肌电图、皮层脑电图、脊髓电图、皮层刺激、脊髓刺激、神经微电极记录等多种术中电生理监测技术的应用，既可以提高手术安全性，也能够提高手术有效性。显然，这些技术要求也限制了此类手术短期内可能只适合在较大的功能神经外科中心应用，客观条件不完备时，不宜仓促开展。

再次，疼痛外科止痛手术不是治疗神经病理性疼痛唯一的手段，往往需要多种方法综合应用，特别是药物治疗和心理治疗应该得到足够重视。有些经疼痛外科的止痛手术不一定能够完全消除疼痛，可能只是部分缓解或控制疼痛，此时需要根据患者的具体病情继续服用镇痛、抗癫痫、抗抑郁或抗焦虑药物，加上适当的心理治疗，都可以巩固和提高手术疗效。

最后，不容忽视的一个问题是专业医生培训和疼痛患者宣教的严重不足。神经外科医生日常工作主要面对的是大量的肿瘤、外伤、血管病患者，对于功能神经外科、特别是疼痛方面的理论知识和手术技能相对了解有限，这无疑影响了疼痛外科止痛手术的深入开展。同时，神经外科医生往往并不会直接面对众多的神经病理性疼痛患者，真正需要也是必须要采用疼痛外科止痛手术治疗才能有效控制疼痛的那些患者，应该有一个顺畅的渠道来获得相关知识和推荐，这既需要加强对患者的健康宣教，也需要让所有的疼痛治疗医生对此都能有所了解，最重要的是应该加强在疼痛治疗上多专业、多学科的互补和协作。

作为疼痛外科医生，其实面对的主要是那些经过常规治疗效果不佳或无效的慢性顽固性神经病理性疼痛，虽然在疼痛患者人群中的比例不是最大，但病例的绝对数并不少，而且个个都是治疗的难题。疼痛外科学的发展方兴未艾，手术治疗神经病理性疼痛的临床应用也正日益受到重视和关注。

由于疼痛病情的紧迫性、复杂性和伦理要求，疼痛外科进行临床实验比较困难，因此大部分手术方式缺乏充分的循证医学依据，目前仍然需要足够样本的随机对照研究以及多中心合作提供高质量的研究来改善治疗，包括研究中患者疼痛诊断统一、量表评估统一、治疗规范化和止痛药物使用的严格记录。通过这些研究来制定治疗指南，有利于促进疼痛外科的健康发展，提高疗效。

总之，疼痛外科止痛手术是神经病理性疼痛有效的治疗手段，特别是针对中枢性疼痛而言，可能是目前疗效最好的方法，有必要在临床上得到更为广泛的应用和研究。随着神经电刺激、程控鞘内药物输注、经颅重复磁刺激等神经调控技术的广泛应用，将为神经病理性疼痛的外科治疗提供崭新的治疗理念、先进的技术手段、多样的可能性和广阔的应用前景。

（舒 伟 胡永生）

参考文献

1. Araya EI, Claudino RF, Piovesan EJ, et al. Trigeminal neuralgia: basic and clinical aspects. Current Neuropharmacology, 2020, 18(2): 109-119.
2. Burchiel KJ, Raslan AM. Contemporary concepts of pain surgery. Journal of Neurosurgery, 2019, 130(4): 1039-1049.
3. Du T, Ni B, Shu W, et al. Neurosurgical choice for glossopharyngeal neuralgia: A benefit-harm assessment of long-term quality of life. Neurosurgery, 2020, 88(1): 131-139.
4. Franzini A, Rossini Z, Moosa S, et al. Medial thalamotomy

using stereotactic radiosurgery for intractable pain: a systematic review. Neurosurgical Review, 2022, 45(1): 71-80.
5. Frizon LA, Yamamoto EA, Nagel SJ, et al. Deep brain stimulation for pain in the modern era: A systematic review. Neurosurgery, 2020, 86(2): 191-202.
6. Hjermstad MJ, Fainsinger R, Kaasa S, et al. Assessment and classification of cancer pain. Current Opinion in Supportive and Palliative Care, 2009, 3(1): 24-30.
7. Holste K, Chan AY, Rolston JD, et al. Pain outcomes following microvascular decompression for drug-resistant trigeminal neuralgia: A systematic review and meta-analysis. Neurosurgery, 2020, 86(2): 182-190.
8. Khera T, Rangasamy V. Cognition and pain: A review. Frontiers in Psychology, 2021, 12: 673962.
9. Mercer Lindsay N, Chen C, Gilam G, et al. Brain circuits for pain and its treatment. Science Translational Medicine, 2021, 13(619): eabj7360.
10. Nissen M, Ikäheimo TM, Huttunen J, et al. Long-term outcome of spinal cord stimulation in failed back surgery syndrome: 20 years of experience with 224 consecutive patients. Neurosurgery, 2019, 84(5): 1011-1018.
11. Raja SN, Carr DB, Cohen M, et al. The revised international association for the study of pain definition of pain: concepts, challenges, and compromises. Pain, 2020, 161(9): 1976-1982.
12. Shirvalkar P, Veuthey TL, Dawes HE, et al. Closed-loop deep brain stimulation for refractory chronic pain. Frontiers in Computational Neuroscience, 2018, 12: 18.
13. Shkodra M, Brunelli C, Zecca E, et al. Neuropathic pain: clinical classification and assessment in patients with pain due to cancer. Pain, 2021, 162(3): 866-874.
14. Swieboda P, Filip R, Prystupa A, et al. Assessment of pain: types, mechanism and treatment. Annals of agricultural and environmental medicine: AAEM, 2013, 1: 2-7.
15. Tang SC, Lee LJ H, Jeng JS, et al. Pathophysiology of central poststroke pain: motor cortex disinhibition and its clinical and sensory correlates. Stroke, 2019, 50(10): 2851-2857.
16. Zhang X, Zhu H, Tao W, et al. Motor cortex stimulation therapy for relief of central post-stroke pain: A retrospective study with neuropathic pain symptom inventory. Stereotactic and Functional Neurosurgery, 2018, 96(4): 239-243.
17. 胡永生, 李勇杰, 石长青, 等. 脑立体定向止痛手术治疗中枢性疼痛. 中国疼痛医学杂志, 2005, 11(4):197-200.
18. 胡永生, 李勇杰, 陶蔚, 等. 脊髓背根入髓区切开术治疗臂丛神经根撕脱后疼痛. 中华神经外科杂, 2012, 28(8): 799-801.
19. 胡永生, 李勇杰, 陶蔚, 等. 运动皮质电刺激术治疗顽固性神经病理性疼痛. 中国微侵袭神经外科杂志, 2013, 18(2): 53-56.
20. 胡永生, 李勇杰, 张晓华, 等. 外科手术治疗幻肢痛的临床研究. 中华外科杂志, 2007, 45(24): 1668-1671.
21. 胡永生, 李勇杰, 张晓华. 脊髓背根入髓区毁损术对幻肢痛的治疗作用初探. 中国疼痛医学杂志, 2005, 11(4): 201.
22. 胡永生, 李勇杰, 陶蔚, 等. 中枢性疼痛的神经外科治疗. 中华神经外科杂志, 2011, 27(12): 1238-1240.
23. 胡永生, 李勇杰. 头面痛的外科治疗原则和体会. 中国疼痛医学杂志杂志, 2014, 20(4): 193-195.
24. 胡永生, 陶蔚, 朱宏伟, 等. 老年人腰腿痛的微创外科治疗. 中华老年医学杂志, 2014, 33(8): 842-844.
25. 胡永生, 闫晓明, 李勇杰. 新中国功能神经外科学的发展历程及展望. 神经疾病与精神卫生, 2019, 19(9): 865-868.
26. 胡永生. 中枢性疼痛与神经外科止痛手术. 中国微侵袭神经外科杂志, 2013, 18(2): 49-52.
27. 舒伟, 陶蔚, 胡永生, 等. 脊髓背根入髓区毁损术治疗癌性痛的疗效分析. 立体定向和功能性神经外科杂志, 2017, 30(4): 193-196.
28. 舒伟, 王海澎, 陶蔚, 等. 周围神经电刺激治疗慢性头痛的疗效分析. 立体定向和功能性神经外科杂志, 2018, 31(1): 1-4.

第二章　疼痛的解剖学

第一节　疼痛的传导通路

疼痛是一个多因素过程，疼痛的传导通路通过物理、生化和心理相互作用，不断进行调节。为了更好地治疗疼痛，我们有必要了解疼痛的相关通路。了解疼痛通路，就需要对感觉系统的正常解剖学和生理学进行简要介绍。

一、疼痛的感知

在疼痛通路中，对疼痛刺激的感知过程首先是受体激活。疼痛通路始于外周初级传入神经元的游离神经末梢，感觉末梢器官由皮肤和组织内的刺激调节受体组成，其外周末梢轴突对不同类型的刺激（机械、热、冷、化学）做出反应。在这些轴突上发现的受体包括：对热、辣椒素和质子有反应的类香草素受体，以及对伤害性机械刺激有反应的Mas相关G蛋白偶联受体。这些受体感知相关刺激，并在感觉神经内产生电脉冲或动作电位，进行信号转导。

初级传入纤维通常根据其传导速度以及导致其激活的刺激进行分类。Aβ纤维是大直径的有髓纤维，传导速度快（>20 m/s），可被轻触、压力或毛发移动感觉激活，是低阈值的机械感受器，是具有特异性结构的神经末梢。Aδ纤维直径较小以及髓鞘较薄，传导速度较慢（2~20 m/s）。C纤维是周围神经中主要的传入纤维，是无髓纤维，其传导速度<2 m/s。Aδ和C纤维都能对较强的热、冷、机械和化学刺激做出反应。Aδ纤维激活会引起强烈、尖锐、刺痛的感觉，而C纤维激活会导致迟钝的长时间灼烧感。由于Aδ纤维比C纤维传导速度快，因此Aδ纤维被认为能传递快速和敏锐的“第一痛”感觉，而C纤维则能引发较慢的“第二痛”灼烧感。Aδ和C纤维存在于皮肤和其他浅表器官中，肌肉和关节等深层结构主要为C纤维。

二、疼痛的传导

初级感觉神经元与第二级神经元（椎板各区域中脊髓背角的神经元突触）进行突触连接。脊髓背角（dorsal horn, DH）是体感信息整合的第一个节点（详见本章第二节），初级传入神经元在DH内投射连接的区域不同，C纤维投射连接在浅层（Ⅰ~Ⅱ层），Aβ纤维投射连接局限于深层（Ⅲ~Ⅴ层），Aδ纤维投射连接位于浅层和深层。

由于位于DH的神经元细胞具有显著的可塑性，因此疼痛可以在此位置被调控或“门控”。有三种类型的二级神经元，包括伤害感受特异性（nociceptive specific, NS）、宽动态范围（wide dynamic range, WDR）和低阈值（low threshold, LR）神经元。NS神经元对高阈值有害刺激做出反应，WDR神经元对感觉刺激做出反应，而LR神经元仅对无害刺激做出反应。它们在DH内形成复杂的环路，出现重复伤害性输入后，这些环路的可塑性可以促进或放大传入的体感输入，并最终改变体感信息向更高级别中心的处理和传播。

根据感觉神经末梢所在的部位及神经纤维的性质不同，感觉传导通路分为躯体感觉传导通路、头面部感觉传导通路和内脏痛传导通路。

（一）躯体感觉传导通路

四肢和躯干的痛、温觉由脊髓丘脑侧束传导，粗略触觉和压觉由脊髓丘脑前束传导，两者的传导通路开始是分开走行的，至脑干合在一起，总称为脊髓丘脑束。伤害感受刺激在DH整合后，经脊髓丘脑束传递至丘脑，经脊髓中脑束和脊髓网状束传递至脑干，经脊髓下丘脑束传递至下丘脑，还通过背柱突触后系统、脊髓颈丘脑束和脊髓固有束向大脑传递信息。

1．脊髓丘脑束 脊髓丘脑束根据其种系起源可分为新脊髓丘脑束和旧脊髓丘脑束。

新脊髓丘脑束传导“快痛”，或称“第一痛”。初级传入神经元在DH换元后，沿新脊髓丘脑束发出的纤维继续上行，在中央管前交叉至对侧前外侧索，再沿脊髓丘脑侧束的外侧部上行，投射到丘脑腹后外侧核。由于这些神经纤维束在种系发生上出现较晚，故称新脊髓丘脑束。其传递的信息可经丘脑腹后外侧核投射到中央后回上2/3处，具有精确的分析定位能力。

旧脊髓丘脑束传导“慢痛”，或称“第二痛”。疼痛信号经初级传入神经元在DH换元后，沿脊髓丘脑侧束的内侧部上行。旧脊髓丘脑束纤维分布弥散，长短不一。大多数纤维投射到脑干的内侧网状结构、中脑被盖和中央灰质区等处，再经中间神经元的多级转换传递而到达丘脑的髓板内核群以及下丘脑、边缘系统等结构。其中短的纤维就是脊髓网状束。还有少量最长的纤维直达丘脑的内侧核群。由于在低等动物就有此束，故称旧脊髓丘脑束。旧脊髓丘脑束与脊髓网状束、脊髓中脑纤维合称旁中央上行系统。旧脊髓丘脑束传递的信息主要和内侧丘脑、下丘脑及边缘系统相联系。

2．脊髓中脑束 脊髓中脑束的投射纤维终止于脑干网状结构的亚核。包括中脑导水管周围灰质（periaqueductal gray, PAG）的外侧亚核、丘间核、楔束核和上丘等核团。部分纤维投射到丘脑腹侧基底部、内侧丘脑和边缘系统。神经元胞体主要位于Ⅰ层和Ⅴ层以及脊髓灰质更深层。

3．脊髓网状束 脊髓网状束伴随脊髓丘脑束走行，位于其内侧。神经元胞体主要位于Ⅶ层和Ⅷ层，少数位于Ⅰ、Ⅴ和Ⅵ层。

4．脊髓颈丘脑束 脊髓颈丘脑束轴突沿外侧索的背内侧部分上行，投射到脊髓第1～2颈节的外侧颈核内，后者再发出纤维通过对侧的内侧丘系投射到丘脑腹后外侧核及内侧膝状体大细胞区的内侧部，再由此换元向大脑皮层投射（S2区）。脊髓颈丘脑束神经元胞体主要位于Ⅳ层和Ⅴ层。在动物中，脊髓颈丘脑束被认为是传导痛觉信息的主要通路。

5．脊髓固有束 脊髓固有束沿脊髓灰质周围的固有束上行，既是多突触传递，又是反复双侧交叉，与慢痛的情绪反应有关。

6．背柱突触后系统 背柱突触后系统神经元胞体主要位于Ⅳ、Ⅴ和Ⅵ层，由WDR和LR神经元组成，传递上肢信息的纤维终止于楔束核，传递下肢信息的纤维终止于薄束核。感觉信息经薄束核与楔束核中继后，投射至丘脑腹后外侧核、丘脑腹内侧核后半部和未定带。

丘脑处理相关信息后，信号进一步通过丘脑内的三级神经元投射到大脑的各个区域，包括初级和次级感觉皮层、岛叶、前扣带回皮层和前额叶皮层。脊髓丘脑外侧束投射到丘脑腹后外侧核，向大脑相关区域传递疼痛的持续时间、位置和强度信息；而内侧脊髓丘脑束投射到内侧丘脑，传递疼痛的痛苦情绪感知。

（二）头面部感觉传导通路

头面部的痛、温、触觉的传导主要由三级神经元组成。第一级神经元的胞体分别位于三叉神经半月节、舌咽神经的上神经节、迷走神经的上神经节和面神经的膝神经节内。其周围突起分别组成相应神经（三叉神经、舌咽神经、迷走神经、面神经）的感觉支，分布于头面部的皮肤和黏膜的浅感受器；其中枢突起一般认为全部止于三叉神经脊束核。

三叉神经脊束核颅侧端达脑桥中下部，与三叉神经脑桥核相续，尾侧端在颈1和颈2节段与DH相续。三叉神经脊束核的外侧始终与三叉神经脊束相邻，并接受三叉神经脊束的终止。二者在延髓下部，位于延髓背外侧部浅表；在延髓上部，位于内脏感觉柱的腹外侧；在脑桥中、下部，二者位于前庭神经核的腹外侧。三叉神经脊束核可分为三个亚核，从颅侧向尾侧依次为：颅侧亚核、极间亚核和尾侧亚核，分别位于脑桥中下部、延髓上部和延髓下部。尾侧亚核在细胞构筑上相当于脊髓后角Ⅰ～Ⅵ层，二者的第二层，即胶状质相同，与痛觉冲动的传递和调制有密切关系。三叉神经脊束由三叉神经感觉根下行纤维汇合而成，大部分为传递痛、温觉的细纤维，亦含部分传递触觉冲动的粗纤维。来自面神经、舌咽神经和迷走神经的一般躯体及一般内脏感觉纤维，在三叉神经脊束的背侧缘加入，终止于尾侧亚核。尾侧亚核与三叉神经分布区的痛觉以及舌咽神经分布区的痛觉密切相关。临床资料表明尾侧亚核与头面部的痛觉关系至为密切，在闩平面以下4～5 mm处切断三叉神经脊束及其尾侧亚核，可解除头面部顽固性疼痛。

由三叉神经感觉主核和脊束核（第二级神经元）发出的纤维大部分交叉至对侧，组成三叉丘系。三叉丘系又分为腹侧束和背侧束两部分，腹侧束位于内侧丘系的背侧，此束由内向外依次排列着来自下颌神经、上颌神经和眼神经止核的纤维，背侧束靠近中央灰质，两束上行止于丘脑腹后内侧核，部分止于正中央核。由丘脑腹后内侧核（第三级神经元）发出的纤维组成丘脑皮质束，经内囊枕部、放射冠，投射到大脑皮质躯体感觉中枢，即中央后回的下1/3部的头面部代表区。

（三）内脏痛传导通路

大部分腹、盆部器官的内脏痛主要由交感神经传导，从膀胱颈、前列腺、尿道、子宫来的痛觉冲动通过副交感神经传至脊髓，在脊髓后角换元，其轴突可在同侧或对侧脊髓前外侧索上行，伴行于脊髓丘脑束上行达丘脑腹后内侧核，然后投射到大脑皮质。

内脏痛觉传入纤维进入脊髓后也可由固有束上行，经多次中继，再经灰质后连合交叉到对侧网状结构，在网状结构换元后上行到丘脑髓板内核群和丘脑下部，然后投射到大脑皮质和边缘皮质。内脏痛的传入途径比较分散，即一个脏器的传入纤维可经几个节段的脊髓进入中枢，而一条脊神经又可含几个脏器的传入纤维，因此内脏痛通常定位不准确。

三、疼痛信号的调控

疼痛信号可以在疼痛传导路径中的不同位置进行调控。疼痛信号的调控发生在外周、脊髓内和大脑中。沿着疼痛通路改变神经活动，可以导致疼痛的减轻或阻断。在脊髓内存在可以改变疼痛信号的兴奋性和抑制性中间神经元。在背根神经节内，各种感觉神经通过TrkA、TrkB、TrkC受体或c-Ret受体进行调控。在整个疼痛通路中存在大量调节疼痛信号的受体和神经递质。也有下行抑制束参与减轻疼痛。PAG和延髓头端腹内侧区（rostral ventromedial medulla, RVM）（详见本章第五节）是脑干中协同工作以阻止疼痛传递的重要区域。

慢性疼痛在解剖学上分为三个可分离但相互作用的通路，即外侧“疼痛”通路、内侧“痛苦情感”通路（图2-1）和下行疼痛抑制通路（图2-2）。外侧通路由脊髓丘脑外侧束投射到丘脑腹后外侧核（详见本章第三节），向延伸到顶叶区域的躯体感觉皮层区域传递疼痛强度、疼痛定位和疼痛特征（灼痛、疼痛）信息。

内侧疼痛通路涉及从头端到背侧的前扣带回（rostral to dorsal anterior cingulate, rdACC）（详见本章第四节）和前岛叶皮层。rdACC参与认知、情绪、体感和交感神经的调控。rdACC是整合负面情绪、急性和慢性疼痛认知的重要区域。扣带回切开术会干扰负面情绪的处理和认知控制，接受过扣带回切开术的患者比健康对照组具有更少的恐惧、厌恶和愤怒感，但在识别惊讶或面部表情方面没有任何障碍。内侧通路的rdACC参与编码不愉快的情绪（痛苦情绪）。岛叶可被细分为3个可分离的功能区。后岛叶处理所有感觉信息（嗅觉、味觉、听觉、体感和疼痛）。岛叶的前腹侧区域参与情绪和社交（面部）处理，而背侧前部区域参与认知处理。

两条上行疼痛通路由下行疼痛抑制通路调节平衡，下行通路涉及延髓和前扣带回膝部（pregenual anterior cingulate cortex, pgACC）、PAG、海马旁区域、下丘脑等区域。下行疼痛抑制通路从杏仁核开始，连接到pgACC，并进一步投射到PAG和脑干/脊髓。前额叶腹外侧皮层也参与下行疼痛抑制通路。下行疼痛抑制通路反映了大脑抑制急性或持续疼痛的能力。一项对92个慢性疼痛研究的meta分析表明，慢性疼痛患者外侧和内侧疼痛通路活性仍然存在，但下行疼痛抑制通路的活性不再存在。这表明慢性疼痛的原因可能是疼痛抑制不足，而不是疼痛的输入所引起，即慢性疼痛可能是失去抑制造成的。

通过了解疼痛通路，在治疗疼痛方面，可以综合干预，把激活下行疼痛抑制通路，与抑制外侧和内侧上行通路相结合，重新平衡疼痛（和痛苦）通路，改善疼痛。

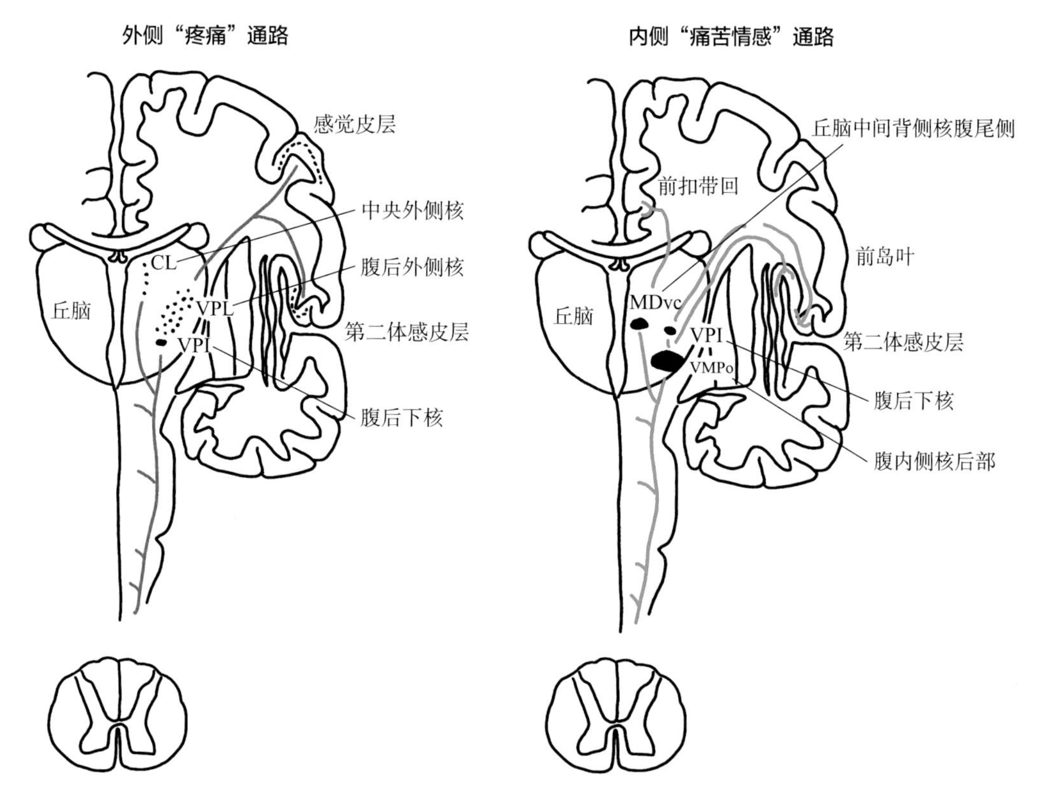

图2-1　疼痛的外侧和内侧上行传导系统

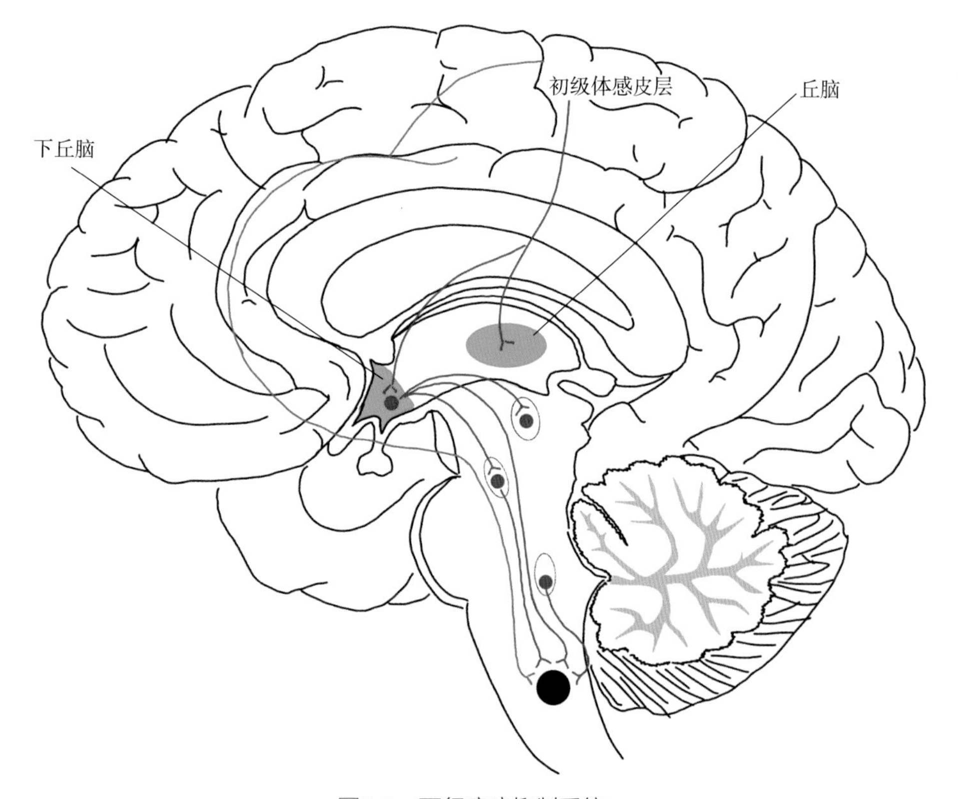

图2-2　下行疼痛抑制系统

（郭　松）

第二节 脊髓背角

脊髓背角（dorsal horn, DH）是体感信息整合的第一个节点，也是可塑性得到证明的关键区域。Rexed将脊髓分为10层，其中背角Ⅰ~Ⅵ层及中央管周围的Ⅹ层与感觉信息的传入有关。背角浅层是伤害性信息传递及调控的初级中枢，主要包括Ⅰ~Ⅲ层。一般认为传递伤害性信息的Aδ纤维和C纤维多终止于Ⅰ、Ⅱ层，尤其是Ⅱ层，在伤害性信息的传递、整合过程中发挥着重要作用。DH根据细胞结构被分为6个平行的层，其中部分神经元行使着伤害性信息的传递功能，还有一些神经元则具有调控、整合功能，而有的神经元可身兼二职。脊髓背角主要涉及初级传入的输入、固有神经元、投射神经元和来自高级中枢的下行输入。

一、脊髓背角浅层结构

（一）脊髓背角Ⅰ层

Ⅰ层是DH背侧和背外侧的薄层条带，细胞大小不一。特异性伤害性感受性神经元树突多终止于Ⅰ、Ⅱ层。Ⅰ层神经元主要接受从脊髓背根外侧部进入的细纤维，以及背外侧束纤维的投射，从此层发出的纤维可以投射到丘脑、下丘脑、中脑、臂旁核及延髓网状结构。除了一些长的投射纤维外，Ⅰ层神经元也发出一些轴突侧支，终止于Ⅰ、Ⅱ层及深部的Ⅳ、Ⅴ层。电镜下可见轴突内含有大量圆形清亮小泡，直径在40~60 nm，偶见大的致密核心囊泡。

（二）脊髓背角Ⅱ层

Ⅱ层又称胶状质，细胞小而密集。Ⅱ层可分为外侧部和内侧部，Ⅱ层外侧部较薄，约占全层的1/4；内侧部较厚，约占全层的3/4。中央细胞大多位于Ⅱ层外侧部，常见于Ⅰ、Ⅱ层交界处，胞体呈圆形，树突前后方向延伸，有的也可伸入脊髓背角深层，轴突大多伸入Ⅰ层，偶尔也伸向Ⅱ层内侧部，甚至Ⅲ层。岛状细胞遍布整个Ⅱ层，呈区域性群集分布，胞体较小，树突与轴突均局限于Ⅱ层内，沿Ⅱ层长轴呈前后方向延伸，是发挥调控作用的重要的中间神经元。Ⅱ层中有一定数量的突触小球。突触小球是一种特殊的突触复合体，它以一个C终末为核心，周围绕以树突棘、突触前树突棘和富含扁平小泡的轴突终末。中央细胞的树突及树突棘内不含突触小泡，常与突触小球内初级传入终末形成非对称性轴-树突触，中央细胞的轴突终末可与Ⅰ层神经元的树突干形成突触，中央细胞呈Met-脑啡肽或P-物质阳性，部分为两者共存。岛状细胞的树突内含有密集的突触小泡，可作为突触后成分与突触小球内的C终末形成非对称性轴-树突触，也可以突触前成分与同突触小球内其他树突形成对称性树-树突触。岛状细胞发出的轴突分支可作为突触前成分与树突干或不含突触小泡的树突棘形成对称性轴-树突触。

（三）脊髓背角Ⅲ层

Ⅲ层由大量的有髓纤维、投射神经元和类似于Ⅱ层的中间神经元组成。神经元的密度较Ⅱ层稀疏，且细胞大小不等，一般略大于Ⅱ层；树突向背侧伸向Ⅰ、Ⅱ层，向腹侧伸入Ⅳ、Ⅴ层；轴突大多止于Ⅲ层或背角深层，少量投射至胸髓背核、外侧颈核及丘脑。

二、初级传入神经元在脊髓背角内的投射

（一）初级传入神经元在DH内投射连接的区域

初级传入神经元在DH内投射连接的区域不同，C纤维投射连接在Ⅰ~Ⅱ层，Aβ纤维投射连接局限于Ⅲ~Ⅴ层，Aδ纤维投射连接位于浅层和深层（图2-3）。所有初级传入纤维都是谷氨酸能的。谷氨酸在电刺激和有害刺激后被释放，其摄取和释放在背根切断后减少。谷氨酸存在于许多初级传入末梢中，其终止于Ⅰ、Ⅲ和Ⅳ层以及小的背根神经节细胞。此外，谷氨酸还被证明与P物质和降钙素基因相关肽（calcitonin gene-related peptide, CGRP）等作用相似，这些递质在有害刺激后释放，表明它们在伤害感受中起作用。

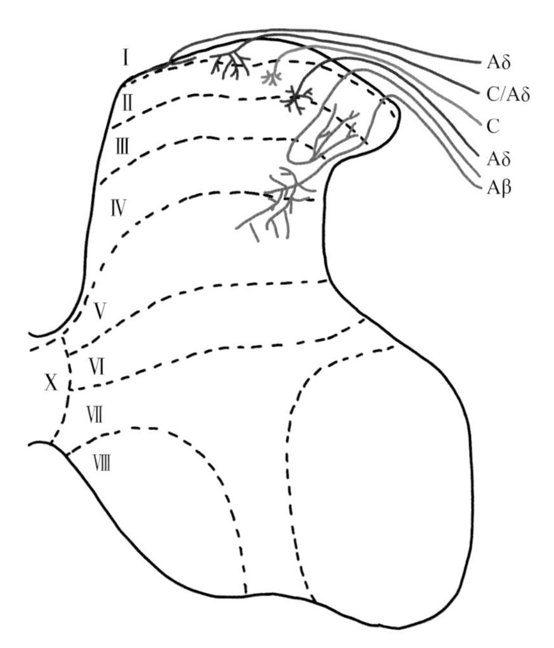

图2-3　Aβ纤维、Aδ纤维和C纤维在背角的投射连接

（二）初级传入神经元在DH内的突触结构

初级传入神经元在DH内形成复杂的突触结构。初级传入纤维和DH神经元之间通过突触小球连接，具有复杂的排列结构。这些结构具有多种连接模式，包括轴突-树突、轴突-轴突和树突-轴突的突触连接。有两种类型：1型由IB4+初级传入纤维构成；2型由Aδ毛囊轴突构成。C纤维也可以在DH内形成突触小球。这些结构在初级传入去极化（primary afferent depolarization, PAD）中很重要。PAD是一种初级传入突触前抑制形式，由γ-氨基丁酸（GABA）能中间神经元通过GABA介导。PAD和突触前抑制的机制已经很清楚。由于氯化钠-氯化钾共转运蛋白1（NKCC1）和氯化钾共转蛋白2（KCC2）表达水平较高，初级传入具有较高的细胞内氯化物浓度。通过GABA受体作用的GABA能神经元引起氯离子外流，从而使初级传入纤维去极化。该过程不足以释放突触囊泡，但会导致钠和钙通道失活，从而阻止动作电位启动突触传递，这一过程被称为分流。通过增加GABA对初级传入神经元的效力或改变初级传入神经元的氯离子梯度，这种阈上兴奋的机制被认为会导致初级传入末梢的直接兴奋，并可能在神经源性炎症中起作用。

三、脊髓背角的中间神经元和环路

Melzack和Wall提出的疼痛“门控”理论是一个早期且仍有影响力的理论，该理论表达了涉及DH中间神经元环路的重要性。Melzack和Wall认为，传递伤害信息的脊髓投射神经元不仅从伤害感受器接收输入，还从低阈值的Aβ传入纤维接收输入。低阈值输入是通过内源性中间神经元的前馈激活来门控的。去抑制将导致这些低阈值输入激活传递神经元，并导致痛觉异常。

（一）DH内中间神经元

DH含有许多中间神经元，每个层中超过95%，这表明了它们在DH处理中的重要作用。DH内的中间神经元通常通过形态亚型分类。Ⅰ层神经元被分为4种形态亚型：梭形、扁平、多极和锥体细胞。在Ⅱ层中存在一个类似的方案，由中央细胞（central cells）、岛状细胞（islet cells）、径向细胞（radial cells）和纵向细胞（vertical cells）组成。然而，很大一部分细胞仍然未分类。很少有研究关注更深层的神经元，但有人提出了一种基于轴突分支将Ⅲ~Ⅴ层神经元分为两个亚型的方案。

由于Ⅱ层在疼痛传播中的重要作用，疼痛研究人员对其进行了详细的研究。最近的研究强调了Ⅱ层内不同形态的兴奋性和抑制性神经元的分布。大约60%的GABA能神经元是岛状细胞，5%是纵向细胞，其余的未分类。谷氨酸能神经元的均匀分布显示出纵向、中央、径向和未分类的细胞形态，但没有兴奋性神经元显示出岛状细胞形态。这些结果表明，神经元形态学至少部分与神经元表型和功能有关。

Ⅰ、Ⅱ和Ⅲ/Ⅳ层中分别约25%、30%和40%的神经元为GABA能神经元。最近的研究表明了DH中表达强啡肽的抑制性中间神经元在门控机械性疼痛中的重要性。强啡肽谱系GABA能中间神经元的丢失导致自发性超敏反应。这种神经元亚型的丢失导致有害机械感觉的丧失，证明了生长抑素阳性谷氨酸能神经元在机械性疼痛中的作用。最近的另一项研究证明了谷氨酸能DH神经元在机械和瘙痒感觉中的重要性。有学者观察到DH内侧Ⅱ层的初级传入C纤维输入的投射改变，其中IB4+传入减少，并被P物质传入树状结构取代，表明这些兴奋性DH神经元的丢失导致了输入和环路的改变。

（二）DH内的环路

一组使用配对记录的研究揭示了DH内存在许多连接环路。随机选择DH中间神经元，大约10%显示出神经元连接，这表明该区域内存在选择性连通环路。Lu等提出了两个典型环路：Ⅱ层岛状中间神经元和中央中间神经元之间的抑制性连接，这两种神经元均接受C纤维投射；以及接受Aδ纤维投射的纵向中间神经元与接受C纤维投射的中央神经元之间的兴奋性连接环路，纵向中间神经元与接受C纤维投射的Ⅰ层投射神经元之间的兴奋性连接环路。Yasaka等描述了形态学定义的第二层中间神经元的各种输入投射。与配对记录研究一致，岛状和中央神经元细胞仅显示单突触C纤维输入投射；而纵向和径向中间神经元接受来自C纤维和Aδ纤维的单突触输入。岛状中间神经元在Aδ纤维刺激后显示抑制性突触输入投射，中央、纵向和径向神经元细胞在C纤维和Aδ纤维的刺激后均显示抑制性的突触输入投射。这些数据表明，DH内存在更多的连接模式。

在最近的研究中发现了与Aδ初级传入有关的环路。在DH中去除甘氨酸抑制后，Ⅰ层伤害特异性神经元可以对无害的Aδ纤维输入作出突触反应，并与通过表达蛋白激酶C（protein kinase C, PKC）的兴奋性中间神经元发生联系。这些结果表明，PKC中间神经元通常通过甘氨酸能抑制途径激活Ⅰ层被抑制的伤害特异性神经元。Aδ输入投射和Ⅰ层投射神经元之间有多突触通路，具有兴奋性中间神经元桥，包括PKC阳性神经元、中央神经元和纵向神经元。PKC中间神经元接受单突触Aδ纤维输入投射，并被甘氨酸能中间神经元抑制；而甘氨酸能中间神经元也接受Aδ纤维输入投射，从而产生前馈抑制环路。进一步的实验发现了这一环路的平行性，Ⅱ层中兴奋性神经元的生长抑素亚群形成了一个网络，将Aδ纤维的输入通过Ⅱ层传递到Ⅰ层，其中包括PKC阳性的Ⅱ层细胞（存在于Ⅱ/Ⅲ层边界）和其他具有中央和纵向形态的细胞。在Ⅱ/Ⅲ层边界的生长抑素/PKC阳性中间神经元和生长抑素阳性纵向神经元上都存在单突触性Aδ纤维的输入，这表明Aδ纤维的输入有两条途径到达Ⅰ层，与生长抑素阳性神经元形成前馈突触“门”。该环路在功能上与机械性疼痛有关，因为生长抑素阳性神经元的丢失导致这些小鼠的机械性疼痛感缺失，而强啡肽细胞的丢失则导致自发性机械性超敏反应。Ⅰ层投射神经元本身直接受到低阈值、初级传入驱动的抑制性输入。这些抑制性输入在时间上先于高阈值Aδ纤维输入，并起到分流这些纤维产生的兴奋性突触后电位的作用。

四、脊髓背角神经元活性依赖的突触可塑性

在DH神经元中，活性依赖的突触可塑性在超敏反应产生过程中起着关键的作用。DH输出随着C纤维的重复低频刺激而逐渐增加，这是一种电生理现象，被称为卷曲。随后一些研究发现，在强烈和持续的伤害性刺激后，重复的C纤维输入会增加屈肌运动神经元的兴奋性，导致反射退缩阈值降低，感受野大小增加，对正常无害的Aβ纤维输入产生新的反应。这种效应被证明是由脊髓的可塑性驱动的，因此被称为中枢敏化。实验表明，高频C纤维输入能够显著增加DH局部场电位的振幅，并且长时程增强（long-term potentiation, LTP）。

DH中的活性依赖的突触可塑性需要C纤维输入。通过体外脊髓切片研究发现，强烈刺激Aδ和C纤维后，在DH和腹角神经元中，可以记录到延长的兴奋性突触后电位。C纤维末端含有谷氨酸和神经肽，如P物质和CGRP，DH神经元C纤维电位同时含有谷氨酸成分。这些延长的电位允许显著的瞬时总和发生，即使在低频下，也会导致DH和腹角神经元的累积去极化。总和不是线性的，而是随着输入的不断增加而逐渐增加。大量研究表明，活性依赖的突触可塑性包括多个不同的阶段，每个阶段都与特定的机制相关。

N-甲基-D-天冬氨酸受体（N-methyl-D-aspartate receptors, NMDA）在DH的活性依赖的突触可塑性中起着不可或缺的作用，因为抑制NMDA电流可以抑制活性依赖的突触可塑性。其在持续C纤维输入的DH神经元进行性输出中的作用取决于其配体和电压门控行为。在静息膜电位下，NMDA受体受到Mg^{2+}阻断。这在去极化后被解除，这使谷氨酸激活NMDA受体，并导致Na^{+}和Ca^{2+}输入DH神经元的增加。DH神经元的许多急性反应可以用这个模型来解释，因为神经肽阻断和使用吗啡可以充分抑制C纤维诱发的慢突触电位，从而阻止NMDA受体激活，进而阻止C纤维输入的放大。诱导NMDA受体活化的去极化作用，主要是通过谷氨酸作用于AMPA、红藻氨酸受体，以及通过神经肽如P物质、CGRP和BDNF产生。mGlu-Ⅰ型对诱导DH活性依赖性可塑性也很重要。

细胞内Ca^{2+}水平的升高被认为是DH内突触可塑性的关键触发因素。这种细胞内Ca^{2+}水平的升高是由于NMDA和Ca^{2+}渗透性AMPA受体的激活，以及电压门控Ca^{2+}通道和Ca^{2+}的细胞内储存。Ca^{2+}的流入导致许多第二信使系统的激活，包括蛋白激酶a和蛋白激酶c、磷脂酰肌醇-3-激酶和丝裂原活化蛋白激酶等。这些途径的净效应是突触后受体的磷酸化、新受体的产生和新基因的表达；导致突触和细胞对输入的反应发生改变，是不同疼痛状态下出现超敏反应的基础。

五、脊髓后角的上行投射

从DH投射出来的神经元在上行束中将体感信号传送到特定的脑区，如中脑、相关皮层结构和丘脑（图2-4）。这些神经元大多表达神经激肽1（NK-1）受体；存在于Ⅰ层居多。脊髓上行投射大多源自Ⅰ层和Ⅲ~Ⅵ层，而基本没有来自腰椎后角Ⅱ层的向上投射。脊髓后角上行投射到不同的区域，包括臂旁核、孤束核、PAG、延髓尾端腹外侧区（caudal ventrolateral medulla, CVLM）和丘脑的核团，这些都是和疼痛相关的区域。特别是臂旁核，投射到杏仁核和下丘脑等结构，与疼痛的情感和自主成分有关。丘脑相关核团投射到初级和次级躯体感觉皮质区与疼痛感觉辨别成分有关。PAG和CVLM与其他脑干区域（尤其是延髓头端腹内侧区和中缝大核）接触，并可影响与DH环路接触的下行控制（见图2-2）。

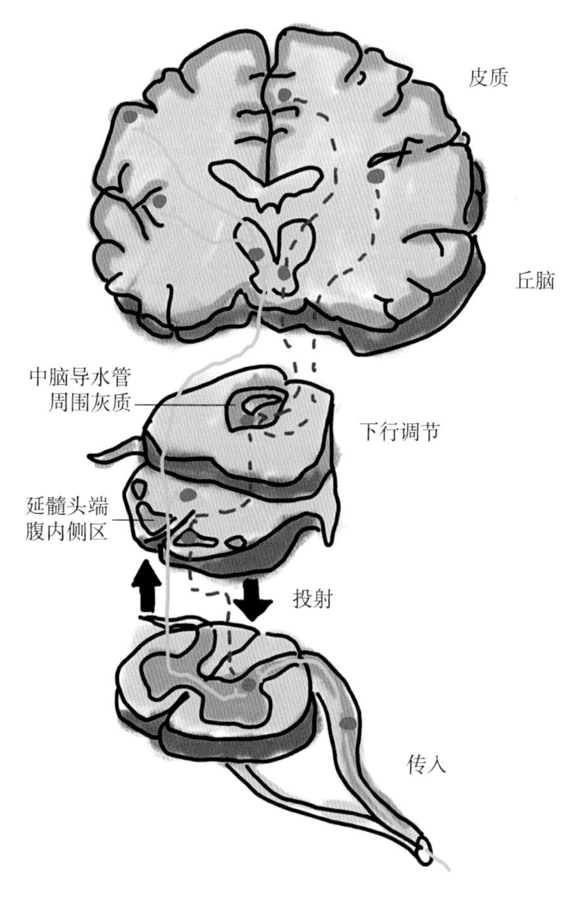

图2-4　DH的上行投射与下行投射

（郭　松）

第三节 丘脑感觉核团及其投射

丘脑位于第三脑室的侧面，为左右成对存在的卵圆形神经元复合体，大小约为3 cm × 1.5 cm，是许多不同核团的集合体，每个核团都有自己的功能及各自的传入和传出纤维。每一侧丘脑被呈“Y”形的薄片状白质（内髓板）分成三个主要亚区，前核位于“Y”分叉前端，腹外侧核位于外侧，腹内侧核位于内侧。腹外侧核进一步细分为腹侧核群和外侧核群。腹侧核包括腹前核（VA）、腹外侧核（VL）、腹后外侧核（VPL）和腹后内侧核（VPM）。外侧核群由背外侧核和后外侧核组成。在尾端为巨大的丘脑枕，其下方为内侧膝状体和外侧膝状体。位于内髓板中有一个更大的、位于中央的细胞复合体，即中央中核（CM）。3个主要的群组（前、外侧和内侧）在细胞学和功能上可细分为大约120个较小的核团，而上述丘脑核团的划分和命名尚无统一标准。

一、丘脑核团在上行和下行通路中的位置

在本章其他节中，我们描述了疼痛的传导通路，从脊髓一直向上追踪到丘脑。丘脑是所有上行冲动（嗅觉冲动除外）在通过丘脑皮层纤维投射到皮层之前的最后一个主要中继站。如同脊髓和脑干（内侧丘系），丘脑核团和丘脑皮层投射保持精确的点对点躯体排列关系。

二、感觉丘脑

感觉丘脑主要位于丘脑核团的外侧组，可细分为具有多个核团的躯体感觉单元（腹后核，VP；腹后下核，VPI；腹内侧核，VM；腹内侧核后部，VMPo；前枕核，APul）和内脏感觉单元（腹后内侧核小细胞部，VPPC）。每个核团都有其单独的传入神经和到特定的皮层投射。

躯体感觉单元在丘脑的初级中继核团，全部传输对侧躯干、肢体和头部浅感觉及深感觉的纤维束都终止于此。由于许多传入神经汇聚于此，该区的不同核团亚区组成腹侧复合体。VP代表一个功能单元，在组织学上分为两个主要亚核：腹后外侧核（VPL）和腹后内侧核（VPM）。外侧部分接受脊髓和丘系纤维投射；内侧部分接受三叉神经纤维投射。脊髓前外侧系统（脊髓-丘脑束）传导来自躯干和四肢的伤害性刺激、温度和触觉等保护性（初级）感觉；辨别性（精细）感觉和本体感觉由背柱的内侧丘系系统传导。两个系统的初级感觉纤维和精细感觉纤维都终止于腹后外侧核（VPL）。来自头面部的相应纤维（来自三叉神经复合体和其余颅神经）传递皮肤感受器的冲动中止于腹后内侧核（VPM）（图2-5）。

（一）腹后外侧核（VPL）

VPL核区域的主要特征是其相对较大的星形或多形细胞，这一特征使其在周围核团区域中显得格外突出。除了大型细胞外，其中还发现了中型和小型细胞。基于细胞的大小、密度和分布、分子特性以及对皮肤刺激的反应，VPL被分为几个亚区（前、后、内、外）。腹外侧核（VL）与腹后外侧核前部（VPLa）的界限可以通过VL中的大型神经元到VPL中的大小混合神经元来区分。在免疫组织化学上，通过乙酰胆碱酯酶反应存在的差异可将两者区分：在VLp中染色较弱，而在VPL中染色非常明显。

（二）腹后内侧核（VPM）

VPM对应于早期学者所述的弓状核（arcuatus）、半月核（semilunaris）和后内侧核（posterointernus）区域。VPM通过三叉丘系接收来自头面部和口腔内结构（来自咀嚼系统的本体感受器和伤害感受器的传入信息）的次级三叉神经传入信息。在猴子中，VPL和VPM由一个窄的细胞稀少的隔膜（弓形板）分开，在用小清蛋白（parvalbumin, PV）和细胞色素氧化酶（cytochrome oxidase, CO）染色的切片中很明显。在人类中，这个层板在胚胎发育期间可以被区分出来，通常为一CD15阴性的完整层板，包围整个VPM。在中央中核（CM）外侧，VPM由一个纤维囊——中央板（前半月板）与其分界。一些

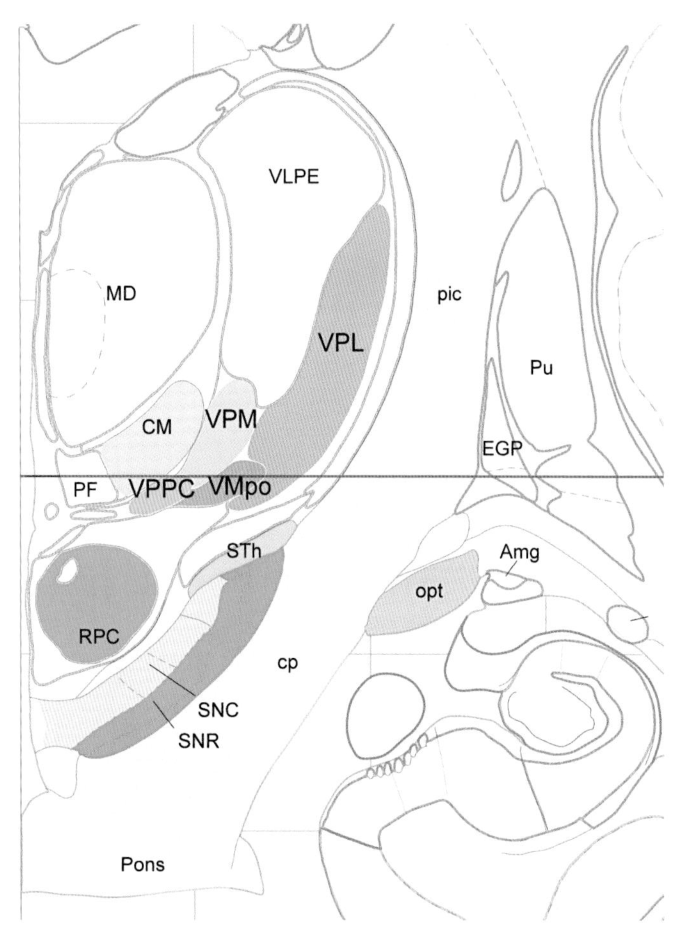

图2-5　丘脑腹后核解剖分区。Amg：杏仁核；CM：中央中核；cp：大脑脚；EGP：外侧苍白球；MD背内侧核；opt：视束；PF：束旁核；pic：内囊后肢；Pons：脑桥；Pu：壳核；RPC：红核大细胞部；SNC：黑质致密部；SNR：黑质网状部；STh：丘脑底核；VLPE：腹后外侧核外侧部；VMpo：腹内侧核后部；VPL：腹后外侧核；VPM：腹后内侧核；VPPC：腹后内侧核小细胞部

学者认为在VPM的内下方存在VPM的小细胞部（VPPC），二者可明确区分。VPM背外侧为前枕核（APul）；腹外侧为腹后下核（VPI）；尾侧为腹内侧核后部（VMpo）。

VPM在髓鞘染色切片中呈现为暗色，因为其中含有相对密集的短纤维束，而中等大小的细胞聚集在一起，尼氏染色明显。VPM对PV呈强阳性反应，对钙调蛋白（calretinin, CR）反应呈中度，但是对钙结合蛋白（calbindin, CB）呈阴性反应。来自内侧丘系的传入纤维在VPL中基本上保持其拓扑顺序，从而保持了感受器和丘脑投射神经元之间的位置对应关系。以特定的模式集中于CB阳性和CO弱阳性相对应的区域周围，被PV和CO阳性区域包围。脊髓-丘脑侧束和前束纤维到达腹后复合体（VP）的更下方和尾侧部。总的来说，VPL和VPM在一定程度上以区分不同感觉模态的方式对主要躯体感觉皮层进行拓扑投射。

（三）腹后内侧核小细胞部（VPPC）

VPPC被视为VPM内侧部的延伸，形似于一条舌头，插入中央中核下方，向脑室方向延伸。在尾侧方向，VPPC沿着VPM的腹侧逐渐变窄。

在髓鞘和尼氏染色切片中，VPPC与周围的核团，特别是VPM，可以很好地区分。它只包含非常少量的髓鞘，部分为CB阳性的纤维，并且其细胞小而密集。很难将VPPC与位于其内侧在束旁核（Pf）下方的亚束旁核（SPf）区分开来。与VPPC类似，亚束旁核只包含少量的髓鞘化轴突。在人类中，两个核区别在于CR、P物质和短肽的强阳性反应。在经过后屈束（fasciculus retroflexus）的矢状面可直接观察到明亮的透镜形状区域即为亚束旁核，位于VPPC前方。

在大鼠中，VPPC的内侧部分为次级味觉纤维的终止区域，外侧部分则为心血管和胃肠系统的自主神经传入区域。在猴子中，VPPC分为嘴侧的非味觉区与尾侧的味觉区。

VPPC的传出纤维投射到后中央回外侧部分（位于舌部躯体感觉代表区腹侧前方），以及岛叶的味觉区域，杏仁核中外侧部以及听觉皮层。

（四）腹内侧核后部（VMpo）

VMpo可以被认为是VP复合体的一个卫星核。为脊髓丘系和三叉丘系纤维输入的部位。考虑到多个纤维系统进入该区域，Hassler（1959年）将其称为portae（“门户”）即V.c.por和Li.por是比较恰当的。VMpo显示出特征性的毗邻关系：它与中脑相邻，位于界核（limitans nucleus）和内侧膝状体旁边。VMpo位于VPL的腹侧和尾侧，VPM的腹外侧，直接毗邻前部和内侧丘脑枕。由于其复杂的邻域关系和模糊的解剖边界，VMpo给人的印象是一个轮廓不清的区域，而不是一个明确的核团，像是在其他部分被切割出来之后剩下的一个区域。它的结构主要由内侧丘系和脊髓丘脑束及三叉丘脑束的扩散纤维组成。反映在细胞和纤维染色中，呈现出不均匀的斑块状模式，没有清晰的界限。细胞排列成典型的细胞群集，呈中等大小圆形，中等强度尼氏染色。不均匀的外观与局部增加的钙结合蛋白（CB）、钙调蛋白（CR）、P物质、CART和CD15-免疫反应相对应。VMpo细胞主要负责传递疼痛和温度信息。

三、特异性丘脑核团与初级皮层区域投射

所有在内侧丘脑、脊髓丘脑束、三叉丘脑束等上行的躯体感觉纤维均在丘脑腹后核复合体中继。腹后外侧核（VPL）是内侧丘系的中继站，而腹后内侧核（VPM）是三叉神经传入的中继站，随后这些核团将纤维投射到躯体感觉皮层的特定区域（Brodmann 3a、3b、1、2区）。此外，来自孤束核的味觉纤维位于腹后内侧核的内侧尖端，后者又投射到岛叶上方的中央后回区域。

四、特异性丘脑核团与联络皮层区域投射

前核、内侧核和丘脑枕是次级和三级丘脑核团，投射到单模态和多模态皮质联络区。这些丘脑特异性核团大多不直接接受外周输入，而是接收上述初级丘脑核团中继之后的输入。丘脑枕与顶叶和枕叶的皮质联络区具有点对点的相互连接。这些皮质联络区被初级躯体感觉、视觉和听觉皮层包围，因此可能在这些不同模态传入感觉信息的整合中发挥重要作用。丘脑枕接受来自其他丘脑核团的神经输入，尤其是板内核团。

五、丘脑损伤综合征

由于不能像其他非灵长类或非人灵长类动物一样对人脑进行研究，临床上往往通过观察丘脑损伤后的功能缺失来侧面研究丘脑核团的功能。丘脑损伤的临床表现取决于它们的精确位置和范围，因为各个丘脑核团的功能差异很大。

如前所述，腹后核是特定感觉信息的中继站，然后将其发送到相应的初级皮层区。该组核团的损伤会产生一种或多种感觉成分的特定缺陷。腹后外侧核的损伤会导致对侧触觉和本体感觉受损，以及四肢感觉异常，类似肢体肿胀或异常沉重。损伤累及腹后外侧和（或）腹后内侧核基底部可在上述感觉缺失的基础上出现严重的疼痛综合征（名为“丘脑痛”，有时在麻木区表现为“痛性麻木”）。而对42名丘脑卒中患者进行丘脑损伤定位和脊髓丘脑完整性评估发现，尽管大多数患者的丘脑损伤累及多个核团，丘脑枕前部（APul）受累和脊髓丘脑功能障碍均与丘脑痛的发生显著相关，而腹后外侧核损伤和丘系功能障碍（位置觉、书写感觉、迟钝感觉、立体感觉、标准体感诱发电位）在伴或不伴疼痛的患者中没有明显差别。

六、结论

丘脑作为中枢神经系统的重要组成部分，具有多种功能，包括调节情绪、注意力、运动、感觉和内脏活动等。其中感觉功能的研究已经得到了很大的进展，但是对于其他功能的了解还有待深入研究。此外，丘脑与多种疾病的发生和发展密切相关，包括疼痛、帕金森病、抑郁症等。因此，加深对丘脑解剖及功能的研究和了解对于治疗这些疾病具有重要的意义。

（任志伟）

第四节 扣带回

扣带回皮质是许多神经网络的主要中枢，在疼痛处理方面也起着关键的作用。人类的功能神经影像研究表明，疼痛的情绪、认知和运动反应涉及不同部分的扣带回皮质。通过小鼠模型研究表明，在急性和慢性疼痛的情况下，扣带回皮质区域的结构和突触功能发生了可塑性变化。因此，扣带回皮质作为脑深部电刺激手术的神经调控靶点具有重要意义。

扣带回属于边缘系统的皮质部分，与海马、海马旁回及内嗅区、齿状回、乳头体以及杏仁核等共同组成边缘叶，扣带回皮层是边缘叶最大的组成部分。经过发展，边缘叶逐渐发展为边缘系统这一概念。

扣带回位于大脑半球内侧面的扣带沟与胼胝体沟之间。腹侧和前界为嗅旁前沟，上界为扣带沟，后上界为顶下沟，后下界为距状前沟。扣带回通过峡部与海马旁回相连接（图2-6）。扣带回与其他脑区以及丘脑、基底节具有丰富的联系，扣带回还连接着白质束的主要部分，比如胼胝体额部、扣带束、钩束。Brodmann分区将扣带回划分为前扣带回（ACC），中扣带回（MCC）和后扣带回（PCC）（图2-7）。根据组织细胞学，

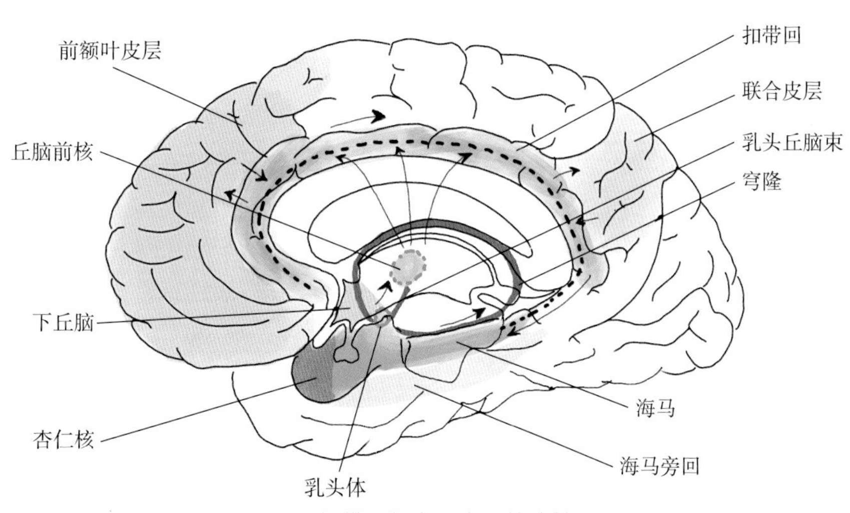

图2-6 扣带回与海马旁回的连接

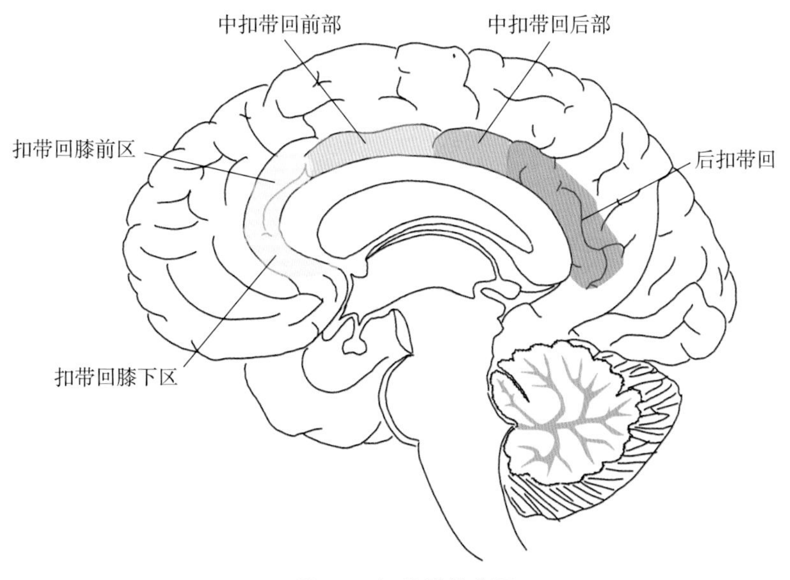

图2-7 扣带回的分区

扣带回可以划分为ACC、MCC、PCC和压后皮层（RSC）。通过功能磁共振和弥散张量成像扣带回可分为前扣带回皮层、中扣带回皮层前背侧、中扣带回皮层前腹侧、后中扣带回皮层、后扣带回皮层背侧、后扣带回皮层腹侧6个功能亚区和10个解剖亚区，功能亚区和解剖亚区之间也有一定的重叠。

一、前扣带回（ACC）

（一）ACC解剖与分区

ACC位于胼胝体前部末端的前方和下方，根据Brodomann分区，ACC腹侧主要位于24区，ACC背侧位于32区。通过细胞形态学ACC可以分为扣带回膝前区（pACC）、扣带回膝下区（sACC）和p32区。ACC接受来自额叶背侧、眶额皮质、岛叶和丘脑的传入，并有广泛传出至运动前区、眶额皮质、辅助运动区（SMA）、前岛叶皮质、嗅周皮质、杏仁核和脑干。ACC与PCC之间存在密切联系。扣带束是扣带回至压后皮质和背侧前额叶皮质的通路。

Vogt将ACC执行区分为情感区和认知区。情感区位于25区、33区和腹侧24区，情感区和杏仁核以及中脑水管周围灰质有密切联系，部分投射到自主神经脑干运动核，其中24区除了和杏仁核以及中脑水管周围灰质有密切联系外还与眼眶额叶皮质相联系。此区属于多模式感觉网络（包括前岛叶、杏仁核、纹状体腹侧和前额叶），其中与恐惧（惊恐网络）相关的结构是额眶皮质、前扣带回、颞叶边缘区（主要是杏仁核）。情感区有传出至自主神经系统的内脏中枢和内分泌系统。情感区与颞叶底部、前海马旁回和梭状回之间的联系与笑有关。25区有直接传出至脑干孤束核、迷走神经背核和胸段交感神经内侧细胞柱。

认知区位于尾部24区和32区。认知区作为注意网络的一部分，与外侧前额叶皮质和顶叶、额叶前运动区和辅助运动区密切联系。

（二）ACC的功能

ACC参与控制自主神经运动，内分泌调节，情感学习，情绪，视觉，内在状态表达相关的发声活动，对动机的评估，分配对内部及外部刺激相应的情感反应和疼痛调控等。pACC涉及自信心的计算以及对未来成功的评估。sACC损伤会破坏与积极情绪有关的自主觉醒的维持。而且ACC腹侧，sACC、pACC都在社会认知功能中起重要作用。ACC还参与对他人动机做出反应的过程，脑回背面的扣带回沟可能在编码自我和他人的动机方面起着广泛的作用。ACC参与行动-结果学习，通过对不同行为带来的后果，奖励和惩罚进行学习，来达到目标。ACC腹侧可以对当前冲突作出反应，可以保留前一次冲突的信息，根据对之前冲突信息，对当前冲突的反应做出调整。这与之前所述的学习模式也比较相似。

（三）ACC与痛觉的关系

ACC可以被各种形式的伤害性刺激（包括温度的、机械的和化学的刺激）激活，但却很少对非伤害刺激起反应。给癌症患者实施扣带回切除术，可以使顽固性疼痛减轻。应用电生理技术，在给有精神疾患的患者做扣带回切除术的同时进行单个神经元记录，可以在ACC记录到对伤害刺激选择性起反应的神经元。这些都说明，ACC在痛觉形成中具有重要作用。在正常被试者和慢性痛患者的ACC内都发现有高密度的阿片受体结合位点的存在，提示ACC不仅参与痛觉的形成，还可能参与痛觉的调制。

目前认为，ACC主要参与痛情绪信息的编码，属于内侧痛觉系统。在一定程度上编码刺激强度。实验发现，ACC内伤害神经元的反应特性与其上游的丘脑内侧核群的神经元很相似，其放电与各种伤害性刺激的强度均呈现一定程度的相关性。临床研究也证实，切除扣带回的患者部分丧失感受刺激强度的能力。ACC还参与痛的行为反应。ACC有自己的运动区，电刺激这一区域可以产生简单乃至复杂的运动。ACC与前额叶的初级运动区和辅助运动区都有往返的纤维联系。ACC还与疼痛的预期以及回避反应的学习有关。ACC起着整合痛情绪、注意以及运动回避的作用。

二、中扣带回（MCC）

（一）MCC解剖与分区

由于早期对MCC在扣带回结构中的分类并不明确，对MCC的研究较ACC和PCC相对不足。MCC包括部分的23a、23b和23c，以及部分的24a、24b和24c区。MCC分为中扣带回前背侧（aMCCd）、中扣带回前腹侧（aMCCv）、中扣带回后背侧（pMCCd）、中扣带回后腹侧（pMCCv）。多个研究还反映了MCC与前运动皮层、初级运动皮层以及辅助运动区存在紧密联系。

MCC 24区向辅助运动区前部的投射，向背外侧前额叶皮质、初级运动皮质（M1）、顶下皮质、网状结构和运动丘脑、红核、脊髓的投射，是调控执行功能的高级神经网络。位于扣带沟上壁的部分有至基底节的环路（扣带沟上壁-中扣带回-基底节）。MCC 23a前部和24a有向海马旁回和内嗅皮质的投射。MCC与腹侧后扣带回和眶额皮质内侧、膝下前扣带回之间有相互作用的环路，并由MCC发出至初级运动皮质。

（二）MCC的功能

MCC可能是认知和情感中同情心的重要节点，有研究认为主要是MCC的前部参与了这一过程。MCC前侧运动区参与运动控制，例如任务逃避和行动结果的学习，后侧运动区参与运动定向。MCC整合内外部多种感觉，包括身体的位置觉、形状、重量感觉等。在感知疼痛时，MCC会被持续激活，这可能与MCC前侧与负面情绪和认知控制有关。

（三）MCC与痛觉的关系

MCC前部是对急性伤害性皮肤刺激反应激活最为持续的部位，MCC前部的激活主要反映疼痛引起的注意力下降。MCC前部是疼痛和动作选择的认知处理的衔接点。MCC前部与前岛叶相连，形成一个情绪/突显网络，将认知信息与情绪突显结合起来，以指导行为。当个体接受他人的伤害性刺激时，在对疼痛的“共情”过程中也会被激活。MCC前部接收来自腹侧被盖区的强多巴胺能输入，表达高密度的D_1受体，并参与奖赏监测、动作强化关联和反应选择。MCC前部是疼痛（厌恶）和奖赏系统之间的重叠部位。对疼痛或奖赏结果的预测有助于选择适当的行为，一部分的行为可由丘脑和杏仁核传递的伤害性输入引起的恐惧所选择。MCC前部的背侧还参与了动作预测、监测正在进行的动作结果，并通过使用外侧眶前侧皮质和中脑多巴胺能输入提供的预测误差信号进行移位设定。MCC前部在对疼痛、错误、新颖性、动机和情绪状态做出反应时的行动选择和切换，是一种至关重要的反馈介导的决策机制。

MCC后部的主要作用是身体在空间中对有害刺激的反射定向，这取决于奖赏或情感价值。MCC后部与中岛叶相连，接受来自顶叶皮质的输入，并通过扣带回尾部前运动区投射到脊髓。这些投射缓解了运动导致的反馈行为，如瘙痒等。到MCC后部的伤害性输入，主要来自丘脑层内核和中线核。

三、后扣带回（PCC）

（一）PCC解剖与分区

PCC包括29、30、23和31区。与视觉皮层、体感联合皮层、梭状回以及海马旁回等相邻。Vogt等又将PCC按细胞形态分为背侧和腹侧两个亚区，PCC包括PCC背侧、23d区PCC腹侧和RSC。PCC和海马体之间存在双向的连接。

PCC和RSC与其他脑区的关系尚不十分清楚。背侧PCC与ACC存在密切联系，腹侧PCC和RSC与内侧颞叶存在相互联系。PCC和RSC还与视觉和听觉感觉区以及顶下小叶、顶内沟和颞上沟上缘存在相互联系。后扣带回有向背侧前额叶皮质、眶额皮质前部、颞顶叶皮质、海马旁回、压后区和前下托的投射。

（二）PCC的功能

PCC和周围区域共同组成了默认模式网络。PCC是默认模式网络的重要区域，涉及内在定向思维，比如记忆回忆、白日梦。PCC可能参与长期语义记忆和情景记忆。PCC可能在效率监测上有重要作用，包括决策结果评估、重要决策的制定、任务中止、平衡探究和利用等。根据颅内电生理监测研究显示，在基于记忆的行为任务中，PCC存在腹背侧功能上的分离。对脑磁图的分析也显示了PCC的腹背功能分离。随着任务难度增加，腹侧PCC与默认模式网络的连接降低，和认知控制网络的负相关联系减少；背侧刚好相反，腹侧PCC直接参与内部定向，对外部信息的注意降低，而背侧PCC则积极参与管理对外部的信息处理，以增加的功能整合度来配合任务难度增加，在控制和效率之间寻找平衡。

（三）PCC与痛觉的关系

PCC是默认模式网络的核心组成部分，它参与了对疼痛体验的有意识处理，以及通过自我相关的情境事件和记忆对疼痛感知的重新评估。PCC与ACC膝下区域有着强大的相互联系，两者都接受来自丘脑的常规输入和多模态输入，包括内侧丘脑枕和层内核。PCC和ACC对伤害性热输入都有延迟激活；这种延迟反应在意识疼痛感觉发生后很长时间内持续存在，可能是自我意识和疼痛调节等过程的基础。

四、涉及扣带回的疼痛治疗

对于疼痛相关的负性情绪和厌恶性学习来说，激活前ACC中的锥体神经元是必要的，并且足以持续超过急性疼痛的诱导。早发性ACC的过度活动反映了突触后和突触前谷氨酸能传递的长期增强，导致放电速率增加和簇状放电。这些神经元投射到脊髓，导致对有害刺激的反应下降。前ACC中阿片受体的激活可防止厌恶性学习，而不会影响背角的痛觉感受器敏感性。相比之下，MCC的激活促进了在外周输入停止后从急性疼痛到维持对有害刺激的痛觉过敏反应的转变，但不影响疼痛相关行为。MCC的神经元向后脑岛发送兴奋性投射，通过中缝大核的输入维持对伤害性输入的敏感性增加。扣带回皮质的不同部分，可能分别参与了安慰剂以及阿片类受体介导的镇痛过程。内源性阿片释放、安慰剂、分散疼痛注意力和适应疼痛训练过程中，ACC膝前区域和膝下区域参与了下行疼痛抑制系统的镇痛过程。催眠诱导的镇痛会使恐惧感减少，主要激活区域位于MCC前部，针灸诱导的镇痛主要激活MCC后部。ACC和PCC在自我痛苦情绪回忆或来自他人的悲痛性言语的反馈所引起的疼痛感知过程中被激活，表明与个人相关性记忆和自我意识相关的大脑区域参与了这种形式的疼痛调节。

（郭　松）

第五节　导水管周围灰质和延髓头端腹内侧区

中脑导水管周围灰质（periaqueductal gray, PAG）和延髓头端腹内侧区（rostral ventromedial medulla, RVM）是疼痛调节环路中的关键环节。从解剖学上讲，该系统通过改变脊髓伤害性过程，进而调节对疼痛的认知和情感反应。PAG接收来自前脑区域的大量输入，这些区域涉及情绪、注意力和执行控制、压力和觉醒，并将这些信息传递给RVM，其经由背外侧索以及三叉神经脊束核的尾侧亚核投射到脊髓的背角（图2-8）。RVM也接受来自相同区域的直接输入，包括中央杏仁核、岛叶和下丘脑。该系统发挥双向控制作用，可以抑制或促进疼痛。无论是PAG还是RVM都不是专门用于疼痛调节的“中心”。PAG可以调节许多不同的行为，包括对疼痛、威胁和压力的防御反应，以及心血管控制、呼吸控制、哺乳和喂养等母性行为。PAG内的异种细胞群围绕中脑导水管，调节不同的功能。刺激PAG的腹外侧柱可引起人的镇痛和大鼠的抗伤害反应；其对纳洛酮敏感，表明刺激腹外侧PAG可诱导内源性阿片类物质的释放。阿片类药物产

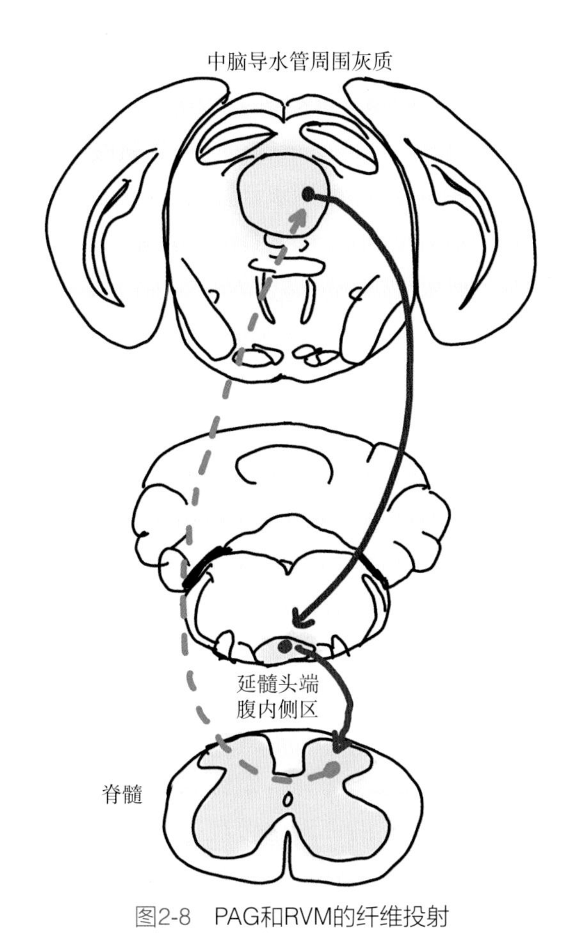

图2-8 PAG和RVM的纤维投射

生的抗伤害行为是由投射到RVM的PAG输出神经元的激活介导的。

下行疼痛调节通路已被证明是性别二相性的。雄性大鼠双侧PAG中的μ-阿片受体（mu opioid receptor, MOR）水平明显高于雌性大鼠，MOR的选择性毁损破坏了雄性大鼠的吗啡镇痛作用，而雌性大鼠却没有。雌性大鼠虽然有较多的PAG到RVM投射，但吗啡激活的PAG和RVM投射比例较低，这表明在环路中存在基本的性别依赖性差异。雌性大鼠与雄性大鼠的PAG对γ-氨基丁酸（GABA）的反应存在差异。早期关于内源性阿片肽定位和功能的研究大多使用雄性大鼠，因此在雌性大鼠体内关于内源性类阿片肽在这一环路中的知识仍然存在很大差距。

一、PAG中的内源性阿片类物质

内源性阿片类物质，包括met和leu脑啡肽以及β-内啡肽，在大脑中广泛表达，下行疼痛调节通路亦是如此。在整个PAG观察到含有脑啡肽的神经元中，在腹外侧PAG最密集。这些神经元与含GABA和非GABA的神经元，以及投射到RVM的PAG输出神经元并列。一部分PAG-RVM投射神经元表达MOR和δ-阿片受体（delta opioid receptor, DOR），表明内源性阿片类物质直接抑制一些PAG-RVM输出神经元。脑啡肽的来源尚未完全确定，但脑啡肽表达神经元分布在整个PAG的离散群体中。PAG中一些含有脑啡肽的神经元向杏仁核和伏隔核发送投射，这表明这些区域的阿片类物质释放可能有助于协调更高结构对疼痛的反应。

β-内啡肽纤维从丘脑弓状核大量投射到PAG。刺激弓状核可增加PAG中β-内啡肽的释放，但刺激PAG主要增加met脑啡肽的分泌。met脑啡肽和β-内啡肽都是MOR的完全激动剂。内啡肽-2是另一种潜在的内源性阿片肽，在PAG内高水平存在。下丘脑含内啡肽-2的神经元投射到PAG和RVM。内啡肽-2是PAG中MOR的部分激动剂。然而，内啡肽作为内源性阿片类物质的地位尚未完全确定，因为尚未发现负责产生内啡肽或前体肽的基因。

伤害性刺激增加了腹外侧PAG中阿片肽的释放。β-内啡肽在PAG中的释放与应激诱导的痛觉以及外周损伤相关。神经病理性疼痛后，内啡肽-2水平也有类似的增加。刺激杏仁核可诱导PAG中κ-阿片受体（kappa opioid receptor, KOR）激动剂强啡肽的释放，但强啡肽在注射到PAG中时不会引起镇痛。因此，内源性阿片系统通过激活PAG中的阿片受体对疼痛情况产生反应，但不同肽的生理作用尚不清楚。

目前大多数研究都使用成年大鼠，在新生大鼠中，PAG中阿片受体的激活实际上会在脊髓中引发兴奋性反应，成年后会转变为抑制性反应，这表明内源性阿片可能在下行疼痛调节通路中发挥重要作用。新生儿损伤增强了阿片样张力，这种张力表现为晚年对疼痛刺激的痛觉减退，这表明下行疼痛调节通路可能有经验依赖性可塑性，从而影响整体疼痛阈值。这些发现可能会扩展到那些有新生儿重症监护病房（NICU）经历的早产儿在青少年时期疼痛反应降低的人群。这种可塑性可能在慢性疼痛发展的个体差异中发挥重要作用。

二、腹外侧PAG中的阿片受体

MOR是介导镇痛的主要阿片受体。除了高水平的MOR外，PAG中的神经元还表达DOR和KOR，以及Orphanin FQ（OFQ）受体。DOR位于含脑啡肽的神经元末梢，并能充当自身受体。DOR标记的非GABA末梢与腹外侧PAG中的GABA能神经元发生反应，表明它们抑制了GABA能神经元的谷氨酸输入。因此，可以通过减少PAG内固有GABA能神经元的兴奋来促进镇痛。在PAG和RVM中观察到MOR和KOR mRNA和蛋白质的共定位，注射到PAG中的阿片类药物主要通过MOR产生强烈的抗伤害作用。目前尚不清楚KOR在PAG中的生理作用。MOR在突触前和突触后均在偶极性PAG中表达。与突触后MOR结合的阿片激活GIRK通道，使PAG神经元亚群超极化，这还包括一些PAG到RVM输出神经元。突触后MOR还与钙通道结合并抑制其激活。在所有PAG神经元中观察到GABA和谷氨酸释放的MOR抑制。阿片受体在大鼠和小鼠中的表达实际上明显不同；在小鼠中，MOR、DOR和KOR受体激动剂激活GIRK通道。KOR激动剂抑制小鼠和大鼠PAG突触前GABA释放。对GABA的MOR抑制比对PAG-RVM投射神经元的谷氨酸抑制更有效。这些结果提供了证据，证明阿片类药物对个体环路和兴奋性/抑制性输入平衡有不同的影响。

三、下行疼痛调节的去抑制假说

在正常条件下，GABA可抑制RVM的PAG输出神经元。消除这种抑制，称为去抑制，导致下行疼痛调节通路的激活和镇痛。研究表明，GABA受体拮抗剂可增加体内约75%的PAG神经元的放电，而将GABA受体拮抗剂或谷氨酸激动剂直接注射到PAG中可引起抗伤害作用。与阿片诱导的超极化相比，GABA释放的抑制被证明是PAG神经元兴奋性的主要驱动因素。注射吗啡后，met脑啡肽释放增加，表明PAG中含有脑啡肽的神经元被吗啡去抑制，内源性阿片释放增加反过来又去抑制PAG输出神经元。转基因小鼠的化学遗传学研究进一步证实了这些结果，其中PAG谷氨酸能神经元的选择性激活降低了伤害性反应，GABA能神经元的激活促进了伤害性反应。

在大鼠中，将阿片类药物直接注射到PAG中可通过激活MOR而非KOR引起抗伤害作用。PAG输出神经元的激活会导致抗伤害作用，但这些PAG输出神经元与RVM神经元（即RVM ON和OFF细胞）之间的确切环路尚不清楚。已经提出了一个简单的模型，其中阿片类药物抑制PAG-GABA能中间神经元，以解除对RVM的谷氨酸能PAG投射的抑制。有证据表明，由于下行疼痛调节通路的双向性，该环路更加复杂。大鼠的解剖学研究描述了从PAG到RVM的谷氨酸能和GABA能投射。GABA能的输入主要作用于投射到脊髓的GABA能RVM神经元。向PAG中微量注射吗啡可阻断RVM神经元的谷氨酸激活，支持PAG和RVM之间存在抑制性联系的解剖学证据。PAG至RVM的环路比单纯抑制兴奋性下降投射更为复杂，可能反映了存在RVM介导的疼痛双向控制的平行环路。此外，PAG神经元投射到蓝斑，该环路也可以在脊髓水平调节伤害性反应，这表明存在多个交互环路参与疼痛反应（图2-9）。

四、PAG和RVM疼痛调节环路

长期以来，人们已经认识到大脑在脊髓背角水平调节躯体感觉处理的能力。电刺激PAG可以抑制大鼠对有害刺激的行为反应，证实了特定的脑环路专门用于调节与疼痛相关的感觉信号的传输。神经外科医生随后采用这一概念来治疗患者的顽固性疼痛，虽然这一疗法有一定的局限性和缺点，但证明了电刺激PAG区域实际上可以减轻疼痛，而不仅仅是抑制运动反应。阿片受体和内源性阿片肽的发现，促进了相关疼痛调节环路的研究，大量研究证明：作用于μ-阿片受体的有效的阿片镇痛作用，是通过PAG和RVM中的特定靶点而实现的。相关影像研究证实PAG-RVM系统参与了疼痛的药理和行为调节。

因为电刺激在PAG或RVM中的主要行为效应是镇痛，并且这两个部位都支持阿片类镇痛，所以该系统最初被视为“镇痛”系统。随着研究

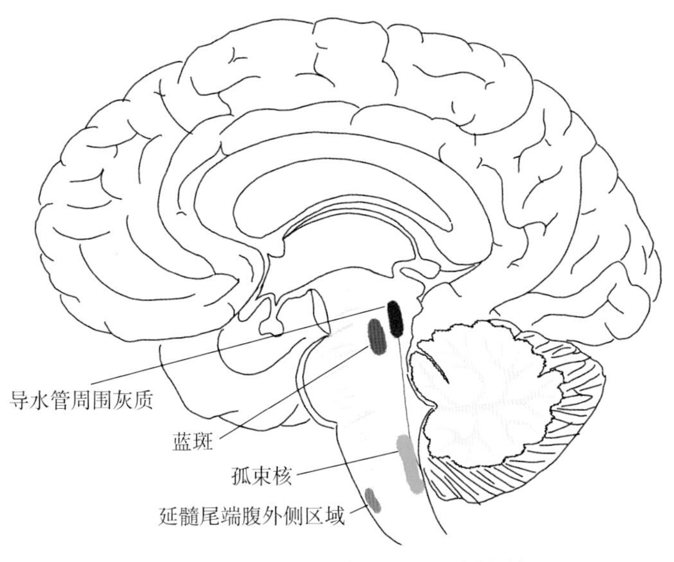

图2-9　脊髓疼痛调节的双向控制

的深入，研究者发现这是一个调节系统，在不同的情况下具有增强或抑制疼痛的能力。这需要一个更微妙的观点，即该系统最好被认为是一个调节节点，根据行为调节较低级别的伤害性感觉传递机制。双向控制是由RVM的两个不同细胞群输出介导的，一个促进疼痛的群体称为“ON细胞”，另一个抑制疼痛的群体则称为“OFF细胞”。因此，对这个调节节点的自上而下的输入，可以设置伤害性感觉处理的优先级。疼痛调节环路监测了伤害性传输系统活动。RVM的疼痛调节神经元可以识别与伤害性刺激的行为相关的放电变化。

五、PAG-RVM系统的调节功能

“PAG-RVM疼痛调节环路”还具有其他方面的调节功能，包括心率、呼吸和体温，并有助于协调多种行为，包括防御行为、母性行为和生殖行为。该区域对刺激的功能性反应除了镇痛外，还包括躲避、跳跃、撕咬、发声、呼吸暂停和静默（在早期工作中被错误地解释为“单纯镇痛”）。因此，无论是中脑周围灰质还是RVM都不应被视为疼痛调节“中心”，专门用于疼痛调节。疼痛调节始终与自主和其他行为变化相结合，RVM中的疼痛调节神经元（ON细胞和OFF细胞）是多功能的，除了镇痛之外，还调节生理变化。与此观点一致，ON细胞和OFF细胞的活动有时与体温、呼吸或排尿有关。当内源性机制介入时，RVM的疼痛调节和自主神经功能可以分离；激活下丘脑背内侧会导致心动过速、高热和痛觉过敏；用氰尿酸盐阻断RVM中兴奋性氨基酸的传递，可以选择性地降低ON细胞的活性，并防止痛觉过敏，但不能防止心动过速或高热。使用GABA受体激动剂——麝香醇阻断RVM活性可以防止心动过速和高热。这意味着轻度应激的痛觉过敏和自主神经效应由不同的RVM细胞群介导。在清醒动物的条件性恐惧模型中也发现了类似的分离现象，其中麝香醇会阻断心血管反应，氰尿酸会干扰身体的痛苦信号。尽管有人认为ON细胞可以调节呼吸功能和疼痛，但这些研究很可能涉及RVM边界以外的交感神经兴奋途径。

六、PAG-RVM疼痛调节系统的输入

ON细胞和OFF细胞可以对有害的输入作出反应，产生一个正反馈信号，增强随后传递到身体各部位（包括内脏结构）的刺激信号的敏感性。ON细胞和OFF细胞的兴奋性也随清醒和行为而变化。在清醒、不受约束的大鼠中，类似于ON细胞的RVM神经元对轻触、突然的声音以及有害的输入迅速做出反应。这一发现表明，无害但可能具有行为意义的环境刺激通过PAG-RVM系统调节镇痛。ON细胞和OFF细胞放电与行为状态或生理变量的相关性表明，这些神经元在调

节一系列心理和生理变量对疼痛的影响方面具有相关作用。

RVM的组织学表明，ON和OFF细胞群作为一个单元发挥作用，对疼痛传递施加全局控制，而不是局部离散控制，单个RVM神经元的反应性差异很大。许多RVM神经元的轴突在RVM自身内形成侧支，相同生理类别的细胞倾向于同时激活。

七、持续性和慢性疼痛的RVM可塑性

有证据表明，RVM既能促进慢性疼痛状态下的超敏反应，又能限制这种超敏反应。急性炎症或损伤的疼痛与ON细胞的强烈、持续激活以及OFF细胞诱发的抑制有关。ON细胞和OFF细胞输出平衡的转变会介导继发性痛觉过敏，阻断ON细胞的激活会降低痛觉阈值。至少在短期内，P物质有助于增强ON细胞输出。有证据表明，在持续炎症和神经损伤后，ON细胞和OFF细胞对无害的触觉刺激都“敏感”。

现在有越来越多的证据表明，病理性疼痛状态至少在一定程度上是由大脑本身的变化驱动的。已知下行调节通路介导镇痛的自上而下调节，将皮质和边缘系统影响传递到背角。这些调节通路也通过正反馈和负反馈环路与上行通路紧密交织。因此，未能包括下行调节通路的持续性疼痛模型是不完整的。

（郭　松）

第六节　涉及痛觉加工处理的大脑皮层

涉及疼痛感知的皮层区域包括初级躯体感觉皮层（S1）、次级躯体感觉皮层（S2）、岛叶（IC）、前扣带回（ACC）和前额叶（PFC）皮层。从电生理和功能成像研究结果可以看出，各皮层区在功能上有所不同：疼痛的感觉-辨别方面（定位、强度、持续时间、定性）位于S1和S2，接受来自丘脑外侧组核团的传入；动机-情感方面（主观痛苦、不愉快、厌恶情绪），以及疼痛的认知-评估方面位于IC、ACC和PFC，接受来自丘脑内侧组核团的传入。

一、初级躯体感觉皮层（S1）

S1（位于中央后回，Brodmann 3、1、2区）在痛觉感知中的作用几十年来一直存在争议。早期的研究结果大部分是阴性的。前人报道，患有长期皮层损伤的患者没有表现出痛觉缺失，这导致了人们错误地认为痛觉发生在丘脑。在癫痫手术中，有学者对患者暴露的S1区域进行了电刺激，但只有少数病例（800多例反应中的11例）报告有疼痛感。猴子的单细胞记录显示只有很少的伤害感受性神经元，作者认为它们的功能意义不明。此外，基于来自人脑成像研究的发现得到了关于S1在疼痛感知作用中相当不一致的结果。尽管尚存争议，但越来越多的PET和fMRI研究发现，在疼痛刺激期间S1被激活，与电生理学的发现一致。根据Craig的报道，人脑中央沟附近的伤害性感受激活可能发生在3a区（丘脑VMpo的投射区域），但其定位精度低于PET分辨率。Bushnell等（1999）认为，在S1区中疼痛处理主要表现在感觉辨别方面。在S1区有两类神经元被激活：一类具有广泛动态范围的神经元可对非疼痛性刺激产生反应；但它们会对疼痛刺激表现出最高的活性，它们具有较大的感受范围，并可能编码疼痛强度。另一类特异性伤害感受性神经元只对疼痛性刺激产生反应，它们具有较小的感受范围，按躯体排布分布于中央后回，能够确定疼痛刺激的位置、强度和时间属性。S1神经元接受从丘脑外侧组核团（VPL、VPM、VPI；在灵长类和人类中也来自VMpo）的传入，同时也有大量投射返回这些核团（图2-10）。各个丘脑核团、丘脑皮层连接或S1区的损伤

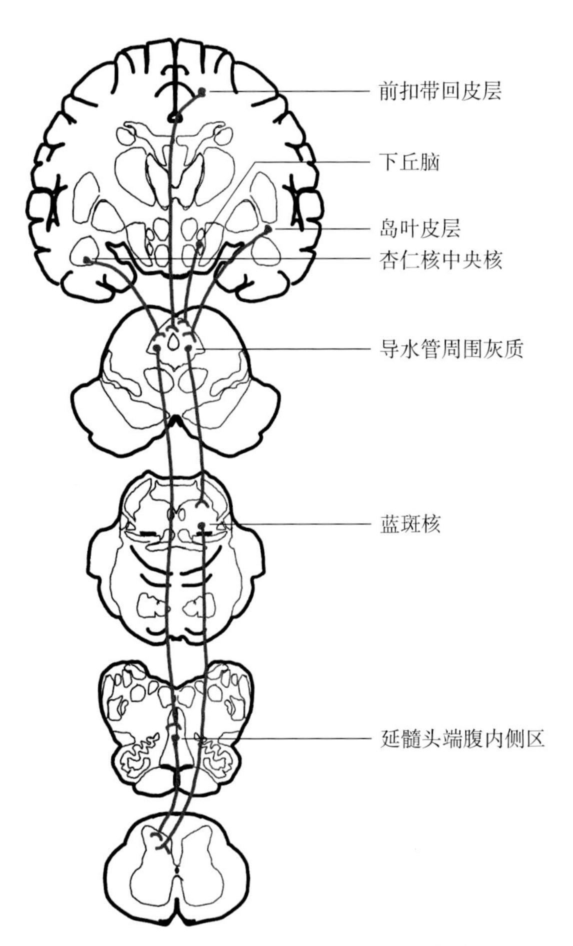

图2-10　初级躯体感觉系统基本组成成分

可导致（除丧失躯体感觉功能之外）温度和痛觉感受强度的大幅下降，但是没有达到完全性镇痛。

二、次级躯体感觉皮层（S2）

S2位于人脑中央沟外侧末端的稍前侧，大致占据Brodmann 43区和部分40区。与S1相反，S2神经元似乎不涉及对痛觉刺激的位置和（或）强度的辨别，但似乎在疼痛事件的识别、学习和记忆中具有重要作用。许多功能成像及电生理研究发现了与疼痛相关的S2区显著激活，大多为双侧激活。S2神经元的大部分接受双侧来自丘脑外侧组核团的传入，部分不同于投射到S1的纤维，即来自VPI和Po的背侧部，表明S1和S2的伤害感受通路解剖与功能是分离的。此外，S2与S1之间也存在相互联系。尽管如此，S2在疼痛处理过程中的功能仍然不清楚。有学者提出，S2可能在将伤害性信息传递到IC和颞叶边缘结构中起关键作用，提供了快速获得疼痛相关学习和记忆的途径。

三、岛叶皮层（IC）

功能成像研究显示，在疼痛刺激期间，对侧或双侧岛叶皮层的血流量增加。尚不确定前岛叶（Brodmann区域13）还是后岛叶皮层（Brodmann区域14～16）主要参与疼痛感知。此外，尽管能够意识到疼痛，IC损伤的患者会提升疼痛耐受且减低对疼痛刺激产生的情绪反应。IC从VMpo、背内侧核（MD）和板内丘脑核团获得丘脑传入，并从S2投射到边缘系统结构，如杏仁核和嗅旁皮层。同时，这些联系提示了IC在疼痛的动机-情感方面和对有害刺激的自主反应中的重要性。

四、前扣带回皮层（ACC）

扣带回皮层参与认知和情感处理，这两种功能位于不同的解剖亚区。涉及疼痛动机-情感方面的分区最有可能位于Brodmann 24区的嘴侧部分，邻接32区。ACC损伤的患者丧失了对疼痛刺激的情绪反应，尽管疼痛仍可以正确定位。在ACC中，疼痛感受神经元通常负责双侧广泛的感受范围，无定位信息。在许多影像学研究中都发现疼痛刺激对侧ACC的功能活性显著增加。ACC接受从VMpo、MD和板内核团、IC和PFC传入，并投射到杏仁核、丘脑中央背侧核、PAG、脑干运动核和IC，因此参与疼痛的动机-情感处理和条件性恐惧反应。由于ACC参与处理与注意力和伤害性刺激预期相关的情感成分，可以通过疼痛预期来调节感官知觉的情感后处理。在这方面，有人注意到催眠暗示可以选择性地改变有害刺激的不愉快感，与此同时ACC内的疼痛诱发活动减少。因此，ACC可能在关联注意力与建立情绪和反应属性方面起到关键作用。

五、前额叶皮层（PFC）

在疼痛感知中，PFC的作用仍存在诸多疑问。更确切地说，PFC被认为是一个监督注意系统，并与疼痛的认知-评估相关。功能成像研究描述了在疼痛刺激期间PFC的部分区域（可能是Brodmann 9区和10区）出现激活。有趣的是，无论疼痛刺激在哪一侧，大多数为右脑表现出活动增加。单侧PFC损伤的患者表现出疼痛的感觉辨别和动机情感两方面的变化。PFC接受丘脑VMPo、MD和板内核团的传入，并投射到MD和ACC。

六、初级运动皮层（M1）

运动皮层电刺激（MCS）被证实可不同程度缓解多种病因导致的神经病理性疼痛，目前已广泛应用于临床治疗。但是MCS治疗缓解慢性疼痛作用具体的环路及细胞机制尚不明确。已有近300例运动皮层刺激的治疗结果发表，虽然结果不同，但它在中枢性卒中后疼痛和三叉神经痛中得到了成功应用。电极放置在硬膜外中央前回之上，通过刺激中央前回皮层，观察到丘脑腹前核和腹外侧核的神经元活动增加。Gan等（2022）通过化学遗传学和光遗传学技术精准激活M1皮层区神经元（主要为兴奋性神经元）可显著缓解神经病理损伤模型（spared nerve injury, SNI）机械刺激和冷刺激超敏状态并逆转疼痛相关厌恶情感。其中机械超敏敏感性的调控由M1第5层投射神经元介导，神经病理性疼痛厌恶情感变化调控由M1第6层投射神经元与MDl区兴奋性神经元间的突触连接介导，M1第6层神经元投射至丘脑背内侧核团（mediodorsal thalamus, MD）特异性减轻神经病理性消极情感状态，M1-MDL-NAcC通路可显著减轻正常小鼠急性刺激后以及神经病损伤小鼠冷刺激时的消极情感相关行为学变化。

使用正电子发射断层扫描（PET）、功能磁共振成像（FMRI）和脑磁图（MEG）等经成像研究表明，在急性疼痛和慢性疼痛刺激时，大脑激活和信息处理存在广泛的差异。应用急性伤害感受性刺激的研究强调了典型的“疼痛网络”（图2-11），其中后岛皮层和躯体感觉皮层区S1和S2参与疼痛的感觉识别，而激活ACC、前额皮层（PFC）和岛叶对疼痛的情绪和动机处理至关重要。外周和中枢敏化都会导致“疼痛网络”中的神经可塑性改变。这些改变不仅反映在脑内疼痛相关区域活动增加的刺激-反应曲线的移动，而且在慢性疼痛患者已经观察到休息时大脑活动的变化，以及脑网络连接和疼痛处理的变化。

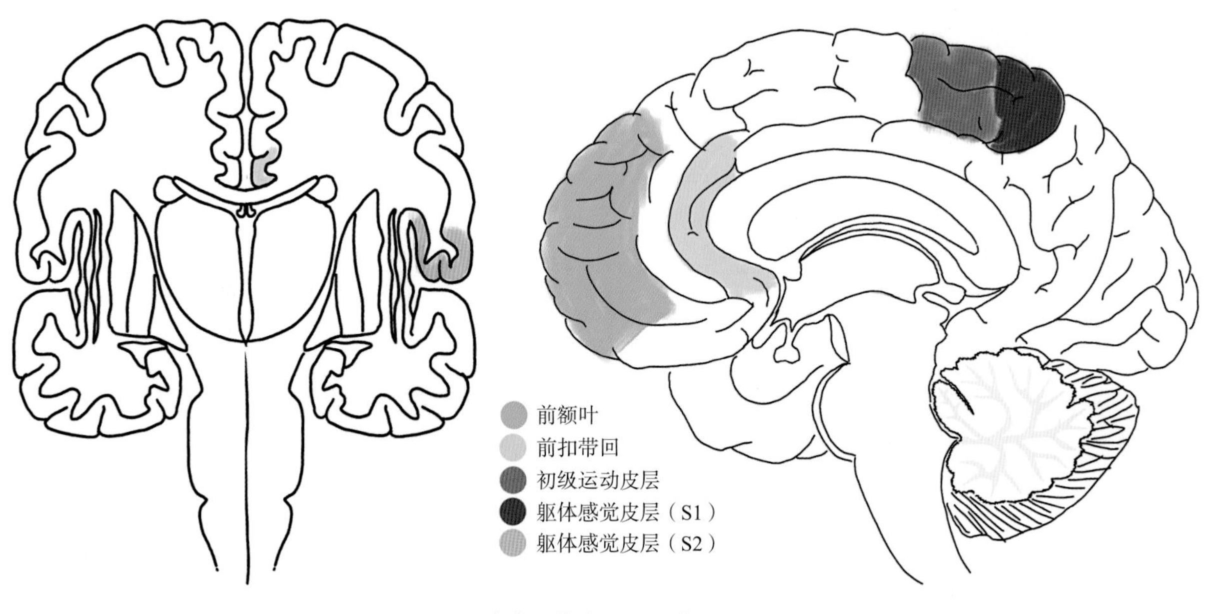

图2-11 疼痛网络主要累及脑区

（任志伟）

参考文献

1. Bardoni R, Takazawa T, Tong C-K, et al. Pre- and postsynaptic inhibitory control in the spinal cord dorsal horn. Annals of the New York Academy of Sciences, 2013, 1279: 90-96.
2. Beissner F, Meissner K, Bär KJ, et al. The autonomic brain: an activation likelihood estimation meta-analysis for central processing of autonomic function. The Journal of Neuroscience: The Official Journal of the Society for Neuroscience, 2013, 33(25): 10503-10511.
3. Bliss TVP, Collingridge GL, Kaang BK, et al. Synaptic plasticity in the anterior cingulate cortex in acute and chronic pain. Nature Reviews. Neuroscience, 2016, 17(8): 485-496.
4. Bobeck EN, Ingram SL, Hermes SM, et al. Ligand-biased activation of extracellular signal-regulated kinase 1/2 leads to differences in opioid induced antinociception and tolerance. Behavioural Brain Research, 2016, 298(B): 17-24.
5. Cleary DR, Heinricher MM. Adaptations in responsiveness of brainstem pain-modulating neurons in acute compared with chronic inflammation. Pain, 2013, 154(6): 845-855.
6. Dampney RAL. Central mechanisms regulating coordinated cardiovascular and respiratory function during stress and arousal. American Journal of Physiology. Regulatory, Integrative and Comparative Physiology, 2015, 309(5): R429-443.
7. De Ridder D, Vanneste S. Burst and tonic spinal cord stimulation: different and common brain mechanisms. Neuromodulation: Journal of the International Neuromodulation Society, 2016, 19(1): 47-59.
8. Duan B, Cheng L, Bourane S, et al. Identification of spinal circuits transmitting and gating mechanical pain. Cell, 2014, 159(6): 1417-1432.
9. Fauchon C, Faillenot I, Quesada C, et al. Brain activity sustaining the modulation of pain by empathetic comments. Scientific Reports, 2019, 9(1): 83-98.
10. Gu ZH, Wang B, Kou ZZ, et al. Endomorphins: promising endogenous opioid peptides for the development of novel analgesics. Neuro-Signals, 2017, 25(1): 98-116.
11. Henderson LA, Peck CC, Petersen ET, et al. Chronic pain: lost inhibition? The Journal of Neuroscience: The Official Journal of the Society for Neuroscience, 2013, 33(17): 7574-7582.
12. Holtzheimer PE, Husain MM, Lisanby SH, et al. Subcallosal cingulate deep brain stimulation for treatment-resistant depression: a multisite, randomised, sham-controlled trial. The Lancet. Psychiatry, 2017, 4(11): 839-849.
13. Huang J, Gadotti VM, Chen L, et al. A neuronal circuit for activating descending modulation of neuropathic pain. Nature Neuroscience, 2019, 22(10): 1659-1668.
14. Jensen KB, Srinivasan P, Spaeth R, et al. Overlapping structural and functional brain changes in patients with long-term exposure to fibromyalgia pain. Arthritis and Rheumatism, 2013, 65(12): 3293-3303.
15. Kaas JH. The evolution of the complex sensory and motor systems of the human brain. Brain Research Bulletin, 2008, 75(2-4): 384-390.
16. Kim JH, Gangadharan G, Byun J, et al. Yin-and-yang bifurcation of opioidergic circuits for descending analgesia at the midbrain of the mouse. Proceedings of the National Academy of Sciences of the United States of America, 2018, 115(43): 11078-11083.
17. Lau BK, Vaughan CW. Descending modulation of pain: the GABA disinhibition hypothesis of analgesia. Current Opinion in Neurobiology, 2014, 29: 159-164.
18. Lau BK, Winters BL, Vaughan CW. Opioid presynaptic disinhibition of the midbrain periaqueductal grey descending analgesic pathway. British Journal of Pharmacology, 2020, 177(10): 2320-2332.
19. Lu Y, Dong H, Gao Y, et al. A feed-forward spinal cord glycinergic neural circuit gates mechanical allodynia. The Journal of Clinical Investigation, 2013, 123(9): 4050-4062.
20. Luz LL, Szucs P, Safronov BV. Peripherally driven low-threshold inhibitory inputs to lamina I local-circuit and projection neurons: a new circuit for gating pain responses. The Journal of Physiology, 2014, 592(7): 1519-1534.
21. Peyron R, Quesada C, Fauchon C. Cingulate-mediated approaches to treating chronic pain. Handbook of Clinical Neurology, 2019, 166: 317-326.
22. Polgár E, Gray S, Riddell JS, et al. Lack of evidence for significant neuronal loss in laminae Ⅰ-Ⅲ of the spinal dorsal horn of the rat in the chronic constriction injury model. Pain, 2004, 111(1-2): 144-150.
23. Punnakkal P, von Schoultz C, Haenraets K, et al. Morphological, biophysical and synaptic properties of glutamatergic neurons of the mouse spinal dorsal horn. The Journal of Physiology, 2014, 592(4): 759-776.
24. Rolls ET. The cingulate cortex and limbic systems for action, emotion, and memory. Handbook of Clinical Neurology, 2019, 166: 23-37.
25. Sandkühler J, Gruber-Schoffnegger D. Hyperalgesia by synaptic long-term potentiation (LTP): an update.

Current Opinion in Pharmacology, 2012, 12(1): 18-27.

26. Sellmeijer J, Mathis V, Hugel S, et al. Hyperactivity of anterior cingulate cortex areas 24a/24b drives chronic pain-induced anxiodepressive-like Consequences. The Journal of Neuroscience, 2018, 38(12): 3102-3115.
27. Sikandar S, Ronga I, Iannetti GD, et al. Neural coding of nociceptive stimuli-from rat spinal neurones to human perception. Pain, 2013, 154(8): 1263-1273.
28. Silva C, McNaughton N. Are periaqueductal gray and dorsal raphe the foundation of appetitive and aversive control? A comprehensive review. Progress in Neurobiology, 2019, 177: 33-72.
29. Simons LE, Moulton EA, Linnman C, et al. The human amygdala and pain: evidence from neuroimaging. Human Brain Mapping, 2014, 35(2): 527-538.
30. Sneddon LU. Comparative Physiology of nociception and pain. Physiology (Bethesda, Md.), 2018, 33(1): 63-73.
31. Tan LL, Pelzer P, Heinl C, et al. A pathway from midcingulate cortex to posterior insula gates nociceptive hypersensitivity. Nature Neuroscience, 2017, 20(11): 1591-1601.
32. Todd AJ. Neuronal circuitry for pain processing in the dorsal horn. Nature Reviews. Neuroscience, 2010, 11(12): 823-836.
33. Tolomeo S, Christmas D, Jentzsch I, et al. A causal role for the anterior mid-cingulate cortex in negative affect and cognitive control. Brain: A Journal of Neurology, 2016, 139(6): 1844-1854.
34. Touroutoglou A, Dickerson BC. Cingulate-centered large-scale networks: Normal functions, aging, and neurodegenerative disease. Handbook of Clinical Neurology, 2019, 166: 113-127.
35. Uddin LQ. Salience processing and insular cortical function and dysfunction. Nature Reviews. Neuroscience, 2015, 16(1): 55-61.
36. Vogt BA. Pain and emotion interactions in subregions of the cingulate gyrus. Nature Reviews. Neuroscience, 2005, 6(7): 533-544.
37. Vogt BA. Midcingulate cortex: Structure, connections, homologies, functions and diseases. Journal of Chemical Neuroanatomy, 2016, 74: 28-46.
38. Vogt BA. Cingulate cortex in the three limbic subsystems. Handbook of Clinical Neurology, 2019, 166: 39-51.
39. Wang X, Zhang J, Eberhart D, et al. Excitatory superficial dorsal horn interneurons are functionally heterogeneous and required for the full behavioral expression of pain and itch. Neuron, 2013, 78(2): 312-324.
40. Xiao X, Zhang YQ. A new perspective on the anterior cingulate cortex and affective pain. Neuroscience and Biobehavioral Reviews, 2018, 90: 200-211.
41. Yam MF, Loh YC, Tan CS, et al. General Pathways of Pain Sensation and the Major Neurotransmitters Involved in Pain Regulation. International Journal of Molecular Sciences, 2018, 19(8): 2164.
42. Yasaka T, Tiong SYX, Hughes DI, et al. Populations of inhibitory and excitatory interneurons in lamina Ⅱ of the adult rat spinal dorsal horn revealed by a combined electrophysiological and anatomical approach. Pain, 2010, 151(2): 475-488.

第三章　疼痛的机制

第一节　疼痛的背根神经节机制

急性组织炎症或损伤导致的急性疼痛，对机体具有保护作用，且目前临床已具备有效治疗的药物。然而，急性炎症和损伤导致的迁延持久的慢性疼痛，会严重影响患者的生活质量，而目前的临床治疗方法的效果有限。慢性疼痛影响全世界近20%的人口，可由各种病因引起，包括神经系统的损伤或功能障碍（神经病理痛）、组织损伤或炎症（炎症痛）或肿瘤侵袭（癌症痛），但也可能无明显的病因（功能性疼痛，例如纤维肌痛）。慢性疼痛症状主要有：自发性疼痛、感觉麻木、触觉迟钝、非伤害性刺激诱发疼痛，或对伤害性刺激的过度反应（痛觉过敏）。目前，尽管研究者对于慢性痛的不同症状、病理改变的潜在机制仍未完全了解，但背根神经节作为传导第一级感觉信息的关键部位，其内部初级感觉神经元的可塑性及功能改变被认为是慢性疼痛发生发展的重要因素。

背根神经节（dorsal root ganglion, DRG）位于脊髓外侧的各个节段，是各椎间孔内侧面附近脊髓背根的膨胀结节，属于周围神经系统（peripheral nervous system, PNS）。背根神经节内含有各种细胞类型，如初级感觉神经元、卫星神经胶质细胞、内皮细胞、巨噬细胞等。背根神经节的初级感觉神经元是假单极神经元，其外周突接受感受器的感觉信息，中枢突则将信息传送至脊髓背角，并通过与脊髓内第二级感觉神经元形成突触连接进而将信息传入高级中枢神经系统（central nervous system, CNS）（图3-1）。由于背根神经节具有高密度的毛细血管，且周围并没有保护性囊膜，是理想的药物靶向组织结构，利于多种药物的传递。鉴于目前慢性疼痛的药物治疗仍然只是急性疼痛治疗药物的延伸，长期用药后通常会引发不可忽视的中枢神经系统的副作用。因此，以周围神经系统为靶向，尤其是专门针对背根神经节的潜在靶点开发镇痛药物，更有希望获得安全的治疗方法。

一、感觉神经元

外周敏化是慢性痛发生和发展的重要机制之一。外周神经损伤慢性疼痛主要被分为损伤和炎症两大类，代表临床疼痛综合征的两个主要方面。神经病理痛主要由周围神经损伤引起，诱发背根神经节初级神经元静息膜电位升高，动作电位的发放阈值下降，神经元兴奋阈值降低及神经

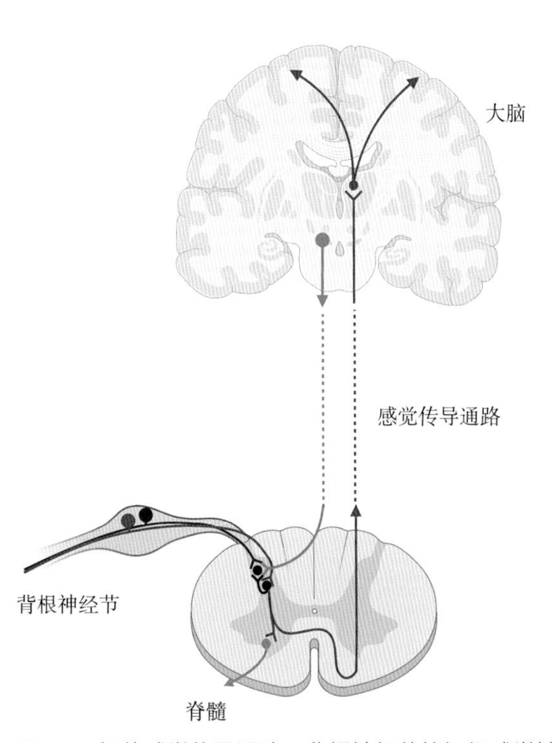

图3-1　躯体感觉传导通路。背根神经节的初级感觉神经元是假单极神经元，其外周突接受感受器的感觉信息，中枢突则将信息传送至脊髓背角，并通过与脊髓内第二级感觉神经元形成突触连接进而将信息传入高级中枢神经系统

元兴奋性增加而导致痛觉过敏。周围神经系统炎症诱发的炎症痛通常被认为是炎症通过诱发组织损伤进而兴奋伤害性感受器，以及诱发强烈的神经免疫相互作用而导致痛觉过敏。背根神经节初级感觉神经元在外周神经损伤或炎症状态下，发生离子通道、受体表达、神经因子的合成与释放及电生理功能变化是导致外周敏化、镇痛耐受的关键因素。

外周神经损伤后，背根神经节神经元中的离子通道表达改变，介导神经元兴奋性增加（图3-2）。其中，电压门控的钠离子通道Nav1.7、Nav1.8和Nav1.9选择性表达在初级感觉神经元上，具有背根神经节表达特异性，其表达及功能改变在异位动作电位的产生、神经病理痛的起始阶段起到关键作用，靶向这几种通道或其亚基可有效缓解疼痛。此外研究发现，电压门控钾离子通道1.2（Kv1.2）也参与到慢性痛的发生发展中。外周神经损伤后，背根神经节内Kv1.2蛋白表达水平下降，其介导的钾离子电流减少，导致神经元兴奋性增加，实验小鼠的机械痛、热痛及冷痛表现明显。多种表观遗传学机制被报道参与调控Kv1.2的表达。编码Kv1.2的基因Kcna2启动子区域在DNA甲基化酶DNMT3a、DNMT1的作用下发生DNA甲基化，在组蛋白甲基化转移酶G9a作用下发生组蛋白甲基化，且G9a自身的表达水平也受到FTO介导的RNA去甲基化水平的调节，转录因子MZF1介导长链非编码RNA-Kcna2反义链转录增加，共同导致背根神经节神经元中Kcna2表达被抑制，神经元兴奋性增强，介导了神经病理性痛的发生。这一系列研究探索了电压门控钾离子通道Kv1.2在神经损伤后表达下降、导致神经元过度兴奋的可能因素。①DNA甲基化：神经损伤后，背根神经节神经元中DNA甲基转移酶1（DNA-methyltransferase 1，DNMT1）水平增加，使得编码Kv1.2的基因Kcna2启动子区（翻译起始位点TSS-64，-26，+43）胞嘧啶甲基化水平增加，阻止转录因子与Kcna2启动子结合，降低Kcna2转录本表达，介导其蛋白表达下降。神经损伤后，背根神经节神经元中升高的DNMT3a则通过增加Kcna2启动子区（翻译起始位点TSS-444，-457）胞嘧啶甲基化水平，介导其蛋白表达下降。②非编码RNA：背根神经节神经元中转录因子MZF1介导长链非编码RNA-Kcna2反义链转录增加，导致Kcna2表达被抑制，神经元兴奋性增强，介导了神经病理性痛的发生。此外，神经损伤后DNMT3a、FTO、G9a分别参与阿片类受体的表观遗传调控，引发背根神经节神经元中阿片类受体表达下降，阿片类镇痛药物减少疼痛递质释放的作用受损，导致阿片类药物的镇痛耐受。

此外，背根神经节中非选择性阳离子配体门控通道TRP（transient receptor potential）家族也是疼痛的发生发展、镇痛治疗的重要靶点。其中，TRPV1和TRPA1主要选择性表达在中、小型伤害感受神经元中。TRPV1可被伤害性热刺激、辣椒素（辣椒的有效成分）激活，而TRPA1可被伤害性冷刺激、一系列化学物质（例如芥末、肉桂、蒜、缓激肽）激活。当环境温度≥43℃时，TRPV1通道打开，将热刺激信号转换为电信号，产生动作电位，并传导痛觉。大量研究已为TRPV1激活介导痛觉感受器产生动作电位、参与疼痛调制以及痛觉敏感奠定了基础。有趣的

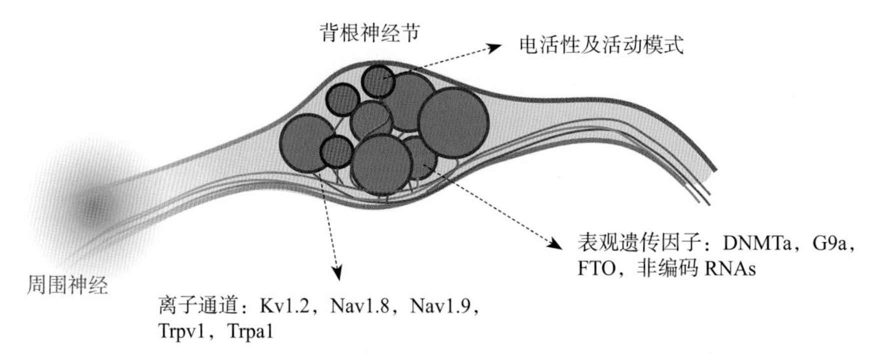

图3-2 神经损伤后背根神经节神经元的机制改变。外周神经损伤后，初级感觉神经元离子通道、表观遗传学分子、活动度及活动模式改变，参与神经病理性疼痛的发生发展过程

是，辣椒素也被用作局部麻醉药，且8%辣椒素贴剂已被美国FDA批准用作局部镇痛剂治疗带状疱疹后遗神经痛。研究表明，辣椒素可通过诱发电压门控钠通道失活、细胞内钙离子饱和、线粒体功能障碍以及TRPV1脱敏，从而发挥镇痛作用。尽管其功效在其他慢性疼痛的治疗仍在研究中，但它或许有望治疗糖尿病或HIV相关神经病变中的躯体局部神经性疼痛。外周神经损伤或炎症导致背根神经节中TRPV1和TRPA1的表达和功能改变，导致慢性疼痛发生发展，因此针对于该通道的拮抗剂开发引起了人们的极大兴趣，已有多家公司开展临床试验。第一代TRPV1拮抗剂表现出体温过高或热痛阈值降低的副作用，针对不同激活模式的TRPV1开发的第二代拮抗剂目前未出现第一代的不良影响。除了开发TRP通道拮抗剂，也可以靶向慢性痛中其在胞内的作用位点，以期寻找更精准的靶向TRP通道的镇痛靶点。研究发现，选择性阻断神经元内脚手架蛋白SHANK3与TRPV1相互作用，可显著缓解疼痛；此外，不同的内源性促分辨率脂质介质（PRLMs）分子可通过抑制TRPV1、TRPA1通道功能，显著缓解疼痛。鉴于靶向TRP通道下游分子可以实现减轻炎症和神经损伤诱发的疼痛而不影响基础疼痛处理，因此有望显著降低药物的副作用。值得注意的是，从补充饮食中有效转化PRLM，或许可以成为新的低风险、低成本的镇痛疗法。

在慢性痛的机制中，背根神经节初级感觉神经元除分子改变、神经元放电增加之外，感觉神经元集群的活动模式也是近年来疼痛研究的新热点之一。研究人员在慢性痛的动物模型中发现，清醒状态下背根神经节神经元集群出现同步化激活现象。神经损伤后3小时内，受损神经元自发钙离子活动度显著增加，并呈同步化激活模式；损伤后72小时，非受损的神经元也出现自发活动度增加，同步化激活模式。这种渐进性的同步化增加主要由神经断端ATP升高所介导，并诱发中枢初级感觉皮层内的一系列神经可塑性改变：第二、三层锥体感觉神经元活动度增加、树突棘动态改变率增加、脑皮层电图（ECoG）中θ波段（4～8 Hz）强度增加，进而参与神经病理痛的发生过程。同时，该同步激活模式并不具有位置特异性，即未发现距离更近的神经元更易发生同步化的现象。此外，对麻醉状态下慢性痛小鼠的背根神经节进行观察，也发现了神经元同步激活的现象。该研究中也发现位置相近的初级感觉神经元活动度出现同步增加，该同步化现象主要由损伤后背根神经节中发生的交感神经出芽增多介导。

二、卫星胶质细胞

神经元-胶质细胞相互作用也是慢性痛发生发展的重要因素。背根神经节中主要胶质细胞类型为卫星胶质细胞（satellite glial cell, SGC）。感觉神经节中的卫星胶质细胞呈层状，通常是多个卫星胶质细胞形成一层鞘膜，紧密包裹背根神经节中感觉神经元胞体，这层由卫星胶质细胞胞体形成的球状鞘膜被称为被囊（envelope）。神经元胞体体积越大，构成被囊的卫星胶质细胞数量也成比例增加。同时，也因为在背根神经节组织切片上，卫星胶质细胞围绕神经元，类似于卫星围绕行星而得名。此外，被囊的体积增加也与神经元的体积和表面积呈正比。卫星胶质细胞形成的被囊与神经元的质膜之间的细胞外间距为20 nm，这使得背根神经节神经元和包裹其胞体的多个卫星胶质细胞共同形成独立的解剖结构和功能单位，在卫星胶质细胞鞘膜外又有结缔组织环绕，把它与相邻的神经元及其鞘区分开，由此形成了由单个神经元与其鞘组成的独立单元，也有2个或2个以上神经元由共同胶质细胞覆盖，形成神经细胞簇。卫星胶质细胞包绕的内部，这种紧密的位置关系使得卫星胶质细胞有效控制神经元周围环境（亦即鞘内环境），也有助于神经元细胞与胶质细胞之间的信号传递。为了进一步增加这种信号传递，神经元可以发出一些细微凸起（微绒毛），与胶质细胞的内陷相吻合，进一步增加了神经元与卫星胶质细胞之间的接触面积。

电子显微镜研究显示，卫星胶质细胞至少有两种形态类型：第一种类型有50%～60%的卫星胶质细胞呈现典型结构，即卫星胶质细胞非常薄的细胞质层在神经元周围形成鞘膜；第二种类型是卫星胶质细胞主要与神经元轴突相关联。现代分子生物学方法的飞速进展使卫星胶质细胞分离及分子表达测序成为可能。基于卫星胶质细胞分子表达的特异性，可以更全面分析、识别卫星胶质细胞的细胞亚型。RNA-seq程序分析显示，不同来源的卫星胶质细胞（耳蜗神经节、感觉神经节和交感神经节）其蛋白表达也具有显著差异。例如，耳蜗神经节的卫星胶质细胞具有与其他神经胶质细胞共同的标记（GATA2、NPY和Epha3）。另一项研究证明了在感觉和交感神经中卫星胶质细胞的蛋白表达差异。其中，背根神经节中的卫星胶质细胞亚群富含类固醇，且特异性表达细胞外基质的短小蛋白聚糖（Brevican）。此外，在背根神经节中和交感神经节中，主要有3种常见的卫星胶质细胞亚群：促炎因子富集、细胞外基质和细胞黏附分子富集、即刻早期基因富集。神经损伤后，有特定的卫星胶质细胞亚群呈现出转录因子高表达，调节胶质细胞的功能。

背根神经节中卫星胶质细胞紧密包绕一定程度减缓了离子和小型神经递质、甚至大分子进入神经细胞外间隙的扩散，同时也能允许部分小分子进入被囊内实现对感觉神经元的调节。

1．背根神经节内神经元胞体和卫星胶质细胞都对ATP、细胞因子等递质敏感，且神经元与卫星胶质细胞表面分别主要表达不同的受体，如神经元表达P2X3受体，而卫星胶质细胞主要表达P2X7受体，并且这些递质、受体也是卫星胶质细胞与神经元以及与邻近胶质细胞信号传递的主要方式。神经损伤后，神经元异常激活，将信息传递给卫星胶质细胞，卫星胶质细胞传递到邻近胶质细胞，邻近胶质细胞再传递给鞘内神经元，以实现神经元与神经元之间的交流。其中，ATP及其受体表达水平发生改变，介导神经-胶质细胞-神经元激活，参与疼痛的发生与发展过程。

2．缝隙连接蛋白　缝隙连接是将相邻细胞间进行连接的通道集合体，是胞间跨膜通道，相邻卫星胶质细胞之间、卫星胶质细胞-神经元之间的缝隙连接允许小分子快速跨膜交换。在目前已知的慢性痛模型中，卫星胶质细胞中缝隙连接蛋白43表达显著增加，但一段时间后逐渐恢复到正常水平。进一步研究发现胶质细胞之间的缝隙连接增多，同时神经元与卫星胶质细胞之间的缝隙连接也增多，神经损伤后背根神经节中染料在卫星胶质细胞之间的扩散量增加了7倍。电镜观察发现，损伤后卫星胶质细胞进入相邻的结缔组织空间，并且在2个卫星胶质细胞之间的接触面上形成新的缝隙连接。卫星胶质细胞激活后，胶质纤维酸性蛋白（glial fibrillary acidic protein, GFAP）的水平显著增加，同时也伴随多种其他分子的特征性表达改变。GFAP表达增加进一步引起的卫星胶质细胞激活导致神经元-胶质细胞相互作用进一步增强。缝隙连接可以将细胞内产生的离子和第二信使（例如Ca^{2+}、肌醇三磷酸、cAMP、cGMP）、代谢物（例如葡萄糖、氨基酸、谷胱甘肽、ATP）或神经保护剂（例如腺苷）通过细胞间途径到达相邻细胞，而阻断间隙连接会诱导镇痛。

3．谷氨酸受体　背根神经节中卫星胶质细胞表达功能性NMDA受体。谷氨酸是中枢及周围神经系统中重要的兴奋性神经递质，但周围神经系统中不表达谷氨酸降解酶，因此，周围神经系统中谷氨酸的清除依赖于卫星胶质细胞中的高亲和力谷氨酸转运蛋白。研究发现激活卫星胶质细胞中NMDA受体导致胞内钙离子水平增加，谷氨酸盐或者NMDA可诱导卫星胶质细胞而非神经元中的钙瞬变。病理性疼痛模型中，感觉神经元胞体中谷氨酸含量显著增加，而谷氨酸过量会进一步导致神经元兴奋性增加，加剧疼痛。此外，卫星胶质细胞还表达谷氨酸天冬氨酸受体和谷氨酰胺合成酶，所以细胞外的谷氨酸可以被转运并转化为谷氨酰胺储存在细胞内。卫星胶质细胞摄取谷氨酸可以维持正常细胞外谷氨酸水平，从而维持神经元兴奋性。神经损伤后，大量炎症细胞在受伤部位聚集并释放炎症递质，化学信号诱导产生电信号并将它们传输到背根神经节。增加背根神经节中卫星胶质细胞的谷氨酸转运体表达可以增强其摄取神经元释放的谷氨酸的能力，进而缓解疼痛；而选择性阻断卫星胶质细胞的谷氨酸转运体表达可诱发实验动物的疼痛样行为。

4．钾离子通道　卫星胶质细胞上存在功能性的内向整流钾通道（inwardly rectifying K^+ channel, Kir）以及钙激活钾［K(Ca)］通道。背根神经节中卫星胶质细胞而非神经元选择性表达Kir亚单位Kir4.1，其在膜电位和介导K^+内向整流中发挥作用，从而在保持卫星胶质细胞负静息电位、维持神经元外环境的稳态中起到关键作用。神经损伤时，Kir4.1通道表达显著下降，卫星胶质细胞的Kir电流减少，缓冲K^+能力降低使得细胞外K^+积累，过高的K^+积累导致神经元过度兴奋。炎症痛的产生和维持过程中，Kir4.1通道的表达及功能显著下降；正常小鼠中采用siRNA-Kir4.1方法，模拟疼痛诱发的Kir4.1通道表达降低，行为学检测显示小鼠产生了自发痛及诱发痛行为。除了Kir4.1之外，在背根神经节中，大多数神经节神经元表达Kir2.1、Kir2.2、Kir2.3，而卫星胶质细胞主要表达Kir2.3，因此神经损伤后，Kir2.x亚基可通过形成不同的异聚体通道，影响通道的功能，调节背根神经节中神经元活动。此外，有研究发现，背根神经节中的的卫星胶质细胞中钙激活钾K(Ca)3.1，K(Ca)3.1敲除后，小鼠炎症、神经损伤诱发的慢性痛行为不受影响，而化学物质（福尔马林、辣椒素）诱发的痛觉行为反应显著增加，提示钙激活钾K(Ca)3.1在痛觉处理中发挥抑制性作用。

5．三磷酸腺苷（ATP）及嘌呤能信号 ATP是神经元与卫星神经胶质细胞相互作用的主要介质之一。鉴于ATP不能直接通过细胞质膜，其主要经由囊泡或通道P2X7R、P2Y12R打开释放。当神经冲动到达背根神经节时，卫星胶质细胞和神经元均释放大量ATP，细胞内钙浓度显著增加。一方面，嘌呤能受体P2Y12R激活也增加卫星胶质细胞中的钙流入，进而增加细胞兴奋性。另一方面，卫星胶质细胞选择地表达P2X7R，也参与伤害性信号在背根神经节中的调节。卫星胶质细胞P2X7R激活促进促炎细胞因子的释放，包括肿瘤坏死因子-α（TNF-α）、白细胞介素-1β和白细胞介素6（IL-6）。在HIV治疗诱导的神经病变模型中，卫星胶质细胞中GFAP表达增加、P2Y12R受体显著激活。

三、其他细胞

也有研究发现背根神经节中的其他细胞类型例如巨噬细胞、成纤维细胞、单核细胞等也在慢性痛中发挥作用。

第二节 疼痛的脊髓背角机制

脊髓背角的传入纤维主要由背根神经节神经元的中枢突组成。基于Rexed定义的脊髓灰质分层模式，背根神经节伤害性感受器的传入纤维主要终止于脊髓背角浅层（Ⅰ层和Ⅱ层），而机械觉、本体感觉的传入纤维主要与更深的脊髓背角层（Ⅲ～Ⅴ层）中的神经元形成突触连接。多条上行感觉传导纤维束，将脊髓背角接收及整合的各种感觉信息向上传递至脑的不同部位，其中主要由脊髓丘脑束（spinothalamic tract）经丘脑中继至不同皮层区，传递伤害及非伤害性感受器信息；由脊髓背角浅层起，向脊髓-臂旁核、脊髓-中脑导水管周围灰质投射，被认为是疼痛信息的特异性传导通路。脊髓背角的复杂传入信息、不同的兴奋性投射神经元集群、抑制性中间神经元亚群，整合处理生理及病理状态下外周感觉信息的传入。鉴于以往大量的研究已经揭示脊髓背角的结构和功能在疼痛发生发展过程中的改变，探究脊髓背角各神经环路的细胞及分子特征是目前脊髓背角疼痛研究的重点。起源于Melzack和Wall的脊髓“闸门”学说认为非伤害性感受传入神经可以激活脊髓抑制性中间神经元，改变脊髓背角兴奋-抑制平衡，从而抑制伤害性感受信息传入大脑。几十年来，相当多数量的研究结果支持“闸门”控制学说，但其具体的神经环路组成及特征仍不清楚。近年来，在遗传学、病毒追踪、光/化学遗传学等神经科学前沿技术的飞速发展和应用下，其具体的机制与功能也逐渐被发现。

一、兴奋性神经元集群

最近的研究采用选择性表达、记录及干预特定阶段特异性神经元集群等方法，发现脊髓背角中至少5个不同的兴奋性神经元亚群参与到疼痛的信息处理与整合中。Ma等采用遗传学方法消融小鼠特定节段兴奋性和抑制性神经元群，实验结果发现脊髓背角中表达生长抑素（somatostatin, SOM）的兴奋性神经元亚群在机械痛中发挥关键作用，这一集群介导神经病理痛中的机械超敏反应。Peirs等发现脊椎背角深层瞬时表达VGLUT3的兴奋性神经元亚群在机械性疼痛和机械痛敏中发挥重要作用。这一集群接收外周Aβ纤维输入，并进一步将信息传出至背角Ⅰ层神经元、背角Ⅱ层表达钙结合蛋白（calretinin, CR）的兴奋性神经元。Petitjean等进一步发现CR阳性神经元将信息进一步传出至脊髓-臂旁核神经元通路。前人研究发现脊髓背角Ⅱ层内层表达蛋白激酶Cγ（PKCγ）的兴奋性神经元也参与病理性疼痛。有趣的是，Peirs等发现脊髓背角中可能存在不同的神经环路分别介导炎症痛和神经病理痛中的机械感觉异常，表明CR阳性神经元介导炎症诱发的机械痛敏，而PKCγ阳性神经元介导神经病理痛中的机械痛敏。然而，也有研究发现PKCγ阳性神经元也参与炎症诱发的疼痛。脊髓背角存在表达神经肽Y受体（neuropeptide Y receptor, NPY-Y1R）的兴奋性神经元亚群。研究发现特异性消融这一神经元亚群可缓解神经病理痛中的冷温度觉异常，但对机械觉、热温度觉异常没有作用。因此以上证据表明至少有5个不同的参与神经性疼痛中的兴奋性神经元集群，然而集群如何协同参与仍需进一步确定。

二、抑制性神经元集群

脊髓背角主要有两种抑制性神经元：浅层的甘氨酸能神经元及深层的GABA能中间神经元，且均在Aβ纤维传入的伤害性信息的“门控”处理中发挥作用。研究证明GABA能神经元和甘氨酸能神经元均可直接接收来自外周低阈值的Aβ机械感受器的信息输入。Duan等报道，脊髓背角中SOM兴奋性神经元的激活由表达强啡肽（dynorphin）的GABA能神经元亚群“门控”抑制；强啡肽阳性的GABA能神经元亚群接收来自Aβ纤维的输入并调节抑制机械痛敏。Petitjean等报道特异性激活表达小清蛋白（parvalbumin, PV）的GABA能中间神经元可选择性缓解病理痛中的机械感觉异常，而对温度感觉异常没有作用；同时，选择性抑制脊髓背角PV阳性的GABA能中间神经元可诱导正常小鼠的机械痛敏行为，这些结果提示脊髓背角存在不同模式刺激的特异性神经环路。此外，多项研究发现遗传学方法消融甘氨酸能抑制性神经元可在正常小鼠中产生诱发痛（机械、热和冷刺激）反应以及自发性痛反应，而化学遗传学方法激活甘氨酸能抑制性神经元可缓解神经病理性的痛觉异常。

三、兴奋-抑制平衡

大量的研究证明，外周神经损伤或炎症可打破脊髓背角的兴奋-抑制平衡，参与疼痛的发生发展。有研究将GABA能前体细胞移植至脊髓背角，发现可显著减轻神经病理痛中的机械感觉异常。对于慢性痛中脊髓抑制性下降的原因，目前主要有两种机制假说：GABA能神经元凋亡和阴离子电导改变。有研究提示外周神经损伤后，脊髓GABA能神经元发生细胞受损凋亡；此外，研究者采用多种的解剖及功能测定方法，发现NMDA受体介导谷氨酸诱导的脊髓背角的神经变性。第二种机制涉及脊髓背角Ⅰ层神经元胞膜阴离子电导改变。研究人员发现，外周神经损伤后Ⅰ层神经元中负责氯化钾（KCl）外排的钾氯协同转运蛋白2（KCC2）表达显著下降，从而介导抑制减少，采用药理学方法增强KCC2功能、恢复神经元氯稳态，可显著缓解神经病理痛。

值得一提的是，脊髓抑制性中间神经元不仅可以作用于其突触后调节靶细胞的活动（突触后抑制，postsynaptic inhibition），也可以通过作用于其突触前调节外周传入神经元的中枢突末梢（突触前抑制，presynaptic inhibition）。尽管相比于突触后机制，对于脊髓的突触前抑制的研究相对较少，但已有证据表明其在神经病理痛中很可能发挥关键作用。研究发现神经病理痛小鼠中，突触前神经末梢的GABA电导下降，伴随脑源性神经营养素因子（BDNF）释放诱导GABA的翻转电位改变，提示神经损伤后GABA可介导突触前神经末梢的去极化，即GABA介导的突触前抑制减弱。选择性抑制突触前GABA能兴奋性可诱发正常小鼠出现疼痛样行为，提示脊髓背角的这种GABA能突触前机制可抑制突触前神经元的兴奋，参与神经病理痛的缓解。

四、下行神经通路的影响

中脑及脑干核团至脊髓的下行传导通路一直被认为在伤害性信息的处理中发挥关键作用。近来的研究发现，生理状态下去甲肾上腺素能及5-羟色胺能的下行抑制作用超过5-羟色胺能的下行易化作用，但在慢性痛状态下，这种平衡被打破。其中，下行的5-羟色胺能作用于脊髓背角的5-HT_{2A}受体实现去抑制作用，介导下行易化。最近的研究发现，外周炎症损伤后，小鼠脊髓背角5-HT_{2A}受体激活导致PKCγ中间神经元形态可塑性变化并介导小鼠的机械痛敏反应。下行的5-羟色胺能投射可作用于5-HT_{3A}受体，增强突触前初级感觉神经元中枢突上的TRPV1作用（图3-3）。

此外，新的疼痛下行调控通路也陆续被发现。首先，研究者发现起源于前扣带回的皮质脊髓通路促进脊髓兴奋性突触传递，诱导痛觉超敏反应。光遗传学抑制该通路显著降低神经损伤诱发的脊髓突触增强效应，发挥镇痛效果。起源于躯体感觉皮层的皮质脊髓纤维束不仅传出至脊髓腹角，也与脊髓背角神经元产生突触连接，介导触觉敏感性，该通路的激活与神经病理痛小鼠的机械感觉异常相关。起源于脑干的GABA能投射，与脊髓背角的GABA能/脑啡肽能共标的中间神经元形成突触连接，通过去抑制作用参与脊髓背角的痛觉传导。

综上所述，慢性痛的研究中，脊髓背角的神经元亚型、兴奋-抑制平衡、下行的神经通路仍然是痛觉传导的研究重点。同时，最近的研究发现也进一步加深了我们对特定神经环路调控异常疼痛的理解。

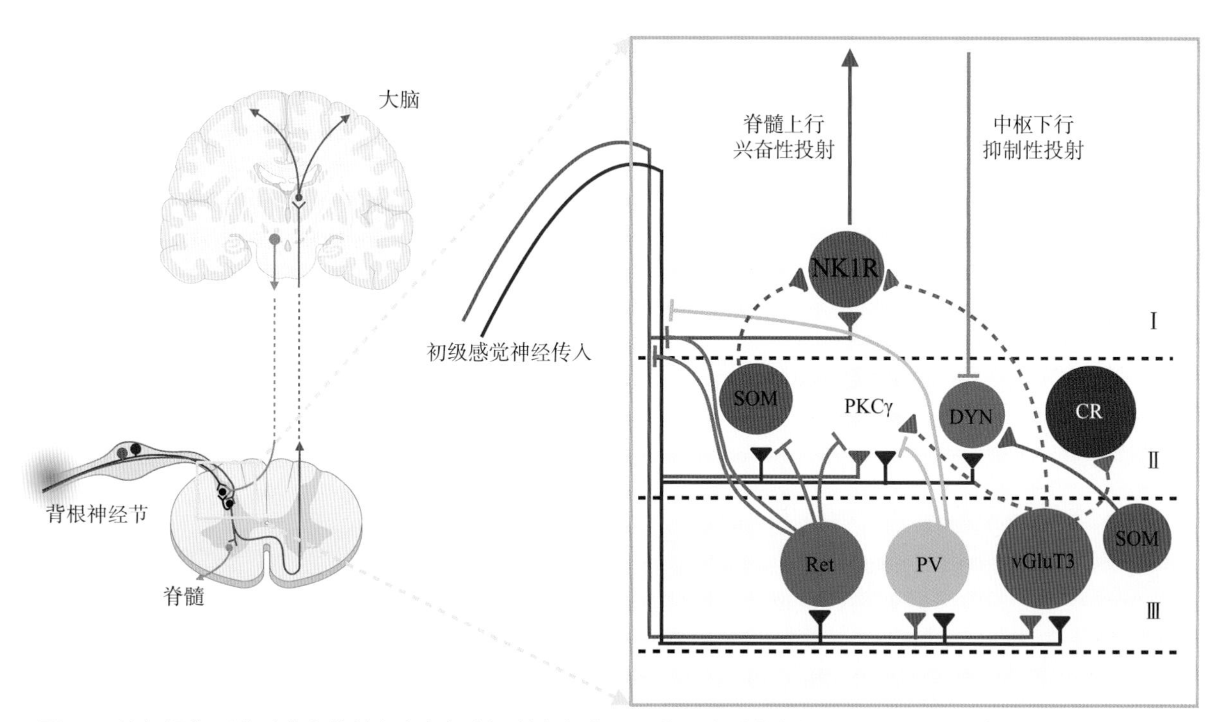

图3-3 神经损伤后脊髓背角的神经参与机制。神经损伤后，传入脊髓背角的外周C纤维传入（红色线）或Aβ纤维传入（蓝色线）增加，中枢下行的抑制性传入（绿色）发生改变，同时脊髓背角Ⅰ～Ⅲ层各类神经元相互作用也发生变化，导致脊髓背角兴奋-抑制平衡被打破。其中实线为直接连接，虚线为非直接连接，三角为兴奋性连接，竖线为抑制性连接。NK1R：神经激肽1受体/P物质受体；SOM：生长抑素；PKCγ：蛋白激酶Cγ；DYN：强啡肽；CR：钙结合蛋白；Ret：酪氨酸受体激酶；PV：小清蛋白；vGluT3：3型囊泡膜谷氨酸转运体

第三节 疼痛的中枢机制

疼痛的整体体验是大脑中众多区域与上行和下行通路共同活动的结果。然而，考虑到在疼痛过程中激活广泛的大脑区域，以及激活并不一定表明因果关系，因此区分大脑对急性痛（acute pain）或慢性痛（chronic pain）的编码区域，以及痛感觉成分或痛感觉产生的运动、情绪成分是相对困难的。

一、丘脑对痛觉信息的处理

脊髓的伤害性传入（nociceptive afferents）冲动最终到达丘脑，在丘脑的不同核团可记录到对伤害性刺激（noxious stimuli）反应的神经元，这些核团中既有特异性也有非特异性伤害感受神经元。痛觉可分为感觉分辨成分和情绪反应成分两部分。丘脑外侧核群神经元的反应具有躯体定位投射关系，神经元放电的频率和时程与刺激强度变化呈正比，所以能定量反映外界刺激。这些神经元将外周刺激的部位、范围、强度和时间等属性进行编码，再传递到皮质，其功能主要是痛觉分辨。丘脑髓板内核群神经元对外周刺激缺乏明确的躯体投射关系，感受野大，反应阈值也高。这些神经元的轴突广泛投射到大脑皮质，包括与情感有关的额皮质，它也接受与边缘系统、下丘脑有密切联系的网状结构的传入。

二、躯体感觉皮质对痛觉信息的处理

伤害性冲动经丘脑，除了投射至大脑躯体感觉区S1、S2之外，也投射至其他皮质脑区。急性痛和慢性痛激活脑区不同，急性痛（瞬时灼热痛和化学致痛）激活对侧的脑区，包括大脑体感区、前扣带回（anterior cingulate cortex）、丘脑、脑岛、前额皮质和小脑，提示这些脑区参与急性痛的中枢信息加工。而下肢神经损伤患者的持续的慢性神经病理痛激活双侧的脑岛、后顶叶、前额叶外侧下部、后扣带皮质以及右侧的ACC。同时，慢性神经病理痛与炎症痛激活的脑区也不相同。在疼痛的动物模型以及近年来一系列快速发展的神经科学技术的帮助下，例如神经元及其轴突投射的光遗传及化学遗传学调控，单光子或多光子钙成像对细胞活性进行动态活体分析，以及在网络水平和单细胞水平对数百个神经元的活动进行电生理分析等，使得我们对大脑分析痛觉信息的理解取得了新的进展。

初级躯体感觉皮层S1是研究最多的痛觉皮层区域之一，通常被认为代表了疼痛的感觉辨别成分。然而，近年来的研究表明，这是一种过度概括，包括情绪在内的许多功能也会影响S1的疼痛处理。

刺激特征编码：最新的动物实验研究显示，S1神经元具有编码机械刺激的多种特征（如刺激的质地、动力学和强度等）及不同刺激模态的选择性。小鼠S1中对非伤害性机械刺激、伤害性冷热刺激反应的神经元集群之间存在功能和空间的分离。

痛程度及痛情绪编码：同时S1内的神经振荡也与疼痛程度及痛情绪密切相关。临床研究显示S1区的γ神经振荡在疼痛刺激下明显增强，并与主观疼痛强度相关。S1 γ振荡增强继而可能通过与痛情绪密切相关的扣带皮质区进一步诱发疼痛厌恶和负面情绪。同时慢性痛研究中也观察到S1中自发γ振荡活性增强，其幅度与疼痛的严重程度呈正相关，提示S1区γ振荡强度在生理性疼痛及病理性疼痛中的重要作用。

S1传出通路：S1神经元也向纹状体及其他皮质脑区发出广泛投射，参与痛觉感受及调节。研究发现，S1-背外侧纹状体通路有参与炎性诱发的机械痛觉敏化；S1-ACC通路参与慢性疼痛的疼痛感受及疼痛相关的厌恶行为；S1后肢区-脊髓Ⅲ~Ⅴ层的皮质脊髓投射参与非伤害性的触觉反应，而非伤害性痛刺激反应。

次级躯体感觉皮质（S2）体感反应与刺激强度相关，有助于编码和辨别体感刺激强度。S2在疼痛中的作用直到最近才开始引起人们的兴趣。在动物模型中，来自清醒的神经病小鼠的最新成像数据表明，患有神经损伤的啮齿类动物的S2区神经活动增强。最近，据报道，束旁丘脑核中的神经元中继到S2，并且观察到其兴奋性投射的降低调节与抑郁相关的共病疼痛，而不是炎性或神经性疼痛。特定的S2传出通路是否以及如何影响疼痛处理还有待进一步研究。

三、大脑其他皮质区对痛觉信息的处理

（一）前额叶皮质对痛觉信息的处理

临床神经影像学研究显示，急性伤害性刺激诱发健康被试前额叶皮质（prefrontal cortex, PFC）激活；慢性痛患者PFC区活性及功能连接均发生改变，静息态γ震荡活性和功率明显增加；在持续痛刺激下，PFC区γ振荡强度增加，α和β振荡抑制，且增强与抑制的程度与刺激和疼痛强度密切相关。研究也发现中枢PFC脑区编码慢性疼痛状态下情绪-动机相关信息。

前额叶皮质（PFC）分区：在人类和非人类灵长类动物中，前额叶皮层包括内侧前额叶皮质（mPFC）、腹外侧前额叶皮层、背外侧前额叶皮质（dLPFC）、前扣带回皮质（ACC）和眶额皮质（OFC），包括解剖学定义的布罗德曼区域8-14、24、25、32和44-47。啮齿类动物的mPFC又可进一步细分为ACC、前边缘（PL）皮质和边缘下（IL）皮质，它们分别与灵长类动物的24、32和25区相似。然而，由于各种研究中采用模糊或混合的命名法（例如，“前边缘mPFC”和“腹侧mPFC”）以及参照不同的脑方案及图谱，导致PFC疼痛研究数据在人类、灵长类及啮齿动物中的数据协调困难。

前额叶皮质亚区对痛觉信息的分析与处理：在实验动物模型中，根据研究者所关注的PFC区域的不同，关于病理性疼痛中“PFC”或“mPFC”活性状态的结论可能显著不同，并且在不同类型的慢性疼痛中，特定PFC亚区发挥的作用也不尽相同。小鼠实验中发现，急性和慢性疼痛状态期间PL皮质激活明显增强；双侧PL皮质而非IL皮质损伤，可阻断炎症诱导的痛觉过敏和痛厌恶的发展。同时，尽管PL皮质激活被认为是炎性痛所必需的，在慢性神经病理痛中mPFC的活性是降低的。IL皮质在炎症诱发的慢性痛模型下活性明显改变，而在神经病理痛条件下，并不发挥作用。

前额叶皮质与其他脑区连接介导痛觉信息的分析与处理：PL及IL神经投射靶区主要为伏隔核（nucleus accumbens, NAc）、中脑导水管周围灰质（PAG）及杏仁核（amygdala）。①PFC-NAc通路：临床影像学研究显示，慢性背痛患者早期mPFC-NAc功能连接强度增加幅度与慢性痛持续时间呈明显正相关，提示这条通路参与疼痛的易化；然而在急、慢性疼痛的动物模型中，激活该通路显著抑制了疼痛相关行为，抑制该通路增强了动物的痛敏行为。因此，需要更多的基础临床转化研究来进一步揭示PFC-NAc连接在疼痛中发挥的作用。②PFC-PAG通路：临床实验及基础疼痛动物模型的研究已经证实该通路是下行疼痛抑制的关键节点。神经病理痛患者mPFC的活性降低，进一步导致下行抑制功能的丧失。③PFC-杏仁核通路：mPFC与杏仁核相互连接，其中皮质内边缘白质和mPFC-杏仁核-海马回路内的功能连接增加被认为是持续性背痛的诱导因素。

（二）扣带回皮质对痛觉信息的处理

前扣带回（anterior cingulate cortex, ACC）及中扣带回（midcingulate cortex, MCC）在处理疼痛的感觉和情绪方面发挥双重作用。慢性疼痛患者的ACC脑区过度激活，并参与负面情绪，如厌恶、不愉快、社会排斥和痛苦的编码。其中背侧ACC与初级运动皮质间功能连接增强可能是创伤诱发的慢性痛发展的预测指标；腹侧ACC向其他扣带回区域及PAG都发出投射，参与痛的下行调节，并呈现性别依赖性——ACC下行调节系统在女性慢性疼痛患者中发挥更强的作用，这可能有助于女性患者更好地适应疼痛和伤害性刺激。最新的实验动物研究显示，ACC向NAc及VTA区的投射参与疼痛厌恶情绪的编码，但在神经损伤诱导的机械或热超敏反应中并不发挥作用；小鼠ACC神经元向脊髓发出直接投射，激活该投射兴奋脊髓感觉神经元，引发小鼠机械行为敏化，而抑制该通路则减轻小鼠神经病理痛的疼痛症状，提示ACC脑区在慢性疼痛中发挥

了直接的下行易化作用。

MCC作为扣带皮质亚区被阐明以来，研究发现其参与多种脑功能，包括疼痛预期和痛觉敏感性编码，很可能是疼痛下行易化通路的起源。最新的实验动物学研究发现，急性痛及慢性炎性疼痛中MCC-后岛叶（posterior insula, PI）通路激活，而激活MCC-不确定带（zona incerta, ZI）抑制性投射可显著缓解小鼠伤害性刺激的超敏反应。

综上所述，近年来的研究采用先进的环路研究方法，揭示了急性和慢性疼痛以及炎症和神经性疼痛过程中，皮质各区及皮质下各脑区参与感觉编码、强度编码、情绪编码等方面，同时脑区之间相互作用从而对传入的伤害性、非伤害性刺激进行疼痛感觉、强度、模态、情绪性质等进行整合处理。

（郭圣扬　孙琳琳）

参考文献

1. Avraham O, Deng PY, Jones S, et al. Satellite glial cells promote regenerative growth in sensory neurons. Nature Communications, 2020, 11(1): 4891.
2. Bliss TVP, Collingridge GL, Kaang BK, et al. Synaptic plasticity in the anterior cingulate cortex in acute and chronic pain. Nature Reviews. Neuroscience, 2016, 17(8): 485-496.
3. Chen T, Taniguchi W, Chen QY, et al. Top-down descending facilitation of spinal sensory excitatory transmission from the anterior cingulate cortex. Nature Communications, 2018, 9(1): 1886.
4. Dib-Hajj SD, Cummins TR, Black JA, et al. Sodium channels in normal and pathological pain. Annual Review of Neuroscience, 2010, 33: 325-347.
5. Emery EC, Luiz AP, Wood JN. Nav1.7 and other voltage-gated sodium channels as drug targets for pain relief. Expert Opinion on Therapeutic Targets, 2016, 20(8): 975-983.
6. Foster E, Wildner H, Tudeau L, et al. Targeted ablation, silencing, and activation establish glycinergic dorsal horn neurons as key components of a spinal gate for pain and itch. Neuron, 2015, 85(6): 1289-1304.
7. François A, Low SA, Sypek EI, et al. A brainstem-spinal cord inhibitory circuit for mechanical pain modulation by GABA and enkephalins. Neuron, 2017, 93(4): 822-839. e6.
8. Gangadharan V, Kuner R. Unravelling spinal circuits of pain and mechanical allodynia. Neuron, 2015, 87(4): 673-675.
9. Hanani M. Satellite glial cells in sensory ganglia: from form to function. Brain Research. Brain Research Reviews, 2005, 48(3): 457-476.
10. Inquimbert P, Moll M, Latremoliere A, et al. NMDA receptor activation underlies the loss of spinal dorsal horn neurons and the transition to persistent pain after peripheral nerve injury. Cell Reports, 2018, 23(9): 2678-2689.
11. Kaji K, Shinoda M, Honda K, et al. Connexin 43 contributes to ectopic orofacial pain following inferior alveolar nerve injury. Molecular Pain, 2016, 12: 1744806916633704.
12. Kim YS, Anderson M, Park K, et al. Coupled activation of primary sensory neurons contributes to chronic pain. Neuron, 2016, 91(5): 1085-1096.
13. Lee M, Manders TR, Eberle SE, et al. Activation of corticostriatal circuitry relieves chronic neuropathic pain. The Journal of Neuroscience: The Official Journal of the Society for Neuroscience, 2015, 35(13): 5247-5259.
14. Li Y, Guo X, Sun L, et al. N6-methyladenosine demethylase FTO contributes to neuropathic pain by stabilizing G9a expression in primary sensory neurons. Advanced Science (Weinheim, Baden-Wurttemberg, Germany), 2020, 7(13): 1902402.
15. Li Z, Gu X, Sun L, et al. Dorsal root ganglion myeloid zinc finger protein 1 contributes to neuropathic pain after peripheral nerve trauma. Pain, 2015, 156(4): 711-721.
16. Liu Y, Latremoliere A, Li X, et al. Touch and tactile neuropathic pain sensitivity are set by corticospinal projections. Nature, 2018, 561(7724): 547-550.
17. Lu R, Flauaus C, Kennel L, et al. KCa3.1 channels modulate the processing of noxious chemical stimuli in mice. Neuropharmacology, 2017, 125: 386-395.
18. Mapps AA, Thomsen MB, Boehm E, et al. Diversity of satellite glia in sympathetic and sensory ganglia. Cell Reports, 2022, 38(5): 110328.
19. Meda KS, Patel T, Braz JM, et al. Microcircuit mechanisms through which mediodorsal thalamic input to anterior cingulate cortex exacerbates pain-related aversion. Neuron, 2019, 102(5): 944-959.e3.
20. Murata Y, Yasaka T, Takano M, et al. Neuronal and

glial expression of inward rectifier potassium channel subunits Kir2.x in rat dorsal root ganglion and spinal cord. Neuroscience Letters, 2016, 6(17): 59-65.
21. Nelson TS, Fu W, Donahue RR, et al. Facilitation of neuropathic pain by the NPY Y1 receptor-expressing subpopulation of excitatory interneurons in the dorsal horn. Scientific Reports, 2019, 9(1): 7248.
22. North RA. Molecular physiology of P2X receptors. Physiological Reviews, 2002, 82(4): 1013-1067.
23. Osborne NR, Cheng JC, Rogachov A, et al. Abnormal subgenual anterior cingulate circuitry is unique to women but not men with chronic pain. Pain, 2021, 162(1): 97-108.
24. Pereira V, Goudet C. Emerging trends in pain modulation by metabotropic glutamate receptors. Frontiers in Molecular Neuroscience, 2018, 11: 464.
25. Petitjean H, Pawlowski SA, Fraine SL, et al. Dorsal horn parvalbumin neurons are gate-keepers of touch-evoked pain after nerve injury. Cell Reports, 2015, 13(6): 1246-1257.
26. Ploner M, Sorg C, Gross J. Brain rhythms of pain. Trends in Cognitive Sciences, 2017, 21(2): 100-110.
27. Schulz E, May ES, Postorino M, et al. Prefrontal gamma oscillations encode tonic pain in humans. Cerebral Cortex (New York, N.Y.: 1991), 2015, 25(11): 4407-4414.
28. Seminowicz DA, Moayedi M. The dorsolateral prefrontal cortex in acute and chronic Pain. The Journal of Pain, 2017, 18(9): 1027-1035.
29. Sun L, Gu X, Pan Z, et al. Contribution of DNMT1 to neuropathic pain genesis partially through epigenetically repressing Kcna2 in primary afferent neurons. The Journal of Neuroscience: The Official Journal of the Society for Neuroscience, 2019, 39(33): 6595-6607.
30. Sun L, Zhao JY, Gu X, et al. Nerve injury-induced epigenetic silencing of opioid receptors controlled by DNMT3a in primary afferent neurons. Pain, 2017, 158(6): 1153-1165.
31. Takeda M, Takahashi M, Matsumoto S. Contribution of the activation of satellite glia in sensory ganglia to pathological pain. Neuroscience and Biobehavioral Reviews, 2009, 33(6): 784-792.
32. Tan LL, Pelzer P, Heinl C, et al. A pathway from midcingulate cortex to posterior insula gates nociceptive hypersensitivity. Nature Neuroscience, 2017, 20(11): 1591-1601.
33. Tasdemir-Yilmaz OE, Druckenbrod NR, Olukoya OO, et al. Diversity of developing peripheral glia revealed by single-cell RNA sequencing. Developmental Cell, 2021, 56(17): 2516-2535.e8.
34. Vachon-Presseau E, Tétreault P, Petre B, et al. Corticolimbic anatomical characteristics predetermine risk for chronic pain. Brain, 2016, 139(Pt 7): 1958-1970.
35. van Weperen VYH, Littman RJ, Arneson DV, et al. Single-cell transcriptomic profiling of satellite glial cells in stellate ganglia reveals developmental and functional axial dynamics. Glia, 2021, 69(5): 1281-1291.
36. Vogt BA. Submodalities of emotion in the context of cingulate subregions. Cortex; a Journal Devoted to the Study of the Nervous System and Behavior, 2014, 59: 197-202.
37. Yu X, Liu H, Hamel KA, et al. Dorsal root ganglion macrophages contribute to both the initiation and persistence of neuropathic pain. Nature Communications, 2020, 11(1): 264.
38. Zhao JY, Liang L, Gu X, et al. DNA methyltransferase DNMT3a contributes to neuropathic pain by repressing Kcna2 in primary afferent neurons. Nature Communications, 2017, 8: 14712.
39. Zheng Q, Xie W, Lückemeyer DD, et al. Synchronized cluster firing, a distinct form of sensory neuron activation, drives spontaneous pain. Neuron, 2022, 110(2): 209-220.
40. Zhou H, Martinez E, Lin HH, et al. Inhibition of the prefrontal projection to the nucleus accumbens enhances pain sensitivity and affect. Frontiers in Cellular Neuroscience, 2018, 12: 240.

第四章　疼痛的测量与评估

第一节　概　述

疼痛是一种主观体验，对于这种主观的感受进行定量分析是临床工作所必需的。疼痛的评定是指在疼痛治疗前及治疗过程中利用一定的方法测定和评价患者的疼痛强度和性质。疼痛的测量一般指用某些测量标准对疼痛强度进行测量；疼痛的评估则包括对疼痛全过程中不同因素相互作用的测量。疼痛评定的目的包括以下几个方面：①明确诊断，更准确地判定疼痛的特征，有助于确定控制疼痛最有效的治疗方案；②在疼痛诊疗过程中，结合患者主观感受变化，提供比较客观的依据，及时调整治疗方案，减少或避免单纯依赖患者作出回顾性比较而引起的偏差；③用定量的方法来估计治疗效果，针对不同的治疗方法（包括特效的、非特效的治疗，药物的、物理的、心理的治疗等），比较和总结各种方法的疗效，进一步选择有效的治疗方法，根据疼痛的消失、减轻或缓解及其程度和无效，确定今后治疗方针；④疼痛研究工作中，对科研结果作出判断分析和对照比较。

目前常用于疼痛的评估方法为间接法和直接法，其中尤以间接法使用广泛。由于间接评估法与患者的年龄、阅历水平、语言表达及认知能力密切相关，故对某些特殊人群的疼痛评估有特别的方法和要求，如婴幼儿和老年人的疼痛评估。同时由于疼痛不仅与生理、病理有关，还受情绪、心理等因素的影响，因此迄今为止，虽然已经有不少的疼痛测量方法，但还没有一种方法达到精确客观、简便易行，尚有待不断改进完善。本章仅就目前国内外较常采用的定量方法分别进行介绍。

第二节　疼痛间接评估法

间接评估法是指不对患者施加任何致痛性刺激，让患者自己描述或评估其现有疼痛的性质和程度的方法。这种方法多用于评估患者现存的、难以用仪器客观地反映出来的各种疼痛。

一、视觉模拟评分法

视觉模拟评分法（visual analogue scale, VAS）是一种简单、有效、快速的疼痛强度测量方法，已广泛地用于临床和研究工作中。VAS通常采用10 cm长的直线，两端分别标有“无痛”（0）和“最剧烈的痛”（10）（或类似的词语描述语）（图4-1），患者根据自己所感受的疼痛程度，在直线上某一点作一记号，以表示疼痛的强度和心理上的感受。从起点至记号处的距离长度也就是疼痛的强度。VAS亦可用于评估疼痛的缓解情况，疼痛缓解的评估也就是初次疼痛评分减去治疗后疼痛评分的数值，此方法称为疼痛缓解的视觉模拟评分法。

二、口述描绘评分法

口述描绘评分法（verbal rating scales, VRS）是另一种评价疼痛强度和变化的方法，该方法是

VAS	无痛	| — | — | — | — | — | — | — | — | — | — |	最剧烈的痛
VRS		0 无痛	
		1 轻微痛	
		2 中度痛	
		3 重度痛	
		4 极重度痛（不可忍受的痛）	
NRS	无痛	0 1 2 3 4 5 6 7 8 9 10	最剧烈的痛

图4-1 常用疼痛评估方法

采用形容词来描述疼痛的强度。文献报道有许多不同的VRS，包括4级评分、5级评分、6级评分、12级评分和15级评分。这些词通常按从疼痛最轻到最强的顺序排列，最轻程度疼痛的描述常被评估为0分，以后每级增加1分，因此每个形容疼痛的形容词都有相应的评分，以便于定量分析疼痛，患者的疼痛程度评分就是最适合其疼痛水平有关的形容词所代表的数字，常用的VRS是5级评分法（见图4-1）。VRS也可用于疼痛缓解的评级。在Dunclee提出的方法中，采用的词汇有：优、良、中等、差、可疑、没有。在Huskisson提出的方法中采用的词汇为：无、轻微、中等、完全缓解。

三、数字评分法

数字评分法（numerical rating scales, NRS）常用于测定疼痛的强度。最早由Budzynski和Melzack等提出，目前临床应用广泛，是术后疼痛机构诊治大量患者时最易使用的方法。

（一）11点数字评分法（11-point numeric rating scale, NRS-11）

此方法要求患者用0到10这11个点来描述疼痛的强度。0表示无疼痛，疼痛较强时增加点数，10表示最剧烈的疼痛（图4-1）。此为临床上最简单、最常使用的评估疼痛的方法，容易被患者理解和接受，可以口述，也可以记录，结果较为可靠。

（二）101点数字评分法（101-point numeric rating scale, NRS-101）

与11点数字评分法相似，在1根直尺上有从0至100共101个点，0表示无痛，100表示最剧烈的疼痛，由于可供选择的点增多，从而使疼痛的评分更加数据化。

四、疼痛问卷表

疼痛问卷表（pain questionnaires）是根据疼痛的生理感受、情感因素和认识成分等多方面因素设计而成，因此能较准确地评价疼痛的强度与性质。

（一）McGill 疼痛问卷表（McGill pain questionnaire, MPQ）

McGill疼痛问卷表由Melzack和Torgerson提出，用于评估各种疼痛的治疗效果。目前它是英语国家应用最为广泛的疼痛评估工具，通常被认为是疼痛测量工具的金标准。McGill疼痛问卷表包括四类20组疼痛描述词，从感觉、情感、评价和其他相关类四个方面因素以及现时疼痛强度（present pain intensity, PPI）对疼痛强度进行较全面的评价。每组词按疼痛程度递增的顺序排列，其中1～10组为感觉类（sensory），11～15组为情感类（affective），16组为评价类（evaluation），17～20组为其他相关类（miscellaneous）。被测者在每一组词中选一个与自己痛觉程度相同的词（没有合适的可以不选）。从MPQ可以得到三个重要的指数：①疼痛评级指数（pain rating index, PRI），根据被测者所选出的词在组中的位置，可以得出一个数值（序号数），所有这些选出词的数值之和即PRI。PRI可以求四类的总数，也可以分类计算。②选择词的总数（number of words chosen, NWC）。

③现时疼痛强度。它是将选择的词与词数目相结合，数和词的联合选择以代表总的疼痛强度，即1～5的疼痛强度（图4-2）。

（二）简化的McGill疼痛问卷（short-form of McGill pain questionnaire, SF-MPQ）

McGill疼痛问卷表比较繁琐，临床上应用不便，1987年Melzack在McGill疼痛问卷表基础上提出一种简化的疼痛问卷，并将视觉模拟方法加入其中，成为一种简便实用的综合性问卷，称为简式MPQ（short-form of McGill pain questionnaire）。SF-MPQ仅由11个感觉类和4个情感类对疼痛的描述词以及PPI和VAS组成（图4-3）。所有描述词均用0～3分别表示"无""轻""中"和"重"的不同程度。由于可以分类求出PPI或总的PPI，SF-MPQ适用于检测时间有限而同时又要获得其他疼痛强度信息如VAS评分结果时。同典型的MPQ一样，SF-MPQ也同样是一种敏感、可靠的疼痛评价方法。

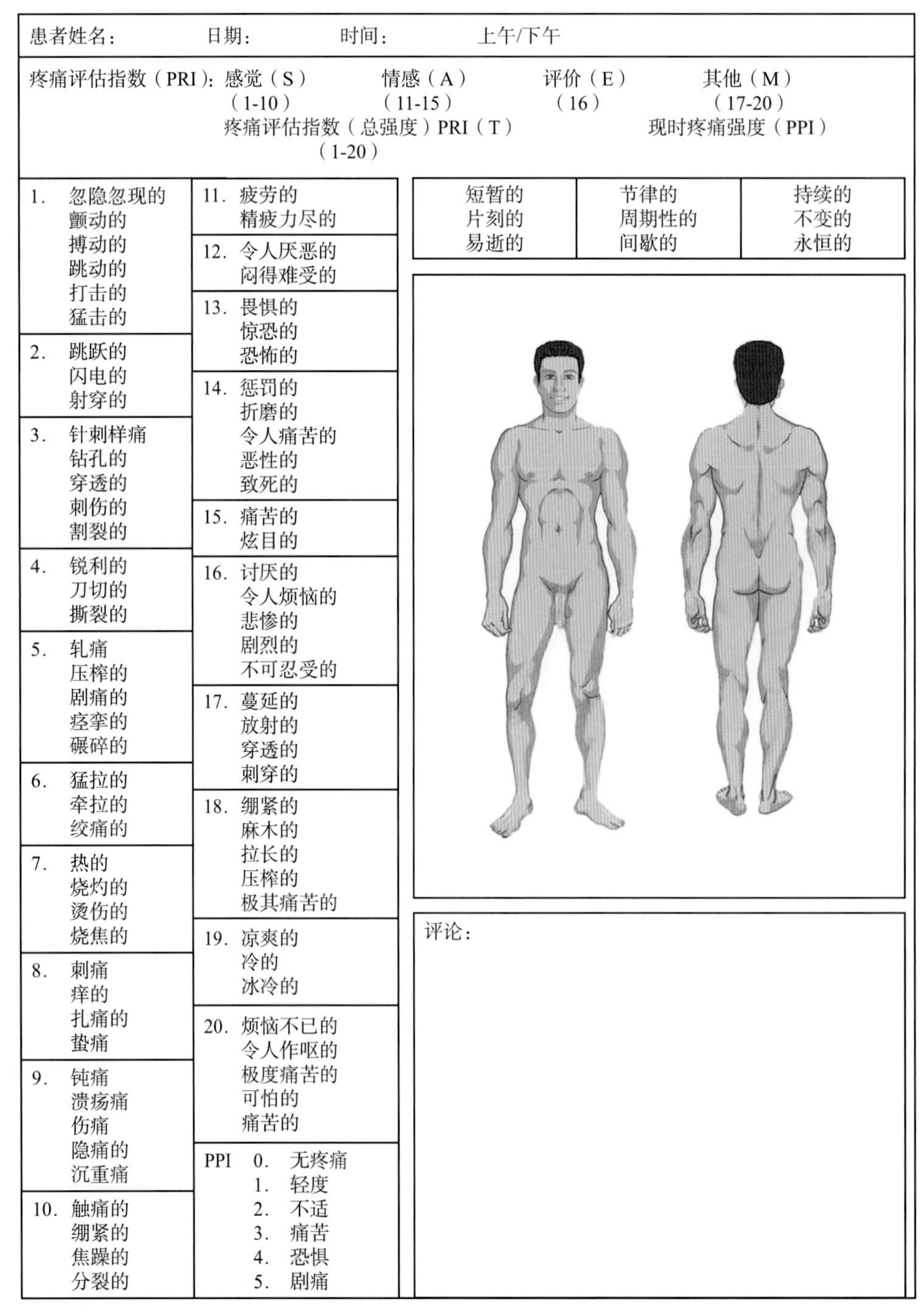

患者姓名：　日期：　时间：　上午/下午

疼痛评估指数（PRI）：感觉（S）（1-10）　情感（A）（11-15）　评价（E）（16）　其他（M）（17-20）

疼痛评估指数（总强度）PRI（T）（1-20）　现时疼痛强度（PPI）

1. 忽隐忽现的 颤动的 搏动的 跳动的 打击的 猛击的
2. 跳跃的 闪电的 射穿的
3. 针刺样痛 钻孔的 穿透的 刺伤的 割裂的
4. 锐利的 刀切的 撕裂的
5. 轧痛 压榨的 剧痛的 痉挛的 碾碎的
6. 猛拉的 牵拉的 绞痛的
7. 热的 烧灼的 烫伤的 烧焦的
8. 刺痛 痒的 扎痛的 蛰痛
9. 钝痛 溃疡痛 伤痛 隐痛的 沉重痛
10. 触痛的 绷紧的 焦躁的 分裂的
11. 疲劳的 精疲力尽的
12. 令人厌恶的 闷得难受的
13. 畏惧的 惊恐的 恐怖的
14. 惩罚的 折磨的 令人痛苦的 恶性的 致死的
15. 痛苦的 炫目的
16. 讨厌的 令人烦恼的 悲惨的 剧烈的 不可忍受的
17. 蔓延的 放射的 穿透的 刺穿的
18. 绷紧的 麻木的 拉长的 压榨的 极其痛苦的
19. 凉爽的 冷的 冰冷的
20. 烦恼不已的 令人作呕的 极度痛苦的 可怕的 痛苦的

PPI
0. 无疼痛
1. 轻度
2. 不适
3. 痛苦
4. 恐惧
5. 剧痛

短暂的 片刻的 易逝的	节律的 周期性的 间歇的	持续的 不变的 永恒的

评论：

图4-2　McGill 疼痛问卷表（McGill pain questionnaire, MPQ）

疼痛描述词	无痛	轻微痛	中度痛	重度痛
跳痛	0）____	1）____	2）____	3）____
反射痛	0）____	1）____	2）____	3）____
刺痛	0）____	1）____	2）____	3）____
锐痛	0）____	1）____	2）____	3）____
夹痛	0）____	1）____	2）____	3）____
咬痛	0）____	1）____	2）____	3）____
烧灼痛	0）____	1）____	2）____	3）____
创伤痛	0）____	1）____	2）____	3）____
剧烈痛	0）____	1）____	2）____	3）____
触痛	0）____	1）____	2）____	3）____
割裂痛	0）____	1）____	2）____	3）____
疲劳	0）____	1）____	2）____	3）____
不适感	0）____	1）____	2）____	3）____
恐惧感	0）____	1）____	2）____	3）____
折磨感	0）____	1）____	2）____	3）____

VAS　无痛 |—|—|—|—|—|—|—|—|—|—| 最剧烈痛

PPI
0　无痛
1　微痛
2　疼痛不适
3　痛苦
4　可怕
5　极度痛

图4-3　SF-McGill疼痛问卷

（三）简明疼痛问卷表（brief pain questionnaire, BPQ）

BPQ又称简明疼痛调查表（brief pain inventory, BPI），是将感觉、情感和评价这三个因素分别量化。此表包括有关疼痛的原因、疼痛性质、对生活的影响、疼痛部位等描述词，以及采用NRS（0～10级）描述疼痛程度，从多方面进行评价。BPQ是一种快速、多维的测量疼痛的评价方法（图4-4）。

（四）ID pain患者自测量表

ID Pain 是患者对疼痛病程、程度、分布、类型进行自评的神经病理性疼痛诊断量表（图4-5），完全由患者自评：前5个问题回答“是”记+1分，最后一个问题“疼痛是否局限于关节”回答是记-1分，回答“否”不记分；最高分为5分，最低分为-1分；-1～0分：基本排除诊断为神经病理性疼痛；1分：不完全排除诊断为神经病理性疼痛；2～3分：考虑诊断神经病理性疼痛；4～5分：高度考虑诊断神经病理性疼痛。

（五）神经病理性疼痛症状问卷（NPSI）

2004年Bouhassira等设计了神经病理性疼痛症状问卷（neuropathic pain symptom inventory, NPSI）（图4-6），它包括5个分析因素（烧灼痛、深部痛、阵发痛、诱发痛和感觉异常）基础上的10个描述词和两个时间项（疼痛持续发作和发作次数）。最初是在法语系国家使用，后来被翻译成50种语言。NPSI适用于已确诊的周围性或中枢性神经病理性疼痛患者，用于评价诱发痛的3个词也适用于临床验证和问卷调查，因此它们可以评价触诱发痛和痛觉过敏。

（六）利兹神经病理性症状和体征评分法（Leeds assessment of neuropathic symptoms and signs, LANSS）

LANSS由Bennett于2001年设计，已被翻译成葡萄牙、西班牙、土耳其等语言，中文版LANSS量表（图4-7）由李君等于2011年翻译并验证，具有较好的信度与效度，可用于区分神经性疼痛和非神经性疼痛患者。

简明疼痛问卷表（BPQ）

患者姓名： 病案号： 诊断：

评估时间： 评估医师：

1．大多数人一生中都有过疼痛经历（如轻微头痛、扭伤后痛、牙痛）。除这些常见的疼痛外，现在您是否还感到有别的类型的疼痛？ （1）是 （2）否

2．请您在下图中标出您的疼痛部位，并在疼痛最剧烈的部位以“X”标出。

前面

右 左

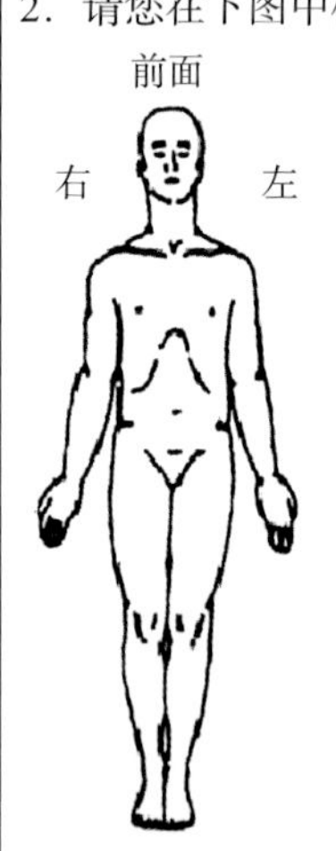

后面

左 右

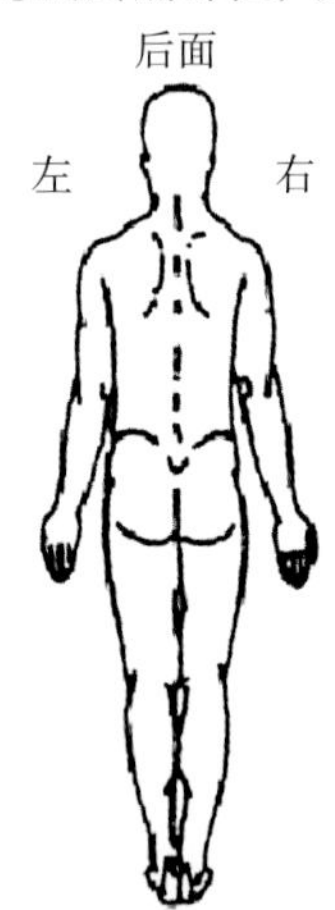

3．请选择下面的一个数字，以表示过去的24 h内您疼痛最剧烈的程度。

（不痛） 0 1 2 3 4 5 6 7 8 9 10 （最剧烈）

4．请选择下面的一个数字，以表示过去的24 h内您疼痛最轻微的程度。

（不痛） 0 1 2 3 4 5 6 7 8 9 10 （最剧烈）

5．请选择下面的一个数字，以表示过去的24 h内您疼痛的平均程度。

（不痛） 0 1 2 3 4 5 6 7 8 9 10 （最剧烈）

6．请选择下面的一个数字，以表示您目前的疼痛程度

（不痛） 0 1 2 3 4 5 6 7 8 9 10 （最剧烈）

7．您希望接受何种药物或治疗控制您的疼痛？

____

8．在过去的24 h内，由于药物或治疗的作用，您的疼痛缓解了多少？请选择下面的一个百分数，以表示疼痛缓解的程度。

（无缓解） 0 10% 20% 30% 40% 50% 60% 70% 80% 90% 100% （完全缓解）

9．请选择下面的一个数字，以表示过去的24 h内疼痛对您的影响

1）对日常生活的影响

（无影响） 0 1 2 3 4 5 6 7 8 9 10 （完全影响）

2）对情绪的影响

（无影响） 0 1 2 3 4 5 6 7 8 9 10 （完全影响）

3）对行走能力的影响

（无影响） 0 1 2 3 4 5 6 7 8 9 10 （完全影响）

4）对日常工作的影响（包括外出工作和家务劳动）

（无影响） 0 1 2 3 4 5 6 7 8 9 10 （完全影响）

5）对与他人关系的影响

（无影响） 0 1 2 3 4 5 6 7 8 9 10 （完全影响）

6）对睡眠的影响

（无影响） 0 1 2 3 4 5 6 7 8 9 10 （完全影响）

7）对生活兴趣的影响

（无影响） 0 1 2 3 4 5 6 7 8 9 10 （完全影响）

图4-4 简明疼痛问卷表（brief pain questionnaire, BPQ）

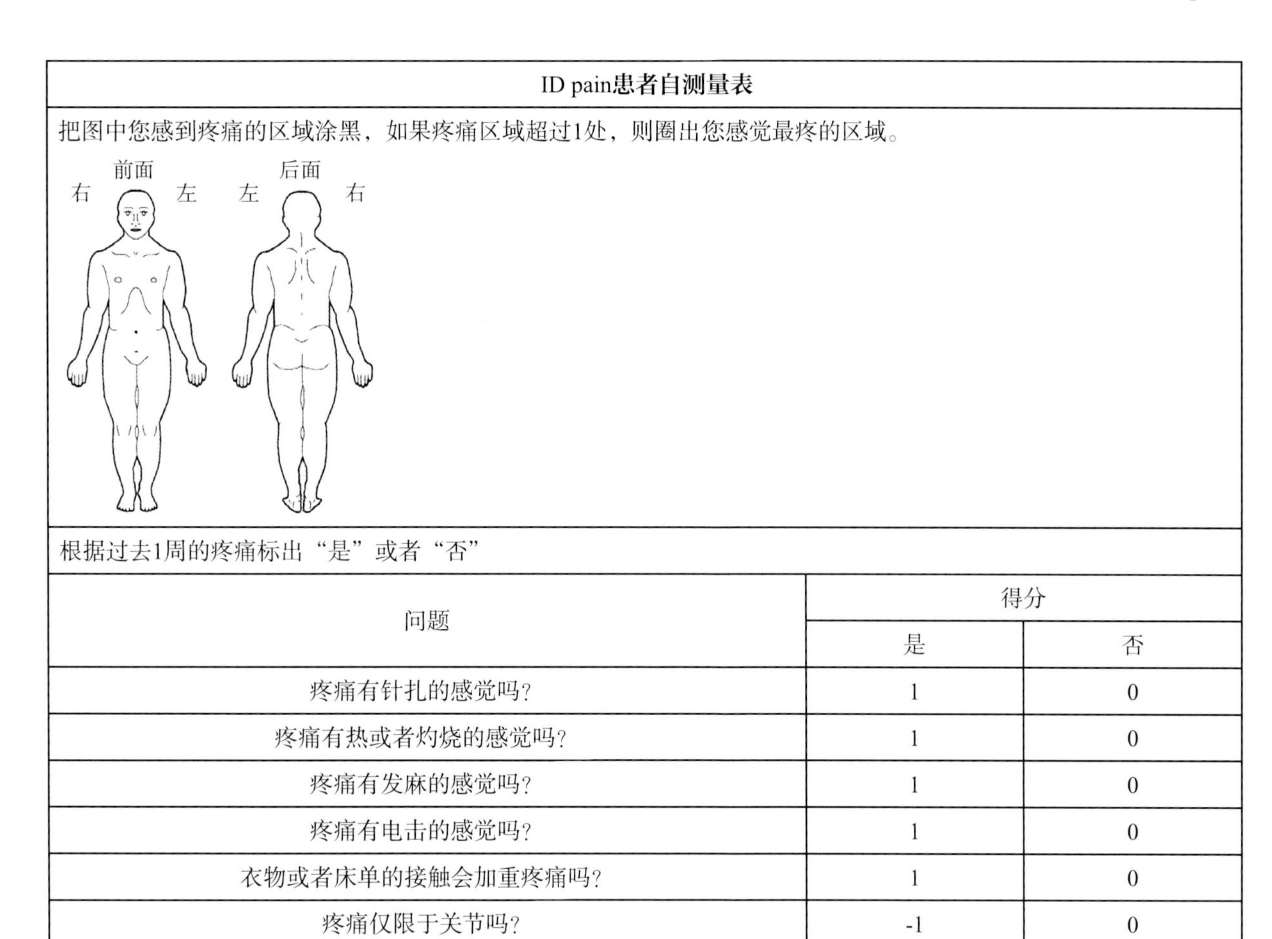

ID pain患者自测量表		
把图中您感到疼痛的区域涂黑，如果疼痛区域超过1处，则圈出您感觉最疼的区域。		
前面 右 左　后面 左 右		
根据过去1周的疼痛标出“是”或者“否”		
问题	得分	
	是	否
疼痛有针扎的感觉吗？	1	0
疼痛有热或者灼烧的感觉吗？	1	0
疼痛有发麻的感觉吗？	1	0
疼痛有电击的感觉吗？	1	0
衣物或者床单的接触会加重疼痛吗？	1	0
疼痛仅限于关节吗？	-1	0
得分≥3表示可能存在神经性疼痛，有必要进行更详细的评估		

图4-5　ID pain患者自测量表

五、行为疼痛测定法（behavioral rating scales, BRS）

由于疼痛对人体的生理和心理都造成一定的影响，所以疼痛患者经常表现出一些行为和举止的改变，通过观察记录这些变化，可以为临床疼痛评估提供一些较客观的辅助依据。

（一）六点行为评分法（6-point behavioral rating scale, BRS-6）

六点行为评分法是由Budzynski等推出，目前临床上多用于测定头痛和其他疼痛，也用于对疼痛患者的对比性研究，该方法将疼痛分为6级：①无疼痛；②有疼痛，但易被忽视；③有疼痛，无法忽视，不干扰日常生活；④有疼痛，无法忽视，干扰注意力；⑤有疼痛，无法忽视，所有日常活动均受影响，但能完成基本生理需求如进食和排便等；⑥存在剧烈疼痛，无法忽视，需休息或卧床休息。此方法的特点在于将行为改变列入评分范围，患者回答时以疼痛及行为的影响来表达疼痛强度。患者的回答贴近个人的生活，有一定的客观性。每级定为1分，从0分（无疼痛）到5分（剧烈疼痛，无法从事正常工作和生活），都容易与患者的描述相关联，便于患者理解，此方法也用于患者出院后随访。

（二）疼痛日记评分法（pain diary scale, PDS）

疼痛日记评分法（PDS）也是临床上常用的测定疼痛的方法。由患者、患者亲属或护士记录每天各时间段（每4 h或2 h，或每1 h或0.5 h）与疼痛有关的活动，其活动方式为坐位、行走、卧位。在疼痛日记表内注明某时间段内某种活动方式，使用的药物名称和剂量。疼痛强度用0～10的数字量级来表示，睡眠过程按无疼痛记分（0分）。此方法具有以下特点：①比较真实可靠；②便于比较疗法，方法简单；③便于发现患者的行为与疼痛，疼痛与药物用量之间的关系。

神经病理性疼痛症状问卷（NPSI）

该调查表旨在帮助您的医生更好地评估和治疗您感觉到的各种类型的疼痛。我们希望知道您是否感到自发性疼痛，即没有任何刺激的疼痛。对于以下每个问题，请选择最能描述您在过去的24小时内平均自然疼痛程度的数字。如果您还没有感到疼痛，请选择数字0（每个问题仅需圈出一个数字）。

Q1. 疼痛是否呈烧灼感?

无 0 1 2 3 4 5 6 7 8 9 10 最严重

Q2. 您的疼痛感觉像绞榨感吗?

无 0 1 2 3 4 5 6 7 8 9 10 最严重

Q3. 您的疼痛感觉像受压感吗?

无 0 1 2 3 4 5 6 7 8 9 10 最严重

Q4. 在过去的24小时内，您出现了自发性疼痛，选择最能说明您情况的回答。

持续在____小时之间

8～12 4～7 1～3 0～1

我们希望知道您是否有短暂的疼痛发作。对于以下每个问题，请选择最能说明您过去的24小时内疼痛发作的平均严重程度的数字。如果您还没有感到疼痛，请选择数字0（每个问题仅需圈出一个数字）。

Q5. 您的疼痛感觉像电击吗?

无 0 1 2 3 4 5 6 7 8 9 10 最严重

Q6. 您的疼痛感觉像刀刺样疼痛吗?

无 0 1 2 3 4 5 6 7 8 9 10 最严重

Q7. 在过去的24小时内，您经历了多长时间疼痛发作? 选择最能说明您情况的回答。

超过20小时 11～20小时 6～10小时 1～5小时 无疼痛发作

我们想知道您是否因疼痛部位的触摸、轻压、接触寒冷或温暖而感到疼痛加剧。对于以下每个问题，请选择最能描述您在过去的24小时内引起的疼痛的平均严重程度的数字。如果您还没有感到疼痛，请选择数字0（每个问题仅需圈出一个数字）

Q8. 触摸疼痛部位会引起或加剧疼痛吗?

无 0 1 2 3 4 5 6 7 8 9 10 最痛

Q9. 轻压疼痛部位会引起或加剧疼痛吗?

无 0 1 2 3 4 5 6 7 8 9 10 最痛

Q10. 疼痛部位接触冷的物品会引起或加剧疼痛吗?

无 0 1 2 3 4 5 6 7 8 9 10 最痛

我们希望知道您是否在疼痛区域感觉异常。对于以下每个问题，请选择最能说明过去的24小时内您的异常感觉的平均严重程度的数字。如果您还没有感觉，请选择数字0（每个问题仅需圈出一个数字）

Q11. 您有感觉到针刺感吗?

无 0 1 2 3 4 5 6 7 8 9 10 最严重

Q12. 您有感觉到麻刺感吗?

无 0 1 2 3 4 5 6 7 8 9 10 最严重

结果

总强度得分	**分项得分**	
1. Q1=	**灼烧（表面）自发性疼痛:**	
	Q1=	/10
2. Q2+Q3=	**压迫（深部）自发性疼痛:**	
	（Q2+Q3）/2=	/10
3. Q5+Q6=	**阵发性疼痛:**	
	（Q5+Q6）/2=	/10
4. Q8+Q9+Q10=	**诱发疼痛:**	
	（Q8+Q9+Q10）/3=	/10
5. Q11+Q12=	**感觉异常/迟钝:**	
	（Q11+Q12）/2=	/10
总分=（1+2+3+4+5）= /100		

图4-6 神经病理性疼痛症状问卷（Neuropathic Pain Symptom Inventory, NPSI）

利兹神经病理性症状和体征评分法（LANSS）	
A．疼痛问卷	
回想一下上周您的感觉。 判断以下描述是否完全符合您的疼痛。	
1）您的疼痛感是否使您的皮肤有奇怪、不舒服的感觉？刺痛、针扎等字眼可以描述这些感觉。	
a）否，我的疼痛不是这种感觉	（0）
b）是，我经常感觉到这种疼痛	（5）
2）疼痛部位的皮肤颜色和正常皮肤一样吗？皮肤斑驳或变得发红可以描述皮肤外观。	
a）否，疼痛没有影响皮肤颜色	（0）
b）是，疼痛改变了皮肤的颜色	（5）
3）疼痛区的皮肤会变得异常敏感吗？如轻轻抚摸皮肤会感到不适或穿紧身衣服时会感到疼痛可以说明异常的敏感性。	
a）否，疼痛区的皮肤没有变得异常敏感	（0）
b）是，疼痛区的皮肤对触碰变得异常敏感	（3）
4）是否出现过休息时没有明显原因的情况下疼痛突然发作？电击、跳动和爆裂等词语可以描述这些感觉。	
a）否，我的疼痛不是这种感觉	（0）
b）是，我经常有这种感觉	（2）
5）您是否感到疼痛部位的皮肤温度发生了异常变化？像灼热和火烧这样的词语可以描述这些感觉。	
a）否，我没有这种感觉	（0）
b）是，我经常有这种感觉	（2）
B．感觉测试	
1）感觉异常：在非疼痛区域和疼痛区域检查以药棉轻轻触碰的反应。如果在非疼痛部位出现正常感觉， 而在疼痛区域出现痛或不愉快的感觉（刺痛、恶心），则存在感觉异常。	
a）否，两个区域感觉均为正常	（0）
b）是，只有疼痛区域感觉异常	（2）
2）针刺阈值改变：通过比较将23号（蓝色）针头轻轻放在非疼痛区域和疼痛区域的皮肤上的反应进行比较，确定针刺阈值，如果在非疼痛区域感觉到针刺痛，但在疼痛区域有不同的感觉，例如无痛或钝痛（针刺阈值升高）或非常疼痛的感觉（针刺阈值降低），则针刺阈值改变。 如果在任何一个地方都没有感觉到针刺，请将2 ml注射器针筒安装到针头上以增加重量并重复操作。	
a）否，两个区域感觉相同	（0）
b）是，疼痛区域针刺阈值改变	（2）
得分（将括号中分数相加得到总分，最高24）：如果得分＜12，神经病理学机制不太可能解释患者的疼痛；如果得分≥12，可能存在神经病理学疼痛	

图4-7　利兹神经病理性症状和体征评分法（LANSS）

第三节 疼痛直接评估法

直接评估法是依据刺激-反应的原则，直接给患者以某种致痛性刺激，观察刺激达到何种程度或持续作用多长时间患者才感到疼痛，即痛阈（pain threshold）；刺激的强度或时间继续增大到什么时候患者才做出不能忍受疼痛的表示，即耐痛阈（pain tolerance）测定；或随机地施加不同强度的刺激，让患者分辨何者为强、何者为弱的评估方法。这类方法多用于研究患者接受某些镇痛药物或治疗方法前后的对比，对患者痛阈、耐痛阈、痛分辨能力或对痛反应态度的变化进行评估，以观察药物或治疗方法对患者疼痛反应的影响。

一、痛阈测定

（一）热辐射法

热辐射法（thermal radiation, TR）为温度测痛方法，它使用凸透镜聚焦，将热源发出的光线均匀地投射到受测试皮肤表面区域，随着热辐射能的增强，受测试皮区产生疼痛并逐渐增强，当热辐射疼痛与患者原有疼痛程度相等时，可用此时的单位面积皮肤每秒钟所受到的热量表示疼痛的强度。从测试开始的热刺激量逐渐增加至刚刚引起疼痛时的仪器所显示的热辐射量值即为“强度痛阈”[一般健康成年人约为836 $mJ/(s \cdot cm^2)$]；而达到“强度痛阈”后继续增加刺激强度直至患者无法忍受时仪器所显示的热辐射量值即为“耐痛阈”；而在固定刺激强度不变的情况下，连续给予辐射热刺激直至刚刚引起疼痛的时间即为“时间痛阈”。辐射法在测量过程中能精确控制热辐射刺激的强度、时间和测试部位的面积，引起的痛觉明显而固定，一般不受其他因素的影响，可用于较为精确的实验检测，但操作不慎可能引起皮肤损伤。

（二）冷刺激法

冷刺激法以温度作为刺激源，此时周围温度应保持恒定，常常以20～25℃为宜，冷刺激时以0℃左右的冰水为刺激源，要求患者指出疼痛感觉开始出现和达到最大疼痛耐受力所需的时间。从侵入冰水至疼痛开始所需时间为痛阈；从浸入冰水至最大疼痛耐受出现之间的时间为最大疼痛耐受性。已证明该方法能有效测定疼痛强度，并能与临床疼痛强度相匹配，但其临床应用仍受一定条件的限制。使用冷刺激法时应注意调节温度梯度，避免皮肤冻伤。

（三）电刺激法

多种类型的电流均可作为疼痛刺激源，目前常用的为方波电刺激，这是因为方波电流的上升和下降速率极高，波幅在瞬间内即可达到最大刺激值，也可降低到零，并且方波的波形规则，既有利于掌握刺激强度，也有利于测量和计算。电刺激（electrical stimulation, ES）测定痛阈在应用中具有定量精确、简便易行、重复性好并且极少损伤组织等优点。在具体操作中，电刺激的波幅、波宽、串长、程序和时间间隔等指标均可随意调整，它既可以用于皮肤测痛，也可以用于外周神经和中枢神经系统的测定，除了可以产生疼痛感觉外，也可产生麻木感。

（四）机械刺激法

机械刺激法多数以压力作为刺激源，以往较常用弹簧式压力计，所给予的压力刺激量可以调节大小，并根据其刻度进行记录疼痛的产生及其程度。

（五）药物刺激法

临床上使用高渗盐水、酸或碱性溶液、离子、5-HT、缓激肽和组织胺等均可引起疼痛，但由于剂量不易掌握，目前已多被其他方法所代替。

二、生理、生化指标

由于疼痛可引起全身各系统的不同程度的反应，因此常用的生理、生化指标测定均可在一定程度上作为反映疼痛的指标。但应该说明，许多生理、生化指标均可在疼痛时发生变化，不同程度反映疼痛时体内的内环境变化，但这些变化并不具特异性，同时并非所有指标都容易在临床实施检查，多数情况下仅适用于科研项目。

（一）潮气量

由于疼痛刺激，呼吸浅快，因此潮气量降低，但少数情况下会发生过度通气。

（二）心率和血压

各种程度的疼痛均可通过刺激交感神经系统而使心率增快、血压升高并可伴有出汗或心律失常。

（三）心电图

由于交感神经活动增强，心电图出现R-R间期缩短、ST-T变化或明显的心律失常。

（四）激素类

血清儿茶酚胺、环磷酸腺苷、5-HT、促肾上腺皮质激素、抗利尿激素、生长激素水平等升高。

（五）神经功能测定

主要测定神经的传导速度和给予刺激后的反应强度，可分别测定感觉神经和运动神经，同时可通过分析给予刺激的参数，如电压和电流强度及波幅、传导速度等来判断神经的生理功能状态或治疗前后的变化，也可以间接评价神经功能的完整性。

（六）诱发电位

诱发电位（evoked potential, EP）是中枢神经系统感受外来或内在刺激后产生的生物电活动，中枢神经系统受到外在刺激后产生的生物电活动称为感觉诱发电位（sensory evoked potential, SEP）；根据刺激形式可分为：体感诱发电位（SSEP）、听觉诱发电位（AEP）、视觉诱发电位（VEP）；根据诱发电位起源可分为：皮层诱发电位（PRVEP）、皮层下诱发电位（BAEP）和脊髓诱发电位（SCEP）。一般使用0.1 ~ 0.2 ms的方波脉冲，频率1 ~ 2 Hz，强度以引起轻度肌肉收缩为限，通过针电极或表面电极刺激外周神经。

（七）功能磁共振成像技术

功能磁共振成像技术（functional magnetic resonance imaging, fMRI）测痛改变了以往对疼痛评估的思路，成为当今研究的热点。伤害性刺激引发神经冲动，而机体内的神经元活动又可引起局部血流动力学和代谢率的改变。电子发射断层成像技术（positron emission tomography, PET）可通过检测这两项指标的变化进行脑功能成像，使脑内的神经活动可以直观地以图像形式显示出来。fMRI是以脱氧血红蛋白磁敏感效应为基础的成像技术，局部脑皮质通过外在特定任务神经刺激后局部脑区激活，局部脑血流增加，即氧合血红蛋白增加，而局部脑耗氧量增加不明显，即局部脱氧血红蛋白含量相对降低。这就是血氧水平依赖（blood oxygenation-level dependent, BOLD）现象。fMRI根据血氧水平依赖现象和脱氧血红蛋白磁敏感效应进行脑功能成像，同样可使脑内神经活动用图像显示出来，可以直观地研究疼痛相关脑区活动变化，以神经递质变化为疼痛评估、诊疗提供较为客观的指标。

（陆丽娟）

参考文献

1. Amiri M, Alavinia M, Singh M, et al. Pressure pain threshold in patients with chronic pain: A systematic review and meta-analysis. American Journal of Physical Medicine & Rehabilitation, 2021, 100(7): 656-674.
2. Dworkin RH, Turk DC, Wyrwich KW, et al. Interpreting the clinical importance of treatment outcomes in chronic pain clinical trials: IMMPACT recommendations. The Journal of Pain, 2008, 9(2): 105-121.
3. Hush JM, Refshauge KM, Sullivan G, et al. Do numerical rating scales and the Roland-Morris Disability Questionnaire capture changes that are meaningful to patients with persistent back pain? Clinical Rehabilitation, 2010, 24(7): 648-657.
4. Huskisson EC. Measurement of pain. Lancet (London, England), 1974, 2(7889): 1127-1131.
5. Jones MR, Ehrhardt KP, Ripoll JG, et al. Pain in the

elderly. Current Pain and Headache Reports, 2016, 20(4): 23.
6. Kaye AD, Baluch A, Scott JT. Pain management in the elderly population: a review. The Ochsner Journal, 2010, 10(3): 179-187.
7. Madani SP, Abdolmaleki K, Ahadi T, et al. Neuropathic pain symptom inventory (NPSI) questionnaire-persian version can differentiate neuropathic from non-neuropathic pain. Pain Management Nursing: Official Journal of the American Society of Pain Management Nurses, 2023, 24(1): 96-101.
8. Maihöfner C, Handwerker HO, Birklein F. Functional imaging of allodynia in complex regional pain syndrome. Neurology, 2006, 66(5): 711-717.
9. Main CJ. Pain assessment in context: a state of the science review of the McGill pain questionnaire 40 years on. Pain, 2016, 157(7): 1387-1399.
10. Melzack R. The McGill Pain Questionnaire: major properties and scoring methods. Pain, 1975, 1(3): 277-299.
11. Rebhorn C, Breimhorst M, Buniatyan D, et al. The efficacy of acupuncture in human pain models: a randomized, controlled, double-blinded study. Pain, 2012, 153(9): 1852-1862.
12. 毕海金, 吴国程, 陈红云, 等. 人体痛阈测定方法及其应用研究进展. 中国疼痛医学杂志, 2015, 21(1): 60-63.
13. 段光友, 郭珊娜, 张昱昊, 等. 小面积探头测量人体压痛阈影响因素及正常参考值调查. 中国疼痛医学杂志, 2015, 21(3): 189-193.
14. 李守栋. 电针对神经病理痛模型大鼠热辐射痛阈的影响. 山东中医杂志, 2009, 28(2): 120-121.
15. 刘广召, 耿左军, 李钊. 脑功能成像在慢性疼痛研究和治疗中的应用. 实用疼痛学杂志, 2008, 4(2): 127-132.
16. 彭慕云, 谭长连. 疼痛的脑功能成像研究进展. 中国疼痛医学杂志, 2012, 18(1): 50-52.
17. 王宁华. 疼痛定量评定的进展. 中国临床康复, 2002, (18): 2738-2739.
18. 魏建梅, 王建宁, 曹英, 等. 疼痛评估管理规范的研究与应用. 江西医药, 2019, 54(6): 714-716.
19. 吴关钻. 大鼠带状疱疹后神经痛模型的脑静息态功能磁共振研究. 苏州大学, 2019.
20. 肖晓山. 临床常用疼痛程度评估方法的评价. 现代医院, 2005, (12): 32-35.

第五章　慢性神经病理性疼痛的ICD-11分类

第一节　慢性神经病理性疼痛概述

一、从ICD-11认识神经病理性疼痛

国际疾病分类（International Classification of Diseases, ICD）是用于流行病学、健康管理、疾病研究和临床治疗的国际标准诊断工具，是疾病分类中使用最普遍的诊断编码和标准化工具。尽管神经病理性疼痛在临床医学和卫生经济学中都十分重要，对人体健康和社会经济造成了巨大负担，但ICD-10及更早的版本并未对神经病理性疼痛做出恰当的阐释，也未将其作为一种疾病具体进行分类说明。例如，ICD-10只提及了少数神经病理性疼痛，包括三叉神经痛、带状疱疹后神经痛和幻肢痛。神经病理性疼痛在普通人群中的患病率高达6.9%～10%，但ICD-10对神经病理性疼痛相关疾病的覆盖或不完整，或不准确，这无疑低估了神经病理性疼痛所带来的风险，对临床医师、医疗机构、健康服务乃至医疗保险资源、社会医疗公共卫生方针政策都产生了不利影响。

世界卫生组织（World Health Organization, WHO）于2018年6月发布了ICD-11初稿，并在2019年1月和国际疼痛协会（International Association for the Study of Pain, IASP）密切合作，在ICD-11中对疼痛进行了重新分类和细化描述，并将慢性神经病理性疼痛（chronic neuropathic pain, CNP）独立列为慢性疼痛中的一组疾病。依据外周或中枢神经系统受累情况将CNP进一步分为两大类，即慢性周围神经病理性疼痛（chronic peripheral neuropathic pain, CPNP）和慢性中枢神经病理性疼痛（chronic central neuropathic pain, CCNP）。新分类列出了CPNP中最常见的疾患：三叉神经痛、周围神经损伤、痛性多发神经病变、带状疱疹后神经痛和痛性神经根病变；也列出了CCNP中最常见的疾患：脊髓和脑损伤后神经病理性疼痛、卒中后中枢痛、多发性硬化相关神经病理性疼痛（图5-1）。

二、神经病理性疼痛的相关定义与临床表现

神经病理性疼痛在IASP和ICD-11定义为躯体感觉神经系统受损或病变所引起的慢性疼痛。这一定义取代了过去的定义“神经病理性疼痛是由外周或中枢神经系统的原发病变、功能障碍或短时异常所引起的疼痛”。新定义有两个重要的改变：功能障碍和神经损伤。在新的神经病理性疼痛定义中，功能障碍不再被认定为诊断标准，这是因为在实际临床评估过程中，功能障碍的症状和体征无法得到客观的评估和验证，就很难将其列为标准。此外，最新定义明确指出病变需要累及躯体感觉神经系统，这意味着躯体感觉通路之外的病变或疾病（如小脑），不符合神经病理性疼痛的条件（除非未来的研究证明这些结构是躯体感觉处理系统的一部分）。新的定义意味着复杂区域疼痛综合征Ⅰ型（CRPSⅠ）将不被认定为神经病理性疼痛，因为其躯体感觉传入系统是完整的，尽管这些患者确实表现出神经病理性疼痛的症状。明确躯体感觉系统疾病或损伤引起的慢性疼痛对揭示神经病理性疼痛的具体特征和发生机制都非常重要。

大多数神经病理性疼痛患者主诉持续或间歇性的自发性疼痛（spontaneous pain）或诱发性疼痛（evoked pain）。尽管任何疼痛形式都可能存在，但神经病理性疼痛常被描述为灼痛、刺痛、

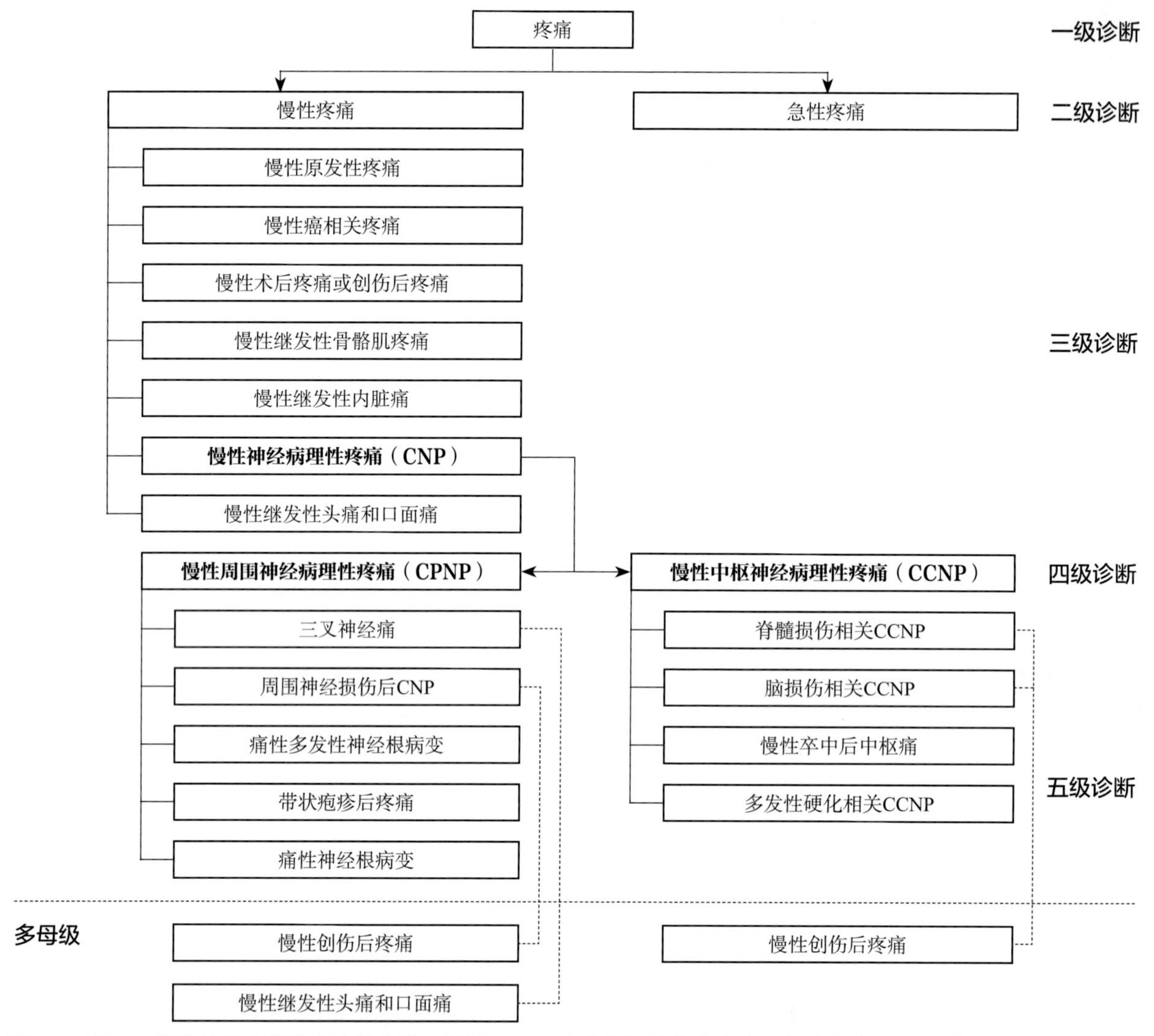

图5-1 ICD-11慢性神经病理性疼痛的分类。根据ICD-11中多母级的分类方式，部分疾病可以同时列入多个母级分类之中，如三叉神经痛可同时列在CPNP和慢性继发性头痛和口面痛的分类中

挤压痛或冻痛。自发性疼痛常表现为间歇性的电击样发作性疼痛，或单独出现，或伴随持续性的背景痛。诱发性疼痛常伴随着自发性疼痛，但很少是唯一的疼痛表现，诱发因素主要为触摸或冷觉。

在查体中，除了感觉缺失外，神经病理性疼痛还有多种特征性的疼痛表现形式，包括：

1．痛觉过敏（hyperalgesia） IASP定义为：An increased response to a stimulus that is normally painful，即对正常的疼痛刺激产生了过度的反应。痛觉过敏是对阈上刺激的高反应，常由伤害感受器损伤、周围神经损伤引起，如果在损伤修复过程中慢性疼痛持续存在并形成了中枢敏化，也会遗留痛觉过敏。

2．痛觉超敏（allodynia） IASP定义为：Pain due to a stimulus that does not normally provoke pain，即对非疼痛刺激产生疼痛。痛觉超敏是疼痛阈值降低的一种表现。在中枢敏化的情况下，由正常的刺激激活了高兴奋性的中枢神经，使得中枢神经产生过度放电从而引起疼痛。

3．感觉过度（hyperpathia） IASP定义为：A painful syndrome characterized by an abnormally painful reaction to a stimulus，especially a repetitive stimulus，as well as an increased threshold，即对某种刺激，特别是重复刺激，产生异常疼痛反应，并伴感觉阈值增高为特征的疼痛表现。感觉过度在以上这三个词汇中最难理解且最容易混淆。它是神经病理性疼痛中的一种特定表现形式，常由于中枢或外周神经丢失了部分传入神经纤维，同时出现了去传入性疼痛。一方面它的感觉阈值或疼痛阈值会增加，另一方面会出现中枢神经系统的高反应性。即：减弱的传入刺激信号激活了高反应的中枢神经系统，从而产生了异常疼痛反应。它的临床特点是：对刺激的定性或定位不准，对刺激反应延迟或出现感觉延迟（after sensation），表现为刺激停止后疼痛持续存在。

4. 痛性麻木（anesthesia dolorosa） IASP定义为：Spontaneous pain in an area or region that is anesthetic，即某一区域感觉缺失伴自发性疼痛，病理基础为传入神经完全丢失，其近端神经又存在自发性异常发电。

5. 牵涉感（referred sensations） IASP定义为：Referral of pain or nonpainful sensations to denervated areas elicited by stimulation of adjacent body areas，即刺激去神经支配区的周边区，会产生的去神经支配区的疼痛或非痛性感觉。

这些特征性的疼痛表现形式往往反映了慢性疼痛发展过程中的中枢敏化和外周敏化现象，也涉及了神经病理性疼痛的发生机制，这些机制既有共同点，也有差异性。例如，共同点体现在神经病理性疼痛通常都会出现一群神经元的兴奋性增高和异常放电，这也是神经病理性疼痛的主要来源；差异性表现在诱发这些高反应性神经元异常放电的方式和结局不同，诱发方式既可以为阈上刺激，也可以为阈下刺激（痛觉超敏），甚至无须刺激（痛性麻木）；结局既可以表现为发作性的簇状电活动，也可以表现为持续性的背景电活动。

三、诊断

神经病理性疼痛的诊断主要基于躯体感觉神经系统损伤或疾病的病史，并且症状或体征必须与受累的躯体感觉神经支配区域相对应。神经病理性疼痛的程度变化多样，疼痛可为某种疾病的主要或唯一表现形式（如带状疱疹后神经痛）。同一疾病也可能只有部分患者出现疼痛症状（如化疗导致的周围神经病变）。甚至由同一种原因引起的神经病理性疼痛，症状和体征也不尽相同。

对于疑似的神经病理性疼痛，需要进行详细的检查以确定疼痛是否起源于神经系统。疼痛区域应与受损或病变的躯体感觉神经支配区相对应，即使疼痛区域与神经支配区域不完全对应（如疼痛不在受累的外周神经或神经根支配的整个区域发生，或疼痛不在中枢神经损伤或病变对应的躯体区域发生，或疼痛区域超出受累神经支配的区域），也应从神经解剖学的角度辨识出疼痛和潜在病因的关系。疼痛分布区的感觉异常（包括痛觉过敏和痛觉超敏）能够提高诊断的准确性。神经病理性疼痛的诊断还需要明确神经受损的原因，例如通过神经生理学检查明确外周神经病变或通过影像学检查显示脊髓损伤后躯体感觉神经是否受累的情况。

第二节 慢性周围神经病理性疼痛

慢性周围神经病理性疼痛（CPNP）是指周围躯体感觉神经系统损伤或疾病引起的慢性疼痛。在本节中我们将介绍ICD-11列出的CPNP，包括三叉神经痛、周围神经损伤后神经病理性疼痛、痛性多发性神经根病变、带状疱疹后神经痛和痛性神经根病变，其他CPNP还有腕管综合征、舌咽神经痛、痛性神经丛病变、遗传性红斑性肢痛症等，本节不作具体介绍。

一、三叉神经痛

三叉神经痛（trigeminal neuralgia）是一种特殊类型的口面部疼痛，累及三叉神经一支或多支。三叉神经痛的诊断主要基于患者的临床症状：①疼痛严格局限于三叉神经的感觉支配区；②疼痛突发突止、程度剧烈、持续时间短（不到1秒至数分钟，通常为几秒钟），性质为电击样、针刺样；③常由面部或口腔的非痛性刺激诱发。

位于第二、三支支配区的三叉神经痛最为

常见，包括口腔内或口腔外的疼痛。右侧较左侧发病率高，双侧三叉神经痛罕见并应考虑是否存在继发性因素。有14%～50%的患者会伴有疼痛区域的持续性刺痛，这种疼痛的性质呈钝痛、跳痛或刺痛，程度比发作性疼痛轻很多，常持续数小时至数天。疼痛的诱发因素包括触摸、说话、咀嚼、刷牙和洗脸，大多数患者有数个诱发因素。最常见的扳机点位于鼻唇部、下颌、面颊、牙龈。三叉神经痛的诱发痛并不属于痛觉过敏和痛觉超敏，因为前者的诱发位置与疼痛位置并不相同，而痛觉过敏和痛觉超敏在三叉神经痛中并不常见。

2018年，国际头痛协会（International Headache Society, IHS）和IASP共同发布了三叉神经痛的最新分类方式，虽然两个协会的分类格式有所不同，但总体的分类特征和诊断标准基本相同（表5-1）。新分类将在过去分类中的原发性三叉神经痛，根据是否存在血管压迫进一步分为典型三叉神经痛（classical trigeminal neuralgia）和特发性三叉神经痛（idiopathic trigeminal neuralgcia）。而典型三叉神经痛和特发性三叉神经痛又分为单纯阵发性痛和单纯阵发性痛伴随持续性痛的亚组。从临床特征来看，典型三叉神经痛和继发性三叉神经痛（secondary trigeminal neuralgia）的表现形式相似，但后者通常年龄偏小、可伴有面部感觉减退，并且可出现双侧的疼痛。

尽管三叉神经痛被列为周围神经病理性疼痛，但其神经受损的部位则是位于三叉神经的中枢髓鞘段。相较周围髓鞘段由施万细胞和支持细胞构成，中枢髓鞘段主要由少突胶质细胞和神经纤维构成，是神经根的脆弱区，血管压迫、肿瘤、炎症和全身脱髓鞘病变容易引起该段神经发生脱髓鞘病变。

引起三叉神经痛的主流假说是由Devor和Rappaport提出的“引燃”学说（ignition theory），该假说认为引起三叉神经痛发作有3个关键因素：诱发机制、放大效应和停止机制。诱发机制是发生在脱髓鞘轴突部位的异位动作电位，进一步引起三叉神经半月节持续性兴奋性增高并表现为高频后放电，这些先决条件在三叉神经痛患者和实验中已得到证实。“诱发”是由三叉神经根的高频电活动逆向激活三叉神经半月节，并使神经节胞体产生去极化，并在神经节胞体间隙释放兴奋性神经递质。神经递质的释放使得局限的轴突兴奋得以放大并扩增，在神经节发生快速去极化连锁反应。这种细胞去极化反应无须神经突触参与，在背根神经节细胞和周围卫星细胞属于嘌呤能反应。去极化反应可以在三叉神经不同分支间穿越，并感知为电击样或针刺样疼痛，停止机制为病理状态下的兴奋性过度增高持续期后神经节胞体的耐受期。

二、周围神经损伤后神经病理性疼痛

周围神经损伤后神经病理性疼痛（neuropathic pain following peripheral nerve injury）常由于外伤或手术引起。研究显示神经损伤与慢性疼痛的出现有直接的关系，但神经损伤的程度和类型（切断、拉伤、挤压伤）与疼痛无显著的关系。目前尚不清楚神经损伤后为何有人会发展为慢性疼痛，而有些人不会。创伤性神经瘤是周围神经损伤后引起疼痛的常见原因，神经损伤后其末端组织发生良性增生，是神经轴突损伤形成的神经炎症和异常增生导致神经末梢球状增厚。但并非所有神经瘤都会产生症状，约有10%的创伤后神经瘤患者会出现持续且异常敏感的残端痛。在这些痛性神经瘤中发现了钠离子通道（Nav1.3、1.7和1.8）的上调，以及EFT1/2丝裂原激活蛋白激酶相关因子的上调，这种钠离子通道的异常累积会导致神经的高兴奋性和异常电生理活动，因此这些分子生物学改变可能是疼痛的驱动因素。此外，还有一些低水平的炎性因子和促炎细胞因子可能是周围神经损伤后疼痛的附加因素，包括组

表5-1 IHS和IASP发布的三叉神经痛最新分类方法

亚型	分类方法
典型三叉神经痛	在MRI或术中显示血管压迫和三叉神经根部形态学改变
继发性三叉神经痛	MRI或其他检查证明引起三叉神经痛的潜在疾病，如脑桥小脑角肿瘤、动静脉畸形和多发性硬化
特发性三叉神经痛	未发现能够引起三叉神经痛的损伤或疾病

胺、5-羟色胺、P物质、缓激肽等，使神经瘤对外周各种强度的刺激反应都异常敏感。

三、痛性多发性神经根病变

引起痛性多发性神经根病变（painful polyneuropathy, PPN）常见的原因包括糖尿病、人类免疫缺陷病毒感染、化疗和麻风病，其他原因还有法布里病（Fabry disease）、钠通道基因突变、自身免疫性疾病、血管炎、慢性炎性脱髓鞘性多神经病变、淀粉样变性、嗜酒、非冻结性冷伤、副癌综合征、营养不良和维生素缺乏症，也有部分PPN患者的病因不详。

疼痛可能是PPN的首要症状，但发病时常伴有感觉异常或感觉减退。疼痛多呈持续的挤压、刺痛或灼痛，诱发性痛较为少见。根据神经受累的情况，患者可出现反射减弱、无力和自主神经功能改变。最常见的形式是双下肢对称的多神经病变，症状由足部逐渐进展到近端，并影响到小腿和手。在血糖控制不佳的糖尿病患者中，血糖突然改善后可出现一种特殊的急性多神经病变，其典型的疼痛性质为剧烈的灼痛，伴有痛觉过敏、异位痛和自主神经功能异常，其发病机制尚不清楚。另一种类型的急性多神经病变见于化疗药物奥沙利铂治疗后，几乎所有患者都出现急性部分可逆性神经病变，只有少部分患者出现慢性感觉神经病变。急性PPN多发生在化疗期间或化疗后数小时内，其特征是麻木刺痛感、冷痛觉超敏和手部、口腔周围区域的肌痉挛，这类患者神经传导检查正常，提示粗纤维神经髓鞘轴突未出现损伤，但常显示有神经肌强直样重复性运动放电。神经兴奋性测试显示有明显的神经兴奋性变化。

PPN的潜在发病机制依据受累部位不同，可分为背根神经节神经元型、轴突型和髓鞘或施万细胞型，其病理生理过程十分多样，包括内皮异常、施万细胞功能中断、毛细血管功能障碍、血神经屏障破裂、凋亡、氧化应激升高、直接毒性作用、线粒体DNA损伤、神经丝聚合物丢失以及轴突转运和微管功能受损。关于PPN风险预测及其机制的临床研究较少，为什么有些患者在多神经病变程度相似的情况下仍然无疼痛并不清楚。但研究一致表明，慢性感觉神经病变的严重程度重是发生疼痛的危险因素，至于疼痛是否与特定纤维类型损伤有关并不明确。

四、带状疱疹后神经痛

带状疱疹是由感觉神经节中潜伏的水痘带状疱疹病毒的再次激活引起的急性疱疹性皮肤病，表现为单侧带状分布的丘疹水疱和疼痛。通常疱疹可在2～4周内愈合，疼痛也随之消失。但在部分患者中疱疹出现后90天仍有持续性的疼痛，则称之为带状疱疹后神经痛（postherpetic neuralgia, PHN）。5%～20%的带状疱疹患者会出现PHN，老年人尤为常见。PHN是一种复杂的神经病理性疼痛过程，常发生在三叉神经第一支（眼支）分布区或胸部皮区，其疼痛性质可分为三大类：持续的自发性疼痛、阵发性射击样或电击样疼痛、痛觉超敏和痛觉过敏现象明显。PHN的发生机制主要与疱疹病毒引起的神经可塑性改变有关：①带状疱疹期，水痘-带状疱疹病毒可直接破坏脊髓背根神经节处的初级感觉神经元，进而导致皮损区域C类感觉神经纤维数量减少；②也可间接引起脊髓背角二级感觉神经元减少、脊髓背角萎缩；③使感觉神经元的TRPV1受体、钠通道、钾通道表达上调，引起神经兴奋性增高；④使脊髓背角抑制性中间神经元数量减少及脊髓下行疼痛抑制通路作用减弱。通过以上病理过程引起神经炎、轴突损害和神经脱髓鞘改变，以及背根神经节的神经元坏死和瘢痕形成。虽然PHN归类为CPNP，但在影像学研究中可同时发现脊髓前角、后角以及脑干三叉神经脊束核的炎症反应。

五、痛性神经根病变

痛性神经根病变（painful radiculopathy）是由颈、胸、腰或骶神经根的损伤或疾病引起的。椎间盘突出和脊柱退行性变是引起痛性神经根病变的最常见的原因，也可由创伤、肿瘤和感染等引起。与其他神经病理性疼痛相似，疼痛性质主要为灼痛、挤压痛、刺痛，呈阵发性或诱发性疼痛。在定量感觉测试中，患者通常表现为感觉减退，但较少出现触摸痛和热痛超敏。

第三节 慢性中枢神经病理性疼痛

慢性中枢神经病理性疼痛（CCNP）是由中枢躯体感觉神经系统损伤或病变所导致的慢性疼痛。常见病因包括脊髓损伤，约占CCNP的50%，还包括脑卒中（占CCNP的8%～10%）和多发性硬化（约占CCNP的20%）。不论继发于脑水平的损害，还是脊髓水平的损害，CCNP有以下共同特点：①疼痛可在原发性损害后立刻出现，也可在发病后6～12个月内延迟出现，但延迟期极少超过1年；②疼痛的区域与受损的躯体感觉神经支配区一致，疼痛区常伴有感觉减退或消失；③疼痛性质与CPNP相似，常为钝痛、刺痛、刀割样痛、灼烧样痛，常表现为持续性背景痛伴有阵发性爆发痛，抑或两种疼痛单独存在，疼痛程度多为中重度疼痛，对生活质量影响大；④常伴有精神心理的异常，疼痛受情绪影响较重。

在本节中我们将介绍ICD-11列出的CCNP，包括脊髓损伤、脑卒中和多发性硬化相关的神经病理性疼痛。

一、脊髓损伤相关的慢性中枢神经病理性疼痛

脊髓损伤相关的慢性中枢神经病理性疼痛（chronic central neuropathic pain associated with spinal cord injury, CCNP-SCI）是指由脊髓躯体感觉通路损伤或疾病引起的慢性疼痛。尽管运动功能丧失被认为是脊髓损伤后最严重的后果，但疼痛却是患者最急迫的主诉。虽然本章节主要介绍神经病理性疼痛，但值得注意的是，脊髓损伤后疼痛常混合多种不同类型的疼痛，因此需要详细鉴别（表5-2）。其中伤害感受性疼痛主要继发于骨骼肌创伤、炎症、肌强直、脊柱不稳或内脏疾病，有超过80%的患者同时合并两种类型疼痛。

表5-2 脊髓损伤后疼痛的类型

脊髓损伤后疼痛的类型
伤害感受性疼痛
骨骼肌肉痛—关节痛、脊柱痛、肌痉挛
内脏痛—神经源性膀胱的并发症
其他伤害感受性疼痛—头痛、皮肤溃疡
神经病理性疼痛
损伤平面疼痛
损伤平面下疼痛

脊髓损伤后出现CCNP的发生率为40%～50%，CCNP-SCI又分为损伤平面神经病理性疼痛和损伤平面下神经病理性疼痛（另见图5-3）：

1．损伤平面疼痛是指疼痛位于神经损伤水平或疼痛范围不超过损伤水平3个皮节。损伤平面疼痛主要由于神经根（周围神经病理性疼痛）或脊髓背角受损（中枢神经病理性疼痛），多表现为比较锐利、剧烈的电击样痛、枪击样痛、灼烧样痛、刀割样痛和针刺样痛，有时会合并束带样感觉异常和疼痛。

2．损伤平面下疼痛是指疼痛位于神经损伤水平尾侧超过3个皮节，CCNP-SCI中有70%的患者为损伤平面下神经病理性疼痛，是一种中枢神经病理性疼痛。常伴有中枢性感觉减退或幻肢痛，可表现为自发性或诱发性疼痛，多受到情绪波动、感染或外界声音变化等因素影响，而体位变化、肢体活动等对疼痛影响较小。

CCNP-SCI的病理生理学机制尚未完全清楚，由于脊髓损伤的解剖部位不同，疼痛的发生、发展有明显的个体差异，即使损伤的部位相同，也并非所有的患者会发生疼痛。目前认为主要的病理生理过程有脊髓神经纤维的血液供应减少和脊髓微循环障碍，组织损伤后产生的炎症反应和神经毒性作用，包括5-羟色胺、缓激肽、P物质、组胺、兴奋性氨基酸、内源性阿片肽、氧化亚氮等，这些化学物质不仅参与了脊髓损伤后的继发性病理损伤过程，而且可使脊髓背角神经元兴奋性增高，继而发生中枢敏化和自发性异常电活动。

二、慢性卒中后中枢性疼痛

慢性卒中后中枢性疼痛（central post stroke pain, CPSP）是由大脑或脑干缺血或出血引起的慢性神经病理性疼痛。同脊髓损伤后疼痛一样，脑卒中后疼痛常合并多种不同类型的疼痛，并不单纯是神经病理性疼痛，因此需要详细鉴别。卒

中后出现慢性疼痛的发生率为11%~55%，而卒中后出现CPSP的发生率为2%~8%，其余疼痛还包括骨骼肌疼痛、肩痛、头痛、痛性肌强直等（图5-2）。脑出血和脑缺血发生CPSP的风险基本相同，但由于脑缺血占脑卒中的85%，因而脑缺血引起的CPSP更常见。脑卒中的位置是影响CPSP的重要因素，其中丘脑和延髓外侧的卒中发生CPSP的风险最高，丘脑梗死占所有CPSP患者的25%~33%。

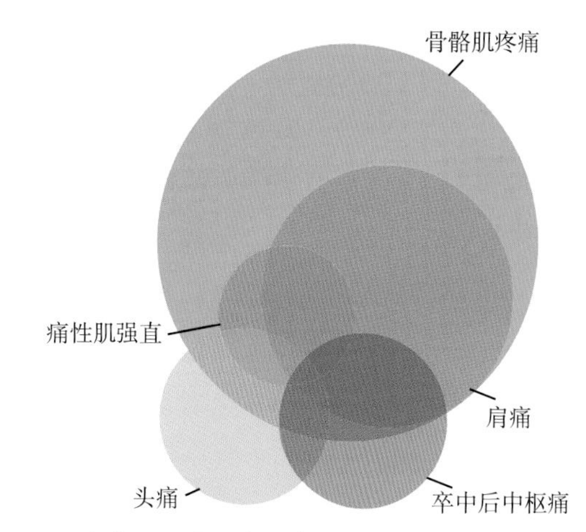

图5-2　卒中后疼痛的常见类型。患者可能会同时合并多种类型的疼痛（重叠区），圆圈的大小代表不同类型疼痛的发病率，痛性肌强直7%，头痛10%，卒中后中枢痛10%，肩痛20%，骨骼肌疼痛40%

大部分CPSP是在脑卒中后3~6个月内出现，疼痛可以波及整个半侧身体，也可仅为颜面部或单肢的一部分。病变的位置决定疼痛的位置，如延髓内脑血管的病变，由于损伤同侧三叉神经脊束核和对侧的脊髓丘脑束，能诱发双侧的疼痛，并可累及损伤侧的头面部，以及对侧躯体；如丘脑腹后或内囊后肢的病变可引起损伤对侧的肢体疼痛（图5-3）。疼痛通常表现为烧灼样、撕裂样、刀割样的剧烈疼痛，其中烧灼样痛最为常见。也可表现为持续性的隐痛，可因情绪波动、强光灯外界刺激诱发加重。CPSP的疼痛程度或轻或重，丘脑内和低位脑干病变的患者疼痛常常程度最重，而丘脑以上水平的病变疼痛程度轻。患者几乎都会伴有感觉异常的症状和体征，常有明显的痛觉过敏、痛觉超敏和热痛阈值异常。

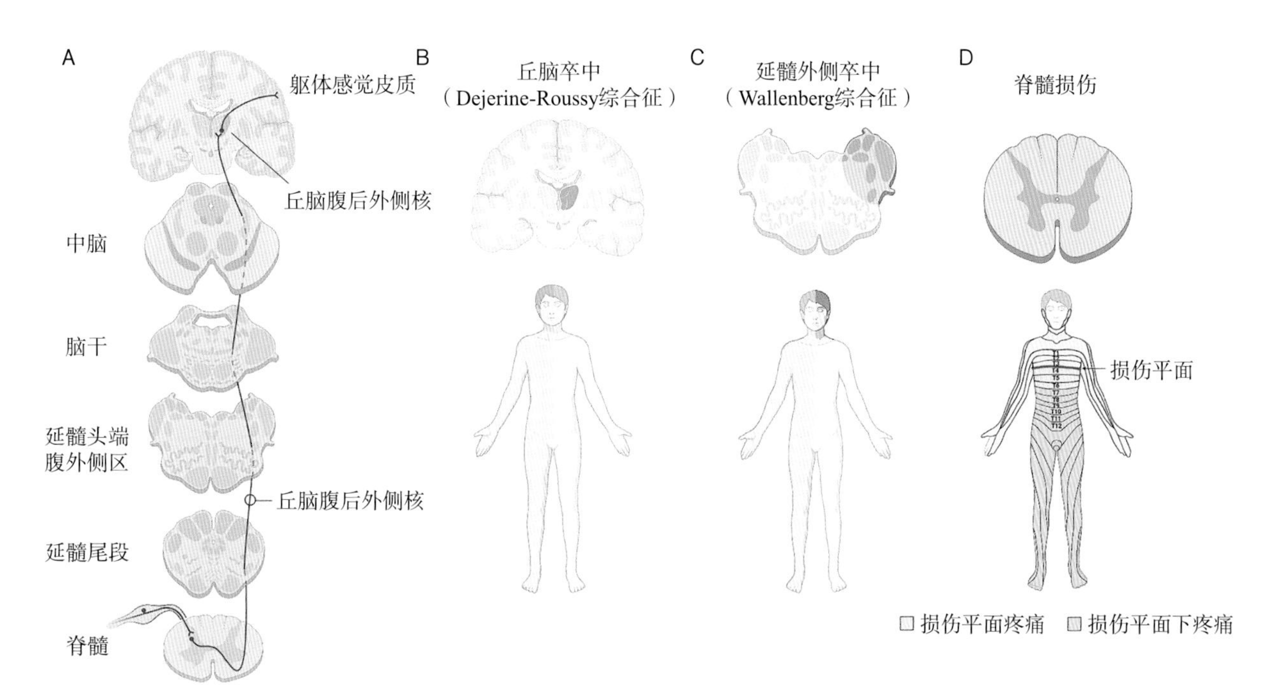

图5-3　中枢神经病理性疼痛损伤位置与疼痛位置的关系。A. 痛觉上传系统：痛觉信息经外周神经-背根神经节-脊髓丘脑侧束-脑干-丘脑-第一躯体感觉皮质传导；B. 丘脑卒中所致丘脑综合征，表现为对侧面部和对侧偏身疼痛；C. 延髓外侧卒中所致延髓外侧综合征，表现为损伤对侧面部和同侧偏身疼痛；D. 脊髓损伤所致损伤水平疼痛（黄）和损伤水平下疼痛（粉）

三、多发性硬化相关慢性中枢神经病理性疼痛

多发性硬化（multiple sclerosis, MS）是一种原发于神经系统白质，以脱髓鞘病变为特点的自身免疫性疾病，29%～80%的MS患者会出现慢性疼痛，其中8%的患者以疼痛作为首发症状出现。需要特别指出的是，MS患者的慢性疼痛多为骨骼肌疼痛、轴性脊柱来源疼痛和肌强直相关疼痛，MS出现中枢神经病理性疼痛（chronic central neuropathic pain associated with multiple sclerosis, CCNP-MS）的发生率为12%～28%。CCNP是否出现与MS的严重程度、高龄、长病程、功能障碍明显相关，女性MS患者发生疼痛的程度比男性高。

CCNP-MS的机制尚未完全清楚，目前认为主要与躯体感觉神经脱髓鞘损害后神经轴索纤维之间神经冲动的横向扩散所致，脊髓轴突受到阈下的机械刺激时可致异位动作电位。此外，神经免疫异常本身可能与疼痛相关：一方面，受损的神经元和相关胶质细胞释放生物因子激活邻近的免疫细胞和从外周血中募集更多的免疫细胞；另一方面，上述免疫细胞通过释放细胞因子和趋化因子干扰感觉神经元信号的传导，从而引发疼痛。

CCNP-MS的临床表现主要与脱髓鞘斑块所致躯体感觉神经损害的位置有关：①当脱髓鞘斑块累及三叉神经根入髓区或三叉神经脊束核时，患者会表现为三叉神经痛；②当脱髓鞘斑块累及脊髓时可出现中枢神经末端疼痛，表现为双侧的大腿和足部的持续性烧灼样疼痛，夜间明显，活动后加重；③当脱髓鞘斑块累及颈髓后柱时可出现Lhermitte征，表现为颈部运动时出现的一种瞬间、发作性不适的感觉，从颈背部向下传导至身体的其他部位，患者常描述为“触电感”或“电休克感”，持续约2秒，随着颈部的松弛后症状得以缓解；④当脱髓鞘斑块累及大脑脚、基底节、内囊、延髓时，患者可出现痛性强直痉挛（painful tonic spasms），表现为肌肉发作性痉挛伴疼痛，发作过程中脑电图无异常信号，一天发作数次，每次持续约2分钟，触摸、强风、躯体活动或情绪变化可诱发，有时疼痛先于肌痉挛出现，提示这种疼痛并非由肌肉本身痉挛所引起。

（杜　涛　胡永生）

参考文献

1. Bendtsen L, Zakrzewska JM, Abbott J, et al. European Academy of Neurology guideline on trigeminal neuralgia. European Journal of Neurology, 2019, 26(6): 831-849.
2. Bendtsen L, Zakrzewska JM, Heinskou TB, et al. Advances in diagnosis, classification, pathophysiology, and management of trigeminal neuralgia. The Lancet. Neurology, 2020, 19(9): 784-796.
3. Benoliel R, Svensson P, Evers S, et al. The IASP classification of chronic pain for ICD-11: chronic secondary headache or orofacial pain. Pain, 2019, 160(1): 60-68.
4. Burke D, Fullen BM, Stokes D, et al. Neuropathic pain prevalence following spinal cord injury: A systematic review and meta-analysis. European Journal of Pain (London, England), 2017, 21(1): 29-44.
5. Cruccu G, Di Stefano G, Truini A. Trigeminal neuralgia. The New England Journal of Medicine, 2020, 383(8): 754-762.
6. Finnerup NB, Jensen MP, Norrbrink C, et al. A prospective study of pain and psychological functioning following traumatic spinal cord injury. Spinal Cord, 2016, 54(10): 816-821.
7. Finnerup NB, Kuner R, Jensen TS. Neuropathic pain: from mechanisms to treatment. physiological Reviews, 2021, 101(1): 259-301.
8. Freynhagen R, Rolke R, Baron R, et al. Pseudoradicular and radicular low-back pain--a disease continuum rather than different entities? Answers from quantitative sensory testing. Pain, 2008, 135(1-2): 65-74.
9. Gibbons CH, Freeman R. Treatment-induced neuropathy of diabetes: an acute, iatrogenic complication of diabetes. Brain: A Journal of Neurology, 2015, 138(Pt 1): 43-52.
10. Gonçalves NP, Vægter CB, Andersen H, et al. Schwann cell interactions with axons and microvessels in diabetic neuropathy. Nature Reviews. Neurology, 2017, 13(3): 135-147.

11. Gurba KN, Chaudhry R, Haroutounian S. Central neuropathic pain syndromes: current and emerging pharmacological strategies. CNS Drugs, 2022, 36(5): 483-516.
12. Headache Classification Committee of the International Headache Society (IHS). The international classification of headache disorders, 3rd edition (beta version). Cephalalgia: An International Journal of Headache, 2013, 33(9): 629-808.
13. Held M, Karl F, Vlckova E, et al. Sensory profiles and immune-related expression patterns of patients with and without neuropathic pain after peripheral nerve lesion. Pain, 2019, 160(10): 2316-2327.
14. Jortner BS. Common structural lesions of the peripheral nervous system. Toxicologic Pathology, 2020, 48(1): 96-104.
15. Nurmikko TJ, Gupta S, Maclver K. Multiple sclerosis-related central pain disorders. Current Pain and Headache Reports, 2010, 14(3): 189-195.
16. Østergaard L, Finnerup NB, Terkelsen AJ, et al. The effects of capillary dysfunction on oxygen and glucose extraction in diabetic neuropathy. Diabetologia, 2015, 58(4): 666-677.
17. Richner M, Ferreira N, Dudele A, et al. Functional and structural changes of the blood-nerve-barrier in diabetic neuropathy. Frontiers in Neuroscience, 2018, 12: 1038.
18. Scholz J, Finnerup NB, Attal N, et al. The IASP classification of chronic pain for ICD-11: chronic neuropathic pain. Pain, 2019, 160(1): 53-59.
19. Siqueira SRDT, Alves B, Malpartida HMG, et al. Abnormal expression of voltage-gated sodium channels Nav1.7, Nav1.3 and Nav1.8 in trigeminal neuralgia. Neuroscience, 2009, 164(2): 573-577.
20. Themistocleous AC, Ramirez JD, Shillo PR, et al. The Pain in Neuropathy Study (PiNS): a cross-sectional observational study determining the somatosensory phenotype of painful and painless diabetic neuropathy. Pain, 2016, 157(5): 1132-1145.
21. Valentine WM. Toxic peripheral neuropathies: agents and mechanisms. Toxicologic Pathology, 2020, 48(1): 152-173.
22. Ventzel L, Madsen CS, Jensen AB, et al. Assessment of acute oxaliplatin-induced cold allodynia: a pilot study. Acta Neurologica Scandinavica, 2016, 133(2): 152-155.
23. Watson JC, Sandroni P. Central neuropathic pain syndromes. Mayo Clinic Proceedings, 2016, 91(3): 372-385.

第二篇

疾病诊疗篇

第六章　头　痛

第一节　偏头痛

一、概述

（一）定义

偏头痛是临床上最常见的原发性头痛，是一种周期性发作性的单侧头痛，临床常以中重度、搏动样头痛为主要表现，头痛多为偏侧，其发作频率不固定，从数天到数月发作一次都有可能，一般持续4～72小时，可伴有恶心、呕吐，各种光、声刺激或日常活动均可加重头痛，大多数经休息或在安静环境下可缓解头痛。

（二）患病率

各国报道的偏头痛年患病率女性为3.3%～32.6%，男性为0.7%～16.1%。美国的偏头痛年患病率较高，约为12%。偏头痛可发生于任何年龄，首次发病在青春期左右出现高峰。欧洲与美国的偏头痛患病率较为接近，非洲和亚洲略低，如日本为6.0%～8.4%。截至目前中国最大宗数据是郭述苏等1991年报道的，在全国383万人群样本中调查得到的流行病学资料，按世界人口标化后我国的偏头痛患病率为0.73%，以我国的人口基数而言，远低于其他各国，造成这种差异的原因之一可能是因为采用了不同的诊断标准或者存在误诊。在2016年全球疾病调查中，偏头痛致残性排第二。针对我国1990—2017年头痛患者致残性的一项调查发现，与1990年相比，2017年全年龄段头痛引起的致残性增加了36.2%，其中偏头痛人群数据为550万，远高于紧张型头痛（110万）。

（三）病因

偏头痛的病因目前尚不清楚，但可能与下列因素有关：

1. 遗传因素　大多数患者可问出家族史，家族中出现偏头痛的风险可高于一般人群数倍，但尚无一致的遗传形式，显示出多基因遗传特征，且与环境因素的相互作用有关。

2. 内分泌因素　本病多见于青春期女性，在月经期发作频繁，妊娠时发作停止，分娩后再发，而在更年期后逐渐减轻或消失，提示偏头痛的发病与内分泌因素关系密切。

3. 饮食因素　经常食用含苯乙胺的巧克力、含亚硝酸盐防腐剂的肉类和腌制食品、含酪胺的奶酪、刺激性食物、红酒及葡萄酒或吸烟、喝烈酒的人均易患偏头痛。

4. 其他因素　情绪紧张、精神创伤、忧虑、焦虑、饥饿、失眠、外界环境差以及气候变化、强光刺激等也可诱发偏头痛。

（四）发病机制

偏头痛的发病机制尚不十分清楚，目前主要有以下学说：

1. 神经学说　认为偏头痛发作时初始变化是神经功能的改变，随后才引起血流量的变化。5-HT是一种神经递质，对神经和血管均有影响。头痛发作开始时，血小板中释放5-HT，引起颅内小血管收缩。当5-HT浓度下降时，血管壁扩张，随后出现头痛。有效治疗偏头痛的曲坦类药物，其实就是5-HT受体激动剂。

2. 血管学说　认为偏头痛的先兆症状是由于颅内血管收缩引起的，随后颅外和颅内血管扩张，血管活性多肽引起无菌性炎症导致搏动性头痛。临床上采用局部压迫颈动脉和颞浅动脉、使用血管收缩剂麦角生物碱可缓解发作期偏头痛，能够支持这一学说。

3. 三叉神经血管学说　由于脑血管、脑膜血管、静脉窦周围的痛觉神经纤维随三叉神经眼支进入三叉神经节，或经颈1、颈2脊神经后根进入脊神经节，交换神经元后传导至三叉神经颈复合体，此后发出纤维经脑干交叉后传导至丘脑。当血管周围痛觉神经纤维及三叉神经节受刺激后，可引起P物质、降钙素基因相关肽等释放，后者作用于邻近脑血管壁，引起血管扩张导致搏动性头痛，同时使血管通透性增加，局部产生无菌性炎症，并刺激血管周围痛觉神经纤维进一步增加传入，如此循环往复，导致头痛不断增强。

二、临床表现

偏头痛的临床表现主要为反复发作性的单侧头痛，虽然每次发作可能会换边，但不会同时为双侧。与紧张型头痛相比，常伴有各种神经系统症状、胃肠道和自主神经功能障碍等。偏头痛临床发作可分为四期：前驱期、先兆期、头痛期和恢复期，但是不同的患者、每次发作的表现区别较大，并不是都会经历所有四期过程。例如，无先兆偏头痛就没有先兆期的表现；部分有先兆偏头痛患者的发作可以不经历头痛期，甚至部分发作也可以没有先兆。

（一）前驱期

偏头痛患者在头痛之前数小时，甚至1～2天，可有前驱症状，如疲乏、注意力不集中和颈部僵硬等最为常见，此外还可出现畏寒、口干、食欲不振、困倦、情绪低落、易激惹以及对声音、强光、刺激气味等过分敏感等躯体症状和神经精神症状。

（二）先兆期

偏头痛先兆是指发生在头痛之前或伴随头痛一起发生的完全可逆的局灶性神经系统症状，约占偏头痛人群20%左右；常见的有视觉、听觉、体感、言语、运动等缺损或刺激症状，也可以表现为高级认知和意识障碍。

视觉先兆最为多见，90%以上的有先兆患者会出现视觉先兆。可表现为视物模糊、暗点、闪光、亮点、亮线、视物变形等，可以在视野中移动，常为双眼同向症状，有时甚至可越过中线。此外，大约1/3的有先兆偏头痛患者会有感觉先兆，多呈面-手区域分布，感觉异常或麻木常从手部开始，然后跃升至面、唇、舌等部位。先兆症状一般在5～20分钟内逐渐形成，持续不超过60分钟。

（三）头痛期

典型偏头痛的特征是发作性的、偏侧的、中重度搏动样头痛。头痛常于一侧开始，逐渐加重，严重时部分患者可有头皮触痛等超敏表现。然后头痛逐渐缓解，多数不超过24小时。成人头痛一般持续4～72小时。日常体力活动或头部活动常会加重头痛。

偏头痛患者中约60%为单侧头痛，40%可能为双侧头痛。头痛过程中，可以从一侧起始向另一侧发展，也可以放射到颈部和肩部。每次偏头痛发作可以不同侧别交替出现，但部分患者头痛会固定在一侧。虽然多数患者觉得头痛为中度以上，但头痛程度个体差别极大，可能觉得无法忍受，也可能仅仅感觉头部不适。搏动性头痛常在头痛严重时更为明显，但部分患者的头痛也可以表现为紧箍感、胀痛等其他性质。

偏头痛患者在头痛时常伴有其他症状，这些症状对患者的影响有时可超过头痛本身，这也是偏头痛的一个重要特点。食欲不振最为常见，其次约有90%的患者伴恶心，1/3的患者伴呕吐，部分患者还伴有饥饿感、腹部不适、腹泻等症状。多数患者对亮光、声响、气味等异常敏感，感觉不适。部分患者伴有头晕、眼花、脸色苍白、乏力、易激惹、注意力不集中、鼻塞、畏寒、怕热、出汗异常、多尿、水肿等全身症状。

（四）恢复期

头痛期过后，头痛逐渐缓解消失，但患者往往仍不能立即恢复正常，多留有感觉疲乏，注意力下降，可有情绪低落、焦虑、易激惹等表现，也有少数患者较欣快，感觉特别神清气爽。部分患者仍会残留头皮触痛症状，有些患者有肌肉无力、疼痛、食欲下降或饥饿感。

三、诊断

（一）偏头痛的分类

2018年国际头痛学会（International Headache Society, IHS）推出了最新版“头痛疾患国际分类（第3版）”（international classification of headache disorders 3rd edition, ICHD-3）。ICHD-3将偏头痛归为原发性头痛，包括6个亚型，其中以无先兆偏头痛和有先兆偏头痛为常见。

1.1　无先兆偏头痛

1.2　有先兆偏头痛

1.2.1　有典型先兆偏头痛

1.2.1.1　典型先兆伴头痛

1.2.1.2　典型先兆不伴头痛

1.2.2　有脑干先兆偏头痛

1.2.3　偏瘫型偏头痛

1.2.3.1　家族性偏瘫型偏头痛

1.2.3.1.1　家族性偏瘫型偏头痛1型

1.2.3.1.2　家族性偏瘫型偏头痛2型

1.2.3.1.3　家族性偏瘫型偏头痛3型

1.2.3.1.4　家族性偏瘫型偏头痛，其他基因位点

1.2.3.2　散发性偏瘫型偏头痛

1.2.4　视网膜型偏头痛

1.3　慢性偏头痛

1.4　偏头痛并发症

1.4.1　偏头痛持续状态

1.4.2　不伴脑梗死的持续先兆

1.4.3　偏头痛性脑梗死

1.4.4　偏头痛先兆诱发的痫样发作

1.5　很可能的偏头痛

1.5.1　很可能的无先兆偏头痛

1.5.2　很可能的有先兆偏头痛

1.6　可能与偏头痛相关的周期综合征

1.6.1　反复胃肠功能障碍

1.6.1.1　周期性呕吐综合征

1.6.1.2　腹型偏头痛

1.6.2　良性阵发性眩晕

1.6.3　良性阵发性斜颈

（二）偏头痛的诊断

偏头痛的诊断主要依据临床表现，在询问病史时应注意头痛的部位、性质、程度、持续时间、伴随症状、先兆表现以及活动对头痛的影响。询问清楚患者典型的、未经治疗的头痛发作情况，侧重于近1年尤其是最近的头痛表现。诊断时首先要排除继发性头痛，然后再考虑是否伴有其他类型的原发性头痛。

如果出现以下情况，建议进行进一步神经影像学检查：①存在神经系统阳性体征；②头痛频率或程度的急性加重；③头痛性质明显变化；④年龄超过50岁后新发的头痛或突然发生的剧烈头痛；⑤伴有其他系统性病变征象（如发热、颈强直、皮疹等）；⑥妊娠期、产后、癌症患者或AIDS患者出现新发头痛；⑦多种治疗无效的头痛；⑧有头晕、麻木等其他症状。

无先兆偏头痛是最常见的偏头痛类型，不同表现的头痛只要满足诊断标准即可诊断为无先兆偏头痛。

ICHD-3诊断标准：

A．符合B～D标准的头痛至少发作5次

B．头痛发作持续4～72小时（未治疗或治疗效果不佳）

C．至少符合下列4项中的2项：

1．单侧

2．搏动性

3．中重度头痛

4．日常体力活动加重头痛或因头痛而避免日常活动（如行走或上楼梯）

D．发作过程中至少符合下列2项中的1项：

1．恶心和（或）呕吐

2．畏光和畏声

E．不能用ICHD-3中的其他诊断更好地解释。

注释：

1．一些偏头痛与症状性偏头痛难以鉴别。而且，一次与数次的发作有时难以诊断。所以，至少要有5次发作。如果符合1.1无先兆偏头痛的其他诊断标准，但发作次数不足5次，可诊断为1.5.1很可能的无先兆偏头痛。

2．如发作过程中入睡，醒后头痛消失，则头痛持续作时间按醒来时估算。

3．对于儿童和青少年（小于18岁）发作时间为2～72小时（儿童未治疗而持续时间少于2小时则不足以诊断偏头痛）。

有先兆偏头痛又称典型的或经典的偏头痛，最大的特点是有各种先兆症状，具体的诊断标准详见下述。

ICHD-3诊断标准：

A．至少有2次发作符合B和C

B．至少有1个可完全恢复的先兆症状：

1．视觉

2．感觉

3．言语和（或）语言

4．运动

5．脑干

6．视网膜

C．至少符合下列6项中的3项：

1．至少有1个先兆持续超过5分钟

2．2个或更多的症状连续发生

3．每个独立先兆症状持续5～60分钟[1]

4．至少有一个先兆是单侧的[2]

5．至少有一个先兆是阳性的[3]

6．与先兆伴发或在先兆出现60分钟内出现头痛

D．不能用ICHD-3中的其他诊断更好地解释。

注释：

1．例如，当3个症状一起出现在一次先兆中，可接受的最长先兆持续时间是3×60分钟。运动症状可以持续长达72小时。

2．失语被认为是单侧症状，构音障碍可以是单侧或双侧的。

3．闪光和发麻属于阳性先兆症状。

四、治疗原则

（一）注重预防

对于反复发作的偏头痛患者，往往可以总结出明确的诱发因素，例如情绪波动、劳累紧张、气候改变、特殊饮食、嘈杂环境等都可能诱发头痛，但不同的患者往往有不同的诱因。如果能够帮助患者寻找并避免各种诱发因素，就能够有效地预防和避免偏头痛的发生。健康、规律的生活方式，充足的睡眠，清淡的饮食，并辅以适当的锻炼，对于偏头痛患者也很重要。此外，喝一杯咖啡、头部热敷、在安静黑暗的环境卧床休息等简单有效的方法，也可使许多患者的头痛缓解。

（二）药物治疗

1．预防性治疗　对于大部分偏头痛患者而言，预防性治疗是有效的。目的是降低头痛的发作频率、减轻头痛的发作程度、减少头痛对日常功能的损害、增强急性发作期治疗的疗效。

常用的偏头痛预防药物包括：β肾上腺素能受体阻滞剂（普萘洛尔、噻吗洛尔、阿替洛尔、美托洛尔等）、钙离子拮抗剂（氟桂利嗪）、抗癫痫药（丙戊酸、托吡酯）、三环类抗抑郁药（阿米替林）、5-HT拮抗剂（苯噻啶）等。

现有的偏头痛预防药物对药物滥用性头痛的疗效不佳，进行预防性治疗应注意避免合并存在药物滥用性头痛的可能。如果怀疑有药物滥用性头痛，建议停药2个月以明确诊断。如果停药后头痛依然严重，再行预防性治疗。

2．急性发作期治疗　目的是迅速缓解疼痛、消除伴随症状并恢复日常功能。常用药物分为非特异性治疗药物和特异性治疗药物两种。非特异性治疗药物可用于各种疼痛的治疗，而特异性治疗药物针对的是偏头痛等特殊类型的头痛，对其他头痛及其他部位的疼痛一般无效。

非特异性治疗药物包括：非甾体类抗炎药（阿司匹林、布洛芬、萘普生钠、托芬那酸、对乙酰氨基酚的复合制剂）、巴比妥类等镇静药和阿片类药物等。

特异性治疗药物包括：麦角类制剂（酒石酸麦角胺、双氢麦角胺、麦角胺咖啡因）和曲坦类药物（舒马曲坦、佐米曲坦）。

药物选择需要根据头痛严重程度、伴随症状、既往用药情况及其他因素综合考虑。一般采用阶梯法选药，首选非甾体类抗炎药，效果不佳，再改用偏头痛特异性治疗药物。特异性治疗药物均有收缩血管的作用，因此冠心病、缺血性脑血管病、严重高血压患者等均应慎用。

偏头痛发作开始后早期、足量使用止痛药物可更好地控制头痛，但不宜多用，以免造成药物滥用性头痛。甲氧氯普胺（胃复安）、多潘立酮等止吐和促进胃动力药物不仅能治疗伴随症状，还有利于其他药物的吸收。

（三）手术治疗

1．星状神经节阻滞　星状神经节阻滞是一种微创手术治疗方法，通过将局部麻醉药注射到星状神经节周围（图6-1）来阻滞支配头面部、颈部、上肢及上胸部的交感神经。星状神经节的阻滞作用机制主要有中枢神经作用和周围神经作用两方面，中枢神经作用是通过调节丘脑而使机体的自主神经功能、内分泌功能和免疫功能保持正常；周围神经作用是抑制阻滞部位的节前纤维和节后纤维的功能，使交感神经纤维支配的心血管运动、腺体分泌、肌肉紧张、支气管收缩及痛觉传导也受到抑制。星状神经节阻滞对偏头痛有一定的疗效，连续多次注射疗效更佳，一般为每日一次，连续3～5日，阻滞部位成功的提示是同侧面部会出现典型的霍纳综合征（Horner's syndrome），但注意不可以同时进行双侧星状神经节阻滞，此方法通常会在短期内取得较好疗效，但是一般难以获得更长期稳定的镇痛效果。

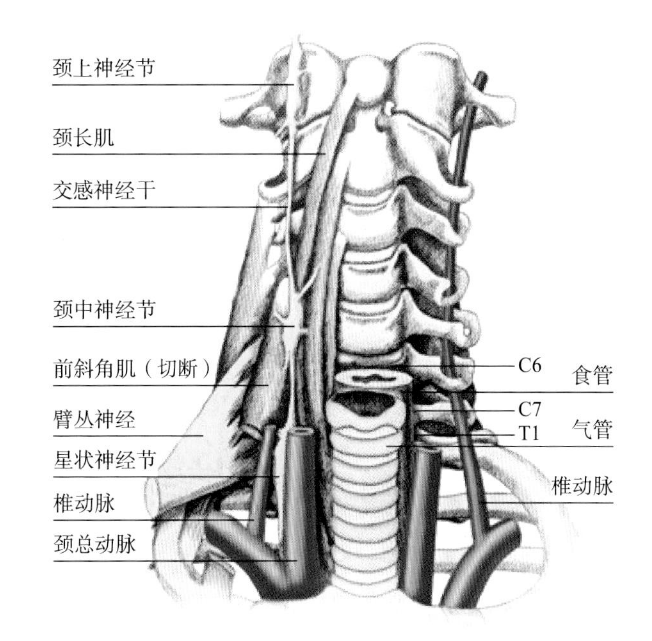

图6-1　星状神经节示意图

2．枕神经阻滞　枕神经阻滞也是一种操作简便的微创手术治疗方法，阻滞注射的药物除了局麻药以外，一般还会加用长效类固醇类药物，以增强阻滞效果和持续时间。枕神经阻滞尤其适用于枕神经痛或以枕神经分布区疼痛为主的偏头痛，可根据需要分别阻滞枕大神经和（或）枕小神经，既可以单侧阻滞，也可以双侧阻滞，超过1个月的治疗效果总体优良率达到60%以上。枕神经阻滞可以反复多次应用，有时候也可以与同侧星状神经节阻滞联合应用。

3．肉毒毒素注射　肉毒毒素是由肉毒梭状芽孢梭菌在生长繁殖过程中产生的一种外毒素，根据毒素抗原性的不同将其分为7种类型（A～G），临床常用类型为A型。目前的研究认为，其镇痛机制有三方面：①外周神经镇痛机制：抑制外周感觉神经元的神经递质和炎性介质［降钙素基因相关肽（CGRP）、血管活性肽（VIP）、谷氨酸］；②中枢神经镇痛机制：肉毒毒素通过逆轴浆运输至中枢神经系统，影响μ-阿片类受体和GABA-A受体发挥镇痛作用；③通过外周和中枢镇痛共同降低痛觉敏感性。此种方法目前已被美国FDA批准应用于慢性偏头痛（特别强调是“慢性偏头痛”），在颅周和颈部共31个位点，共注射155 U（图6-2），在我们既往的治疗慢性偏头痛患者中均取得了良好的疗效。

4．枕神经电刺激　近年来，国际上对于偏头痛的外科治疗的文献报道，主要集中在枕神经刺激的临床应用，这种疗法可以显著降低偏头

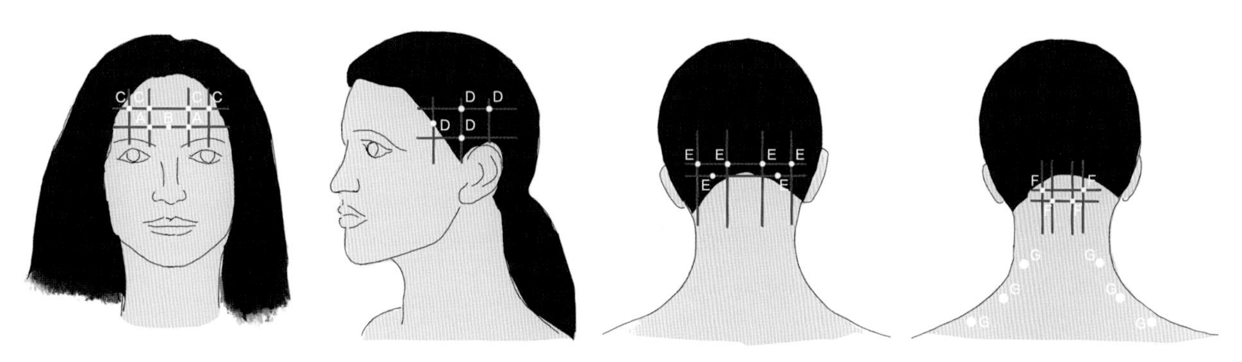

图6-2　肉毒毒素注射靶点示意图。A 皱眉肌；B 降眉间肌；C 额肌；D 颞肌；E 枕肌；F 颈椎旁肌；G 斜方肌

痛的发作频率、持续时间、疼痛强度等。2011年Saper等发表了枕神经刺激治疗慢性偏头痛的前瞻性、多中心、随机、单盲对照研究，66例患者被分成3组：①可调节刺激参数组，在持续刺激的基础上患者可自主调节电压；②固定刺激参数组，参数保持恒定，每天刺激1分钟，接近安慰剂控制组；③药物组。有效标准设定为每月头痛天数的减少大于50%或头痛强度至少降低3个点（0～10的分级标准）。随访3个月，各组的有效率分别为39%、8%、0%。枕神经刺激治疗偏头痛的长期疗效也令人满意，有学者报道超过3年的治疗效果仍然满意。最近，更有学者报道进行了平均随访时间达到9.4±6.1年的长期疗效观察，发现偏头痛患者枕神经刺激术后发作频率减少50%以上的占88.6%。我们曾经对3例偏头痛患者施行了枕神经刺激测试，均取得了较为满意的效果，但由于经济方面的原因，最终患者都未接受植入。看来，对于偏头痛的外科治疗，影响最大的不是技术方面的问题，而可能是患者理念和经济方面的问题。

第二节 紧张型头痛

一、概述

紧张型头痛既往又被称为肌肉收缩性头痛、压力性头痛，是成年人原发性头痛中最常见的类型，也是神经科门诊中最常见的头痛类型。不同研究显示，在普通人群中紧张型头痛的终身患病率达30%～80%，至少10%的患者会经历频繁的紧张型头痛发作，对社会生活和经济造成很大影响和浪费。

紧张型头痛的发病机制不明，目前认为其发病与头颈部肌肉紧张、社会心理压力、焦虑、抑郁、精神因素、中枢神经介质代谢紊乱、滥用止痛药物等因素有关。紧张型头痛患者的明尼苏达人格测验显示：患者不仅可有边缘性抑郁，还可有身心疾病。

二、临床表现

紧张型头痛多发生于青壮年，女性居多。绝大多数紧张型头痛为两侧头痛，多为双侧颞部、后枕部及头顶部或全头部。头痛性质为钝痛、胀痛、压迫感、麻木感和束带样紧箍感，像一条带子紧束头部或呈头周缩箍感、压迫感或沉重感，不伴恶心、呕吐、畏光或畏声、视力障碍等前驱症状，可伴有头昏、失眠、焦虑或抑郁等症状。头痛的强度为轻度至中度，很少因头痛而卧床不起或影响日常生活。病程大多较长，可持续数十年，常反复发作，轻者仅在明显紧张或忧郁时才发生头痛，慢性者头痛可持续数天或数周。一般表现为双侧持续性枕部或额部钝痛，可扩展至整个头部，常有压迫沉重感或头周围紧箍感，尽管有时可有轻度头昏、视物模糊或耳鸣，但很少有恶心、呕吐或全身不适。患者工作时的特殊体位引起颅颈部肌肉持续收缩、思虑紧张、焦虑、烦躁、失眠常使头痛加重。而部分患者则在头颅、颈椎等疾病的基础上产生肌收缩性反应，引起紧张性头痛。有的患者可有长年累月的持续性头痛，症状甚至可回溯10～20年。有的患者可以整天头痛，但一天内多有逐渐增强和逐渐减轻的波动感。多数患者因为激动、生气、失眠、焦虑或忧郁等因素常使头痛加剧。紧张型头痛为非遗传性，但如果孩子模仿和学习父母的头痛行为，则可表现为在家庭或者族群里聚集发病。

三、诊断

紧张型头痛在临床上根据发作频率不同可以分为偶发性紧张型头痛、频发性紧张型头痛和慢性紧张型头痛。

（一）偶发性紧张型头痛

头痛发作不频繁，持续数分钟到数天。典型

的头痛为轻到中度双侧压迫性或紧箍样头痛，不因日常体力活动而加重。不伴随恶心，但可伴随畏光或畏声。

ICHD-3诊断标准：

A. 平均每月发作＜1天（每年＜12天），至少发作10次以上并符合诊断标准B～D

B. 头痛持续30分钟到7天

C. 头痛至少符合下列4项中的2项：

1. 双侧头痛
2. 性质为压迫性或紧箍样（非搏动性）
3. 轻或中度头痛
4. 日常活动如走路或爬楼梯不加重头痛

D. 符合下列全部2项：

1. 无恶心或呕吐
2. 畏光、畏声中不超过1项

E. 不能用ICHD-3中的其他诊断更好地解释。

（二）频发性紧张型头痛

头痛发作频繁，持续数分钟到数天。典型的头痛为轻到中度双侧压迫性或紧箍样头痛，不因日常体力活动而加重。不伴随恶心，但可伴随畏光或畏声。

ICHD-3诊断标准：

A. 平均每月发作1～14天超过3个月（每年≥12天且＜180天），至少发作10次以上并符合诊断标准B～D

B. 头痛持续30分钟到7天

C. 头痛至少符合下列4项中的2项：

1. 双侧头痛
2. 性质为压迫性或紧箍样（非搏动性）
3. 轻或中度头痛
4. 日常活动如走路或爬楼梯不加重头痛

D. 符合下列全部2项：

1. 无恶心或呕吐
2. 畏光、畏声中不超过1项

E. 不能用ICHD-3中的其他诊断更好地解释。

（三）慢性紧张型头痛

从频发性紧张型头痛进展而来，每天或者非常频繁发作的头痛，典型的头痛为轻到中度双侧压迫性或紧箍样头痛，时间持续几小时到几天或者不间断。头痛不因日常体力活动而加重，但可以伴有轻度恶心、畏光或畏声。

ICHD-3诊断标准：

A. 头痛平均每月发作时间≥15天，持续超过3个月（每年≥180天），并符合诊断标准B～D

B. 头痛持续数小时至数天或持续性

C. 头痛至少符合下列4项中的2项：

1. 双侧头痛
2. 性质为压迫性或紧箍样（非搏动性）
3. 轻或中度头痛
4. 日常活动如走路或爬楼梯不加重头痛

D. 符合下列全部2项：

1. 畏光、畏声和轻度恶心3项中最多只有1项
2. 既无中、重度恶心，也无呕吐

E. 不能用ICHD-3中的其他诊断更好地解释。

四、治疗

（一）药物治疗

本病的许多治疗药物与偏头痛用药相同，治疗偏头痛的药物同样对紧张型头痛也有效果。由于紧张型头痛的发病机制并不清楚，所以在药物选择上多采用温和的非阿片类镇痛药，主要是非甾体类抗炎药物、镇静剂、肌肉松弛药和抗抑郁药。一般多以口服方式给药，并且短期应用，以免药物引起严重毒副作用。

由于绝大多数紧张型头痛的疼痛强度为轻度至中度，所以应用一般的镇痛剂即可暂时减轻或中止头痛。极个别因头痛难忍而应用强效镇痛剂。急性发作期使用对乙酰氨基酚、阿司匹林、非甾体类抗炎药、麦角胺或二氢麦角胺等治疗有效。预防性治疗可以应用阿米替林、丙咪嗪等，对于紧张型头痛患者来讲，增加抗焦虑及抑郁剂治疗可产生非常好的效果，甚至能达到完全治愈。此外，普萘洛尔（心得安）对部分病例也有预防作用，并可增强阿米替林的疗效。

（二）神经阻滞

紧张型头痛大多累及双侧头部，采用星状神经节阻滞、枕神经阻滞治疗时，大多数情况需要双侧进行。需要注意的是枕神经阻滞可以同时双

侧进行，而星状神经节阻滞不宜同时阻滞双侧，可以在一侧阻滞作用消失后再进行对侧阻滞，也可以间隔一段时间两侧交替进行阻滞治疗；但也有学者认为枕神经阻滞对于缓解紧张型头痛基本无效。

此外，许多研究证实使用类固醇类药物进行颈椎硬膜外神经阻滞可以长期缓解紧张型头痛，此种疗法也可以应用于抗抑郁药物发挥疗效前的等待阶段。具体可以以天或者周为周期，分次进行。

（三）枕神经刺激

由于紧张型头痛的疼痛范围较为弥散，采用外周神经刺激来治疗时面临着如何选择靶点神经的问题，很难通过刺激某一根神经能够覆盖全部的疼痛范围，因此总体上来看，外周神经刺激治疗紧张型头痛的应用较少。近来，开始有学者尝试应用枕神经刺激治疗紧张型头痛，可采用单侧枕神经刺激，也可采用双侧枕神经刺激，都能获得一定的治疗效果。

（四）其他治疗

除了上述治疗方法，神经心理治疗、物理治疗、生物反馈治疗、针灸治疗等各种方法综合应用，对紧张型头痛也能取得较满意的治疗效果。

第三节 丛集性头痛

一、概述

丛集性头痛是所有原发性头痛中较严重的一种，头痛在一段时间内密集发作，随后可有数月甚至数年的缓解期。丛集性头痛在临床上比较少见，欧洲丛集性头痛的患病率(9～92)/10万，美国的患病率最高可达401/10万。我国男性患病率为11.7/10万，女性为1.9/10万，男女之比为6.2：1，男性高患病年龄为25～44岁，40～44岁为高峰。

丛集性头痛的病因和发病机制目前尚不清楚，可能与神经因素、血管因素、组胺、降钙素基因相关肽、前列腺素、P物质及遗传因素有关。

二、临床表现

从集性头痛发作时无先兆，头痛发生于单侧眼眶、眼周、球后、眶上，为进展迅猛的剧烈撕扯样痛、胀痛、烧灼痛或钻痛，向同侧额颞部和顶枕部扩散，同时可伴有同侧Horner综合征：球结膜充血、面部潮红、瞳孔缩小、上睑下垂，以及流泪、流涕、烦躁不安、出汗、眼睑水肿。头痛时患者非常痛苦，疼痛剧烈程度甚至可以超过三叉神经痛，一般持续15～180分钟，症状可以迅速消失，仍可继续原有活动。头痛呈丛集性发作，每天发作一次至数次，多数患者在相同时间发作，甚至像定时钟一样，几乎在恒定的时间发作，每次发作的症状表现和持续时间也基本相同。丛集性头痛的发病有明显季节性，春秋季多见。发作持续数周乃至数月后缓解，缓解期可持续数月至数年，多数情况1年发作1～2次。极少数患者间歇缓解期会越来越短，发作频率增加，发展成为慢性丛集性头痛。

三、诊断

成年男性，一侧眶上、眶周搏动性剧痛，伴有同侧流涕、流泪、鼻塞等，持续约半小时至2小时缓解，常在每天同一时间以同一形式多次发作，夜间也可发生。发作持续数周至2～3个月后，逐渐减少、减轻而停止。但间隔数周或数年后再次出现类似的丛集样发作。具体诊断标准如下。

ICHD-3诊断标准：

A. 符合B～D发作5次以上

B. 发生于单侧眼眶、眶上和（或）颞部的重度或极重度的疼痛，若不治疗疼痛持续15～180分钟

C．头痛发作时至少符合下列2项中的1项：

1．至少伴随以下症状或体征（和头痛同侧）中的1项：

a）结膜充血和（或）流泪

b）鼻塞和（或）流涕

c）眼睑水肿

d）前额和面部出汗

e）瞳孔缩小和（或）上睑下垂

2．烦躁不安或躁动

D．发作频率1次/隔日～8次/日

E．不能用ICHD-3中的其他诊断更好地解释。

根据发作频率和持续时间的不同，丛集性头痛可分为发作性丛集性头痛和慢性丛集性头痛。发作性丛集性头痛发作持续7天～1年，多可连续发生持续数周或数月（称为丛集期），间歇期通常持续数月或数年，头痛缓解期至少持续1个月。慢性丛集性头痛极少见，在丛集性头痛中占比不足10%，可以由发作性丛集性头痛转为慢性，也可以自发作后不缓解成持续性发作。慢性丛集性头痛至少1年内无缓解期或缓解期小于1个月。

四、治疗

（一）药物治疗

药物治疗与治疗偏头痛基本相同，但丛集性头痛更难以治疗，更需要个体化治疗。在每天发作前或者发作时可口服麦角胺类药物，能预防发作或减轻发作时的症状。曲坦类药物是5-HT受体激动药，与5-HT受体结合可以抑制5-HT的扩血管作用，使血管收缩达到治疗目的，可以口服、滴鼻、皮下或静脉注射，治疗效果较好。

钙离子拮抗药、锂盐、抗癫痫药物、非甾体止痛药和类固醇类药物也有一定的预防和治疗作用。此外，发作时高流量、高浓度面罩吸氧或高压氧治疗对部分患者也有明确的疗效。

（二）手术治疗

1．神经阻滞或射频毁损　药物治疗效果不满意的患者可以采用神经阻滞或射频毁损治疗，常用的治疗部位包括蝶腭神经节、眶上神经或眶下神经，也可以选择滑车神经或枕神经，进行药物阻滞，可以取得较好的疗效。如果想获得长期稳定的疗效，也可以采用射频毁损的方法。

2．外周神经刺激　外周神经刺激是近年来得到应用和认可的一种新疗法，刺激的神经同样可以选择蝶腭神经节、眶上神经、眶下神经、枕神经等，甚至还可以选择迷走神经，其中蝶腭神经节刺激和枕神经刺激对于丛集性头痛治疗效果较好，尤其是蝶腭神经节刺激更适合于丛集性头痛的治疗。美国头痛学会的循证医学研究结果，将蝶腭神经节刺激和下丘脑刺激作为B级证据推荐用于治疗丛集性头痛。

第四节　颈源性头痛

一、概述

颈源性头痛（cevicogenic headache, CHA）最早为Sjaastad在1983年所描述和记载，受当时认识所限，认为CHA为单侧额颞部的头痛，临床表现类似于偏头痛。目前更为科学的理解是CHA从本质上而言是一种来自颈部的牵涉痛，是临床最常见的继发性头痛。这种疼痛就像是我们所熟悉的脊柱源性的疼痛一样，疼痛来源于脊柱结构，但是我们感受到的部位却位于肩部、胸壁、臀部或者下肢。

这种疼痛的潜在机制涉及颈神经和三叉神经脊束在三叉神经脊束核中相汇聚，通常当来自于C1、C2和C3的伤害感受性纤维传导到二级神经元时，二级神经元在接受相邻颈神经的传入时，同时也接受来自三叉神经Ⅰ支经过三叉神经脊束核的传入纤维（图6-3）。基于这样的解剖基础，原本表现为上颈部的疼痛可以牵涉到头部的相关区域，比如枕部和耳部区域。同时，因为与三叉传入纤维的汇聚，也可使疼痛牵涉到顶部、额部和眼眶部等三叉神经支配区域。

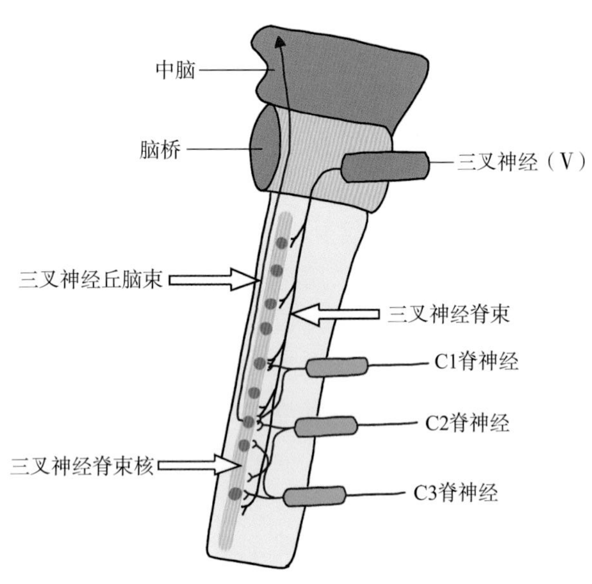

图6-3 颈源性头痛的牵涉痛原理图

在普通人群中颈源性头痛的患病率为1%、2.5%或者4.1%（基于诊断标准不同），而在重度头痛患者中可高达17.5%。在颈部挥鞭样损伤之后的头痛患者中，CHA的患病率则高达53%。

二、临床表现

CHA通常表现为一侧后头部、额颞部胀痛、酸胀或者牵扯感觉，可牵涉至同侧眼眶区域，极少数会伴有上颌区域不适，有时可有双侧症状，但从机制上而言也是两个单侧分别起病，只是疼痛发作时间吻合而已。此外，患者可有颈部僵硬不适，可随着低头或者旋转颈部时症状加重。亦可伴有头晕、恶心等症状，部分患者可有焦虑、轻度抑郁或者失眠。

三、诊断

对于CHA最初诊断标准的确立是在1990年，并在1998年修订。其标准内容如下：单侧的头痛并通过颈部运动或者按压颈部可以诱发出类似的症状，同时并存的疼痛可以位于颈部、肩部和臂部，伴随有颈部活动范围的减小。但是这些不是CHA唯一的特性，而最可靠的特性是疼痛起源于颈部，并且放射至额-颞部区域，也可放射至同侧的肩部和上臂，并且可由颈部运动所诱发。需要明确指出的是，CHA并非只是单侧症状，亦可以为双侧症状。

目前对于CHA的诊断出现两个流派：①欧洲学派：根深蒂固地相信CHA有其特定的临床特点，并且通过这些特点可以做出明确的诊断；②澳洲和北美学派：其特色鲜明地提出CHA的诊断需基于镇痛药物介入性诊断的方法学，即对于可疑的CHA患者，需在影像学引导下行对照性诊断性阻滞，以测试颈部特定结构是否为疼痛的来源。我们目前是综合临床症状+诊断性阻滞来明确诊断。

ICHD-3的诊断标准如下：

A. 任何头痛符合诊断C

B. 有临床、实验室和（或）影像学证据发现能导致头痛的颈椎或颈部软组织疾患或损害

C. 至少符合下列4项中的2项以证明存在因果关系：

  1. 头痛的出现与颈部疾患或病变的发生在时间上密切相关
  2. 头痛随着颈部疾患或病变的缓解或消失而明显缓解或消失
  3. 刺激性动作可导致颈部活动受限和头痛明显加重
  4. 诊断性阻滞颈部结构或其神经后，头痛消失

D. 不能用ICHD-3中的其他诊断更好地解释。

四、治疗

（一）药物治疗

CHA并没有特效口服药物。在头痛发作期，可以尝试服用非甾体类镇痛药物。此外，叮嘱患者少做低头或长久伏案等动作，并结合热敷颈部等物理治疗方式。

（二）手术治疗

1．神经阻滞或射频毁损　目前越来越多的研究表明：C2～C3小关节接受第三枕神经支（third occipital nerve, TON）是CHA病因最常见的来源，可占到所有CHA病例的70%；寰枢关节是第二位常见来源；C3～C4小关节仅是偶尔参与到了CHA。基于此，目前神经阻滞和射频毁损也是针对于C2背根神经节、TON和C3内侧支进行治疗，神经阻滞一般需要多次重复，且维持时间较短；我们一般在诊断性阻滞有效基础上，针对C2背根神经节进行脉冲射频，TON和C3内侧支则进行热射频治疗，均取得很好和更持久的临床疗效。亦有基于此基础，在内镜下部分切断C2背根神经节和完全切断内侧支，获得更为长远的稳定疗效。

此外，还可进行枕大神经阻滞，94%的患者可以获得平均23.5天的疼痛缓解；枕大神经切断术可以让70%的患者得到缓解，平均持续时间为244天。

2．神经刺激疗法　神经刺激疗法可选择高颈段脊髓电刺激（SCS）或者枕神经刺激疗法。此外，还有报道经皮神经电刺激疗法（transcutaneous electrical nerve stimulation, TENS）在80%的患者中其头痛指数可有60%下降，但仅维持1个月。

第五节　枕神经痛

一、概述

枕神经痛（occipital neuralgia, ON）被国际头痛协会定义为枕大神经（greater occipital nerve, GON）或者枕小神经（lesser occipital nerve, LON）分布皮节区域的发作性枪击样疼痛或者刺痛，有的亦称之为C2神经痛（图6-4）。起源于枕下部区域的疼痛可以传导至头顶部区域，尤其是上颈部、后头部和眼后方。疼痛受累及区域可以伴随有感觉减退或者感觉障碍。最常见的触发点是GON和LON压痛，这种阳性体征在GON可达90%，而在LON仅有10%。

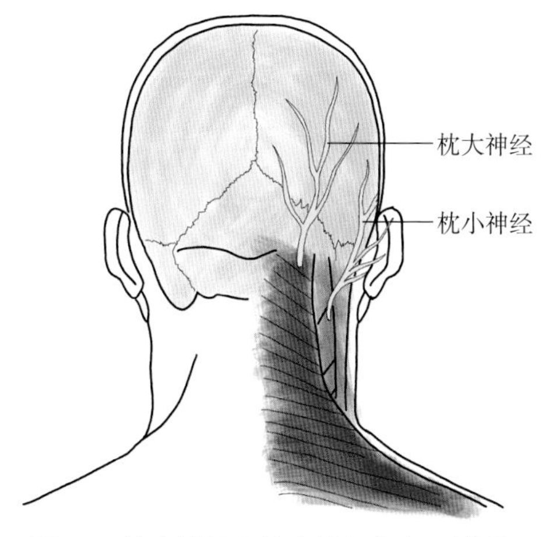

图6-4　枕大神经和枕小神经分布区域图

ON的发病率仍然有待精确地确定。一项荷兰普通人群的调研为一个相对较低的发病率3.2/10万人，女性略多，没有时间和季节变化的影响。

神经痛通常是由一根或者多根神经受到神经周围结构压迫或者刺激所引起。ON则是由GON或者LON受到上颈段长期收缩的肌肉和颈椎病的刺激引起；此外，尚可来自于少见因素压迫，如颅内外血管、巨细胞动脉炎、椎体骨折后骨痂形成、神经鞘瘤，以及肿块等因素。概括而言，这些因素包括血管源性、神经源性、肌源性和骨源性因素。

二、临床表现

ON患者通常会在颈部有枪击样疼痛或者刺痛感觉，可传导至整个颅骨。疼痛特点是持续性存在，阵发性加重，分布范围多变；这种疼痛可能位于眶后部区域，这是由于C2背根和三叉神经核尾部汇聚。由于Ⅷ、Ⅸ和Ⅹ脑神经和颈部交感神经系统有交汇连接，因此也可能存在视觉障碍/眼部疼痛（67%）、耳鸣（33%）、头晕（50%）、恶心（50%）和鼻塞（17%）。体格检查可发现有沿着GON和LON走行区域的压痛。有时会有感觉减退或者感觉障碍。疼痛位于枕部区域，可以向上传导至顶部区域，通常是单侧的，但也可以为双侧。

三、诊断

ICHD-3的ON诊断标准：

A．枕大、枕小和（或）第3枕神经分布区内的单侧或双侧疼痛并符合标准B～D

B．疼痛至少符合以下3项特点中的2项：

1．反复发作的阵发性疼痛，持续数秒至数分钟

2．重度

3．撕裂样、针刺样或锐痛

C．疼痛与以下2项相关：

1．对头皮和（或）头发的良性刺激可出现明显的感觉减退和（或）触痛

2．符合以下1项或2项：

a）受累神经分支的压痛

b）枕大神经出颅处或C2分布区为诱发点

D．受累神经经局麻药阻滞可使疼痛暂时缓解

E．不能用ICHD-3中的其他诊断更好地解释。

体格检查：沿着GON走行（枕骨结节之上）和（或）LON（乳突尖部上内侧约3 cm）可触及压痛；轻压或者轻叩神经可诱发刺痛感觉（Tinel征）；当患者平躺枕下垫枕，并且颈部过伸或者旋转颈部时，可诱发疼痛（Pillow征）。

影像学表现：磁共振是诊断这种疾病最重要的工具，颈部和枕部周围软组织可以可视化。X线片可以排除一些潜在的疾病，比如关节炎和颅颈部失稳。颅颈交界区CT可以显示肿瘤或者退行性骨性病变。但有时影像学结果也可能与临床症状相互矛盾。

多种疾病在临床上或多或少会表现出与ON相同的某种特性，比如可能存在后颈部或者头部的疼痛。除非这些疾病还具有另外一些不同的临床表现，否则往往很难区分。有两大类重要的疾病类别，应该牢记。第一类需要鉴别的是肿瘤、感染和先天性畸形（如Arnold-Chiari畸形），区分这些疾病是至关重要的，如果误诊可导致灾难性后果。另一类可能被误诊的是偏头痛、丛集性头痛、紧张性头痛或者偏头痛持续状态。

此外，ON必须与来自以下结构的牵涉痛相鉴别：寰枢关节、上颈段小关节、颈部肌肉扳击点或者其附着点（这些主要指颈源性头痛）。鉴别的关键点为：ON是来自于枕神经的神经痛，而颈源性头痛是来源于颈部结构的伤害感受性牵涉痛。

四、治疗

枕神经痛治疗方法多样，从药物治疗一直到开放性手术治疗。自从1821年ON首次被描述起，多种介入治疗方法已被应用，但目前尚未达成临床治疗共识。药物治疗、物理治疗、微创介入治疗，以及积极的手术干预可以逐步应用，但有效的证据相对不强。用含局麻药物和皮质类固醇的混合药物进行枕大神经和枕小神经阻滞可以改善症状，但持续时间通常比较短暂，可反复多次进行。针对枕大神经的脉冲射频也可以缓解症状，但是在随访期间存在疼痛复发的倾向。

总之，ON从诊断到治疗应该遵循这样的顺序：首先，GON或者LON区域存在明显压痛，诊断性阻滞有效，并且除外肿瘤、血管或者先天性异常因素；之后药物治疗、物理治疗、生物反馈疗法，或者改变生活方式；对于药物难治性病例可行介入治疗方式：皮质类固醇或者肉毒毒素注射术，或者脉冲射频治疗；对于棘手病例可以考虑外科手术治疗：枕神经电刺激、神经松解术或者破坏性手术。

（卢　光）

参考文献

1. Akbari SHA, Holekamp TF, Murphy TM, et al. Surgical management of complex multiloculated hydrocephalus in infants and children. Child's Nervous System: ChNS: Official Journal of the International Society for Pediatric Neurosurgery, 2015, 31(2): 243-249.
2. Bendtsen L, Evers S, Linde M, et al. EFNS guideline on the treatment of tension-type headache - report of an EFNS task force. European Journal of Neurology, 2010, 17(11): 1318-1325.
3. Blumenfeld A, Ashkenazi A, Napchan U, et al. Expert consensus recommendations for the performance of peripheral nerve blocks for headaches–a narrative review. Headache, 2013, 53(3): 437-446.
4. Bovaira M, Peñarrocha M, Peñarrocha M, et al. Radiofrequency treatment of cervicogenic headache. Medicina Oral, Patologia Oral Y Cirugia Bucal, 2013, 18(2): e293-297.
5. Chan AK, McGovern RA, Zacharia BE, et al. Inferior short-term safety profile of endoscopic third ventriculostomy compared with ventriculoperitoneal shunt placement for idiopathic normal-pressure hydrocephalus: a population-based study. Neurosurgery, 2013, 73(6): 951-960; discussion 960-961.
6. Choi I, Jeon SR. Neuralgias of the head: occipital neuralgia. Journal of Korean Medical Science, 2016, 31(4): 479-488.
7. Eigenbrodt AK, Ashina H, Khan S, et al. Diagnosis and management of migraine in ten steps. Nature Reviews. Neurology, 2021, 17(8): 501-514.
8. Fischer CM, Neidert MC, Péus D, et al. Hydrocephalus after resection and adjuvant radiochemotherapy in patients with glioblastoma. Clinical Neurology and Neurosurgery, 2014, 120: 27-31.
9. GBD 2016 Headache Collaborators. Global, regional, and national burden of migraine and tension-type headache, 1990—2016: a systematic analysis for the Global Burden of Disease Study 2016. The Lancet. Neurology, 2018, 17(11): 954-976.
10. Ghai A, Kaushik T, Wadhera R, et al. Stellate ganglion blockade-techniques and modalities. Acta Anaesthesiologica Belgica, 2016, 67(1): 1-5.
11. Goyal S, Kumar A, Mishra P, et al. Efficacy of interventional treatment strategies for managing patients with cervicogenic headache: a systematic review. Korean Journal of Anesthesiology, 2022, 75(1): 12-24.
12. Headache classification committee of the international headache society (ihs) the international classification of headache disorders, 3rd edition. Cephalalgia: An International Journal of Headache, 2018, 38(1): 1-211.
13. Láinez MJ, Marti AS. Sphenopalatine ganglion stimulation in cluster headache and other types of headache. Cephalalgia: An International Journal of Headache, 2016, 36(12): 1149-1155.
14. Lambru G, Matharu MS. Peripheral neurostimulation in primary headaches. Neurological Sciences: Official Journal of the Italian Neurological Society and of the Italian Society of Clinical Neurophysiology, 2014, 35 Suppl 1: 77-81.
15. Lanteri-Minet M, Ducros A, Francois C, et al. Effectiveness of onabotulinumtoxin A (BOTOX®) for the preventive treatment of chronic migraine: A meta-analysis on 10 years of real-world data. Cephalalgia: An International Journal of Headache, 2022, 42(14): 1543-1564.
16. Leinisch-Dahlke E, Jürgens T, Bogdahn U, et al. Greater occipital nerve block is ineffective in chronic tension type headache. Cephalalgia: An International Journal of Headache, 2005, 25(9): 704-708.
17. Leone M, Cecchini AP. Central and peripheral neural targets for neurostimulation of chronic headaches. Current Pain and Headache Reports, 2017, 21(3): 16.
18. Martelletti P, Jensen RH, Antal A, et al. Neuromodulation of chronic headaches: position statement from the European Headache Federation. The Journal of Headache and Pain, 2013, 14(1): 86.
19. Miller S, Watkins L, Matharu M. Long-term outcomes of occipital nerve stimulation for chronic migraine: a cohort of 53 patients. The Journal of Headache and Pain, 2016, 17(1): 68.
20. Nagar VR, Birthi P, Grider JS, et al. Systematic review of radiofrequency ablation and pulsed radiofrequency for management of cervicogenic headache. Pain Physician, 2015, 18(2): 109-130.
21. Narouze S. Occipital neuralgia diagnosis and treatment: the role of ultrasound. Headache, 2016, 56(4): 801-807.
22. Rekate HL. Commentary: Endoscopic third ventriculostomy in 250 adults with hydrocephalus: patient selection, outcomes, and complications. Neurosurgery, 2016, 78(1): 124-126.
23. Robbins MS, Starling AJ, Pringsheim TM, et al. Treatment of cluster headache: the american headache society evidence-based guidelines. Headache, 2016, 56(7): 1093-1106.
24. Rodrigo D, Acin P, Bermejo P. Occipital nerve stimulation for refractory chronic migraine: results of a long-term prospective study. Pain Physician, 2017, 20(1):

E151-E159.
25. Saper JR, Dodick DW, Silberstein SD, et al. Occipital nerve stimulation for the treatment of intractable chronic migraine headache: ONSTIM feasibility study. Cephalalgia: An International Journal of Headache, 2011, 31(3): 271-285.
26. Schwedt TJ, Vargas B. Neurostimulation for treatment of migraine and cluster headache. Pain Medicine (Malden, Mass.), 2015, 16(9): 1827-1834.
27. Slavin KV, Colpan ME, Munawar N, et al. Trigeminal and occipital peripheral nerve stimulation for craniofacial pain: a single-institution experience and review of the literature. Neurosurgical Focus, 2006, 21(6): E5.
28. Sun-Edelstein C, Mauskop A. Complementary and alternative approaches to the treatment of tension-type headache. Current Pain and Headache Reports, 2012, 16(6): 539-544.
29. Symss NP, Oi S. Theories of cerebrospinal fluid dynamics and hydrocephalus: historical trend. Journal of Neurosurgery. Pediatrics, 2013, 11(2): 170-177.
30. Weibelt S, Andress-Rothrock D, King W, et al. Suboccipital nerve blocks for suppression of chronic migraine: safety, efficacy, and predictors of outcome. Headache, 2010, 50(6): 1041-1044.
31. Wheeler A, Smith HS. Botulinum toxins: mechanisms of action, antinociception and clinical applications. Toxicology, 2013, 306: 124-146.
32. Yao C, Wang Y, Wang L, et al. Burden of headache disorders in China, 1990—2017: findings from the Global Burden of Disease Study 2017. The Journal of Headache and Pain, 2019, 20(1): 102.
33. 郭述苏, 薛广波, 王桂清, 等. 中国偏头痛流行病学初步调查. 临床神经病学杂志, 1991, 4: 65-69.
34. 郭述苏, 薛广波, 王桂清, 等. 中国丛集性头痛流行病学调查. 中国疼痛医学杂志, 1996, 2: 6-10.
35. 胡永生, 李勇杰. 头面痛的外科治疗原则和体会. 中国疼痛医学杂志杂志, 2014, 20: 193-195.
36. 卢光, 易晓斌, 陶蔚, 等. 星状神经节阻滞技术的临床应用. 中国疼痛医学杂志, 2015, 21(1): 56-59, 63.
37. 卢光, 陶蔚, 朱宏伟, 等. 星状神经节阻滞治疗慢性疼痛的临床体会. 中国疼痛医学杂志, 2014, 20(06): 393-396.
38. (美)史蒂文・沃尔德曼. 卢光, 倪兵, 舒伟主译. 常见疼痛综合征(第3版). 北京: 清华大学出版社, 2019.
39. 张晓磊, 胡永生. 枕神经电刺激治疗头痛的应用进展. 中国疼痛医学杂志, 2013, 19: 297-299.

第七章　三叉神经痛

第一节　概　述

三叉神经痛（trigeminal neuralgia, TN）是一种累及单侧面部三叉神经一支或数支感觉分布区的阵发性、剧烈的电击样或刀割样、反复发作的疼痛，被描述为“人类所经受的最剧烈的疼痛”，俗称“天下第一痛”，甚至因为反复疼痛且治疗效果不佳而继发精神心理障碍，被约翰·霍普金斯医院的Harvey Cushing称为“自杀性疾病”。

据可追溯的文献记载，16世纪就有国外学者开始关注这个疾病，Nicholas Andre于1756年提出“痛性抽搐”（tic douloureux）这个医学名字来描述三叉神经痛。同一时期（1773年），英国医生John Fothergill观察了14个患者，并进行了以下总结：“该类疾病可能随着年龄增大发病率增高、女性多于男性、疼痛突然发生且持续时间很短，可能15秒到30秒，然后消失；没有固定间隔时间，也许半小时、也许2～3小时再次发作。有些人吃饭可能诱发，有些人说话甚至面部微笑的肌肉运动也会诱发；有时候轻抚脸部会诱发，而加重用力后不一定诱发”，并且以自己名字命名为Fothergill病。1820年Charles Bell医生把这些临床症状定位在三叉神经上，此后开始运用“三叉神经痛”这个医学名词。

流行病学上，三叉神经痛发病率在(11～42)/10万人，累积患病率在0.03%～0.3%，37～67岁多发，经典型三叉神经痛的发病高峰为50～60岁。女性发病率高于男性，比例约为1.4∶1；疼痛区域通常位于三叉神经V2和V3分布区，V1分布区较少受累；右侧三叉神经痛发病率多于左侧，没有解剖依据提示右侧三叉神经颅内段存在更多异常血管或血管袢，不过有影像学和解剖学数据提示右侧的圆孔和卵圆孔较左侧狭窄，可能与三叉神经痛第二支或第三支痛有关系；双侧发病罕见。儿童三叉神经痛罕见（＜1.5%），与成人不同的是，儿童双侧三叉神经痛相对常见，且常见多组脑神经同时压迫，主要与儿童三叉神经痛常为继发性三叉神经痛有关。

2019—2021年复旦大学附属华山医院神经外科共收治848例三叉神经痛的住院手术患者，最小发病年龄26岁，最大81岁，平均年龄58.8岁，男女比例为315∶533，女性多于男性，右侧略多于左侧，但相差不大（左侧402∶右侧446）。

随着科学的进步，各种医学检查设备和检验设备的应用，对三叉神经痛病因的探讨也逐步深入。从病因学角度可分为原发性、继发性和病理性三大类。原发性三叉神经痛是指过去常规影像学检查，包括常规CT、MRI检查未能发现明显异常、病因未明的一类三叉神经痛。虽然现代影像学的进步已经能够显示血管压迫三叉神经根为其主要病因，但目前仍将这类因血管压迫导致的疼痛发作归为原发性三叉神经痛；继发性三叉神经痛则指三叉神经路径上从半月节到脑桥入口之间或其周围存在明确的器质性病变，如肿瘤机械性压迫、多发性硬化或脱髓鞘等情况，随着病变进展可表现出三叉神经痛以外的相应神经系统体征；病理性三叉神经痛指发病前有其他明确病理如水痘-带状疱疹病毒感染、外伤史等明确诱因，一般在半年内出现的三叉神经痛。

大量临床研究发现，无论是原发性还是继发性三叉神经痛，其病因可能为多源性的，包括：血管压迫刺激、神经受卡压、中枢可塑性改变引起疼痛易化、髓鞘退行性变和肿瘤压迫等因素。2019—2021年复旦大学附属华山医院神经外科收住院的848例三叉神经痛患者，都是已经在门诊完善相关检查并有手术指征的患者，其中799例为原发性三叉神经痛，49例为继发性三叉神经痛。

第二节 临床表现

一、疼痛发作部位

三叉神经痛局限于一侧三叉神经分布区，疼痛不越过中线是区别于其他头面部痛的关键鉴别点。以V2和（或）V3发病最多见；V1单独受累少见，但2支或3支同时受累也不罕见，不过治疗效果常较好。

根据解剖区域的分布区：①V1支疼痛部位位于眼外眦以上，前额、眉弓等处；②V2支痛位于眼外眦以下至口角外侧以上区域，包括上唇、鼻翼、下眼睑部及颧、颞部；③V3支痛多位于口角下区域，包括下唇、颏部、面颊耳屏前区域或口内颊黏膜、舌边侧等。双侧发病罕见，而且常表现为两侧交替或先后发生疼痛，双侧同时疼痛发作更为罕见。

二、疼痛性质

三叉神经痛性质一般为电击样、刀割样、电灼样、火烧样或撕裂样剧痛。发作前常无先兆，疼痛程度极为剧烈，疼痛发作时表情异常痛苦，表现为：用手猛搓面部，以致患侧面部局部皮肤粗糙肿胀、破损，眉毛、胡子脱落；有的频频呼喊；也有的用头部猛烈撞墙或在地上打滚；还有的患者表现为突然僵住，保持原来姿势，不敢动弹，似乎遇到某种意外打击而震惊。疼痛持续时间数秒到数分钟不等，典型发作常持续数10 s到1～2 min骤然停止。日常生活动作，如讲话、进食、洗脸、刷牙、剃须、脱衣，以及震动、受寒风吹袭等均可诱发剧痛发作，以致患者终日惶恐不安、精神萎靡不振、行动谨小慎微，唯恐引起发作，严重影响正常生活。发病初期可合并面部潮红、流泪、流涕、流涎等自主神经症状；发病后期，可能出现结膜炎、口腔炎症等。

三、疼痛周期

在患病初期，发作次数少，历时数秒，间歇期长，一些患者早期发作与季节相关，疼痛在每年春、秋季发作，冬、夏季缓解，直至下一年同一季节又开始发作。如疼痛控制尚可，病程往往迁延数年甚或数十年。疼痛发作时间可逐渐延长，间歇期缩短，严重者每天可发作数十次，甚至上百次，患者就诊时常诉面部持续性疼痛，伴阵发性加重。疼痛频繁剧烈发作可影响睡眠和进食，个人卫生及营养状况差，故患者就诊时常常蓬头垢面，口腔内残留食物残渣。体态消瘦，伴抑郁和焦虑等状态。

四、“扳机点”

“扳机点”是指患者面部存在某些敏感的特定部位，轻触该部位，会诱发剧烈的三叉神经痛。大部分原发性三叉神经痛患者都有“扳机点”，是鉴别三叉神经痛与其他头面部疼痛的要点之一。

根据三叉神经痛累及范围和程度不同，患者可有一至数个“扳机点”，其范围主要位于嘴唇（上下都有）、鼻翼、眉弓、牙龈或舌边侧等处。当“扳机点”在牙龈或牙齿时，经常被误诊为牙齿痛而进行拔牙手术，这在基层医院、农村卫生所或私人牙医诊所很常见。在拔牙后仍疼痛发作，病患到上级医院就诊后，才诊断为三叉神经痛。

五、体征

原发性三叉神经痛患者神经系统检查一般无明显阳性体征。如果既往进行过球囊压迫、射频热凝及伽马刀等治疗，患者一般都会有面部麻木、感觉减退或感觉异常等。有些患者为减轻或缓解面部疼痛常用手掌用力揉搓颜面，以致面部局部皮肤粗糙、增厚、眉毛脱落，部分患者可有结膜充血、流泪及流涎等体征。

继发性三叉神经痛，根据病因不同，体征不同。如桥小脑角肿瘤继发三叉神经痛患者可有面部感觉异常、听力下降、面瘫、饮水呛咳等其他颅神经症状；如果三叉神经运动支受累可出现咬肌萎缩、咀嚼无力。

病理性三叉神经痛可能会有原发疾病的一些体征，如带状疱疹后皮损，外伤后遗症等。

第三节　诊　断

三叉神经痛的诊断首先依赖临床表现和病史，在询问病史时应重点关注：①疼痛部位：是否在三叉神经分布区，是在三叉神经哪一支或哪几支分布区；②疼痛性质和严重程度：是否为电击样、烧灼样、撕裂样、刀割样、针刺样等剧烈的锐痛；③诱发因素：有无扳机点，与冷热、刷牙、洗脸、咀嚼、说话、姿势等的关系；④病程以及既往药物治疗史等。根据临床表现和病史，三叉神经痛的诊断并不困难。

影像学检查也是必不可少的一部分，对三叉神经痛的分类和进一步诊治都极其重要。CT扫描和常规MRI扫描检查，对原发性三叉神经痛诊断意义不大，主要帮助鉴别继发性三叉神经痛。特殊序列MRTA（磁共振断层血管成像，magnetic resonance tomographic angiography）可清楚地显示桥小脑脚池内血管和神经（包括三叉神经、面听神经、舌咽神经等）的关系。MRTA可以初步判断责任血管来源（图7-1），临床上以小脑上动脉（SCA）比较多见，其次为小脑前下动脉（AICA）和椎动脉（VA）。

原发性三叉神经痛需要与以下疾病进行鉴别诊断：

1．继发性三叉神经痛　由肿瘤、动静脉畸形等引起的三叉神经痛。

2．牙痛　主要表现为牙龈及颜面部持续性胀痛、隐痛，检查可发现牙龈肿胀、局部叩痛、张口受限，诊断明确，经治疗后疼痛消失。

3．三叉神经炎症　因感冒、急性上颌窦炎或额窦炎、下颌骨骨髓炎、糖尿病、梅毒等累及三叉神经，引起的三叉神经炎症反应，表现为受累侧三叉神经分布区的持续性疼痛；多数为一侧起病，少数可两侧同时起病。神经系统检查可发现受累侧三叉神经分布区感觉减退，有时运动支也受累及。

4．舌咽神经痛　疼痛多位于舌根、软腭、扁桃体、咽部及外耳道深部等处，疼痛性质和持续时间与三叉神经痛相似，多数患者有扳机点，一般位于咽后壁、扁桃体窝或舌根部。

5．蝶腭神经痛　主要表现为颜面深部的持续性疼痛，疼痛可放射至鼻根、颧部、眼眶深部、耳、乳突及枕部等，疼痛性质呈烧灼样，持续性，规律不明显，封闭蝶腭神经有效。

6．偏头痛　女性多见，约半数有家族史，多数为单侧性，可波及对侧或左右交替，呈中重度的搏动性疼痛，常伴恶心、呕吐、畏光、畏声等不适，睡眠后头痛常可缓解。部分患者可以有眼前闪光、视野缺损等先兆。

7．颞下颌关节紊乱综合征　疼痛部位为单侧或双侧耳前、颞下颌关节及周围肌群，常于张口或咀嚼时诱发，为酸胀痛、灼痛、绞痛，不会有电击样痛，可以放射至颈部和颞顶部。

根据不同的病因、病理进程、疼痛的特点进行分类，以指导后续的治疗措施以及疾病的临床研究。目前常见的分类有ICHD-3分类（2018版）、Burchiel分类、Fukushima面痛分类等。

国际头痛学会（IHS）于2018年发布第3版头痛分类标准（International Classification of Headache Disorders 3rd edition, ICHD-3），其中针对三叉神经痛进行分类以及诊断标准见表7-1。

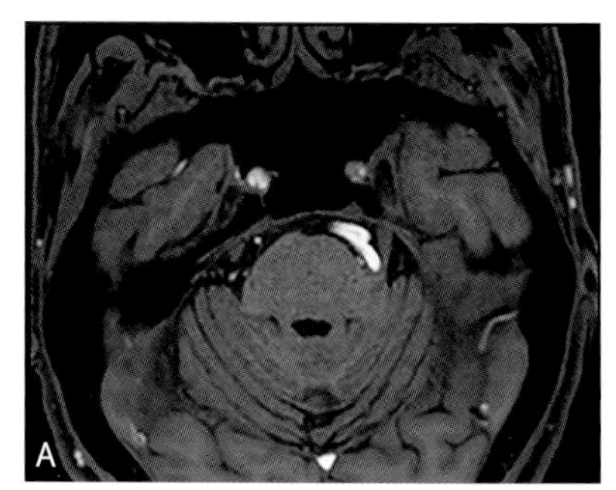

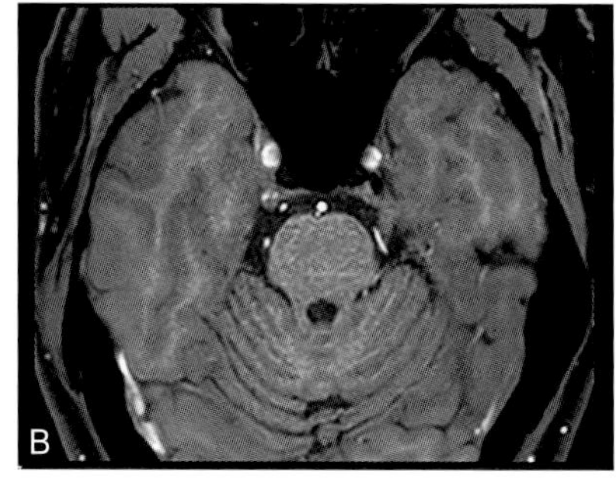

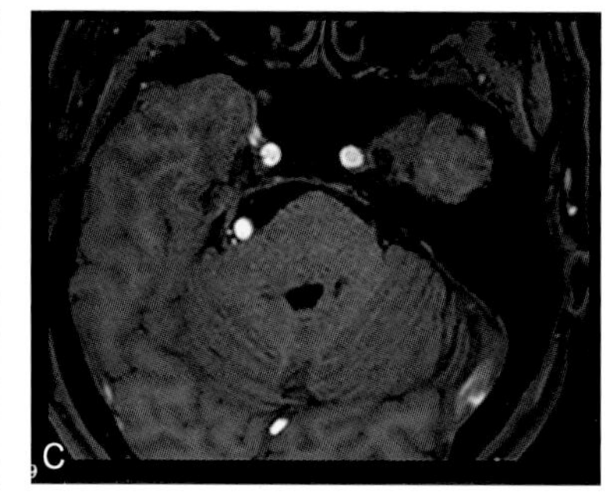

图7-1　A．左三叉神经受VA压迫；B．左三叉神经受SCA压迫；C．右三叉神经受VA及分支压迫

表7-1 三叉神经痛分类及诊断标准

分类		诊断标准
1. 典型性三叉神经痛 （classical trigeminal neuralgia） A. 反复发作性单侧面部疼痛，符合三叉神经痛标准； B. MRI或术中提示神经血管压迫（非单纯性接触），三叉神经根有形态学改变（萎缩和/或移位）	1.1 单纯阵发性的典型性三叉神经痛 （classical trigeminal neuralgia, purely paroxysmal）	A. 符合典型性三叉神经痛诊断标准； B. 间歇期不伴有面部疼痛； C. 不符合其他ICHD-3疾病的诊断标准
	1.2 间歇期面部持续疼痛的典型性三叉神经痛 （classical trigeminal neuralgia with concomitant continuous pain）	A. 符合典型性三叉神经痛诊断标准； B. 间歇期伴有中度面部持续性或近持续性疼痛； C. 不符合其他ICHD-3疾病的诊断标准
2. 继发性三叉神经痛 （secondary trigeminal neuralgia） A. 符合三叉神经痛诊断标准的反复发作性单侧面部疼痛，或单纯阵发性或伴有持续性或近持续性疼痛； B. 已证实有一种潜在的疾病能够引起并解释神经痛； C. 不符合其他ICHD-3疾病的诊断标准	2.1 多发性硬化性三叉神经痛 [painful trigeminal neuropathy attributed to multiple sclerosis（MS）plaque]	A. 符合三叉神经痛的诊断标准 B. 符合MS诊断标准； C. MRI检查三叉神经REZ区或脑桥存在MS斑块，电生理监测（瞬目反射、三叉神经诱发电位）证实存在三叉神经损伤； D. 不符合其他ICHD-3疾病的诊断标准
	2.2 占位性三叉神经痛 （trigeminal neuralgia attributed to space-occupying lesion）	A. 单侧头面部痛符合三叉神经痛的诊断标准； B. 影像学检查发现存在与三叉神经接触且与疼痛相关的占位性病变； C. 疼痛与占位病变进展有关，或因疼痛发现占位性病变； D. 不符合其他ICHD-3疾病的诊断标准
	2.3 其他原因引起的三叉神经痛 （trigeminal neuralgia attributed to other cause）	A. 单侧头面部痛符合三叉神经痛的诊断标准；但不一定是单侧的 B. 以下两种情况： ① 一种除上述疾病以外的疾病，但已知能引起三叉神经痛的疾病，已被诊断出来：包括颅底骨畸形、结缔组织疾病、动静脉畸形、硬脑膜动静脉瘘和神经病变或神经过度兴奋的遗传原因。 ② 疼痛是在确定病变后发生的，或导致病变的发现。 C. 不符合其他ICHD-3疾病的诊断标准
3. 特发性三叉神经痛 （idiopathic trigeminal neuralgia） A. 符合三叉神经痛的标准的反复发作性单侧面部疼痛，或单纯阵发性或伴有持续性或近持续性疼痛 B. 典型性三叉神经痛和继发性三叉神经痛均未通过电生理检查和MRI检查得到充分证实。 C. 不符合其他ICHD-3疾病的诊断标准	3.1 单纯阵发性的特发性三叉神经痛 （idiopathic trigeminal neuralgia, purely paroxysmal）	A. 符合特发性三叉神经痛诊断标准； B. 间歇期不伴有面部疼痛； C. 不符合其他ICHD-Ⅲ疾病的诊断标准
	3.2 间歇期面部持续疼痛的特发性三叉神经痛 （idiopathic trigeminal neuralgia with concomitant continuous pain）	A. 符合特发性三叉神经痛诊断标准； B. 间歇期伴有中度面部持续性或近持续性疼痛； C. 不符合其他ICHD-3疾病的诊断标准

不同类型的三叉神经痛在治疗方式上可以有很大差别。准确的分类诊断有助于开展针对性治疗，避免误诊误治。

ICHD-3定义三叉神经痛的诊断标准：三叉神经痛被认为是一种由无害刺激触发的单侧三叉神经的一个或多个分支支配区域内反复发作的、

突发突止的短暂电击样疼痛为特征的疾病，可以无明显原因或继发于其他确诊疾病。另外，在受影响的神经分支支配区域内可以伴随中等强度的持续疼痛。其诊断标准如下：

1. 反复发作的单侧面部疼痛，累及三叉神经一支或多支，不累及其他部位。
2. 疼痛至少符合以下3个特征：
   ①阵发性疼痛持续1秒至2分钟；
   ②疼痛程度剧烈；
   ③疼痛为电击样、冲击样、刺痛样或尖锐样。
3. 三叉神经分布范围内的无害刺激可诱发疼痛（扳机点）。
4. 不符合其他ICHD-3疾病的诊断标准。

根据临床表现诊断三叉神经痛以后，进一步做影像学或电生理学检查，旨在调查可能的原因，根据检查结果可以分为典型性三叉神经痛、继发性三叉神经痛、特发性三叉神经痛。

ICHD-3定义病理性三叉神经痛（painful trigeminal neuropathy）：发病前由明确的另一种疾病引起的三叉神经的一个或多个分支分布的面部疼痛，并且存在明确的神经损伤。病理性疼痛性质一般是持续的或接近持续的，通常被描述为灼烧或挤压，或描述为针刺样。可能会发生叠加的短暂疼痛发作，但这种情况并不多见。

临床表现上，病理性三叉神经痛经常在三叉神经分布区域能检测到感觉缺陷、机械性触诱发痛和冷痛觉过敏，符合神经病理性疼痛的国际疼痛研究学会（IASP）标准（表7-2）。此外，病理性三叉神经痛的触诱发痛区域比原发性三叉神经痛的点状触发区大得多。

Burchiel分类常应用于三叉神经痛的临床治疗和研究（表7-3）。

ICHD-3分类和Burchiel分类各具优缺点：①ICHD-3分类对三叉神经痛分类诊断较Burchiel分类更为全面，包含了间歇期持续性疼痛、急性疱疹病毒感染所致面部疼痛、颅内占位所致三叉神经痛，以及其他原因所致的疼痛发作。②Burchiel分类则根据是否伴有间歇期持续疼痛，与阵发性疼痛相比，所占比例是否>50%，并以此定义1型和2型三叉神经痛，较ICHD-3分类更为量化。

表7-2　病理性三叉神经痛分类及临床表现

分类	诊断标准
1. 急性带状疱疹性三叉神经痛（painful trigeminal neuropathy attributed to acute Herpes zoster）	A. 单侧头/面部疼痛持续时间<3 min； B. 符合下述1项以上： ① 三叉神经分布区出现带状疱疹； ② 通过PCR方法在脑脊液中检测到水痘-带状疱疹病毒； ③ 对病变基底部获得的细胞进行VZV抗原的直接免疫荧光检测或VZV DNA的PCR检测结果呈阳性； C. 不符合其他ICHD-3疾病的诊断标准
2. 疱疹后三叉神经痛（post-herpetic trigeminal neuropathy）	A. 单侧头/面部疼痛持续时间≥3 min； B. 三叉神经分布区急性带状疱疹病史； C. 疼痛符合： ① 时间上与急性带状疱疹有相关性； ② 疼痛部位与带状疱疹累及三叉神经部位相关； D. 不符合其他ICHD-3疾病的诊断标准
3. 外伤后三叉神经痛（painful post-traumatic trigeminal neuropathy） 疼痛可为为阵发性也可为持续性，常以混合形式存在，此外，将射频或毁损术后三叉神经痛也归为此类。	A. 单侧口面部疼痛； B. 三叉神经的头面部外伤史，且伴有相应区域皮肤感觉或痛觉的过敏或减退； C. 以下两种情况 ① 疼痛局限于受伤的三叉神经的分布范围； ② 疼痛在外伤后6 min内出现； D. 不符合其他ICHD-3疾病的诊断标准

续表

分类	诊断标准
4. 其他疾病引起的疼痛性三叉神经病变（painful trigeminal neuropathy attributed to other disorder）	A. 单侧或双侧1支或2支三叉神经支配区域面部疼痛； B. 除上述疾病外，已知能够引起疼痛性三叉神经病变的疾病，临床上有明显的三叉神经功能障碍的阳性（痛觉过敏、触刺激诱发痛）和（或）阴性（感觉迟钝、痛觉减退）征兆，并影响1个或2个三叉神经分支，已被诊断； C. 以下两者证明的因果关系证据： ①疼痛局限于受该疾病影响的三叉神经的分布范围内 ②疼痛在疾病发作后出现，或导致其被发现； D. 不符合其他ICHD-3疾病的诊断标准
5. 特发性疼痛性三叉神经病变（idiopathic painful trigeminal neuropathy）	A. 符合标准B的单侧或双侧三叉神经分布区的面部疼痛； B. 临床明显的三叉神经功能障碍的阳性（痛觉过敏、触刺激诱发痛）和（或）阴性（感觉减退、痛觉减退）体征； C. 尚未确定原因； D. 不符合其他ICHD-3疾病的诊断标准

表7-3 三叉神经痛Burchiel分类（Buchiel，2013）

分类	诊断依据
特发性	
1型三叉神经痛	以阵发性疼痛为主，>50%
2型三叉神经痛	以持续疼痛为主，>50%
三叉神经损伤	
三叉神经病理性疼痛	外伤等意外造成周围三叉神经损伤
去神经传入性三叉神经痛	手术或其他方式有意造成的三叉神经损伤
症状性三叉神经痛	继发于多发性硬化
疱疹后三叉神经痛	继发于带状疱疹病毒感染
不典型的三叉神经痛	双侧疼痛（心理专家介入评估）

此外，还有Fukushima面痛分类（表7-4）。该分类主要侧重外科开颅手术疗效的评估。显微血管减压手术对于典型Ⅰ型三叉神经痛疗效极佳，第一次手术的治愈率达96%。一些Ⅱ型患者可出现动脉压迫，MVD手术在70%的患者中有效。对于Ⅲ型AFP患者，不建议手术。Ⅳ型治疗原发病。

表7-4 Fukushima面痛分类及临床表现

Fukushima面痛分类	临床表现
Ⅰ型	典型的三叉神经痛
Ⅱ型	非典型痛性抽搐，典型症状和一些非典型特征混杂在一起
Ⅲ型	非典型面痛（AFP），完全非典型，持续钝性痛或压榨性疼痛
Ⅳ型	由颅脑肿瘤、血管畸形或其他颅面器质性病变引起的面痛

第四节　治　疗

一、药物治疗

药物治疗是治疗三叉神经痛的首选。国内外循证医学和专家共识推荐的首选药物仍是最经典的药物——卡马西平（A级证据，强烈推荐），其次是奥卡西平（B级证据，推荐），且认为卡马西平疗效仍优于奥卡西平，不过后者的药物不良反应更低，容易耐受。

治疗三叉神经痛药物分级如下：

一线方案：卡马西平、奥卡西平、醋酸艾司利卡西平

二线方案：巴氯芬、拉莫三嗪、匹莫齐特

三线方案：左乙拉西坦、加巴喷丁、普瑞巴林

辅助用药方案：氯硝西泮、丙戊酸钠、苯妥英钠。

（一）**卡马西平**（carbamazepine, CBZ）

自1962年开始运用卡马西平治疗三叉神经痛，1966年双盲随机试验结果发现显著疗效后，卡马西平至今仍是治疗三叉神经痛的首选药物。对于新诊断的三叉神经痛患者，服药后数天内疼痛可有一定程度缓解。药物治疗一般从小剂量（100 mg）开始服用，以减少不良反应。然而，即使如此，仍有一部分患者因为不能耐受或药物不良反应问题而停药。

卡马西平作用于电压依赖性Na^+通道，可降低神经细胞膜的Na^+通透性，通过抑制三叉神经脊束核及丘脑中央内侧核突触传导而发挥止痛作用。患者多于服药24小时内三叉神经发作性疼痛好转或消失，初始治疗有效率可达90%以上，需长期用药方可维持疗效，但长期用药后疗效降低，需增大剂量。通常服用卡马西平后6小时达血浆最高浓度，半衰期为13～17小时，经肝脏代谢后排出体外。

症状较轻或早期患者，初始给予100 mg qd，后根据止痛效果酌情增加用药剂量及次数，2周内可增至每日800 mg。

不良反应：眩晕、嗜睡、恶心、消化功能障碍、白细胞下降、血小板减少、低钠血症，停药后多数可恢复正常。如果出现药疹（最严重情况为Stevens-Johnson综合征，SJS）、共济失调、再生障碍性贫血应立即停药。可能出现转氨酶升高等肝功能损害，发现后立即减量或停药，也可在服用此类药物同时加服保肝类药物，不过仍需警惕肝衰竭。偶有高血压患者用药后出现血压增高，可能为降压药与卡马西平的拮抗作用，故应及时调整降压药。为减少不良反应，应在止痛前提下控制用药剂量及次数，以最小有效剂量维持服用。

（二）**奥卡西平**（oxcarbazepine, OXZ）

奥卡西平为第二代抗癫痫药物，作为不能耐受卡马西平药物不良反应的首选替代方案，药物结构同卡马西平相似，作用原理跟卡马西平有相同的地方，还能抑制阈值较高的P型和N型钙离子通道，减少神经递质谷氨酸的传递，避免神经异常放电。由于其不通过肝脏代谢，因此并不会对肝功能造成损害，具有良好的耐受性。

奥卡西平剂量为每日300 mg bid，每日剂量可以加至1200 mg，应注意用最小有效剂量维持，以减少不良反应的发生。不良反应跟卡马西平相似，但发生率更低。主要为乏力、头痛、眩晕、嗜睡、皮疹、消化功能障碍等，低钠血症为该药物的严重副作用。罕见白细胞减少、肝功能异常。

（三）**醋酸艾司利卡西平**（Eslicarbazepine）

醋酸艾司利卡西平是第三代抗癫痫药物，化学结构与卡马西平相似，是卡马西平的衍生物，减少了卡马西平的非活性成分，从而提高了药效。目前作为新药还在进行相应适应证的评估。最新一项回顾性、开放、多中心研究评估了该药在三叉神经痛患者中的疗效和药物安全性，该研究共纳入18例患者，艾司利卡西平的剂量范围为200～1200 mg/d，结果显示有效率为88.9%。

醋酸艾司利卡西平生物利用度高，半衰期为20～24 h，每日仅需服用1次，且不受患者年龄、

饮食和肝功能的影响，患者依从性好。目前国内尚未上市。

（四）巴氯芬（Baclofen）

巴氯芬作为γ-氨基丁酸受体激动剂，主要药物原理是通过减少谷氨酸和天冬氨酸的释放，抑制单突触和多突触反射，以达到降低兴奋性突触电位和脊髓背根神经节电位，起到解痉止痛的作用。

巴氯芬口服吸收良好，半衰期为3～4 h，常用剂量30～75 mg/d，根据病情可增至100～120 mg/d。药物主要经肾脏排出体外，不良反应较少，患者一般耐受良好。特别注意点是长期使用后突然停药可引起幻觉、焦虑和心动过速，所以停药时应逐渐停药。

目前临床上推荐巴氯芬作为治疗三叉神经痛的二线用药或一线辅助药物。与卡马西平联合使用时，巴氯芬起始剂量为10 mg/d，如疼痛不减轻，每3天增加10～20 mg，直到疼痛明显缓解；同时卡马西平剂量可酌量减少。

（五）拉莫三嗪（Lamotrigine）

拉莫三嗪是一种新型抗癫痫药物。其药物原理是降低电压差阻滞Na^+通道，稳定细胞膜，抑制神经递质释放，拮抗三叉神经反复异常放电。拉莫三嗪常用剂量为200～600 mg/d，但起始须应用小剂量，后可逐渐缓慢加量，加量一定要慢，以减少严重过敏反应的发生，因此并不适用于原发性三叉神经痛的急性期治疗。当用卡马西平不良反应严重或症状控制不佳时，可联合应用拉莫三嗪作为难治性三叉神经痛的二线治疗方案。

（六）匹莫齐特（Pimozide）

匹莫齐特为多巴胺受体拮抗剂。在早期双盲临床试验中，难治性耐药性三叉神经痛患者中，匹莫齐特较卡马西平有明显缓解疼痛效果（78.4% *vs* 49.7%）。但是不良反应也同样明显。不良反应常见有口干、乏力、便秘；潜在的特异性不良反应包括心律失常（QT延长）、急性锥体外系症状、震颤麻痹、溶血性贫血，这也是其较少用于治疗三叉神经痛的原因之一。

（七）左乙拉西坦（Levetiracetam）

左乙拉西坦是一种新型抗癫痫药物，已经应用于三叉神经痛的治疗中，其作用的确切机制尚不清楚。目前认为左乙拉西坦通过靶向高电压N型钙通道和突触囊泡蛋白，阻断神经冲动在突触中的传导。不过要达到镇痛剂量需要很高的血药浓度，文献上报告要3～5 g/d。

用法：起始剂量250 mg bid，然后逐渐增加到1500 mg bid。

（八）加巴喷丁

加巴喷丁作为GABA的衍生物，主要作用于突触前钙通道，通过阻断兴奋性神经递质的释放发挥镇痛作用。多数指南推荐为神经病理性疼痛的一线治疗药物。

本药常用剂量为600～1200 mg/d，最大剂量为1800 mg/d；加巴喷丁的起始剂量为300 mg/d（100 mg tid），每2～3天增加300 mg，直到疼痛得到明显控制。笔者认为加巴喷丁在治疗三叉神经痛中可作为卡马西平的辅助用药，治疗难治性三叉神经痛。

本药最常见的不良反应为睡眠障碍、头晕头痛、足踝水肿等，高脂血症则是最严重的不良反应，不过通常在长期服用的病患身上发生。

（九）普瑞巴林

普瑞巴林是一种类似于γ-氨基丁酸的钙离子通道调节剂，通过结合电压门控钙离子通道的A2D亚基减少兴奋性神经递质的过度释放，起到镇痛、抗惊厥和抗焦虑的作用。

普瑞巴林的起始剂量为150 mg/d，分2次口服。根据患者对普瑞巴林的反应和耐受性，可逐渐增加剂量，最大剂量为600 mg/d。笔者认为普瑞巴林在治疗三叉神经痛中也可作为卡马西平的辅助用药，提高治疗难治性三叉神经痛的有效率。

药物不良反应主要是轻中度的眩晕和嗜睡，其他还有口干、周围性水肿、视物模糊、体重增加等。停药后通常能够恢复。

（十）苯妥英钠

苯妥英钠是最早用于治疗三叉神经痛的药物

（1942年），药物原理与卡马西平类似，阻滞电压及依赖性钠通道，减轻钠离子传导速度，增强神经元的膜稳定性，抑制神经元持续高频放电。不过临床疗效显著不如卡马西平，既往作为卡马西平不耐受的替代方案之一，近年来因为新型抗癫痫药物的使用，临床上苯妥英钠很少用于三叉神经痛的治疗。

苯妥英钠最佳起效浓度为15 ~ 25 μg/ml，一般剂量为每次100 mg，每天3次，餐后服用，最大剂量不宜超过600 ~ 800 mg/d，疼痛缓解后可逐渐减量。治疗3周仍无效时立即停药，以防药量过大产生眩晕、恶心和肝损害等药物不良反应。

其他的治疗三叉神经痛药物还有丙戊酸钠、抗抑郁药物、抗精神病药物等，这些药物可通过治疗三叉神经痛诱发的焦虑、抑郁状态，作为辅助药物一定程度上也能改善三叉神经痛患者的症状，提高生活质量。

二、中医药和针灸治疗

传统中医药对治疗三叉神经痛也积累了不少经验，采用辨病和辨证相结合，明辨虚实寒热和风火痰瘀等要素后，对症治疗。首先根据中医辨证原则将三叉神经痛分为8种分型：风寒袭表证、风热袭表证、胃火上攻证、肝火上炎证、气滞血瘀证、风痰阻络证、气血亏虚证、肝火上炎证，根据分型选用和调整加减方剂，常用方剂为川芎茶调散、芎芷石膏汤、清胃散合玉女煎、龙胆泻肝汤、血府逐瘀汤、半夏白术天麻汤、八珍汤、镇肝息风汤等。

中医针灸治疗各种类型的头痛，在国际上获得广泛认可。对三叉神经痛，也积累了不少经验。治疗原则是通过刺激人体腧穴从而达到调和阴阳、祛邪扶正、活血通络、缓急止痛、恢复神经正常功能的目的。进一步研究表明针灸镇痛的机制可能有：①针刺激活了机体原有的痛觉调制系统，在中枢各级水平控制伤害信息的感受和传递；②促进局部内啡肽的分泌和上调外周阿片受体的表达；抑制内源性致痛物质的产生；③干预脊髓背角神经元的细胞内信号传导通路；④抑制痛觉敏化以及调节离子通道功能。治疗上，根据疼痛位置的分支定位在所属经络的近端选穴，根据辨证分型进行远端配穴。常用的近端选穴为：太阳、攒竹、阳白、鱼腰、下关、四白、迎香、听会、颧髎、地仓、颊车、夹承浆、翳风、大迎等；常用的远端配穴为：风池、列缺、合谷、曲池、内庭、足三里、太冲、太溪、膈腧、内关、丰隆、气海、复溜。

三、神经阻滞

当药物治疗效果不明显、疼痛剧烈发作难以忍受的时候，神经阻滞可以缓解燃眉之急，有时候效果持续数周到数月。有学者认为对于有手术禁忌证或者术后效果不理想的患者，神经阻滞是一个值得考虑的有效选择之一。

神经阻滞的药物选择没有明确指南，因为没有大规模数据、也没有严格设计的临床试验去验证。目前主要根据专家的经验还有患者的选择。局麻药如利多卡因和普鲁卡因是最常用的神经阻滞用药。美国FDA推荐用利多卡因。临床应用上，浅表神经阻滞用0.5 ~ 3 ml利多卡因，深部神经阻滞用3 ~ 5 ml利多卡因。激素是另一种常用的药物，一般和利多卡因合用。

针对三叉神经痛患者，一般首先选用浅表神经阻滞，如果浅表神经阻滞效果不理想的话，再联合深部神经阻滞（V1/V2/V3支）一起用。如果效果还不理想的话，最深部的神经阻滞可以阻滞在三叉神经节，然而相应并发症也比较多。

技术上，最早采用的是体表标记，近来随着B超、X线、CT机的普及，越来越多的神经阻滞医生运用仪器去定位目标神经，尤其是在深部神经阻滞的时候。B超定位是近年来的宠儿，B超机器的便携性、价格实惠性，让一些医生甚至能为行动不方便的老年人提供上门治疗，进行神经阻滞，以缓解疼痛。

四、外科治疗

笔者认为三叉神经痛的外科治疗根据三叉神经毁损程度主要分为二类：

（一）保护三叉神经的外科治疗方法

俗称“减压术”，最常见的是血管压迫导致

的三叉神经痛，显微血管减压术（MVD）的有效率很高。其他各类继发因素如肿瘤压迫等所致的三叉神经痛，可以通过外科干预措施解除继发因素对三叉神经的压迫，从而缓解疼痛。

（二）毁损三叉神经的外科治疗方法

如经皮穿刺三叉神经半月节毁损术（射频热凝术、球囊压迫术等）、立体定向放射外科治疗，还有临床上已经很少用的三叉神经感觉根切断术。执行这类外科干预后，三叉神经功能不可避免地损伤，最常见的后遗症是术侧面部麻木。

显微血管减压术在第三十六章“颅神经根显微血管减压术”章节会重点介绍。接下来主要介绍经皮穿刺三叉神经半月节毁损术和立体定向放射外科治疗。

一般采用巴罗神经研究所疼痛评分（Barrow Neurological Institute pain scale, BNI）来评价外科治疗的疗效。将BNI Ⅰ~Ⅱ级定义为有效，将BNI Ⅲ~Ⅴ级定义为无效（表7-5）。

表7-5 巴罗神经研究所疼痛评分

Ⅰ级	疼痛完全缓解，不服药
Ⅱ级	疼痛基本完全缓解，偶有发作，不需服药
Ⅲ级	疼痛基本缓解，需服药控制
Ⅳ级	即使服药，疼痛仅部分缓解
Ⅴ级	疼痛无缓解、加重、复发

1．经皮穿刺三叉神经半月节毁损术　这是一种在局麻或全麻下，经口角外侧进针穿刺卵圆孔至Meckel腔，应用射频热凝损毁术、球囊压迫术或甘油注射等手段对三叉神经进行部分毁损，以达到控制疼痛的微侵袭外科干预手段。近年来，采用CT或立体定向仪引导穿刺（也有采用B超引导）、辅助电生理监测穿刺针是否与神经接触等方法，使穿刺的成功率得到极大提高，且安全系数也提高不少。因无须开颅，所以适合于因身体情况不能耐受全麻开颅手术的患者，也适用于不愿接受开颅手术的病患。选择该手术方式前需要参考多方面因素，首先与患者详细介绍三叉神经痛所有治疗方式的获益和风险，根据患者的意愿以及对副作用的预期选择对应的治疗方案。

国内三叉神经痛专家共识建议的本手术指征如下：①药物治疗效果差或不能耐受药物不良反应，严重影响正常生活和工作；②全身情况较差，不能耐受开颅手术；③已行显微血管减压术，无效或疼痛复发；④拒绝开颅手术者；⑤带状疱疹后遗症；⑥鼻咽癌相关性三叉神经痛。

（1）经皮穿刺射频热凝（percutaneous radiofrequency thermocoagulation）：射频热凝损毁的基本理论主要是基于Letcher和Goldring的实验研究，他们发现通过升高温度可选择性破坏传导痛觉的Aδ、C神经纤维而能相对地保留传导触觉的有髓神经纤维，并逐步开始应用于临床治疗。在三叉神经痛患者中使用射频消融技术可以追溯到1913年，当时Réthi医生尝试一些病例，但是手术后遗症和并发症发生率都很高，甚至有几例患者死亡。随着仪器和技术的进步，Sweet医生和Wepsic医生在20世纪70年代完善了该手术方案，使得患者获得了更好的疗效和更低的并发症发生率。

该手术方式安全系数很高，有效率也不低，文献上报道射频热凝术后疼痛即刻缓解率为90%以上，3年随访数据提示有效率仍有58%~64%，主要并发症有角膜反射消失9.6%，咬肌萎缩11.9%，感觉减退3.7%；最严重的并发症就是颈内动脉海绵窦瘘、无菌性脑膜炎，但很罕见。偶尔有遇到展神经麻痹和脑脊液漏的病例，不过发生率也很低（0.13%）。

（2）经皮穿刺球囊压迫（percutaneous balloon compression）：球囊压迫主要通过暂时性的机械压迫引起三叉神经纤维缺血性损伤，从而达到阻滞疼痛传导的目的。在三叉神经痛治疗中，最早可以追溯到20世纪50年代Shelden医生首先报道了该方法治疗三叉神经痛，80年代Mullan医生总结该治疗方案的疗效后，球囊压迫的手术方案开始逐渐流行。

术中影响疗效的因素有：球囊类型、球囊压力、球囊压迫时间和三叉神经痛类型。

总体而言，球囊压迫术后即刻缓解率高达90%以上，不过长时间随访表明复发率也很高（20%~43%）。复发可能与神经缺血损伤后再生有关系。面部麻木既是后遗症也是手术的目标，大部分人为轻中度的面部麻木，只有极少部分人是重度面部麻木。后续面部麻木恢复的话，三叉神经痛也复发了。其他后遗症与射频热凝相似。有一种特殊的并发症就是心律失常，但很罕见。

（3）经皮穿刺甘油注射（percutaneous glycerol rhizolysis）：甘油注射毁损三叉神经纤维的机制尚未完全阐明，有研究发现注射高渗性无水甘油可使三叉神经髓鞘肿胀、破裂、传导兴奋功能丧失。经皮甘油注射术后疼痛立即缓解率为80%～96%，3年后缓解率降为53%～54%。主要并发症有感觉减退8.3%，角膜反射消失8.1%，咬肌功能障碍3.1%。有一种特殊的并发症就是细菌性/化学性脑膜炎，严重者可能导致死亡。

2. 立体定向放射外科治疗（stereotaxic radiosurgery, SRS） 立体定向放射外科利用立体定向技术，将大剂量高性能射线（X射线、伽马射线），精确聚焦后射入颅内预设的靶点上，损毁靶区内神经纤维而达到治疗疼痛的目的。在治疗三叉神经痛上，该技术最早可追溯到1953年，然而最有意义的事件是MRI的运用以及影像融合技术的精准化，使得立体定向放射外科治疗的精准度和安全性有了极大的提高。

立体定向放射外科治疗的主要优点是无须麻醉和开颅，避免了麻醉意外、术后感染的发生。缺点就是作为毁损性质的手术，颅神经并发症也不可避免地增加，且有效率也不如预期的高。目前伽马刀（GK）治疗三叉神经痛的报道数最多，直线加速器（LINAC）和射波刀也不少。

治疗效果上，伽马刀一般要15～78天起效，直线加速器要28～81天起效，最长的起效时间一般不超过180天。总体疼痛缓解有效率大约85%左右。立体定向放射外科治疗三叉神经痛在21世纪初达到高峰，但近5年来国内外各中心报道立体定向放射外科应用治疗三叉神经痛病例数已呈下降趋势，主要是随访资料提示疗效不如预期良好及复发率高、且复发时间短。文献上报告的复发率：伽马刀0%～52%、直线加速器19%～63%、射波刀16%～33%。复发时间：伽马刀6～48个月、直线加速器8～20个月、射波刀1～43个月。

一般认为立体定向放射外科治疗三叉神经痛的适应证为：①药物治疗效果差或不能耐受药物不良反应，严重影响正常生活和工作者；②有严重基础疾病、身体一般情况差，不能耐受开颅手术者；③害怕或拒绝开颅手术、担心出现手术并发症的患者；④经其他外科方法治疗后无效或再次复发者；⑤继发性三叉神经痛、原发病灶已处理，或原发肿瘤较小者。

SRS三种治疗方式的相关数据见表7-6。目前没有足够样本量的大数据以及严格的临床试验去比较这三种治疗方式之间的优越性，有待进一步深入研究。

尽管立体定向放射外科具有无须麻醉、无出血、无切口等优点，但仍然属于神经毁损手术，术后不同程度的面部麻木、感觉异常和角膜炎、干眼等并发症的发生率较高，通常在患者药物或其他外科手段治疗无效或不能耐受的情况下选用。

3. 三叉神经感觉根梳理术 神经梳理术是一种用显微器械沿三叉神经根纤维纵向进行梳理，松解神经纤维之间粘连的神经微毁损手术方式。一般在术中探查发现三叉神经无明显血管

表7-6 立体定向放射外科治疗三叉神经痛

治疗方式	疼痛缓解率（%）	平均起效时间（天）	平均复发率（%）	平均复发时间（月）	并发症
伽马刀	85	15～78	25	6～48	感觉减退（22%） 角膜炎（0%～7%） 干眼（0%～22%）
直线加速器	88	28～81	32	7～20	感觉减退（28%） 角膜炎（0%～3.6%） 干眼（0%～20%）
射波刀	79	NA	26	9	感觉减退（29%） 其他未报道

压迫的情况下或者三叉神经痛经过各种外科治疗（MVD、经皮射频热凝/球囊压迫）后复发，可考虑行该手术方案。在没有神经血管压迫的病例中，术后即刻有效率（BNI Ⅰ级和Ⅱ级）达82%～96%，1年有效率仍有77%，5年有效率为72.7%～82%，术后主要后遗症就是面部麻木或（和）感觉迟钝（96%），不过大部分患者为中轻度麻木，重度麻木病例极少。相比于疼痛而言，面部麻木对生活质量的影响比较小。

与经皮穿刺三叉神经半月节毁损术、立体定向放射外科治疗比较而言，该方法的优点是术后即刻有效率和长期有效率相对较高，是MVD术中发现无明显责任血管时的有效补充手段。缺点就是患者需要耐受全麻开颅手术的相关风险。近年来该方法基本上代替了三叉神经感觉根切断术。

4．三叉神经周围分支切断术　有文献报告行眶上神经（V1分支）、眶下神经（V2分支）、下牙槽神经（V3分支）切断术，偶有奇效。

五、其他治疗方案

冷冻疗法（cryotherapy）、肉毒毒素注射（Botox injections）等治疗方法在文献上都有报告，不是目前主流的治疗措施，有效性和安全性需要进一步评估。

（胡　杰）

参考文献

1. Abd-Elsayed A ed. Trigeminal nerve pain: A guide to clinical management. Cham: Springer International Publishing, 2021.
2. Abdennebi B, Guenane L. Technical considerations and outcome assessment in retrogasserian balloon compression for treatment of trigeminal neuralgia. Series of 901 patients. Surgical Neurology International, 2014, 5: 118.
3. Asplund P, Blomstedt P, Bergenheim AT. Percutaneous balloon compression vs percutaneous retrogasserian glycerol rhizotomy for the primary treatment of trigeminal neuralgia. Neurosurgery, 2016, 78(3): 421-428; discussion 428.
4. Bendtsen L, Zakrzewska JM, Abbott J, et al. European academy of neurology guideline on trigeminal neuralgia. European Journal of Neurology, 2019, 26(6): 831-849.
5. Cheng JS, Lim DA, Chang EF, et al. A review of percutaneous treatments for trigeminal neuralgia. Neurosurgery, 2014, 10 Suppl 1 25-33; discussion 33.
6. Cruccu G, Di Stefano G, Truini A. Trigeminal neuralgia. The New England Journal of Medicine, 2020, 383(8): 754-762.
7. Dach F, Éckeli ÁL, Ferreira KDS, et al. Nerve block for the treatment of headaches and cranial neuralgias - a practical approach. Headache, 2015, 55 Suppl: 159-171.
8. De Toledo IP, Conti Réus J, Fernandes M, et al. Prevalence of trigeminal neuralgia: A systematic review. Journal of the American Dental Association (1939), 2016, 147(7): 570-576.
9. Di Stefano G, La Cesa S, Truini A, et al. Natural history and outcome of 200 outpatients with classical trigeminal neuralgia treated with carbamazepine or oxcarbazepine in a tertiary centre for neuropathic pain. The Journal of Headache and Pain, 2014, 15(1): 34.
10. Di Stefano G, Maarbjerg S, Nurmikko T, et al. Triggering trigeminal neuralgia. Cephalalgia: An International Journal of Headache, 2018a, 38(6): 1049-1056.
11. Di Stefano G, Truini A, Cruccu G. Current and innovative pharmacological options to treat typical and atypical trigeminal neuralgia. Drugs, 2018b, 78(14): 1433-1442.
12. Dominguez L, Saway B, Benko MJ, et al. Ruptured distal superior cerebellar artery aneurysm after gamma knife radiosurgery for trigeminal neuralgia: A case report and review of the literature. World Neurosurgery, 2020, 135: 2-6.
13. Hu H, Chen L, Ma R, et al. Acupuncture for primary trigeminal neuralgia: A systematic review and PRISMA-compliant meta-analysis. Complementary Therapies in Clinical Practice, 2019, 34: 254-267.
14. Linskey ME, Grannan BL, Zhang W, et al. CNS oral presentations 143 pediatric trigeminal neuralgia (TN): Results with Early Microvascular Decompression (MVD) stereotactic and functional neurosurgery resident award 144 prefrontal neurons modulate motor behavior by targeting distinct mediolateral cortical sites [Internet]. [cited 2020 May 31]. Available from www.neurosurgery-online.com
15. Moore D, Chong MS, Shetty A, et al. A systematic review of rescue analgesic strategies in acute exacerbations of primary trigeminal neuralgia. British Journal of

Anaesthesia, 2019, 123(2): e385-e396.

16. Noorani I, Lodge A, Vajramani G, et al. Comparing percutaneous treatments of trigeminal neuralgia: 19 years of experience in a single centre. Stereotactic and Functional Neurosurgery, 2016, 94(2): 75-85.
17. Patel SK, Liu JK. Overview and history of trigeminal neuralgia. Neurosurgery Clinics of North America, 2016, 27(3): 265-276.
18. Régis J, Tuleasca C, Resseguier N, et al. The very long-term outcome of radiosurgery for classical trigeminal neuralgia. Stereotactic and Functional Neurosurgery, 2016, 94(1): 24-32.
19. Sabourin V, Lavergne P, Mazza J, et al. Internal neurolysis for the treatment of trigeminal neuralgia: A systematic review. World Neurosurgery, 2022, 158: e829-e842.
20. Sanchez-Larsen A, Sopelana D, Diaz-Maroto I, et al. Assessment of efficacy and safety of eslicarbazepine acetate for the treatment of trigeminal neuralgia. European Journal of Pain (London, England), 2018, 22(6): 1080-1087.
21. Tuleasca C, Régis J, Sahgal A, et al. Stereotactic radiosurgery for trigeminal neuralgia: a systematic review. Journal of Neurosurgery, 2018, 130(3): 733-757.
22. Wang JY, Bender MT, Bettegowda C. Percutaneous procedures for the treatment of trigeminal neuralgia. Neurosurgery Clinics of North America, 2016, 27(3): 277-295.
23. Yuvaraj V, Krishnan B, Therese BA, et al. Efficacy of neurectomy of peripheral branches of the trigeminal nerve in trigeminal neuralgia: A critical review of the literature. Journal of Maxillofacial and Oral Surgery, 2019, 18(1): 15-22.
24. Headache Classification Committee of the International Headache Society (IHS) The International Classification of Headache Disorders, 3rd edition. Cephalalgia: An International Journal of Headache, 2018, 38(1): 1-211.
25. 侯锐, 翟新利, 方剑乔, 等. 原发性三叉神经痛中西医非手术诊疗方法的专家共识. 实用口腔医学杂志. 2022, 38(2): 149-161.
26. 卢艳华, 刘青松, 吕越. 原发性三叉神经痛的药物治疗进展. 临床误诊误治, 2022, 35(3): 112-116.
27. 中华医学会神经外科学分会功能神经外科学组. 三叉神经痛诊疗中国专家共识. 中华外科杂志, 2015, 53(9): 657-664.
28. 周良辅. 现代神经外科学. 3版. 上海: 复旦大学出版社, 2021.

第八章　舌咽神经痛

第一节　概　述

舌咽神经痛是发生在Ⅸ和Ⅹ对颅神经支配区的阵发性疼痛，是一种以单侧咽喉部、扁桃体窝、咽壁软腭、舌后1/3处强烈且短暂的尖锐痛、烧灼感或者针刺感，且以放射至口内或耳道为特点的颅神经疾病。舌咽神经痛与三叉神经痛有众多相似之处，并偶尔共存，但舌咽神经痛更少见。1910年Weisenburg首先报道了本病的临床表现，1921年Harris提出舌咽神经痛是一种独立的颅神经痛，发病率为三叉神经痛的2%左右。本病通常发生在40岁以后，男女发病率无明显差别。以左侧多见，双侧疼痛者约占2%。

舌咽神经是一种混合感觉运动神经，从延髓发出，与迷走神经和副神经一起通过颈静脉孔离开颅骨。出颅后，舌咽神经在颈内静脉和颈内动脉之间下行，途经茎突，然后从舌骨肌下穿过并最终分布于舌根、腭扁桃体和口腔腺体。舌咽神经运动支可支配茎突咽肌，负责说话和说话时咽部的抬升，也参与呕吐反射。舌咽神经采集鼓膜内表面、上咽及舌后1/3的感觉信息。同时，舌咽神经分布于颈动脉体和窦，并与迷走神经连接，负责传递来自颈动脉体中化学感受器和颈动脉窦中压力感受器的信息。因此，舌咽神经痛内脏感觉支的激活可激活迷走神经（孤束和背侧运动核），从而产生反射性心律失常。这种迷走神经激活可以解释有时与舌咽神经痛相关的心脏源性的晕厥发作。总的来说，舌咽神经是一根非常细小的神经，穿行于颈深部，有时在开放性颈部淋巴清扫术中会被意外切除。舌咽神经走行过程中，包括从脑干到末梢感受器，任何感染性、炎症性或压迫性病因都可能导致神经过度兴奋并产生疼痛。

舌咽神经痛按致病因素可分为原发性和继发性两类。原发性致病因素如神经脱髓鞘性改变使传入的冲动在神经间传导时发生短路，或颅神经在进出脑干区因无施万细胞包裹而对搏动性刺激变得敏感，进而出现因搏动性血管压迫产生的相应症状。继发性致病因素包括桥小脑角及其周边肿瘤、鼻咽部及其周边肿瘤、茎突过长等。舌咽神经一般与其毗邻的血管走行一致，两者经常相接触，但正常情况下处于一种漂浮状态而不固定，所以两者间一般不会出现压迫现象，但当动脉硬化出现压迫、局部蛛网膜粘连增厚使神经根固定等因素存在时，神经和血管间的正常接触转变为压迫，造成感觉根发生脱髓鞘改变，使轴突外露与邻近的无髓鞘纤维接触发生“短路”，以致轻微的外界刺激即可通过“短路”传入中枢而引起不同程度的舌咽神经痛，从而出现舌咽神经痛的表现和症状。但也有研究显示，舌咽神经痛发病的原因可能不只是血管压迫，有可能是多种因素影响所致。故原发性舌咽神经痛的致病因素及发病机制尚不明确，需要进一步研究探明。

第二节　临床表现

舌咽神经痛通常中年发病，起病年龄多介于21岁至75岁。疼痛发作可能没有任何前驱或警告症状。疼痛可以发生在迷走神经的耳支和咽支及舌咽神经的分布区，累及耳、扁桃体窝、舌根或下颌角下方，疼痛性质可为锐痛、刺痛和电击样。典型的触发因素包括咀嚼、吞咽、咳嗽、说话、打呵欠、某些味道或触摸颈部或外耳道（耳前区或耳后区罕见）。进食时，无论固态或液体食品，包括冷热刺激均会加剧疼痛。疼痛往往突发突止。一些患者经历了最初较剧烈的疼痛发作，但在慢性状态下，疼痛会变得相对轻微。像三叉神经痛一样，舌咽神经痛会以持续数周至数月的形式发作，发作期与更长时间的缓解期交替出现。患者通常在两次发作之间感觉不到疼痛，但有些人可以在两次发作之间感觉到残余的疼痛。在极少数情况下，发作不是短暂的、剧烈的或刺痛的发作，而是表现为可持续数天的剧烈痛苦。舌咽神经痛患者的疼痛模式比较刻板。疼痛发作可以在几分钟内发生，然后一次完全停止几天。阵发性疼痛大多在白天发生。部分患者每天可能有数十次疼痛发作，有时患者会从睡眠中痛醒。舌咽神经痛的患者常因与咀嚼和吞咽相关的剧烈疼痛而体重下降。一些患者即使疼痛消退，但遗留隐痛感，并在受累区域持续几周到几个月。

严重的发作会很罕见地伴有导致晕厥的心动过缓/心搏停止，推测是因为从舌咽神经到孤束的输入信号对迷走神经的运动背核有影响。大约10%的舌咽神经痛患者在发作期间经历过度的迷走神经效应（迷走神经舌咽神经痛），这可导致心动过缓、低血压、晕厥、癫痫发作甚至心搏骤停。在极少数情况下，舌咽神经痛可以表现为晕厥，但没有相关的疼痛综合征，这使得诊断极其困难。舌咽神经痛其他罕见的症状包括耳鸣、呕吐、眩晕等。

第三节　诊　断

一、诊断标准

舌咽神经痛目前主要根据症状学特点和神经系统查体进行诊断及鉴别诊断，磁共振影像有助于判断舌咽神经痛是否继发于桥小脑角占位，有无血管袢压迫，为后续治疗提供依据。ICHD-3对舌咽神经痛的诊断提出了具体标准：

1. 反复发作性疼痛，疼痛局限于单侧舌咽神经分布区域。

2. 疼痛应具有以下所有特征：疼痛持续数秒至约2分钟：疼痛性质为锐痛、刺痛、电击样，常常被咳嗽、打哈欠、吞咽和说话诱发或加重。

3. 疼痛与任何其他ICHD-3诊断不符。

舌咽神经痛患者的体格检查一般无特殊表现。疼痛区域对于轻触和针刺一般不会表现出任何感觉异常，有时舌咽神经痛与受累区域的感觉障碍和（或）痛觉过敏有关。如果查体发现患者没有咳嗽或呕吐反射，就有必要对疼痛的病因进行详细检查。在一些罕见的情况下，舌咽神经痛和三叉神经痛可以同时发生。

二、鉴别诊断

（一）继发性舌咽神经痛

某些桥小脑角区肿瘤、蛛网膜炎、血管性疾病、鼻咽部肿瘤等均可激惹舌咽神经而引起舌咽神经分布区的疼痛。临床表现为舌咽神经分布区域疼痛持续时间长，或呈持续性，诱发因素及扳机点不明显，夜间为重。

（二）三叉神经痛

该疾病是以一侧面部三叉神经分布区内反复发作的阵发性剧烈痛为主要表现，由于三叉神经和舌咽神经的神经核相近，也可同时发病，且疼痛性质相似，位置毗邻。布比卡因试验有利于鉴别诊断。舌咽神经痛最常被误认为三叉神经痛，因为两者具有相似的疼痛特征。此外，两者都是颅神经痛，具有相似的病理生理学机制。在某些罕见的情况下，这些情况可以共存。由于舌咽神经痛的发病率比三叉神经痛低得多，舌咽神经痛的漏诊比较常见。通过仔细的病史询问和体格检查，可以发现二者疼痛的位置和诱发因素存在差异。舌咽神经痛引起的疼痛发生在咽喉和扁桃体区域，并因吞咽和咀嚼运动而加剧，而三叉神经痛引起的疼痛发生在三叉神经分布的面部，并因轻触面部、洗脸和刷牙而加剧。

（三）蝶腭神经痛

蝶腭神经痛表现为单侧或双侧下面部疼痛，位于鼻部、眼球及上颌部，可扩散至同侧耳周、乳突。发作前无诱因，突然发作，持续时间长。发作期间常伴鼻塞、流涕、流泪等副交感症状。蝶腭神经节阻滞有效是诊断的重要依据。

（四）非典型性面痛

非典型性面痛用于描述一组深在的、可能局限的，但患者又无法准确表述的疼痛情况，常为两侧面部疼痛，范围不超过耳廓的高度。这一疾病范围较为笼统，性质不清，可能与感染、血管神经功能障碍及心理因素相关。疼痛可能发生在三叉神经、舌咽神经和颈2、3神经分布区域。疼痛范围往往包括两个或者更多的神经支配部位，并可越过中线。疼痛常持续数小时或数周，为钻样、牵拉样、烧灼样痛，无扳机点，不为吃饭、说话、寒冷等因素诱发。镇痛剂或三叉神经、舌咽神经阻滞术或切断术均无效。与舌咽神经痛鉴别点在于疼痛缓慢开始，逐渐加重，非突然性及发作性；疼痛弥散、深在、无明确位置；疼痛范围超过舌咽神经分布区。卡马西平等药物多无效，抗抑郁药及精神药物有效。

（五）颞下颌关节紊乱综合征

颞下颌关节紊乱综合征是一种局限于颞下颌关节区的疼痛，可发生于单侧，也可两侧同时出现，可伴发关节炎、肌痛、肌筋膜痛、肌腱炎等。

（六）Eagle综合征

Eagle综合征即茎突过长综合征，是茎突过长或生长方向异常所致疼痛的复杂综合征。该疼痛往往发生于单侧咽部及耳前，与舌咽神经痛相似，是继发性舌咽神经痛的最常见原因，行茎突X线检查可鉴别。

（七）中间神经痛

中间神经痛又称膝状神经节神经痛或Hunt神经痛，是一种罕见的疾病。中间神经痛是间歇性的，刺痛，像电击一样，深入耳道深处。

三、辅助检查

对疑似舌咽神经痛患者的评估包括仔细询问病史，特别是询问是否存在触发因素和夜间痛醒。患者都应接受磁共振成像/磁共振血管造影检查，以排除占位病变或血管性病理改变；头颅平片也许可显示骨化的茎突舌骨韧带（与Eagle综合征一致）。此外，在口咽部使用局部麻醉剂既有诊断意义又有治疗作用。

（一）X线检查

颈椎侧位平片可见是否存在伸长且严重钙化的茎突。

（二）计算机断层扫描

CT检查不能直接显示神经，但可以在轴位图像中识别伸长和骨化的茎突，部分研究可以从三维重建图像中进一步观察茎突的形态。

（三）磁共振成像

脑干的高分辨率MRI，尤其是薄层T2加权图像能够很好地观察神经系统病变，排查脑部脱髓鞘病变、颅后窝肿瘤或其他畸形。根据查体可以选择是否强化，以观察神经、血管或周围结构的异常。

磁共振血管造影能够评估血管袢对神经根出入脑干区的压迫。小脑下后动脉、椎动脉和小脑下前动脉是常见的责任血管（图8-1）。

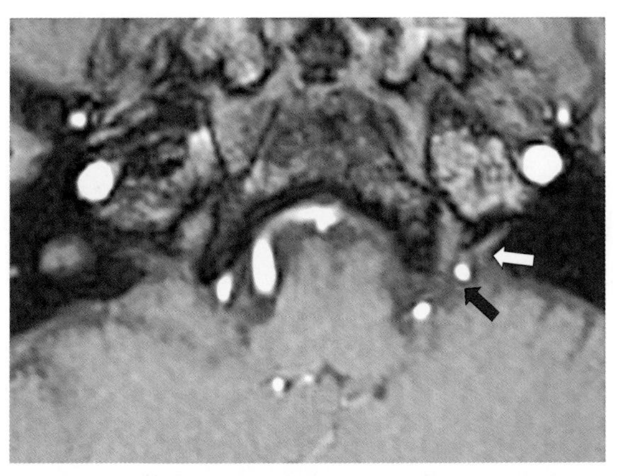

图8-1 舌咽神经痛MRI影像（TOF序列，白色箭头：舌咽神经；红色箭头：责任血管）

第四节 治 疗

一、药物治疗

舌咽神经痛早期可以选择药物治疗，常用的药物包括卡马西平、奥卡西平、加巴喷丁及普瑞巴林。一般来说，这些药物应该从低剂量开始，并根据其有效性、耐受性和副作用逐渐增加剂量。这种疼痛状况通常表现为复发-缓解过程，因此药物治疗可以逐渐减少到低维持剂量。将两种或两种以上具有不同作用机制的药物结合起来有助于更好地缓解疼痛，同时避免副作用。短效阿片类药物对顽固性疼痛也有作用。

在药物治疗之外，患者也可以选择局部药物贴敷。物理治疗和心理咨询也可以起到一定缓解疼痛的作用。

二、舌咽神经注射治疗

对于药物治疗不良反应明显，又不愿接受射频及外科治疗的患者，可选择神经注射治疗缓解疼痛症状。常见的操作方法为患者取仰卧位，头偏健侧。在相当于下颌角与乳突尖端连线的中点处，针头自该点垂直方向刺入，深1.5 cm左右时可触及茎突，然后使针尖沿茎突前滑过0.5 cm，回抽无血即可注入1%利多卡因1 ml。

三、射频技术

射频热凝术从1974年开始流行。射频刀头温度超过65℃时可选择性毁损痛觉纤维（Aδ和C纤维）。三叉神经半月节射频热凝术作为一种微创、有效治疗三叉神经痛的手段，已被国内外广泛接受和使用。由于三叉神经痛和舌咽神经痛均属于颅神经疼痛综合征，病理基础和临床表现类似，所以推测射频热凝术应该也适用于舌咽神经痛。从1979年首次报道使用射频热凝术治疗舌咽神经痛以来，大量研究证实其具有安全有效、不良反应少的优点。但尚缺乏大样本、长期疗效的随访报道。国内一随访研究中，患者术后1年疼痛缓解率为73.2%，术后3年疼痛缓解率为63.0%，术后5年疼痛缓解率为53.2%，术后10年疼痛缓解率为43.0%。尽管疼痛缓解率与微血管减压术或舌咽神经根切断术相比较低，但其创伤很小，更容易被患者接受，而且对于效果不佳者可以反复进行。

舌咽神经比三叉神经更加细小，与迷走神经、副神经伴行从颈静脉孔内出颅，位于颈内动脉和颈内静脉之间，X线引导下穿刺技术难度大，容易损伤周围的神经和血管。而CT扫描可清楚显示骨骼组织和软组织，避免了反复穿刺从而减少神经血管损伤风险。

以口外入路技术为例阐述射频毁损技术。患者取仰卧位，头转向健侧，持续心电监护。在乳突和下颌角处粘贴定位条，CT扫描确定茎突尖、穿刺路径和深度，标记穿刺点。用1%利多卡因进行局部麻醉，采用10 cm、22 G射频针按照扫描确定的路径和深度进行穿刺，针尖有5 mm裸露端，到位后再次CT扫描确定针尖位于茎突后方后开始进行测试，感觉测试参数为0.5 V、频率50 Hz，运动测试参数为1.0 V、频率2 Hz。出现舌根、咽部感觉异常或疼痛以及咽部向患侧扯动，提示针尖接近舌咽神经。回抽无血液，无心率、血压异常，无患侧肩部、面部肌肉颤动，即可实施射频热凝术。如未能诱发舌根、咽部感觉异常或疼痛以及咽部向患侧扯动，则继续调整针尖位置。定位完毕，予面罩吸氧，静脉注射丙泊酚1.5 ~ 2.0 mg/kg，待患者意识模糊后，实施射频热凝术，热凝温度70 ~ 85℃，持续120 ~ 180 s。

四、手术治疗

（一）手术方式及选择

1910年，Weisenbug首先描述了舌咽神经痛之后，10年间无有效的外科治疗手段。1920年，Sicani和Robineau首先提出采用外科手术方法治疗舌咽神经痛，随后Adson率先采用经颅舌咽神经根切断术治疗舌咽神经痛。1927年，Dandy推广并改良该技术，建议切断舌咽神经根的同时应切断部分迷走神经根。Torigoe尝试经口咽入路切断舌咽神经，但没有随后的报道。1977年，Laha与Jannetta提出舌咽神经痛可以应用微血管减压术治疗并取得满意疗效，随后舌咽神经根切断术与微血管减压术得到改进并被广泛应用。大多数学者认为乙状窦后入路操作方便、损伤小、并发症少，是较理想的手术入路。经由该入路可以行舌咽神经根微血管减压术及舌咽神经根、迷走神经上部根丝选择性切断术，二者都是安全有效的手术方法。本中心根据患者既往有无行微血管减压手术、术中观察血管压迫神经情况以及垫离情况，在行舌咽神经根微血管减压术时再决定是否同期行神经切断手术。在长期随访过程中，72.4%的患者单纯行舌咽神经根微血管减压术，23%的患者单纯行舌咽神经根、迷走神经上部根丝选择性切断术，4.6%的患者在舌咽神经根微血管减压术后行舌咽神经根、迷走神经上部根丝选择性切断术。舌咽神经根、迷走神经上部根丝选择性切断术的呛咳、声音嘶哑发生率更高，但大多数程度轻微，且逐渐恢复，2年的疗效满意度约为83%。

（二）手术技巧

患者多采用侧卧位，可用头架或用胶圈垫固定头位，乳突根部位于最高点。皮肤切口可根据术者偏好选择横行切口或纵斜切口。逐层切开皮肤和皮下组织，注意保护枕神经。通常选择乙状窦后入路，于星点钻孔，扩大至2 cm骨窗，U形或十字形剪开硬膜。根据患者情况选择是否给予甘露醇提前降低颅压。通常在显微镜下释放小脑延髓池的脑脊液，使小脑松弛，创造手术空间。然后确认CN Ⅸ、Ⅹ、Ⅺ、Ⅶ和Ⅷ神经根。舌咽神经根部可能会被小脑和绒球遮挡，需要彻底探查，避免遗漏（图8-2）。如果探查没有发现明确的血管压迫，可以考虑行舌咽神经根、迷走神经上部根丝选择性切断术。

舌咽神经痛在颅神经疾病中发病率偏低，但疼痛程度剧烈，影响患者言语交流和进食，少数情况下还会突发心律失常危及生命。因为三叉神经痛更常见，而且舌咽神经痛与三叉神经痛的疼痛症状相似、部位邻近，舌咽神经痛常常会被误诊，从事疼痛外科治疗的医师需要仔细甄别，明确诊断。舌咽神经痛的患者首选药物治疗，若疗效欠佳，可考虑外科治疗，舌咽神经根微血管减压手术作为针对病因的治疗，应当优先考虑，尤其是在磁共振发现舌咽神经根部存在明确血管压迫的情况下。

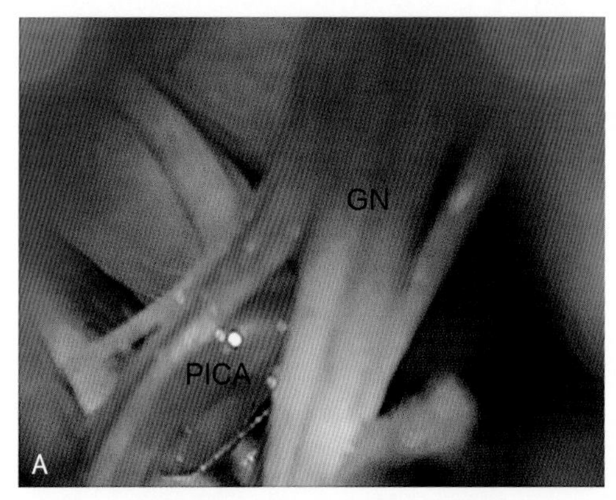

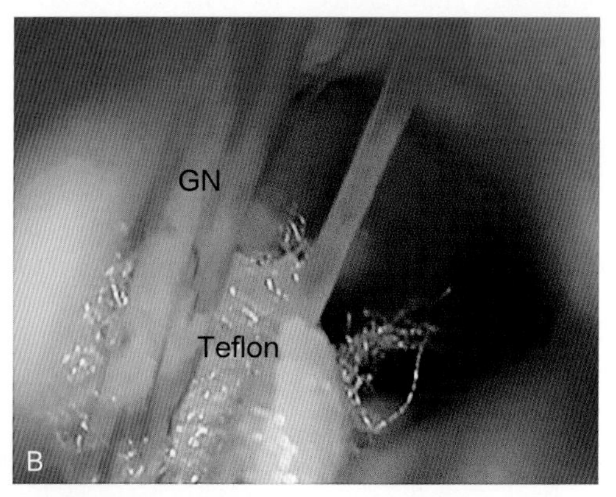

图8-2 舌咽神经微血管减压术中图片。A．小脑下后动脉压迫舌咽神经；B．Teflon棉垫离责任血管减压舌咽神经。GN，舌咽神经；PICA，小脑下后动脉

（舒 伟）

参考文献

1. Blumenfeld A, Nikolskaya G. Glossopharyngeal neuralgia. Current Pain and Headache Reports, 2013, 17(7): 343.
2. Boch AL, Oppenheim C, Biondi A, et al. Glossopharyngeal neuralgia associated with a vascular loop demonstrated by magnetic resonance imaging. Acta Neurochirurgica, 1998, 140(8): 813-818.
3. Chen J, Sindou M. Vago-glossopharyngeal neuralgia: a literature review of neurosurgical experience. Acta Neurochirurgica, 2015, 157(2): 311-321; discussion 321.
4. Du T, Ni B, Shu W, et al. Neurosurgical choice for glossopharyngeal neuralgia: A benefit-harm assessment of long-term quality of life. Neurosurgery, 2020, 88(1): 131-139.
5. Dworkin RH, O'Connor AB, Audette J, et al. Recommendations for the pharmacological management of neuropathic pain: an overview and literature update. Mayo Clinic Proceedings, 2010, 85(3 Suppl): S3-14.
6. Haller S, Etienne L, Kövari E, et al. Imaging of neurovascular compression syndromes: Trigeminal neuralgia, hemifacial spasm, vestibular paroxysmia, and glossopharyngeal neuralgia. AJNR. American journal of neuroradiology, 2016, 37(8): 1384-1392.
7. Han A, Montgomery C, Zamora A, et al. Glossopharyngeal neuralgia: Epidemiology, risk factors, pathophysiology, differential diagnosis, and treatment options. Health Psychology Research, 2022, 10(3): 36042.
8. Hiwatashi A, Matsushima T, Yoshiura T, et al. MRI of glossopharyngeal neuralgia caused by neurovascular compression. AJR. American journal of roentgenology, 2008, 191(2): 578-581.
9. Khan M, Nishi SE, Hassan SN, et al. Trigeminal neuralgia, glossopharyngeal neuralgia, and myofascial pain dysfunction syndrome: An update. Pain Research & Management, 2017, 2017: 7438326.
10. Komatsu F, Kishore K, Sengupta R. How I do it: endoscopic microvascular decompression for glossopharyngeal neuralgia. Acta Neurochirurgica, 2020, 162(11): 2833-2835.
11. Martínez-González JM, Martínez-Rodríguez N, Calvo-Guirado JL, et al. Glossopharyngeal neuralgia: a presentation of 14 cases. Journal of Oral and Maxillofacial Surgery: Official Journal of the American Association of Oral and Maxillofacial Surgeons, 2011, 69(6): e38-41.
12. Ni B, Hu Y, Du T, et al. Reoperation after failed microvascular decompression for glossopharyngeal neuralgia. Acta Neurochirurgica, 2020, 162(11): 2783-2789.
13. Olds MJ, Woods CI, Winfield JA. Microvascular decompression in glossopharyngeal neuralgia. The American Journal of Otology, 1995, 16(3): 326-330.
14. Park JS, Ahn YH. Glossopharyngeal neuralgia. Journal of Korean Neurosurgical Society, 2023, 66(1): 12-23.
15. Patel A, Kassam A, Horowitz M, et al. Microvascular decompression in the management of glossopharyngeal neuralgia: analysis of 217 cases. Neurosurgery, 2002, 50(4): 705-710; discussion 710-711.
16. Rey-Dios R, Cohen-Gadol AA. Current neurosurgical management of glossopharyngeal neuralgia and technical nuances for microvascular decompression surgery. Neurosurgical Focus, 2013, 34(3): E8.
17. Teton ZE, Holste KG, Hardaway FA, et al. Pain-free survival after vagoglossopharyngeal complex sectioning with or without microvascular decompression in glossopharyngeal neuralgia. Journal of Neurosurgery, 2019, 132(1): 232-238.
18. van Tilburg CWJ. Percutaneous pulsed radiofrequency treatment in a patient with chronic bilateral painful glossopharyngeal neuropathy. The American Journal of Case Reports, 2020, 21: e920579.

第九章　颈肩痛

第一节　概　述

日常生活中，颈肩痛很常见，1/2 ~ 3/4的人曾有过伴或不伴有向上肢放射的颈项部僵硬、酸痛感，颈痛和肩痛往往是关联的，肩痛还可能影响到手臂关节的运动。

颈部由多块骨骼、韧带、肌肉、血管和神经组成，作为面部、上肢与周围环境互动的枢纽，当出现退行性变、神经卡压、血管栓塞等情况时可能会出现疼痛症状，如颈椎病、颈椎小关节紊乱等。严重的情况下连日常的点头致意、环视四周、握手的动作都难以完成，生活、工作都会受到严重影响。肩周炎是肩部常见疾病之一，是由多种病因导致的渐进性发展的肩关节囊炎性粘连、僵硬，主要表现为肩关节周围疼痛、各方向活动受限。夜间常被痛醒，睡眠受到严重影响，并且因长期睡眠不足常导致易怒和抑郁等。

一、引发颈肩痛的因素

（一）年龄

人体随着年龄的增长，容易出现骨质疏松、颈椎退变（椎间盘突出、椎管狭窄等）、肩关节退变（如关节炎）、肩袖损伤等方面的疾病，这些通常都会伴随或诱发颈肩痛。另外，女性颈肩痛的比例要高于男性，治愈率也相对较差，所以女性一旦出现颈肩痛，应引起重视。

（二）环境

主要指潮湿阴冷、风寒的环境。保暖对任何关节或肌肉都十分重要。

（三）体位与工作性质

比如户外工作者、对着电脑久坐的上班族、频繁低头看手机、靠在沙发上看电视等长时间不改变姿势的行为，这些都会引起相关的症状，还可能出现一些病理性的改变。其中长期低头工作、看手机会对颈肩造成持续性劳损，加剧疼痛。

二、颈椎相关颈肩痛

（一）颈椎相关疼痛病理

1. 椎间盘退行性变　随着人的年龄增长，由髓核、纤维环和椎体软骨板构成的椎间盘会出现形态学改变，从而失去正常功能，最终破坏颈椎正常结构。因此，颈椎间盘的退行性改变为颈肩痛的主要因素之一。

2. 韧带退行性变　椎间韧带的退变主要表现为后纵韧带和黄韧带增生、肥厚、硬化或骨化。早期韧带退变表现为弹性减退，继而增生、肥厚，并向椎管内突入。后期的改变主要为硬化、钙化或骨化。当椎间韧带增大挤压颈脊神经后根时，患者会出现相应的症状，如颈后部和肩部软组织酸胀、疲劳或疼痛等。当后纵韧带骨化突入椎管时，可以导致椎管矢状径或侧隐窝狭窄，挤压神经根或硬膜囊，患者可出现脊髓型颈椎病的症状。

3. 椎体退行性变　椎体退变的早期表现为局部血肿机化、老化和钙盐沉积。后期椎体形成的骨赘突向椎管内，突向椎体前缘的骨赘也称之为“骨刺”。由于椎体骨赘受损伤、周围韧带牵拉等因素会反复出现出血、机化、钙化或骨化而使椎体骨赘逐渐增大，质地越来越硬。当骨赘压迫神经根或椎管内硬膜囊时，患者同样会出现相应神经分布区域的疼痛和症状。

4. 关节突关节退行性变　关节突关节增生多见于老年患者，其早期退变发生在软骨浅层，逐渐累及深层和软骨下部组织。后期退行性变的特点为关节突关节骨赘形成、间隙变窄、两侧关节增大、关节间距变窄或内聚，最终形成颈椎管骨性狭窄，导致颈部硬膜囊或神经根受压。当颈部神经根或脊膜返支神经受到影响时，患者产生颈肩部酸胀、疼痛、无力等症状。

（二）颈椎相关疼痛临床特点

1．放射性疼痛　由于神经根受压或炎症刺激，使得该神经沿着支配区域出现向远端放射的针刺样疼痛，凡增加刺激或牵拉该部位脊神经的试验均可诱发疼痛或使疼痛加重。颈肩部主要由C3、C4、C5支配，当这些神经损伤或受压后可表现为颈部、肩部、肩胛区域的疼痛。

2．疼痛范围　与神经受累的位置对应，一种是干性神经痛，主要为C5神经发出的肩胛背神经，其主要表现为肩胛骨内侧缘与棘突之间的深部软组织疼痛。另一种是丛性神经痛，如臂丛性疼痛，主要为臂丛神经分布区域内的疼痛，疼痛多放射至手部，可伴有手指麻木、指尖皮肤感觉过敏以及手指末梢感觉减退等感觉障碍。肩痛的同时肩关节的活动度无明显改变。

3．疼痛扳机点　疼痛严重时可以出现颈肩部明显扳机点或压痛点，如压迫肩胛冈上部、肩胛骨内上角、肩胛骨内侧缘与棘突间、椎旁肌和斜方肌可出现明显的疼痛扳机点。当合并肌肉痉挛时，椎旁肌肉内可扪及条索或结节。

（三）颈椎相关疼痛诊断

颈椎相关性疼痛影像学表现多为非特异性的退行性改变。X线检查基本特征为颈椎生理弯曲减少或消失、椎间隙变窄。颈椎CT扫描阳性结果主要显示为：椎体后缘增生合并椎间盘变性突出，单纯骨赘形成，后纵韧带骨化等。颈椎MRI可显示：颈椎间盘变性，骨赘形成，椎间盘突出，黄韧带增厚突入椎管内，病变节段脊髓变形、变细等。

目前，颈椎相关疼痛的诊断则主要依靠临床症状和体格检查，包括：疼痛的部位和特点、颈肩部的神经感觉和运动功能改变、疼痛扳机点和相应的影像学检查。同时，需要注意与肩周炎鉴别。

三、肩关节相关颈肩痛

肩部是上肢与躯干的连接部位，是上肢功能活动的基础。它由胸骨上端、肩胛骨、锁骨及肱骨上段分别连接。肩关节广义上包括胸锁、肩锁、盂肱和肩胛胸壁关节4个关节和2个滑动面（肩胛胸间隙和肩胛下间隙），并由坚韧且富有弹性的韧带、关节囊和强有力的肌肉相互连接，是人体中活动范围最大的部位。

肩关节各方向活动所参与的肌肉为：后伸—背阔肌、大圆肌；内收—冈下肌、大圆肌、小圆肌、肩胛下肌、胸大肌、背阔肌；外展—冈上肌、三角肌；内旋—胸大肌、背阔肌、肩胛下肌；外旋—冈下肌、小圆肌。外展高举，前90°由冈上肌、三角肌完成，后90°由斜方肌、前锯肌旋转肩胛骨完成；多数肌肉的协同作用可使肩关节做环转运动。正常肩关节活动范围为：上举180°，内收45°，外展90°，前屈90°，后伸45°，内旋90°，外旋60°。

肩关节也是较易受损的关节，因有许多肌肉、韧带附着，肌肉、韧带及附着点慢性劳损时，常可诱发肩部疼痛和功能障碍。肩关节囊下壁相对较薄弱，因而也是肩关节容易损伤和脱位的部位。

肩关节周围炎最为常见，其他较常见的颈肩痛病因包括肩峰下滑囊炎、肩胛-肋骨综合征、肩锁关节损伤、肩胛骨周围肌肉劳损、喙突下滑囊炎、菱形肌损伤、冈上肌损伤及冈上肌腱炎、冈上肌腱钙化、肱二头肌长头腱腱鞘炎、大圆肌损伤及大圆肌下滑囊炎、肩-手综合征等。

四、治疗

（一）药物治疗

常用的药物有非甾体抗炎药（NSAIDs），疼痛较重时可加用糖皮质激素类药物。

（二）物理和康复治疗

包括体外冲击波、超短波、经皮电刺激等，具有扩张血管、改善循环、消炎、消肿和止痛作用。可适量行康复锻炼协助治疗。

（三）靶点注射治疗

常在影像引导下进行，靶点包括脊神经、脊神经后内侧支、肩胛上神经、腋神经以及扳机点等部位，需根据患者的具体病情和诊断决定注射部位。常用的药物包括局麻药和糖皮质激素类药物混合液。

（四）射频治疗

药物、物理和康复治疗无效，靶点注射治疗可缓解疼痛症状但难以达到持久疗效的患者，可考虑行射频治疗（可选择脉冲射频或标准射频毁损）。

（五）内热针治疗

内热针治疗也称为内热针软组织松解术，或经皮骨骼肌松解术，或骨骼肌内热针血管重建术。它是根据肌筋膜痉挛变性缺血的程度和区域，通过内热针，在缺血的肌筋膜区，分片、分次打多个贯穿骨骼肌的小孔造成创伤，诱导骨骼肌再生和再血管化，并直接对针体进行加热，以减小痉挛变性肌肉的张力和无菌性炎症，松解并修复痉挛变性的肌肉组织，促进局部血液循环，减轻肌筋膜的张力和无菌性炎症，促进肌细胞再生和再血管化，从而使肌筋膜痉挛变性缺血情况得以改善，起到治疗和预防的作用。

（六）手术治疗

由颈椎退行性病变导致患者出现脊髓型或神经根型颈椎病时，可采取相应的手术解除脊髓或神经压迫。

第二节 颈椎小关节紊乱综合征

一、概述

颈椎小关节紊乱引起的疼痛约占颈肩轴性痛患者的25%～66%，C2～C3和C5～C6关节突关节是最常见的病灶。但是尸解却发现C2～C3、C5～C6关节突关节却不是最常见关节增生的节段，而C4～C5最常发生关节增生，其后依次为C3～C4、C2～C3、C5～C6和C6～C7。因此我们需要分辨关节突增生表现与症状之间的区别。

颈椎关节突关节由上位椎体的下关节突、下位椎体的上关节突组成，其关节面覆盖关节软骨，关节腔填充有滑膜囊液，它较胸腰段大并构成关节柱。颈椎关节突关节呈椭圆形，关节突关节关节面的方向决定了关节的运动，椎间盘对颈椎活动限制很少，关节突关节是决定相邻椎体活动度的主要因素。颈椎活动度为：轴性旋转70°～90°，其中40°～45°是C1～C2关节完成的。

颈脊神经共有8对，每根脊神经由脊神经前根和后根组成。前根包含来自脊髓前角α运动神经元的运动传出神经纤维，后根由后根神经节细胞的初级传入感觉神经纤维组成。脊神经出椎间孔后分为两支，即前支和后支，前支支配颈部椎前和椎旁肌肉运动，并形成臂丛支配上肢。除C1外，各颈脊神经的后支均向后走行，分为内侧支和外侧支，通过颈横突间肌的内侧弯曲，绕过关节突关节进入头半棘肌和颈半棘肌间隔内，支配颈椎小关节、颈项部肌肉、皮肤等相关结构。

第1颈神经后支即枕下神经，在舌下神经下方出脊髓前外侧沟，在椎动脉穿硬膜处下方和寰椎后弓上方，穿硬膜后走行在椎动脉的前下方，从寰枕关节后内侧的寰枕后膜骨筋膜裂孔出椎管进入枕下三角，之后分数支支配第1、2颈椎和枕骨之间的肌肉，包括头大小直肌、头上斜肌和头下斜肌、头半棘肌。有文献报道偶尔C1后支为二支，一支行于椎动脉水平段下方，另一支在椎动脉水平段上方。以往认为C1只有运动神经不含有感觉神经，近年研究发现该神经有丰富的感觉神经，偶尔还会发出皮支与枕动脉伴行，分布至枕部的皮肤。

第2颈神经后支最为粗大，出自寰椎后弓和枢椎椎板之间，在头下斜肌下方穿出分为外侧支、内侧支和上下交通支、头下斜肌肌支。内侧支位于头夹肌、颈夹肌、头长肌和头半棘肌深部走行，而后穿过头半棘肌和斜方肌浅出。内侧支与第3颈神经共同组成枕大神经、枕小神经、耳大神经。枕大神经在枕部浅出点多位于枕动脉的内侧，而后在前方与枕动脉交叉。外侧支支配头最长肌、头夹肌和头半棘肌。在横突的结节间沟第2颈神经后支的上交通支与第1颈神经的后支相连，下交通支与第3颈神经的后支相连，C1～C3后支借交通支构成颈上神经丛。

第3颈脊神经自椎间孔发出后，其后支在椎动脉后方，后支较该神经的前支小，穿横突间肌内侧，分为内侧支和外侧支，内侧支行于头半棘肌和颈半棘肌之间，穿夹肌和斜方肌后终止于皮肤。外侧支为肌支，常与第2颈神经后外侧支相连。当内侧支在斜方肌深部时，发出一支穿斜方肌，止于枕下区域的皮肤，该支被称为第3枕神经。该神经走行在枕大神经的内侧并与其有交通支相连。有时第3颈神经内侧支可与第2颈神经内侧支及枕下神经连接，在头半棘肌下方形成颈后神经丛。

来自嗅神经、面神经、舌咽神经、迷走神经和三叉神经传入支的终末纤维与第1～3颈神经后根传入纤维在颈髓1～2后角内联系。这些颈神经的感觉范围可向前延伸到前额部、眶下部，受卡压或炎症刺激时可出现牵涉性头痛、耳鸣、眼胀以及嗅觉和味觉改变，类似鼻窦、耳部或眼部疾病的表现。

第4～8颈神经后支：均由它们各自的椎间孔发出，在关节突与横突的夹角处行向背侧、穿横突间肌后经过上关节突基部，随即分出内侧支与外侧支。其中第4、5颈神经后支的内侧支行于颈半棘肌和头半棘肌之间，至棘突附近穿夹肌和斜方肌，终于项背部皮肤。第6、7、8颈神经的后内侧支较小，不到达皮肤，分布于颈半棘肌、头半棘肌、多裂肌和棘突间肌。内侧支还发出关节支，分别至关节突关节的上、下方，关节囊的背方。它们的后外侧支均为肌支，分布于头最长肌和颈最长肌（图9-1、图9-2）。

关节突关节囊分布有丰富的神经纤维及神经末梢，这可能是感知疼痛的重要原因。Aδ和C纤维在关节突外侧丛集性分布，这与肌腱、肌肉附着点相对应。当关节突关节及周围结构受损释放P物质、多肽类物质将刺激这些神经纤维，产生疼痛。调节、毁损这些神经纤维分布密集区域，能够减轻或消除关节突关节紊乱所致的疼痛。

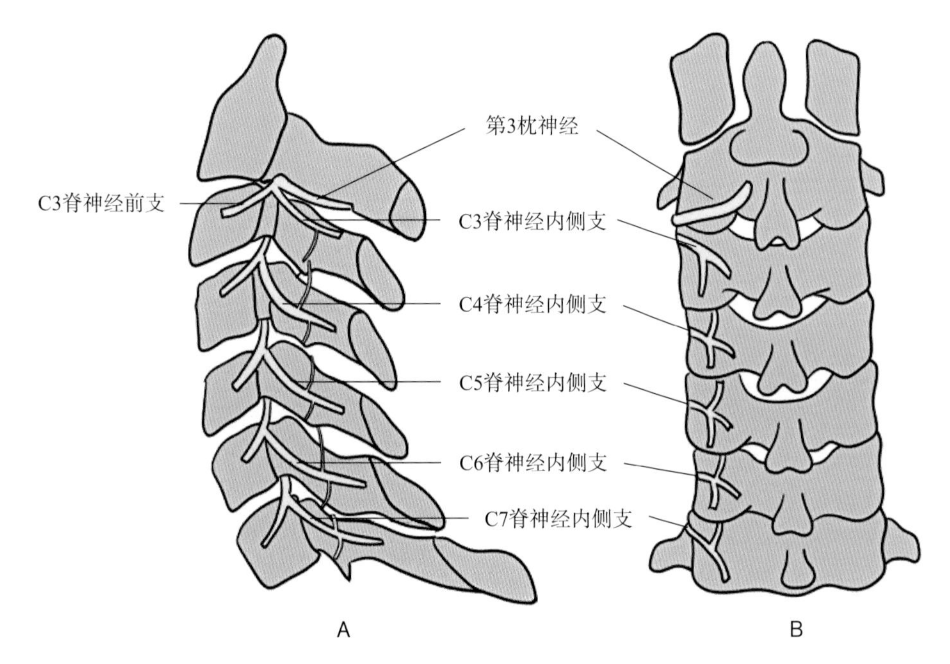

图9-1　颈脊神经图示。A. 侧位；B. 正位

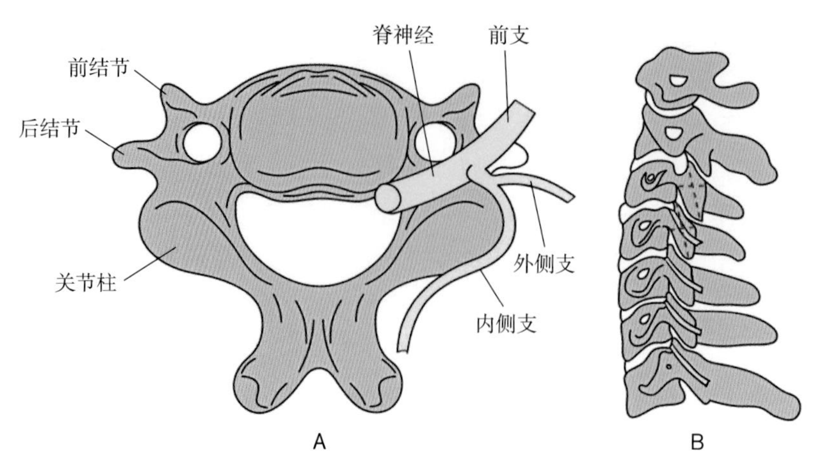

图9-2　颈脊神经后内侧支位置。A. 轴位；B. 侧位，图示关节柱中点（红色虚线的交点）

二、临床表现

颈椎小关节紊乱综合征相关性疼痛多位于中线，可偏向一侧，多局限在枕、颈肩部，不向上臂放射。不同节段的颈椎小关节紊乱综合征对应的疼痛部位可见图9-3。患者疼痛症状多为慢性，颈部活动可能加重疼痛。往往有颈部反复低头的职业史，或存在挥鞭伤相关的外伤史。少数患者起病较急，颈项强直，活动受限。患者常有颈部阳性体征，包括颈椎旁压痛、颈椎活动度改变等。

三、诊断

颈椎小关节紊乱综合征的诊断主要依靠临床症状和体征，影像学检查，包括颈椎X线片、CT和MRI可以显示关节突关节病变，但关节突关节退变与疼痛症状不一定存在对应关系。诊断性注射是诊断关节突、关节相关性疼痛的重要依据。应当注意与椎间盘突出、椎管狭窄、脊髓、脊神经病变引起的疼痛相鉴别。

四、治疗

颈椎小关节紊乱综合征的治疗需要根据患者病史、疼痛症状制订个体化的治疗方案。治疗的目的在于控制疼痛、恢复正常的颈椎形态及功能。治疗方法包括日常生活习惯的调整、药物治疗、物理治疗、药物靶点注射治疗和脊神经后支射频治疗。

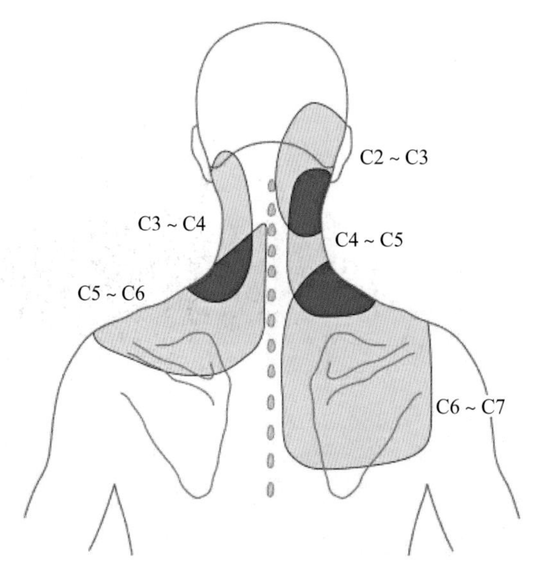

图9-3　颈椎小关节紊乱综合征不同节段对应的疼痛范围

（一）日常生活习惯调整

建议患者调整日常姿势，久坐工作的患者应该经常变换体位，适当行走，并进行颈部肌肉锻炼。坐姿、平卧应保持脊柱呈直线。避免长时间低头导致颈椎生理曲度改变。

（二）药物治疗

非甾体抗炎药物能够有效地控制轻、中度疼痛，部分患者也可选用相应制剂的抹剂或膏药。对于急性发作或重度疼痛患者，也可选用弱、中效的阿片类镇痛药物或复合制剂。

（三）物理和康复治疗

物理治疗包括康复锻炼、温热疗法、超短波、体外冲击波、经皮电刺激等。对颈部疼痛部位进行低能量的激光照射有助于组织修复、减轻疼痛，同时也能缓解肌肉痉挛。脊柱推拿能够缓解颈肩部肌群的紧张和痉挛，促进局部血液循环，但推拿之前必须排除脊柱不稳等因素，以免造成脊髓及神经损伤。体外冲击波可利用冲击波的直接机械冲击效应和空化作用间接产生的机械波效应，有效缓解疼痛。康复锻炼，如“燕子飞”“五点支撑”等训练动作，可增强颈背部肌肉力量，间接改善疼痛症状，延缓复发时间。反复多次内热针治疗可有效改善疼痛症状，且远期疗效较好。

（四）药物靶点注射治疗

药物靶点注射治疗以打破疼痛进展，祛除疼痛病灶周围炎性反应为目的。同时，注射治疗后观察疗效也可进一步明确诊断，为射频治疗提供依据。

（五）射频治疗

药物、物理和康复治疗无效，药物靶点注射治疗可缓解疼痛症状但难以达到持久疗效的患者，可考虑行脉冲射频或标准射频治疗（图9-4）。X线下，C2背根神经节位于寰枢关节中点偏外侧，C3脊神经后内侧支位于颈3上关节突后方，C4以下脊神经后内侧支位于相应颈椎关节柱中点，解剖位置相对固定。射频治疗靶点常选择颈神经后内侧支、第3枕神经、C2背根神经节，常根据患者疼痛区域和体格检查的椎旁压痛点来选择治疗靶点。该术式选择性调节或破坏支配颈椎小关节的颈神经后内侧支，来改善疼痛症状。脉冲射频可选择3根以上颈神经后内侧支，而标准射频的靶点通常不超过3根，以避免出现颈部肌肉无力。

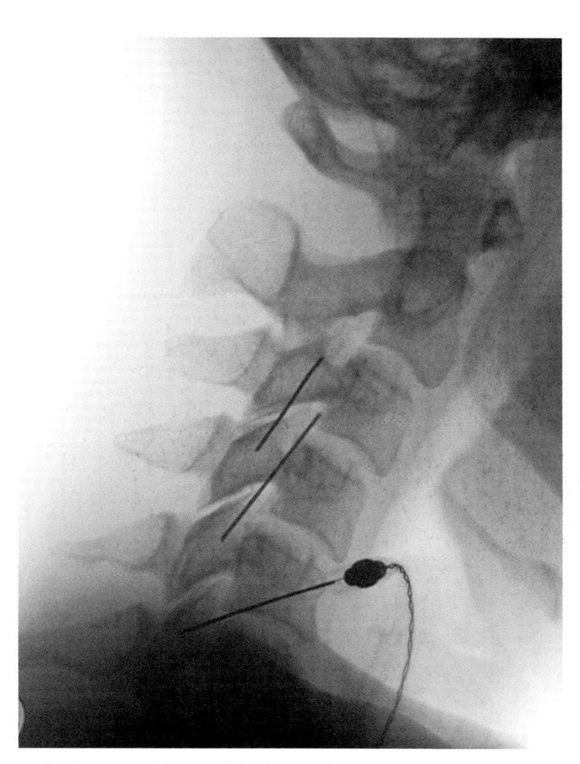

图9-4 颈神经后内侧支脉冲射频，侧位片显示射频套管针到达C4、C5、C6关节柱中点

第三节 神经根型颈椎病

一、概述

颈椎病（cervical spondylosis）是由于颈椎间盘退变及其继发性改变刺激或压迫相邻组织，引起各种与颈椎相关的临床症候群。颈椎病是一个广泛的综合征，包括颈部疼痛、上肢根性疼痛、脊髓受压所致步态不稳和行走无力等，临床症状复杂多样。

颈椎病是临床常见的退变性疾病之一，病理改变包括颈椎间盘的退行性变、椎体后缘骨赘形成、颈椎关节突关节退行性变、钩椎关节骨质增生、后纵韧带肥厚等。主要是颈椎间盘的退变，但并非都出现症状，这种个体差异主要取决于颈椎管的发育程度。颈椎管狭小者容易产生症状，而颈椎管大者则不容易发病。一个明显发育狭小的椎管，即使髓核或纤维环略突入椎管，也可以明显使椎管容量改变，使局部的窦椎神经受刺激而引起症状。反之，一个大的椎管，即使是较大的突出对其容量的改变也不明显，椎管内结构并没有受到压迫，可以不出现症状。

颈椎病较常见的病因包括：睡眠姿势不良、工作姿势不当、日常生活习惯不良及不适当的体育锻炼所致的慢性劳损、颈部炎症、颈椎的先天畸形如椎体融合、蝶形椎等。

颈椎病的临床表现较复杂。除常见的神经根症状外，自主神经性血管营养障碍的表现也较显著，有时可因机械压迫和血运障碍而产生脊髓受损的症状。临床上根据受累组织结构及症状的不同，将颈椎病分为几种类型，即颈型、神经根型、脊髓型、椎动脉型、交感神经型及混合型。

神经根型颈椎病是较常见的一型颈椎病，其发病年龄多在30岁以后，主要原因包括颈椎间盘向后外侧突出压迫神经根；从椎体边缘、关节突关节、钩突关节后侧陷凹以及椎间孔长出的骨赘，以及关节突关节上下错位，使椎间孔狭窄；韧带松弛，椎体滑脱，使椎间孔横向变窄；神经根袖处粘连和瘢痕挛缩等。最终导致脊神经根的刺激或压迫，产生一系列的症状。因为其病理变化复杂，临床症状也有很大差异，若以前根受压为主，则出现肌力的明显改变，肌张力减低，更有甚者肌肉萎缩。若以后根为主，则表现以感觉障碍为主。在神经根型颈椎病中，男性患者占大多数，神经根以C6、C7容易受累，这往往是C5～C6、C6～C7椎间盘突出所引起的。

二、临床表现

（一）颈部疼痛

髓核突出使局部窦椎神经直接受刺激，以及C3～C5神经根受到刺激或压迫均可导致颈部疼痛，常为酸胀痛、放射性疼痛，程度轻重不一。

（二）根性痛

多见，其范围与受累的脊神经分布区相一致，可有与根性痛相伴随的该神经分布区的其他感觉障碍，以手指麻木、感觉过敏及皮肤感觉减退最常见。

（三）肌力减弱

常以前根受压者最明显，受累的脊神经所支配的肌肉肌力下降，并逐渐出现肌肉萎缩，严重者腱反射消失。

（四）腱反射改变

受累神经参与的反射弧出现异常，腱反射减弱或消失，单纯根性受累不应有病理反射，如伴有病理反射，则表示脊髓同时受累。

（五）体征

查体可有椎旁肌肉压痛，颈椎棘突或棘间直接压痛或叩痛多为阳性，颈部强迫体位，颈椎活动受限。椎间孔挤压试验、臂丛牵拉试验可呈阳性。

三、诊断

根据临床表现、体征和辅助检查进行诊断，临床表现为具有典型的根性症状，其范围与受累脊神经相一致；椎间孔挤压试验、臂丛牵拉试验呈阳性。

辅助检查中，X线正侧位和双斜位片可显示钩椎关节增生，生理曲度变直或消失，椎间隙变窄，骨刺形成，椎间孔狭窄等。伸屈动力位片可显示颈椎不稳。CT及MRI检查可显示椎间盘突出、后纵韧带骨化、椎管狭窄、神经根受压等。肌电图检查可帮助明确诊断。

四、治疗

急性期应首选保守治疗，经正规系统的保守治疗无效者应考虑微创手术或手术治疗。

（一）药物治疗

非甾体抗炎药、抗癫痫药、活血止痛药物及消除神经根水肿的药物都有一定疗效。急性期可辅用小剂量糖皮质激素以增强抗炎、消肿及止痛作用。对长期疼痛患者，可辅助应用抗抑郁药物如阿米替林和多塞平等。

（二）物理康复治疗

配戴颈围、颈部固定以限制颈部过度伸屈或旋转等活动。可采用颈椎牵引治疗以增宽颈椎间隙，减少椎间盘内的压力，增大椎间孔，从而使神经根受压及水肿减轻；颈椎牵引治疗还可以促进椎间关节半脱位复位，减轻颈肌痉挛。

物理治疗可以增强局部的血液循环，缓解肌肉痉挛，消除局部疼痛和不适。常用的方法有：体外冲击波、红外偏振光、电疗、光疗、超声波疗法、石蜡疗法、温热疗法、中药电熨疗法、推拿按摩和针灸治疗等。因其无创舒适，患者易于接受，临床应用广泛。

（三）微创介入治疗

1. 神经阻滞　常在X线或超声引导下进行，可用利多卡因和甲泼尼龙混合液，行颈神经根或颈部硬膜外腔阻滞治疗，每周1次，2～3次为一疗程。对于合并交感型颈椎病的患者，星状神经节阻滞（图9-5）可消除交感神经的过度紧张，使颈总动脉及椎动脉的血流速度和血流量增加，改善头颈及上肢的血流供应，使症状得到改善。

2. 颈椎间盘微创介入治疗　患者经保守治疗无效，且颈椎间盘突出是引起症状的主要因素者，可考虑行颈椎间盘微创介入治疗，若适应证选择合适，疗效显著，这一点已在临床上得到初步证实。

（1）颈椎间盘臭氧（O_3）髓核溶解术：利用臭氧的强氧化性，氧化髓核蛋白多糖，破坏髓核细胞达到使突出的髓核回缩、神经根压迫缓解的目的。另外，臭氧通过拮抗炎症反应中释放的免疫因子、炎性介质，减轻神经根水肿及粘连，达到抗炎的目的。

（2）胶原酶溶盘术：用于颈椎间盘突出症的治疗，若适应证选择合适，穿刺准确到达突出物部位，疗效显著。

（3）颈椎间盘射频热凝/等离子毁损术（图9-6）：能够稳定纤维环、减少椎间盘内感受器的增生，从而减轻疼痛。目前随机对照研究表明椎间盘射频热凝毁损术治疗盘源性疼痛有效。

（4）经皮激光椎间盘减压术（percutaneous laser disc decompression, PLDD）：有效率为70%～94%，与传统的手术方式相比具有创伤小，恢复快，不干扰椎管内结构，不影响颈椎的稳定性，并发症低，操作简单等优点。

（5）经皮颈椎间盘切除术（percutaneous cervical discectomy, PCD）：在X线引导下，局麻后用细导针经颈部皮肤血管鞘旁安全间隙穿刺进入椎间盘，再将套管扩展器套入导针。拔出穿刺针，用带有吸引器的环锯反复旋转切割髓核组

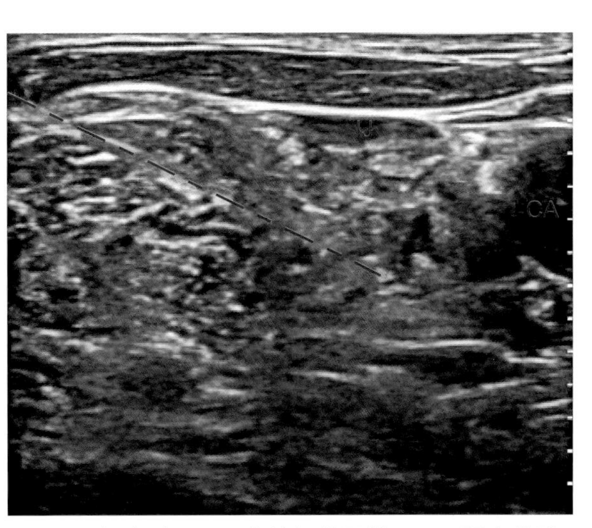

图9-5　超声引导下星状神经节阻滞。IJ：颈内静脉；CA：颈总动脉

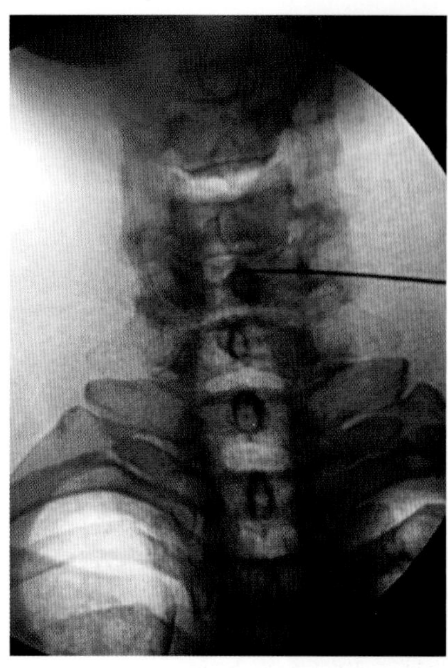
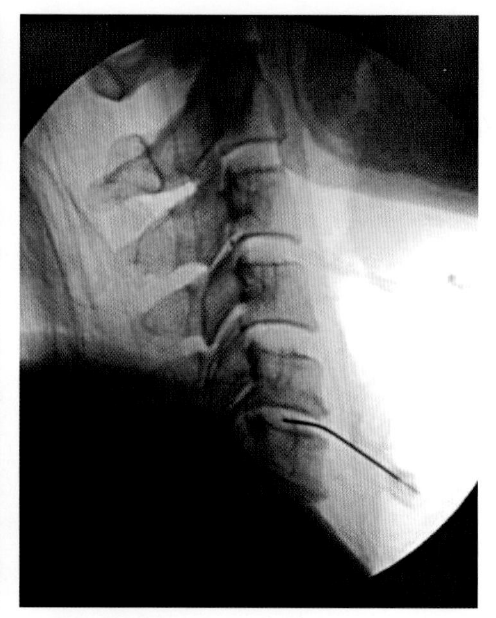

图9-6 颈椎间盘射频热凝毁损术

织，使颈椎间盘内的压力降低，减轻或消除椎间盘突出或膨出所致的窦椎神经刺激或神经根、脊髓压迫，以达到治愈或减轻症状的目的。

上述方法可联合应用，以增加疗效，多联合采用射频+O_3、胶原酶+O_3、PLDD+O_3。

3．手术治疗 外科手术作为治疗脊柱源性疼痛的最后手段，能够祛除疼痛病灶、融合邻近椎体减少异常活动。术式包括内镜下椎间盘切除术、经前路颈椎间盘切除及融合术、经后路颈椎管扩大减压及内固定术等，应根据患者的具体情况选择相应的手术方式。颈椎融合手术在近几十年广泛应用，但也存在一定的失败率。非融合技术，如人工椎间盘置换、后路动态稳定系统也开始进入临床，以期保留更多的运动功能。

第四节 肩关节周围炎

一、概述

肩关节周围炎又称肩周炎，俗称“五十肩”，是临床最常见的肩部疼痛原因之一。肩周炎不是独立的疾病，而是由于肩关节周围肌肉、肌腱、滑囊和关节囊等软组织的慢性炎症、粘连引起的以肩关节周围疼痛、活动障碍为主要症状的症候群。好发年龄在50岁左右，女性略高于男性，多见于体力劳动者。

肩周炎的病因目前尚不十分清楚，可能与肩关节退行性变、肩部的慢性劳损、急性外伤、受凉、感染及活动少等因素有关。也有人认为可能与全身性疾病（如冠心病、肺炎、胆囊炎等）、上肢骨折、颈椎病等直接或间接引起肩部痛有关，与上肢固定较久、肩关节活动受限有关。

肩关节系人体活动最多的关节，但肱骨头较关节盂大3倍，且关节韧带相对薄弱，稳定性很差，所以稳定肩关节的周围软组织易受损害。肩关节的关节囊薄而松弛，虽然这能够增加关节的灵活性，但易受损伤，且易出现炎症表现。

肩关节周围炎的病理过程可分为凝结期、冻结期和解冻期。凝结期主要表现为肩关节囊下皱褶相互粘连、消失，肱二头肌长头腱与腱鞘间有轻度粘连。随病情逐渐加重，出现关节囊严重挛缩，关节周围软组织受累，滑囊充血、水肿、增厚，组织弹性降低，即进入冻结期，此期喙肱韧带、冈上肌、冈下肌、肩胛下肌发生挛缩，同时伴发肱二头肌长头腱鞘炎，使肩关节活动明显受限。一般冻结期经6～12个月后局部炎症可逐渐减轻、消退、疼痛消失，肩关节活动恢复，称为解冻期。

二、临床表现

肩周炎起病缓慢，逐渐出现肩关节疼痛及肩关节活动受限，多有明显的外伤史、受凉史。该病多发于50岁左右，40岁以下少见，女性多于男性（约3：1），左侧多于右侧，也有少数患者双侧同时发生，但在同一肩关节很少重复发病。主要症状和体征如下。

（一）疼痛

疼痛主要位于肩关节前外侧，初为轻度疼痛，逐渐加重。疼痛的性质为钝痛，部位深在，按压时反而减轻。有时可向肘、手、肩胛部放散，夜间疼痛加重，或夜不能眠。患者为减轻疼痛往往不能卧向患侧。平时患者多呈自卫姿势，将患侧上肢紧靠于体侧，并用健肢托扶以保护患肢。

（二）活动受限

肩关节活动逐渐受限，外展、上举、外旋、内旋受限，严重者不能完成提裤、扎腰带、梳头、摸背、穿脱衣等动作，影响日常生活和劳动。

（三）压痛

肩关节周围有数个压痛点，主要是肌腱与骨组织的附着点及滑囊、肌腱等处，如喙突、肩峰、三角肌止点、肩峰下、结节间沟、四边孔、肱二头肌长头腱部、冈下肌群及其联合腱等。于冈下窝、肩胛骨外缘、冈上窝处可触及硬性条索，并有明显压痛，冈下窝压痛可放射到上臂内侧及前臂背侧。

（四）肌肉萎缩

病程持续较久者可因神经营养障碍及失用导致肌肉萎缩，尤以三角肌最明显。

（五）肌肉抗阻试验

主要发生病变的肌肉，不仅在其起止点、肌腹及腹腱衔接处有明显压痛，且抗阻试验阳性。即让患者完成该肌应该完成的动作时，给予一定的阻力，则疼痛加重。如检查三角肌时，让患者肩外展，并给予阻力，则疼痛加重，压痛点更明显。

三、诊断

根据病史和临床症状多可诊断。X线肩部正侧位片仅部分患者可显示肌腱钙化影像、骨质疏松或肱骨头上移及增生等。肩关节MRI检查可以确定肩关节周围结构信号是否正常，是否存在炎症，可以作为确定病变部位和鉴别诊断的有效方法。此外，还可以通过生化检查与关节结核、肿瘤、风湿性关节炎、痛风等鉴别。

四、治疗

肩周炎有自愈倾向，但病程较长，痛苦大。治疗目的在于缓解疼痛，解除肌肉痉挛，增加关节活动度，恢复其正常功能。治疗时应尽可能寻找病因，以做到有的放矢。

（一）药物治疗

用非甾体抗炎药常可以减轻疼痛，如布洛芬、塞来昔布等。也可应用舒筋、散寒、活血类中药，如风湿液、活络丹等。

（二）物理康复治疗

物理治疗有助于缓解肌肉痉挛，并有一定的镇痛作用。常用的方法有：体外冲击波、经皮电刺激、超短波、激光、偏振光等治疗方法。通过局部保温、按摩、热敷等也可减轻患者肩部疼痛。

对于慢性期患者应加强功能锻炼，包括“爬墙”锻炼等方法，但这些方法往往容易使粘连的肌腱、韧带撕裂，造成再粘连，因而锻炼时应注意。坚持正确而有效的锻炼，可防止粘连、舒筋活血、改善局部血循环，防止肌肉萎缩及痉挛。

目前较好的功能锻炼的方法有肩关节“画圈”锻炼：患者略弯腰，在患侧腕部绑一重2～3 kg的重物，放松肩部和上臂，以肩关节为中轴做画圈动作。

（三）神经阻滞和痛点注射疗法

肩关节主要由腋神经和肩胛上神经支配，司肩胛肌群的运动。且肩关节周围自主神经纤维分布密集，常因疼痛刺激引起反射性的局部血液循环障碍，从而形成疼痛的恶性循环。神经阻滞疗法通过阻滞相关支配神经，达到阻断恶性循环，改善局部血运，松弛肌肉痉挛，消除局部炎症，促进局部组织新陈代谢和利于关节功能恢复的作用。神经阻滞可在超声引导下进行，能提高精准度，提高治疗效果。

1．腋神经阻滞　一般在四边孔处进针。当针尖触及肱骨外科颈后内侧，退针少许，回吸无血可注射局麻药和糖皮质激素混合液5～10 ml，每周1次，3次为一疗程。

2．肩胛上神经阻滞　肩胛上神经阻滞是治疗肩周炎常用的神经阻滞方法，适用于广泛肩部痛、肩胛上神经走行部位有压痛者。注射时，针尖应刺入肩胛切迹内。此切迹位于肩胛骨中点外上方2.0 cm处，进入皮肤后，寻找切迹，找到切迹使针尖向深刺入0.3～0.4 cm，回吸无血即可注入局麻药和糖皮质激素混合液。有效者在注药数分钟后，肩部、上肢出现温暖感，僵硬、疼痛消失，肩关节活动范围增大。每周治疗1次，3次为一疗程。

3．局部痛点阻滞　准确的痛点定位和穿刺是决定治疗效果优劣的重要环节。治疗前要在肩关节周围寻找局限的压痛点，多见于肱骨大结节、小结节、肱二头肌沟、喙突、三角肌附着点、肩锁关节、肩峰下或四边孔等处。穿刺中有明显异感时每点注入局麻药和糖皮质激素混合液2～3 ml，1～3次为一疗程。

4．星状神经节阻滞　适用于病情顽固或因外伤引起的单侧肩周炎患者。早期行星状神经节阻滞可以起到预防反射性交感神经营养不良的作用。同时也可促进颈、肩、上肢的血液循环，改善局部营养状况，消除肩关节周围炎症。

（四）麻醉下手法松解

适用于发展成冻结肩，功能严重受限者，可采用肌间沟臂丛或肩胛上神经阻滞，待阻滞完善后，采用手法将肩关节周围之软组织粘连松解。

（五）内热针、针刀疗法

具有松解粘连、缓解肌肉痉挛和强直等作用。主要适用于病灶局限、压痛明显的滑囊、腱鞘及肌筋膜粘连等。内热针治疗可明显改善疼痛，对关节功能改善作用亦很明显，出现功能改善最好时间多在治疗后2周左右，很少出现粘连加重表现，远期治疗效果较好。

（六）手术治疗

对于经长期保守治疗无效者，可考虑进行肩关节手术治疗。

（陶　蔚　冯　刚）

参考文献

1. Ayub A, Osama M, Ahmad S. Effects of active versus passive upper extremity neural mobilization combined with mechanical traction and joint mobilization in females with cervical radiculopathy: A randomized controlled trial. Journal of Back and Musculoskeletal Rehabilitation, 2019, 32(5): 725-730.
2. Ben Ayed H, Yaich S, Trigui M, et al. Prevalence, risk factors and outcomes of neck, shoulders and low-back pain in secondary-school children. Journal of Research in Health Sciences, 2019, 19(1): e00440.
3. Bokshan SL, DePasse JM, Eltorai AEM, et al. An evidence-based approach to differentiating the cause of shoulder and cervical spine pain. The American Journal of Medicine, 2016, 129(9): 913-918.
4. Broekema AEH, Groen RJM, Simões de Souza NF, et al. Surgical interventions for cervical radiculopathy without myelopathy: A systematic review and meta-analysis. The Journal of Bone and Joint Surgery. American Volume, 2020, 102(24): 2182-2196.
5. Childress MA, Becker BA. Nonoperative management of

cervical radiculopathy. American Family Physician, 2016, 93(9): 746-754.
6. Dianat I, Alipour A, Asgari Jafarabadi M. Risk factors for neck and shoulder pain among schoolchildren and adolescents. Journal of Paediatrics and Child Health, 2018, 54(1): 20-27.
7. Gao M, Cong H, Li C, et al. Comparison of efficacy and safety of complementary and alternative therapies for scapulohumeral periarthritis: A protocol for Bayesian network meta-analysis. Medicine, 2021, 100(18): e25769.
8. Goedmakers CMW, Janssen T, Yang X, et al. Cervical radiculopathy: is a prosthesis preferred over fusion surgery? A systematic review. European Spine Journal: Official Publication of the European Spine Society, the European Spinal Deformity Society, and the European Section of the Cervical Spine Research Society, 2020, 29(11): 2640-2654.
9. Holy M, MacDowall A, Sigmundsson FG, et al. Operative treatment of cervical radiculopathy: anterior cervical decompression and fusion compared with posterior foraminotomy: study protocol for a randomized controlled trial. Trials, 2021, 22(1): 607.
10. Leveque J-CA, Marong-Ceesay B, Cooper T, et al. Diagnosis and treatment of cervical radiculopathy and myelopathy. Physical Medicine and Rehabilitation Clinics of North America, 2015, 26(3): 491-511.
11. Libardoni T de C, Armijo-Olivo S, Bevilaqua-Grossi D, et al. Relationship between intensity of neck pain and disability and shoulder pain and disability in individuals with subacromial impingement symptoms: A cross-sectional study. Journal of Manipulative and Physiological Therapeutics, 2020, 43(7): 691-699.
12. Machino M, Ando K, Kobayashi K, et al. Impact of neck and shoulder pain on health-related quality of life in a middle-aged community-living population. BioMed Research International, 2021, 2021: 6674264.
13. Maduri R, Bobinski L, Duff JM. Minimally invasive anterior foraminotomy for cervical radiculopathy: how I do it. Acta Neurochirurgica, 2020, 162(3): 679-683.
14. Manchikanti L, Cash KA, Pampati V, et al. Two-year follow-up results of fluoroscopic cervical epidural injections in chronic axial or discogenic neck pain: a randomized, double-blind, controlled trial. International Journal of Medical Sciences, 2014, 11(4): 309-320.
15. Peterson G, Pihlström N. Factors associated with neck and shoulder pain: a cross-sectional study among 16, 000 adults in five county councils in Sweden. BMC musculoskeletal disorders, 2021, 22(1): 872.
16. Ribeiro DC, Belgrave A, Naden A, et al. The prevalence of myofascial trigger points in neck and shoulder-related disorders: a systematic review of the literature. BMC musculoskeletal disorders, 2018, 19(1): 252.
17. Savva C, Korakakis V, Efstathiou M, et al. Cervical traction combined with neural mobilization for patients with cervical radiculopathy: A randomized controlled trial. Journal of Bodywork and Movement Therapies, 2021, 26: 279-289.
18. Taso M, Sommernes JH, Kolstad F, et al. A randomised controlled trial comparing the effectiveness of surgical and nonsurgical treatment for cervical radiculopathy. BMC musculoskeletal disorders, 2020, 21(1): 171.
19. Thoomes EJ, van Geest S, van der Windt DA, et al. Value of physical tests in diagnosing cervical radiculopathy: a systematic review. The Spine Journal: Official Journal of the North American Spine Society, 2018, 18(1): 179-189.
20. Wang P, Zuo G, Du SQ, et al. Meta-analysis of the therapeutic effect of acupuncture and chiropractic on cervical spondylosis radiculopathy: A systematic review and meta-analysis protocol. Medicine, 2020a, 99(5): e18851.
21. Wang X, Hai X, Jiang D, et al. Efficacy and safety of warm needle treatment for scapulohumeral periarthritis: A protocol for systematic review and meta-analysis. Medicine, 2020b, 99(47): e23237.
22. Wei L, Zhu M, Peng T, et al. Different acupuncture therapies combined with rehabilitation in the treatment of scapulohumeral periarthritis: A protocol for systematic review and network meta-analysis. Medicine, 2020, 99(51): e23085.
23. Wu Z, Yu X, Xiong J, et al. Acupuncture and moxibustion therapy for scapulohumeral periarthritis: Protocol for an overview of systematic reviews and meta-analysis. Medicine, 2020, 99(35): e21567.
24. 孙国祥, 周黎明, 张卫平, 等. 超声引导下肩关节腔及痛点注药治疗顽固性肩周炎的疗效. 实用疼痛学杂志, 2017, 13(1): 14-17.
25. 邓笔生. 神经阻滞与痛点阻滞治疗肩周炎的疗效比较. 实用疼痛学杂志, 2016, 12(1): 52-55.
26. 李玲芝, 姚子涵, 王民, 等. 内热针联合肩峰下滑囊注射治疗肩周炎的疗效观察. 中华疼痛学杂志, 2021, 17(4): 403-408.
27. 李娜, 张生茂, 田少鹏, 等. 颈脊神经后支射频热凝术联合手法松解治疗重症肩周炎的临床疗效. 实用疼痛学杂志, 2019, 15(5): 352-356.
28. 宋文阁. 实用临床疼痛学. 郑州: 河南科学技术出版社, 2008.
29. 周立亮, 吕建军, 李伟伟, 等. 颈脊神经后支射频热凝术联合静脉麻醉下手法松解治疗重症肩周炎的疗效. 实用疼痛学杂志, 2018, 14(1): 41-45.

第十章　腰腿痛

第一节　概　述

腰腿痛是常见病、多发病。造成腰腿痛的病因较多，既有局部解剖结构改变的因素，也可能是全身疾病的症状之一。常见的局部病因如腰背肌筋膜炎、腰椎间盘突出症、腰椎管狭窄症、椎间盘源性因素、小关节源性因素、骶髂关节炎、梨状肌综合征、脊柱结核、椎体骨折、椎体转移瘤、局部滑囊炎等；有全身因素如强直性脊柱炎、血清阴性骨关节炎、多发性骨髓瘤、骨质疏松、类风湿关节炎等。慢性腰腿痛存在多种危险因素，职业性危险因素主要包括重体力劳动、高强度单一劳动、长期固定不良姿势劳动等；非职业性因素包括年龄、性别、生活习惯、肥胖以及妊娠等；心理因素主要包括长期焦虑、抑郁和恐慌等。

一、与腰腿痛相关的应用解剖结构

（一）腰椎间盘

腰椎间盘是位于相邻腰椎椎体之间的盘状结构，由上下骨性终板、软骨终板、纤维环和髓核构成。其中髓核为椎间盘的中央部分，纤维环为椎间盘的周围部分，包绕髓核，终板为椎间盘的上、下部分，直接与椎体骨组织相连，整个腰椎间盘的厚度为8 ~ 12 mm。由于腰椎存在生理前凸，因此腰椎间盘呈前厚后薄的形态（图10-1）。

椎间盘髓核为胚胎期脊索的残留，呈黏性透明胶状物质，含蛋白多糖和胶原，富含水。髓核被包绕在纤维环中，通过形变将椎体传来的压力放射状散开，在腰椎运动时起类似轴承和缓冲的作用。此外，髓核在椎体与软骨终板之间起液体交换作用，营养物质可借渗透压自终板扩散至髓核。若纤维环劳损破裂，髓核失水退变，最终造成髓核通过纤维环薄弱处疝出，压迫相关结构产生临床症状。

椎间盘的神经支配是一个复杂的神经丛结构，包括感觉神经、交感神经和副交感神经，其神经来源于窦椎神经、脊神经前支、交通支、交感干发出的神经纤维。椎间盘与相关神经支配节段一般不严格一一对应，可出现单支神经支配多个间盘，以及单个间盘接受多支神经末梢支配的情况。一般认为椎间盘纤维环表面有丰富神经纤维支配，正常纤维环深层无神经纤维分布，而退

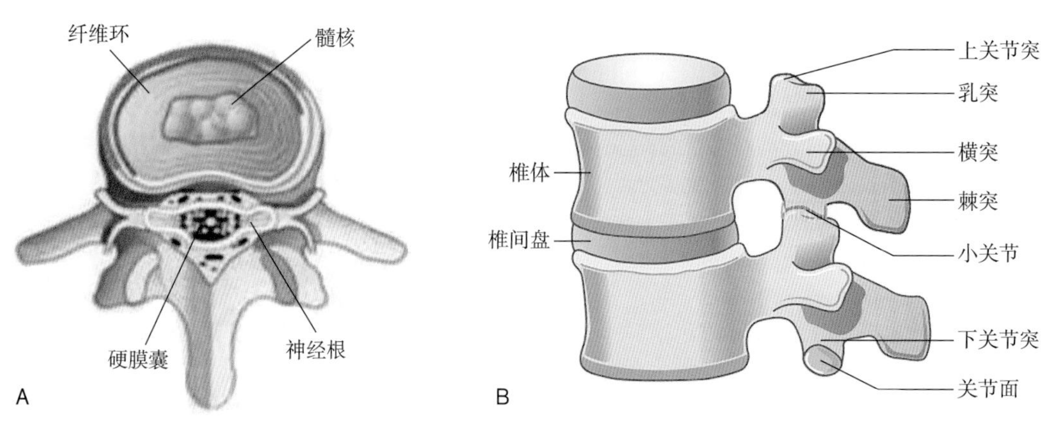

图10-1　腰椎间盘正面观（A）和侧面观（B）示意图

变的纤维环内层可以发现神经末梢。终板内发生一些炎症改变可能诱导神经纤维的长入，炎症因子刺激神经末梢，从而导致腰痛的发生。

（二）腰椎关节突关节

腰椎关节突关节也称为腰椎小关节，属于滑膜关节，关节面由上位椎体的下关节突外侧面与下位椎体的上关节内侧面对合构成，关节面有软骨组织覆盖，外面有关节囊包绕，关节面之间存在关节腔、滑膜和关节液。横断面上腰椎小关节面呈凸面向腹外侧的圆弧形，即上关节突的关节面朝向后内方，下关节突的关节面朝向前外方。在不同的节段，小关节方向也有所差异，总体趋势是由上到下关节面逐渐由偏向冠状位转向矢状位，并与横截面呈直角。关节面该形态可阻止腰椎过度轴向旋转以及阻止上位椎体的向前滑脱。

腰椎小关节间隙1 ~ 2 mm，关节腔容积1 ~ 1.5 ml。腰椎小关节滑膜为纤维脂肪组织，紧贴于关节囊内侧面，其游离缘可突入关节间隙内形成皱襞，类似于半月板结构，起到增强关节稳定性和分散受力的作用。当脊柱姿势不正、运动不协调时，可能会出现小关节的运动与多裂肌收缩不协调，使滑膜皱襞嵌于关节面之间，引起小关节滑膜嵌顿，进而导致突发性剧烈腰背痛。

腰椎小关节关节囊内存在丰富的神经纤维，受到机械性刺激或化学性刺激会使神经元产生致敏和放电增加现象。临床研究发现15% ~ 52%慢性腰痛患者的症状源于小关节退变，腰椎小关节在腰痛发生中有着不容忽视的作用（图10-2）。

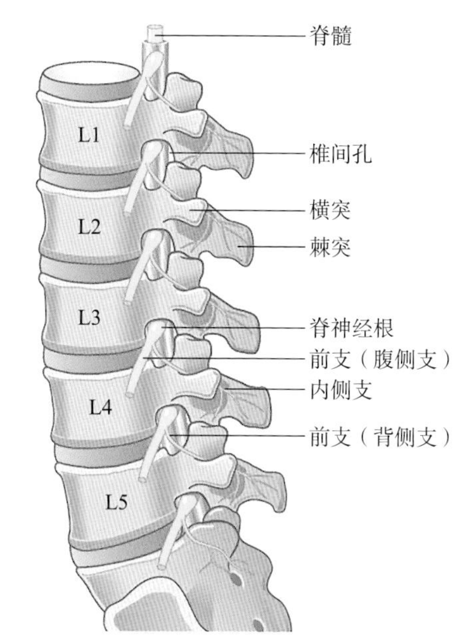

图10-2 腰椎小关节构成及神经支配示意图

（三）腰椎椎管及韧带

1. 腰椎椎管　分为中央椎管、侧隐窝及神经根管，相互移行连接而又存在一定边界，进行分区有助于定位病变部位。

腰椎中央椎管由各个椎体的椎孔上下贯通形成，类似打通竹节的竹竿。其腹侧是椎体后缘、椎间盘和后纵韧带，背侧是椎板及黄韧带，侧方为椎弓根内侧、小关节内侧、黄韧带以及椎间孔。按照中央椎管的横断面形态，分为类圆形、椭圆形、三叶草形椎管。各种原因造成的中央椎管狭窄可产生以间歇性神经源性跛行为症状的腰椎管狭窄症。

腰椎侧隐窝位于中央椎管侧方，其腹侧为下位椎体头端的后外侧缘，背侧为下位椎体上关节突基底部的腹侧面，外界为椎弓根的内缘，内界为上关节突内缘。侧隐窝为中央椎管两侧向外陷入部分，向外向尾侧形成脊神经根通道，与椎间孔相续。侧隐窝是椎管最狭窄部分，侧隐窝狭窄卡压神经根是腰腿痛的原因之一，关节突关节增生合并三叶草形中央椎管容易发生侧隐窝狭窄，因此腰5椎间孔最易引起侧隐窝狭窄（图10-3）。

腰段椎间孔位于椎弓根内外缘之间，腹侧为椎体及椎间盘的后缘，背侧为黄韧带及椎间关节，上下分别为椎上、下切迹。腰段椎间孔可分为上、下两部：上部通过腰神经根及滋养动静

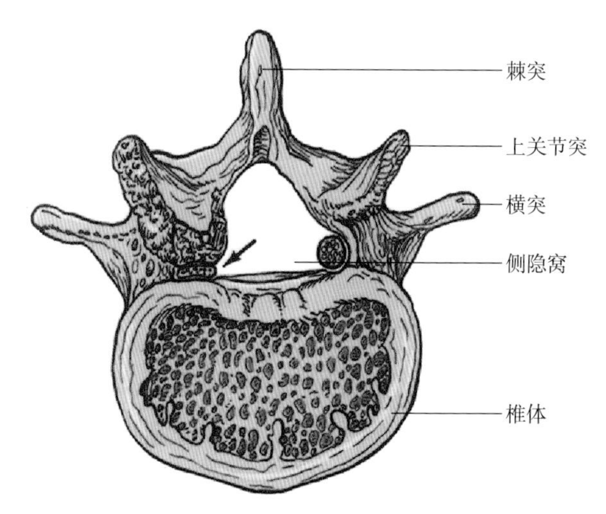

图10-3 腰椎侧隐窝狭窄示意图

脉，而下部通过椎间静脉下支，故下部狭窄并不压迫腰神经。背根神经节大部分位于椎间孔内，椎间盘极外侧突出以及其他情况造成的椎间孔狭窄容易刺激背根神经节，造成下肢剧烈疼痛。

2．腰椎韧带　腰椎的韧带主要位于椎体腹侧、背侧以及椎板腹侧和棘突之间，主要作用是限制腰椎活动范围，维持腰椎稳定性。主要包括前纵韧带、后纵韧带、黄韧带、棘上韧带和棘间韧带（图10-4）。

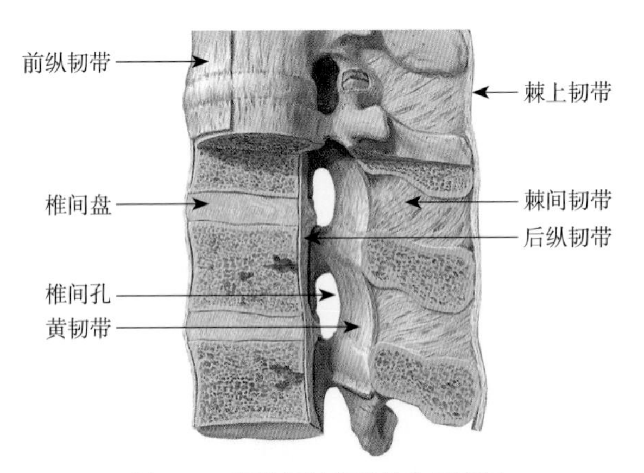

图10-4　腰椎相关韧带结构示意图

前纵韧带（anterior longitudinal ligament）位于脊柱腹侧，上起枕骨大孔前缘的枕骨咽结节，下至第1或第2骶椎腹侧，其纤维束与椎体前缘和椎间盘相连，有限制脊柱过伸的作用。前纵韧带很坚韧，与椎间盘及椎体的边缘紧密相连，但与椎体之间则连结较疏松。后路腰椎间盘手术中若突破前纵韧带，则有损伤腹腔脏器和血管的风险。

后纵韧带（posterior longitudinal ligament）位于椎管内椎体的后方，起自枢椎并与覆盖枢椎椎体覆膜相续，下达骶骨，有限制脊柱过分前屈及防止椎间盘向后脱出的作用。后纵韧带与椎间盘纤维环及椎体上下缘紧密连接，而与椎体结合较为疏松，其长度与前纵韧带相当，与椎体相贴部分比较狭窄，但在椎间盘处较宽。该解剖特点决定椎间盘突出大部分位于侧方后纵韧带的外侧薄弱处。

黄韧带参与构成椎管后壁，连接相邻的上下位椎板，起于C2，止于S1，呈分节存在。腰段黄韧带呈明显的叠瓦状，起点位于上位椎板中上部腹侧，止于下位椎板上缘腹侧，两侧延续为小关节囊。黄韧带富含弹力纤维，与后纵韧带一起，起到限制腰椎过度前屈的作用。椎间隙高度丢失造成黄韧带代偿性肥厚和黄韧带皱襞是造成腰椎管狭窄的重要因素，过度挺腰时黄韧带皱襞加重，因此腰椎中央管狭窄患者可出现挺腰试验阳性。

棘间韧带介于相邻两棘突间，棘上韧带为连结棘突尖之间的纵行韧带，其前方与棘间韧带融合。棘间韧带和棘上韧带容易受到腰椎过屈损伤，其慢性炎症可表现为中线部位局限性腰痛。

（四）与腰腿痛相关的支配神经

1．窦椎神经　也叫脊膜支，或Luschka神经，是由脊神经发出的分支，起于背神经节近端，通过椎间孔之后又重返椎管，它在脊神经分出前支和后支之前分出，与主干反向走行。返回椎管后，窦椎神经分成较大的升支和较小的降支，各相邻的升支与降支相互吻合，形成脊膜前丛和脊膜后丛。窦椎神经分布于脊膜、椎管、椎骨的韧带及脊髓的血管，以及小关节关节囊的前内侧（图10-5）。窦椎神经是椎管内存在无菌性炎症、化学性或机械性损害时引起腰痛的主要传导系统。

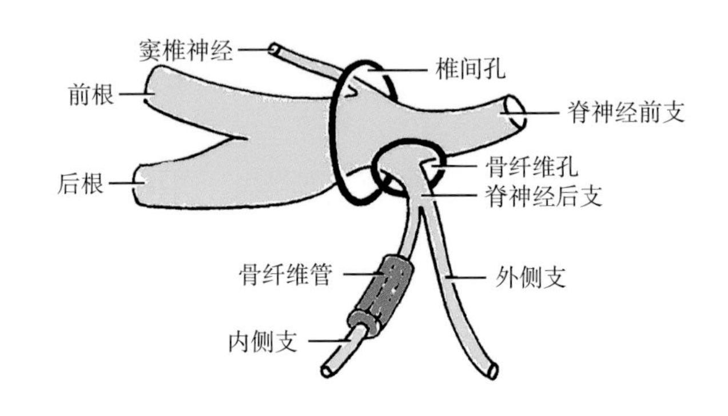

图10-5　窦椎神经示意图

2．腰神经根及背根神经节　神经根是周围神经与脊髓的连接部，是人体各种反射调节必须要经过的部位。每一对脊神经都有一对前根和一对后根，前、后根在椎间孔处汇合为脊神经。与马尾神经相比，腰神经根缺少脑脊液缓冲，活动度小，容易受到周边结构挤压。

背根神经节位于椎间孔内侧面，为脊神经背

根的膨胀结节，由传入神经纤维细胞构成。负责接收来自身体感受器的全部神经冲动，包括一般躯体感觉和内脏感觉，通过传入纤维，将它们传送到脊髓，是身体感觉的始发站。腰神经根和背根神经节相对缺乏血-脊髓屏障，容易受到各种炎性介质、细胞毒性药物的血行播散而损伤（图10-6）。

3．马尾神经 马尾神经位于椎管硬膜囊内，脊髓圆锥以下的腰骶神经根，总称为马尾神经。马尾神经由L2～L5、S1～S5及尾节发出的共10对神经根组成。马尾神经有硬膜囊和脑脊液保护缓冲，相对不容易受伤。若出现重度的中央型椎间盘突出或腰椎暴力外伤，则可能出现马尾神经损伤，且一般累及多根神经（图10-7）。

4．腰脊神经内侧支 腰神经干出椎间孔后很快发出前支和后支，后支主干很短，向背侧继续走行分为外侧支与内侧支。腰脊神经内侧支穿过横突走行于上关节突和横突根部交界处的副韧带下，而后发出分支进入腰椎小关节囊。此外，脊神经内侧支还支配小关节周围的多裂肌、韧带、椎弓及椎体骨膜。一般认为腰椎小关节接收来自至少2个节段（相邻同一节段及上一节段）的脊神经后内侧支支配，而每节段脊神经后内侧支至少支配相邻同一节段及下一节段的腰椎小关节。此外，各神经支之间存在丰富的节段性吻合及变异。腰椎小关节慢性炎症或骨质增生等物理和化学因素刺激脊神经内侧支可造成慢性腰痛（图10-8）。

5．臀上皮神经 臀上皮神经由腰1～腰3的脊神经后外侧支组合而成，在股骨大转子与第3腰椎间连线与髂嵴交点处平行穿出深筋膜，穿出后的各支行于腰背筋膜的表面，向外下方形成臀上皮神经血管束。臀上皮神经于L3横突附近神经纤维最密集，其体表定位点为半侧臀部的外上象限区，臀上皮神经炎患者常可以在此找到一个明显压痛点（图10-9）。

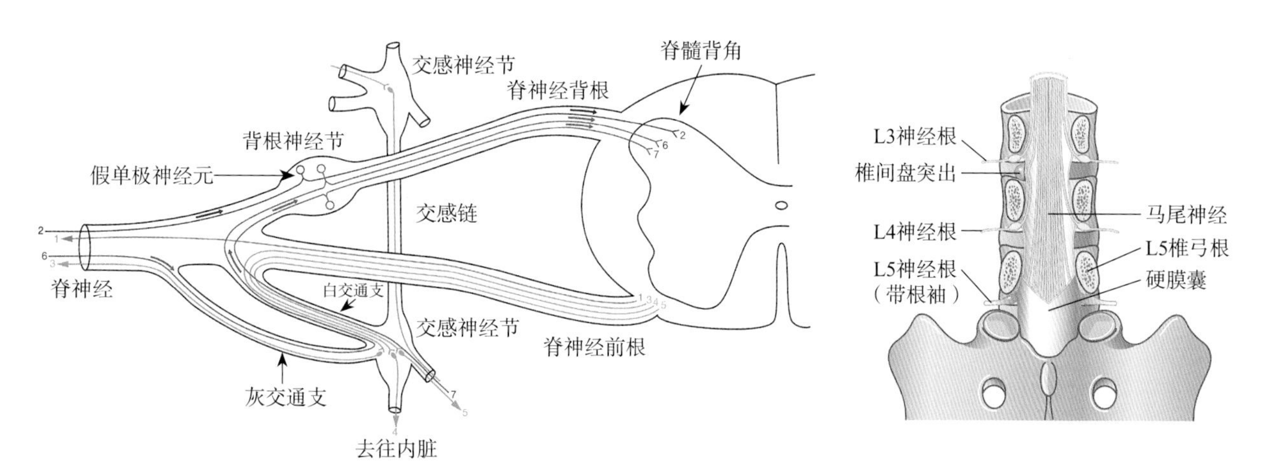

图10-6 脊神经根及背根神经节示意图

图10-7 马尾神经示意图

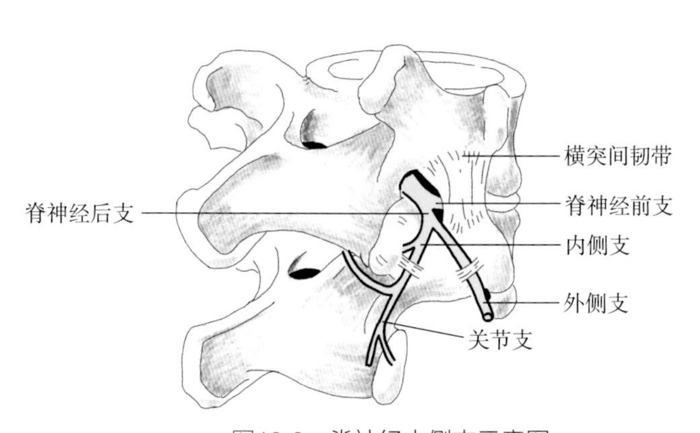

图10-8 脊神经内侧支示意图

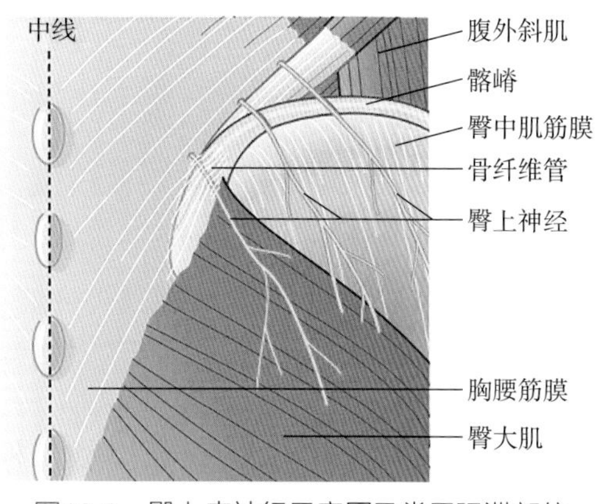

图10-9 臀上皮神经示意图及常用阻滞部位

（五）骶髂关节及腰背肌

骶髂关节关节面凹凸不平，互相嵌插吻合，彼此对合紧密，属平面关节。骶髂关节由滑膜关节部和韧带连接部组成，滑膜部为耳状面所在部位，表面覆盖软骨，软骨边缘有滑膜，位于骶髂关节间隙前下1/2～2/3；韧带部位于骶粗隆和髂粗隆之间，位于骶髂关节间隙后上1/3。骶髂关节关节面表面被覆一层关节软骨，浅层为纤维软骨，深层为透明软骨，关节囊紧张，紧贴于关节面周缘，其周围有许多强韧的韧带加强，如骶结节韧带、骶棘韧带、骶髂前后韧带、骶髂骨间韧带、髂腰韧带等，能加强关节的稳定性。骶髂关节腔狭小，呈裂隙状，属于微动关节，包括轴向负载及旋转负载，可做轻微的上、下、前、后运动。骶髂关节主要是将上半身的重力通过骨盆向两侧传递至下肢，有利于支持体重和传递重力。任何骶髂关节囊、韧带、软骨面及其周围附属结构的损伤均可导致不同程度的疼痛（图10-10）。

腰背肌主要包括骶棘肌、多裂肌、最长肌、腰方肌和横突棘肌，腰深筋膜将各组肌肉分隔成不同的肌筋膜室。腰背肌许多都附着在横突尖部，L3椎体位于脊柱前凸的顶端，居全腰椎中心；L3横突最长，是应力集中区，直接承受最大的牵拉张力。慢性腰肌损伤可引起局部组织的炎性渗出、充血、肿胀，继而发生滑膜、纤维组织等无菌性炎性反应，刺激邻近神经纤维，引起腰部疼痛和放射痛。

二、慢性腰腿痛的主要病理生理基础

（一）腰椎间盘退变

腰椎间盘髓核退变、含水量下降、终板硬化血供减少、纤维环强度降低等病因，可造成椎间盘营养缺乏，髓核柔韧性下降，纤维环破损等。若腰椎间盘纤维环破裂，髓核组织从裂口疝出，压迫硬膜囊或神经根，可造成腰痛合并下肢放散痛等症状，称之为椎间盘突出。根据椎间盘突出的程度，可分为椎间盘膨出、突出、脱出和游离髓核（图10-11）。许莫氏结节比较特殊，为髓核组织通过终板的薄弱区疝入椎体内所致。根据椎间盘突出的部位，又可分为中央型、旁中央型、椎间孔型及椎间孔外型。

椎间盘突出对神经根的机械性压迫造成神经根缺血或充血、免疫因子对神经根的化学性刺激，是诱发神经根性疼痛的主要机制。单纯的椎间盘含水量下降，于磁共振矢状位T2像可看到盘内信号降低，伴随椎间隙高度的轻度丢失，可刺激窦椎神经产生盘源性腰痛的症状。

（二）小关节退变

腰椎小关节与四肢关节类似，是一个可动滑膜关节。腰椎小关节长期承受旋转、剪切应力，可造成小关节负荷异常、关节面硬化、关节腔炎性产物聚集、关节囊增生等，造成小关节退变骨质增生、骨关节炎。在腰椎小关节的创伤和炎症过程中可以释放炎性介质，如5-羟色胺、缓

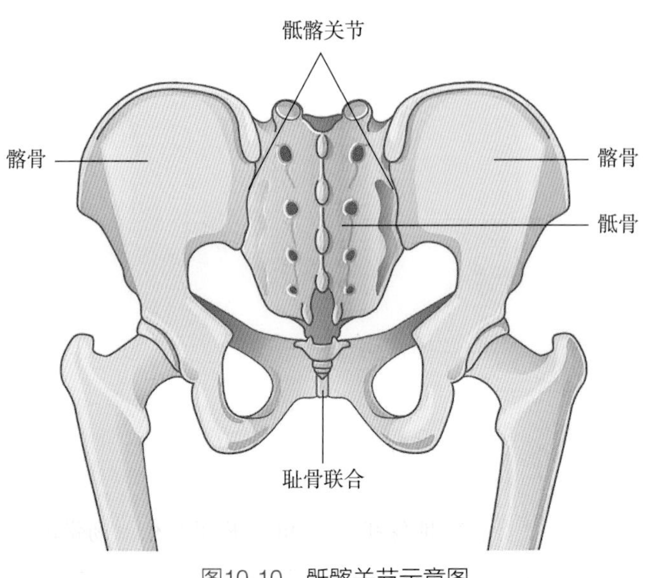

图10-10 骶髂关节示意图

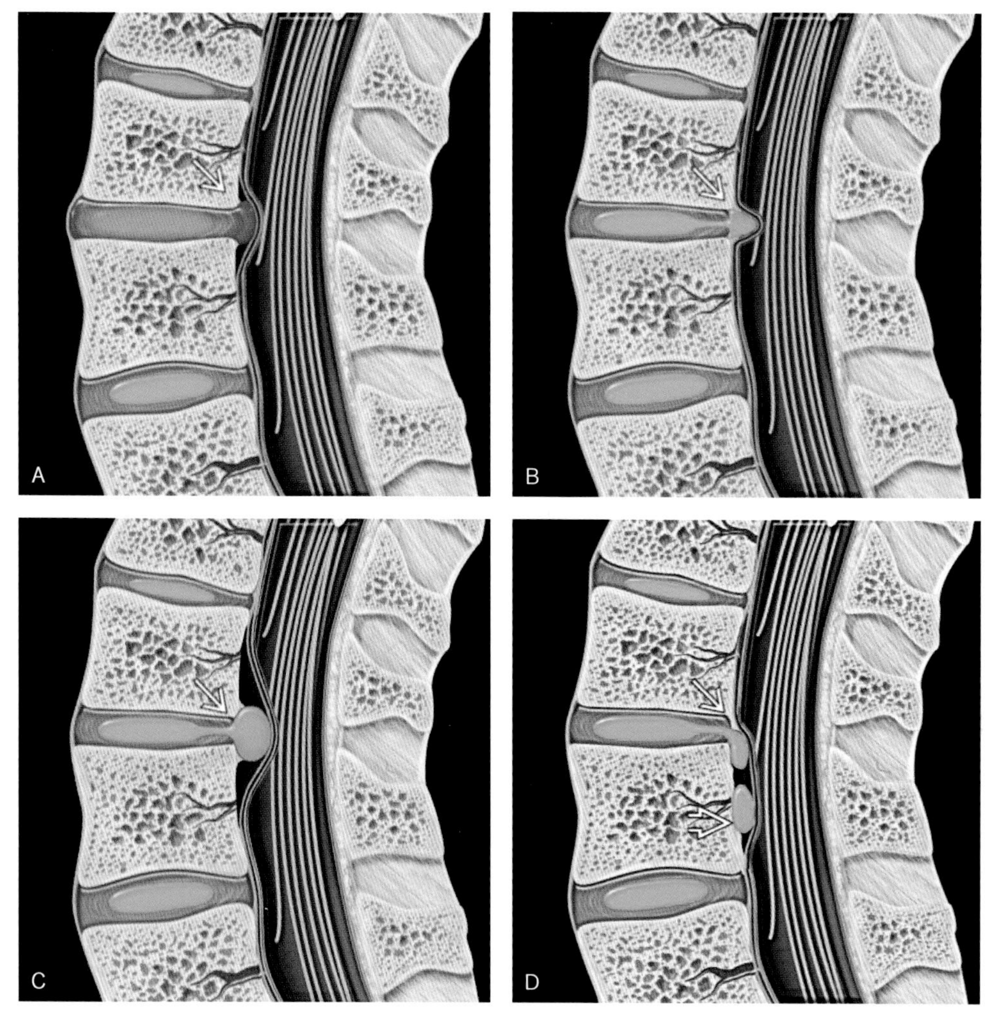

图10-11　椎间盘退变不同程度示意图。A. 椎间盘膨出，表现为椎间盘纤维环膨隆，超过椎体后缘连线，髓核组织仍位于椎间隙内；B. 椎间盘突出，表现为纤维环膨隆，髓核突入椎管，纤维环完整，突出髓核与剩余髓核仍为一体；C. 椎间盘脱出，表现为髓核突破纤维环突入椎管，甚至可能突破后纵韧带直接挤压硬膜囊和神经根；D. 游离髓核，表现为一部分髓核脱离椎间隙，游离进入椎管，大部分位于硬膜囊腹侧和椎体背侧，少数可进入硬膜囊背侧

激肽和前列腺素E、IL-l、IL-6等，这些炎性介质在小关节源性腰痛的发生及进展过程中起到重要作用，刺激周边神经结构，可产生慢性腰腿痛症状。某些快速腰部扭转又迅速复位的动作，如投掷铁饼等动作，可造成小关节囊一过性嵌顿入关节腔内，造成急性剧烈腰痛。

（三）三关节复合体退变

位于腹侧的腰椎间盘和位于两侧的腰椎小关节构成三关节复合体，产生联动作用，发挥支撑脊柱和应力的作用。三关节复合体两侧及前后均有脊柱韧带保护，在保证脊柱的机械稳定性的同时，又赋予脊柱的较大活动度，并且有效地保护马尾神经在活动过程不受损伤。每个脊椎节段的三关节复合体功能相同，相互辅助，某一部分发生病变必定会影响整个结构。因此，椎间盘的病变最终会引起小关节的损伤，而小关节不稳定或创伤也会导致椎间盘的退变，三关节复合体退变是慢性腰腿痛的绝大多数病因基础。

一般认为三关节复合体退变源于椎间盘退变，椎间盘退变造成椎间隙高度降低，椎间活动度增加。椎间隙高度降低后，小关节关节腔变窄、剪切应力等多种原因造成小关节负荷改变，导致小关节骨质增生，关节软骨、关节囊损伤，进一步影响腰椎的活动，加速椎间盘退变。同时由于椎间活动度增大，腰椎活动性增加，造成椎间后纵韧带和黄韧带增厚及反应性增生、关节突增生内聚，彼此互为因果。

第二节 腰椎间盘突出症

一、临床表现

（一）症状

典型的腰椎间盘突出症一般为旁中央型突出，压迫经过该椎间盘水平从下位椎间孔发出的走行神经根（transverse nerve），产生腰痛伴一侧下肢放散疼痛症状。患者人群相对年轻，一般下肢疼痛重于腰痛，甚至没有明显腰痛，或在早期腰痛基础上突然出现下肢疼痛。下肢疼痛按照神经根皮节支配区分布，其疼痛性质多以线性放射样疼痛为主，疼痛定位较清晰，可放射至小腿或足趾，可伴有麻木、肌力减退或大小便功能障碍等症状。疼痛较为剧烈，加重腹压动作（咳嗽、喷嚏、排便）等可明显加重疼痛。临床以L4～L5椎间盘突出影响L5神经最为常见，表现为腰部疼痛，向臀部、大腿后外侧、小腿外侧及足外侧尤其是足趾放散。

椎间盘椎间孔型突出或极外侧突出容易挤压出行神经根（exiting nerve）和背根神经节，由于局部空间狭小，神经根无活动度，疼痛较旁中央型及中央型突出更剧烈。特别巨大的中央型椎间盘突出压迫硬膜囊内马尾神经可出现马尾综合征，造成大小便失禁、下肢瘫痪等急性症状。

（二）体征

患者由于疼痛，往往采取特殊姿势和步态减少神经根压迫来缓解疼痛，平卧位髋膝关节蜷曲动作有助于缓解疼痛，而挺腰站立可加重疼痛。从步态和站立姿势上可出现代偿性侧弯，根据突出物位于神经根的“肩部”或是“腋窝”，从患者背后看腰部可凸向健侧或者患侧。

病变椎间隙局部棘突间隙往往会出现深压痛，症状侧压痛可更为明显。椎间盘突出较明显且病史较短患者，腰部可存在叩击痛并向下肢放散；病史较长的患者可出现神经根支配区的深浅感觉减退和肌力减退。

腰椎间盘突出症比较有代表性的体征为直腿抬高试验及其加强试验，一般需要双侧对比，针对L4及更尾侧的神经根压迫症状比较有针对性，髋关节被动抬高在70°以内诱发下肢疼痛则为直腿抬高试验阳性。针对L3及更高节段神经的压迫，股神经牵拉试验更有价值：患者俯卧位，检查者协助患者背伸髋关节同时屈曲膝关节，若诱发大腿前部或外侧放散疼痛则为股神经牵拉试验阳性（图10-12）。

（三）辅助检查

1．磁共振成像检查 腰椎轴位及矢状位磁共振成像清晰，能诊断绝大多数的椎间盘突出。由于突出的髓核为无血供的致密结缔组织，T1和T2加权像均为低信号，尤其在T2加权像在高脑脊液信号背景下很容易发现。一般腰椎MRI常

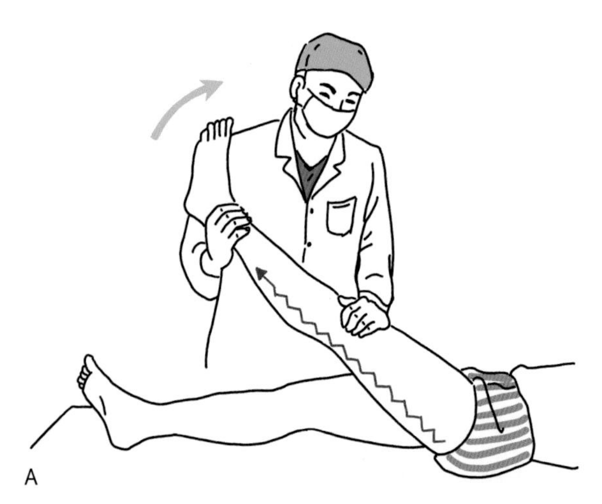

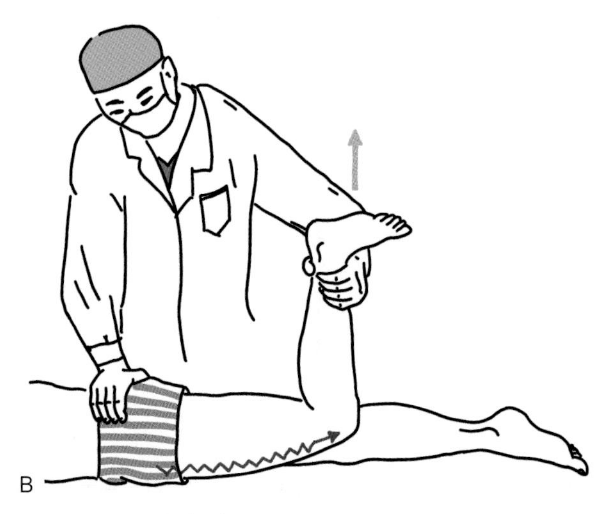

图10-12 直腿抬高试验（A）及股神经牵拉试验（B）示意图

规做轴位和矢状位脂肪抑制序列，消除椎管内硬膜外脂肪的高信号，有助于进一步发现隐匿的髓核突出。需注意观察椎间孔区域和椎间孔外区域，防止漏诊极外侧型椎间盘突出。矢状位除了关注正中切面，也需要注意观察椎间孔区域神经根周围脂肪信号，有助于发现椎间孔区域的椎间盘突出。部分脱垂游离于椎管内的髓核需要与椎管内占位病变相鉴别，必要时需要行增强MRI检查（图10-13A、B）。

2．腰椎CT　腰椎CT对于软组织分辨率不如MRI，但CT对终板炎、突出物或韧带的钙化及骨化比MRI敏感。目前CT可常规行冠状位和矢状位三维重建，CT在冠状面重建后对硬膜囊、神经根、背根神经节的显影较清晰，有助于判断突出物位于神经根的具体压迫部位。通过调节软组织窗和骨窗，有助于探查椎管内外异常钙化情况。CT良好的线性有助于在术前测量相关径线，如椎弓根宽度、椎间孔前后径等。可清晰显示椎体前、后缘的骨赘，硬脊膜囊、脊髓、神经根的受压部位和程度，测得椎管前后径和横径，还能了解椎间孔有无狭小，椎板有无肥厚等（图10-13C）。

3．X线正、侧位片　虽然MRI和CT提供了大量的断层信息，但常规腰椎X线正、侧位和过伸过屈位检查仍然必不可少，有助于从整体上了解腰椎序列，有无移行椎，有无峡部裂，有无侧弯，有无椎体的滑脱等。X线是腰部疼痛患者的常规检查，常规需检查正位、侧位，怀疑峡部裂患者需查左、右斜位片，必要时加摄腰部前屈和后伸时的侧位片。重度腰椎间盘突出正位片可能见到椎间隙狭窄、代偿性侧弯等表现。侧位片可发现终板炎、椎体前后缘骨质唇样增生、椎间隙狭窄等。

二、诊断

（一）诊断依据

腰椎间盘突出症的诊断需要临床症状、体征及影像学检查相互一致。除典型的腰痛伴下肢放散疼痛症状之外，患侧直腿抬高试验阳性或股神经牵拉试验阳性在诊断椎间盘突出症和选择治疗方案中权重较大，双侧不对称尤其有临床意义。影像检查除常规注意椎管内病变之外，尚需注意有无椎间孔或椎间孔外突出可能，有助于减少漏诊。CT平扫加三维重建可明确突出有无钙化或骨化。下肢无力、麻木症状患者需行下肢肌电图检查，有助于区分肌肉源性还是神经源性损伤。

（二）鉴别诊断

1．椎管内占位　一般起病较隐匿，下肢根性疼痛较轻，而马尾神经损伤症状出现较早，查体直腿抬高诱发疼痛不明确，影像学可见椎管内孤立病变，与椎间盘一般无直接连接，对应椎间隙高度基本正常，增强磁共振检查可有不同程度的强化。

2．髋关节病变　股骨头坏死等髋关节病变可出现下肢疼痛，但一般负重后疼痛加重明显，平卧可明显减轻，步态上患侧明显跛行，部分患者有外伤史后突然加重，查体单侧下肢纵向敲击可明显诱发疼痛，影像学可见股骨头病变、髋关

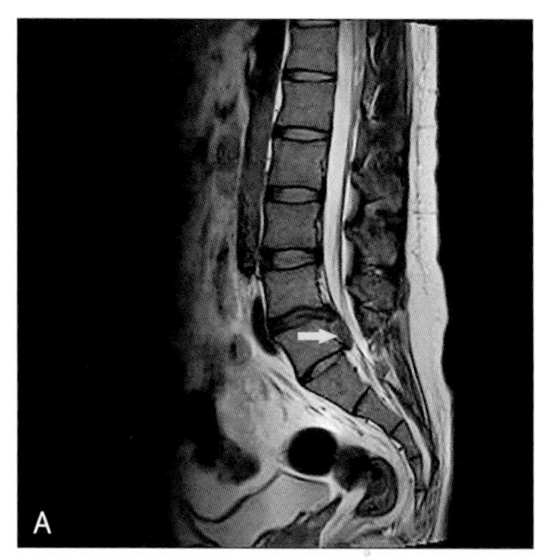

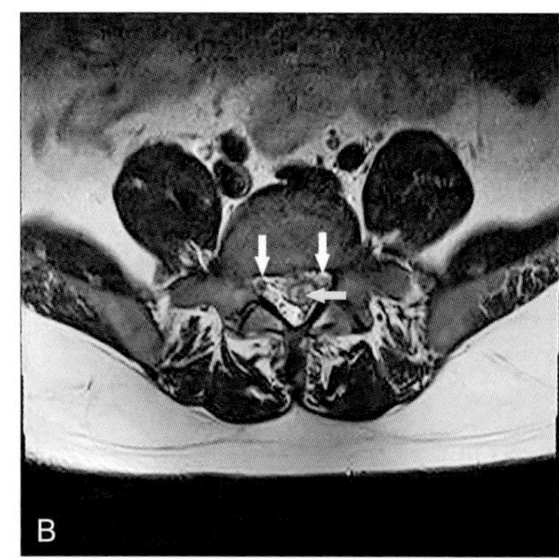

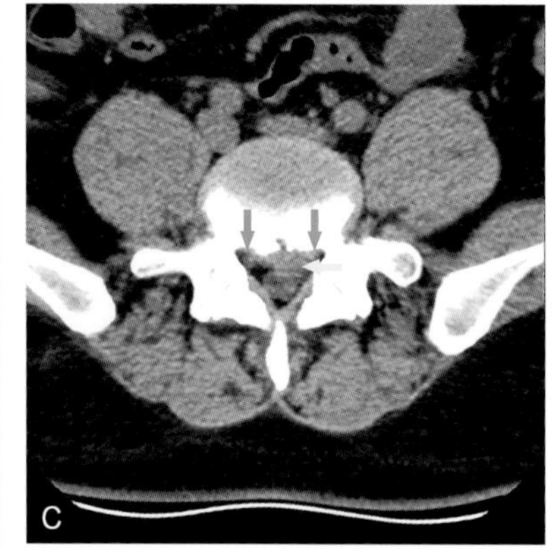

图10-13　腰椎间盘突出症的MRI及CT影像。A．正中矢状位MRI T2图像，显示L4-L5椎间盘信号较其他间盘低，黄色箭头为L5椎体后缘长条低信号，其蒂位于L4-L5椎间隙后缘；B．L5椎弓根水平轴位MRI T2图像，黄色箭头显示椎管内低信号偏左侧，硬膜囊压迫移位，白色箭头为双侧L5神经，明显左侧L5神经受压；C．L5椎弓根水平轴位CT软组织窗，黄色箭头为硬膜囊腹侧低密度偏左，蓝色箭头为双侧L5神经根

节骨质异常等表现。疼痛不典型的椎间盘突出症需要排查髋关节影像，以免漏诊。

三、治疗

腰椎间盘突出症既要急性期对症治疗，缓解疼痛，也要针对性对因治疗，防止疼痛复发。急性期以卧床休息为主，有助于减轻盘内压力，缓解神经根压迫，促进局部炎性反应消退。

（一）药物治疗

药物治疗以镇痛药、神经营养药、肌肉松弛剂为主。常用的包括NSAIDs类药物、B族维生素、周围性肌松剂，有助于缓解疼痛，减轻神经根无菌性炎症、改善神经营养，缓解局部肌肉痉挛。

（二）选择性神经根阻滞

通过影像引导，将穿刺针送入患者椎间孔内侧，将局麻药物和小剂量糖皮质激素注射到椎管内硬膜外神经根附近，可快速缓解疼痛，消除局部炎性渗出，针对突出程度较轻、疼痛较重的患者效果良好（图10-14）。

（三）手术治疗

手术决策需考虑患者病程、年龄、疼痛程度、突出物大小及部位，有无合并腰椎滑脱、椎管狭窄等其他情况后，综合决定手术方案。巨大椎间盘突出造成下肢肌力减退、大小便失禁等症状属于急症，需要急诊手术减压。目前针对椎间盘突出，比较常用的手术方式包括如下几种：

1．内镜下椎间盘突出摘除术（percutaneous endoscopic lumbar discectomy, PELD） 适合单纯的椎间盘突出，椎间隙高度丢失不明显，单侧根性症状较明显，腰椎稳定性较好的患者。可根据病变节段和突出物与椎间孔关系，选择侧路经椎间孔入路，或是后路经椎板间入路。PELD手术目前主流观点倾向于避免盘内过多干扰，直接针对突入椎管压迫神经的致压物，同时对纤维环薄弱区域进行射频热凝。PELD手术成功的关键是选择合适的手术入路，适当的骨质成形，彻底摘除突出物，纤维环破损区域松散髓核组织也一般需要摘除，纤维环破口射频热凝加固，必要时镜下缝合破口，以减少术后复发（图10-15）。

2．微通道显微镜下椎间盘突出摘除术（microscopic discectomy） 适用于旁中央型突出，椎间孔狭小，突出物较大，硬膜囊移位较重的患者。一般采用全身麻醉，旁正中小切口入路，逐级通道扩张下，将工作通道置于椎板表面，显微镜下磨除上位椎板下缘及下关节突内侧少许骨质，磨除上关节突内侧缘和腹侧少许骨质后打开侧隐窝，后行黄韧带开窗，显露硬膜囊

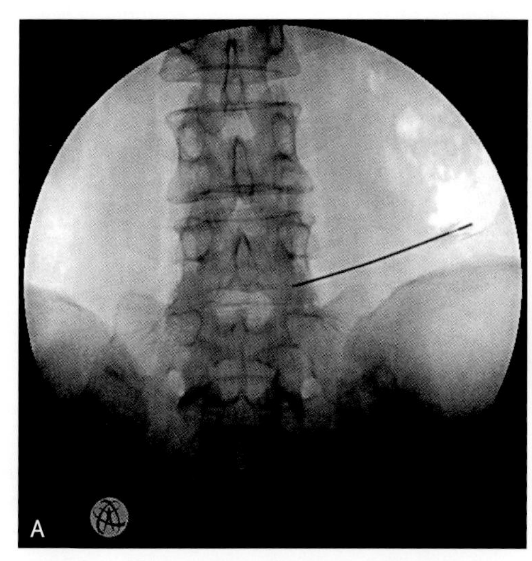

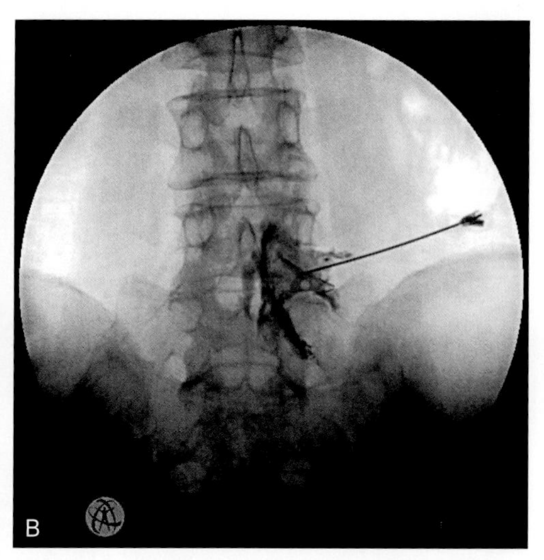

图10-14 经椎间孔选择性神经根阻滞腰椎正位术中造影。A．经L4～L5椎间孔穿刺选择性神经根阻滞穿刺针到位后X线正位片，显示针尖位于椎弓根投影中点连线水平；B．经穿刺针注入碘海醇（欧乃派克）2 ml后，可见造影剂沿L4出口神经和L5走行神经方向弥散

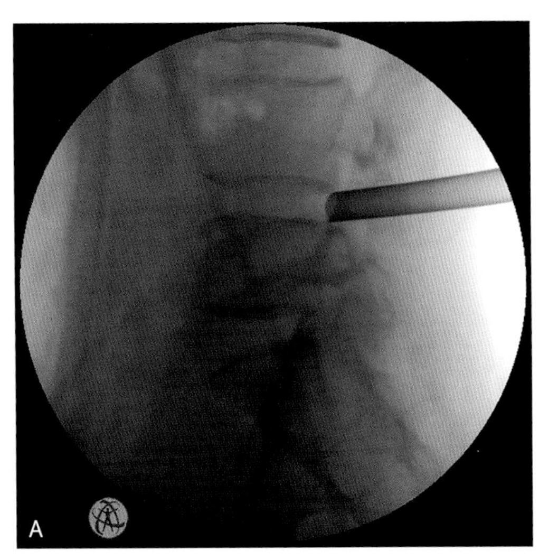

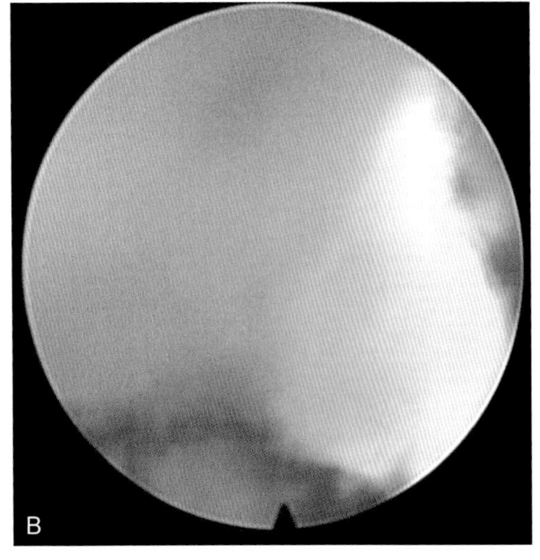

图10-15 内镜下椎间盘突出摘除术工作通道位置及术中影像。A. 内镜下经L4～L5椎间孔椎间盘突出摘除术工作通道到位后X线术中侧位像，显示工作通道头端位于L4～L5椎间孔中下部，椎间盘正后方；B. 经工作通道送入内镜后直接看到大块游离的髓核充满工作通道内

外侧缘和神经根后，根据术前影像定位神经根位置，仔细辨认神经根，将硬膜囊向中线牵开，显露走行神经根后，根据突出物位置，决定将走行神经根向外侧还是内侧牵开，行纤维环开窗，切除位于神经根腋部或肩部的突出物（图10-16、图10-17）。

3. 腰椎融合术 适用于腰椎间盘突出，合并重度椎管狭窄，关节突内聚，腰椎滑脱等，或单纯椎间盘突出髓核摘除后复发患者。椎间融合按照融合方式分为椎体间融合和后外侧融合，按照入路分为前路、后路、椎间孔入路、侧入路、极外侧入路、斜入路等。应用最广泛、最为成熟的椎间融合为经椎间孔入路腰椎椎体间融合术（transforaminal lumbar interbody fusion, TLIF），一般采用中线切口，显露椎板关节突后行椎板减压，切除一侧下关节突和部分上关节突后将神经根硬膜囊向中线牵开，切除椎间隙内容物后植入椎间融合器，辅助通过双侧椎弓根螺钉及棒进行内固定，促进椎间融合。近些年来，采用双侧旁正中肌间隙入路的TLIF手术也开展较多，称为MIS-TLIF手术，从长期疗效上看与传统TLIF手术相当，而手术出血量明显减少、住院时间明显缩短，将部分代替传统TLIF手术（图10-18）。

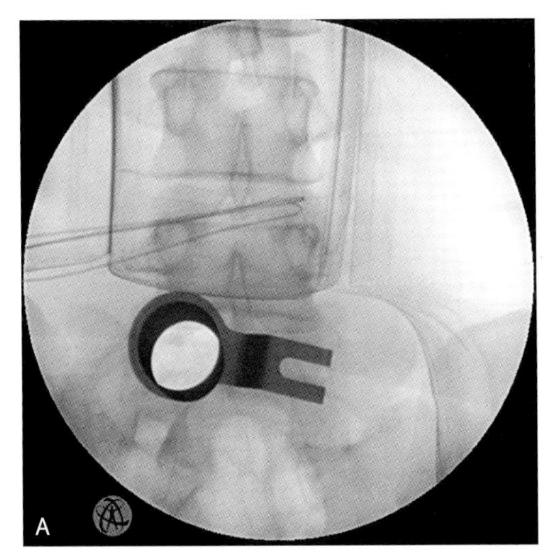

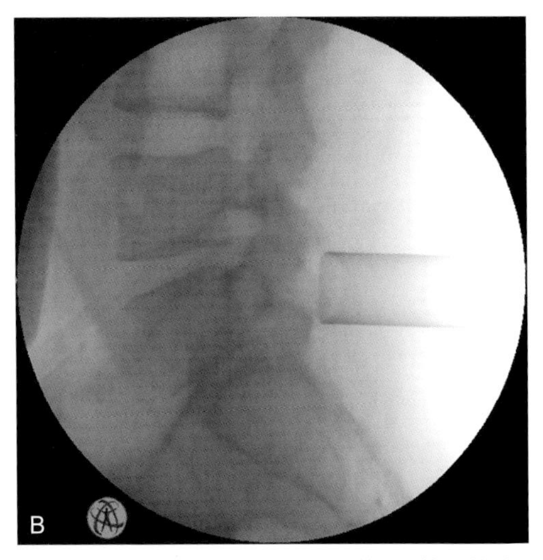

图10-16 微通道显微镜下椎间盘突出摘除的术中工作通道位置。A. 工作通道到位后X线正位片，显示工作通道位于椎板间隙水平侧方；B. 侧位显示工作通道针对椎间隙水平的略偏尾侧。与图10-13尾侧脱垂的髓核位置正好对应

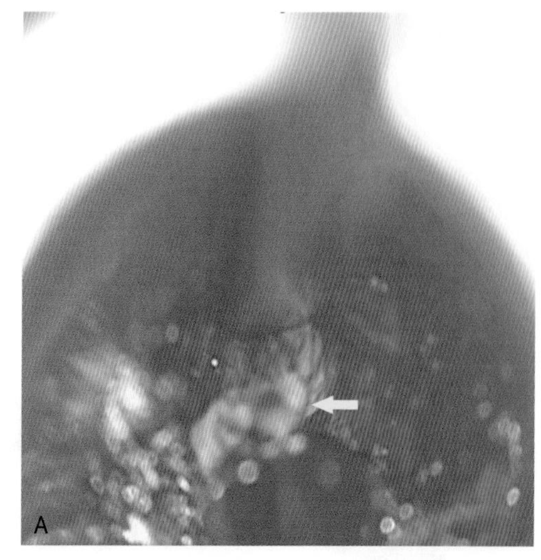

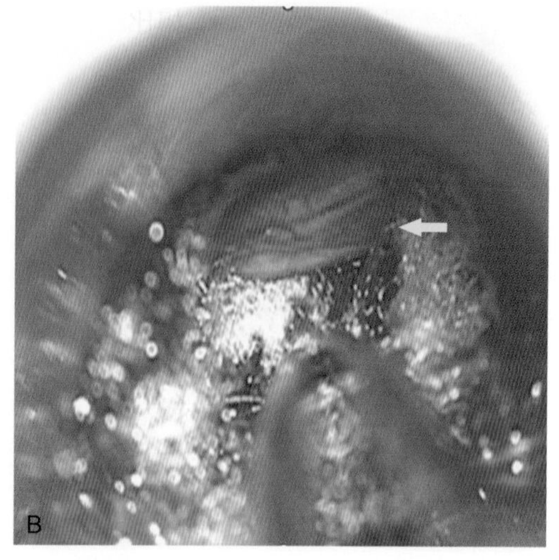

图10-17 微通道显微镜下髓核摘除术中截图。A. 将硬膜囊和神经根略向中线牵开后显露突出髓核并摘除；B. 髓核摘除后神经根硬膜囊松弛，椎间隙后缘静脉丛渗血，止血纱布止血

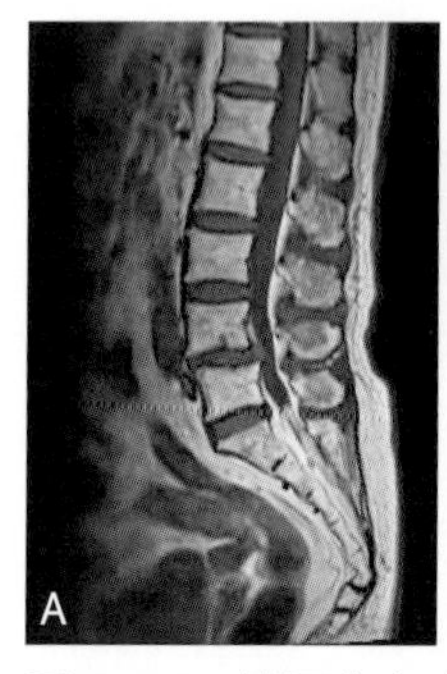

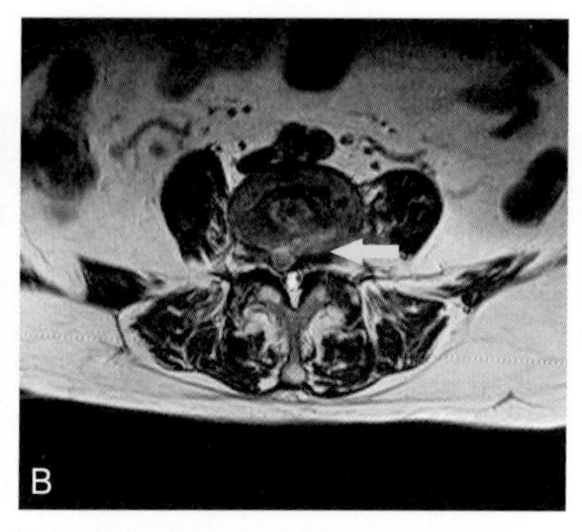

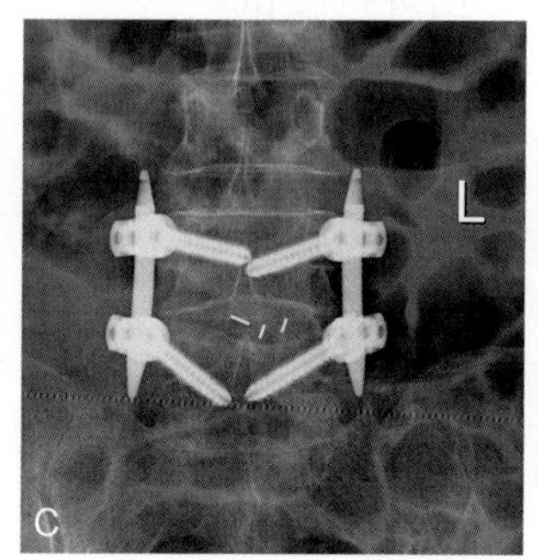

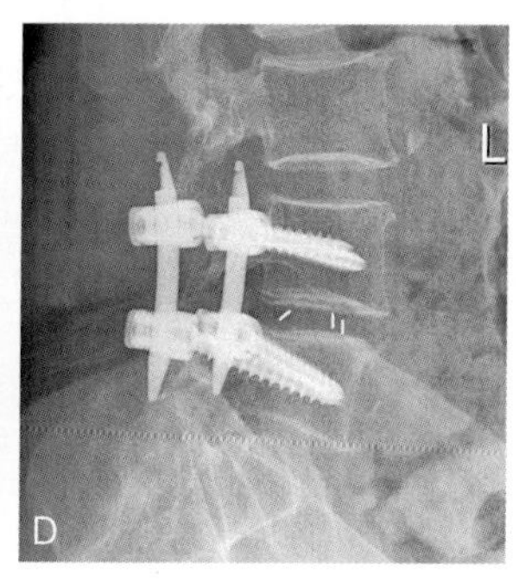

图10-18 椎间盘突出摘除后复发患者术前MRI及MIS-TLIF术后X线片。L4～L5右侧椎间盘突出合并腰椎滑脱，行单纯内镜下椎间盘突出摘除术后2周疼痛复发，再次MRI检查显示突出复发。A. 术前MRI矢状位T2像显示L4～L5 I度滑脱；B. 椎间隙MRI水平轴位T2像显示右侧椎间盘突出复发，可见第一次内镜手术后留下的椎间盘手术通道痕迹；C和D. 术后X线正侧位片显示融合器螺钉位置良好，较开放手术螺钉位置更内聚

第三节 腰椎管狭窄症

一、临床表现

（一）症状

腰椎管狭窄症是由于先天或后天因素，造成腰椎中央管、神经根管、侧隐窝骨性或纤维性结构异常增生，导致不同程度的管腔内径狭窄，从而造成神经血管结构受压引发相应临床症状。腰椎管狭窄症按照影像学及症状学表现，可分为中央椎管狭窄和侧隐窝狭窄、神经根管狭窄。

硬膜囊及马尾神经受压造成的神经源性间歇性跛行是中央椎管狭窄比较典型的症状，患者一般平卧症状轻微，久坐后尤其是长时间站立后出现下肢疼痛、麻木、酸胀等症状，下肢不适区域不严格按照某几支神经支配区分布。跛行是由下肢一些特征性的不适感所引发：行走一段距离后下肢酸麻胀或疼痛，不得不停下来休息。一般典型椎管狭窄患者单次行走距离在300米至500米左右，休息5～10分钟后可继续行走，继续行走500米左右再次出现症状。而推购物车、上楼等弯腰姿势下行走可明显改善，骑自行车基本不受距离影响。重度中央椎管狭窄患者可出现尿潴留、便秘等症状。

神经根管及侧隐窝狭窄患者以走行神经根症状为主，类似于腰椎间盘突出的表现。多表现为静息状态下症状轻微，久坐、久站、行走后出现一侧下肢按神经根分布区出现的下肢酸胀、疼

痛、麻木等症状。与腰椎间盘突出症相比，一般疼痛程度较轻而麻木症状较重，根据狭窄程度和节段的多少，下肢麻木、疼痛可呈根性或非根性分布。

（二）体征

腰椎管狭窄症患者一般症状多、体征少，特别是平卧检查时一般无明显阳性体征。部分患者棘突或椎旁有轻度压痛。少数患者合并椎间盘突出，可出现单侧或双侧直腿抬高试验阳性表现。部分神经根管及侧隐窝狭窄患者可出现单侧或双侧下肢神经根支配区深浅感觉减退、肌力下降、腱反射减弱等。

重度腰椎管狭窄患者可出现挺腰试验阳性，嘱患者站立双手叉腰，尽量腰部过伸并保持该姿势，一般在2～3分钟后即可出现下肢的酸麻胀痛等症状，是由于腰椎过伸时黄韧带皱襞加大，向腹侧挤压硬膜囊，加重马尾神经压迫，造成马尾神经滋养动脉缺血或静脉回流不畅所致。

（三）辅助检查

1. X线检查　通常退变性腰椎管狭窄患者腰椎X线正侧位片缺乏特异性表现，但可出现小关节区域骨质增生、椎间隙高度降低、椎体边缘骨质唇样突出增生、骨桥形成、椎板间隙狭小等，动力位X线正侧位片可有腰椎侧弯、滑脱，斜位片可见“犬颈部断裂”征，意味着椎弓峡部裂等表现（图10-19）。

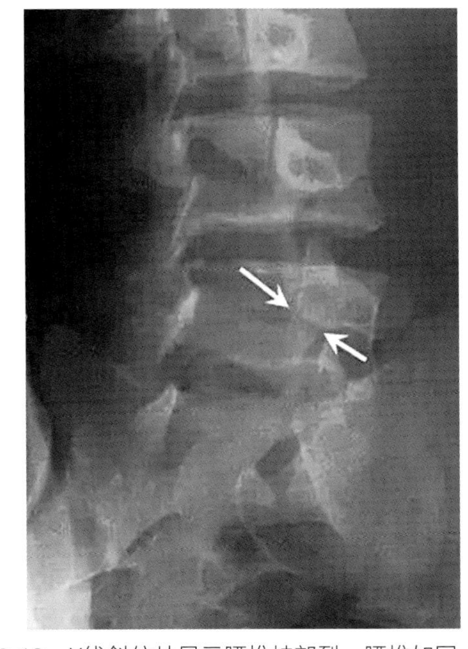

图10-19　X线斜位片显示腰椎峡部裂。腰椎如同“苏格兰犬”的表现，椎弓根如同犬头，横突如同犬鼻子，上关节突如同犬耳朵，椎板如同犬身体，下关节突如同前腿。椎弓峡部位于上下关节突之间，如同犬颈部。峡部裂时侧位X线会显示犬颈部断裂征象

2. CT　CT针对腰椎管狭窄检查特异性较高。CT良好的线性有助于测量椎管径线，鉴别发育性椎管狭窄、局部骨质增生，特别是侧隐窝狭窄在CT骨窗轴位上显影清晰，冠状位CT三维重建软组织窗可清晰观察硬膜囊、神经根和背根神经节形态，矢状位CT可清楚显示峡部裂及滑脱程度。部分MRI检查禁忌的患者可行腰椎穿刺蛛网膜下腔造影后CTM检查，可判断硬膜囊狭窄的部位及程度（图10-20）。

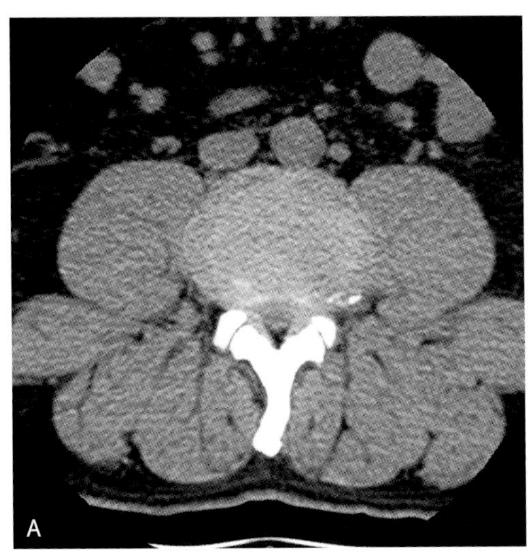

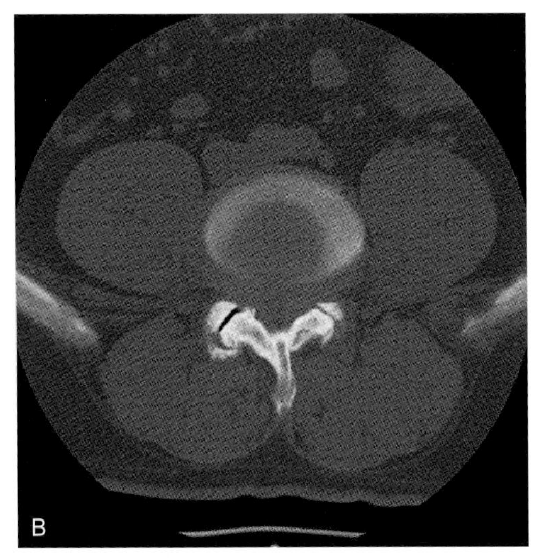

图10-20　腰椎管狭窄CT轴位骨窗及软组织窗影像。A. 软组织窗显示黄韧带增厚，硬膜外脂肪间隙缩小表现；B. 骨窗显示关节突关节骨质增生，关节突内聚，椎管骨性狭窄表现

3．MRI 由于良好的软组织分辨率以及硬膜囊内脑脊液的天然对比剂效应，使MRI成为腰椎管狭窄影像检查金标准。除显示椎间盘突出、关节突关节增生内聚、黄韧带增生、椎间隙塌陷等腰椎管狭窄常见的影像特点之外，矢状位T2加权像显示马尾神经冗余征，是腰椎管狭窄比较特异的影像特点，表现为在狭窄节段头端的马尾神经多支均表现为迂曲冗余，在多节段椎管狭窄的患者中有助于发现责任节段（图10-21）。

此外，针对下肢麻木、无力症状明显的神经根管或侧隐窝狭窄患者，肌电图检查有助于鉴别肌肉源性损伤或神经源性损伤，腰椎管狭窄患者可出现下肢神经源性损伤表现。

二、诊断

（一）诊断依据

腰椎管狭窄诊断主要依赖症状学，需要有典型神经源性间歇性跛行症状，或下肢神经根性麻木、无力、疼痛的临床表现。在做出诊断时，若是巨大椎间盘突出占位效应造成椎管相对狭窄导致马尾神经综合征，第一诊断应该为椎间盘突出；而其他原因造成的继发性腰椎管容积下降，一般诊断为腰椎管狭窄症，而将造成狭窄的病因放置在第二诊断或附加诊断，如发育性椎管狭窄、退变性腰椎滑脱、峡部裂性腰椎滑脱、黄韧带骨化、关节突关节囊肿等，同时需要注明狭窄的分型，是中央椎管狭窄，还是侧隐窝狭窄，还是神经根管狭窄。

（二）鉴别诊断

具有典型下肢神经源性间歇性跛行症状的腰椎管狭窄患者一般比较容易诊断，但仍然需要与其他造成下肢跛行的疾病相鉴别。

1．脊髓源性间歇性跛行 见于重度颈椎间盘突出、颈椎后纵韧带骨化、无骨折脱位型颈脊髓损伤、胸椎黄韧带骨化、椎管内占位等造成的颈胸段脊髓损伤，以下肢无力、走路发飘、不稳为主要表现，患者的跛行一般一下地活动就有，而与走路距离关系不大，大小便功能障碍较常见。查体阳性体征较多，如下肢肌力减退、腱反射亢进、肌张力增高、深浅感觉障碍，Hoffman征或巴氏征阳性等。值得注意的是，临床上腰椎管狭窄合并脊髓型颈椎病的病例较为常见，若膝腱反射明显活跃，需另外做颈椎和胸椎的磁共振检查。

2．血管源性间歇性跛行 多因为下肢动脉供血不足造成，常见于血栓闭塞性脉管炎、下肢动脉粥样硬化，多无神经受压症状，有肢体缺血表现。下肢疼痛较剧烈，麻木及无力不明显，一般双侧不对称，短距离活动即可诱发明

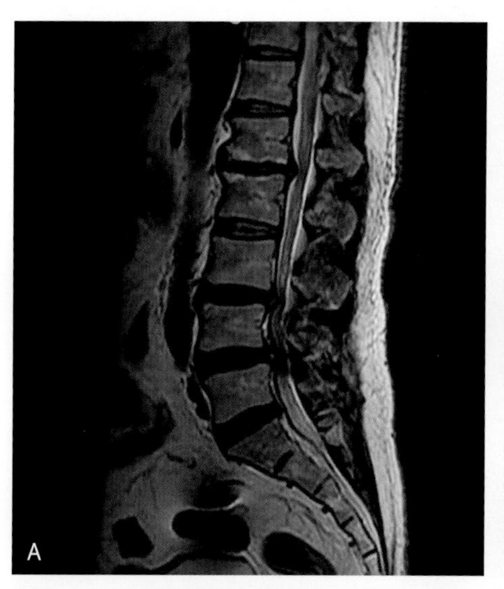

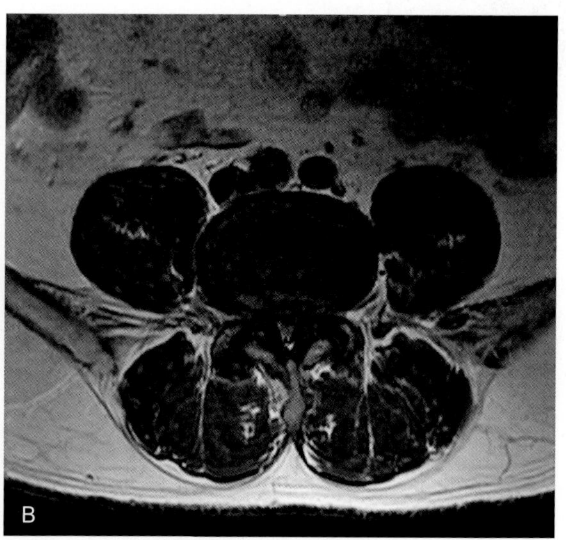

图10-21 重度腰椎管狭窄MRI。A. 矢状位T2像见L4～L5重度椎管狭窄，头端马尾神经明显冗余迂曲；B. 轴位椎间盘水平T2像见硬膜囊重度受压迫，基本无脑脊液信号，硬膜外脂肪消失

显疼痛。查体足背动脉搏动可双侧不对称，血管超声有助于鉴别。

三、治疗

（一）非手术治疗

建议急性期平卧休息，胸腰背部肌肉采用轻柔按摩，促进局部血液循环，减少代谢产物堆积。短期内以消除炎症反应和神经水肿为主。纠正不良饮食习惯，避免过高碳水化合物、高脂肪摄入，控制体重，适当锻炼，有氧运动，避免过度大幅度腰椎扭转动作，以等长动作锻炼腰部伸肌群为原则。药物治疗主要包括NSAIDs、弱阿片类药物、肌肉松弛剂、抗抑郁药。

有较多的询证医学证据表明，硬膜外神经阻滞有助于改善腰椎管狭窄症状。可经椎间孔或经椎板间穿刺，一般单侧症状选择椎间孔入路，双侧症状选择椎板间入路。椎板间入路风险较高，术中注意防止穿破硬膜，药物注射之前常规造影。药物一般采用局麻药物、维生素B族药物和中长效激素药物三联或两联。具体操作方法可参见本书相关内容。

（二）手术治疗

手术治疗腰椎管狭窄的原则是，以最小的创伤，在达到充分有效的神经根和硬膜囊减压的同时，维持脊柱的稳定性。术前应仔细询问病史、查体和阅片，确保症状、体征、影像学表现相一致。

手术适应证：非手术治疗不能控制或不能耐受的严重下肢疼痛，伴或不伴腰痛；持续的下肢症状、进行性间歇跛行2～3个月保守治疗无效；严重的神经压迫和进行性神经功能丧失；马尾综合征；单纯腰痛为主诉的患者减压手术效果一般不好。

1．单孔内镜神经根管减压手术　以单侧单根下肢神经根性疼痛、麻木为主要症状，影像表现为侧隐窝及神经根管狭窄的患者，内镜下经椎间孔磨除部分增生的上关节突腹侧打开侧隐窝是非常有效、安全且微创的治疗（图10-22）。

2．单侧入路双侧椎板减压术（unilateral laminectomy bilateral decompression, ULBD）手术适合以单节段黄韧带增厚、中央椎管狭窄为主要症状，椎间盘突出不严重，腰椎稳定性良好的患者。目前实现ULBD可采用的手术工具比较多，既可以选择单切口内镜下进行，也可以采用单侧双通道内镜（unilateral biportal endoscope, UBE）下手术，而金标准则是显微镜通道下的ULBD手术（图10-23）。传统中线切口棘突椎板切除手术，因为破坏了后方张力

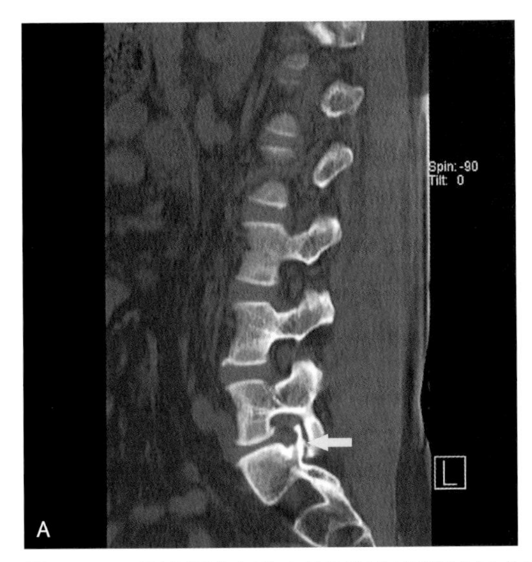

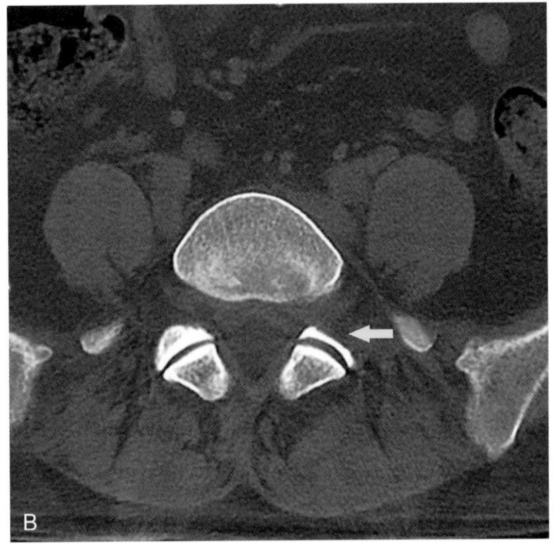

图10-22　经椎间孔入路内镜下神经根管减压术后CT重建。A．矢状位重建显示L5上关节突腹侧部分骨质已经磨除，椎间孔下半部分明显扩大；B．轴位显示L5上关节突腹侧骨质磨除明显，神经根管狭窄解除

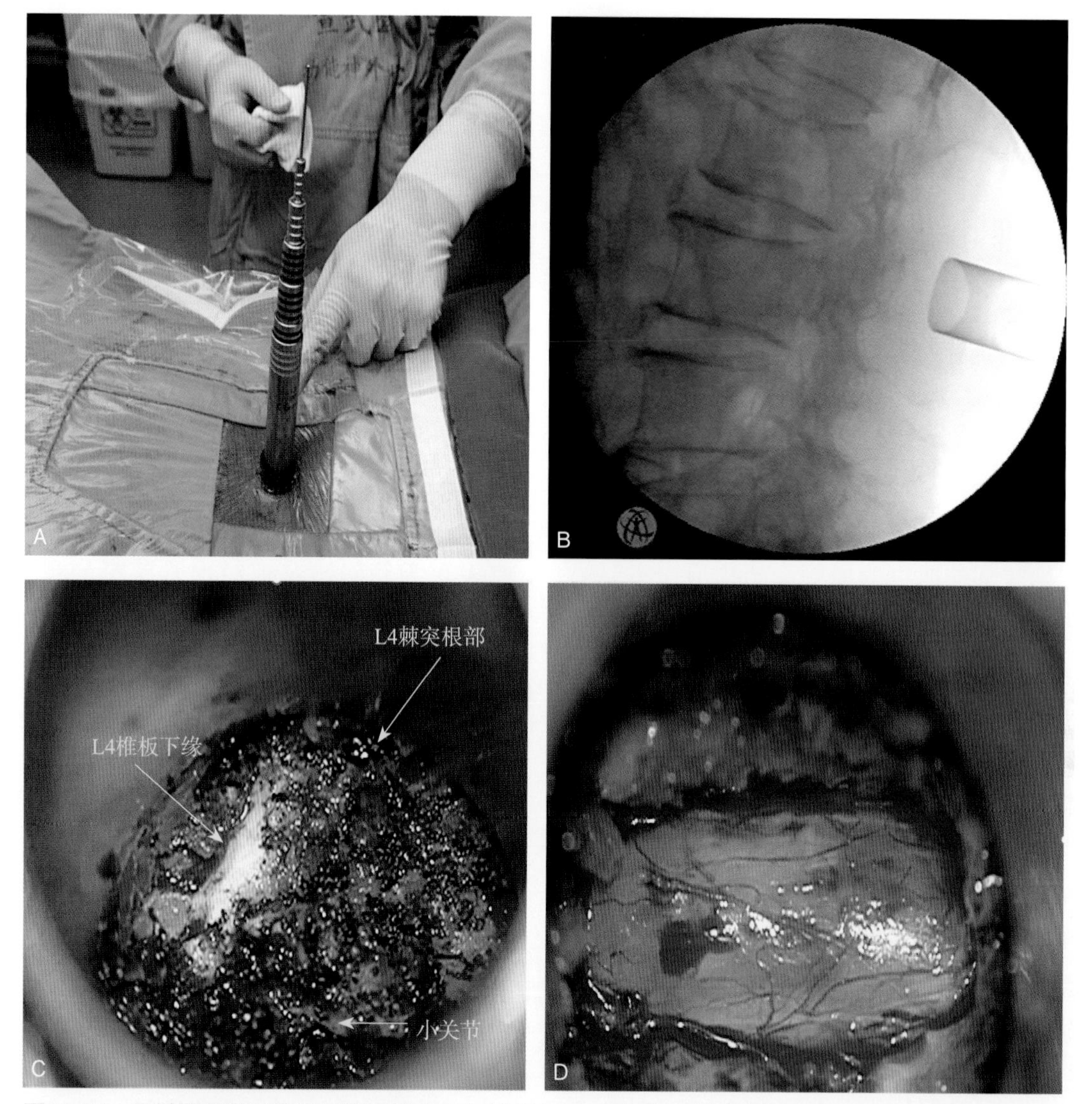

图10-23 显微镜通道下单侧入路双侧减压术中图片。A. 穿刺针穿刺棘突根部后软组织逐级扩张，置入工作通道；B. 术中X线侧位显示通道位于L3～L4椎板间隙后方，平行椎间隙；C. 显微镜下剔除表面软组织，显示骨性标记；D. 双侧椎板减压后硬膜囊膨隆，透过硬膜隐约可见马尾神经

带，软组织损伤较大，后期不稳定加重等，已经面临淘汰。

3. 微创椎间融合术 适合单间隙或双间隙重度椎管狭窄，合并腰椎不稳定（滑脱、侧弯、后凸畸形），前方椎间盘突出和后方关节突内聚、黄韧带增生均明显的患者。手术采用微创经皮置椎弓根钉提拉复位内固定，同时内镜或通道下切除部分关节突行椎间盘切除椎间融合椎板减压，达到硬膜囊和神经根360°减压同时恢复椎间隙高度和腰椎稳定性的效果（图10-24）。

4. 开放腰椎融合 适合于复杂病例，如长节段重度腰椎管狭窄，合并重度侧弯、难复性滑脱等。在开放减压的同时，采用植骨后方或侧后方融合、后路椎体间融合以及前路椎体间融合，配合多种内固定方式，达到减压和重建稳定性的效果（图10-25）。

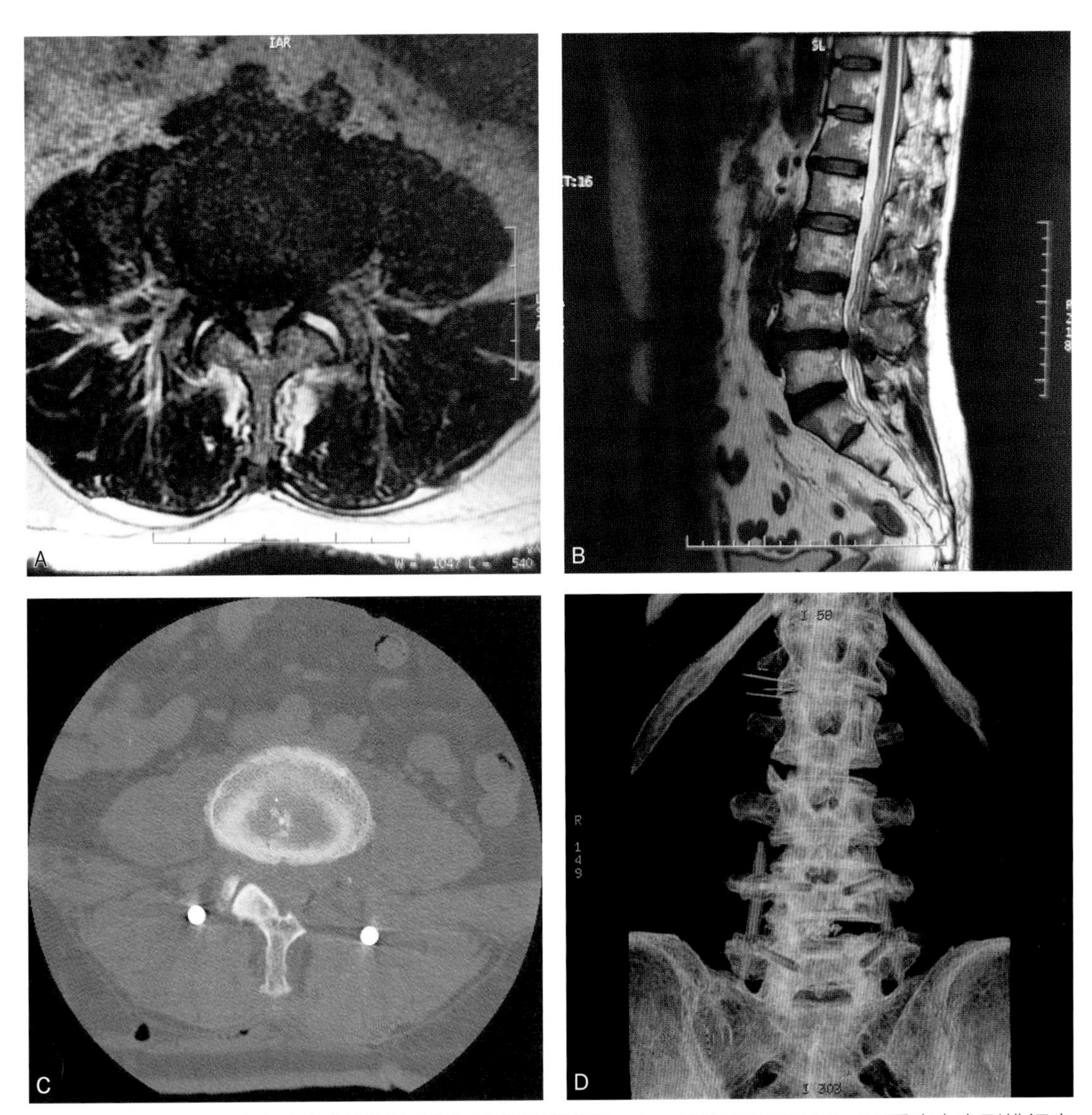

图10-24 重度椎管狭窄患者微创椎间融合手术前后影像。A．术前MRI显示L4～L5重度中央型椎间盘突出，小关节退变，关节积液；B．术前矢状位MRI显示L4～L5椎管明显狭窄，呈前凸后压；C．MIS-TLIF术后显示半侧椎板减压，黄韧带减压；D．术后CT三维重建图像显示内固定位置良好

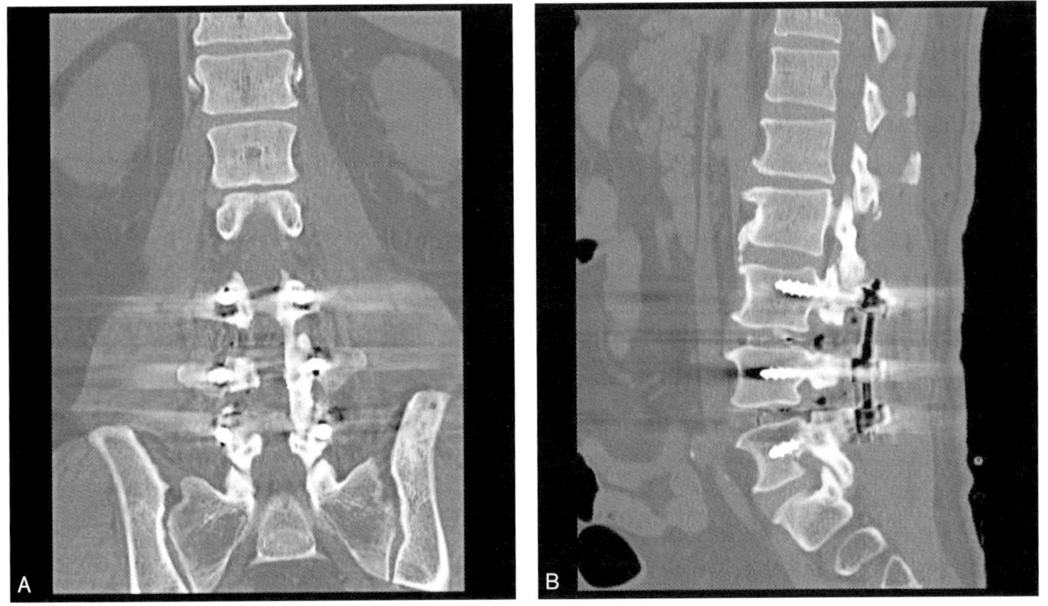

图10-25 双节段重度腰椎管狭窄患者开放融合手术后影像。图10-21同一患者，行开放L3～L5椎管减压椎间融合内固定术后CT。轴位（A）及矢状位（B）重建显示椎管减压充分，螺钉位置良好

第四节 椎间盘源性腰痛

椎间盘源性腰痛这个概念最早是Crock于1970年提出，又称椎间盘内紊乱（internal disc disruption, IDD），是由一个或者多个椎间盘内部结构和代谢出现异常，如退变、终板损伤、纤维环内层撕裂或释放出某些炎性因子，刺激椎间盘内疼痛感受器所引起的腰痛，以L4～L5椎间盘最为常见。

一、临床表现

（一）症状

椎间盘源性腰痛一般疼痛部位较隐匿，定位不明确，主要位于腰和骶尾部，不容易区分侧别，有时也会向腹股沟区域和下肢放散，但是不严格按神经根支配区分布。疼痛反复发作，一年中可有长时间疼痛间歇期。平时久坐、久站等腰部轴向负荷加大、椎间盘内压力增高的动作和姿势容易进一步刺激腰椎间盘纤维环表面的神经末梢，可加重疼痛，而平卧后症状明显减轻。患者尤其不能耐受久坐，疼痛常在坐位时加剧，患者通常只能坐20分钟左右。此外受凉也可使神经末梢对不良刺激的敏感性增高，引起腰痛加重；而在很好地保暖后，可以使纤维环表面的神经末梢受到的不良刺激较少，从而使腰痛减轻。秋冬换季是盘源性腰痛的高发期。

（二）体征

椎间盘源性腰痛无特异性体征，少数患者可出现病变椎间隙上、下棘突及棘突间隙深压痛。部分患者可合并椎旁肌痉挛，查体可于椎旁触及僵硬肌肉条索及压痛。

（三）辅助检查

腰椎MRI检查在椎间盘源性腰痛的诊断方面有较大的特异性，一般轴位和矢状位椎间盘无明显突出，而在T1、T2像椎间盘为低信号（黑盘征），可合并终板炎、纤维环后缘后纵韧带前方存在不规则高信号区等（图10-26）。

二、诊断

（一）诊断依据

盘源性腰痛以中老年多见，为慢性起病的机械性腰痛，负重后加重，平卧后减轻，无下肢根性症状，影像检查无神经根受压及腰椎不稳定，磁共振显示“黑盘征”。诊断仍然无法明确的患者可行椎间盘造影检查，椎间盘造影为有创检查，若患者不考虑有创治疗，则不考虑该检查。需注意造影时注射造影剂时压力不能过大，不然容易造成假阳性结果，且加速椎间盘退变，造影剂过敏患者可用盐水替代（图10-27）。

（二）鉴别诊断

1. 肿瘤源性腰痛　临床并不少见，若漏诊后果严重。既可以表现为非腰椎源性肿瘤的腰背部牵涉痛，也可表现为腰椎原发或转移肿瘤造成的疼痛。常见如胰腺癌、前列腺癌、子宫内膜癌、肾癌、肺癌、乳腺癌椎体转移等；此类疼痛一般与体位关系不大，多呈持续性剧烈疼痛，夜间疼痛尤为明显。对于疼痛剧烈、病史较短、影

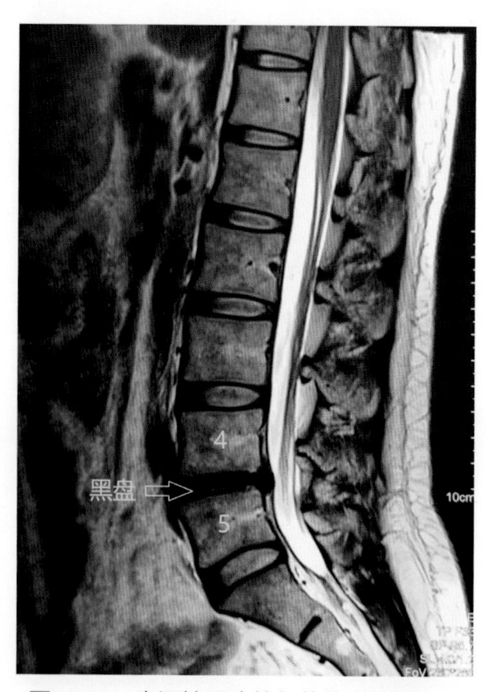

图10-26　盘源性腰痛的矢状位磁共振表现

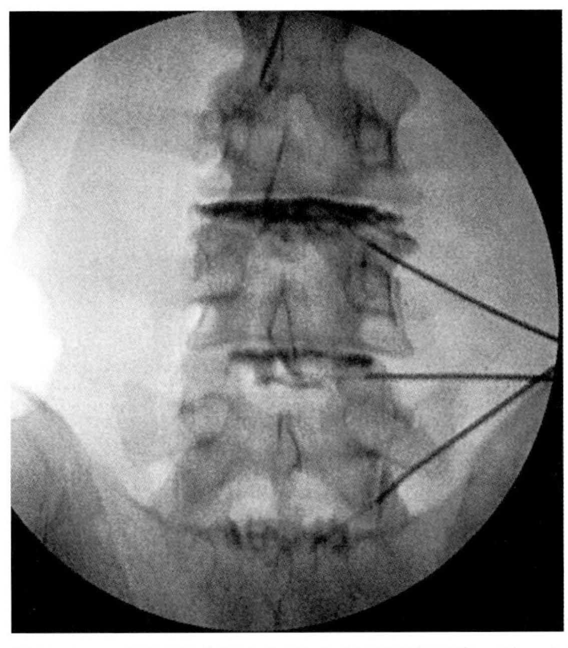
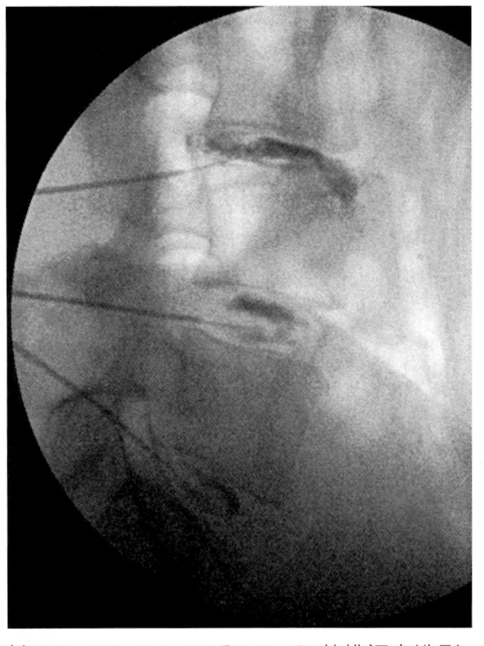

图10-27 多节段椎间盘造影术中正侧位影像。注：同时行L3～L4、L4～L5和L5～S1的椎间盘造影，可见L4～L5椎间盘和L5～S1椎间盘只有椎间盘中央显影，造影剂无外溢，而L3～L4椎间隙高度明显丢失，椎间盘全部显影且部分造影剂外溢，造影时诱发明显腰痛，故考虑责任间盘是L3～L4

像学上椎间盘退变不严重的患者，需考虑肿瘤可能，尽量避免漏诊。

2．非肿瘤源性非特异腰痛 病因多种多样，如劳损、感染、自身免疫、代谢异常等；主要包括骶髂关节炎、梨状肌综合征、坐骨结节滑囊炎、臀大肌滑囊炎、臀上皮神经炎等。临床表现多为腰痛以及干性或根性坐骨神经痛。临床工作中并不少见，且常被误诊，影像检查能准确做出病因诊断，为临床治疗提供可靠的依据，可以避免不必要的无效治疗。

三、治疗

椎间盘源性腰痛病理机制比较复杂，治疗目的是消除或减轻患者腰痛，恢复患者正常的社会生活，恢复劳动和工作，建立患者的生活信心。治疗的原则在于减少椎间隙负荷，促进局部无菌性炎症消退，恢复椎间隙高度，或阻断疼痛的神经传入等。治疗方法多种多样，包括牵引制动、针灸理疗、口服药物、臭氧注射、椎间盘射频及椎间融合等治疗方法。内镜下单纯椎间盘切除治疗椎间盘源性腰痛一般效果不好。

（一）非手术治疗

早期椎间盘源性腰痛采取保守治疗，如短期卧床休息制动、腰部负荷时短期佩戴腰围，适当慢走、间断牵引、按摩、药物、理疗、腰背肌功能锻炼后多数患者可康复。

（二）手术治疗

1．椎间盘射频 采用经皮穿刺套管，将穿刺针送入病变椎间盘，通过射频使椎间盘皱缩，降低盘内压力。新型射频套件前端可弯曲，可采用同侧或对侧穿刺的方法将射频电极前端送入椎间隙后缘，直接对后缘纤维环进行低温等离子射频或射频热凝，直接灭活局部异常增生的神经末梢，阻断疼痛传导（图10-28）。详见第24章相关内容。

2．硬膜外腔阻滞 对于症状较轻，但保守治疗效果不佳、疼痛反复发作的患者，若合并责任间隙椎间盘轻度膨出，考虑窦椎神经刺激症状较重的患者，可行经椎间孔或椎板间隙硬膜外腔阻滞，有助于减轻局部炎性渗出，缓解腰痛症状（图10-29）。

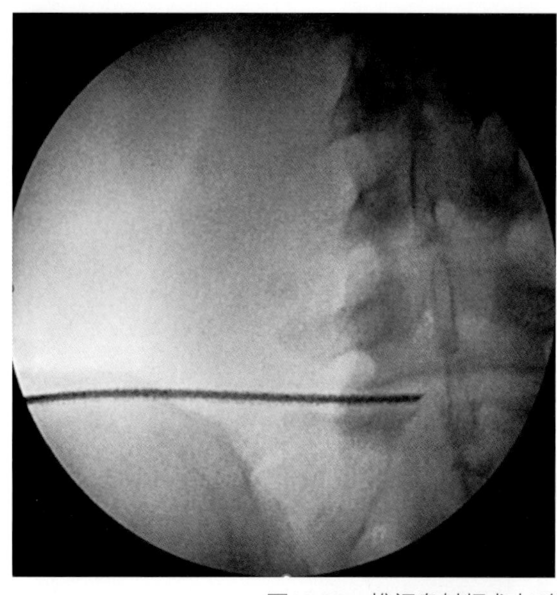
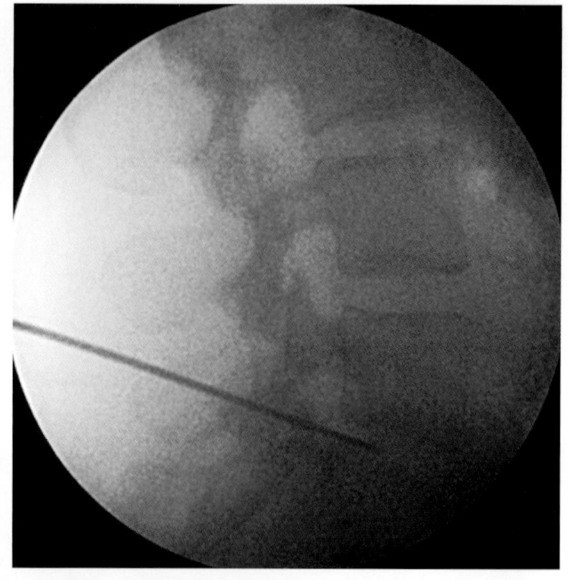

图10-28 椎间盘射频术中X线影像显示射频穿刺针具体位置

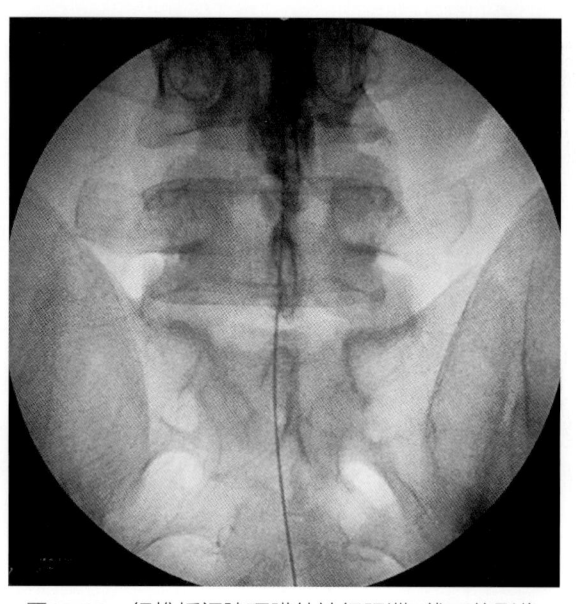

图10-29 经椎板间隙硬膜外神经阻滞X线正位影像

3．椎间融合手术 反复发作的盘源性腰痛，严重影响患者活动，非手术治疗、微创治疗后症状均未缓解的患者，可考虑行病变间隙椎间融合。椎间融合包括多种方式，如后路椎间融合、经椎间孔椎间融合、斜入路椎间融合等。其原理在于切除病变椎间盘及支配神经，清理椎间隙无菌性炎症，恢复椎间隙高度。近年来斜入路腰椎椎间融合术（oblique lumbar interbody fusion, OLIF）以其微小的创伤和良好的效果获得越来越多的关注。OLIF采用侧方腹膜后间隙进入椎间盘斜外侧，采用特定的工作通道、放大照明和专用器械，切除椎间盘，可植入较大的融合器，有助于恢复椎间隙高度，促进融合（图10-30）。根据间隙稳定性，可单纯植入融合器；也可于前路或后路同期进行椎间固定。

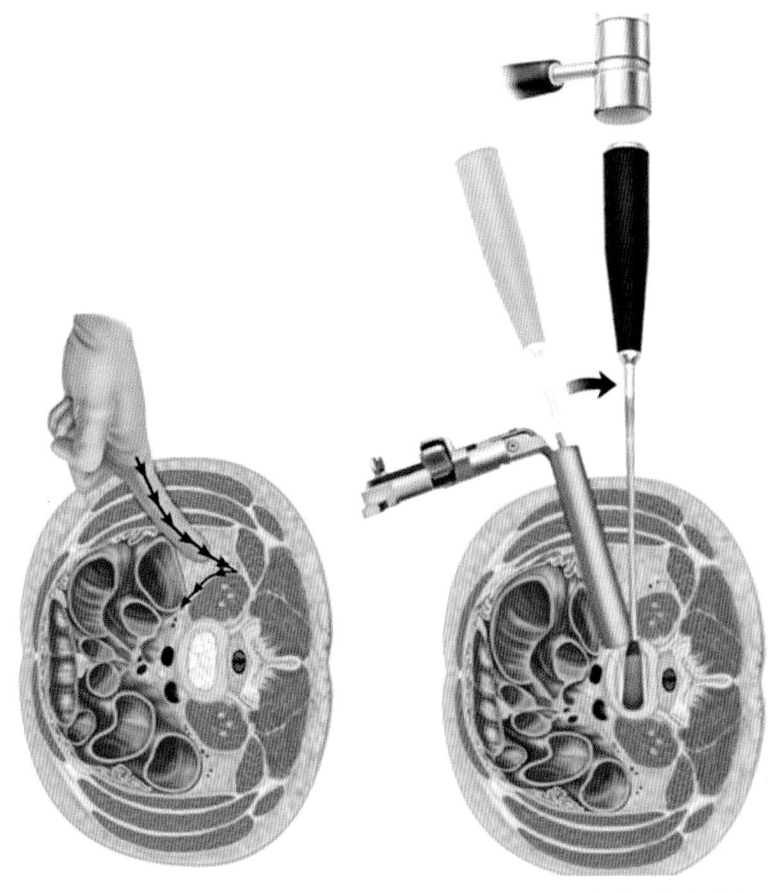

图10-30　OLIF手术示意图。OLIF手术采用侧卧位，从腹膜后将腹腔脏器向腹侧推开，从腰大肌和腹主动静脉之间的间隙入路，通过置入长的工作通道，配合放大和照明系统，进行椎间盘切除和椎间融合操作

第五节　小关节源性腰痛

早在1911年，Goldthwait就认识到腰椎小关节的疾患可能是导致腰痛的原因。1933年Chomley首次使用小关节综合征（facet syndrome）的名词。小关节源性腰痛常由腰椎退行性疾病如腰椎间盘突出症、腰椎管狭窄症、腰椎滑脱症等引发。由于腰椎退行病变导致相应节段小关节长期受到异常应力或微小积累损伤，产生关节突骨质增生、关节磨损变形、关节腔狭窄硬化、关节囊肿胀积液等一系列病理变化，造成经过小关节附近的腰脊神经内侧支受到挤压、刺激、炎性渗出而发生腰痛。临床上还有一类小关节源性腰痛患者是由于腰椎疾病曾行腰部开放手术，部分患者由于手术中剥离肌肉至横突根部以及椎弓根螺钉植入过程中刺激脊神经内侧支，也会造成类似小关节源性腰痛的症状，由于治疗方式类似，在此也一并讨论。

一、临床表现

（一）症状

小关节源性腰痛多发生于45岁以上的中老年人，多为慢性起病，年轻人少见。表现为单侧或双侧腰痛，疼痛性质为刺痛或牵涉性胀痛，运动后加重，休息时减轻。疼痛可放射至臀部及腹股沟，无下肢放射痛。腰椎屈曲、后伸、旋转等需要小关节参与的运动均可引发疼痛，以腰部后伸时疼痛明显。

除慢性小关节源性腰痛外，部分较年轻患者在弯腰同时腰部快速旋转时，关节囊的滑膜皱襞来不及回位，可能被卡压于两关节面之间，进而引起剧烈腰痛，为急性小关节源性腰痛。

（二）体征

查体于相应的腰椎棘突或棘突间隙可有压痛，而于椎旁2～4 cm容易找到固定的压痛点，疼痛定位相对明确。该部位压痛明显重于中线，双侧可不对称。在椎旁压痛点部位的头尾端也能找到相应的压痛点，一般程度较轻，压痛最明显的节段往往是病变最明显的责任节段。

患者腰椎活动度明显减少，而下肢根性症状相关的检查一般为阴性，如下肢直腿抬高试验等，下肢肌力感觉一般也不受影响。部分患者挺腰时腰痛明显加重。

（三）辅助检查

1．CT　对骨质显示清晰，有助于观察关节突形态、关节腔间隙以及局部骨质增生、椎间隙高度降低、腰椎滑脱等征象。

CT轴位关节突关节层面明显可见小关节退变，关节面硬化、骨质增生，关节腔狭窄等。

2．MRI　对关节液显示更敏感，可早期发现关节腔积液或关节面不平滑、劳损等征象。

二、诊断

（一）诊断依据

根据患者腰骶部疼痛，部位定位较明确而局限，腰部固定姿势时疼痛较轻，腰部姿势变化时疼痛加重，无下肢根性症状，椎旁压痛重于棘突间隙压痛，影像学提示小关节重度骨质增生、关节间隙双侧不对称、关节腔积液等有助于诊断。于病变小关节部位行诊断性阻滞有助于明确疼痛起源。

（二）鉴别诊断

1．盘源性腰痛　一般疼痛部位弥散隐匿，定位较弥散，局部压痛较轻，棘突压痛重于椎旁压痛，影像学病变主要位于椎间盘。详见本章第四节。

2．骶髂关节炎　疼痛部位偏骶尾部，双侧一般不对称，腰椎棘突及椎旁压痛不明显，而骶髂关节部位压痛明显。影像可见骶髂关节骨质肥厚、关节间隙骨质破坏等征象。详见本章第六节。

三、治疗

小关节源性腰痛以非手术治疗为主，急性期剧烈疼痛，或长期慢性疼痛非手术治疗效果不佳或不持久的患者，可考虑微创治疗。一般单纯小关节源性腰痛不考虑椎间融合手术。

（一）非手术治疗

一般的居家康复原则同椎间盘突出等无过多差异，可参考本章第二节相关内容。

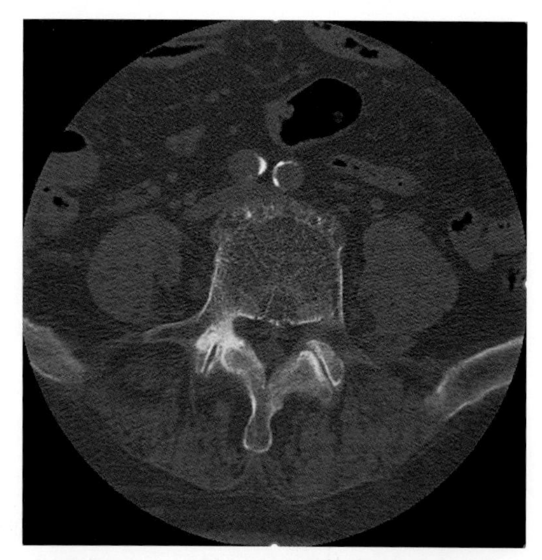

图10-31　小关节骨质增生的CT轴位影像

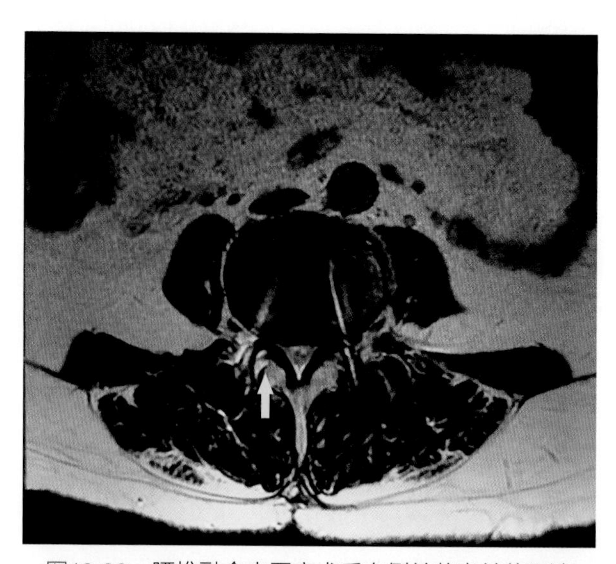

图10-32　腰椎融合内固定术后右侧关节突关节积液

（二）手术治疗

在于纠正相关解剖结构异常，解除脊神经内侧支卡压，减少反复微小的内侧支刺激，阻断内侧支对疼痛的传导。

1．神经阻滞　通过影像学引导，穿刺针到达病变小关节周围，特别是横突根部上缘与上关节突肩部交接区域，该部位内侧支走行较固定，于该部位行神经阻滞效果较好（图10-33）。由于同一小关节接受2支甚至以上的内侧支支配，因此需要同时阻滞同节段和头端一个节段的内侧支。也有文献报道采用小关节腔内注射药物，但关节腔内注射穿刺难度大，而且这类患者关节腔极其狭窄，药物很难进入关节腔内，作为治疗药物的糖皮质激素进入关节腔本身容易加速关节软骨退变，长期疗效欠佳，因此大多数采用关节囊周围和内侧支神经阻滞。

2．脊神经内侧支射频　穿刺方法类似脊神经内侧支阻滞，一般采用病变节段及其头端的横突根部上缘与上关节突肩部交接区域为治疗靶点，以该靶点皮肤投影点为标记，旁开5～6 cm，略偏头端1～2 cm为穿刺进针点；L5内侧支射频由于髂后上棘遮挡，一般直接选择皮肤投影点为穿刺点（图10-34）。穿刺到位后，行电刺激测试，能诱发多裂肌抽搐和腰部酸痛。可行脉冲射频或等离子射频，具体可参见第二十四章相关内容。

3．内镜下内侧支切断术　由于脊神经内侧支存在解剖变异，周边有乳突副突韧带包绕，有时候射频针针尖难以靠近，造成内侧支射频治疗时电极位置不佳、消融不彻底、神经再生等，影响射频治疗效果。随着内镜技术的进步和成熟，内镜直视下脊神经内侧支切断术被证实是治疗小关节源性腰痛的有效治疗方法。该技术的理论基础是损毁支配小关节的脊神经内侧支，从而切断小关节源性腰痛的传入通路。内镜直视下可探查到传统经皮穿刺技术可能无法到达的变异神经位置，有横突和上关节突作为骨性标记，术中可磨除相应的增生骨质，清理软组织增生，局麻或地西泮镇痛下同时可获得患者反馈。通过直接切断脊神经内侧支，神经无法再生，从而获得明显较优且持久的临床疗效。

内镜下内侧支切断术靶点定位和手术切口选择与内侧支射频基本类似。定位后，每个切口约7～8 mm。穿刺到位后，逐级扩开软组织，置入工作通道。通过工作通道置入内镜，镜下清理骨质表面软组织后，显露骨性标志，找到横突上缘和上关节突外侧基底部，用镜下双极射频刀头对内侧支进行射频，若局部骨质增生明显，可通过镜下动力系统磨除（图10-35）。

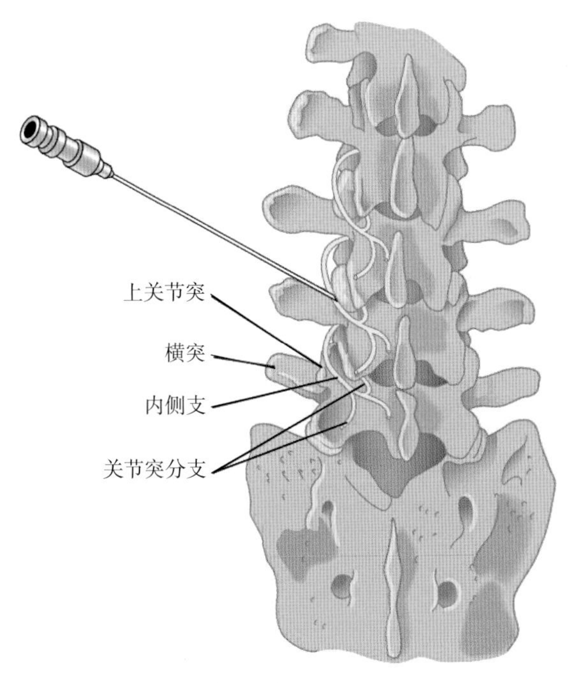

图10-33　小关节源性腰痛内侧支阻滞示意图

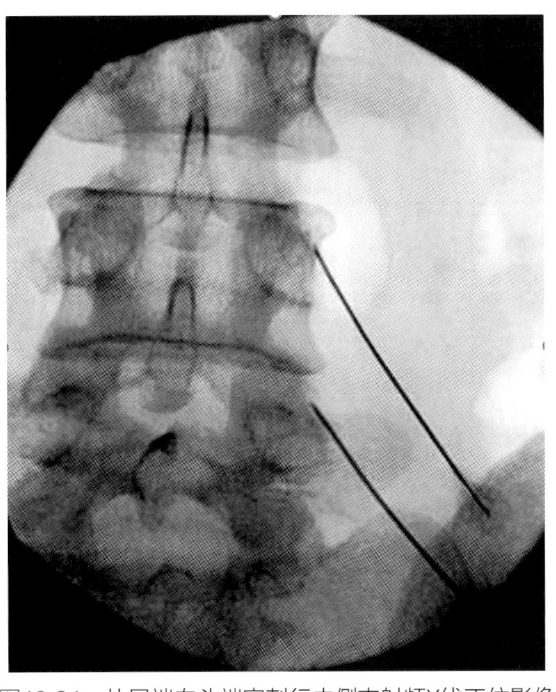

图10-34　从尾端向头端穿刺行内侧支射频X线正位影像

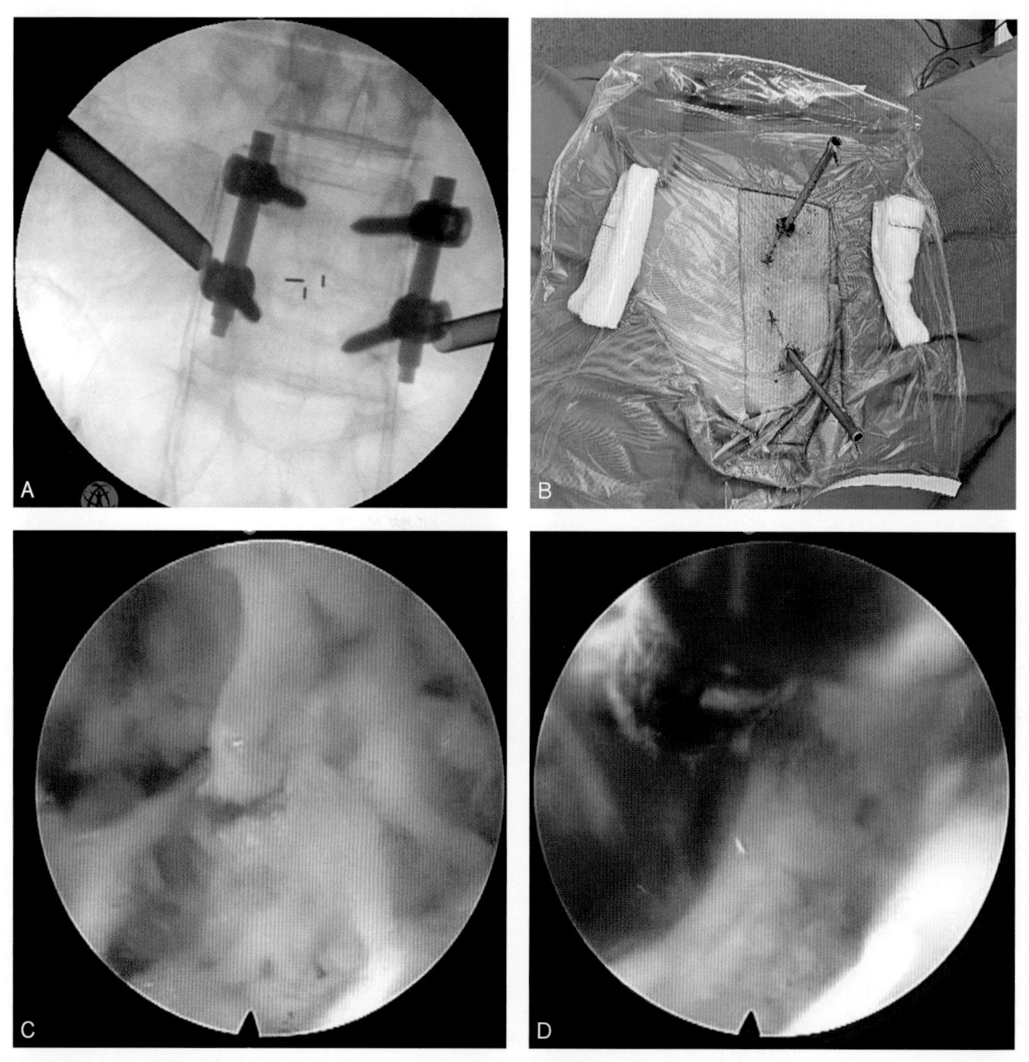

图10-35 内镜下脊神经内侧支切断术。A. 术中C臂X线正位可见双侧工作通道尖端分别位于双侧L5椎弓根螺钉尾部的10点和2点投影方向；B. 双侧通道呈尾倾内聚角度；C. 术中先清理螺钉尾部软组织；D. 于螺钉尾部横突根部上缘用射频电极处理内侧支

第六节 骶髂关节源性疼痛

骶髂关节源性疼痛是慢性腰痛的一个重要病因，是指由于骶髂关节炎症、创伤、退行性改变及妊娠等因素引起的以髂后上棘区域疼痛为主的一组临床症状。按病因分为原发性和继发性。原发性骶髂关节炎以50岁以上人群多见，多源于关节自身退变，包括关节软骨细胞活性降低、周边韧带肌肉结构强度降低、关节面骨质增生、关节面磨损等，造成骶髂关节骨质增生及炎性反应，与年龄、体重、职业及劳损密切相关。继发性骶髂关节炎临床更为常见，以青壮年人群为主，常见于自身免疫性疾病，如强直性脊柱炎、类风湿关节炎、银屑病性关节炎等；感染，如化脓性关节炎、结核性关节炎等；外伤，如创伤性关节炎等；药物，如长时间糖皮质激素使用等也可能造成骶髂关节炎。骶髂关节与髋关节存在联动，髋关节先天或后天病变也会造成继发性骶髂关节病变。

一、临床表现

（一）症状

腰痛、晨僵和关节活动障碍是骶髂关节炎的三大主要症状。

1. 腰痛 腰痛是骶髂关节炎的主要症状，疼痛起病隐匿，多为持续钝痛，多发生于活动以后，休息后缓解。疼痛多位于腰部、臀部、大腿近端疼痛及腹股沟区。随着病情进展，关节活动可因疼痛而受限，甚至休息时也可发生疼痛。睡眠时因关节周围肌肉松弛，对关节的活动限制减少，患者可能疼醒。天气变化、潮湿受凉等因素也可能加重疼痛。

2. 晨僵 晨僵意味着存在骶髂关节滑膜炎，与类风湿关节炎等不同，骶髂关节炎晨僵持续时间比较短暂，一般不超过30分钟，活动后即可逐渐缓解。

3. 关节活动障碍 由于骶髂关节表面骨质增生、吻合性变差、肌肉痉挛和收缩、关节囊收缩等引起关节机械性闭锁，可发生功能障碍。表现为关节周围肌肉痉挛、关节挛缩、功能紊乱、静息痛、活动障碍等。

除了以上三大主要症状外，继发性骶髂关节炎患者还可合并发热、乏力、银屑病、结膜炎等症状。

（二）体征

双侧对称检查时可于骶髂关节区域诱发不同程度的压痛和叩击痛。其他比较特异的检查包括：

1. 骨盆挤压分离试验 患者平卧，检查者双手各扶一侧髂骨翼，向中线挤压，若诱发疼痛为骨盆挤压试验阳性；检查者双手扶髂前上棘，向两侧牵拉，若诱发疼痛为骨盆分离试验阳性。若患者无骨盆骨折，则骶髂关节病变可能性大。

2. “4”字试验 患者仰卧位，健侧下肢伸直，检查者抬起患侧下肢，将小腿置于健侧膝关节部位，向床面方向按压患侧膝关节内侧，使下肢呈“4”字形，若出现疼痛，则提示患者骶髂关节或髋关节病变。

3. 对抗髋外展试验 患者仰卧，患侧下肢伸直，嘱患者下肢外旋，检查者于足部对抗下肢外旋，此时若诱发髋部疼痛，为髋关节外展试验阳性，提示髋关节或骶髂关节病变。

（三）辅助检查

骶髂关节病变患者需行相关实验室检查，自身免疫疾病诱发骶髂关节炎相关血清检查可有异常，如C反应蛋白、红细胞沉降率（血沉）、HLA-B-27、抗核抗体谱等。

X线平片显示关节退变，以局部骨质增生为主。CT对骶髂关节病变的影像学检查最为理想，可清楚显示骶髂关节病灶的解剖部位和骨内分布范围及骨皮质的完整性、邻近组织的侵犯情况，常规行冠状、矢状面及三维重建显示复杂的解剖结构，从而为临床诊断分期、制订治疗方案提供重要信息（图10-36）。磁共振对骶髂关节处软组织病变显示清晰，对合并肿瘤病变诊断有较高价值，但对非肿瘤性病变诊断价值有限，同时注意冠状位髋关节病变可能。

二、诊断

（一）诊断依据

慢性起病，以腰骶部疼痛，活动障碍、晨僵

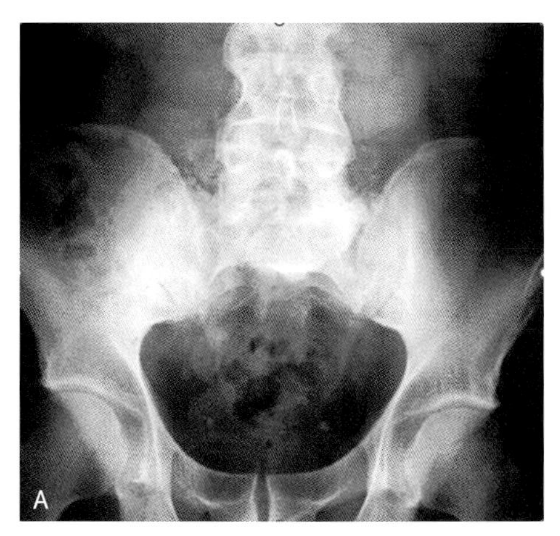

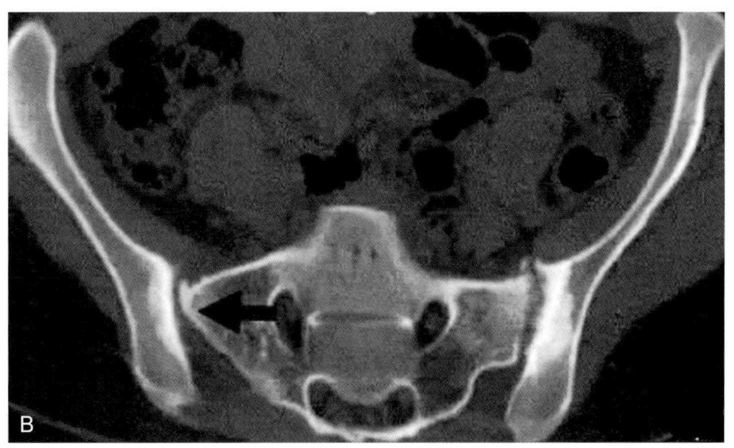

图10-36 骶髂关节病变的X线平片（A）及CT冠状面重建（B）表现

为主要表现，查体骶髂关节区域压痛，CT显示骶髂关节面硬化或间隙破坏、骨质增生等征象，有助于确定诊断。

（二）鉴别诊断

1．腰椎间盘突出 一般为单侧症状，腰痛较轻而下肢疼痛较重，骶髂关节区域压痛不明显，腰部正中或侧方压痛较明显，直腿抬高试验阳性比例大。磁共振可见相应节段椎间盘突出，不难鉴别。

2．髋关节病变 最常见于慢性股骨头缺血性坏死，患者一般跛行明显，双下肢不等长，负重疼痛较剧烈，查体腹股沟中点压迫明显，下肢叩痛明显。相关影像有助于鉴别。骶髂关节疼痛不典型患者需要排查髋关节病变。

三、治疗

骶髂关节是负荷关节，治疗原则是减轻关节负荷、延缓疾病进展、减轻疼痛、积极治疗原发病。

首先需要尽可能控制体重，减轻骶髂关节负荷；可采用手杖、拐杖、助行器、护腰等工具分散骶髂关节负荷；姿势上避免过度弯腰负重；同时适度锻炼髂腰肌力量，增强对关节的保护。

继发性骶髂关节炎应尽可能明确病因，对因治疗。感染性疾病需要抗感染治疗，自身免疫性疾病需要风湿免疫专科制订治疗方案。

疼痛急性期可以使用镇痛药，但不要长期使用，以免形成依赖或降低作用。适当卧床休息有利于缓解急性期症状。物理治疗有助于改善局部血液循环，减轻炎症反应，包括局部热疗、按摩、针灸、经皮神经电刺激等。可尝试采用软骨保护类药物（如硫酸氨基葡萄糖、硫酸软骨素）缓解症状。如果有局部压痛点者，可做压痛点或关节腔阻滞镇痛，但轻易不选择手术治疗。

急性期骶髂关节腔内神经阻滞有助于快速镇痛和缓解炎性渗出。患者一般采用俯卧位，以关节的后部和尾侧为进针点，从中线向外侧穿刺，最好有影像引导，以CT轴位影像最为精准，将针尖送入关节腔。针尖突破关节囊后有明显落空感，继续深入可触及关节面骨质，此时可注射1～2 ml造影剂明确针尖位置，位置准确后可注射中长效激素如倍他米松3～5 mg，同时可于关节囊压痛点行局部神经阻滞（图10-37）。

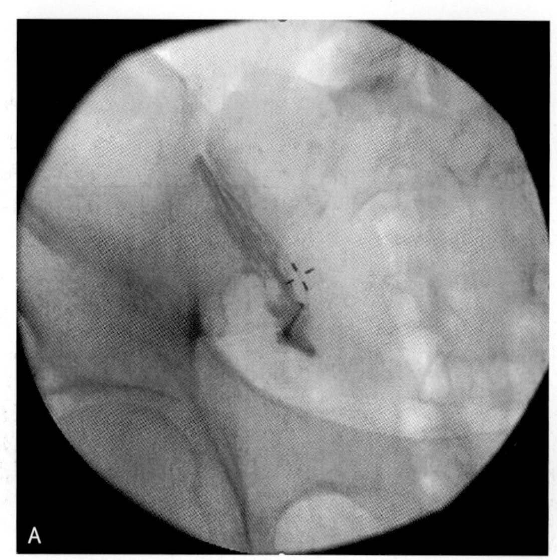

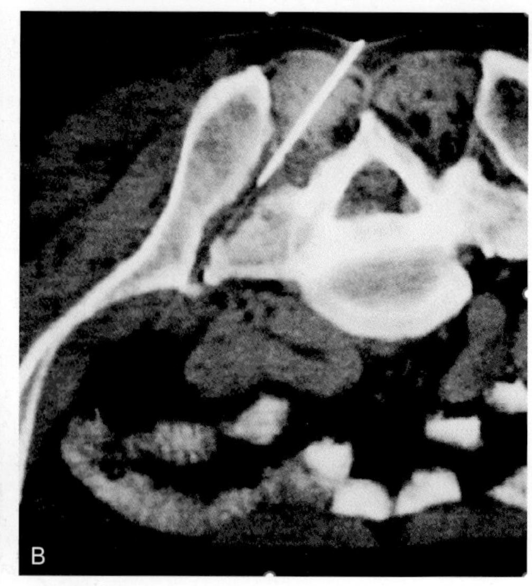

图10-37 骶髂关节阻滞的X线（A）及CT（B）影像

（倪 兵）

参考文献

1. Pacetti M, Fiaschi P, Gennaro S. Percutaneous radiofrequency thermocoagulation of dorsal ramus branches as a treatment of "lumbar facet syndrome"—How I do it. Acta Neurochir (Wien), 2016, 158(5): 995-998.
2. Kim DH, Han SR, Choi CY, et al. Efficacy of pulsed radiofrequency medial branch treatment in low back pain patients. J Back Musculoskelet Rehabil, 2016, 29(2): 361-366.
3. Coskun BI, Basaran S, Seydaoglu G. Lumbosacral morphology in lumbar disc herniation: a "chicken and egg" issue. Acta Orthop Traumatol Turc, 2016, 50(3): 346-350.
4. Stromqvist F, Stromqvist B, Jonsson B, et al. Lumbar disc herniation surgery in children: outcome and gender differences. Eur Spine J, 2016, 25(2): 657-663.
5. Benzakour T, Igoumenou V, Mavrogenis AF, et al. Current concepts for lumbar disc herniation. International Orthopaedics, 2019, 43(4): 841-851.
6. Blamoutier A. Nerve root compression by lumbar disc herniation: A french discovery? Orthopaedics & Traumatology, Surgery & Research: OTSR, 2019, 105(2): 335-338.
7. Costa MA, Silva PS, Vaz R, et al. Correlation between clinical outcomes and spinopelvic parameters in patients with lumbar stenosis undergoing decompression surgery. European Spine Journal, 2021, 30(4): 928-935.
8. Derman PB, Ohnmeiss DD, Lauderback A, et al. Indirect decompression for the treatment of degenerative lumbar stenosis. International Journal of Spine Surgery, 2021, 15(6): 1066-1071.
9. Ezeldin M, Leonardi M, Princiotta C, et al. Percutaneous ozone nucleolysis for lumbar disc herniation. Neuroradiology, 2018, 60(11): 1231-1241.
10. Gatam AR, Gatam L, Phedy null, et al. Full endoscopic lumbar stenosis decompression: A future gold standard in managing degenerative lumbar canal stenosis. International Journal of Spine Surgery, 2022, 16(5): 821-830.
11. Han Q, Meng F, Chen M, et al. Comparison between PE-TLIF and MIS-TLIF in the treatment of middle-Aged and elderly patients with single-level lumbar disc herniation. Journal of Pain Research, 2022, 15: 1271-1282.
12. Hareni N, Strömqvist F, Strömqvist B, et al. Back pain is also improved by lumbar disc herniation surgery. Acta Orthopaedica, 2021, 92(1): 4-8.
13. Heider FC, Mayer HM. Surgical treatment of lumbar disc herniation. Operative Orthopadie Und Traumatologie, 2017, 29(1): 59-85.
14. Hlubek RJ, Mundis GM. Treatment for recurrent lumbar disc herniation. Current Reviews in Musculoskeletal Medicine, 2017, 10(4): 517-520.
15. Hughey S, Cole J, Booth G, et al. Predicting treatment success with facet syndrome: An algorithm to predict lumbar radiofrequency ablation responders in a military population. Pain Medicine (Malden, Mass.), 2021, 22(2): 266-272.
16. Janapala RN, Manchikanti L, Sanapati MR, et al. Efficacy of radiofrequency neurotomy in chronic low back pain: a systematic review and meta-analysis. Journal of Pain Research, 2021, 14: 2859-2891.
17. Juch JNS, Maas ET, Ostelo RWJG, et al. Effect of radiofrequency denervation on pain intensity among patients with chronic low back pain: The mint randomized clinical trials. JAMA, 2017, 318(1): 68-81.
18. Kapetanakis S, Giovannopoulou E, Blontzos N, et al. Surgical management for lumbar disc herniation in pregnancy. Journal of Gynecology Obstetrics and Human Reproduction, 2017, 46(10): 753-759.
19. Karademir M, Eser O, Karavelioglu E. Adolescent lumbar disc herniation: Impact, diagnosis, and treatment. Journal of Back and Musculoskeletal Rehabilitation, 2017, 30(2): 347-352.
20. Kim CH. Surgical timing in lumbar disc herniation surgery. Neurospine, 2020, 17(1): 213-214.
21. Kim P, Ju CI, Kim HS, et al. Lumbar disc herniation presented with contralateral symptoms. Journal of Korean Neurosurgical Society, 2017, 60(2): 220-224.
22. Lewandrowski KU, Abraham I, Ramírez León JF, et al. Differential agnostic effect size analysis of lumbar stenosis surgeries. International Journal of Spine Surgery, 2022, 16(2): 318-342.
23. Li H, Chen Z, Li X, et al. Prioritized cervical or lumbar surgery for coexisting cervical and lumbar stenosis: Prognostic analysis of 222 case. International Journal of Surgery (London, England), 2017, 44: 344-349.
24. Liu J, He Y, Huang B, et al. Reoccurring discogenic low back pain (LBP) after discoblock treated by oblique lumbar interbody fusion (OLIF). Journal of Orthopaedic Surgery and Research, 2020, 15(1): 22.
25. Ma M, Zhang H, Liu R, et al. Static and dynamic changes of amplitude of low-frequency fluctuations in cervical discogenic pain. Frontiers in Neuroscience, 2020, 14: 733.
26. Matsuyama Y, Chiba K. Condoliase for treatment of lumbar disc herniation. Drugs of Today (Barcelona, Spain: 1998), 2019, 55(1): 17-23.

27. Michalik A, Conger A, Smuck M, et al. Intraosseous basivertebral nerve radiofrequency ablation for the treatment of vertebral body endplate low back pain: current evidence and future directions. Pain Medicine (Malden, Mass.), 2021, 22(Suppl 1): S24-S30.
28. Park CH, Lee SH. Endoscope-assisted minimally invasive interlaminar lumbar decompression for spinal stenosis. Pain Physician, 2019, 22(6): E573-E578.
29. Park CH, Lee SH, Lee PB. Intradiscal pulsed radiofrequency application duration effect on lumbar discogenic low back pain. Pain Physician, 2020, 23(5): E535-E540.
30. Pourtaheri S, Sharma A, Savage J, et al. Pelvic retroversion: a compensatory mechanism for lumbar stenosis. Journal of Neurosurgery. Spine, 2017, 27(2): 137-144.
31. Ravikanth R. A review of discogenic pain management by interventional techniques. Journal of Craniovertebral Junction & Spine, 2020, 11(1): 4-8.
32. Shepard N, Cho W. Recurrent lumbar disc herniation: A review. Global Spine Journal, 2019, 9(2): 202-209.
33. Shin EH, Cho KJ, Kim YT, et al. Risk factors for recurrent lumbar disc herniation after discectomy. International Orthopaedics, 2019, 43(4): 963-967.
34. Strömqvist F, Strömqvist B, Jönsson B, et al. Lumbar disc herniation surgery in children: outcome and gender differences. European Spine Journal, 2016, 25(2): 657-663.
35. Sun F, Liang Q, Yan M, et al. Unilateral laminectomy by endoscopy in central lumbar canal spinal stenosis: technical note and early outcomes. Spine, 2020, 45(14): E871-E877.
36. Tan JH, Liu G, Ng R, et al. Is MIS-TLIF superior to open TLIF in obese patients?: A systematic review and meta-analysis. European Spine Journal, 2018, 27(8): 1877-1886.
37. Yang F, Chen R, Gu D, et al. Clinical comparison of full-endoscopic and microscopic unilateral laminotomy for bilateral decompression in the treatment of elderly lumbar spinal stenosis: A retrospective study with 12-month follow-up. Journal of Pain Research, 2020, 13: 1377-1384.
38. Zhang YW, Xia WH, Gao WC, et al. Direct foraminoplasty in endoscope-assisted transforaminal lumbar interbody fusion for the treatment of lumbar disc herniation. The Journal of International Medical Research, 2020, 48(1): 1-7.
39. Ziino C, Mertz K, Hu S, et al. Decompression with or without fusion for lumbar stenosis: A cost minimization analysis. Spine, 2020, 45(5): 325-332.
40. 郭雪娇, 彭志友, 冯智英. 脊椎小关节介入治疗在慢性脊柱源性疼痛应用进展. 中国疼痛医学杂志, 2016, 22(11): 801-805.
41. 姜宇, 袁磊, 郭昭庆, 等. 经椎间孔腰椎椎体间融合术治疗经皮内镜腰椎间盘切除术后复发性单节段腰椎间盘突出症. 中国微创外科杂志, 2021, 21(1): 41-46.
42. 舒伟, 李勇杰, 陶蔚, 等. 经皮脊柱内镜下手术治疗腰5-骶1椎间盘突出症. 中国临床神经外科杂志, 2018, 23(1): 4-6.
43. 宋科冉, 曹峥, 赵宏亮, 等. 经皮射频和内镜下射频切断脊神经背内侧支治疗小关节源性腰痛的前瞻性临床对照研究. 中国骨与关节杂志, 2018, 7(6): 429-436.
44. 孙涛, 卢光, 张西峰, 等. 脊柱内镜技术在日间手术中的应用研究. 中国疼痛医学杂志, 2019, 25(9): 686-689.
45. 佟怀宇, 余新光, 王群, 等. 通道椎旁入路与半椎板入路非融合微创手术对腰椎椎管狭窄症的疗效分析. 中华医学杂志, 2020, 100(4): 261-264.
46. 王海澎, 舒伟, 倪兵, 等. 经皮内镜椎板间入路椎间盘切除术治疗腰椎间盘突出症的疗效分析. 中华神经外科杂志, 2018, 34(5): 485-489.
47. 王吉莹, 周志杰, 范顺武, 等. 斜外侧椎间融合术治疗腰椎退行性疾病的早期并发症分析. 中华骨科杂志, 2017, 37(16): 1006-1013.
48. 武百山, 高珊. 盘源性腰痛误诊为腰椎间盘突出症. 临床误诊误治, 2016, 29(7): 4-6.
49. 夏新雷, 许灏铖, 张帆, 等. 腰椎后路融合术后骶髂关节痛的关节内外联合神经阻滞治疗. 中华骨科杂志, 2018, 38(3): 150-155.
50. 肖亚杰, 申杨勇, 陈京峰, 等. 单侧双通道内镜手术治疗腰椎管狭窄症安全性的Meta分析. 中国临床神经外科杂志, 2022, 27(2): 85-89.

第十一章　内脏痛

第一节　概　述

内脏痛（visceral pain）是指胸腔、腹腔、盆腔内脏器官的疼痛，是临床上常见的症状，具体的发病机制还不甚明了，主要是由内脏器官功能障碍所引起的，包括机械性牵拉、痉挛、扩张、缺血、炎症等刺激所致，与一般躯体疼痛有明显的不同和区别。慢性内脏痛常常继发于头颈部、胸部、腹部、盆腔等内脏器官的疾病，可能是由于持续性的炎症、血管或机械因素所导致。疼痛强度不一定与疾病过程完全相关，而且在原发疾病治愈后，慢性内脏痛可能会持续存在。

一、内脏痛的特点

绝大部分内脏痛是由于缺血、炎症、牵拉、痉挛、扩张、梗阻、扭转或化学物质刺激等原因引起的，而一般能使皮肤产生痛觉的切割、烧灼等伤害作用于内脏，却不一定会产生内脏痛。例如，在外科手术挤压、切割或烧灼内脏时，患者并不感觉疼痛。但当脏器本身活动较强烈时，则可产生内脏痛觉，如饥饿时胃的收缩、憋尿时膀胱的充盈等均可引起疼痛。癌性内脏痛的主要原因则是肿瘤的直接侵蚀或压迫。

内脏痛大多表现为深部钝痛，比较缓慢和持续，定位多不太明确，疼痛范围较广泛。例如肠痉挛引起的疼痛常常表现为整个腹部的绞痛和强直感、压迫感。

内脏痛常伴有其他部位的牵涉痛，如肝脏和胆囊疼痛可引起右肩部疼痛，肾脏疼痛可引起腰部和腹股沟区疼痛，心绞痛常伴有心前区、左肩和左上臂的放射性疼痛。

内脏痛常可引发较强的自主神经反射和肌肉痉挛，如内脏痛大多会引起不愉快的情绪活动，并伴有恶心、呕吐、心率和呼吸改变，会出现烦躁不安、出汗、恐惧、不愉快等感觉。

二、内脏痛的分类

按照不同的分类标准，可以将内脏痛分成各种不同的类型，在临床实际工作中一般有以下几种常用的分类方法。

1. 按照病程的长短，可以将内脏痛分为急性内脏痛和慢性内脏痛。

（1）急性内脏痛指发病急骤，疼痛病程少于3个月的内脏痛。例如急性阑尾炎引起的急性下腹部疼痛，急性胃炎导致的急性上腹部疼痛等。

（2）慢性内脏痛指病情迁延不愈、病程超过3个月的内脏痛。比较常见的是肿瘤引起的癌性内脏痛和由于慢性炎症、术后粘连等原因造成的内脏痛，这类疼痛药物治疗效果不佳，反复发作，严重影响工作和生活。

各种慢性内脏痛是疼痛外科治疗的主要适应证。

2. 按照内脏痛的致病机制，可以将内脏痛分为炎症因素、血管因素和机械因素引起的内脏痛。

（1）炎症因素引起的内脏痛是指继发于内脏炎症，可以是感染性、非感染性或自身免疫性因素。在临床上最为常见，例如胃炎、胰腺炎、阑尾炎、胆囊炎、盆腔炎等引起的内脏痛。

（2）血管因素引起的内脏痛是由于病变的血管或系统性高凝状态、血管功能改变或静脉血栓引起内脏器官供血不足导致，例如心绞痛、主动脉夹层、肠系膜上动脉综合征、缺血性结肠炎、脉管炎等。

（3）机械因素引起的内脏痛多源于内部迁移或运动障碍导致的空腔脏器梗阻或狭窄，或者韧带和血管对内脏器官的牵拉，以及内脏脏器的外部压迫。常见的类型有肠梗阻、胆结石、肾结石、输尿管结石、卵巢囊肿蒂扭转等情况。

3．按照内脏痛的疼痛性质，可以将内脏痛分为功能性内脏痛和癌性内脏痛

（1）功能性内脏痛是指各种非特异性因素引起的内脏痛，如肠激惹综合征、慢性功能性腹痛综合征、功能性胸痛等。

（2）癌性内脏痛是指各种内脏肿瘤引起的内脏痛，例如肺癌、肝癌、胃癌、直肠癌、膀胱癌、卵巢癌等内脏肿瘤患者晚期绝大多数会出现持续性的剧烈疼痛，往往严重影响其生活质量和治疗信心。

癌性内脏痛除了具有疼痛部位不确切、范围较弥散、常伴有其他部位的牵涉痛和较强的自主神经反射等内脏痛的一般特点以外，还具有癌性疼痛的性质剧烈、持续时间长、镇痛药物疗效差等特点，是一种慢性顽固性疼痛。

4．根据疼痛的神经传导机制不同，可以将内脏痛分为真性内脏痛、假性内脏痛和内脏牵涉痛。

（1）真性内脏痛是内脏本身受到刺激时产生的疼痛，通过内脏传入神经传导，多为钝痛、酸痛或烧灼痛，也可为绞痛。例如空腔脏器的扩张、痉挛或强烈收缩，化学物质的刺激，脏器的牵拉等引起的疼痛，常见的有胃痉挛疼痛、胰腺炎疼痛、心绞痛等。

（2）假性内脏痛是由体腔的壁层受到各种刺激引起的疼痛，通过分布在壁胸膜、纵隔、腹膜、肠系膜等处的脊神经传入纤维传导，如胸膜、腹膜受到炎症、压力、摩擦或手术等导致的疼痛。疼痛大多发生缓慢，持续时间较长，即主要表现为慢痛，常呈渐进性增强，但有时也可迅速转为剧烈疼痛。

（3）牵涉痛是指某些内脏器官病变时，在相应脊髓神经节段对应的体表段区域产生感觉过敏或疼痛感觉的现象。例如心肌缺血或心肌梗死，常导致患者心前区、左肩、左臂尺侧或左颈部体表发生疼痛；胆囊炎或胆结石发作时，常在患者右肩背部发生疼痛；阑尾炎的早期，患者在上腹部或肚脐周围出现疼痛等。

第二节 胸腔内脏痛

一、非心源性胸痛

非心源性胸痛是指不是由于心脏或心血管系统病因引起的胸腔内脏痛，主要包括：

1．胸壁疾病 如带状疱疹病毒感染引起的肋间神经痛、多发性骨髓瘤引起的胸骨痛等。

2．呼吸系统疾病 如胸膜炎、气胸、支气管炎、肺栓塞、肺癌等引起的胸痛。

3．纵隔疾病 常见的有纵隔肿瘤、纵隔气肿或纵隔脓肿等。

4．食管疾病 如反流性食管炎、食管痉挛、食管裂孔疝、食管癌等均可引起胸痛。

其中食管源性胸痛是最常见的非心源性胸痛，发病多在中老年人群，男性多于女性。疼痛位于胸骨后、剑突下，有时可向后背放射，多为挤压样或烧灼样疼痛，大多在吞咽时发作或加剧，常发生于进餐后30～60分钟。

5．其他疾病 如自发性气胸、抑郁症、过度换气综合征等也可引起胸腔疼痛。

二、心源性胸痛

心源性胸痛是指由心脏和心脏血管疾病引起的胸腔疼痛，常见疾病有冠状动脉粥样硬化、心绞痛、急性心肌梗死、急性心包炎、主动脉夹层等，其中心绞痛最为常见。

心绞痛是由冠状动脉供血不足，心肌急剧的暂时缺血与缺氧所引起的以发作性胸痛或胸部不适为主要表现的临床综合征。心绞痛多表现为闷痛、压榨性疼痛或胸骨后、咽喉部紧缩感，有些

患者仅有胸闷。

典型的心绞痛特点为前胸部位阵发性、压榨性疼痛，疼痛主要位于胸骨后部，可放射至心前区与左上肢，劳动或情绪激动时常发生，严重时患者甚至有濒死感。每次发作持续3～5分钟，可数日发作一次，也可一日发作数次，休息或服用硝酸酯类制剂后疼痛可缓解或消失。心绞痛多见于40岁以上男性，常在劳累、情绪激动、过度兴奋、受寒、饱食、阴雨天气、吸烟时发生，当患者出现严重贫血、心动过速或休克时亦有可能诱发心绞痛。

第三节　腹腔内脏痛

可引起腹腔痛的疾病很多，病因也较为复杂，可以是炎症、肿瘤、痉挛、梗阻、扭转、穿孔、出血、外伤或功能障碍，大多数是由于腹部内脏原发疾病引起，但也有少数是由非腹部疾病所致。

一、腹部病变

1. 炎症性疾病　如胃炎、肠炎、胆囊炎、胰腺炎、腹膜炎、阑尾炎、尿路感染等。

2. 腹腔内脏肿瘤　如胃癌、肝癌、胆囊癌、胰腺癌、结肠癌、肾癌等肿瘤侵犯腹腔神经丛等引起癌性腹腔痛。

3. 空腔脏器或管道的梗阻导致脏器阻塞或扭转　如肠梗阻、肠套叠、急性胃扭转、大网膜扭转、胆石症、输尿管结石、胰管结石等。

4. 腹腔内脏穿孔或破裂　如胃十二指肠溃疡穿孔、肠穿孔、肝脾破裂、胰腺损伤等。

5. 血管病变　肠系膜血管栓塞、急性肝静脉血栓形成、门静脉血栓、腹主动脉夹层动脉瘤、脾梗死、肾梗死等。

6. 腹腔内脏功能紊乱　胃痉挛、胃神经官能症、贲门痉挛、反流性食管炎、肠痉挛、胆道运动障碍、胃肠功能紊乱等。

7. 腹壁疾病　如腹壁创伤、腹壁皮肤带状疱疹病毒感染等。

二、腹外病变

1. 中枢神经系统疾病　如腹痛型癫痫，有时脑卒中或脑炎可伴有腹痛，部分脊髓肿瘤、蛛网膜炎等也可引起腹痛。

2. 脊椎疾病　如脊柱侧弯、脊椎炎、胸椎结核、胸椎椎间盘突出症等可出现腹部疼痛。

3. 中毒与电解质紊乱、内分泌与代谢疾病和焦虑、抑郁等精神疾病等也可导致腹部疼痛。

第四节　盆腔内脏痛

盆腔内脏痛是指由于盆腔脏器病变引起的下腹部、腹股沟及会阴部疼痛，生殖系统、直肠、膀胱、尿道的各种病变或功能障碍都可以出现盆腔疼痛，临床上比较常见的有慢性盆腔疼痛综合征和癌性盆腔痛。

一、慢性盆腔疼痛综合征

慢性盆腔疼痛综合征是指由各种功能性或器质性原因引起的骨盆及其周围组织疼痛，主要特点为非周期性、持续达3个月以上，且可能导致相关功能障碍，需药物或手术治疗的一组综合征。严格意义上讲，慢性盆腔痛综合征是一组症候群，其病因复杂，涉及较多相关学科。患者多为育龄期妇女，发病率高达15%，多数伴有器质性病变，亦可产生生理功能障碍和精神症状，诊断较为困难，治疗效果易反复，给患者的健康和生活质量造成严重影响。

导致慢性盆腔疼痛综合征的原因有很多，在女性比较常见的有盆腔炎、盆腔粘连、盆腔静脉淤血综合征、子宫内膜异位症、子宫肌瘤、子宫腺肌病等；在男性比较常见的有慢性无菌性前列腺炎、间质性膀胱炎等。此外，肠易激综合征、腹股沟疝、盆底肌痛、会阴痛等原因也可以引起慢性盆腔疼痛综合征。临床上女性慢性盆腔疼痛综合征远多于男性。

虽然大多数慢性盆腔痛的患者可以找到原因，如慢性盆腔炎、子宫内膜异位症等器质性病变，但也有不少患者无器质性疾病或仅有轻微的病理变化，这些患者往往伴有不同程度的精神、情绪和心理症状，属于功能性慢性盆腔疼痛。

二、癌性盆腔痛

癌性盆腔痛是指由各种盆腔肿瘤引起的顽固性疼痛，例如膀胱癌、卵巢癌、宫颈癌、直肠癌、前列腺癌等，占各种癌性疼痛的10%～15%。

癌性盆腔痛除了具有内脏痛的部位不太明确、范围较弥散等一般特点以外，还具有癌性疼痛的性质剧烈、持续时间长、药物治疗止痛效果不佳等特点。癌性盆腔痛既可以是由肿瘤本身的生长浸润压迫引起，也可以因为肿瘤治疗引起。晚期盆腔肿瘤患者绝大多数要承受剧烈疼痛的长期折磨，严重影响其生活质量和继续治疗的信心，有时可能需要外科手段干预治疗。

第五节 治 疗

一、药物治疗

内脏痛的药物治疗主要包括非甾体抗炎镇痛药、非阿片类镇痛药和阿片类镇痛药，需要注意遵循疼痛药物治疗的几个基本原则。

1. 能口服给药的患者尽量口服给药，对不宜口服给药的患者可用其他给药途径，例如透皮贴剂、皮下注射、镇痛泵自控镇痛等。

2. 根据患者疼痛程度，按阶梯用药。

（1）轻度疼痛可选用非甾体抗炎镇痛药物，如对乙酰氨基酚、阿司匹林、双氯芬酸盐、布洛芬、吲哚美辛等。

（2）中度疼痛选用弱阿片类镇痛药物，如可待因、布桂嗪（强痛定）、曲马多等，必要时可合用非甾体类药物。

（3）重度疼痛可选用强阿片镇痛类药，如吗啡、哌替啶（杜冷丁）等，亦可同时合用非甾体类药物，可以增强阿片类药物的止痛效果，并可减少阿片类药物用量。

3. 按时用药。按照镇痛药的药代动力学确定适当的给药途径，确保起效迅速，按合理的时间间隔规律性给药，更有助于维持稳定、有效的血药浓度，避免用药间歇出现疼痛。

4. 个体化给药。注意个体差异，根据患者的病情，使用足够剂量药物，使疼痛得到有效缓解，并可以个体化地联合用药。

二、手术治疗

顽固性内脏痛单纯靠镇痛药物治疗，止痛效果往往难以令人满意，当药物治疗无效或副作用限制其应用时，就应当考虑各种手术治疗。

（一）交感神经阻滞或毁损

交感神经阻滞对于内脏痛有比较确切的治疗效果，但持续时间大多不长。对于胸腔内脏痛，可行星状神经节阻滞、胸交感神经节阻滞；对于腹腔内脏痛可选择腹腔神经丛阻滞、上腹下神经丛阻滞、内脏大小神经阻滞；对于盆腔内脏痛，则应该采用下腹下神经丛阻滞、奇神经节阻滞等。

交感神经阻滞一般以局部麻醉药为主，应强调单一用药原则。当局麻药阻滞后，疗效不持久或症状改善不明显时，再考虑使用神经破坏性药物，或进行神经射频毁损或交感神经切除术。

腹腔交感神经丛阻滞或毁损已有近100年的历史，较早就曾用于治疗胰腺癌引起的上腹部癌性内脏痛，虽然不一定能够显著减少阿片类药物的用量，但是可以产生确切持久的止痛效果。对于慢性胰腺炎导致的腹腔内脏痛，Kapural和Jolly采用腹交感神经丛阻滞和内脏神经阻滞治疗，同样取得了满意的治疗效果。现在多采用经皮微创介入技术，在C臂、CT或超声引导下进行腹腔交感神经丛阻滞或毁损术。Mercadante回顾分析了14篇相关文献报道，认为腹腔交感神经丛阻滞治疗内脏痛的效果最为确切，特别是对于胰腺癌引起癌性内脏痛的治疗效果满意。

（二）鞘内药物输注

鞘内药物输注治疗始于20世纪80年代，主要是将吗啡、芬太尼、布比卡因等镇痛药物直接输注到脑脊液中，可以快速止痛，减少药物全身性治疗的毒副作用，并大大降低阿片类药物的用量。

常用的鞘内药物输注方法包括经皮穿刺鞘内导管给药，或者全植入的可程控药物输注泵，通过微电子控制输注流速和流量，能够更精确、更灵活地将镇痛药物持续输注至椎管蛛网膜下腔内或脑室内，达到良好的控制内脏痛的治疗效果，这种方法现在可以广泛用于治疗癌性内脏痛和非癌性内脏痛。

在采用鞘内输注镇痛药物治疗内脏痛的过程中，需要注意的是应该针对不同患者的具体病情和药物反应性，采用个体化的治疗剂量和药物输注间隔，才能最大化地提高镇痛疗效并降低毒副作用。

（三）脊髓电刺激

脊髓电刺激（spinal cord stimulation, SCS）广泛应用于慢性顽固性疼痛的临床治疗，并已成为疼痛治疗领域里的一项里程碑式的镇痛技术。最早的SCS是Shealey在1967年报道的，他行椎板切除后将电极放置在脊髓后柱，电刺激脊髓后柱治疗慢性疼痛，取得较好的止痛效果。1975年，Dooley报道了经皮穿刺脊髓电刺激技术，将电极穿刺植入脊髓后柱附近的硬脊膜外，使手术的创伤变得更小，操作更为简便。此后，SCS技术得到了迅猛发展，其在临床的应用被越来越多的医生和患者所接受。

SCS是通过电流刺激脊髓后柱的传导束和后角感觉神经元达到止痛的效果，其主要理论依据是疼痛的闸门控制学说，低电流刺激脊髓后柱可以活化疼痛抑制神经纤维，或者引起了脊髓内某些神经递质的改变，关闭疼痛信息的传递，进而缓解和阻断疼痛感觉。

2010年，克利夫兰医学中心的Kapural等报道采用SCS治疗慢性内脏痛35例，测试期间86%的患者疼痛缓解超过50%，其中28例接受永久刺激脉冲发生器植入治疗，随访超过1年的19例内脏痛患者的疼痛评分和镇痛药物用量均显著降低。

对于各种原因引起的慢性盆腔内脏疼痛，SCS治疗也获得比较满意的疗效。Baranidharan等学者回顾分析了26例SCS治疗的内脏痛临床结果，认为SCS可以作为一种新奇有效的疗法用于慢性内脏痛的治疗。

（四）脊髓后正中点状切开术

很久以前，就已经有多种脊髓止痛手术在顽固性内脏痛的治疗中开始应用，例如脊神经后根切断术、脊髓前外侧束切断术、脊髓前连合切开术等。这些术式实际上已有近百年的临床应用历史，但长期止痛效果不够稳定，手术创伤较大，术后出现肢体感觉及运动功能障碍、大小便功能障碍等严重并发症的比例较高，在临床上的应用已经逐渐减少。而且，总体上来看这些术式对躯干和肢体疼痛疗效较好，但对内脏痛的止痛效果并不理想。慢性内脏疼痛一直缺乏一种安全有效的微侵袭手术治疗方法。

20世纪90年代，有研究证实内脏痛觉的传导主要经同侧脊髓背柱（dorsal column, DC）的中间部向上传导至延髓薄束核，然后再经丘脑腹后外侧核投射到大脑皮质中央后回；进一步研究发现盆腔和下腹部的内脏痛觉传导，更主要是经由DC上传的。根据这一理论，1997年美国的Nauta等最早报道了脊髓后正中点状切开术（punctate midline myelotomy, PMM），治疗宫颈癌引起的盆腔痛，取得满意疗效，患者术后除了出现暂时性下肢麻木，无其他并发症发生。1999年，Becker等报道了第二例PMM，行胸4节段PMM治疗肺癌术后患者出现顽固性上腹部和中腹部疼痛，疼痛明显缓解。随后，国际上陆续又有一些PMM的临床应用报道，治疗各种内脏肿瘤导致的盆腔和腹腔疼痛，术后患者疼痛均消失或明显缓解、停用阿片类药物或用量明显减少，进一步证明了PMM是治疗癌性内脏痛的一种安全有效的新术式。

PMM治疗内脏痛的原理是选择性地切断了DC中间部传导内脏痛觉的神经纤维，而不损伤脊髓丘脑束等其他的重要结构。手术在显微镜下进行，精确度高、创伤很小、操作简便、疗效肯定、安全性高、并发症少，患者易于接受，能够有效控制疼痛症状，减少麻醉止痛剂的用量，明显改善患者生存质量，为肿瘤患者的放疗、化疗、免疫治疗、生物治疗等其他治疗创造条件，是治疗各种顽固性内脏痛的有效方法。

PMM适用于治疗各种顽固性内脏痛，特别是各种盆腔和腹腔肿瘤引起的癌性内脏痛，也可用于治疗慢性炎症、放射治疗、化学治疗等其他原因所致的顽固性内脏痛。具体的手术部位应该根据内脏疼痛的范围和内脏痛觉的脊髓对应节段来确定，一般情况下：盆腔痛选择胸7～8节段，下腹部痛选择胸4～5节段，上腹部痛则选择胸2～3节段；胸腔痛由于对应的脊髓节段在高颈髓，手术比较容易造成呼吸困难等严重并发症，应该慎重应用脊髓止痛手术。但是，有学者在腹腔内脏痛模型小鼠的颈1～2节段施行了PMM手术，术后不仅能够显著消除内脏痛，而且没有出现任何神经系统功能缺陷，这从动物实验层面证明了颈髓PMM的安全和有效。

PMM手术在显微镜下进行，只要患者无严重的器官或系统功能障碍均可接受手术。术中只需切除约2 cm × 3 cm大小的部分椎板，然后在手术显微镜下切断DC中间部的内脏痛觉传导纤维。切开方法我们采用的是自制的锋利的脊髓切开刀片，行点状切开；也有学者直接用16 G的注射针头或穿刺针头，穿刺脊髓DC中间部。术中需要注意保持切开的角度与脊髓表面垂直，切开深度不超过5 mm、宽度不超过2 mm，以免损伤脊髓其他的传导束。同时，要注意保护脊髓表面的血管，以免影响脊髓的血液循环。还有学者采用CT介导经皮穿刺的方法施行PMM，也取得了满意的结果。

北京功能神经外科研究所2001年7月完成了国内第一例PMM。患者女性，51岁，因子宫内膜癌术后2年8个月，盆腔疼痛1年入院。患者曾行广泛子宫切除加盆腔淋巴结清扫术，病理诊断为高分化腺癌，术后两次放疗。1年前开始出现盆腔疼痛，为持续性钝痛，以左侧为著，逐渐加重并累及下腹部和腰骶部，曾服用曲马多、对乙酰氨基酚等止痛药物，效果不佳，严重影响日常生活和休息，复查CT示肿瘤复发并侵及腹主动脉。入院前2个月开始肌内注射吗啡止痛，每天吗啡用量已至600 mg，仍不能满意控制疼痛。术前VAS评分为10。在显微镜下行胸7节段脊髓后正中点状切开术，术中椎板开窗约2 cm × 3 cm大小，用我们自己特制的脊髓切开刀在脊髓后正中沟的两侧各旁开1 mm，分别做一个宽2 mm、深5 mm的点状切开（图11-1）。术后疼痛完全消失，VAS评分0，存在左下肢麻木和深感觉减退于术后10天恢复正常。随访6个月，止痛效果确切而持久，VAS评分0～1，因吗啡成瘾，仍偶需肌内注射吗啡5～10 mg。

PMM止痛效果肯定。长期随访结果表明止痛疗效稳定，能够有效缓解癌性内脏痛，减少麻醉镇痛剂的用量，改善肿瘤患者的生存质量，可为其进一步接受放疗、化疗、生物治疗等治疗创造有利条件。PMM手术过程中要注意保护脊髓后正中静脉，需先将其分离并向一侧牵拉后再行脊髓后正中切开。脊髓切开的角度要与脊髓表面垂直，注意不要过多偏离中线或切开过深，以免损伤脊髓的其他重要结构。

PMM的精确度和安全性都很高，术后除了会出现暂时性下肢麻木、深感觉减退外，无任何严重并发症。

Viswanathan等采用脊髓后连合切开同时切

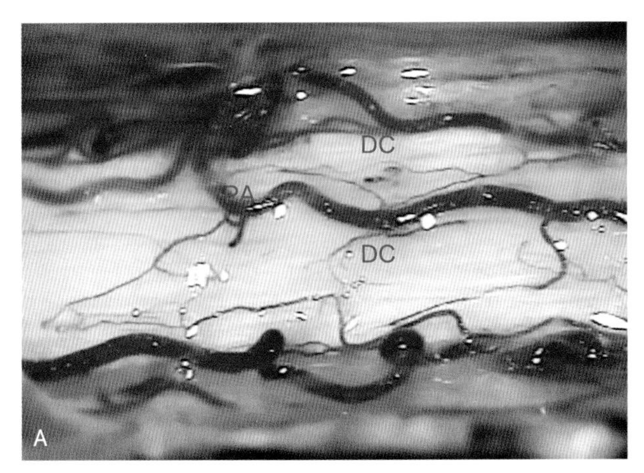

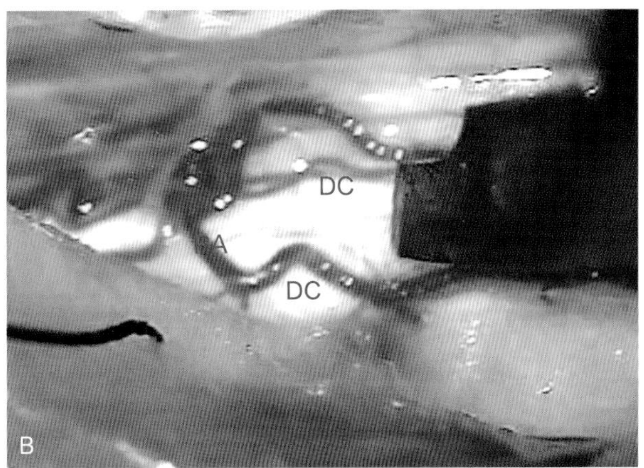

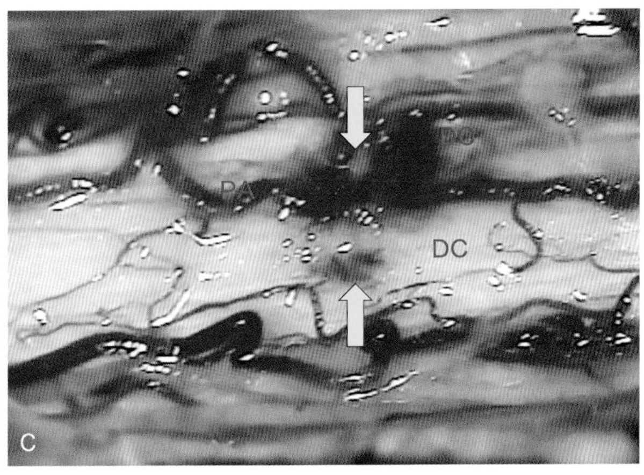

图11-1 PMM手术过程。A. 术中显示脊髓后正中动脉（PA）和脊髓背柱（DC）。B. 用自制的脊髓切开刀在DC中间部两侧行点状切开，宽约2 mm、深约5 mm。C. 点状切开后的脊髓切口（箭头所示）

断DC中间部的内脏痛觉传导通路，治疗顽固性内脏痛，虽然止痛疗效令人满意，但个别患者出现了下肢无力、尿潴留、深静脉血栓或心力衰竭等严重并发症，这进一步表明了PMM要比脊髓后连合切开术等其他脊髓止痛手术更为安全。

PMM手术在国内开展的例数不多，主要有两个原因：一是近年来国内对癌性内脏痛患者长期使用足量吗啡镇痛不再进行严格限制，癌性内脏痛患者能够比较方便甚至有时可以免费获得吗啡；二是癌性内脏痛患者更乐于接受无创或微创的镇痛治疗，绝大多数不愿意接受开放性止痛手术。

国外有多位学者的研究报道PMM治疗良性或癌性内脏痛，不仅具有疗效确切持久、操作安全简便的优点，Aljuboori等更进一步研究证实，PMM与SCS、鞘内药物泵相比较更加经济实惠，具有重要的社会经济学价值，值得在临床上得到更加广泛深入的应用和研究。

（胡永生）

参考文献

1. Al-Chaer ED, Lawand NB, Westlund KN, et al. Pelvic visceral input into the nucleus gracilis is largely mediated by the postsynaptic dorsal column pathway. Journal of Neurophysiology, 1996, 76(4): 2675-2690.
2. Aljuboori Z, Ball T, Nauta HJ. Punctate midline myelotomy for chronic, intractable, non-malignant visceral pain: A case report. Cureus, 2019, 11(6): e5028.
3. Aljuboori Z, Meyer K, Sharma M, et al. Cost comparison among punctate midline myelotomy, intrathecal pain pump, and spinal cord epidural stimulator. Surgical Neurology International, 2020, 11: 25.
4. Ball T, Aljuboori Z, Nauta H. Punctate midline

myelotomy: A historical overview and case series with detailed efficacy and side effect profiles. World Neurosurgery, 2021, 154: e264-e276.
5. Baranidharan G, Simpson KH, Dhandapani K. Spinal cord stimulation for visceral pain-a novel approach. Neuromodulation: Journal of the International Neuromodulation Society, 2014, 17(8): 753-758; discussion 758.
6. Becker R, Sure U, Bertalanffy H. Punctate midline myelotomy. A new approach in the management of visceral pain. Acta Neurochirurgica, 1999, 141(8): 881-883.
7. Carroll I. Celiac plexus block for visceral pain. Current Pain and Headache Reports, 2006, 10(1): 20-25.
8. Chang DS, Lin CL, Lieu AS, et al. High cervical midline punctate myelotomy in the management of visceral pain in the mouse. The Kaohsiung Journal of Medical Sciences, 2003, 19(4): 159-162.
9. Day M. Sympathetic blocks: the evidence. Pain Practice: The Official Journal of World Institute of Pain, 2008, 8(2): 98-109.
10. Duarte R, Raphael J, Eldabe S. Intrathecal drug delivery for the management of pain and spasticity in adults: an executive summary of the British Pain Society's recommendations for best clinical practice. British Journal of Pain, 2016, 10(2): 67-69.
11. Gebhart GF, Bielefeldt K. Physiology of visceral pain. Comprehensive Physiology, 2016, 6(4): 1609-1633.
12. Hong D, Andrén-Sandberg A. Punctate midline myelotomy: a minimally invasive procedure for the treatment of pain in inextirpable abdominal and pelvic cancer. Journal of Pain and Symptom Management, 2007, 33(1): 99-109.
13. Hunter C, Davé N, Diwan S, et al. Neuromodulation of pelvic visceral pain: review of the literature and case series of potential novel targets for treatment. Pain Practice: The Official Journal of World Institute of Pain, 2013, 13(1): 3-17.
14. Hwang SL, Lin CL, Lieu AS, et al. Punctate midline myelotomy for intractable visceral pain caused by hepatobiliary or pancreatic cancer. Journal of Pain and Symptom Management, 2004, 27(1): 79-84.
15. Kapural L, Jolly S. Interventional pain management approaches for control of chronic pancreatic pain. Current Treatment Options in Gastroenterology, 2016, 14(3): 360-370.
16. Kapural L, Nagem H, Tlucek H, et al. Spinal cord stimulation for chronic visceral abdominal pain. Pain Medicine (Malden, Mass.), 2010, 11(3): 347-355.
17. Larkin MB, North RY, Vedantam A, et al. Limited midline myelotomy for visceral pain. Neurosurgical Focus: Video, 2020, 3(2): V16.
18. Mercadante S, Klepstad P, Kurita GP, et al. Sympathetic blocks for visceral cancer pain management: A systematic review and EAPC recommendations. Critical Reviews in Oncology/Hematology, 2015, 96(3): 577-583.
19. Nauta HJ, Hewitt E, Westlund KN, et al. Surgical interruption of a midline dorsal column visceral pain pathway. Case report and review of the literature. Journal of Neurosurgery, 1997, 86(3): 538-542.
20. Shah R, Baqai-Stern A, Gulati A. Managing intrathecal drug delivery (ITDD) in cancer patients. Current Pain and Headache Reports, 2015, 19(6): 20.
21. Simpson KH, Jones I. Intrathecal drug delivery for management of cancer and noncancer pain. Journal of Opioid Management, 2008, 4(5): 293-304.
22. Vedantam A, Koyyalagunta D, Bruel BM, et al. Limited midline myelotomy for intractable visceral pain: Surgical Techniques and Outcomes. Neurosurgery, 2018, 83(4): 783-789.
23. Vilela Filho O, Araujo MR, Florencio RS, et al. CT-guided percutaneous punctate midline myelotomy for the treatment of intractable visceral pain: a technical note. Stereotactic and Functional Neurosurgery, 2001, 77(1-4): 177-182.
24. Viswanathan A, Burton AW, Rekito A, et al. Commissural myelotomy in the treatment of intractable visceral pain: technique and outcomes. Stereotactic and Functional Neurosurgery, 2010, 88(6): 374-382.
25. Willis WD, Al-Chaer ED, Quast MJ, et al. A visceral pain pathway in the dorsal column of the spinal cord. Proceedings of the National Academy of Sciences of the United States of America, 1999, 96(14): 7675-7679.
26. Yalamuru B, Weisbein J, Pearson ACS, et al. Minimally-invasive pain management techniques in palliative care. Annals of Palliative Medicine, 2022, 11(2): 947-957.
27. 胡永生, 李勇杰, 石长青, 等. 脊髓后正中点状切开术治疗顽固性癌性内脏痛. 中国疼痛医学杂志, 2005, 11(6): 337-339.
28. 胡永生, 李勇杰. 治疗顽固性内脏痛的脊髓止痛新术式. 中国疼痛医学杂志, 2006, 12(5): 303-306.
29. 胡永生, 李勇杰. 脊髓后正中点状切开术治疗癌性内脏痛的临床应用. 中华医学杂志, 2002, 82(12): 856-857.

第十二章　脊椎术后疼痛综合征

第一节　概　述

脊椎术后疼痛综合征亦称脊椎手术失败综合征（fail back surgery syndrome, FBSS），是指在一次或多次脊椎手术后，因手术过程中对骨、软组织正常结构的破坏、神经组织的损伤等多种原因，导致患者的症状或体征未完全缓解，或暂时缓解后又出现症状，甚至加重。FBSS曾被定义为一次或多次脊椎手术后仍然存在或又发生腰背痛、伴或不伴有坐骨神经痛，近年定义被更新为脊椎手术结果未达到术者与患者手术前的期望值时，即为脊椎手术失败综合征。

由于FBSS的定义不精确，且其与手术、患者心理、生理、疾病严重程度等诸多因素有关，故其确切发生率未知。国际相关文献报道，FBSS的发生率为5%～74.6%，需要进行二次手术的患者占比达13.4%～35%。国内有关FBSS发病率的报道较多，不同文献资料统计的时间和方法不尽相同，其统计结果存在较大差别。王丹等于2004—2011年收治474例腰椎间盘突出手术患者，术后即刻FBSS 45例，发生率9.49%；胡辉林等报道819例显微内镜腰间盘切除术（MED），术后FBSS发生率7.69%（63/819）。而程光齐等对1992—2001年手术治疗的腰椎间盘突出症和腰椎管狭窄症876例进行随访，其FBSS发生率仅为3.77%（33/876）；尽管研究结果不尽相同，但FBSS的发生率在10%～40%是一个公认的事实。

尽管FBSS的病因尚不清楚，但一些报告一致认为其起源是多因素的，病因可分为术前、术中和术后因素。

术前因素主要有：①患者术前的心理问题，如焦虑、压抑、法律诉讼及工伤赔偿等都是危险因素。对于这部分患者，在手术前医生应该与其进行充分的交流，让患者对手术有较为准确的认识。②医师受到MRI或CT检查的误导，影像学结果与临床症状不一致，导致医师定位错误，未明确责任间隙、手术时未干预责任间隙等。

术中因素包括：①忽略脊柱生物力学：对术前存在腰椎失稳的患者采用非融合手术治疗；术中减压范围过大，除切除椎板外，1/2以上关节突亦被切除；未行椎弓根内固定及椎间融合治疗，造成术后脊柱在旋转和侧弯时失稳，都可能导致FBSS的发生。后路手术对腰椎后部结构的破坏亦有可能造成术后腰椎不稳，如非融合性扩大后路开窗减压术会降低前、中、后柱稳定性，诱发腰痛；短节段内固定术可能会加速相邻节段的退变，使患者再次出现腰腿痛症状。②未处理侧隐窝狭窄：有研究表明，合并侧隐窝狭窄是腰椎手术患者术后FBSS发生的危险因素之一。③术中不当操作如未彻底切除椎间盘、神经根减压不彻底等均可导致术后FBSS的发生。

术后因素可分为疾病进展和手术相关因素，主要包括椎间盘突出复发、术后椎管狭窄及邻近椎间盘突出、术后硬膜外瘢痕形成及术后感染等。在椎间盘切除术后，高达15%的患者会发生复发性椎间盘突出，或发生在手术部位或相邻节段（由于负重分布的改变）。最初的疾病过程，例如，脊柱滑脱可能会导致减压和脊柱稳定后相邻部位疼痛加重。在任何涉及硬膜外空间的手术后，硬膜外纤维化可能是不可避免的，这种纤维化可能是持续性疼痛的原因或促成因素。脊柱手术后，会出现硬膜外瘢痕，其结果是神经根可能被粘连，可能导致脊柱活动疼痛。椎间盘切除术还可能导致脊柱生物力学的改变，导致相邻节段的负荷分布增加，加速椎间盘退变，诱发术区疼痛。此外，手术并发症如椎间盘间隙感染、脊柱或硬膜外血肿、假性脊膜膨出和神经根损伤等手术并发症亦可导致术后持续疼痛。

第二节 临床表现

因FBSS的病因复杂，病理生理变化多样，临床表现亦是不尽相同。主要临床表现有以下几点：

一、腰部疼痛

多表现为顽固性腰背部及腰骶部疼痛，部分患者腰部活动僵硬或腰部无力感，症状主要位于手术部位或手术邻近部位，疼痛程度轻重不等，多为慢性钝痛，少数患者伴有痛觉过敏及触诱发痛，阴冷潮湿天气及过度劳累后均可加重疼痛，卧床休息后根性疼痛症状常缓解，而轴性疼痛，如腰骶部疼痛缓解不显著，甚至会加重。

二、颈项部疼痛

常伴头晕，可伴有上肢的疼痛、麻木、发凉等。部分患者伴有脊髓受压可有行走不稳、下肢腱反射亢进症状。伴有神经根损伤者可有上肢疼痛、麻木，严重者可有上肢无力、感觉减退等表现。

三、下肢痛

部分患者伴有沿相应神经节段分布的下肢放射性疼痛，疼痛可由臀部、大腿后外侧、小腿外侧放射至足背及足底；高位椎间隙病变患者可表现为大腿前侧疼痛。部分患者表现为双下肢麻木、发凉等。严重者行走困难、活动受限。

四、间歇性跛行

存在椎管狭窄的患者，当其行走距离增多时可引起腰背疼痛或不适，表现为间歇性跛行，同时患肢出现疼痛、麻木或原有疼痛、麻木症状加重，休息后及平卧时可缓解。

五、神经功能损害

存在神经根炎症或腰臀部肌肉及下肢支配神经损害的患者可出现肌肉萎缩，肌力减退及足下垂症状，严重者可有鞍区感觉障碍，表现为括约肌及性功能障碍、大小便失禁等。

第三节 诊 断

根据病史、症状、体征和辅助检查诊断。

一、病史

患者存在明确的脊柱内固定手术病史，疼痛继发于脊柱手术后，在术后数月至数年内发病，疼痛多为慢性进行性加重。

二、症状

主要表现为疼痛，部位多位于手术部位，严重者伴有上、下肢的疼痛，颈椎术后患者也可表现为头晕、头痛等症状。

三、体征

患者可有明显脊椎活动度的受限，脊椎活动诱发肢体放射痛。椎旁、椎体横突可有明显压痛点。脊柱叩击痛阳性。部分患者可有肢体皮肤感觉异常和肌力减退。

四、辅助检查

MRI、CT、脊椎平片及动力位片检查可分辨椎体骨折、腰椎滑脱、椎体失稳、椎间盘突出、内固定断裂或移位等。肌电图和神经传导速度检查有助于定位受损的神经根及受损程度，以及与其他原因引起的神经损伤相鉴别。

第四节 治 疗

国内采用保守-微创-手术阶梯式治疗，国外多采用疼痛管理概念建立多学科协作的长期康复管理机制。

一、保守治疗

FBSS的保守治疗方法包括药物治疗及物理治疗。

（一）药物治疗

药物治疗是FBSS的基础治疗，既往镇痛药物常选用非甾体抗炎药。若非甾体药物不能缓解疼痛可给予曲马多、阿片类药物如吗啡及羟考酮等中强效镇痛药物。对于伴有抑郁、焦虑的患者可给予抗焦虑、抗抑郁药物治疗。现多认为FBSS是一种神经病理痛，或者复合了伤害性疼痛/神经病理痛的混合性疼痛，也可以参照神经病理痛的药物治疗的一线用药如三环类抗抑郁药（阿米替林）、抗惊厥类药物（加巴喷丁、普瑞巴林）、5-羟色胺/去甲肾上腺素再摄取抑制剂（度洛西汀、文拉法辛），以及钠通道调节剂（草乌甲素片剂/胶丸）等。必要时，根据患者具体情况给予松弛肌肉、抗感染、抗骨质疏松、营养神经等药物对症治疗。

（二）物理治疗

物理治疗，有改善局部循环、消除软组织炎症、缓解肌紧张、加强肌肉力量、改善骨关节功能等作用，对减轻因神经根压迫而引起的疼痛、改善患部微循环，消除神经根水肿等起着非常重要的作用。包括关节活动、肌肉牵拉、脊椎牵引、肌力训练、冲击波治疗等。

二、微创介入治疗

（一）痛点注射

对于椎管外软组织疼痛，包括第3腰椎横突综合征、棘间韧带炎、肌筋膜炎等患者，可采用此技术。常用的药物配方为低浓度局部麻醉药复合糖皮质激素。

（二）脊神经后内侧支阻滞及射频术

脊椎手术过程中，如损伤脊神经后支和小关节，以及椎旁软组织，因这些解剖结构均位于脊神经后支分布范围，可使患者出现以轴性痛为主的临床症状。对于这类FBSS患者，经药物、理疗和痛点阻滞等治疗无效，而脊神经后支诊断性阻滞阳性时可采用射频治疗方法（图12-1）。

（三）硬膜外及神经根神经阻滞

若临床症状以根性痛为主，可选择硬膜外神经阻滞进行治疗。硬膜外及神经根阻滞技术是将药物直接和持续注入至患者病变区域神经周围，从而阻断痛觉信息传入和感觉神经元的自发电活动，尤其是交感神经阻滞后可解除患者局部血管痉挛，有效改善其局部血液循环，减少炎性物质堆积，加速其神经修复。另外，硬膜外糖皮质激素可以减少硬膜外粘连的形成，最终起到缓解疼痛的作用（图12-2、图12-3）。

（四）经皮硬膜外粘连松解术

椎管内硬膜外瘢痕增生、粘连是脊柱内固定手术的基本病理变化，瘢痕的粘连收缩会牵拉硬膜和神经根，产生一系列症状，此时，行硬膜外神经阻滞时其药物可能难以扩散至受累神经根所在部位。硬膜外粘连松解术可有效缓解受累神经根的粘连，使神经根得以游离和复位，受累神经根的微循环得以恢复，神经根的水肿、渗出及炎性反应减轻，可以明显缓解临床症状。此外，有研究表明，经皮硬膜外粘连松解术对短期及长期根性疼痛均有较好疗效。因此，对于硬膜外类固醇注射无效的FBSS患者可采用此技术以达到良好的止痛效果。

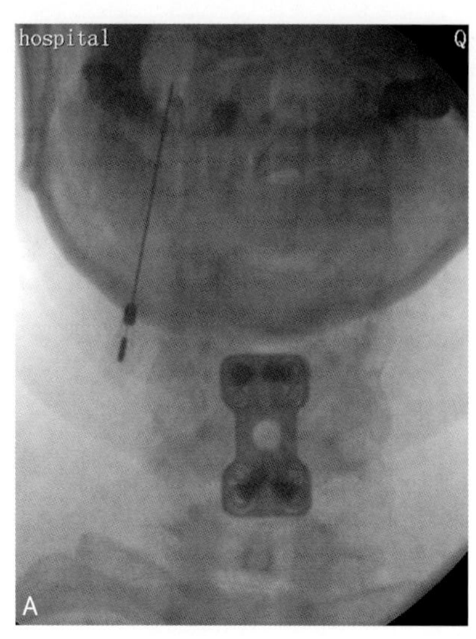

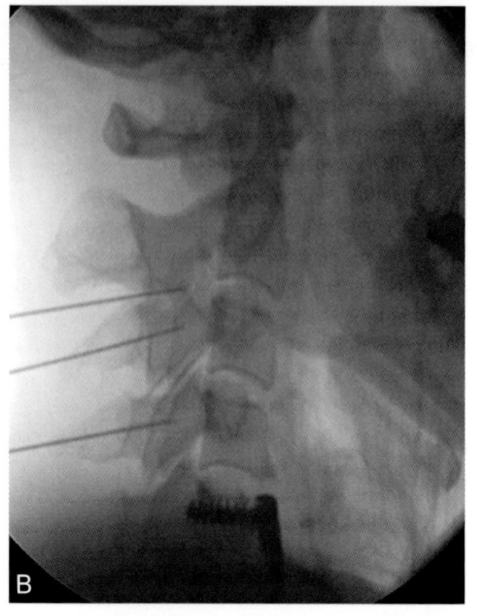

图12-1 颈椎内固定术后脊神经后支阻滞。A. 颈椎正位片定位；B. 侧位片确认射频针与治疗靶点位置

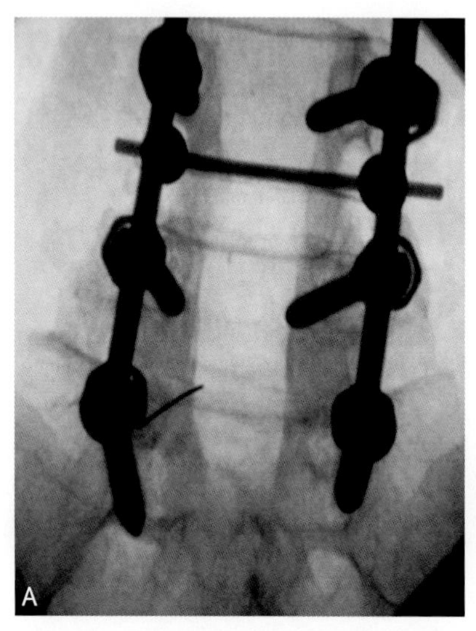

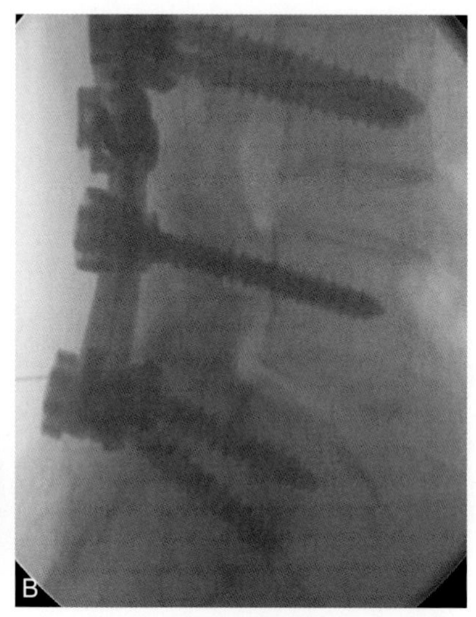

图12-2 脊柱内固定术后硬膜外阻滞。A. 腰椎正位片确认穿刺针穿刺节段及与椎板间隙相对位置；B. 腰椎侧位片确认穿刺深度，避免蛛网膜下腔注射

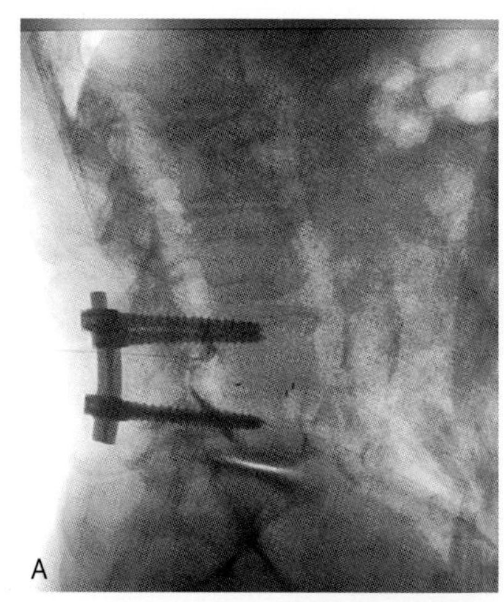

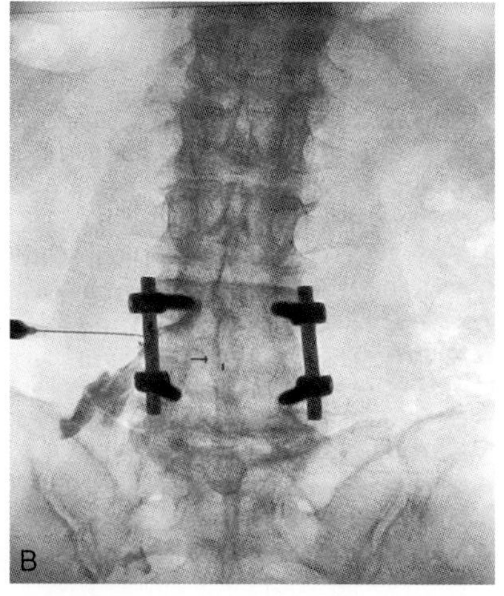

图12-3 脊柱内固定术后神经根阻滞。A. 侧位或斜位片确认穿刺针与椎间孔相对位置，一般针尖不超过椎间孔侧位深度的中后1/3；B. 正位片示穿刺针进入椎间孔前后位置，一般针尖不超过前后位椎弓根中线

（五）脊髓电刺激植入术

脊髓电刺激（SCS）是FBSS管理的外科学选择之一，在镇痛和功能预后方面具有优势。该技术是在影像学引导下进行穿刺，将电极植入到脊髓硬膜外间隙特定责任节段，是一个微创手术。通过植入的电极发送弱电脉冲，刺激脊髓背侧特定节段，阻断疼痛信号通过脊髓向大脑传递，使疼痛信号无法到达大脑皮质，从而达到缓解疼痛的效果（图12-4）。研究表明，SCS治疗FBSS的有效率达50%～60%，相对于脊椎再手术组，其疼痛缓解更为明显，且电刺激组患者阿片类药物的服用量明显减少。

（六）鞘内药物输注系统植入术

鞘内用药是通过把阿片类药物直接送入到脊髓背角，使之与脊髓背角的阿片受体相结合，阻断或抑制疼痛信号的传导（图12-5）。该技术可使镇痛药物的用量较传统用药方式显著降低，药物用量仅相当于口服药量的1/300，静脉药量的1/100，明显减少阿片类止痛药的副作用，且镇痛效果显著提升。有研究表明，该技术可使FBSS患者疼痛缓解程度超过50%。

（七）椎间孔镜手术

该手术是疗效确切、安全性较高的微创手术，它可以在直视下，通过工作通道完成摘除、分离、止血、消融等操作。在FBSS治疗方面有以下优势：该手术可以在腔镜下切除椎间孔韧带和神经根周围瘢痕组织，松解神经根；切除肥大的关节突和椎体以及关节突骨质增生；松解脊神经走行根与周围组织的粘连；切除突出的髓核组织，解除对硬膜囊和神经根的压迫。若FBSS患者存在椎间盘再次突出及椎管狭窄等症状，可选择此技术缓解患者疼痛症状。

三、翻修手术治疗

若其他微创手术治疗无效时，可采用再次翻修手术以缓解患者疼痛症状。但再次手术风险较大，且再次手术成功率只有30%，患者满意度随手术次数增加呈下降趋势，故临床应严格掌握其适应证，慎重施行再次手术。

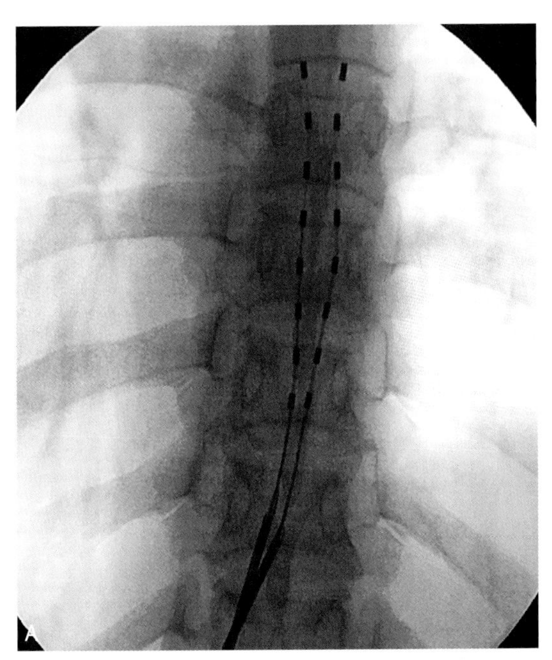
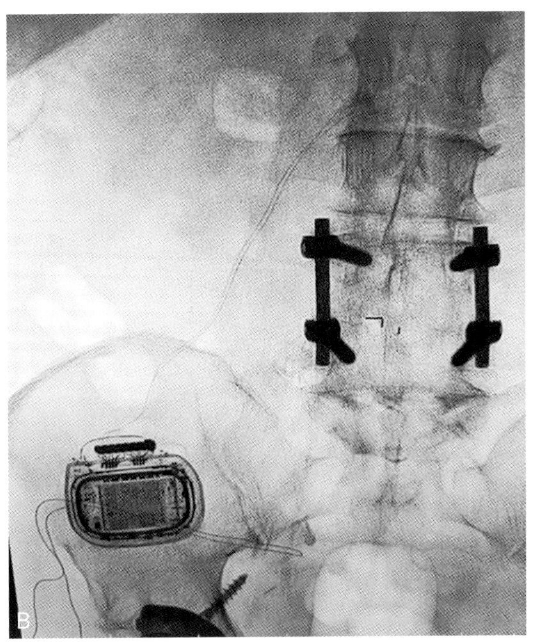

图12-4　脊柱术后脊髓电刺激植入术。A．示刺激电极植入后位置；B．示脊髓电刺激器植入位置及连接导线

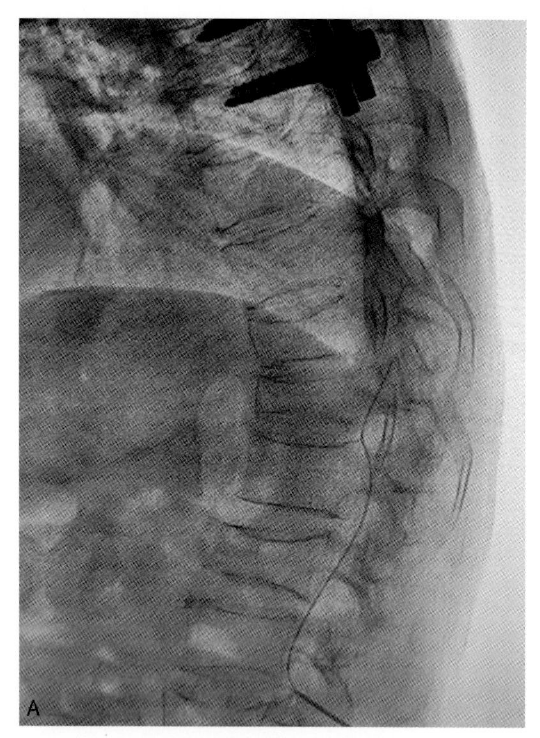

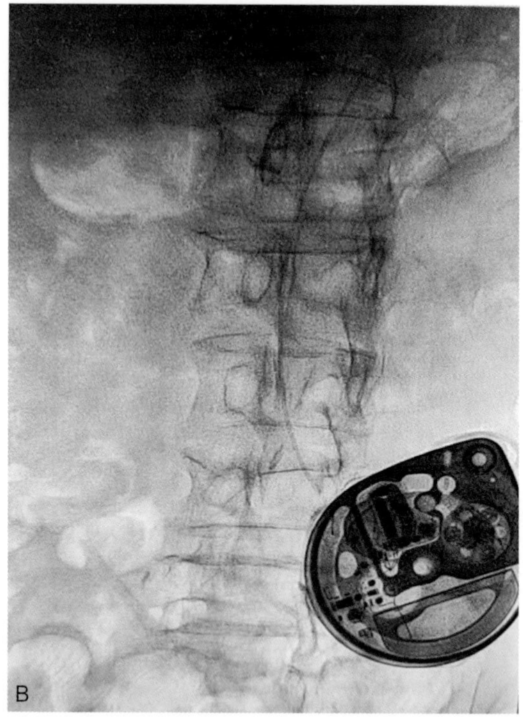

图12-5 脊柱术后鞘内药物输注系统。A. 示给药导管植入部位；B. 示鞘内药物输注装置植入位置及连接导管

（纪 运 马 柯）

参考文献

1. Amirdelfan K, Webster L, Poree L, et al. Treatment options for failed back surgery syndrome patients with refractory chronic pain: An evidence based approach. Spine, 2017, 42(Suppl 14): S41-52.
2. Baber Z, Erdek MA. Failed back surgery syndrome: current perspectives. Journal of Pain Research, 2016, 9: 979-987.
3. Bodiu A. Diagnosis and operatory treatment of the patients with failed back surgery caused by herniated disk relapse. Journal of Medicine and Life, 2014, 7(4): 533-537.
4. Bordoni B, Marelli F. Failed back surgery syndrome: review and new hypotheses. Journal of Pain Research, 2016, 9: 17-22.
5. Choi HS, Chi EH, Kim MR, et al. Demographic characteristics and medical service use of failed back surgery syndrome patients at an integrated treatment hospital focusing on complementary and alternative medicine: a retrospective review of electronic medical records. Evidence-Based Complementary and Alternative Medicine, 2014, 2014: 714389.
6. Clancy C, Quinn A, Wilson F. The aetiologies of failed back surgery syndrome: A systematic review. Journal of Back and Musculoskeletal Rehabilitation, 2017, 30(3): 395-402.
7. Daniell JR, Osti OL. Failed back surgery syndrome: A review article. Asian Spine Journal, 2018, 12(2): 372-379.
8. Durand G, Girodon J, Debiais F. Medical management of failed back surgery syndrome in Europe: evaluation modalities and treatment proposals. Neuro-Chirurgie, 2015, 61(Suppl 1): S57-65.
9. Goodman BS, Sowa GA, Buzanowska M, et al. Intradiskal steroids: a viable treatment for low back pain? PM & R: the Journal of Injury, Function, and Rehabilitation, 2014, 6(6): 547-555.
10. Hussain A, Erdek M. Interventional pain management for failed back surgery syndrome. Pain Practice: The Official Journal of World Institute of Pain, 2014, 14(1): 64-78.
11. Inoue S, Kamiya M, Nishihara M, et al. Prevalence, characteristics, and burden of failed back surgery syndrome: the influence of various residual symptoms on patient satisfaction and quality of life as assessed by a nationwide Internet survey in Japan. Journal of Pain Research, 2017, 10: 811-823.
12. Kogias E, Franco Jimenez P, Klingler JH, et al. Minimally

invasive redo discectomy for recurrent lumbar disc herniations. Journal of Clinical Neuroscience: Official Journal of the Neurosurgical Society of Australasia, 2015, 22(9): 1382-1386.
13. Nachemson AL. Evaluation of results in lumbar spine surgery. Acta Orthopaedica Scandinavica. Supplementum, 1993, 251: 130-133.
14. Orhurhu VJ, Chu R, Gill J. Failed back surgery syndrome. StatPearls. Treasure Island (FL): Stat Pearls Publishing, 2023.
15. Sebaaly A, Lahoud MJ, Rizkallah M, et al. Etiology, evaluation, and treatment of failed back surgery syndrome. Asian Spine Journal, 2018, 12(3): 574-585.
16. Shapiro CM. The failed back surgery syndrome: pitfalls surrounding evaluation and treatment. Physical Medicine and Rehabilitation Clinics of North America, 2014, 25(2): 319-340.
17. White AP, Arnold PM, Norvell DC, et al. Pharmacologic management of chronic low back pain: synthesis of the evidence. Spine, 2011, 36(21 Suppl): S131-143.
18. 程光齐, 董英海, 张继东, 等. 腰椎间盘突出症及腰椎管狭窄症手术失败原因分析. 医学临床研究, 2004, 21(11): 1324-1326.
19. 曹兴海, 谢松卿, 李志达, 等. 腰椎间盘突出再手术51例临床分析. 海南医学院学报, 2009, 15(9): 1057-1059.
20. 胡辉, 林黎, 刘雄文. MED腰椎手术失败综合征相关因素回顾分析. 颈腰痛杂志, 2007, 28(4): 307-309.
21. 刘祥胜, 王达义, 温国宏, 等. 腰椎手术失败综合征的危险因素分析. 中国医药导报, 2012, 9(17): 75-77.
22. 王丹, 王景贵, 巩腾. 即刻腰椎管手术失败综合征相关危险因素分析. 武警后勤学院学报(医学版), 2011, 20(8): 609-614.
23. 杨启远, 罗小丽, 冯敬, 等. 腰椎手术失败的原因及再手术探讨. 颈腰痛杂志, 2011, 32(5): 372-374.

第十三章　带状疱疹后神经痛

第一节　概　述

水痘-带状疱疹病毒（varicella-zoster virus, VZV）感染会引起两种不同的疾病。初次感染VZV表现为水痘，以弥漫性的水疱性皮疹和T细胞感染相关的病毒血症为特征。水痘期间逃离免疫应答的VZV，沿皮肤感觉神经轴逆行至感觉神经元潜伏。当VZV被重新激活时从单个神经节扩散到受累节段的神经组织和相应的皮肤皮节，此时发病为带状疱疹（herpes zoster, HZ）。VZV的再激活并持续复制，导致强烈的急性皮肤和神经炎症反应，并伴有神经组织的出血坏死和脱髓鞘改变，引起神经病理性疼痛。

带状疱疹后神经痛（postherpetic neuralgia, PHN）是HZ的并发症，也是常见的神经病理性疼痛。炎症因子的反复刺激导致伤害性感受器的动作电位阈值降低，对传入刺激的敏感性增加。增敏神经传入冲动，影响到脑和脊髓广泛感觉、情感功能区域。周围神经元的损伤、死亡和中枢神经系统的改变造成疼痛刺激传递系统的异常重组和神经支配模式的紊乱，进而引起外周痛觉感受器的过度输入，产生增强的中枢反应。脑神经影像研究也证实，PHN患者存在包括丘脑、岛叶、海马旁回、杏仁核、前额叶皮质背外侧、中央前、顶下小叶、楔前叶、豆状核、脑干等在内的多区域脑实质结构和功能损伤等中枢可塑性改变，这些变化成为PHN难以治愈和并发认知功能障碍、情感障碍的病理基础。

全球带状疱疹的发病率持续升高，尤其是不推荐HZ疫苗的年龄组。一些专家认为儿童期普遍接种水痘疫苗可能会增加成年期带状疱疹的发病率，依据为地方性水痘感染的消失不利于VZV特异性免疫力的提高和VZV潜伏状态的维持。然而，很多流行病学研究未证实该理论。带状疱疹很少致命，死亡率为每100万人0.28～0.69例。

HZ的病程发展受宿主免疫状态的影响，包括年龄相关免疫衰老、疾病相关免疫功能低下和医源性免疫抑制等。同样，发生PHN的风险也可能因免疫力低下而增加。年龄是HZ和PHN发生的最重要的危险因素。20岁以下健康人群HZ的年发病率仅约为1/1000，80岁以上人群HZ的发病率则高至5～10倍。与＜50岁的患者相比，＞50岁的患者出现PHN的风险增加至27倍。自身免疫病、HIV感染、器官移植等也会相应增加HZ和PHN的患病风险。

第二节　临床表现

一、疼痛

疼痛是HZ和PHN主要的临床表现。按病程可分为急性带状疱疹神经痛、亚急性带状疱疹神经痛和PHN。病变常累及单侧，少数累及双侧。带状疱疹相关性疼痛（zoster-associated pain, ZAP）主要表现为烧灼样、刀割样、跳动样、针刺样、撕裂样、压榨样等性质，呈持续性或间歇性，并可能伴有自发性疼痛、痛觉过敏、痛觉超敏等。PHN最常表现为带状疱疹急性期发作后从未缓解的持续性疼痛。然而，也有少数研究报道PHN发生于初始发作消退数月至数年后。

二、皮肤病变

带状疱疹时期表现为不同阶段的红斑基础上的水疱性皮损，常分布于面部及躯干。免疫功能正常的患者于7～10日内结痂，不再具有传染性（图13-1）。PHN患者的皮疹已痊愈，累及皮区可能仍存在瘢痕、色素减退或沉着过度。

三、感觉异常

PHN患者可能出现抑制性神经功能异常，主要表现为局部感觉缺失、紧束感、蚁行感、瘙痒感和受累皮区的触觉、热觉、针刺觉和振动觉障碍。

四、心理社会功能障碍

严重的急性带状疱疹和PHN会造成心理社会功能障碍，包括焦虑、抑郁、睡眠障碍、认知功能下降、慢性疲劳、食欲不振等。这些症状大多与疼痛之间存在交互作用。疼痛强度是PHN患者临床显著性失眠的最强因素，其次是触诱发痛和焦虑抑郁状态。PHN会加重老年患者的认知-情感缺失，使老年人更加脆弱。

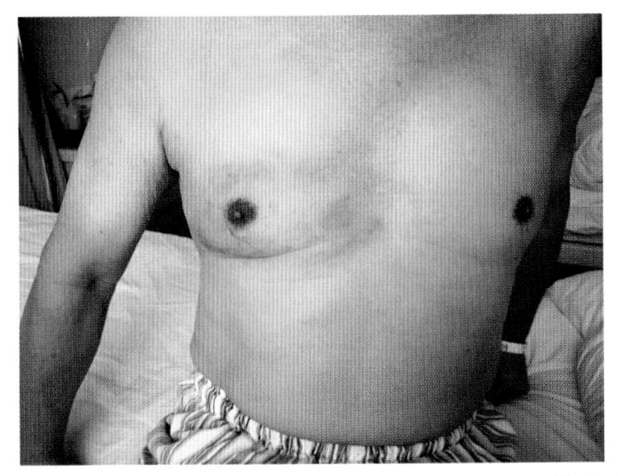
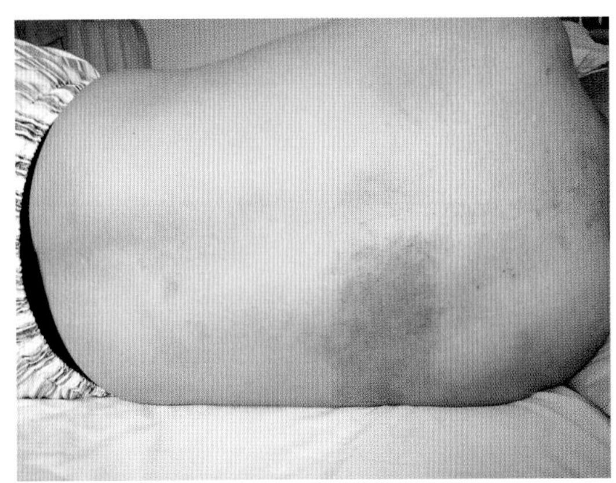

图13-1　结痂脱落的受累皮肤

第三节　诊　断

一、带状疱疹（HZ）

HZ的诊断通常基于特征性临床表现：沿皮区分布的疼痛性单侧水疱。与典型带状疱疹不同，极少部分患者可为双侧患病；免疫功能受损者也可出现播散性带状疱疹，水疱并不仅限于一个皮区；长期服用抗血小板药、抗凝药物者则可能表现为出血性皮损；无疹性带状疱疹可能仅以神经痛为临床表现。临床表现不典型者可借助带状疱疹病毒聚合酶链反应（PCR）检测明确诊断。若血清、血浆、脑脊液中检测出VZV，即可确诊。直接荧光抗体（direct fluorescent antibody, DFA）检测和病毒培养也可辅助诊断，但敏感性不如PCR。

二、带状疱疹后神经痛（PHN）

基于HZ病史和临床表现，PHN并不难诊断。如果患者忘记HZ病史且皮疹已完全消退，则很难与肋间神经痛等鉴别，容易漏诊或误诊。需要注意的是，PHN的诊断标准国内外略有不同。国内学者认为疱疹愈合后疼痛持续时间超过1个月，其外周及中枢病理改变已呈现出典型的慢性神经病理性疼痛特征，故国内将皮疹愈合后1个月作为诊断PHN的时间节点。而国际上常将出疹后疼痛持续3个月作为PHN的诊断标准。

第四节 治 疗

PHN是一种慢性疼痛，病程可持续数月、数年甚至终生，需要长期治疗。随着病程的增加，治疗难度加大。目前尚无有效方法可完全治愈PHN。临床上多采用联合治疗。

一、药物治疗

（一）抗惊厥药

抗惊厥药是治疗PHN的一线药物。常用药物包括加巴喷丁和普瑞巴林。两者均是γ-氨基丁酸的类似物，通过与电压门控钙通道的$\alpha_2\delta$位点结合减少某些兴奋性神经递质的释放，以此来达到镇痛效果。加巴喷丁呈非线性药物代谢动力学特点，生物利用度随剂量升高而降低，需数周滴定才可达到有效剂量，且存在封顶效应。而普瑞巴林呈线性吸收，1小时内即可达到最大血药浓度，不存在封顶效应。文献研究显示普瑞巴林的效果更佳。两者均以嗜睡、头晕为主要不良反应，夜间起始、逐渐加量和缓慢减量的用药方式可减少不良反应影响。卡马西平、拉莫三嗪可能对PHN有效，但循证依据有限。

（二）三环类抗抑郁药

三环类抗抑郁药也是治疗PHN的一线药物，可抑制中枢神经系统对去甲肾上腺素和5-羟色胺的再摄取，增强疼痛下行抑制系统的作用。常用的药物有阿米替林、劳拉西泮、去甲替林等。此类药物存在抗胆碱能副作用（口干、便秘、恶心、呕吐、尿潴留、镇静、直立性低血压等）。它还存在心脏毒性，可能导致致命的心律失常，甚至急性心搏骤停。有心律失常或者易受药物不良反应影响的患者应避免或慎用。

（三）阿片类药物

阿片类药物也可缓解PHN，但作用有限，且存在生理依赖、耐受、成瘾和用药过量的风险，故常作为PHN治疗的二、三线药物。有时低剂量阿片类药物也被用于PHN的急性缓解。常用的药物有吗啡、羟考酮、芬太尼等。阿片类药物的不良反应包括恶心、呕吐、便秘、呼吸抑制等。

（四）其他药物

辣椒碱和局部利多卡因（5%）有利于PHN的缓解。辣椒碱的镇痛作用可能与表皮神经的可逆性变性有关。辣椒碱可能引起烧灼感、刺痛和红斑等不良反应，同时可能会导致局部表皮去神经支配。利多卡因贴剂也是治疗PHN的一线用药。

二、手术治疗

临床治疗时，部分患者对药物治疗的反应较差，疼痛缓解并不理想，且长期用药可能出现较严重的不良反应。随着疼痛学科的发展，微创介入技术为患者提供了新的选择。

（一）神经阻滞

神经阻滞（nerve block, NB）可阻断疼痛区域伤害性信号的传递、降低周围神经的敏感性、迅速缓解局部水肿和炎性反应以缓解疼痛。在短期镇痛的同时，神经阻滞也是诊断和判断神经毁损预后的手段。常用的药物包括局麻药、糖皮质激素等。

（二）神经毁损

神经毁损则会完全破坏神经信号的传入通路。神经毁损的方式包括手术、冷冻疗法、射频热凝、注射损伤神经的物质（如苯酚或无水乙醇）。该治疗具有不可逆性，且伴有去传入疼痛和意外神经损伤的风险，应严格遵循相应适应证和禁忌证。

（三）脉冲射频

脉冲射频（pulsed radiofrequency, PRF）是治疗PHN的常用方法。大部分学者认为脉冲射频是通过电场效应起到神经调控的作用，但其内在的分子机制仍未明确。《带状疱疹后神经痛诊疗中国专家共识》中推荐的PRF参数为温度42℃、频率2 Hz、电压45 V、电流持续20 ms、间歇480 ms。近几年，高电压长时程脉冲射频逐渐应用于临床。在高电压模式下，输出电压可达80 ~ 100 V，从而产生高电场效应。临床研究表明，在控制电流、频率、射频温度不变的情况下，增加电压和治疗时长可取得更好的镇痛效果。

（四）脊髓电刺激

脊髓电刺激（spinal cord stimulation, SCS）是一种将电极植入硬膜外腔的神经调控技术，可激活Aβ神经纤维，抑制Aδ和C纤维传递伤害性信号，也可经下行抑制系统发挥镇痛作用。临床经验发现带状疱疹相关神经痛早期使用SCS干预可预防PHN的发生，故在传统SCS的基础上逐渐兴起了短时程SCS（short-term SCS, st-SCS）治疗。st-SCS操作简便、疗效确切、安全性高，是治疗带状疱疹急性期和亚急性期神经痛的良好选择。随机对照研究发现，与脉冲射频相比，SCS作用于高级中枢，干预时间较长，术后镇痛效果更佳，1年后的有效率仍可达79.3%。传统SCS靠异感覆盖疼痛区域来准确植入和有效镇痛，而部分患者却因此感到不适。高频SCS刺激频率可达10 kHz，患者无异感，可获得比常规刺激更好的刺激效果。

（五）其他治疗

经皮电刺激、经颅磁刺激是无创的物理疗法，可以有效缓解疼痛。同时，我们应注重PHN患者的心理治疗，缓解疾病带来的焦虑、抑郁、紧张等情感障碍，从而提高其心理社会功能和生活质量。

第五节　预　防

PHN的预防包括对急性带状疱疹的治疗和使用疫苗降低急性带状疱疹和PHN的发病率。

一、急性带状疱疹治疗

对所有无并发症的患者应在起疹后48 ~ 72小时内给予足量、足疗程的抗病毒治疗。对于皮损超过72小时的患者，如果就诊时仍有新的皮损出现，也推荐进行抗病毒治疗。抗病毒治疗可促进皮损愈合和急性神经炎的消退，减少病毒排出以降低传播风险，降低PHN的发生率。常用的抗病毒药有阿昔洛韦、泛昔洛韦和伐昔洛韦等。三环类抗抑郁药、糖皮质激素、镇痛药可作为辅助用药使用，但不能预防PHN的发生。在带状疱疹急性期使用连续硬膜外阻滞和短时程脊髓电刺激进行早期镇痛也可以达到预防PHN的目的。

二、接种带状疱疹疫苗

VZV特异性T细胞介导免疫应答在控制VZV潜伏和限制再激活潜能方面发挥了关键作用。免疫功能受损和高龄引起的VZV特异性细胞免疫力下降是诱导VZV再激活的主要因素，故接种HZ疫苗可极大降低HZ和PHN的发病风险，且接种前不必确定是否对VZV具有免疫力。目前市场上有两种HZ疫苗：一种是灭活重组糖蛋白E疫苗，称为重组带状疱疹疫苗（RZV）；另一种是减毒活疫苗，称为带状疱疹活疫苗（ZVL）。研究表明RZV的效力更强，作用时间更持久。两种疫苗都可获得的情况下，更推荐RZV。加拿大免疫实践咨询委员会推荐年龄≥50岁的免疫功能正常者接种RZV。对于免疫功能受损的成人，应权衡疫苗的效力及其接种风险。

（毛　鹏　胡慧敏）

参考文献

1. American Geriatrics Society 2012 Beers Criteria Update Expert Panel. American Geriatrics Society updated Beers Criteria for potentially inappropriate medication use in older adults. Journal of the American Geriatrics Society, 2012, 60(4): 616-631.
2. Cao S, Song G, Zhang Y, et al. Abnormal local brain activity beyond the pain matrix in postherpetic neuralgia patients: a resting-state functional MRI study. Pain Physician, 2017, 20(2): E303-E314.
3. Cordero TN, Sánchez CC, Ortiz GIM, et al. High-frequency spinal cord stimulation as rescue therapy for chronic pain patients with failure of conventional spinal cord stimulation. European Journal of Pain (London, England), 2021, 25(7): 1603-1611.
4. Dick IE, Brochu RM, Purohit Y, et al. Sodium channel blockade may contribute to the analgesic efficacy of antidepressants. Journal of Pain, 2007, 8(4): 315-324.
5. Dooling KL, Guo A, Patel M, et al. Recommendations of the advisory committee on immunization practices for use of herpes zoster vaccines. Morbidity and Mortality Weekly Report, 2018, 67(3): 103-108.
6. Gudin J, Argoff C, Fudin J, et al. A randomized, open-label, bioequivalence study of lidocaine topical system 1.8% and lidocaine patch 5% in healthy subjects. Journal of Pain Research, 2020, 13: 1485-1496.
7. Hadley GR, Gayle JA, Ripoll J, et al. Post-herpetic neuralgia: a review. Current Pain and Headache Reports, 2016, 20(3): 17.
8. Harden RN, Kaye AD, Kintanar T, et al. Evidence-based guidance for the management of postherpetic neuralgia in primary care. Postgraduate Medicine, 2013, 125(4): 191-202.
9. Huang J, Yang S, Yang J, et al. Early treatment with temporary spinal cord stimulation effectively prevents development of postherpetic neuralgia. Pain Physician, 2020, 23(2): E219-E230.
10. John AR, Canaday DH. Herpes zoster in the older adult. Infectious Disease Clinics of North America, 2017, 31(4): 811-826.
11. Kaikai SM, Dowling ED. Presentation, management, and prevention of Herpes Zoster. Advanced Emergency Nursing Journal, 2022, 44(1): 3-10.
12. Kawai K, Gebremeskel BG, Acosta CJ. Systematic review of incidence and complications of herpes zoster: towards a global perspective. BMJ Open, 2014, 4(6): e004833.
13. Lee DH, Park JE, Yoon DM, et al. Factors associated with increased risk for clinical insomnia in patients with postherpetic neuralgia: A retrospective cross-sectional study. Pain Medicine (Malden, Mass.), 2016, 17(10): 1917-1922.
14. Li LM, Zhang ZL, Zheng BS, et al. Effective treatment of high-voltage pulsed radiofrequency combined with oxygen-ozone injection in acute zoster neuralgia. Clinical Neurology and Neurosurgery, 2022, 223: 107496.
15. Mathieson S, Lin C-WC, Underwood M, et al. Pregabalin and gabapentin for pain. BMJ (Clinical research ed.), 2020, 369: 1315.
16. Patil A, Goldust M, Wollina U. Herpes zoster: a review of clinical manifestations and management. Viruses, 2022, 14(2): 192.
17. Pickering G, Leplege A. Herpes zoster pain, postherpetic neuralgia, and quality of life in the elderly. Pain Practice, 2011, 11(4): 397-402.
18. Zhao L, Song T. Case report: short-term spinal cord stimulation and peripheral nerve stimulation for the treatment of trigeminal postherpetic neuralgia in elderly patients. Frontiers in Neurology, 2021, 12: 713366.
19. 黄义松. 带状疱疹后遗神经痛发病机制的研究进展. 中西医结合心血管病电子杂志, 2019, 7(9): 46-47.
20. 邢宏萍, 赵文霞, 张欣. 高电压长时程脉冲射频治疗胸部带状疱疹后神经痛的疗效观察. 中国药物与临床, 2021, 16: 2807-2808.
21. 于生元, 万有, 万琪, 等. 带状疱疹后神经痛诊疗中国专家共识. 中国疼痛医学杂志, 2016, 22(3): 161-167.

第十四章　糖尿病周围神经痛

第一节　概　述

糖尿病周围神经痛全称糖尿病周围神经病理性疼痛（diabetic peripheral neuropathic pain, DPNP），是指由糖尿病或糖尿病前期导致的周围神经病理性疼痛。它最常见的表现形式为以肢体远端受累为主的对称性周围神经病理性疼痛，也可表现为单神经痛或臂丛、腰骶丛神经痛。糖尿病周围神经痛是糖尿病周围神经病变常见的一种临床表现。糖尿病周围神经病变按周围神经病变的分布和临床表现分型：多发性神经病变、局灶性单神经病变、神经根病变、自主神经病变等。

我国是全球糖尿病患者最多的国家，糖尿病发病率12.8%，糖尿病患者超过1.2亿。据中国2型糖尿病防治指南（2020年版）和糖尿病性周围神经病理性疼痛诊疗专家共识的报道，近30年来，我国糖尿病患病率显著增加。1980年我国14省市30万人的流行病学资料显示，糖尿病的患病率为0.67%，其中20岁以上人群的糖尿病患病率为1.0%。1994—1995年进行了全国19省市21万人的糖尿病流行病学调查，25～64岁人群的糖尿病患病率为2.5%，糖耐量异常为3.2%。2007—2008年，我国14省市进行了糖尿病的流行病学调查，20岁以上成年人的糖尿病患病率为9.7%，糖尿病前期为15.5%。约1/3的糖尿病患者和1/4的糖尿病前期者有对称性远端周围神经病。糖尿病诊断后10年内，常有明显的临床神经病变。神经功能检查发现，60%～90%的患者有不同程度的神经病变，其中30%～40%的患者无症状。在糖尿病神经病变中，糖尿病周围神经病变占50%。

多项人群流行病学研究显示，国外DPNP的患病率为10%～26%，国内目前尚无针对DPNP的流行病学调查，但值得注意的是，相当部分的患者并不知晓已患病或不及时就医，导致病情进一步加重。

糖尿病周围神经病变具体发生机制尚不完全明了，一些主流的研究多认可高血糖状态对血管的影响。目前的研究发现，高血糖和高脂血症可能通过多种血管和代谢机制导致周围神经功能受损和神经元损伤（图14-1）。血管异常状态会导致周围神经血流受阻，从而导致神经缺氧和神经功能受损。过量的葡萄糖会激活许多与神经功能障碍和损伤相关的代谢途径。在多元醇途径中，葡萄糖通过醛糖还原酶被转化为山梨糖醇，然后通过山梨糖醇脱氢酶转化为果糖，通过该途径导致周围神经出现氧化应激。高血糖诱导的蛋白激酶C家族酶的激活也通过神经血管损伤导致糖尿病周围神经病变。组织中葡萄糖水平升高也会诱导晚期糖基化终产物，这些产物堆积导致周围神经的病理改变和功能受损。此外，聚ADP-核糖聚合酶激活也会导致神经传导缺乏、神经血管功能障碍和氧化应激导致能量衰竭。

糖尿病足（diabetic foot, DF）是糖尿病周围神经痛最常见、也是最主要的就诊原因之一（图14-2），以下肢远端神经病变以及血管病变造成的足部溃疡和深层组织破坏为主，损伤可穿透皮肤全层，乃至深及骨骼和关节，创面迁延不愈，伴有剧烈疼痛。DF为糖尿病患者最严重的慢性并发症之一，是糖尿病患者住院的主要原因，严重者导致截肢（趾）和死亡。据报道，1年内新发糖尿病足溃疡（diabetic foot ulcer, DFU）的发生率为8.1%，愈合后复发溃疡的发生率为31.6%。DFU若得不到有效治疗，1年内的死亡率超过5%，5年死亡率超过40%。对DF患者进行及时科学有效的治疗，以期达到减轻疼痛、改善下肢血运、避免截肢、提高生活质量等目

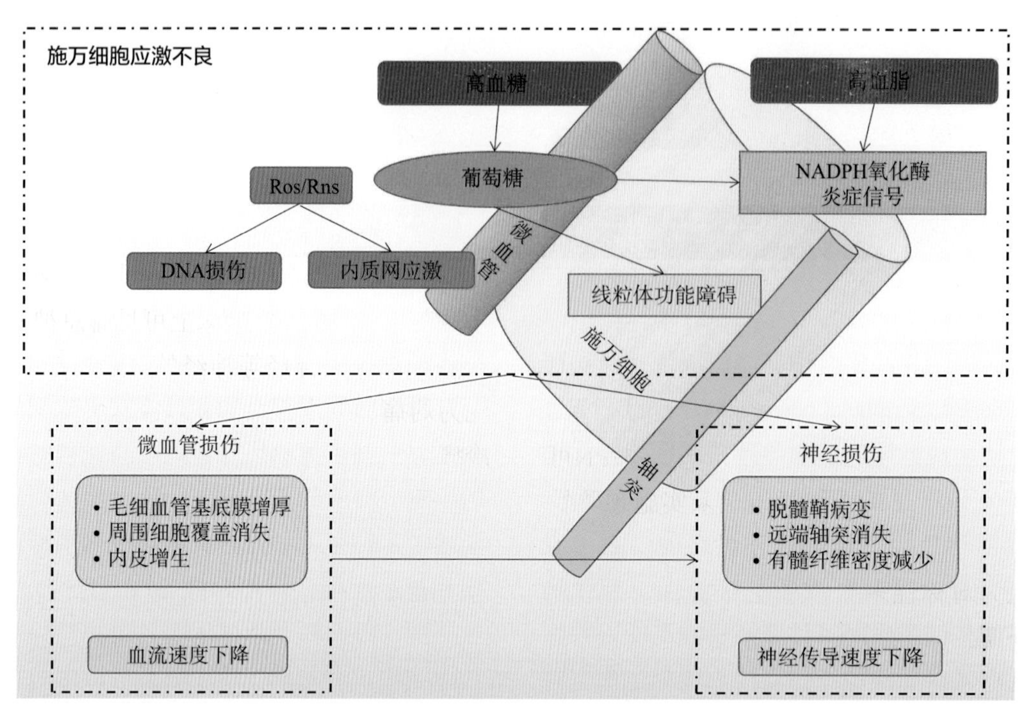

图14-1 高血糖和高脂血症导致周围神经功能受损和神经元损伤机制

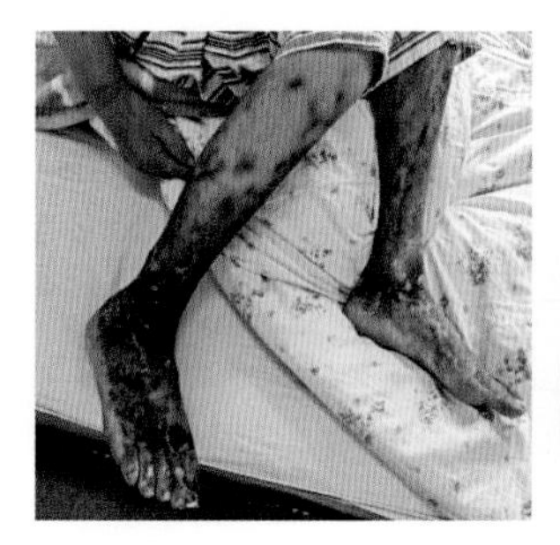
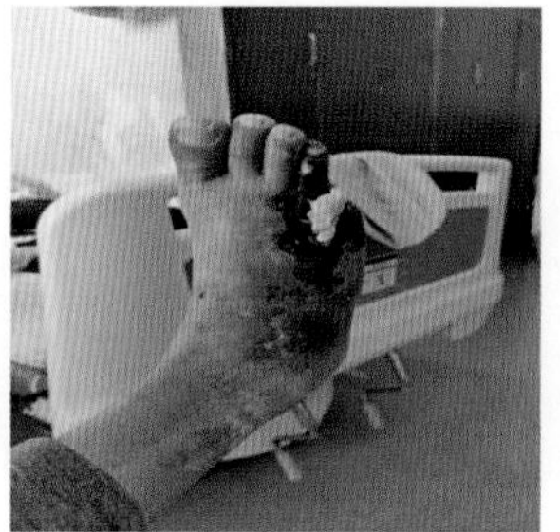
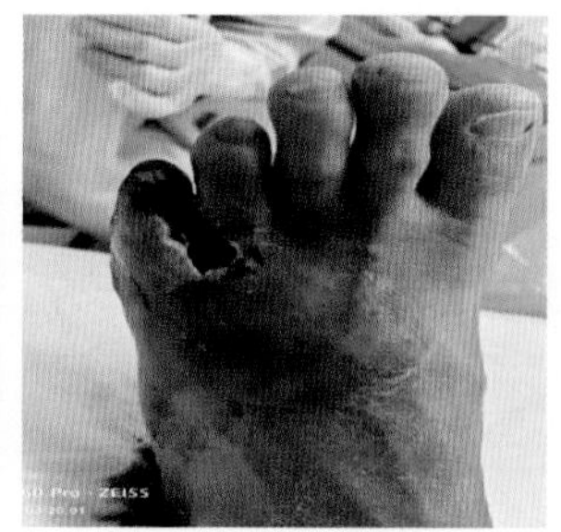
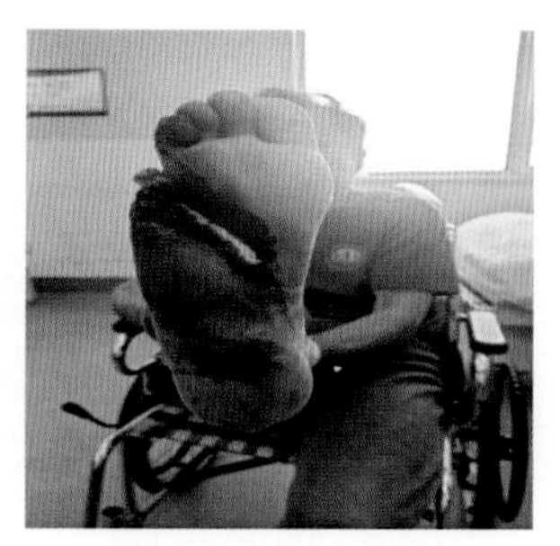

图14-2 糖尿病足

的，具有重大的临床意义和社会价值。目前比较常用的是Wagner分级，具体如下：①Wagner 0级：通常代表存在糖尿病足的一些高危因素；②Wagner 1级：足部出现了表浅溃疡，但是没有合并感染；③Wagner 2级：出现了累及肌肉的溃疡，但是没有累及到骨质；④Wagner 3级：出现了深部的脓肿，同时出现了严重的软组织、筋膜以及骨质的感染；⑤Wagner 4级：局部的足部出现了坏疽的表现；⑥Wagner 5级：患者出现了全足坏疽。

糖尿病足目前的治疗主要是控制血糖，通过药物治疗（扩张血管、抗血小板、抗凝血等药物）、血运重建术（介入及搭桥手术）等来改善缺血症状，通过药物镇痛以及清创、抗感染治疗等来达到创面愈合的目的。这些治疗方法大多聚焦于短时间缓解某一方面的症状且具有很大的局限性：如临床上最常用的镇痛药物对该类疼痛效果欠佳，且有些药物具有成瘾性；血运重建术治疗费用昂贵并且复发率高、远期效果差，或因部分患者血管条件差无法进行该类手术。总体而言，糖尿病足的治疗比较困难，治疗方法有限，不能从根本上解决问题，疗效欠佳，患者疼痛难忍，截肢（趾）率居高不下。

第二节　临床表现

糖尿病神经病变分为弥漫性神经病变、单神经病变、神经根或神经丛病变，均会出现相应的糖尿病周围神经痛的临床表现。

50%的糖尿病患者会出现远端对称性多发性神经病变（distal symmetric polyneuropathy, DSPN）导致的疼痛（亦称为痛性DSPN），表现为灼痛、电击样痛和锐痛，以及酸痛、瘙痒、冷痛和诱发性疼痛。DSPN若累及大神经纤维则导致麻木以及位置觉异常，多达50%的DSPN可能是无症状的；如果未被识别且未实施预防性足部护理，则患者有足部受伤的危险。DSPN一般表现为对称性多发性感觉神经病变，最开始影响下肢远端，随着疾病的进展，逐渐向上发展，形成典型的“袜套样”和“手套样”感觉（图14-3）。

单神经病变可累及单个脑神经或周围神经，同时累及多个单神经的神经病变为多发性单神经炎。糖尿病单神经病变可以引起相应神经分布区的疼痛和功能障碍，临床上可见腓总神经、胫神经、股外侧皮神经等神经的病变，疼痛性质表现为灼痛、电击样痛和锐痛，以及酸痛、瘙痒、冷痛。

神经根或神经丛病变，最常见为腰段多发神经根病变，典型表现为初起股、髋和臀部疼痛，患者通常表现为大腿单侧剧烈疼痛和体重减轻，然后是运动无力、肌萎缩。

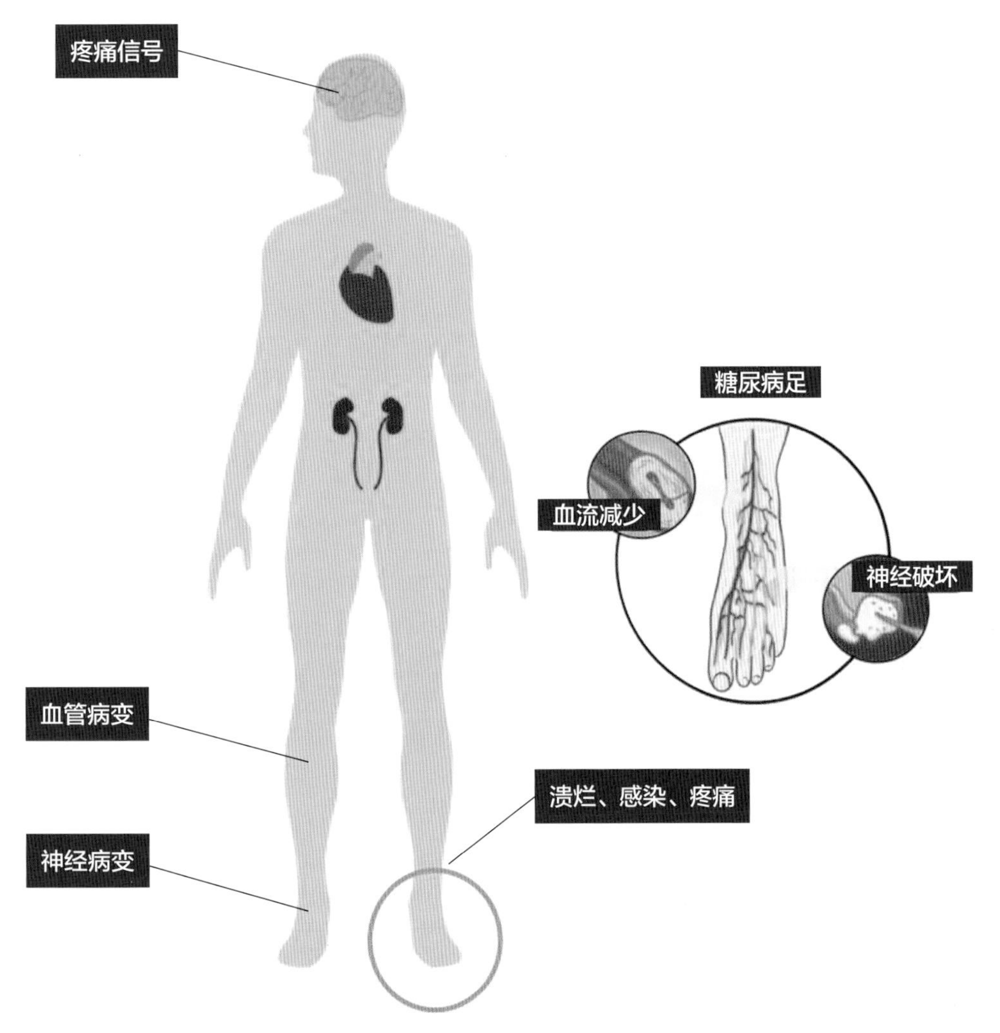

图14-3　糖尿病足周围神经病变和血管病变

第三节 诊 断

糖尿病周围神经病变的诊断是一种排除性诊断，其诊断标准具体如下：

1. 具有明确的糖尿病病史；

2. 在确诊糖尿病时或确诊之后出现的神经病变；

3. 出现神经病变的临床症状，如疼痛、麻木、感觉异常等，5项检查（踝反射、振动觉、压力觉、温度觉、针刺痛觉）任意1项异常；若无临床症状，则5项检查任意2项异常也可诊断；

4. 除外其他原因所致的神经病变，包括具有神经毒性的药物（如化疗药物）、维生素B_{12}缺乏、颈腰椎疾病（压迫、狭窄、退行性变）、脑梗死、慢性炎症性脱髓鞘性神经病变、遗传性神经病变和血管炎、感染（如获得性免疫缺陷综合征）及肾功能不全引起的代谢毒物对神经的损伤。

如根据以上检查仍不能确诊，需要进行鉴别诊断，可以进行神经电生理检查。肌电图可见神经源性改变，可出现传导速度减慢或波幅降低等改变。

有糖尿病周围神经痛表现的，很大一部分是糖尿病小纤维神经病变（small-fiber neuropathy, SFN）的患者。SFN诊断标准如下：

1. 疑似　存在长度依赖性的小纤维损伤的症状和（或）临床体征；

2. 临床诊断　存在长度依赖性的小纤维损伤的症状和临床体征，同时神经传导测定正常；

3. 确诊　存在长度依赖性的小纤维损伤的症状和临床体征，踝部表皮神经纤维密度（intrapidermal nerve fiber density, IENFD）改变和（或）足部定量感觉测定温度觉阈值异常，同时神经传导测定正常。

第四节 治 疗

目前糖尿病周围神经痛的治疗方法有药物治疗和手术治疗。大多数糖尿病周围神经痛患者以药物治疗为主，较为严重的糖尿病周围神经痛患者以手术治疗为主。

一、针对病因和发病机制的治疗

包括控制血糖、营养神经、抗氧化应激、抑制醛糖还原酶活性、改善微循环等，一些中药也可以用于糖尿病神经病变的治疗。

1. 控制血糖　把血糖控制在个体化合理的水平，是延缓糖尿病周围神经痛发生发展最重要的措施。

2. 营养神经药物　甲钴胺可以促进神经元内核酸和蛋白质的合成，对髓鞘形成和轴突再生具有显著的促进作用，能够修复损伤的神经细胞，改善神经传导速度。

3. 抗氧化应激药物　α-硫辛酸能够通过抑制脂质过氧化，增加神经营养血管的血流量，提高神经Na^{+}-K^{+}-ATP酶活性，直接清除活性氧和自由基，保护血管内皮功能。

4. 抑制醛糖还原酶活性药物　依帕司他能够抑制多元醇通路异常、改善代谢紊乱，有效改善糖尿病神经病变的主观症状和神经传导速度。

5. 改善微循环药物

（1）前列腺素及前列腺素类似物可增加血管平滑肌细胞内cAMP含量、舒张血管平滑肌、降低血液黏度、改善微循环。前列腺素E1能改善DSPN症状、体征以及神经传导速度。口服贝前列素钠也有类似作用。

（2）己酮可可碱通过抑制磷酸二酯酶活性使cAMP含量升高，扩张血管，改善微循环；并具有抗炎、抑制血小板黏附聚集和预防血栓生成作用。

（3）胰激肽原酶能够扩张小动脉增加毛细血管血流量、激活纤溶酶、降低血液黏度、改善血液流变学和组织灌注。还具有抑制血小板聚集、防止血栓形成、改善血液循环等作用，在改善DSPN症状及体征以及神经传导速度方面，与前列腺素E1脂微球载体制剂相似。

（4）巴曲酶具有降解纤维蛋白原，改善高凝、高黏状态和微循环障碍的作用。

6．改善细胞能量代谢药物　乙酰左卡尼汀的作用机制包括刺激脑内有氧代谢、减轻细胞氧化应激损伤、减轻细胞兴奋毒性作用等，并能通过减少突触的谷氨酸浓度起到减轻痛觉过敏的作用。

7．中药　一些具有活血化瘀作用的植物药及中药制剂也常被用于糖尿病神经病变的治疗，如木丹颗粒、复方丹参滴丸。

二、针对疼痛的药物治疗

（一）口服药物治疗

1．抗惊厥类药　包括普瑞巴林、加巴喷丁和卡马西平等。

2．5-羟色胺-去甲肾上腺素再摄取抑制剂　度洛西汀被认为是有效的痛性DSPN治疗药物。度洛西汀和普瑞巴林推荐级别相同，也是推荐的首选用药。

3．三环类抗抑郁药　可以通过增加突触内单胺水平来直接影响下行性神经元的活性。阿米替林是最常用的三环类药物。

4．阿片类药物　此类药物包括他喷他多和曲马多。

（二）局部用药

局部外用的8%辣椒素贴片、利多卡因贴剂等，可以显著减少疼痛，提高患者生活质量。

三、血管内介入治疗

下肢动脉球囊扩张或者支架置入，是目前治疗下肢动脉闭塞症的主要方法之一，将球囊送到动脉病变处，然后用压力泵加压使球囊膨胀，挤压狭窄的斑块，使管腔恢复、血流通畅。必要时在扩张后的部位放置支架，防止扩张后的血管再次塌陷狭窄。

但对于多节段狭窄，以及多以膝下血管狭窄为主的糖尿病性血管病变，介入治疗有时候无法进行或者短期内会再闭塞。

四、神经调控——脊髓电刺激治疗

（一）概述

脊髓电刺激（spinal cord stimulation, SCS）是一种主要用于治疗疼痛的微创手术，将刺激电极植入于特定节段椎管的硬膜外腔，通过持续的弱电流作用于脊髓，通过调控多种神经递质、神经肽的释放以及神经活动等来产生镇痛作用。此外，SCS还可能通过调节血管平滑肌，进而增加血流，改善缺血症状（图14-4）。

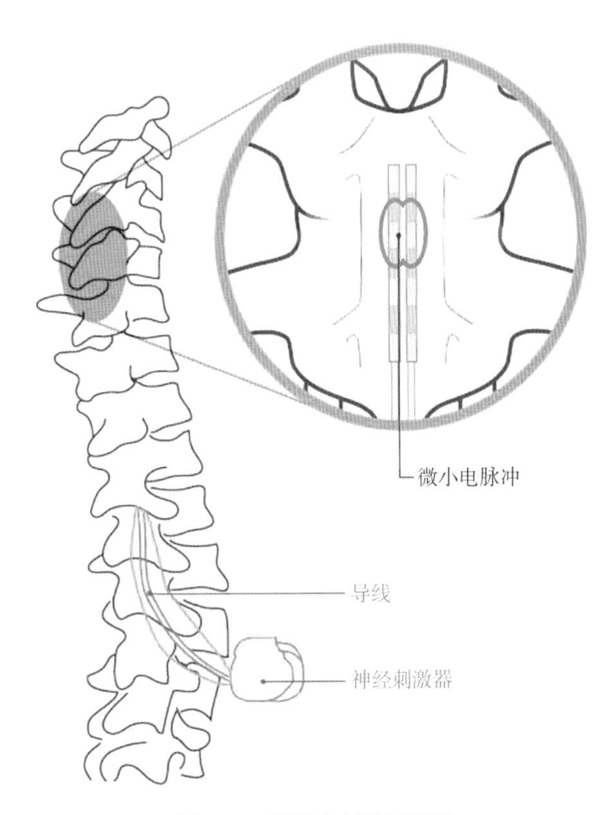

图14-4　脊髓电刺激示意图

1976年，Cook等报道应用SCS治疗了9名无法行血运重建的下肢血管病变的患者，结果表明SCS不但可明显缓解疼痛，并且能改善血运，促进下肢溃疡愈合。随后，SCS技术得到了快速的发展，并且随着硬膜外永久性埋植脊髓刺激系统的出现，脊髓电刺激不仅在顽固性疼痛的临床治疗方面受到广泛重视，在缺血性疾病的治疗上也取得很好的进展。目前SCS主要用于治疗腰椎术后疼痛综合征、复杂性区域疼痛综合征、带状疱疹周围神经痛等疼痛疾病以及用于治疗严重的下肢缺血性疾病。

2019年，我们首先报道了SCS用于治疗3例糖尿病足患者的效果。术后患者下肢皮肤温度升高，疼痛和水肿减轻，行走能力改善，创面愈合，患肢经皮氧分压升高，微循环得到改善。2021年，在此基础上，通过扩大SCS治疗的临床样本量，术后随访19例SCS治疗超过半年的糖尿病足患者，取得了与之前报道的3例患者相似的治疗效果。SCS治疗后，患者下肢多段动脉直径和峰值流速明显增加；术后足部皮肤温度升高，术后疼痛视觉模拟评分（VAS）明显低于术前；神经传导速度有所改善；肢（趾）保存率达到94.74%，并且疗效稳定。

笔者在近期的临床研究中发现脊髓电刺激（SCS）不仅可以有效止痛，并且可显著改善糖尿病足缺血症状，通过SCS治疗糖尿病足患者超百例，取得了很好的临床效果。SCS手术微创，在局麻下即可进行，术后止痛效果明显，且下肢血运快速改善，创面愈合率及保肢率大大提高，从根本上解决了糖尿病足疼痛及缺血两大症状。目前，全国已有多家中心开展了脊髓电刺激治疗糖尿病足，为糖尿病足患者的治疗又提供了一种安全有效的方法。

2022年1月美国美敦力公司宣布美国FDA对可充电刺激器Intellis和免充电刺激器Vanta治疗糖尿病周围神经病理性疼痛的审批得以通过。

（二）作用机制

目前，关于脊髓电刺激治疗糖尿病足的明确机制还不清楚，在学术界目前比较认可的主要机制包括疼痛的闸门理论，交感与副交感神经的调控，以及SCS对神经递质的调节和突触可塑性的变化。

1．疼痛闸门理论　Melzack和Wall1965年在*Science*杂志发表了脊髓背角神经元传递痛觉的门控理论。该理论提出，疼痛信号通过脊髓后角神经元向中枢传递，同时这些神经元受周围神经系统粗细纤维的调控。该理论的基本前提是对粗纤维信息（如触觉和振动觉）的接收，将关闭接受细纤维信息的“门”，即对脊髓后柱的A纤维的电刺激可逆行抑制被刺激的脊髓节段细纤维痛觉信息的接收。痛觉信号向中枢传导的闸门在细纤维活动增强时被打开，在粗纤维活动增强时被关闭。因此，当细纤维神经元过度活动时就会产生疼痛，而当粗纤维神经元活动加强时疼痛就会缓解，并且粗纤维的兴奋阈值低于细纤维，因此可以选择性兴奋粗纤维以抑制痛觉信号的传导。脊髓电刺激目前被认为是通过兴奋传递触觉的粗纤维（Aβ纤维）来抑制传递痛觉的细纤维（Aδ纤维和C纤维），从而来缓解患者的疼痛症状。

2．SCS对交感神经系统的调节　另有研究发现，在动物模型与人体试验中，SCS能够调控血管的舒张活动，这可能与SCS对交感神经系统的调节有关。研究人员发现SCS可以直接抑制交感神经节（控制骨骼肌血管收缩，机体紧张，机能亢进）或神经节后突触上的烟碱型受体，同时间接性增强副交感神经节功能，促使释放内源性内啡肽缓解疼痛，从而使血管舒张；释放血管活性肠肽、P物质等，自主调节血管收缩与扩张。研究表明，静脉注射α_1受体阻断剂可抵消SCS引起的血管扩张。因此缺血性疾病所致的顽固性疼痛的治疗中，一方面通过SCS调节交感神经的活动发挥作用，另一方面是由于电刺激对缺血部位局部血流量的调节，使缺血部位血流量增加，促进创面愈合，进而减少疼痛信号的传入。最近，Croom等发现，高频刺激时的外周血管舒张是由于电刺激逆行激动了后根内的C纤维，引起了外周降钙素相关肽的释放，从而产生了刺激诱导的血管舒张。

3．SCS对神经递质的调控　临床应用中，患者疼痛缓解感常常较实际的脊髓刺激超出数分钟、数小时、数天、甚至长达1个月以上。这种现象提示，脊髓电刺激之所以具有较长的刺激后效应，与刺激导致中枢释放某些神经递质或神经调质，并导致突触可塑性的变化有关。早期研究显示γ-氨基丁酸、5-羟色胺、乙酰胆碱、P物质等多种化学物质在镇痛机制中发挥重要作用。

脊髓后角的GABA受体激活后可产生抑制效应，调节兴奋性递质的释放，抑制伤害性刺激信号的传导。动物研究中发现，脊髓鞘内注射GABA受体激动剂后，可有效抑制诱发痛。SCS可促进GABA的释放，增加脊髓后角和中脑导水管周围灰质的GABA浓度，降低兴奋性递质的释放，从而发挥镇痛作用。SCS可促使脊髓后角释放乙酰胆碱，而发挥抑制疼痛的作用，并且这种作用可被M受体阻断剂阿托品所阻断。M受体可通过两种途径抑制兴奋性氨基酸的释放发挥镇痛作用：①间接途径：SCS引起乙酰胆碱释放，激活M受体，活化GABA能中间神经元，进而引起GABA的释放。②直接途径：M受体激活后可直接抑制传入纤维释放谷氨酸，进而抑制后角神经元的兴奋，阻止疼痛信号的传导。因此，多数学者认为乙酰胆碱可通过激活M受体和部分N受体发挥镇痛作用，M受体起重要作用，而N受体的镇痛作用与其引起外周血管舒张有关。

4．SCS对下肢微小血管血供的调节　SCS在动物实验中可以引起血管舒张，可能的机制是这种刺激使血管舒张物质释放出来，如血管活性肽、P物质或降钙素基因相关肽。前述Croom等已发现的高频刺激时的外周血管舒张从而导致刺激诱导的血管舒张现象，在近期的临床应用中，通过SCS治疗外周血管缺血性疼痛，也得到了很好验证。对血管闭塞性或血管痉挛性疾病的患者，SCS后疼痛明显减轻，疼痛性缺血性溃疡显著愈合。进一步的研究表明，SCS后，体循环大血管的改变微乎其微，但皮肤毛细血管密度却显著增高，红细胞流速增快，钠荧光素灌注的毛细血管数量增加，反映了SCS以后微循环的显著改变。同时，有文献报道，针对因下肢缺血性疾病引起下肢灌注缺陷的患者，SCS相较于对照组可以很好地改善下肢微循环灌注。一项在欧洲开展的多中心前瞻性非随机对照研究中，共纳入73例患者，旨在确定SCS对不可重建严重腿部缺血患者的临床疗效，结果表明SCS-Match组的经皮氧分压在测试阶段显著高于其他两组，并在术后随访期间稳步升高。这些研究都表明，SCS可以改善下肢微小循环的血供。

（三）患者评估

在对糖尿病性疼痛患者进行SCS治疗之前，必须对患者进行充分的术前评估。根据笔者所在中心的经验，对常规治疗无效的患者，在充分考虑适应证和禁忌证的前提下，越早植入SCS，患者获益越大。术前应对患者病情和疼痛情况进行评估。需要注意的是，术前在了解患者的全身状况、肝肾及心脏功能等同时，需明确手术相关节段的椎板间隙、硬膜外腔、脊髓情况等，排除椎管内肿瘤。除此之外，要充分评估患者Wagner分级、VAS评分、血管状态、溃疡面积、坏疽程度及疼痛分级等。

（四）手术流程简介

糖尿病性疼痛患者的脊髓电刺激手术流程和常规SCS手术基本上没有很大的差异，都分为测试期和植入期两期进行。一般手术过程简要如下。

1．术前准备与脊髓节段定位　通常情况糖尿病足患者电极植入位置在胸9～11节段（T9～11）。

2．体位　患者一般采取俯卧位。

3．麻醉　通常采用手术区域局部麻醉。

4．根据患者自身情况平衡风险和获益，选择穿刺电极或者外科电极。

5．术中测试　目的是刺激所产生的酥麻感能完全或基本覆盖患者主诉疼痛范围。

6．体外测试　测试3～7天，评估患者足部疼痛缓解、皮温回升等情况。

7．永久植入　IPG植入一般在全麻或局麻下进行，将电极经皮下隧道与IPG连接。

（五）术后管理

由于糖尿病患者高血糖因素导致的易感染等风险，手术结束后应重点关注及避免伤口的污染，应用抗生素，提高切口管理等级，防止感染。除此之外，在伤口没有完全康复之前，避免剧烈活动，以免造成电极移位，影响疗效。

（六）并发症预防和处理

脊髓电刺激作为神经调控疗法，尽管是一种微创的手术治疗方式，在手术过程中及围手术期难免会存在各种并发症，因此，了解并积极预防潜在风险十分必要。术中及术后可能出现的并发症如下。

1．手术相关 包括硬膜外血肿、感染、脑脊液漏、脊髓损伤等。SCS手术部位感染发生率约5%～8%，常由葡萄球菌引起。手术部位感染很少累及硬膜外腔。若累及硬膜外腔，在清创和抗感染治疗不能有效控制的情况下，需移除整个SCS系统。术前和术后给予抗生素可降低感染发生率。

2．器械相关 包括电极移位、断裂、刺激器外露等。电极移位是穿刺电极最常见的并发症，需告知植入SCS系统的患者，术后避免做可能导致电极移位的动作，如提重物、举手过头、伸展运动等。SCS电极移位可导致疼痛区域电刺激消失，也可能导致难以忍受的异感。一旦发生电极移位，需调整刺激参数或再次手术重新放置电极。术后部分患者的IPG植入处皮肤可能会变薄，导致IPG外露，需更换位置后重新植入。

3．全身因素 糖尿病患者出现糖尿病足，说明其糖尿病已发展至非常严重的程度，患者全身状态多有隐患，需重点关注肾功能、心脏功能、心脑血管风险等问题，预防非手术因素内科相关疾病的意外情况出现。

（七）术后程控和管理

尽管电极的成功植入是SCS疗法的关键，但是术后的程控对于患者最大化的获益也同样重要。最佳的程控就是遵循发挥最大疗效-最低不良反应-最长电池使用寿命这一原则。

1．程控简介 在进行程控时，刺激器发生电脉冲，通过电极的触点进行电刺激，可以调节强度、频率、脉宽等刺激参数进行程控。在程控开始时，首先进行电阻的测定。电极电阻测定的默认设置为电压0.7 V，脉宽80 μs，频率100 Hz，正常的电阻范围为300～1500 Ω。然后进入程序设置模式。选择触点，设置电流强度、脉宽和频率。可以设定程序组。程序是指特定电极触点组合上的脉宽、频率和振幅的特定组合，程序组主要为优化针对特定活动的刺激方案，可以根据不同疼痛区域、患者体位的改变、一天内不同时间的活动以及随着活动增加而出现的周期性疼痛、在一个区域的疼痛强度的变化等因素，设定不同的程序组合来达到最佳治疗效果。还可以针对患者不同的体位进行相应参数的改变进而更加精准地进行刺激。

2．参数调节

（1）触点选择：程控时，首先将不同的触点设置为阳极和阴极，电流从阳极到阴极，在阴极附近达到最大去极化而使刺激起作用。脊髓电刺激的刺激电极触点较多，因此当阴极固定后，阳极部位可变，可通过调节阳极与阴极之间距离的变化，来达到不同的治疗效果。

（2）刺激强度：根据刺激器的不同，刺激可以分为恒压模式和恒流模式。增加刺激强度会增加刺激的纤维的数量，因此对刺激强度的调节可产生两种作用，一是增加刺激的覆盖范围，二是产生异常感觉。随着刺激的增加，当开始有异常感觉时，这时的刺激强度被称为感知阈值，说明刺激开始起作用。当刺激强度的增加使患者产生不舒适的感觉，或者刺激引起运动症状时，所使用的刺激强度称为不适阈值。因此，感知阈值与不适阈值之间的范围则为可给予患者的安全治疗范围。

（3）脉宽调节：脉宽可以控制的范围为60～450 μs，目前文献报道应用的脉宽范围为175～600 μs。脉宽是控制刺激强弱的另一个因素，脉宽的增加会导致更多的激活纤维。研究发现，刺激强度和脉宽的变化对不同纤维产生影响，细的纤维具有较高的去极化阈值，较高的脉宽可降低刺激强度在激活粗纤维和细纤维中的作用。研究发现，较大的脉宽和较低的刺激强度合并使用更容易被患者接受。另外也有研究发现，随着脉宽的增加，患者的异常感觉增加，同时患者对异常感觉的感知强度也有增加。因此在对患者程控时常应用的初始脉宽为250 μs，然后根据患者的感觉进行进一步调整。

（4）刺激频率：刺激频率的可控范围一般为2～130 Hz。低频率（30～50 Hz）电刺激时，患者能够感觉到不连续的脉冲发放，有时不能耐受这种电刺激。大于50 Hz时，患者就不再感受到不连续的电刺激，因此多应用大于50 Hz的脊髓电刺激治疗疼痛。一项对171例脊髓电刺激治疗疼痛患者的研究显示，应用频率为8～200 Hz，平均频率为（62.7 ± 54.2）Hz。最近，一项对83例行脊髓电刺激的疼痛患者应用高频电刺激（10 kHz），结果显示70%以上患者的腰背痛显著改善，而且未有异常感觉的发生。除此之外，一种以调控神经胶质细胞为主的程控模式——DTM Programming在与常规低频电刺激对比时，发现其可以更显著地减缓难治性腰背部疼痛。

3．后期程控管理　由于个体之间存在差异，相似病情的患者对电刺激的反应可能不同，不能简单套用或者复制单一程控方法。SCS手术完成只是治疗的开始，术后需要程控来获得及维持良好的疗效。由于糖尿病性疼痛的复杂性，应引导患者参与到对自身疾病的长期管理中，树立正确的慢性疾病管理理念，明确SCS治疗的功能改善目标，以期整体提高患者生活质量。

（鲍　民　甘　宇）

参考文献

1. American Diabetes Association. Classification and diagnosis of diabetes: Standards of medical care in diabetes-2020. Diabetes Care, 2020, 43(Suppl 1): S14-S31.
2. Augustinsson LE, Carlsson CA, Holm J, et al. Epidural electrical stimulation in severe limb ischemia: pain relief, increased blood flow, and a possible limb-saving effect. Annals of Surgery, 1985, 202(1): 104-110.
3. Barnes JA, Eid MA, Creager MA, et al. Epidemiology and risk of amputation in patients with diabetes mellitus and peripheral artery disease. Arteriosclerosis, Thrombosis, and Vascular Biology, 2020, 40(8): 1808-1817.
4. Bernardes G, Ijzerman RG, Ten Kulve JS, et al. Cortical and subcortical gray matter structural alterations in normoglycemic obese and type 2 diabetes patients: relationship with adiposity, glucose, and insulin. Metabolic Brain Disease, 2018, 33(4): 1211-1222.
5. Buhrmann A, Brands AMA, van der Grond J, et al. Cerebellar grey matter volume in older persons is associated with worse cognitive functioning. Cerebellum (London, England), 2021, 20(1): 9-20.
6. Cameron NE, Eaton SE, Cotter MA, et al. Vascular factors and metabolic interactions in the pathogenesis of diabetic neuropathy. Diabetologia, 2001, 44(11): 1973-1988.
7. Chang M, Nguyen TT. Strategy for treatment of infected diabetic foot ulcers. Accounts of Chemical Research, 2021, 54(5): 1080-1093.
8. Chen J, Zhang J, Liu X, et al. Abnormal subcortical nuclei shapes in patients with type 2 diabetes mellitus. European Radiology, 2017, 27(10): 4247-4256.
9. Clouston SAP, Kritikos M, Huang C, et al. Reduced cerebellar cortical thickness in World Trade Center responders with cognitive impairment. Translational Psychiatry, 2022, 12(1): 107.
10. Cranston I, Marsden P, Matyka K, et al. Regional differences in cerebral blood flow and glucose utilization in diabetic man: the effect of insulin. Journal of Cerebral Blood Flow and Metabolism, 1998, 18(2): 130-140.
11. Erus G, Battapady H, Zhang T, et al. Spatial patterns of structural brain changes in type 2 diabetic patients and their longitudinal progression with intensive control of blood glucose. Diabetes Care, 2015, 38(1): 97-104.
12. Everett E, Mathioudakis N. Update on management of diabetic foot ulcers. Annals of the New York Academy of Sciences, 2018, 1411(1): 153-165.
13. Fang P, An J, Tan X, et al. Changes in the cerebellar and cerebro-cerebellar circuit in type 2 diabetes. Brain Research Bulletin, 2017, 130: 95-100.
14. Fontaine D. Spinal cord stimulation for neuropathic pain. Revue Neurologique, 2021, 177(7): 838-842.
15. Gao J B, Bao M. Case report of the treatment of diabetic foot disease using spinal cord stimulation. Brain Stimulation, 2019, 12(3): 792-793.
16. Hughes TM, Ryan CM, Aizenstein HJ, et al. Frontal gray matter atrophy in middle aged adults with type 1 diabetes is independent of cardiovascular risk factors and diabetes complications. Journal of Diabetes and Its Complications, 2013, 27(6): 558-564.
17. Izzo V, Meloni M, Giurato L, et al. Letter regarding “The prostacyclin analogue iloprost as an early predictor of successful revascularization in diabetic patients affected by critical limb ischemia and foot ulcers.” Cardiovascular Revascularization Medicine: Including Molecular Interventions, 2019, 20(7): 594-597.
18. Jensen TS, Karlsson P, Gylfadottir SS, et al. Painful and non-painful diabetic neuropathy, diagnostic challenges and implications for future management. Brain, 2021, 144(6): 1632-1645.
19. Jesus FRM-D, Ibrahim A, Rodriguez-Ramirez N, et al. The Latin American Saint Elian wound score system (SEWSS) for the triage of the diabetic foot attack. Cirugia Y Cirujanos, 2021, 89(5): 679-685.

20. Jiang H, Zhang H, Jiang X, et al. Overexpression of D-amino acid oxidase prevents retinal neurovascular pathologies in diabetic rats. Diabetologia, 2021, 64(3): 693-706.
21. Jiang Y, Wang X, Xia L, et al. A cohort study of diabetic patients and diabetic foot ulceration patients in China. Wound Repair and Regeneration, 2015, 23(2): 222-230.
22. Jin YP, Su XF, Li HQ, et al. The Therapeutic effect of pancreatic kininogenase on treatment of diabetic peripheral neuropathy in patients with type 2 diabetes. Experimental and Clinical Endocrinology & Diabetes, 2016, 124(10): 618-621.
23. Manor B, Newton E, Abduljalil A, et al. The relationship between brain volume and walking outcomes in older adults with and without diabetic peripheral neuropathy. Diabetes Care, 2012, 35(9): 1907-1912.
24. Marshall A, Alam U, Themistocleous A, et al. Novel and emerging electrophysiological biomarkers of diabetic neuropathy and painful diabetic neuropathy. Clinical Therapeutics, 2021, 43(9): 1441-1456.
25. Owings TM, Apelqvist J, Stenström A, et al. Plantar pressures in diabetic patients with foot ulcers which have remained healed. Diabetic Medicine, 2009, 26(11): 1141-1146.
26. Pop-Busui R, Boulton AJM, Feldman EL, et al. Diabetic neuropathy: a position statement by the American Diabetes Association. Diabetes Care, 2017, 40(1): 136-154.
27. Ryan JP, Aizenstein HJ, Orchard TJ, et al. Basal ganglia cerebral blood flow associates with psychomotor speed in adults with type 1 diabetes. Brain Imaging and Behavior, 2018, 12(5): 1271-1278.
28. Schaper NC, van Netten JJ, Apelqvist J, et al. Practical guidelines on the prevention and management of diabetic foot disease (IWGDF 2019 update). Diabetes/Metabolism Research and Reviews, 2020, 36: Suppl 1 e3266.
29. Sdrulla AD, Guan Y, Raja SN. Spinal cord stimulation: clinical efficacy and potential mechanisms. Pain Practice, 2018, 18(8): 1048-1067.
30. Shin HJ, Na HS, Do SH. Magnesium and pain. Nutrients, 2020, 12(8): 2184.
31. Singh VP, Bali A, Singh N, et al. Advanced glycation end products and diabetic complications. The Korean Journal of Physiology & Pharmacology, 2014, 18(1): 1-14.
32. Sloan G, Shillo P, Selvarajah D, et al. A new look at painful diabetic neuropathy. Diabetes Research and Clinical Practice, 2018, 144: 177-191.
33. van Beek M, Geurts JW, Slangen R, et al. Severity of neuropathy is associated with long-term spinal cord stimulation outcome in painful diabetic peripheral neuropathy: five-year follow-up of a prospective two-center clinical trial. Diabetes Care, 2018, 41(1): 32-38.
34. van Duinkerken E, Schoonheim MM, Ijzerman RG, et al. Altered eigenvector centrality is related to local resting-state network functional connectivity in patients with longstanding type 1 diabetes mellitus. Human Brain Mapping, 2017, 38(7): 3623-3636.
35. Volmer-Thole M, Lobmann R. Neuropathy and diabetic foot syndrome. International Journal of Molecular Sciences, 2016, 17(6): 917.
36. Zhang YH, Hu HY, Xiong YC, et al. Exercise for neuropathic pain: A systematic teview and expert consensus. Frontiers in Medicine, 2021, 8: 756940.
37. Zhou C, Li J, Dong M, et al. Altered white matter microstructures in type 2 diabetes mellitus: a coordinate-based meta-analysis of diffusion tensor imaging studies. Frontiers in Endocrinology, 2021, 12: 658198.
38. Zhou PB, Bao M. Clinical Effect analysis of spinal cord electrical stimulator implantation for diabetic foot. Neuromodulation, 2023, 26(1): 246-251.
39. 徐波, 杨彩哲, 吴石白, 等. 糖尿病足患者截肢相关危险因素分析. 中华内科杂志, 2017, 56(1): 24-28.
40. 中华医学会糖尿病学分会. 中国 2 型糖尿病防治指南(2017年版). 中华糖尿病杂志, 2018, 10(1): 4-67.
41. 中华医学会糖尿病学分会, 中华医学会感染病学分会, 中华医学会组织修复与再生分会. 中国糖尿病足防治指南(2019版)(Ⅱ). 中华糖尿病杂志, 2019, 11(3): 161-189.

第十五章　复杂区域疼痛综合征

第一节　概　述

慢性原发性疼痛是指发生在身体的一个或多个部位的慢性疼痛，持续或反复发作超过3个月，并且与显著的情绪情感异常和（或）功能障碍相关。复杂性区域疼痛综合征（complex regional pain syndrome, CRPS）属于慢性原发性疼痛的一种，曾用名包括灼烧神经痛、反射性交感神经营养不良综合征、骨痛退化症、肩手综合征等。1994年国际疼痛研究协会（International Association for the Study of Pain, IASP）首次提出CRPS的概念，是一种进行性加重的自发性、区域性慢性疼痛，其疼痛区域不符合神经支配的皮节区，疼痛程度与诱发因素的发生时间和严重程度不呈比例，并伴有不同程度的自主神经功能障碍、皮肤改变、运动功能改变等症状。根据有无神经损伤，CRPS分为反射性交感性肌萎缩（reflex sympathetic dystrophy, RSD）（CRPSⅠ型）和灼痛（CRPSⅡ型）；其中伴有神经电生理检查或体格检查确诊的周围神经损伤为CRPSⅡ型。Ⅰ型CRPS发生率高，占90%左右。而根据皮肤温度，CRPS分为温型和冷型。温型CRPS表现为受累肢体温暖、红色、干燥和水肿，与病程早期的急性炎症变化相关，持续时间较短（平均约4.7个月）。冷型CRPS患者受累肢体寒冷、青紫色、潮湿多汗，较少水肿，往往与慢性非炎症性CRPS有关（约20个月）。部分患者同一肢体不同区域既有温型也有冷型症状。

CRPS在欧洲的发病率约为每年1/50 000，女性患者居多，发病率约是男性的3倍。20%的患者会出现长达数年甚至持续终生的疼痛，导致生活质量严重下降。CRPS的发生机制目前尚不明确，大多数研究者认为CRPS的发生与多因素相关，包括局部软组织损伤、周围神经系统的损伤和敏化、中枢神经系统的炎症反应及敏化、交感神经系统功能障碍、缺血再灌注损伤、炎症级联反应、小纤维神经受损、自身免疫异常、花生四烯酸代谢异常、心理因素和遗传因素等诸多因素。鉴于CRPS机制复杂，诊断较为困难，治疗具有一定的挑战性。

第二节　临床表现

本病通常继发于创伤、术后、脑卒中、脊髓损伤等疾病。诊断标准的不断完善对发病率的统计影响较大。按国际疼痛研究协会（IASP）1994年诊断标准骨折患者术后CRPS发病率为0.05%～0.2%；按2010年诊断标准其发病率为3%～7%。不同时间、不同地区的流调结果差异也较大。Sandroni于1989—1999年对美国明尼苏达州85例患者调查发现其平均发病年龄为46岁，每10万人男女发病比例为2.16：8.5，最常见的部位为上肢。Ott等于1993—2014年对埃尔朗根-纽伦堡部分地区1043个病例调查发现，其平均发病年龄为50.1岁，每10万人男女发病比例为29：71，70%的患者为上肢的CRPS。2011—2015年期间，Kim及其同事利用韩国国民健康保险服务数据库（Korean National Health Insurance Service）查看了74 349名患者的数据，发现男女之间的差异很小（10.2∶8.0），发病率最高的年龄段为70～79岁，而且骨盆和下肢比上肢更容易患CRPS。

（一）CRPS临床表现

1．疼痛的性质、分布和发生时间　疼痛是CRPS最突出和最致残的症状，呈区域性分布，通常始于创伤后的肢体远端或者头面部（很少出现在身体躯干部位）。CRPS病例中，40%是骨折后发生的，疼痛通常在损伤后4～6周内开始，可持续数年。其最初症状包括与损伤程度不成正比的疼痛，呈灼热、刺痛、麻木或电击样，多数患者的疼痛具备多种性质。疼痛从轻度到不能忍受的重度，夜间往往加重。疼痛不但自发，同时也具有典型的诱发痛，出现痛觉过敏、痛觉超敏而且受累肢体疼痛范围与神经分布不一致；受累肢体运动时往往腿痛加重导致患者运动受限。

2．自主神经症状　CRPS患者普遍存在自主神经功能紊乱，可表现为皮肤颜色和温度改变、出汗、水肿、毛发和指甲生长改变等（图15-1）。随着疾病的进展发生营养改变，包括皮肤厚度、光泽的改变，肌肉的萎缩、骨质流失和疏松，指甲增厚变脆，毛发枯燥，毛发和指甲生长速度变慢。

3．运动功能失常　受累肢体运动时往往腿痛加重导致患者运动受限。同时随着疾病进展，一些患者可出现肌肉萎缩、肌力下降、震颤、关节和肌腱挛缩等。

4．其他　CRPS患者往往同时伴发睡眠障碍和情感障碍。

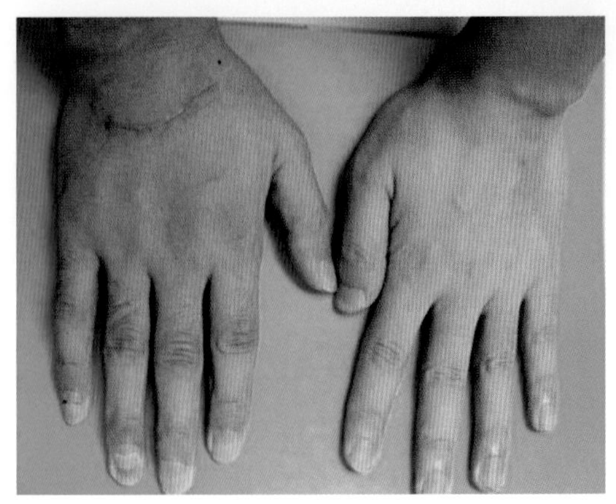

图15-1　右手Ⅰ型CRPS。患者女性，45岁，右手背外伤后疼痛3个月。可见右手背疼痛肿胀，活动受限，功能锻炼时明显，毛发加速生长，皮温下降，右手示指甲床营养不良

（二）CRPS的临床分期

根据其症状严重程度，CRPS可以分为三期：

1期：损伤部位（往往为一个肢体）灼痛或搏动性疼痛，疼痛分布与外周神经、神经干或神经根损害不相符，对触摸或寒冷敏感，局部水肿，肌肉痉挛，关节僵硬，局部毛发和指（趾）甲快速生长，皮肤颜色和温度改变。

2期：进行性的软组织水肿，皮肤、关节、软组织增厚，肌肉萎缩和皮肤变硬，毛发生长减慢，指甲脆裂，严重时局部骨质疏松。

3期：运动受限同时伴重度肢体疼痛，肌肉萎缩，手指（足趾）挛缩、皮肤变薄，细长条状突起的指（趾）甲且易断。该期常被认为不可逆性改变。

第三节　诊　断

一、诊断标准

1994年国际疼痛研究协会（IASP）在佛罗里达州奥兰多制定了第一个诊断标准。随后不断完善，其诊断敏感性由最初的0.41～0.68提高到目前的0.99。以下为2012年新修订的Budapest（布达佩斯）诊断标准：

1．损伤后出现持续疼痛，且与原发损伤程度不成正比。

2．以下4项临床表现中，至少具有3项。

（1）感觉：感觉过敏和（或）痛觉超敏；

（2）血管舒缩功能异常：皮温不对称，和

（或）肤色变化，和（或）肤色不对称；

（3）水肿和出汗异常：水肿，出汗变化和（或）出汗不对称；

（4）运动和营养障碍：活动范围缩小，和（或）运动功能障碍（减弱、震颤和肌无力），和（或）营养障碍（毛发、指甲、皮肤）。

3. 以下体征中，至少包含2项。

（1）感觉：痛觉过敏（对针刺）和（或）痛觉超敏[对轻触和（或）躯体深压和（或）关节运动]；

（2）血管舒缩功能异常：体温不对称，和（或）肤色变化，和（或）不对称；

（3）水肿和出汗异常：水肿，和（或）出汗变化，和（或）出汗不对称；

（4）运动/营养障碍：活动度缩小，和（或）运动功能障碍（减弱、颤抖、肌张力异常），和（或）营养改变（毛发、指甲、皮肤）；

4. 没有其他的诊断能更好地解释这些体征和症状。

为进一步量化疾病的严重程度，2010年Harden等开发了CRPS严重程度评分（CRPS severity score, CSS），它包括16项CRPS症状，每种症状1分，分值越高，提示疼痛和功能限制更重，有助于CRPS患者治疗疗效的跟踪反馈。

二、辅助检查

CRPS主要是排他性诊断，辅助检查有助于分类和排除其他疾病。损伤后2周X线检查和（或）骨扫描有助于显示局部骨质疏松。肌电图和（或）神经传导速度检查有助于鉴别CRPS Ⅰ型和Ⅱ型。疼痛部位等MRI检查有助于排除其他骨骼肌肉系统疾病或者中枢神经系统病变。CRPS需要与痛风、糖尿病足、下肢静脉血栓、外周神经卡压综合征、带状疱疹神经痛、雷诺综合征和夏科氏足等进一步鉴别，同时与伴有神经痛的下腰痛和腰椎术后异常疼痛综合征、腕管综合征、癌痛、颈神经根病等混合性疼痛鉴别。

第四节 治 疗

复杂区域疼痛综合征（CRPS）的致残率高而治愈率低，早期积极诊治可有效预防其慢性致残性疼痛。一旦慢性化，功能改善和缓解疼痛是CRPS治疗的主要目标。其治疗原则为以患者为中心的疼痛管理和促进功能恢复为主的多学科综合诊治，包括药物治疗、心理治疗、康复治疗和微创介入治疗等。

一、药物治疗

困扰CRPS患者的主要问题是慢性疼痛，尽快有效控制疼痛是重中之重，药物治疗是基石，其中包括降钙素和双膦酸盐、免疫调节药物等。治疗神经病理性疼痛的药物包括三环类抗抑郁药、加巴喷丁和普瑞巴林、卡马西平、阿片类药物、可乐定、硝苯地平、α-肾上腺素能拮抗剂等，利多卡因贴剂和外用辣椒素等也常常被用于治疗CRPS。遗憾的是，鉴于该病诊断标准不统一、发病率较低、经费投入不足等原因，尚未开展相关高质量、多中心大规模的随机双盲研究。同时需要强调的是，药物治疗务必与其他方法同时采用，以更好地促进患者功能康复。

需要事先与患者沟通：虽然其他患者服用某一药物有效，但由于个体差异性，服药后可能疗效欠佳，以免患者期望值过高。最初有疗效的药物随着时间的推移也可能会出现耐药性影响疗效。建议首选单药治疗，以减少经济成本，降低药物的不良反应，增加患者的依从性；但鉴于CRPS机制复杂，患者往往需要联合用药以缓解各种症状。建议规律按时用药而不是按需用药，除非新出现的临时症状，例如失眠时增加苯二氮䓬类药物。同时建议患者参与制订以目标为导向的治疗方案，若治疗后未达标，建议联合用药或者轮替用药。

（一）抗炎镇痛药物

炎性反应是导致CRPS的机制之一，非甾体抗炎镇痛药（NSAIDs）[包括选择性环氧合酶2（COX 2）抑制剂]、皮质类固醇和自由基清除剂有助于抑制前列腺素和其他炎症介质的释放从而达到镇痛的目的。

CRPS患肢近端的肌肉关节往往因病或者不当使用而出现肌肉和（或）关节疼痛，此时应用非甾体抗炎药往往有效。外周疼痛感受器和末梢神经的炎性反应触发CRPS，但随着局部炎性反应好转，疼痛却未见好转，可见随着CRPS慢性化非甾体抗炎药往往疗效欠佳。非甾体抗炎药种类繁多，不同药物功效有所不同。有报道提示酮洛芬具有典型的抗前列腺素作用，同时有强大的抗缓激肽和抗前列腺环素作用，对CRPS疗效更佳。COX-2的选择性抑制剂（如塞来昔布）治疗CRPS的证据等级为4级证据。鉴于长期使用或者大剂量使用后肝毒性不良反应，不推荐对乙酰氨基酚用于慢性疼痛（www.fda.gov/acetaminophen）。

上肢创伤后的CRPS患者口服泼尼松治疗后，可减轻疼痛等临床症状，改善手握力及上肢功能，创伤后3周患者生活质量得到显著提高。患者CRPS持续时间超过3个月，使用泼尼松治疗疼痛无明显改善。激素类药物使用对机体免疫功能的相关不良反应不容忽视，建议早期CRPS患者短期使用。

（二）抗骨质疏松药物

1．双膦酸盐　双膦酸盐是强效的骨吸收抑制剂，通过抑制破骨细胞的活性从而减少骨的重吸收，主要治疗骨质疏松以及骨代谢性疾病。双膦酸盐治疗CRPS机制尚未明确，可通过抑制巨噬细胞的活化、干扰促炎介质、调节神经生长因子的表达、调节微环境pH、减少破骨细胞活化引起的酸中毒等参与调节有害性炎症的过程，因此该药物具有潜在的镇痛活性。临床上双膦酸盐对于Ⅰ型CRPS患者减轻疼痛和功能恢复有长期疗效。目前双膦酸盐类药物被普遍认为是治疗CRPS的药物，也是治疗Ⅰ型CRPS的首选药物，推荐强度为1级。

口服阿仑膦酸盐治疗下肢创伤后CRPS有效，可持续减轻患者的疼痛，降低尿Ⅰ型胶原交联N端肽水平，并且提高患者的耐压能力及关节灵活性。不同的双膦酸盐药物在研究和临床实践中均被证实对CRPS有效，如帕米膦酸钠及氯膦酸盐、奈利膦酸盐、阿仑膦酸盐。不良事件包括3天内的轻度发热、胃肠道不耐受、2天内消失的输液部位红斑、亚临床低钙血症和多关节痛，尚无严重不良反应。

2．降钙素　与安慰剂相比，降钙素治疗可明显减轻Ⅰ型CRPS患者肢体疼痛，增强患者的活动能力。脑卒中合并CRPS时，降钙素也可减轻患者的疼痛，改善肩、腕及手的运动能力。然而，降钙素治疗晚期CRPS的短期疗效证据不足；相关研究提出长期使用降钙素治疗可能与骨质疏松症患者罹患癌症有潜在的联系，故该类药物疗程最好控制在6周内。

3．抗惊厥药物　神经病理性疼痛的治疗抗惊厥药是最常用的药物，证据等级为1级。加巴喷丁能有效控制带状疱疹后遗神经痛和糖尿病周围神经病变（2级证据），一些临床观察也提示加巴喷丁能有效治疗成人或者小儿CRPS（4级证据），但应用加巴喷丁（剂量1800 mg/d）治疗CRPS的唯一一项随机对照研究结果为阴性（2级证据）。普瑞巴林是另一个常用的抗惊厥药物，尚无相关的随机对照研究。对脊髓电刺激植入有效的CRPS患者关闭SCS，给予600 mg/d卡马西平服用超过8天，结果发现其有一定的镇痛效果。而奥卡西平、苯妥英钠、拉莫三嗪和托吡酯等药物均没有有力证据提示对CRPS有效。

4．抗抑郁药物　在神经病理性疼痛，抗抑郁药物是一线药物（1级证据）（NNT为3），不仅能有效缓解疼痛，而且能改善睡眠和情绪，具有事半功倍的疗效。在CRPS，该类药物的使用从整体治疗方案层面加入了一定的心理干预治疗，尤其有明显负面情绪的CRPS患者可优先考虑使用此类药物。在单药治疗CRPS时，也是首选的药物。应用抗抑郁药物能不同程度改善早期CRPS症状，但是长期应用存在耐受性。因此，有学者建议新发的或慢性CRPS按需服用抗抑郁药物，预防耐受的同时更好地缓解睡眠问题。

选用抗抑郁药物尽量分层和个体化治疗。若患者焦虑、抑郁、消瘦同时失眠，建议更多选择具有抗焦虑、镇静和抗抑郁的药物（如多塞平）；相反，患者超重、过度运动的精神运动迟缓患者建议更多选用去甲肾上腺素能选择性的抗抑郁药（例如地昔帕明，可以激活并导致体重减轻）。选择性5-羟色胺再摄取抑制剂（SSRIs）在糖尿病神经病变等疾病镇痛效果欠佳（4级证据），抗焦虑/抗抑郁作用有效安全，而且在神经性疼痛中SSRIs的NNT远高于传统的抗抑郁药物，如西酞普兰NTT为7.7而帕罗西汀为2.9。

5．阿片类药物　阿片类药物作为二线或者三线药物治疗CRPS中重度疼痛。鉴于目前越来越多的文献提示阿片类药物对原发性疼痛疾病疗效不佳，因此一旦患者应用阿片类药物疗效欠佳，不推荐常规加量以求进一步疗效，而且长期大剂量使用阿片类药物可能加重CRPS的症状，如痛觉过敏和痛觉超敏等。

其中，人工合成的阿片受体纯激动药美沙酮也是非竞争性的NMDA受体拮抗剂，在慢性疼痛治疗中有一定的优势。弱阿片类药物曲马多通过抑制神经元突触对去甲肾上腺素的再摄取，并增加神经元外5-羟色胺浓度，影响痛觉传递而产生镇痛作用。他喷他多也有类似的镇痛作用。

6．其他　两个CRPS随机对照试验显示NMDA受体拮抗剂氯胺酮亚麻醉剂量静脉注射连续10次门诊输注或者住院治疗4～5天有效减轻患者疼痛，但是缺少长期随访资料。氯胺酮副作用包括焦虑、幻觉等，影响了患者的依从性。

肌张力障碍是CRPS中一种常见的运动障碍，也会导致疼痛。首选药物为巴氯芬。若巴氯芬有效但耐受性差，可考虑鞘内泵给药。肌肉松弛剂如苯二氮䓬类或环苯扎林在CRPS中长期使用疗效欠佳且耐受性差。

一些外用贴剂对控制局部疼痛等症状也有一定作用，包括利多卡因贴剂、辣椒素和二甲基亚砜（DMSO）（治疗CRPS均为4级证据）、局麻药混合物（EMLA）（3级证据）。主要的不良反应为皮疹和过敏。

一项低剂量静脉注射免疫球蛋白（0.5 g/kg）随机对照试验提示能有效控制持续性CRPS（2级证据）。然而，随后的更大规模的临床观察结果不尽如人意。对于病程持续1～5年的CRPS患者，静脉注射低剂量免疫球蛋白在缓解疼痛和提高生活质量方面无明显疗效。因此，有学者提出CRPS短期疼痛患者可以考虑使用免疫球蛋白类制剂。有一些小的临床观察提示大剂量免疫球蛋白可有效治疗CRPS，但也尚未得到更多的证实。

很多生物制剂治疗CRPS的临床研究均在开展中，有效性需要进一步验证，包括TNF-受体阻滞剂英夫利昔单抗、来那度胺、霉酚酸盐、表皮生长因子抑制剂西妥昔单抗等。血浆置换治疗CPRS有一定的疗效，已被美国血浆交换协会（American Society For Apheresis, ASFA）列入适应证范畴。需要长时间重复治疗，会增加静脉通路相应的并发症和疼痛。其他具有一定潜力的药物包括具有潜在免疫调节特性的阿片拮抗剂药物纳曲酮、B细胞或浆细胞靶向药物、FcRn受体阻滞剂（4级证据）等。鉴于自身免疫炎症在CRPS机制中占有重要地位，越来越多的临床研究关注于免疫调节剂。若单用某个抗体疗效欠佳，新出现的免疫治疗策略提出联合用药可能更为有效，以促进自身抗体-血清滴度的降低和修改抗体下游效应。

肉毒杆菌毒素（botulinum toxin, BTX）是一种新兴的治疗方法，用于治疗伤害性疼痛和神经病理性疼痛，可以皮下注射、肌内注射或关节腔内注射。BTX可以调节炎症介质的释放，也可以参与调节交感神经的传递。A型BTX可能通过调节肌肉骨骼组织的炎症和支配躯体交感神经来治疗CRPS。

综上所述，CRPS症状复杂多样，可供选择的药物品种繁多。表15-1为基于经验和共识的药物分层治疗措施选择方案。

二、心理治疗

心理因素不但是CRPS的易感因素之一，慢性疼痛继发焦虑、抑郁等心理障碍还可导致恶性循环，增加疾病疼痛程度和残疾的发生率。横断面研究发现，CRPS患者抑郁和（或）焦虑的发生率比非CRPS疼痛患者更高。在全膝关节置

表15-1 基于经验和共识的药物分层治疗选择

患者症状或者进展	处理方法
中重度疼痛	止痛药和（或）阻滞治疗
顽固性疼痛	阿片类药物，和（或）神经阻滞，或后续更多的诊断性阻滞、介入治疗
炎症/肿胀和水肿	全身性或靶向性类固醇（急性）或非甾体抗炎药（慢性）；免疫调节剂
抑郁、焦虑、失眠	镇静、镇痛，抗抑郁药、抗焦虑药和（或）心理治疗
明显的痛觉超敏/痛觉过敏	抗惊厥药，和（或）其他钠通道阻滞剂或NMDA受体拮抗剂
明显的骨量减少、无法活动和营养改变	降钙素或双膦酸盐
严重的血管运动障碍	钙通道阻滞剂、交感神经抑制剂和（或）阻滞

换术后6个月出现CRPS的体征和症状的患者焦虑水平明显高于未出现CRPS的患者。虽然没有确凿的证据显示心理因素就是CRPS的病因，但是一般认为：与非CRPS慢性疼痛相比，情绪障碍等心理问题更进一步加重CRPS患者的疼痛程度。

疼痛和精神心理的相互影响对CPPS的产生和维持起了重要作用。外周损伤导致中枢敏化，后者促发儿茶酚胺释放进一步刺激伤害性感受器加剧中枢敏化，产生恶性循环；而生活应激和心理障碍（焦虑、愤怒、抑郁等）促进儿茶酚胺释放，从而和肾上腺素介导的疼痛病理机制相互影响，是促发和维持CRPS的重要因素。若患者有灾难性思维，则损伤后释放的促炎性介质更多，疼痛的程度也更严重；若CRPS患者心理应激和情绪障碍较为严重，则免疫功能受损和炎性介质释放也更为严重，从而加重其病情。

因此，CRPS的治疗模式务必采用生理-心理-社会医学模式，多学科、多模式的治疗方案。越来越多的研究显示，有效的心理干预对罹患CRPS的患者不仅能减轻疼痛，改善焦虑、抑郁和睡眠，而且对其社会支持、自我效能和生活质量均能产生积极影响，若较晚实施或未实施心理治疗会削弱药物治疗的作用。务必关注治疗时间点和个体化治疗方案。IASP提出疼痛持续时间超过2个月的CRPS患者应接受心理评估。Harden等推荐对所有急性或慢性CRPS患者进行心理干预，从而减轻疾病的严重程度、残疾和疾病的慢性化。心理治疗包括药物治疗、认知行为疗法、正念认知疗法、生物反馈、催眠疗法等，是CRPS治疗的重要组成部分。

三、物理和康复治疗

（一）功能锻炼

功能锻炼和康复治疗对CRPS患者的功能恢复起着关键作用，也被认为是其治疗的基石和一线治疗。研究发现使用辅助设备、长时间的冰敷和不活动也可能加重CRPS。而通过温和的渐进式康复运动如下肢CRPS患者步态训练，可以帮助患者增加其运动范围、灵活性及其力量。在一系列的随机对照研究中，Oerleman等研究发现与只接受咨询的上肢CRPS患者相比，同时接受康复治疗的患者疼痛评分和主动活动能力明显改善。物理治疗建议尽早分级锻炼以保护肢体功能并缩短病程；在患者耐受范围内循序渐进，不适当的积极康复锻炼可加剧疼痛、水肿等症状；另外，康复锻炼时需要适度，以防止邻近关节和肌肉的负面代偿导致疼痛泛化。

（二）疼痛暴露康复疗法

疼痛暴露康复疗法（pain exposure physiotherapy, PEPT）可以减轻疼痛和减少残疾。通过治疗师的帮助让患者正确认识到疾病带来的疼痛，并且忽视这种疼痛。在治疗以及日常活动中“强迫”使用患侧肢体，而随着功能的恢复，疼痛也会逐渐减弱，患者更能逐渐适应日常生活。治疗采取主动与被动相结合，主要集中于特定的日常活动、训练肌肉力量以及关节活动度等。Barn hoornd等的一项RCT研究显示：与常规治疗比较，PEPT患者的关节活动度提高更多。Van de Meent等建议采用渐进式的负荷练习，如关节的被动和主动练习以及肌肉拉伸；也建议使用一些器械包括泡沫橡胶球、上肢用弹簧握力器、下肢用瑞士球、泡沫辊和普拉提训练器等；也可以做一些垫上练习如Feldenkrais技术等，逐渐增加力量和灵活性，同时也需要指导如何休息和放松的技巧。国际疼痛研究协会欧洲联合会（European Federation of IASP Chapter, EFIC）建立了一个免费的网站来协助物理治疗方案的设计（https://crps.europeanpainfederation.eu/#/）。

（三）娱乐治疗

通过改造设备或和变换方式（如喜欢园艺的患者创建大型园艺设备、保龄球爱好者非优势手打保龄球、运动员用自行车代替跑步等），让患者重返喜爱的消遣活动，不仅可通过增加运动从而促进肢体关节灵活性和运动范围，同时可以把某些反复重复的康复运动植入其中；而且患者在新的娱乐活动中找到满足感往往能有效帮助其缓解CRPS的"运动恐惧症"，从而增加社交活动，改善生活质量。

（四）分级运动想象疗法

最初Moseley等学者提出分级运动想象疗法（graded motor imagery, GMI），兼顾了运动想象能提高患者认知能力与镜像疗法能实现运动神经通路异化等各自的优点，设计出GMI训练，包括左右肢体判断、运动想象和镜像疗法三个阶段。Lagueux等在GMI训练的基础上制订了改良版分级运动想象疗法（modified graded motor imagery, mGMI），包括左右肢体判断、想象患肢运动、健肢镜像运动、双肢镜像运动。GMI是镜像疗法与运动想象疗法的结合，还涉及部分肢体辨识的认知功能训练，但又不是这些治疗成分简单的叠加。

运动想象是指为了提高运动功能而进行的反复运动想象，无任何运动输出，根据运动记忆在大脑中激活某一活动的特定区域，从而达到提高运动功能的目的。其机制可能是实际执行动作所使用的神经回路与想象动作时的神经回路存在重叠。镜像治疗是一种基于视觉刺激，利用平面镜成像原理，将健侧活动的画面复制到患侧，通过镜像中的视觉反馈，激活大脑相应皮质的镜像神经系统，从而帮助恢复患侧肢体的运动功能。镜像治疗有助于中枢重塑，减轻CRPS患者的疼痛，并有助于患者功能恢复。

GMI计划的基本原理是通过逐步分级的方式激活大脑的皮质，逐步纠正与疾病相关的皮质变化。一项Ⅰ型CRPS研究将GMI的有序应用与无序应用进行了比较，结果表明有序应用在减轻疼痛方面有更好的效果。2012年Lagueux等将此应用于Ⅰ型CRPS患者的急性期，并用mGMI对患者进行了干预，研究发现mGMI可有效地减少疼痛和增强急性Ⅰ型CRPS患者上肢的握力。2016年Jimena等在Lagueux的试验基础上，对Ⅰ型和Ⅱ型CRPS患者进行了研究，结果表明改良GMI方案具有明显的优点，可以减轻疼痛，提高患手的主动活动能力，并有助于其在日常活动中的表现。

（五）物理治疗

1．重复经颅磁刺激（repetitive transcranial magnetic stimulation, rTMS）是一种利用交变的脉冲磁场刺激中枢神经系统的技术，由Barker等于1985年首创。rTMS基于电磁感应原理，治疗时发出的时变磁场可穿透头皮和颅骨，在颅内产生感应电流，从而引出运动诱发电位并改变皮质神经细胞的膜电位和电活动，使之产生感应电流，调节目标大脑皮质的兴奋性，影响脑内及相关远隔部位代谢和神经电活动；改善脑血流和代谢，调节神经递质表达，可以改变神经系统可塑性，从而引起一系列生理生化反应，是一种安全、有效、无创的治疗手段。Picarelli等通过研究证明rTMS刺激运动皮质区M1区对于难治性CRPSⅠ型患者有效，为CRPS的治疗提供了一个新的思路和有效方法。但有关其长期疗效是否持续、治疗人群的广泛性等方面还需要进一步研究。

2．经皮神经电刺激（transcutaneous electrical nerve stimulation, TENS）是通过皮肤将特定的低频脉冲电流输入人体以治疗疼痛的电疗方法。TENS治疗可以增加内源性镇痛物质的释放，诱导局部血管的舒张，在CRPS的疼痛管理中，TENS可以打破患者疼痛的恶性循环。Bilgili等的RCT研究发现在治疗中联合TENS对CRPS患者有益。

四、疼痛微创介入治疗

CRPS患者疼痛微创介入治疗包括交感神经阻滞、外周神经阻滞和神经电刺激植入治疗等。目前，越来越多的临床观察支持神经调控尤其是背根神经节电刺激对CRPS治疗的积极作用。

（一）交感神经调控术

交感神经参与血管的舒缩调节。交感神经兴奋时，外周血管收缩，导致血流量相对减少，肌肉的无氧代谢增加，产生乳酸等代谢产物，导致疼痛的发生。正常神经元不表现α-肾上腺素能受体，对交感神经释放的肾上腺素无反应，而损伤后，损伤的神经和周围未损伤的神经元不仅表现为α-肾上腺素能受体作用，而且对交感神经释放的肾上腺素发生反应；同时交感神经节后纤维在背根神经和损伤神经近侧芽生。因此，交感神经节后纤维传出兴奋，可导致感觉神经元的敏感化和兴奋。因此，交感神经的异常被认为是维持慢性疼痛的重要机制。

CRPS发病机制复杂，若出现皮肤温度和颜色不对称、局部炎症和水肿等，而且与最初的损伤不成正比被认为有交感神经参与的机制，建议尽早行交感神经阻滞。上肢CRPS建议行星状神经节阻滞，而下肢则行L2和（或）L3水平交感神经阻滞。交感神经阻滞有效的判断指标包括阻滞前与阻滞后的皮肤温度差超过2℃，感觉阈值无变化，疼痛强度降低30%以上时为交感阻滞阳性，提示患者症状与交感维持性疼痛相关。

交感神经调控术被公认是治疗CRPS的重要方法，尤其早期CRPS更有效。但是目前尚无相关的高质量临床研究，更多的是病例报道。因此，虽很大程度停留在经验层面，通过交感神经调控后能减轻患者疼痛、改善功能，并为康复功能锻炼等提供时机，对于CRPS患者同样具有非常重要的临床意义。交感神经调控包括反复的交感神经局麻药阻滞、局麻药联合肉毒素、脉冲射频、射频毁损、化学毁损和交感神经切断术。化学神经毁损术与连续射频的成功率相似或更高，而连续射频提供的疼痛缓解时间比麻醉阻滞更长。脉冲射频使用的文献数据有限，而且疗效似乎是短暂的。交感神经切除术始于1889年，20世纪50年代后改良为腔镜下操作，对CRPS疗效不及多汗症和雷诺现象等，可能的原因包括诊断是否合适、交感神经切除不足、再神经支配和对侧神经支配（4级证据）。因此，交感神经调控术对CRPS患者的临床意义有待于进一步的临床观察和研究。

（二）神经阻滞和硬膜外输注

很多文献报道了连续臂丛神经阻滞治疗上肢CRPS（4级证据）。连续臂丛神经阻滞适应证包括围手术期镇痛、创伤后镇痛、血管性疼痛、幻肢痛和CRPS等，可连续置管3周，单独输注局麻药或联合应用阿片类药物、可乐定和其他佐剂。并发症包括局部出血、感染、血管内注射、鞘内注射、气胸和膈神经麻痹等。

硬膜外连续输注，通过滴定局麻药浓度、输注剂量调整到预期的效果，或添加可乐定、阿片类药物等，以缓解患者疼痛，有利于积极的物理治疗和康复运动（4级证据）。但有报道用于治疗CRPS时，硬膜外导管感染率高达31%，包括硬膜外脓肿。务必严格无菌操作，应用皮下隧道放置导管，缩短输注时间和勤换敷料等措施以减少感染风险（4级证据）。相比于硬膜外镇痛，鞘内镇痛更少报道用于CRPS。若患者为难治性CRPS合并严重肌张力障碍，鞘内输注巴氯芬（3级证据）后镇痛良好同时功能恢复。最近一个病例报道提示保守治疗、DRG电刺激疗效欠佳的患者，鞘内泵应用吗啡、可乐定和齐考诺肽疗效欠佳，而单用布比卡因却显著缓解疼痛长达14个月。

（三）脊髓电刺激和背根神经节电刺激

脊髓电刺激（spinal cord stimulation, SCS）是将刺激电极置于相应节段椎管硬膜外间隙后部，再连接植入皮下的脉冲发生器，通过电刺激脊髓后柱传导束和脊髓后角感觉神经元，以达到治疗目的。自1967年SCS首次被报道应用于临床后，越来越多的临床实践和随机对照研究显示，在保守治疗疗效欠佳的情况下，SCS治疗有助于减轻疼痛，改善生活质量和功能，包括CRPS。Kemler等发表了一项前瞻性随机试验，18名患者只接受物理治疗；36名Ⅰ型CRPS（持续时间6个月或更长）患者接受物理治疗和SCS，其中24名患者SCS测试有效后永久植入；6个月后随访SCS植入患者疼痛仍明显减轻，总体疗效评为“改善”，患者的生活质量提高；后继2年随访中，部分患者持续缓解疼痛保持2年。亚组分析显示SCS植入部位颈椎和腰椎疗效没有显著差异。Van Eijs等发表了一项随机对照研究，发现1年后24名SCS植入CRPS患者中20名（83%）疼痛明显减轻，其他疗效欠佳者往往SCS植入前Semmes-Weinstein单丝触觉测量刷显示存在痛觉过敏。提示存在痛觉过敏的患者SCS疗效更差。Kriek等发现CRPS患者治疗后疼痛肢体皮肤水肿液趋化因子、血管内皮生长因子和血小板衍生生长因子减少，可能的原因是SCS能增加外周组织氧含量。

由于背根神经节（dorsal root ganglion, DRG）周围解剖位置的局限性，放置在其中的电极不易移位，可以保证电流覆盖区域和电刺激强度的稳定性。与传统SCS相比，DRG电刺激有高度的可控性和选择性，可以有选择地定位并缓解疼痛区域。美国FDA在2016年2月批准使用背根神经节电刺激，适应证仅限于CRPS和周围性灼痛等慢性神经病理性疼痛。因植入T10以上的安全性和有效性尚未评估，故植入的解剖区域也仅限于T10以下，包括腰椎和骶椎。一项名为“ACCURATE”随机对照多中心研究证实，与常规SCS相比，病程超过6个月的下肢CRPS患者应用DRG刺激后疼痛控制有效（疼痛评分下降超过50%）比例明显提高（56.7% *vs* 81.2%），其生活质量和心理也得到了明显改善。但Dworkin认为当交感神经或其他神经调控方式疗效不佳时才会推荐患者使用DRG电刺激。

2000年至2021年在PubMed上发表的相关CRPS和SCS文献118篇（其中8篇随机对照试验，3篇meta）总结分析后发现，患者经过多学科诊治、功能康复和多种非侵入性治疗疗效欠佳，即可考虑使用SCS或背根神经节刺激进行治疗，不但安全，而且能有效减轻患者的疼痛，改善生活质量和功能，具有明显减少阿片类药物剂量及其不良反应的作用。CRPS也是美国FDA批准的脊髓电刺激和DRG刺激的适应证，如何提高其有效性和安全性，包括新型burst刺激或者高频刺激，有待于进一步深入研究和临床观察。

（四）其他

静脉区域麻醉阻滞（intravenous regional anesthetic blocks, IVRA）是指CRPS患者近端使用止血带结扎后，在相应的静脉内注射药物以缓解其疼痛。既往文献报道单独或联合使用药物行IVRA治疗CRPS有效，包括胍乙啶、利多卡因、氟哌啶醇、利血平和氯胺酮等均有一定的疗效。近20年的高质量的临床观察提示，与安慰剂组相比，IVRA作用不大。

运动皮质电刺激（motor cortex stimulation, MCS）是治疗包括CRPS在内的疼痛疾病有效的方法。MCS刺激的部位是运动皮质。慢性电刺激可能会引起中枢神经系统某些神经递质的改变，激发内啡肽的产生，或者暂时抑制甚至阻断痛觉传导，从而起到镇痛作用。

关于介入治疗的时机，如果保守治疗包括药物、作业治疗等对患者疼痛、功能没有显著改善时，建议先尝试更简单、侵入性更小、危险性更小和成本更低的介入技术，若疗效不佳，再尝试侵入性和价格更高的技术（图15-2）。早期冷型CRPS是预后不良的标志，这类患者更应该尽早接受疼痛微创介入治疗。如何进一步提高微创介入治疗的疗效，更好的分层治疗（例如，暖CRPS与冷CRPS）有待于进一步多中心高质量的临床研究。

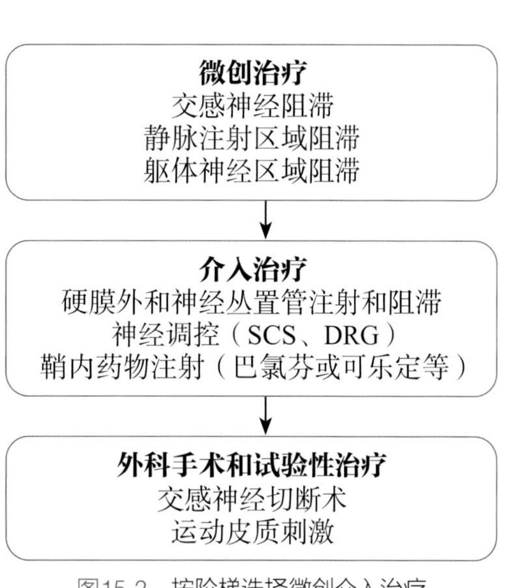

图15-2 按阶梯选择微创介入治疗

（冯智英）

参考文献

1. Barnhoorn KJ, van de Meent H, van Dongen RTM, et al. Pain exposure physical therapy (PEPT) compared to conventional treatment in complex regional pain syndrome type 1: a randomised controlled trial. BMJ open, 2015, 5(12): e008283.
2. Bilgili A, Cakır T, Doğan SK, et al. The effectiveness of transcutaneous electrical nerve stimulation in the management of patients with complex regional pain syndrome: A randomized, double-blinded, placebo-controlled prospective study. Journal of Back and Musculoskeletal Rehabilitation, 2016, 29(4): 661-671.
3. Bruehl S. Complex regional pain syndrome. BMJ (Clinical research ed.), 2015, 351 h2730.
4. Bruehl S, Gamazon ER, Van de Ven T, et al. DNA methylation profiles are associated with complex regional pain syndrome after traumatic injury. Pain, 2019, 160(10): 2328-2337.
5. Chevreau M, Romand X, Gaudin P, et al. Bisphosphonates for treatment of complex regional pain syndrome type 1: A systematic literature review and meta-analysis of randomized controlled trials versus placebo. Joint Bone Spine, 2017, 84(4): 393-399.
6. Deer TR, Levy RM, Kramer J, et al. Dorsal root ganglion stimulation yielded higher treatment success rate for complex regional pain syndrome and causalgia at 3 and 12 months: a randomized comparative trial. Pain, 2017, 158(4): 669-681.
7. Deer TR, Pope JE, Lamer TJ, et al. The neuromodulation appropriateness consensus committee on best practices for dorsal root ganglion stimulation. Neuromodulation, Journal of the International Neuromodulation Society, 2019, 22(1): 1-35.
8. Goebel A, Barker C, Birklein F, et al. Standards for the diagnosis and management of complex regional pain syndrome: Results of a European Pain Federation task force. European Journal of Pain (London, England), 2019, 23(4): 641-651.
9. Goebel A, Barker CH, Turner-Stokes L. Complex regional pain syndrome in adults. UK guidelines for diagnosis, referral and management in primary and secondary care. 2rd ed. London: RCP, 2018.
10. Goebel A, Bisla J, Carganillo R, et al. Low-dose intravenous immunoglobulin treatment for long-standing complex regional pain syndrome: A randomized trial. Annals of Internal Medicine, 2017, 167(7): 476-483.
11. Harden RN, Bruehl S, Galer BS, et al. Complex regional pain syndrome: are the IASP diagnostic criteria valid and sufficiently comprehensive? Pain, 1999, 83(2): 211-219.
12. Harden RN, McCabe CS, Goebel A, et al. Complex regional pain syndrome: practical diagnostic and treatment guidelines, 5th edition. Pain Medicine (Malden, Mass.), 2022, 23(Suppl 1): S1-S53.
13. Harden RN, Oaklander AL, Burton AW, et al. Complex regional pain syndrome: practical diagnostic and treatment guidelines, 4th edition. Pain Medicine (Malden, Mass.), 2013, 14(2): 180-229.
14. Herring EZ, Frizon LA, Hogue O, et al. Long-term outcomes using intrathecal drug delivery systems in complex regional pain syndrome. Pain Medicine (Malden, Mass.), 2019, 20(3): 515-520.
15. Hunter CW, Sayed D, Lubenow T, et al. DRG FOCUS: A multicenter study evaluating dorsal root ganglion stimulation and predictors for trial success. Neuromodulation: Journal of the International Neuromodulation Society, 2019, 22(1): 61-79.
16. Kriek N, Schreurs MWJ, Groeneweg JG, et al. Spinal cord stimulation in patients with complex regional pain syndrome: A possible target for immunomodulation? Neuromodulation: Journal of the International Neuromodulation Society, 2018, 21(1): 77-86.
17. McRoberts WP, Apostol C, Haleem A. Intrathecal bupivacaine monotherapy with a retrograde catheter for the management of complex regional pain syndrome of the lower extremity. Pain Physician, 2016, 19(7): E1087-1092.
18. Mekhail N, Deer TR, Kramer J, et al. Paresthesia-free dorsal root ganglion stimulation: An accurate study sub-analysis. Neuromodulation: Journal of the International Neuromodulation Society, 2020, 23(2): 185-195.
19. Méndez-Rebolledo G, Gatica-Rojas V, Torres-Cueco R, et al. Update on the effects of graded motor imagery and mirror therapy on complex regional pain syndrome type 1: A systematic review. Journal of Back and Musculoskeletal Rehabilitation, 2017, 30(3): 441-449.
20. Nicholas M, Vlaeyen JWS, Rief W, et al. The IASP classification of chronic pain for ICD-11: chronic primary pain. Pain, 2019, 160(1): 28-37.
21. O'Connell NE, Wand BM, McAuley J, et al. Interventions for treating pain and disability in adults with complex regional pain syndrome. The Cochrane Database of Systematic Reviews, 2013, 2013(4): CD009416.
22. Ott S, Maihöfner C. Signs and symptoms in 1043 patients with complex regional pain syndrome. The Journal of Pain, 2018, 19(6): 599-611.
23. Schwartz J, Padmanabhan A, Aqui N, et al. Guidelines

on the use of therapeutic apheresis in clinical practice-evidence-based approach from the writing committee of the American Society for Apheresis: The seventh special issue. Journal of Clinical Apheresis, 2016, 31(3): 149-162.

24. Shim H, Rose J, Halle S, et al. Complex regional pain syndrome: a narrative review for the practising clinician. British Journal of Anaesthesia, 2019, 123(2): e424-e433.
25. Smart KM, Wand BM, O'Connell NE. Physiotherapy for pain and disability in adults with complex regional pain syndrome (CRPS) types Ⅰ and Ⅱ. The Cochrane Database of Systematic Reviews, 2016, 2(2): CD010853.
26. van Eijs F, Smits H, Geurts JW, et al. Brush-evoked allodynia predicts outcome of spinal cord stimulation in complex regional pain syndrome type 1. European Journal of Pain (London, England), 2010, 14(2): 164-169.
27. 陈永权，薛婷婷. 复杂区域疼痛综合征药物治疗的研究进展. 医学综述, 2021, 27(6): 1194-1199.
28. 倪兵，杜涛，胡永生，等. 背根神经节电刺激治疗慢性疼痛现状及国产化前景. 中国疼痛医学杂志, 2021, 27(11): 5.
29. 邱晓，张毅韬，白玉龙. 重复经颅磁刺激治疗复杂性区域疼痛综合征研究进展. 上海医药, 2021, 42(7): 8-12.

第十六章 臂丛神经损伤后疼痛

第一节 概 述

臂丛神经损伤后疼痛是指构成臂丛的神经受损伤后导致的其支配区域的疼痛。臂丛神经由颈5～8与胸1的神经根组成，主要支配上肢和肩背、胸部的感觉和运动，主要的分支有：胸背神经、胸长神经、腋神经、肌皮神经、正中神经、桡神经和尺神经。

臂丛神经损伤大多数是由交通事故、工伤等原因引起的，大约80%的成人臂丛神经损伤是继发于摩托车或汽车车祸。发生车祸时患者的头肩部撞击障碍物或地面，使头肩部向分离方向受力，臂丛神经受到过度牵拉损伤，轻者神经暂时性功能障碍，重者神经轴突断裂或神经干断裂，最严重者臂丛神经根自脊髓发出处撕脱，患肢完全丧失感觉和运动功能。此外，工作时上肢不慎被机器或运输皮带卷入；肩部被矿井塌方或高处坠物砸伤也是臂丛神经损伤的常见原因。临床上还有一部分臂丛神经损伤患者的病因可能是产伤、肿瘤压迫、手术损伤或放射线损伤所致。

根据不同的分类标准和方法，可以将臂丛神经损伤分为闭合性臂丛神经损伤和开放性臂丛神经损伤，也可以分为上臂丛损伤、中臂丛损伤、下臂丛损伤和全臂丛损伤，或者简单地分为部分性臂丛神经损伤和完全性臂丛神经损伤。完全性臂丛神经损伤绝大多数是臂丛神经根从颈髓上完全性地撕脱。

臂丛神经损伤后疼痛是臂丛神经损伤患者的常见症状，发病率可达60%～95%，多数学者报道在75%～80%。臂丛神经损伤后疼痛的具体发生机制还不是完全清楚，既有外周机制在起作用，也有中枢机制的影响。一般认为，臂丛神经损伤后可导致脊髓后角、Lissauer束和背外侧束的浅层神经元活性增加，并向后角深层胶状质传递，引起神经元异常兴奋，并导致中枢敏化，出现顽固性剧烈疼痛。有学者用功能磁共振成像分析发现，臂丛神经根撕脱后疼痛患者的感觉皮质、运动皮质和右侧扣带回都有聚集性激活，这提示很可能有中枢机制参与其中。

第二节 临床表现

臂丛神经损伤后疼痛患者多有明确的上肢或肩部的暴力外伤史，一般为单侧加速伤或减速伤，或有肿瘤、局部手术或放疗史。患侧臂丛神经支配区域部分性或完全性感觉功能和运动功能障碍，多有患肢的明显肌肉萎缩（图16-1）。

臂丛神经损伤后疼痛通常表现为难以忍受的持续背景疼痛伴随发作性电击样疼痛，疼痛可在伤后即刻发生，也可在伤后数月或数年发生，主要发生于肢体远端，疼痛多位于前臂和手部，累及的范围可大可小，取决于神经根撕脱的范围，

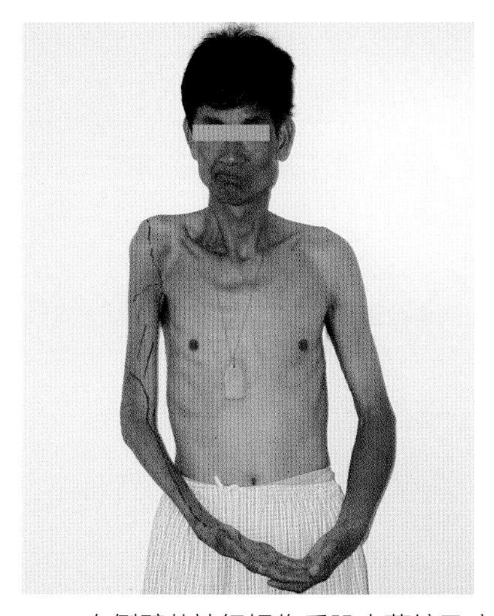

图16-1　右侧臂丛神经损伤后肌肉萎缩及疼痛

也可累及整个上肢。

臂丛神经损伤后疼痛一旦出现，绝大多数呈持续性存在，阵发性加重，在临床上多表现为电击样、撕裂样、绞榨样、搏动样、针刺样、刀割样、痉挛样、紧束样、烧灼样等性质的疼痛，可单独存在，也可混合存在。无论是涉及哪几个神经根的臂丛神经撕脱伤，其引起的疼痛通常是持续性的，偶尔会同时伴随间断性的向手部的放射性疼痛。

第三节　诊　断

根据病史、症状、体征和辅助检查可以明确诊断。

一、病史

有明确的外伤史或手术史、放疗史、难产史等。

二、症状

臂丛神经支配的部分区域或全部区域出现自发性疼痛，多表现为烧灼样、电击样、撕裂样、绞榨样、搏动样、刀割样、痉挛样疼痛，持续性存在，阵发性加重。

三、体征

存在臂丛神经损伤的阳性体征，部分或全部区域的感觉和运动功能障碍，可表现为感觉缺失、肌力减退、肌肉萎缩、反射减弱或消失。部分截肢的患者肢体缺如，可能伴有幻肢感或幻肢痛。

四、辅助检查

1. 肌电图检查　可以区别神经源性损害和肌源性损害，根据肌电图的表现，也可以比较准确地对臂丛神经损伤进行定位诊断，并能够帮助判断损伤的严重程度。如果是臂丛神经完全性损伤，受累神经支配肌群的肌电图出现大量自发电活动，无运动单位电位，潜伏期或神经传导速度测不出。如果是臂丛神经不完全性损伤，受累神经支配肌群的肌电图出现大量自发电活动，有少量运动单位电位存在，神经传导速度明显减慢，波幅明显降低，提示重度损伤。如果受累神经支配肌群的肌电图出现少量自发电活动，大力收缩时为单纯相或单纯混合相，神经传导速度轻度减慢，波幅轻度降低，提示神经损伤程度较轻。

2. 颈椎MRI扫描　可发现患侧颈4-胸1节段不同程度的部分节段或全部节段的脊髓萎缩变细，臂丛神经根撕脱节段的脊神经根鞘增宽，甚至可表现为不同程度的根鞘囊肿（图16-2）。

3. 臂丛神经强化MRI扫描　与健侧的臂丛神经形态进行对比，可以清楚地显示患侧臂丛神经损伤的严重程度及神经根撕脱范围（图16-3）。

4. 臂丛神经磁共振弥散张量成像（diffusion tensor imaging, DTI）可以有效观察和追踪神经纤维束的走行和连接，也能够直观地显示患侧臂丛神经根撕脱损伤的情况（图16-4）。

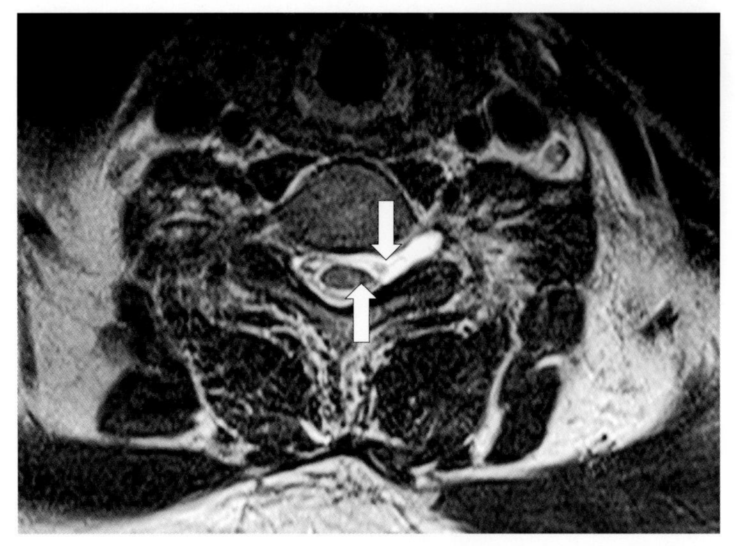

图16-2　左侧臂丛神经根撕脱伤后疼痛患者的颈椎MRI图像

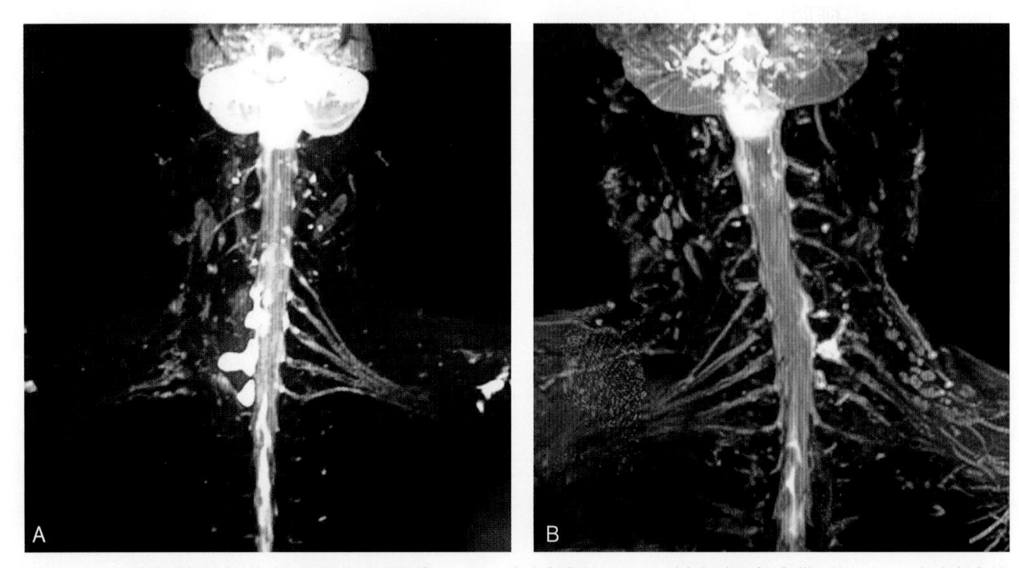

图16-3　臂丛神经损伤的强化MRI图像。A．右侧臂丛C5-T1神经根完全撕脱；B．左侧臂丛C5-C7神经根撕脱

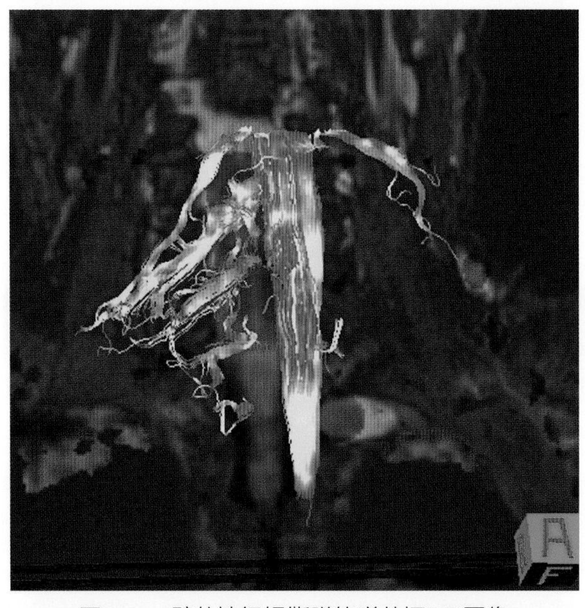

图16-4　臂丛神经根撕脱的磁共振DTI图像

第四节　治　疗

臂丛神经损伤后疼痛是临床上的一个治疗难题，药物治疗效果较差，神经阻滞、神经松解、神经移植、吗啡泵等治疗也难以获得满意疗效。早些时候，有些臂丛神经根撕脱后疼痛患者为了止痛，甚至盲目地要求截除已经丧失运动和感觉功能的肢体。结果却适得其反，不仅根本无法减轻疼痛，而且患者还会感觉到已经截除的肢体仍然存在，并伴有疼痛，这实际上继发形成了幻肢痛。

大量的临床实例可以确认，采用截肢的方法是无法治疗臂丛神经根撕脱后疼痛的，应该尽量避免患者和医生进行盲目截肢的错误选择。近年来，随着医务人员对臂丛神经损伤后疼痛的了解愈发深入和广泛，这种为了止痛而截肢的情况已经越来越少了。

一、脊髓背根入髓区（DREZ）切开术

脊髓背根入髓区（dorsal root entry zone, DREZ）切开术始于20世纪70年代，通过毁损脊髓后角的RexedⅠ～Ⅳ板层，破坏痛觉传导的二级神经元，同时部分破坏脊髓丘脑束和脊髓网状束，减少疼痛冲动的上行传入，能够确实有效地消除多种顽固性疼痛。近年来，越来越多的文献报道证实DREZ切开术能够有效地治疗脊神经根撕脱伤后疼痛、脊髓损伤后疼痛、幻肢痛、截肢痛、疱疹病毒感染后遗神经痛等顽固性疼痛。

DREZ切开术治疗臂丛神经根撕脱后疼痛取得了比其他各种方法都要令人满意的止痛疗效。2005年，Sindou等报道55例临床经验，94.6%的患者在出院时止痛疗效满意，术后3个月时疗效优秀和良好占81.8%，随访超过1年的患者中有65.9%的疗效优秀或满意。包含692例病例的大宗资料显示，DREZ术后81.9%的患者疼痛减轻超过50%。也有学者报道随访时间最长的1例患者，在DREZ术后26年仍有满意的止痛效果。

北京功能神经外科研究所应用DREZ切开术治疗臂丛神经撕脱后疼痛350余例，初步随访发现术后1年疗效优秀和良好的患者约占85%，术后2年以上仍有超过80%的患者能够获得良好和优秀的止痛效果。

此外，我们在部分臂丛神经根撕脱后疼痛患者DREZ切开术中，采用脊髓表面电极记录脊髓背角神经元场电位，发现DREZ切开前，在背根撕脱节段的患侧DREZ区可记录到背角神经元自发放电较健侧异常活跃，反复间断出现高频率、高波幅、爆发样放电；DREZ切开后，患侧这种异常放电消失，背角神经元的场电位波形与健侧基本相同（图16-5）。这提示我们，臂丛神经根撕脱后疼痛患者的脊髓背角神经元存在异常活跃的自发放电，很可能与疼痛的发生有关。

术中监测这种异常电位，发现这种异常电位具有明显不同于脊髓背景电活动的电生理特点，并与疼痛的发生存在明确的相关性，DREZ切开术中异常电位的消失可作为手术治疗疼痛的有效性指标，能够直接促进DREZ切开术在临床上更加安全有效地应用和开展，并有助于进一步揭示神经病理性疼痛发生的神经电生理机制。

如果神经病理性疼痛患者普遍存在这种脊髓背角的异常电位，其存在或消失又与疼痛密切相关，那么在进行脊髓电刺激治疗的患者中就可以直接记录到这种电位的变化，并且有可能将其作为自发的生物学标记信号用于闭环脊髓电刺激的研发和应用，这可以为目前并不成熟的闭环脊髓电刺激技术开发提供新的思路。

DREZ切开术在国外已经得到了较广泛的应用，逐渐成为治疗臂丛神经根撕脱后疼痛首选的成熟术式，具有疗效确切、效果持久、安全性高等优点，但在国内相对开展得还较少。近年来，随着更加适合于术中使用的各种先进的神经电生理监测技术的应用，以及手术技术的不断改进，手术的有效性和安全性也在不断提高，使DREZ切开术在临床上具有更加广阔的应用前景。

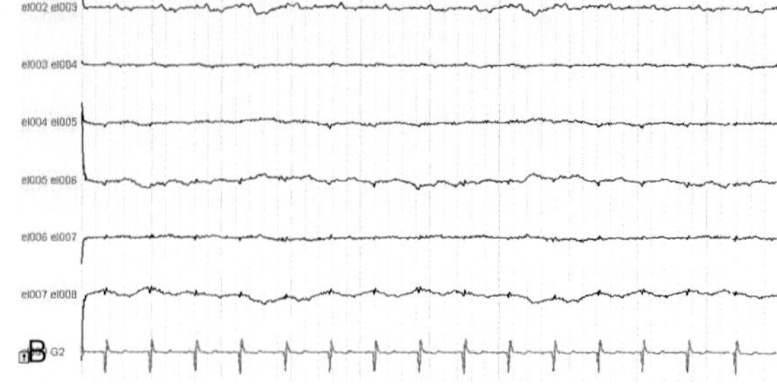

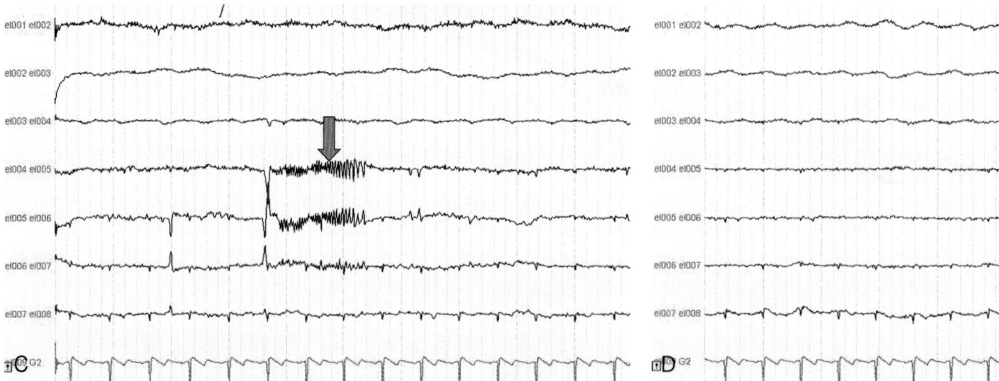

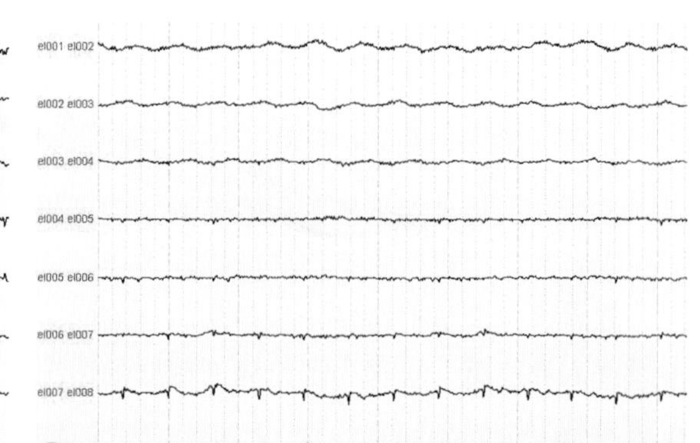

图16-5 DREZ切开术中的脊髓背角神经元场电位的监测。A. 脊髓表面条片状铂金电极，术中同时监测患侧和健侧脊髓电图；B. 健侧脊髓电图；C. 患侧脊髓电图，可见反复间断出现的高波幅、爆发样异常电位；D. 患侧DREZ切开术后的患侧脊髓电图，高波幅、爆发样异常电位消失

二、脊髓电刺激（SCS）

对于部分性臂丛神经损伤患者出现的疼痛，可能患侧上肢还保留部分感觉和运动功能，这些功能对患者来说弥足珍贵。虽然DERZ切开术同样能够确切地消除疼痛，但是DREZ切开术必定会破坏患者残留的感觉功能，而且有可能会影响原有的运动功能，为了避免DREZ手术的这些副作用，这种情况下可以选择采用脊髓电刺激（spinal cord stimulation, SCS）治疗。

SCS有多种刺激模式可以使用，常用的低频刺激（30～100 Hz），往往会诱发覆盖区域的肌肉跳动、感觉异常或感觉不适，患者绝大多数对电压敏感，通过调整刺激强度，可达到最佳的治疗效果。

近年来逐渐兴起的高频（10 kHz）刺激和爆发式刺激模式在治疗臂丛神经损伤后疼痛中也得到一些尝试和应用，取得了不错的效果。国外也有学者报道采用SCS联合周围神经刺激治疗臂丛神经损伤后疼痛取得满意疗效，背景疼痛完全消失，爆发样疼痛显著缓解。

我们采用颈段SCS治疗臂丛神经部分性损伤后疼痛11例，均经过测试治疗后植入永久刺激脉冲发生器，进行长期SCS治疗（图16-6），总体上疼痛缓解超过60%，而且爆发样疼痛发作次数和强度均明显减少。

对于臂丛神经损伤后疼痛合理的治疗选择原则，应该首先区分清楚是部分性臂丛神经损伤，还是完全性损伤。部分性臂丛神经损伤的患者还会残留肢体的部分运动和感觉功能，为了更好地保留这些功能，应该首选SCS测试和治疗。如果SCS效果不满意，仍可以采用DREZ手术治疗。对于完全性臂丛神经损伤后疼痛患者，几乎都存在明确的臂丛神经根撕脱，此时SCS治疗效果不佳，没必要再进行测试，应该尽可能地首选DREZ切开术治疗，这样才能够获得满意的止痛效果。

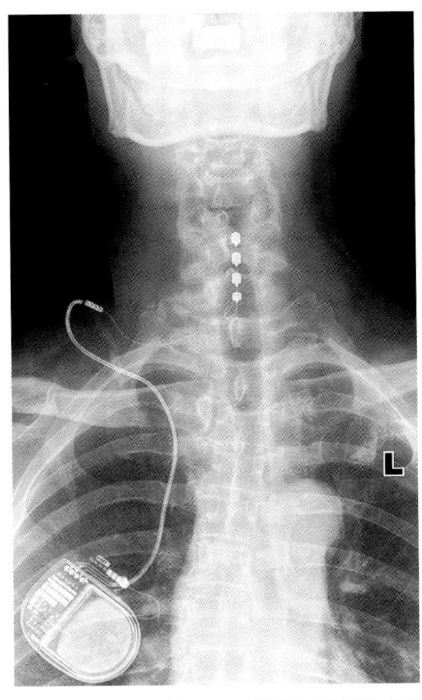

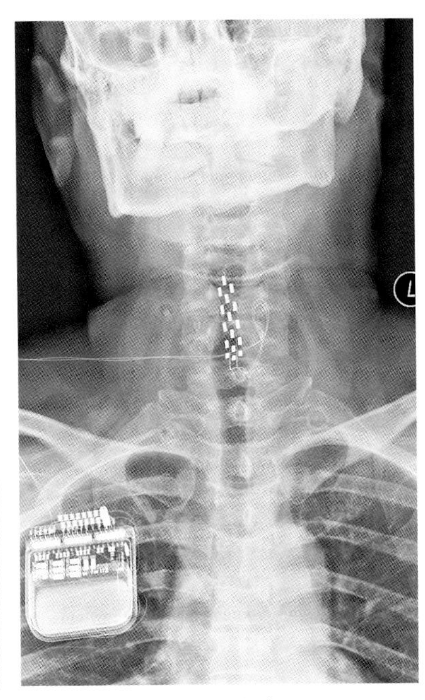

图16-6　颈段SCS治疗部分性臂丛神经损伤后疼痛

（胡永生）

参考文献

1. Baruah S, Bhat DI, Devi BI, et al. DREZotomy in the management of post brachial plexus root avulsion neuropathic pain: fMRI correlates for pain relief. Br J Neurosurg. 2021, 35(1): 1-10.
2. Bonifácio de Assis ED, Martins WKN, de Carvalho CD, et al. Effects of rTMS and tDCS on neuropathic pain after brachial plexus injury: a randomized placebo-controlled pilot study. Sci Rep, 2022, 12(1): 1440.
3. Chalil A, Wang Q, Abbass M, et al. Dorsal root entry zone lesioning for brachial plexus avulsion injuries: case series and literature review. Front Pain Res (Lausanne), 2021, 2: 749801.
4. Choi JH, Choi SC, Kim DK, et al. Combined spinal cord stimulation and peripheral nerve stimulation for brachial plexopathy: A case report. Pain Physician, 2016, 19(3): E459-E463.
5. Dauleac C, Brinzeu A, Fenniri I, et al. Microsurgical DREZotomy for treatment of brachial plexus avulsion pain. World Neurosurg, 2021, 148: 177.
6. Doddamani RS, Garg S, Agrawal D, et al. Microscissor DREZotomy for post brachial plexus avulsion neuralgia: A single center experience. Clin Neurol Neurosurg, 2021, 208: 106840.
7. Dombovy-Johnson ML, Hagedorn JM, Wilson RE, et al. Spinal cord stimulation for neuropathic pain treatment in brachial plexus avulsions: A literature review and report of two cases. Neuromodulation, 2020, 23(5): 704-712.
8. Dong S, Hu YS, Du W, et al. Changes in spontaneous dorsal horn potentials after dorsal root entry zone lesioning in patients with pain after brachial plexus avulsion.J Int Med Res, 2012, 40(4): 1499-1506.
9. Du T, Ji F, Ni B, et al. Factors affecting long-term outcome in dorsal root entry zone lesioning for brachial plexus avulsion. Pain, 2023, 164(5): 977-983.
10. Floridia D, Cerra F, Guzzo G, et al. Treatment of pain post-brachial plexus injury using high-frequency spinal cord stimulation. J Pain Res, 2018, 11: 2997-3002.
11. Gebreyohanes AMH, Ahmed AI, Choi D. Dorsal root entry zone lesioning for brachial plexus avulsion: A comprehensive literature review. Oper Neurosurg (Hagerstown), 2021, 20(4): 324-333.
12. Gebreyohanes A, Ahmed AI, Choi D. Dorsal root entry zone lesioning for brachial plexus avulsion pain: a case series. Spinal Cord Ser Cases, 2023, 9(1): 6.
13. Guo J, Gao K, Zhou Y, et al. Comparison of neuropathic pain characteristics associated with total brachial plexus injury before and after surgical repair: A retrospective study. Clin Neurol Neurosurg, 2020, 191: 105692.
14. Hill JR, Lanier ST, Brogan DM, et al. Management of adult brachial plexus injuries. J Hand Surg Am, 2021, 46(9): 778-788.
15. Huang H, Chen S, Wu L, et al. Therapeutic strategies for brachial plexus injury. Folia Neuropathol, 2021, 59(4): 393-402.

16. Lopez L, Sdrulla AD. Success with dorsal root entry zone lesioning after a failed trial of spinal cord stimulation in a patient with pain due to brachial plexus avulsion. Pain Rep, 2021, 6(4): e973.
17. Lovaglio AC, Socolovsky M, Di Masi G, et al. Treatment of neuropathic pain after peripheral nerve and brachial plexus traumatic injury. Neurol India, 2019, 67(Supplement): S32-S37.
18. Montalvo Afonso A, Ruiz Juretschke F, González Rodrigálvarez R, et al. DREZotomy in the treatment of deafferentation pain: review of results and analysis of predictive factors for success. Neurocirugia (Astur : Engl Ed), 2021, 32(1): 1-9.
19. Ruiz-Juretschke F, Garcia-Salazar F, Garcia-Leal R, et al. Treatment of neuropathic deafferentation pain using DREZ lesions: long-term results. Neurologia, 2011, 26(1): 26-31.
20. Santana MV, Bina MT, Paz MG, et al. High prevalence of neuropathic pain in the hand of patients with traumatic brachial plexus injury: a cross-sectional study. Arq Neuropsiquiatr, 2016, 74(11): 895-901.
21. Sindou MP, Blondet E, Emery E, et al. Microsurgical lesioning in the dorsal root entry zone for pain due to brachial plexus avulsion: a prospective series of 55 patients. J Neurosurg, 2005, 102(6): 1018-1028.
22. Teixeira MJ, da Paz MG, Bina MT, et al. Neuropathic pain after brachial plexus avulsion-central and peripheral mechanisms. BMC Neurol, 2015, 15: 73.
23. Tomycz ND, Moossy JJ. Follow-up 26 years after dorsal root entry zone thermocoagulation for brachial plexus avulsion and phantom limb pain. J Neurosurg, 2011, 114(1): 196-199.
24. Umansky D, Midha R. Treatment of neuropathic pain after peripheral nerve and brachial plexus traumatic injury. Neurol India, 2019, 67(Supplement): S23-S24.
25. Wang JW, Huang ZQ, Lu YJ, et al. Cerebral gray matter volume changes in patients with neuropathic pain from total brachial plexus injury. Eur Neurol, 2023, 86(1): 45-54.
26. Wu KY, Spinner RJ, Shin AY. Traumatic brachial plexus injury: diagnosis and treatment. Curr Opin Neurol, 2022, 35(6): 708-717.
27. Zheng Z, Hu Y, Tao W, et al. Dorsal root entry zone lesions for phantom limb pain with brachial plexus avulsion: a study of pain and phantom limb sensation. Stereotact Funct Neurosurg, 2009, 87(4): 249-255.
28. 董生, 胡永生, 杜薇, 等. 臂丛神经损伤后疼痛患者脊髓后角自发场电位的监测及意义. 中国疼痛医学杂志, 2011, 17(9): 531-535.
29. 胡永生, 李勇杰, 陶蔚, 等. 脊髓背根入髓区切开术治疗臂丛神经根撕脱后疼痛. 中华神经外科杂志, 2012, 28(8): 799-801.
30. 郑喆, 胡永生, 陶蔚, 等. 脊髓背根入髓区切开术治疗臂丛神经损伤后疼痛的疗效和并发症分析. 中华创伤杂志, 2010, 26(10): 885-888.
31. 陶蔚, 胡永生, 张晓华, 等. 脊髓背根入髓区显微外科毁损术治疗臂丛神经损伤后疼痛. 军医进修学院学报, 2012, 33(8): 813-815.
32. 刘芮村, 倪兵, 胡永生, 等. 脊髓背根入髓区毁损术治疗臂丛神经损伤后神经病理性疼痛的疗效及其影响因素分析(附105例报告). 中华神经外科杂志, 2020, 36(4): 385-389.

第十七章　幻肢痛

第一节　概　述

幻肢感是指肢体或身体的某部位被切除或因意外事件导致的肢体离断后，主观感觉切除的部位仍然存在于身体原处的现象。患者可以感知肢体的大小、长度、重量、活动；也可以有异常感觉，例如麻木、发冷、发热、痉挛等不愉快的感觉。幻肢感的发生率以前报道在5%～10%，但现在认为是几乎普遍存在的。幻觉通常在截肢手术后立即出现。它更常见于截肢肢体神经丰富的远端，如手指或足趾。幻肢的伸缩感觉可能发生在高达30%的患者中。这种现象被描述为肢体的远端部分向近端移动的感觉。

幻肢痛（phantom limb pain, PLP）是指上述幻觉或者肢体截肢部分的其他感觉达到一定的强度后所经历的疼痛。早在1552年，法国的外科军医Ambrose Pare最早从医学角度描述了幻肢现象，他注意到截肢患者在截肢后很长时间内仍感觉到已失去的肢体疼痛。神经科医生Silas Weir Mitchell在1866年首次在论文中使用“phantom limb”（幻肢）一词，并沿用至今。PLP的发生部位不仅局限于四肢，其他身体部位如乳房、直肠、外生殖器、牙齿、舌头、眼睛等切除时也会发生，但最常见于截肢术后。

截肢最常见的原因包括糖尿病、周围血管疾病和创伤。2005年美国下肢截肢患者有160万人，预计到2050年将有360万人接受截肢。截肢后，有90%的患者出现幻肢感，50%的患者在24小时内会出现PLP，且多达25%的患者在早期可能出现轻度的、短暂的PLP，其中多数穿戴合适的假肢后可以自行消失，但仍有10%的患者主诉无法忍受的剧烈疼痛。疼痛多在断肢的远端出现，这可能与远端身体部位在体感皮质中的投射比近端肢体更大有关。另一项对96名上肢截肢患者的研究发现PLP的发展有两个高峰：截肢后1个月内和12个月。长期的PLP可导致共病，如抑郁、睡眠障碍和药物滥用，并影响假体的使用。PLP的风险因素包括女性、上肢截肢、截肢前疼痛。

PLP的病理生理学机制尚不清楚。目前针对外周机制研究认为疼痛可能是截肢后神经断端形成神经纤维瘤，产生异常的自发性放电活动和异位放电，以及神经递质的释放、电解质通道的改变所导致。另外，背根神经节细胞异常的自主活动和对机械性、化学性刺激的敏感性增加也是外周机制之一。中枢机制认为：脊髓C纤维变性，使得Aβ纤维与后角二级神经元形成突触，后角神经元的自发性放电活动导致疼痛。大量证据表明截肢后患者的大脑皮质功能重组是产生PLP的致病机制之一。尽管诸多的研究表明心理机制在PLP的发生发展中发挥着重要作用，但尚未取得大家的共识。然而这些理论结构似乎都无法独立解释PLP现象。因此，PLP被认为是多种机制共同参与的结果。

第二节　临床表现

患者通常在截肢后1周出现疼痛，但亦有在术后几个月乃至数年以后迟发者。一般病例的疼痛呈逐渐减轻趋势，并在术后1～2年内幻肢痛的发作频率及时间逐渐减少直至最终消失；其中

44%的疼痛终身未减轻，形成严重PLP的病例仅占少数。

疼痛的部位主要在截除肢体的远端，如已截除的足、手或足趾、手指，也可表现在小腿。正中神经和胫神经的分布区域最为严重，并常与残肢痛（residual limb pain, RLP）同时存在。

疼痛的程度和性质变化很大，即使是同一个人在一天内亦有区别，多为搏动性、烧灼性、痉挛样、扭绞样、紧箍样、钻孔样、针刺样、撕扯样等难以形容的疼痛。也可在发病初期表现为电击样、切割样、撕裂样或针刺样疼痛，而后期表现为烧灼样或挤压样痛。多表现为持续性疼痛，并呈阵发性加重。也可表现为阵发性疼痛，疼痛的持续时间可以是数秒，也可以是数小时。

PLP对患者睡眠质量构成严重影响。截肢者中抑郁、焦虑和情感障碍等精神疾病的患病率高于普通人群。另外，严重抑郁障碍、自杀和创伤后应激障碍的患病率明显升高。

疼痛常于夜间、寂静时发作。情绪兴奋、精神压抑、疲劳、疾病、气候变化、排便、排尿和吸烟都是加剧疼痛的诱因。缓解因素包括早期使用假肢、按摩残肢、高温和分散注意力。

检查时常发现断端有神经纤维瘤或瘢痕硬结，局部皮肤极为敏感，轻触即可引起放射性PLP，残端可存在痛觉过敏、痛觉超敏。可伴有残存肢体运动和感觉功能障碍。

第三节 诊 断

典型的PLP诊断并不困难。

1．截肢后出现残端以远部位的剧烈疼痛（图17-1）。

2．疼痛性质多表现为烧灼样、撕扯样、刀割样、针刺样等尖锐的疼痛性质，常呈持续性疼痛伴阵发性加剧。

3．触及扳机点可诱发放射性PLP。

4．影像学检查无特异性征象，但对伴有臂丛神经完全性或不完全性撕脱伤的患者，臂丛神经MR检查可见程度不同的神经根袖囊肿、神经根萎缩（图17-1）。

5．排除其他病因，如残端疼痛、脉管炎或复杂区域疼痛综合征。

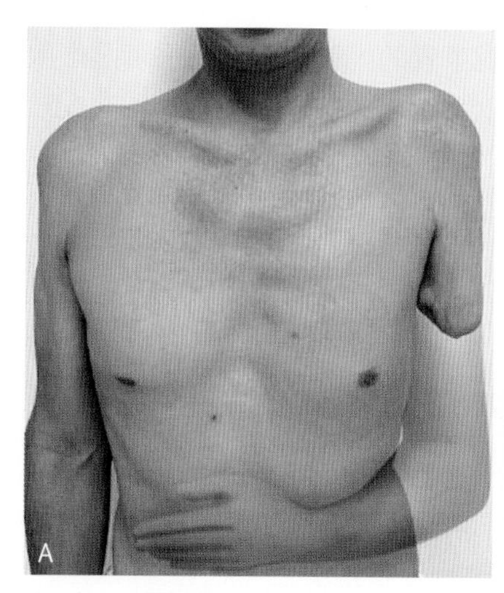

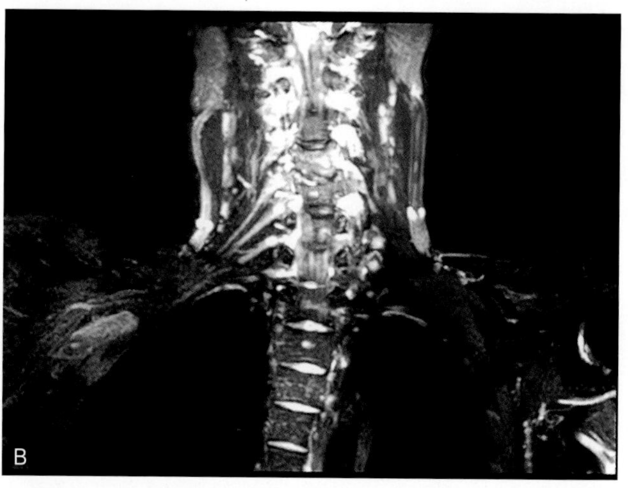

图17-1 患者男性，49岁，左上肢截肢后前臂及左手疼痛18年，自感左手位于腹壁前方，肘关节屈曲，上臂紧贴侧胸部（A）。磁共振检查示左侧臂丛神经部分撕脱（B）

第四节 治 疗

一些PLP患者即使不进行治疗，幻肢痛也可能会在几个月到一年的时间内逐渐消失，但有些患者PLP会持续数十年。疼痛持续超过6个月被认为治疗困难。治疗方案包括：一般治疗、药物治疗、局部注射、神经阻滞、神经调控、脊髓背根入髓区切开、镜像治疗、假肢策略、仿生重建、心理支持等。

一、一般治疗

以下列出了当幻肢痛出现并对截肢者造成痛苦时可以始终使用的方法：①控制残肢中的水肿；②建立宁静的睡眠模式（每晚至少6小时不间断睡眠）；③减少焦虑；④减轻压力；⑤恢复截肢者的生活控制权；⑥恢复有意义的功能；⑦对残肢使用脱敏技术；⑧减少抑郁；⑨戒烟。如果控制疼痛是一个持续存在的问题，并且有希望能减少PLP，那么戒烟是必须的。

二、药物治疗

治疗慢性PLP的药物选择包括如下几类：抗癫痫药、阿片类药物、5-羟色胺-去甲肾上腺素再摄取抑制剂、抗抑郁药、N-甲基-D-天冬氨酸拮抗剂、间充质干细胞、降钙素、钙通道阻滞剂、α-肾上腺素能受体激动剂和局部麻醉剂。

（一）抗癫痫药

抗癫痫药中加巴喷丁是控制神经病理性疼痛的首选药物。主要作用机制被认为是通过与电压依赖性钙通道的α-2-δ亚基结合，从而使流入神经元的钙减少。2002年的一项研究显示，同安慰剂组相比，治疗6周每天服用2400 mg的加巴喷丁组疼痛评分显著降低。其他研究同样发现，与安慰剂相比，加巴喷丁治疗在降低疼痛强度方面有效。而一项对41名因周围血管疾病而接受下肢截肢的患者进行的随机对照研究发现，截肢后30天内给予加巴喷丁并不能降低PLP的发生率或强度。相反使用卡马西平被证明可以成功地减轻因创伤导致的上肢截肢后严重慢性PLP。普瑞巴林是一种较新的抗惊厥药物，它具有与加巴喷丁相似的抗惊厥、镇痛和抗焦虑特性，但它具有更有利的药代动力学特性。尽管普瑞巴林被推荐为治疗神经病理性疼痛的一线药物，但仅有少数病例报告使用普瑞巴林治疗PLP。有病例报告表明，其他抗惊厥药物，如托吡酯、卡马西平在治疗PLP方面也有效。此类药物最常见的副作用是头晕、嗜睡、体重增加、恶心、腹痛、乏力等。

（二）阿片类药物

与许多其他慢性疼痛疾病一样，阿片类药物是治疗PLP常用的选择之一。在一项研究中，与安慰剂相比，口服吗啡有42%的患者被证明有效地降低了疼痛评分。值得注意的是，在25%的患者中，吗啡治疗显示出与疼痛评分降低相对应的皮质重组减少的初步证据。这可能提示吗啡是逆转PLP的一个潜在原因，而不仅仅是治疗症状性疼痛。这些发现同样得到了另一项研究的支持，该研究使用0.2 mg/kg体重的吗啡静脉注射，同样证实了与安慰剂相比，疼痛评分降低。研究还发现吗啡可以有效地减少残端痛和PLP，而输注利多卡因仅对减轻残端痛有效。这可能因为与利多卡因相比，阿片类的药物作用机制不同。

（三）5-羟色胺-去甲肾上腺素再摄取抑制剂（SNRI）

SNRI中最具代表性的药物是文拉法辛。再摄取效应具有剂量依赖性。在低剂量（<150 mg/d）时，它只作用于5-羟色胺能传递。在中等剂量（>150 mg/d）时，它作用于5-羟色胺能和去甲肾上腺素能系统，而在高剂量（>300 mg/d）时，它也影响多巴胺能神经传递。目前还没有关于SNRI与PLP相关的有效性的研究。一项大型的多中心、双盲、随机、安慰剂对照研究观察了文拉法辛在糖尿病性神经痛中的使用情况，发现其副作用较少。

（四）抗抑郁药

抗抑郁药是治疗神经病理性疼痛的常用药物。三环类抗抑郁药阿米替林已被用于PLP的治疗。但一项研究发现，阿米替林治疗组（最大剂量为125 mg/d）与安慰剂组之间没有显著差异。其常见的副作用包括镇静、神志不清、直立性低血压、体重增加、心动过速、心律失常和抗胆碱能作用。在另一项研究中，起初所有40名患者应用曲马多无效，后来改用平均55 mg/d的阿米替林后疼痛评分为0。但这些患者同样出现了典型的抗胆碱能副作用。尽管这项试验似乎证明了阿米替林治疗PLP的疗效，因不属于双盲研究，其结论可能存在偏差。

（五）局部麻醉药

局部麻醉药通过非特异性钠通道阻滞剂抑制外周伤害性感受器的敏化和中枢神经系统的过度兴奋。利多卡因是一种酰胺类局部麻醉剂。局部应用利多卡因最适合局部神经病理性疼痛，但对中枢性神经病理性疼痛可能不太有效。利多卡因全身给药最初被报道用于术后止痛，最近被报道用于减少去传入性疼痛、中枢性疼痛和糖尿病性神经痛。这些药物在PLP的长期治疗中几乎没有益处。但如果与抗抑郁药联合使用，其有效性可能会提高。通常情况下，麻醉药物的使用应仅限于中到重度疼痛的急性发作，如术后疼痛。

（六）N-甲基-D-天冬氨酸（NMDA）受体拮抗剂

N-甲基-D-天冬氨酸（NMDA）受体拮抗剂常用的是氯胺酮。其已被证明能有效地控制和减轻几种类型的慢性疼痛，包括神经病理性和肿瘤相关性疼痛。氯胺酮的作用机制是减少中枢敏化过程，从而减少痛觉过敏和痛觉异常。另外两项不同的研究表明，静脉输注氯胺酮0.5 mg/kg体重可显著降低所有11名患者的疼痛强度；剂量为0.4 mg/kg体重的氯胺酮在单独给药和与降钙素联合使用时，有效地减轻了PLP。它的主要副作用包括：幻觉、恶心、疲劳、头痛、膀胱炎、心血管反应。

（七）降钙素

鲑鱼降钙素是一种降低血钙水平的激素，由于其在外周刺激神经元时抑制神经元在中枢的激活，因此也被作为止痛剂进行研究。报道中关于降钙素用于截肢后疼痛的止痛效果褒贬不一。

（八）间充质干细胞

间充质干细胞可以分泌治疗性多肽，使其表达止痛肽——胶质细胞源性神经营养因子和绿色荧光蛋白，从而显著地减少痛觉过敏和痛觉超敏。因此，分泌止痛肽的转基因间充质干细胞是治疗神经病理性疼痛的潜在靶向细胞疗法。

（九）α-肾上腺素能受体激动剂

可乐定是一种α_2-肾上腺素能受体激动剂，它被发现在各种抗伤害性测试中发挥作用。可乐定对痛觉过敏和自发性疼痛有显著效果。可乐定也被报道与其他药物联合用于预防或治疗PLP。在一项对24名接受下肢截肢的患者进行的前瞻性对照研究中，发现术前硬膜外输注吗啡、布比卡因和可乐定均可显著降低PLP和幻肢感觉的发生率，并且具有安全、副作用较小的优点。

三、肉毒杆菌毒素局部注射

肉毒杆菌毒素已被发现用于各种与肌张力障碍、痉挛、偏头痛等相关的疼痛。它被证明除了具有抑制P物质和其他疼痛调节剂的作用外，还能引起化学性去神经作用。肉毒杆菌毒素用于治疗PLP并取得良好疗效的病例报道相对较少。Kern等首先描述了4名患者，在每名患者的4个触发点注射了100 U的A型肉毒杆菌毒素，所有患者的疼痛频率和强度都减少了60%～80%。另一项研究报道了B型肉毒杆菌毒素注射同样可以减轻PLP。

四、神经阻滞

周围神经阻滞可以阻断异常电信号传导，同时可以阻止周围神经冲动到达中枢神经系统。如果采用持续性用药，通常选择放置周围神经导管或是硬膜外导管。最常用的麻醉剂是利多卡因、布比卡因和罗哌卡因。6天的动态连续周围神经阻滞可减轻幻肢疼痛和疼痛引起的身体和情绪功能障碍，且通常可维持6个月。

在一项大型多中心随机对照试验中，对144名患有PLP的患者进行了为期6天的罗哌卡因与生理盐水输注的对比研究，发现罗哌卡因治疗组在治疗4周后视觉模拟疼痛评分（VAS）显著降低。治疗组VAS评分在治疗6个月后仍显著降低，但在12个月后疗效降低。

有报道采用交感神经阻滞对15例难治性PLP患者进行治疗，注射后1小时，PLP疼痛评分从5.3下降到2.3；1周时，PLP平均疼痛评分为4.2。15例PLP患者中有8例在阻滞后1小时疼痛减轻了50%，在1周和8周时疼痛减轻50%的患者都减少到了2例。

五、神经调控

神经调控通常包括各种植入式电极和经皮刺激器。脑运动皮质、脊髓或周围神经电刺激通过调节疼痛相关的神经通路来改善PLP。而经皮神经电刺激理论上是通过增加血流量、减少肌肉痉挛和激活粗大的传入神经来阻断脊髓伤害性感受器神经元，从而来缓解截肢后疼痛。

（一）经皮神经电刺激

经皮神经电刺激（transcutaneous electric nerve stimulation, TENS）是通过皮肤表面传递微小的电刺激电流从而达到治疗的目的。TENS已被证明可以有效治疗多种外周疼痛。TENS最常用于急性疼痛，如肌肉扭伤和拉伤。然而，目前也在尝试治疗一些慢性疼痛。这种刺激的目标是激活Aβ传入神经纤维，通过疼痛的门控理论来减少疼痛信号的传入。非侵入性的特点使其有助于在许多患者身上进行试验。

Tilak等的一项涉及26名患者的单盲研究显示，使用TENS治疗与镜像治疗同样可以显著缓解疼痛。在另一项患有PLP的10名患者中，使用TENS治疗后疼痛显著减轻。以前的研究都选择截肢同侧进行TENS刺激，然而病例报告也表明，对侧应用TENS也可能有助于缓解PLP。

（二）扰频器疗法

扰频器疗法（scrambler therapy, ST）与TENS存在相似之处，它们都需要在患者的皮肤上放置电极。但TENS疗法是基于疼痛的门控理论，而ST则是基于信息主动原理。这种镇痛理论，涉及由伤害性感受器传递的信号特征，以及这一特征如何使“疼痛”与“非疼痛”进行编码。也就是说，TENS试图刺激Aβ纤维，理论上认为这是为了关闭C纤维传递慢性疼痛信号的大门。相反，ST试图通过使用不同几何形状和持续时间的脉冲刺激C纤维本身，将通过C纤维传输的“疼痛”信号转换为“非疼痛”信号。

有关ST的最大研究是一项多中心病例研究，涉及201名患有不同慢性疼痛病因的患者，包括带状疱疹后神经痛、慢性腰痛、周围神经病变、PLP。这项研究显示超过80%的患者疼痛减轻＞50%。

（三）重复经颅磁刺激

重复经颅磁刺激（repetitive transcranial magnetic stimulation, rTMS）是慢性难治性神经病理性疼痛的治疗方法之一，其假说是通过使用磁场刺激受影响的大脑神经元来防止皮质重组。因为它非侵入性的特点，rTMS比其他刺激中枢神经系统的方法（如SCS、MCS和DBS）更容易被患者所接受。rTMS不需要手术干预，只需要在头皮上放置一个电磁线圈（通常以帽子的方式）。在PLP中，rTMS的靶点是大脑的一个区域，该区域由于肢体的传入障碍而缺乏神经元反馈。

研究显示，最常见的靶点是截肢对侧初级运动皮质，也称为M1。来自高质量随机对照研究的证据表明，与假刺激组相比，截肢对侧M1在10 Hz下进行2周的rTMS可有效降低PLP达15天。一项针对54名PLP患者的研究中，发现与假rTMS治疗组相比，疼痛减轻＞30%的患者数量明显增多。然而，这种效果维持时间有限，在治疗后1个月就消失了。但研究发现对于rTMS的积极治疗反应可以作为对MCS有效性相对较强的预测方法。

（四）经颅直流电刺激

经颅直流电刺激（transcranial direct current stimulations, tDCS）与rTMS原理相同。关键的区别在于大脑皮质内微电流的诱导方式。在rTMS中，通过线圈施加磁场，通过电磁作用诱导皮质产生微电流。相比之下，tDCS是对放置的两个电极施加电压而产生直流电。虽然理论上类似，但目前关于tDCS疗效的数据较少，而且与rTMS不同的是，tDCS尚未获得FDA的任何适应证批准，因此仍被视为一种试验性治疗。对于PLP的治疗，与rTMS相同，tDCS也以运动皮质为靶点。

一项初步研究对8名患有PLP的单肢截肢患者进行了为期5天的tDCS治疗，发现tDCS治疗后PLP立即显著下降，VAS评分平均下降41%，且疼痛减轻会持续至少1周。与假治疗组相比，tDCS组患者主观上增加了“移动”其幻肢的能力，这不能直接与疼痛减轻相关，但可能是显示tDCS诱导中枢变化的一个重要发现。tDCS也可用于减少截肢前的术前疼痛，以防止中枢和脊髓的致敏作用，尤其是由于血管或肿瘤原因而导致的截肢。

（五）脊髓电刺激

脊髓电刺激（spinal cord stimulation, SCS）的作用机制尚不完全清楚。其理论主要集中在门控理论上，该理论提出不断刺激脊髓后柱内粗大的有髓纤维从而抑制细小的无髓纤维传递的疼痛信号。该手术是在颈椎（上肢PLP）和胸腰椎（下肢PLP）的硬膜外或背根神经节内放置刺激电极，置于后柱被认为是首选位置。

早在20世纪70年代，人们就开始尝试使用SCS治疗PLP，并在多项研究中证实了其有效性。意大利的一项多中心研究经常被引用来证明SCS对慢性疼痛的有效性，其队列中PLP患者占14%，其中74%的患者由于测试电极可以有效控制疼痛，接受了永久性刺激器植入。另一项研究表明，脊髓电刺激在49例去神经传入损伤（包括截肢、神经根撕脱和慢性区域疼痛综合征）患者中的36例中取得成功。超过一半的患者（57%）疼痛评分降低75%。虽然这项研究并不仅仅聚焦于PLP患者，但去神经传入性疼痛的损伤机制相同。也有许多学者认为SCS对PLP长期效果不理想，故SCS对PLP的长期疗效仍有待商榷。

（六）运动皮层电刺激

运动皮层电刺激（motor cortex stimulation, MCS）是一种将电极植入颅内的手术，通常覆盖在M1运动皮层的硬脑膜外。尽管刺激是由电流而不是磁场提供的，但治疗理论与rTMS相似。MCS已被证明可以有规律地激活远离刺激的大脑区域，如丘脑。被刺激激活的大脑区域以及治疗的效果，在很大程度上依赖于电极的放置位置和所应用的刺激模式。电极的放置位置以及医生采取的刺激振幅、频率和刺激模式使得研究变得相对困难。然而，有证据表明，相当一部分无法通过药物获得充分控制的PLP患者可能从MCS治疗中受益。MCS通过影响调节下行通路的小脑、纹状体、中脑导水管周围灰质和丘脑区，调节上行和下行疼痛通路有效地减轻神经病理性疼痛。MCS还抑制腹后外侧核（VPL）的激活，VPL是上升通路的一部分。

一项研究发现，3例PLP患者中有2例报告在住院1年后疼痛稳定减少80%，同时也报告日常生活能力评分显著增加。第3例患者报告在MCS后4个月疼痛减轻，在1年后疼痛减轻了40%。另一项试验发现，在植入MCS电极后，仅有5/10的神经性疼痛患者疼痛缓解。然而，在对治疗有效的5名患者中，疼痛减轻的范围从50%到90%不等，其中4名患者的疼痛缓解持续时间>21个月。MCS治疗的最大缺陷在于长期随访中疗效下降，其原因尚不明确。

（七）脑深部电刺激

脑深部电刺激（deep brain stimulation, DBS）是指通过颅内电极侵入性地将电流施加到大脑的目标区域。与MCS相比，DBS针对的是大脑更深的区域。DBS靶点是通过结合动物实验和外科消融来确定的。最有价值的靶区，也是目前最常使用的靶点，即脑室周围和导水管周围灰质以及腹后外侧核（VPL）和腹后内侧核（VPM）。

一项在PLP和臂丛撕脱（BPA）患者的研究中，发现12例患者中有11例在DBS植入1年后疼痛明显减轻。在PLP组，平均疼痛评分降低了

90%，而在BPA组，平均疼痛评分降低了52%。华盛顿大学的一项研究也得出相似的结果，PLP组疼痛评分平均下降了80.4%，BPA组疼痛评分平均下降了26.2%。这些发现在其他几项研究和病例报告中同样得到证实，约一半接受了DBS治疗PLP的患者，疼痛减轻程度至少能够达到50%。在PLP患者中的疼痛减轻似乎比其他几种神经病理性疼痛情况更加明显。但DBS也存在长期随访中疗效下降的问题。

六、脊髓背根入髓区（DREZ）切开术

脊髓背根入髓区切开术通过对后角二级神经元毁损来消除幻肢痛，术后疼痛消失，但部分患者幻肢感仍然存在。

在20世纪60年代，人们发现脊髓背根入髓区（DREZ）与痛觉传导有关，并开始探讨将其作为治疗疼痛的靶点。1972年，在法国里昂Pierre Weitheimer神经病学研究所Sindou等为一例Pancoast综合征患者实施了首例DREZ切开术，取得了满意效果。此后各个中心运用该技术治疗各种难治性疼痛，包括臂丛神经损伤后疼痛、脊髓损伤后疼痛、癌性疼痛、带状疱疹后神经痛、难治性面痛、PLP、复杂区域疼痛综合征、放射相关性神经痛等。

我们的经验是采用外科医师熟悉的双极电凝毁损技术完成DREZ的毁损。理想的毁损范围包括：背根分支周围部分伤害性纤维-细纤维；后外侧束的内侧兴奋性部分；后角的最外层（Rexed的Ⅰ～Ⅴ层）。术中应根据脊髓后外侧沟的解剖特点来定位后外侧沟和后角。术中剪开紧贴神经根入髓区外侧缘的软脊膜，钝性分离背外侧沟时可见沟两侧内表面光滑，并有近似平行的均匀分布的微血管垂直于后角走行，这是背外侧沟的解剖学定位。在显微镜下直到分离背外侧沟由白亮变为褐色认为到达后角，即解剖学靶点。用直径0.2 mm双极电凝低功率毁损足够的深度，同时避免损伤邻近传导束。脊髓后外侧沟是脊髓后动脉和前动脉之间的分水岭，脊髓后外侧动脉、滋养动脉走行其中，术中应该避免损伤。我们的经验认为DREZ切开术是目前对PLP最有效的治疗方法，且长期疗效稳定，随访5年，75%的PLP患者有效（疼痛缓解率大于50%），伴有臂丛神经撕脱伤的PLP患者有效率可高达90%。

七、镜像治疗和运动想象

镜像治疗（mirror therapy, MT）是指利用平面镜成像原理将健侧的图像复制到患侧，让患者想象患侧的运动。镜像治疗通过使用视觉错觉、视觉反馈和虚拟现实从而有效地治疗幻肢疼痛。使用镜像疗法作为慢性PLP的治疗首次出现在20世纪90年代Vilayanur Ramachandran博士的理论和著作中。

运动想象（motor imagery, MI）疗法与MT密切相关，涉及许多相同的程序，其中关键的区别是没有镜子或镜盒。患者只是被要求想象移动被截肢的肢体。根据该技术的确切形式，可能会要求患者使用完整的肢体进行对称运动。

最新的MT和MI系统综述表明，它们总体上是有效的。在12个确定的研究中，有12个治疗组报告疼痛强度显著降低。有人提出MT和一些虚拟现实技术在降低疼痛评分方面比MI技术更有效。这可能是由于视觉反馈在逆转皮质变化中起着重要作用。尽管长期疗效不确定，MT对PLP患者的疼痛减轻有显著的短期效果。联合治疗可能有更好疗效的趋势。

八、虚拟现实法

关于PLP新兴的辅助疗法之一是虚拟现实（virtual reality, VR）法。Ortiz-Catalan等使用肌电传感器检测残肢上的肌肉电位，然后预测患者想要在截肢上做出什么样的动作，之后屏幕上的虚拟肢体将立即进行这些动作。因此，当患者看着屏幕时，因为仍然有截肢的肢体，可以做他想做的任何事情。与传统的镜像治疗相比，该系统使患者感觉更真实。总体而言，VR疗法对慢性幻肢疼痛患者有效。在参与研究的14名患者中，疼痛程度在VR治疗后平均下降了50%。

九、超前止痛法

由于PLP的高患病率，在非急诊截肢的情况

下预防PLP的发展一直受到相当大的关注。在这种情况下，医生将有充足的时间预防PLP。在此期间为减轻长期疼痛而提前采取的措施被称为超前止痛法。

超前止痛仍然是有一定争议的，几项对该治疗的研究得出了相互矛盾的证据。Bach等对25名患者进行的随机对照试验显示，术前使用布比卡因和吗啡进行腰段硬膜外阻滞（截肢前3天开始），术后第一年PLP发病率降低。Karanikolas等对65名患者进行的一项更大规模的RCT研究发现，术前48小时开始硬膜外镇痛或静脉PCA，术后持续48小时可降低截肢后6个月PLP的发生率和强度。但一项对11个超前止痛研究的系统性回顾发现，有些研究可以有效地减轻围手术期的即时疼痛，但没有一种方法可以持续地在PLP的发生上产生显著差异。

（陶 蔚 苏 里）

参考文献

1. Aiyer R, Barkin RL, Bhatia A, et al. A systematic review on the treatment of phantom limb pain with spinal cord stimulation. Pain Management, 2017, 7(1): 59-69.
2. Awad AJ, Forbes JA, Jermakowicz W, et al. Experience with 25 years of dorsal root entry zone lesioning at a single institution. Surgical Neurology International, 2013, 4: 64.
3. Bocci T, De Carolis G, Ferrucci R, et al. Cerebellar transcranial direct current stimulation (ctDCS) ameliorates phantom limb pain and non-painful phantom limb sensations. Cerebellum (London, England), 2019, 18(3): 527-535.
4. Borghi B, Chierichini R, Tognù A, et al. Phantom limb pain therapy. Pain Medicine (Malden, Mass.), 2020, 21(10): 2600-2601.
5. Collins KL, Russell HG, Schumacher PJ, et al. A review of current theories and treatments for phantom limb pain. The Journal of Clinical Investigation, 2018, 128(6): 2168-2176.
6. Culp CJ, Abdi S. Current understanding of phantom pain and its treatment. Pain Physician, 2022, 25(7): E941-E957.
7. Curt A, Yengue CN, Hilti LM, et al. Supernumerary phantom limbs in spinal cord injury. Spinal Cord, 2011, 49(5): 588-595.
8. De Nunzio AM, Schweisfurth MA, Ge N, et al. Relieving phantom limb pain with multimodal sensory-motor training. Journal of Neural Engineering, 2018, 15(6): 066022.
9. Dong S, Hu YS, Du W, et al. Changes in spontaneous dorsal horn potentials after dorsal root entry zone lesioning in patients with pain after brachial plexus avulsion. The Journal of International Medical Research, 2012, 40(4): 1499-1506.
10. Elavarasi A, Goyal V. Botulinum toxin to treat phantom limb pain. Toxicon: Official Journal of the International Society on Toxinology, 2021, 195: 17-19.
11. Erlenwein J, Diers M, Ernst J, et al. Clinical updates on phantom limb pain. Pain Reports, 2021, 6(1): e888.
12. Falci S, Indeck C, Barnkow D. Spinal cord injury below-level neuropathic pain relief with dorsal root entry zone microcoagulation performed caudal to level of complete spinal cord transection. Journal of Neurosurgery. Spine, 2018, 28(6): 612-620.
13. Grüsser SM, Winter C, Mühlnickel W, et al. The relationship of perceptual phenomena and cortical reorganization in upper extremity amputees. Neuroscience, 2001, 102(2): 263-272.
14. Hall N, Eldabe S. Phantom limb pain: a review of pharmacological management. British Journal of Pain, 2018, 12(4): 202-207.
15. Ilfeld BM, Khatibi B, Maheshwari K, et al. Ambulatory continuous peripheral nerve blocks to treat postamputation phantom limb pain: a multicenter, randomized, quadruple-masked, placebo-controlled clinical trial. Pain, 2021, 162(3): 938-955.
16. Kaur A, Guan Y. Phantom limb pain: A literature review. Chinese Journal of Traumatology. Zhonghua Chuang Shang Za Zhi, 2018, 21(6): 366-368.
17. King H, Forrester M. Electroacupuncture for alleviation of phantom limb pain. Journal of Rehabilitation Medicine. Clinical Communications, 2021, 4: 1000063.
18. Kirazli O, Tatarli N, Güçlü B, et al. Anatomy of the spinal dorsal root entry zone: its clinical significance. Acta Neurochirurgica, 2014, 156(12): 2351-2358.
19. Konrad P. Dorsal root entry zone lesion, midline myelotomy and anterolateral cordotomy. Neurosurgery Clinics of North America, 2014, 25(4): 699-722.
20. McCormick Z, Chang-Chien G, Marshall B, et al. Phantom limb pain: a systematic neuroanatomical-based review of pharmacologic treatment. Pain Medicine

(Malden, Mass.), 2014, 15(2): 292-305.
21. Noguchi S, Saito J, Nakai K, et al. Factors affecting phantom limb pain in patients undergoing amputation: retrospective study. Journal of Anesthesia, 2019, 33(2): 216-220.
22. Osumi M, Shimizu D, Nishi Y, et al. Electrical stimulation of referred sensation area alleviates phantom limb pain. Restorative Neurology and Neuroscience, 2021, 39(2): 101-110.
23. Pacheco-Barrios K, Meng X, Fregni F. Neuromodulation techniques in phantom limb pain: A systematic review and meta-analysis. Pain Medicine (Malden, Mass.), 2020, 21(10): 2310-2322.
24. Pang D, Ashkan K. Deep brain stimulation for phantom limb pain. European journal of paediatric neurology: EJPN: official journal of the European Paediatric Neurology Society, 2022, 39: 96-102.
25. Piyawattanametha N, Sitthinamsuwan B, Euasobhon P, et al. Efficacy and factors determining the outcome of dorsal root entry zone lesioning procedure (DREZotomy) in the treatment of intractable pain syndrome. Acta Neurochirurgica, 2017, 159(12): 2431-2442.
26. Polat CS, Konak HE, Altas EU, et al. Factors related to phantom limb pain and its effect on quality of life. Somatosensory & Motor Research, 2021, 38(4): 322-326.
27. Rath SA, Braun V, Soliman N, et al. Results of DREZ coagulations for pain related to plexus lesions, spinal cord injuries and postherpetic neuralgia. Acta Neurochirurgica, 1996, 138(4): 364-369.
28. Richardson C, Kulkarni J. A review of the management of phantom limb pain: challenges and solutions. Journal of Pain Research, 2017, 10: 1861-1870.
29. Sindou M, Mertens P, Wael M. Microsurgical DREZotomy for pain due to spinal cord and/or cauda equina injuries: long-term results in a series of 44 patients. Pain, 2001, 92(1-2): 159-171.
30. Sindou MP, Blondet E, Emery E, et al. Microsurgical lesioning in the dorsal root entry zone for pain due to brachial plexus avulsion: a prospective series of 55 patients. Journal of Neurosurgery, 2005, 102(6): 1018-1028.
31. Son BC, Choi JG, Ha SW, et al. Intraoperative neurophysiological monitoring (motor and somatosensory evoked potentials) in dorsal root entry zone lesioning for brachial plexus avulsion pain. Stereotactic and Functional Neurosurgery, 2017, 95(5): 330-340.
32. Sugawara AT, Simis M, Fregni F, et al. Characterisation of phantom limb pain in traumatic lower-limb amputees. Pain Research & Management, 2021, 2021: 2706731.
33. Taheri A, Lajevardi M, Arab S, et al. Repetitive transcranial magnetic stimulation for phantom limb pain: Probably effective but understudied. Neuromodulation: Journal of the International Neuromodulation Society, 2017, 20(1): 88-89.
34. Tao W, Hu Y, Chen F, et al. Microsurgical dorsal root entry zone coagulation for chronic neuropathic pain due to spinal cord and/or cauda equina injuries. Chinese Medical Journal, 2014, 127(1): 182-184.
35. Tomycz ND, Moossy JJ. Follow-up 26 years after dorsal root entry zone thermocoagulation for brachial plexus avulsion and phantom limb pain. Journal of Neurosurgery, 2011, 114(1): 196-199.
36. Urits I, Seifert D, Seats A, et al. Treatment strategies and effective management of phantom limb-associated pain. Current Pain and Headache Reports, 2019, 23(9): 64.
37. Xiang JP, Liu XL, Xu YB, et al. Microsurgical anatomy of dorsal root entry zone of brachial plexus. Microsurgery, 2008, 28(1): 17-20.
38. Xie HM, Zhang KX, Wang S, et al. Effectiveness of mirror therapy for phantom limb pain: A systematic review and meta-analysis. Archives of Physical Medicine and Rehabilitation, 2022, 103(5): 988-997.

第十八章　截肢痛、残肢痛

第一节　概　述

截肢痛（postamputation pain, PAP）是截肢术后患者常见的慢性神经病理性疼痛，高达70%～80%的截肢患者会经历慢性复杂的截肢后疼痛，包括幻肢觉、幻肢痛和残肢痛。

残肢痛（residual limb pain, RLP）是与截肢相关的慢性并发症之一，被定义为在被截肢肢体的残余部分所感受到的疼痛，既可以是手臂、腿的近端，也可以是截肢后的残肢。它包括躯体疼痛和神经性疼痛，它们既可以独立存在，也可以共存。躯体疼痛通常是由感染、血管功能不全、骨刺形成、伤口愈合差、瘢痕形成和软组织炎症以及假体使用所引起的骨骼、肌肉、皮肤的疼痛。神经性RLP通常可归因于潜在原因，如神经瘤或神经压迫，或是存在复杂性区域疼痛综合征。

人们普遍认为截肢后幻觉、幻肢痛（phantom limb pain, PLP）非常常见，而RLP要少得多。但事实上大多数接受疼痛治疗的截肢者往往都有RLP。因此需要考虑到PLP和RLP这两种情况可能同时存在。几乎一半的PLP患者已经或曾经同时发生了RLP，RLP本身也被认为是PLP发生的危险因素之一。

先前的研究表明，在截肢者中，RLP是继PLP之后最常见的疼痛形式。与其他原因相比，这种疼痛在创伤性截肢者中更为常见。这种形式的疼痛在截肢后的早期更为普遍。Ephraim等观察了914名失去肢体的患者，发现95%的患者患有RLP或PLP，而且与抑郁症状也有显著关系。虽然这两种类型的疼痛可能共存，但RLP更常见于手术后的急性环境，而PLP可能出现得较晚，且在很大程度上会转为慢性。虽然RLP在手术后发病更急性，但随着时间的推移，它也比PLP改善得更多。

Davis的截肢后疼痛研究样本中，82%的参与者出现了RLP；然而，RLP的平均疼痛强度似乎较低。另外发现截肢水平和截肢前疼痛与RLP疼痛强度相关。即高截肢水平与较高的RLP强度相关。大腿相对较大的手术区域会导致较大的神经瘤，这与神经病理性疼痛有关。也就是说，较大的截肢也意味着较大的神经损伤，增加了神经病理性疼痛的风险。

观察性研究报告中的RLP患病率为21%～74%。PubMed和Embase在2000年至2020年间发表了关于下肢截肢患者中RLP和症状性神经瘤疼痛的患病率研究，采用meta分析来量化RLP和症状性神经瘤的患病率，表明RLP的总患病率为59%。对于症状性神经瘤，合并患病率为15%。对于50岁及以上患者，以及截肢后2年以后的患者RLP的患病率可能更高。由于RLP的主诉常发生在截肢术后2年，因此告知患者在此期间有发生RLP的可能性是非常重要的。

1881年Odier首先描述了周围神经部分或完全切断后，近断端形成创伤性神经瘤。神经损伤后形成的神经瘤可分为两类。连续性神经瘤是由周围神经的部分损伤引起的，它表现为完整神经上组织增厚的区域。而残端神经瘤是由神经完全切断后轴突的无组织再生形成的，如截肢。1863年Vischow根据神经瘤的组织结构分成真性神经瘤和假性神经瘤，认为残端神经瘤实际上是一种假性神经瘤。残端神经瘤需要几个月的生长才能出现症状，通常持续2年或3年。残端神经瘤可引起自发性疼痛、痛觉过敏或感觉异常等症状，并导致功能障碍。断裂的神经都会形成神经瘤，但仅有10%引起顽固性疼痛。残端痛性神经瘤在临床上较为常见，治疗方法较多但疗效不一，目前仍是周围神经领域中的一个重要课题。神经瘤的组织学检查显示，瘢痕组织中含有大量的施万细胞和增生的轴突。神经瘤有无髓磷脂的裸露神经末梢，在瘢痕组织的局部缺氧环境中更容易反复放电。

Davis指出了残肢疼痛的六种常见原因：假体因素、神经源性、关节源性、交感神经源性、牵涉痛和残端组织异常。

1. 假体因素　常见原因包括：①残肢不良：残肢承重部位皮肤瘢痕，植皮，皮下软组织过少，皮肤与骨骼粘连，穿用假体时常引起皮肤擦伤；残肢的骨末端有骨刺，残肢的骨突起过于明显，在穿用假体时常引起压痛和皮肤损伤；残肢的压痛和皮肤疼痛过敏，多由于截断的神经末端神经瘤或神经粘连所引起。②假体装配不合适：多由于假体接受腔、假体对线或假体悬吊功能不好引起。大多数需要接受腔与残肢更好的贴合才能发挥其最大的功能。压力施加在剩余腿或手臂的组织上，而这些组织并不是设计成承受压力的。当插口对残肢软组织施加过多的压力，特别是对神经或在周围神经切断端形成的神经瘤时，可能会引起残余肢体疼痛。为了尽量减少或解决这些假体问题，必须将仔细的假体评估、细致的假体装配和适当的假体训练结合在一起。

2. 神经源性　神经源性疼痛的一个重要来源可能来自神经瘤的形成。Snyder等认为，残端痛性神经瘤是被切断的神经断端企图重建神经而连续性失败的结果。在神经再生过程中，如无正常的引导生长，两断端的距离太远，中间又有瘢痕组织形成或远断端缺如，会使近断端的再生轴突缺乏正常通道的引导而不能到达原来部位。再生的神经纤维就会无规律地向各个方向生长，甚至还会反折生长、轴索僵结、互相交叉，结缔组织长入，加上成纤维细胞的侵入，便形成一个肿块，即神经瘤。由于其系神经轴索和结缔组织组成，没有肿瘤组织，所以称之为假性神经瘤。神经瘤疼痛的特征通常是尖锐的刺激性疼痛，可通过轻敲神经瘤而诱发。神经瘤也会在没有外部或内部刺激的情况下出现自发痛，但这种情况很少见。

3. 关节源性　也就是说来自关节或其周围软组织的疼痛。通常累及的关节包括膝关节、髋关节和骶髂关节。在上肢截肢手术中，疼痛可能出现在截肢水平附近的任何关节。最常见起源于肩关节。除了固有的关节疼痛之外，周围的韧带、关节或滑膜在患病时都可能产生疼痛。尤其是患有风湿病的老年人。这一类人群有相对较高的关节源性疼痛发生率。

4. 交感神经源性　这种类型的疼痛，通常被称为反射性交感神经营养不良或慢性复杂性区域疼痛综合征。许多疾病会有相似的临床特征，包括但不限于雷诺病、神经源性炎症和红斑性肢痛症。

5. 牵涉痛　疼痛近端的疾病将疼痛指向残肢。这可能是由神经根病、小关节综合征、梨状肌综合征或肌筋膜痛引起的。这些肌肉骨骼和神经疾病在截肢者中更为常见，多因为步态异常导致过度的生物力学变化引起。

6. 残端组织异常　异常组织如骨质外生骨化、异位骨化、粘连性瘢痕、缺血、溃疡、多汗症、疣状增生或感染可引起残端疼痛。缺血可能是远端残肢疼痛的主要原因。

第二节　临床表现

RLP大多表现为间歇性的，少数呈持续性的。且在大多数患者中发作的频率不一，30%～42%的患者每周发生4次以上。疼痛发作大多持续数小时、1天甚至更长时间。1/3的患者会出现重度RLP。一项研究发现，随着时间的推移，RLP的疼痛强度略有下降。另一篇报道了在2年的时间里，56%的患者残余肢体疼痛强度下降了30%或更多，22%的患者增加了30%或更多。与创伤性和糖尿病患者相比，下肢截肢患者中血运障碍引起的RLP强度更高。

RLP的疼痛范围较弥散，可波及整个断端并向身体其他部位放射，也有少数病例疼痛仅限局于断端一定的区域内（图18-1）。因瘢痕中神经瘤的刺激而引起的多为神经性疼痛。疼痛性质呈跳痛、刺痛或灼痛。与症状性神经瘤相关的其他身体症状包括感觉和运动神经功能受损。感觉功能障碍表现为感觉减退、感觉异常、痛觉过敏和受影响神经区域的麻木。RLP往往伴有血管痉挛及发汗异常。症状性神经瘤引起的疼痛被描述为敲击神经受损伤区域可引起的剧痛，称为Tinel征。情绪激动、嘈杂声响、天气变化均可使疼痛加重。

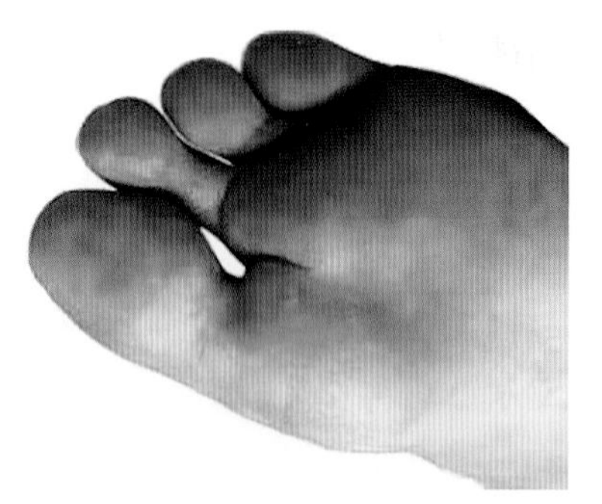

图18-1　第二足趾骨折术后残端痛

交感神经源性RLP在急性期常表现为皮温增高、充血、水肿和多汗。这种疼痛是一种弥漫性、持续性的烧灼性疼痛。在慢性期，症状包括四肢苍白或发紫、皮温过低、硬结、皮肤萎缩、毛发分布减少、关节僵硬以及持续疼痛，受影响区域的任何刺激都会加剧疼痛。

磁共振成像可视化有问题的神经瘤的存在、大小和位置，可能有助于将神经瘤与其他导致截肢后疼痛的病因区分开来。超声在判断残端神经瘤位置、大小、形状以及与周边的关系上发挥重要作用。另外，超声可作为辅助设备完成神经阻滞、射频等有创操作。

研究报道RLP对下肢截肢患者功能有影响，包括日常生活能力、社交生活能力、工作能力均表现为明显降低。

第三节　诊　断

区分RLP和PLP对于正确诊断非常重要，因为RLP比PLP对治疗的反应要快得多。应获得完整的病史，包括疼痛的部位、性质、严重程度和放射模式，加剧和缓解疼痛的因素，以及疼痛的时间特征。根据这些信息进行有重点的体格检查通常会导出诊断。体格检查应包括检查皮肤、肌肉体积和对称性、姿势和步态，以及评估假体的合适性和佩戴情况。应触诊残肢，以确定压痛、瘢痕粘连、骨刺生成和神经瘤的部位。临床医生需要评估肌肉力量，以确定是否存在肌肉无力，评估关节活动范围，以排除肌挛缩。另外，应该检查患者的感觉，因为缺乏感觉容易导致皮肤破裂和感染。

对于假体所引起的疼痛，应注意是否存在水肿，特别是当假体不合适时。水肿本身可能会导致疼痛的情况。为了评估肢体水肿程度，需要测量残存肢体体积。另外，仔细触诊残肢的骨和软组织是评估骨质隆起或新骨形成的最佳方法。X线平片可能有助于确定骨性边缘的轮廓、位置。在这种情况下，当骨缘紧贴在皮肤下面而没有其他软组织填充物在假体佩戴期间起保护作用时，可能会产生疼痛。

当局部症状持续超过最初恢复期时，应怀疑残端神经瘤。Penna等的研究成果是唯一一项用于确定症状性神经瘤的方法及其诊断标准的研究。只有当体格检查（Tinel征）结合组织病理学或放射学证据支持神经瘤的存在时，才能得出痛性神经瘤存在的结论。组织学上，神经瘤的特征是轴突生长成无序的纤维性组织。神经瘤可以通过超声检测出来，有助于区分无症状和有症状的神经瘤。近端神经阻滞通常被视为诊断的金标准。但传统上的局部麻醉剂的盲注用来确认诊断会因为麻醉剂从近端扩散到残肢的末端而缺乏特异性，产生假阳性反应。它对手术成功的预测价值似乎很低，选择手术治疗前应该进行仔细评估。

第四节　治　疗

一、预防

RLP是多种病因所致疼痛的统称，有不同的治疗方案。在非糖尿病和糖尿病血管病变的患者发生溃疡的情况下，对基础条件的护理是非常重要的。这些溃疡通常比残肢和假体之间因压力和摩擦造成的溃疡更麻烦，愈合更慢。合适的假体可以预防溃疡引起的RLP。长期随访中需要定期检查残肢和仔细安装假体，有效的假体安装是残肢疼痛的一个可改变的原因。由于残肢疼痛是多因素的，并受到假体装配和残肢护理的影响，我们观察到的高频率RLP需要更加重视定期的跨学科合作。如果患者感到疼痛导致日常假体使用受限，则推荐专业人士进行假体改装。一个合适的假体对于预防RLP十分重要，但如果出现严重的骨刺，软组织或骨感染，通常需要进行残端翻修手术。

当RLP是由于症状性神经瘤产生时，可以采用手术和非手术治疗方案。截肢后症状性神经瘤的非手术治疗包括各种药物、苯酚或乙醇注射、射频消融和冷冻，这些治疗方法的有效性尚不确定，且缺乏可靠的证据。在神经瘤出现持续性疼痛的情况下，手术方法往往优于非手术方法。神经瘤治疗最流行的外科技术之一是由Dellon和Mackinnon在20世纪80年代报道的技术。这项技术包括神经瘤切除，并将残余神经末端置于远离失神经皮肤、远离张力的位置，埋入局部血运良好的肌肉环境中。尽管该技术在切断的神经末梢周围提供了软组织缓冲，但它没有提供任何神经再生的靶点，因此不可避免地会出现神经瘤复发。目前的治疗方案包括将神经末端埋藏在肌肉、骨骼或静脉中，以及神经端端吻合。这些策略旨在将症状性神经瘤转变为无症状性神经瘤，但没有解决终末神经感受器的无序轴突再生的潜在病理问题。

靶点肌肉神经移植术和周围神经再生是症状性神经瘤的两种新型治疗方法，取得了良好的效果。这些技术可用于神经瘤的治疗和预防。

靶点肌肉神经移植术（targeted muscle reinnervation, TMR）是一种周围神经转移术，由Dumdian于2002年首次实施，通过一种新的神经转移术，将截断的轴突重新连接到附近肌肉中的运动终板和细胞感觉器，以预防神经瘤的发生。Valerio等在2012—2018年间进行了一项多机构队列研究。51例接受大腿截肢并立即行TMR的患者与438例未经选择的大腿截肢者进行了比较。结果显示，接受TMR治疗的患者与未接受治疗的截肢者相比，发生PLP和RLP的较少。截肢时应考虑先行TMR切断神经的手术干预，以减少病理性PLP和症状性神经瘤相关RLP。另外两个机构的50多名外科患者的证据表明，早期TMR干预显著改善了主要肢体截肢者的神经病理性疼痛。TMR对慢性截肢者相关疼痛的预防性措施应该成为截肢时的常规做法。

周围神经再生（regenerative peripheral nerve interfaces, RPNI）最初被描述为一种神经假体控制策略，包括残余的周围神经或单个神经束植入自体游离骨骼肌。植入的周围神经对骨骼肌的神经再植形成了新的神经肌肉连接，防止了与神经瘤相关的无组织的、无目的的轴突发芽。因此，RPNI是通过减少神经瘤形成来减轻神经瘤疼痛。骨骼肌移植物内突触生成导致了成功的神经再生，这将RPNI神经瘤策略与将残余神经埋入局部受神经支配肌肉的技术区别开来。

TMR和RPNI采用了类似的方法，在周围神经上提供去神经的肌肉组织，以鼓励新的神经肌肉连接的形成，以减少神经瘤的形成。然而，这些技术之间有一些关键的区别。TMR需要神经转移技术，经常涉及2条大小不匹配的神经的接合。例如，上肢截肢后TMR中常见的神经转移包括大的残余正中神经转移到肱二头肌短头的明显较小的运动神经，大的桡神经远端转移到肱三头肌外侧头的明显较小的运动神经，在接合过程中这种大小差异是修复部位神经瘤连续性的已知危险因素。此外，被牺牲的运动神经的近端被缩短并移离接合点，以防止它对神经再生。尽管这一被牺牲的运动神经有可能不会形成症状性神经瘤，但尚不清楚该运动神经瘤是否仍可参与中枢介导的疼痛过程。相比之下，RPNI手术不涉及神经转移技术，也不涉及来自牺牲运动神经的新神经瘤的形成，并且不需要繁琐的识别和解剖供体运动神经分支。然而，RPNI的成功取决于正确的技术，这包括获得与周围神经或神经束大小相匹配的适当厚度和大小的肌肉移植物，并在血运良好的伤口创建RPNI。

二、药物治疗

RLP的药物治疗大体与PLP相似。选择药物治疗时，必须要考虑慢性化、给药途径和不良反应。常用的药物包括抗惊厥药物、阿片类药物、肉毒毒素、N-甲基-D-天冬氨酸（NMDA）受体拮抗剂、抗抑郁药物、钠通道阻滞剂、局部麻醉药、非甾体抗炎药、α_2受体激动剂等。

（一）抗惊厥药物

包括加巴喷丁、普瑞巴林、卡马西平、奥卡西平等。人和大鼠脑磁共振的共振光谱表明，加巴喷丁增加了体内GABA的合成。在体外，加巴喷丁增加神经元组织的非突触GABA反应，并减少几种单胺类神经递质的释放。因此，加巴喷丁是通过调节中枢神经钙离子的通道，提高中枢神经递质，也就是γ-氨基丁酸的合成，从而隔离体内与中枢神经递质的钙通道，起到阻断信号传导的效果，将神经传递疼痛的信号通路阻断，从而发挥镇痛的作用。

Smith对24名患有PLP和（或）RLP的成年人进行了一项双盲交叉试验。参与者被随机分配接受加巴喷丁或安慰剂。加巴喷丁从300 mg滴定到最大剂量3600 mg。在整个研究过程中收集了疼痛强度、疼痛干扰、抑郁、生活满意度和功能的测量结果。超过一半的参与者报告在加巴喷丁阶段疼痛显著减少，相比之下，只有约1/5的参与者报告在安慰剂阶段疼痛减轻。显著的副作用包括嗜睡、头晕、头痛和恶心。

（二）阿片类药物

过去经常使用阿片类药物治疗截肢痛，但由于认识到阿片类药物的副作用，现在处方的频率降低了。使用阿片类药物治疗截肢后疼痛的研究不多，许多都是病例报告。

一项对创伤后截肢患者的治疗研究显示，口服阿片类药物可改善RLP和PLP，并观察到截肢患者疼痛阈值增加。3个随机、盲法试验证明了阿片类药物对幻肢疼痛的有益作用。口服和静脉注射吗啡有效地减轻了幻肢疼痛的严重程度，但药物有多种副作用，包括疲劳、头晕、出汗、便秘、排尿困难、恶心、眩晕、瘙痒和呼吸减慢。长期使用阿片类药物可能会导致神经内分泌后遗症，如阿片类药物诱导的雄激素缺乏症，包括性腺功能减退和睾酮分泌不足症从而导致性功能受损、性欲下降、不孕不育和骨质疏松症。

（三）肉毒杆菌毒素

肉毒杆菌毒素促进止痛的潜在机制仍有待研究。目前认为肉毒杆菌毒素可能同时影响胆碱能纤维和非胆碱能伤害性感觉纤维而发挥镇痛作用。直接将肉毒杆菌毒素注射到肌肉结构中，可以减轻与肌肉痉挛/紧张相关的肌筋膜疼痛。当肉毒杆菌毒素在神经瘤部位或伤害性结构附近肌肉内或皮下给药时，它还可以最大限度地减少神经瘤的异位放电，并减少外周疼痛通路中伤害性感受器的释放。

Wu等研究14位截肢者随机接受1次肉毒杆菌毒素注射，并与利多卡因和甲泼尼龙联合注射相比较。每名患者在基线和注射后每个月进行评估，为期6个月。所有患者均完成治疗方案，无急性副作用，并在治疗后每个月评估RLP、PLP和疼痛耐受性。结果发现，注射肉毒杆菌毒素和利多卡因/甲泼尼龙均能立即改善疼痛耐受性，注射肉毒杆菌素的患者起始痛程度高于注射利多卡因/甲泼尼龙的患者（P=0.07），两组在RLP和疼痛耐受性方面没有统计学差异。

（四）N-甲基-D-天冬氨酸受体拮抗剂

N-甲基-D-天冬氨酸（NMDA）受体拮抗剂包括氯胺酮、右美沙芬和美金刚，它们被认为可以阻断脊髓背角神经元敏化而发挥镇痛作用。Nikolajsen等发现，在患有PLP或RLP的患者中，与生理盐水对照组相比小剂量氯胺酮输注45分钟后，疼痛强度显著降低，疼痛阈值升高。尽管氯胺酮的治疗证据较强，但随访期短，不良反应发生率高，包括意识改变、视觉幻觉、听力障碍和情绪变化，限制了其长期使用。

三、微创介入治疗

（一）超声引导下射频治疗

超声引导应作为诊断残端神经瘤相关疼痛的常规工具，在残端神经瘤疼痛的治疗干预中非常有用。超声波引导多被报道通过射频神经毁损和注射苯酚以破坏残端神经瘤，用于治疗慢性截肢痛。超声波在治疗一般慢性疼痛，特别是症状性神经瘤方面有许多优势。使用超声波可以准确地对神经瘤进行可视化和定位。它通常表现为与神经直接相连的椭圆形低回声肿块。在软组织相关的病理学中，超声在疼痛医学中特别有吸引力，因为透视技术仅依赖于骨骼标志物，而这一领域的超声能够区分血管、肌肉、肌腱和周围神经。

Restrepo-Garces等使用了脉冲射频（pulsed radiofrequency, PRF），理论上的优势是潜在地降低了对可存活神经的损伤的可能性，因为PRF通常并不被认为是一种神经破坏性手术。PRF已被用作标准射频毁损的替代方案，已有大量关于该疗法的生物学效应和临床疗效的报道，且无神经副作用或并发症。

（二）交感神经阻滞

反射性交感神经营养不良或复杂性区域疼痛综合征的诊断是基于特征性的症状、体征以及骨扫描中残肢骨骼静态摄取增加而获得的。早期诊断对于有效的治疗很重要。治疗方法包括强化练习、控制水肿、脱敏技术、超声波和应用经皮神经电刺激装置。药物治疗通常是无效的。交感神经阻滞通常可以缓解症状，可以通过X线引导下腰交感神经阻滞来治疗下肢反射性交感神经营养不良，或通过超声引导下星状神经节阻滞来治疗上肢反射性交感神经营养不良。

截肢痛影响60%以上的截肢患者。治疗截肢痛的主要挑战之一是难以确定疼痛机制，这与RLP和PLP都有关。在一项研究中，采用交感神经阻滞对17例难治性截肢痛患者进行了治疗，注射后1小时，RLP平均VAS评分从5.2下降到2.8，8例（50%）在注射后1小时RLP降低了50%，有4例和1例患者分别在注射后1周和8周仍能保持了良好效果。

四、手术治疗

（一）脊髓电刺激和周围神经电刺激

脊髓电刺激和周围神经电刺激是一种神经调控治疗，对RLP的疗效优于PLP，且长期随访效果较满意。可以采用低频刺激模式，也可以采用超高频刺激模式。在最近完成的一项10名患者的试点研究中，采用超高频刺激后，平均疼痛水平从5.7分下降到1.4分，85%的患者疼痛减轻大于50%。所有接受测试的患者要么停止服用止痛药，要么显著减少服用止痛药。在整个研究过程中，患者实现了有意义和显著的疼痛减轻，每位接受测试的患者描述，与截肢后尝试的其他止痛方法相比，超高频刺激提供了他们所经历过的最显著的疼痛减轻。

（二）脊髓背根入髓区切开术

脊髓背根入髓区切开术是治疗残肢痛的一种有效的神经毁损方法，但其存在不可逆的副作用，即术后残端感觉的减退或缺失。该副作用将严重影响患者对假肢的使用，从而影响患者的生活。因此，在其他治疗无效时，才应考虑选择该术式进行治疗。

五、其他治疗

脉冲短波电磁场疗法是一种非侵入性治疗，以前被用作止痛和伤口愈合的辅助疗法。具有非侵入性、可穿戴、患者负担低、禁忌证少、没有显著的副作用等优点。

研究显示12名膝关节以上或以下截肢、对先前的多种侵入性治疗无效的持续性、顽固性PLP和（或）RLP患者被提供了一种非侵入性、可穿戴的脉冲电磁场设备。患者使用附带的敷料将直径12 cm的环形天线自行施加到他们的残肢上，然后激活该设备。该设备可持续提供非热射频能量长达30天。在12名患者中，7名在治疗结束时将他们的残余肢体疼痛评价为明显改善。

人们尝试了各种各样的心理治疗策略来处理截肢后疼痛，取得了不同程度的成功。认知行为疗法作为慢性神经病理性疼痛的管理方法可能是有益的。使用催眠疗法来改善PLP和RLP得到了数个病例报告和一个小型随机试验的支持。

（陶 蔚 苏 里）

参考文献

1. Albright-Trainer B, Phan T, Trainer RJ, et al. Peripheral nerve stimulation for the management of acute and subacute post-amputation pain: a randomized, controlled feasibility trial. Pain Management, 2022, 12(3): 357-369.
2. Cohen SP, Gambel JM, Raja SN, et al. The contribution of sympathetic mechanisms to postamputation phantom and residual limb pain: a pilot study. The Journal of Pain, 2011, 12(8): 859-867.
3. Cohen SP, Gilmore CA, Rauck RL, et al. Percutaneous peripheral nerve stimulation for the treatment of chronic pain following amputation. Military Medicine, 2019, 184(7-8): e267-e274.
4. Dahl E, Cohen SP. Perineural injection of etanercept as a treatment for postamputation pain. The Clinical Journal of Pain, 2008, 24(2): 172-175.
5. Davis RW. Phantom sensation, phantom pain, and stump pain. Archives of Physical Medicine and Rehabilitation, 1993, 74(1): 79-91.
6. de Lange JWD, Hundepool CA, Power DM, et al. Prevention is better than cure: Surgical methods for neuropathic pain prevention following amputation-A systematic review. Journal of plastic, reconstructive & aesthetic surgery: JPRAS, 2022, 75(3): 948-959.
7. Ephraim PL, Wegener ST, MacKenzie EJ, et al. Phantom pain, residual limb pain, and back pain in amputees: results of a national survey. Archives of Physical Medicine and Rehabilitation, 2005, 86(10): 1910-1919.
8. Gallagher P, Allen D, Maclachlan M. Phantom limb pain and residual limb pain following lower limb amputation: a descriptive analysis. Disability and Rehabilitation, 2001, 23(12): 522-530.
9. Ganesh Kumar N, Kung TA. Regenerative peripheral nerve interfaces for the treatment and prevention of neuromas and neuroma pain. Hand Clinics, 2021, 37(3): 361-371.
10. Guo X, Lyu Y, Wang Z, et al. Correlates of residual limb pain: From residual limb length and usage to metabolites and activity in secondary somatosensory cortex. IEEE transactions on neural systems and rehabilitation engineering: A Publication of the IEEE Engineering in Medicine and Biology Society, 2019, 27(1): 96-104.
11. Hanley MA, Ehde DM, Jensen M, et al. Chronic pain associated with upper-limb loss. American Journal of Physical Medicine & Rehabilitation, 2009, 88(9): 742-751; quiz 752, 779.
12. Hsu E, Cohen SP. Postamputation pain: epidemiology, mechanisms, and treatment. Journal of Pain Research, 2013, 6: 121-136.
13. Huang YJ, Assi PE, Drolet BC, et al. A systematic review and meta-analysis on the incidence of patients with lower-limb amputations who developed symptomatic neuromata in the residual limb. Annals of Plastic Surgery, 2022, 88(5): 574-580.
14. Kubiak CA, Adidharma W, Kung TA, et al. Decreasing postamputation pain with the regenerative peripheral nerve interface (RPNI). Annals of Vascular Surgery, 2022, 79: 421-426.
15. Kulkarni J. Post amputation syndrome. Prosthetics and Orthotics International, 2008, 32(4): 434-437.
16. List EB, Krijgh DD, Martin E, et al. Prevalence of residual limb pain and symptomatic neuromas after lower extremity amputation: a systematic review and meta-analysis. Pain, 2021, 162(7): 1906-1913.
17. Madabhushi L, Reuben SS, Steinberg RB, et al. The efficacy of postoperative perineural infusion of bupivacaine and clonidine after lower extremity amputation in preventing phantom limb and stump pain. Journal of Clinical Anesthesia, 2007, 19(3): 226-229.
18. Mioton LM, Dumanian GA, Shah N, et al. Targeted muscle reinnervation improves residual limb pain, phantom limb pain, and limb function: A prospective study of 33 major limb amputees. Clinical Orthopaedics and Related Research, 2020, 478(9): 2161-2167.
19. Nana AD. CORR Insights®: Targeted muscle reinnervation improves residual limb pain, phantom limb pain, and limb function: A prospective study of 33 major limb amputees. Clinical Orthopaedics and Related Research, 2020, 478(9): 2168-2169.

20. Penna A, Konstantatos AH, Cranwell W, et al. Incidence and associations of painful neuroma in a contemporary cohort of lower-limb amputees. ANZ journal of surgery, 2018, 88(5): 491-496.
21. Poyntz SA, Hacking NM, Dalal M, et al. Peripheral interventions for painful stump neuromas of the lower limb: A systematic review. The Clinical Journal of Pain, 2018, 34(3): 285-295.
22. Raichle KA, Osborne TL, Jensen MP, et al. Preoperative state anxiety, acute postoperative pain, and analgesic use in persons undergoing lower limb amputation. The Clinical Journal of Pain, 2015, 31(8): 699-706.
23. Rauck RL, Cohen SP, Gilmore CA, et al. Treatment of post-amputation pain with peripheral nerve stimulation. Neuromodulation: Journal of the International Neuromodulation Society, 2014, 17(2): 188-197.
24. Restrepo-Garces CE, Marinov A, McHardy P, et al. Pulsed radiofrequency under ultrasound guidance for persistent stump-neuroma pain. Pain Practice: The Official Journal of World Institute of Pain, 2011, 11(1): 98-102.
25. Smith DG, Ehde DM, Hanley MA, et al. Efficacy of gabapentin in treating chronic phantom limb and residual limb pain. Journal of Rehabilitation Research and Development, 2005, 42(5): 645-654.
26. Smith DG, Ehde DM, Legro MW, et al. Phantom limb, residual limb, and back pain after lower extremity amputations. Clinical Orthopaedics and Related Research, 1999, (361): 29-38.
27. Soin A, Fang ZP, Velasco J. Peripheral neuromodulation to treat postamputation pain. Progress in Neurological Surgery, 2015, 29: 158-167.
28. Stover G, Prahlow N. Residual limb pain: An evidence-based review. Neuro Rehabilitation, 2020, 47(3): 315-325.
29. Uustal H, Meier RH. Pain issues and treatment of the person with an amputation. Physical Medicine and Rehabilitation Clinics of North America, 2014, 25(1): 45-52.
30. Valerio IL, Dumanian GA, Jordan SW, et al. Preemptive treatment of phantom and residual limb pain with targeted muscle reinnervation at the time of major limb amputation. Journal of the American College of Surgeons, 2019, 228(3): 217-226.
31. Wu H, Sultana R, Taylor KB, et al. A prospective randomized double-blinded pilot study to examine the effect of botulinum toxin type A injection versus Lidocaine/Depomedrol injection on residual and phantom limb pain: initial report. The Clinical Journal of Pain, 2012, 28(2): 108-112.
32. 官士兵，陈德松，顾玉东. 残端痛性神经瘤. 中华手外科杂志, 2001, 17(z1): 70-72.
33. 李晨，浦少锋，吴军珍等. 超声引导下残端神经瘤毁损治疗截肢后疼痛回顾性分析. 中国疼痛医学杂志, 2022, 28(1): 36-43.
34. List EB, Krijgh DD, Martin E等. 下肢截肢后残肢痛及症状性神经瘤的患病率：系统回顾和meta分析. 中国疼痛医学杂志, 2022, 28(5): 321-323.

第十九章　脊髓损伤后疼痛

第一节　概　述

脊髓损伤后疼痛（spinal cord injury pain, SCIP）是脊髓损伤常见的结果之一，除了运动功能障碍、括约肌功能障碍，SCIP往往是脊髓损伤患者的最大烦恼和痛苦。有研究表明11%的脊髓损伤患者认为SCIP对伤后工作的影响要超过运动功能障碍的影响，37%的颈段或高胸段脊髓损伤患者、23%的低胸段或腰段脊髓损伤患者宁愿丧失大小便功能和性功能，也不愿意忍受SCIP的折磨。

一、发病率

大量研究表明，约2/3的脊髓损伤患者会发生SCIP。1991年，Bonica总结分析了过去40年已有文献报道的SCIP临床资料，证实在脊髓损伤患者中SCIP的平均发病率为69%，而且近1/3的脊髓损伤患者认为存在严重的SCIP。此后，大多数研究得出了相似的结果，但近年来也有报道称多达75%～80%的脊髓损伤患者会出现SCIP。

2003年，Siddall等对SCIP进行临床分型研究后，发现58%的脊髓损伤患者会出现肌肉骨骼疼痛，发生脊髓损伤平面的神经病理性疼痛和损伤平面以下神经病理性疼痛的比例分别为42%和34%。

二、病理生理机制

创伤性脊髓损伤通常导致脊髓完整性破坏，出现下列情况：硬脊膜撕裂伴脑脊液渗漏、血-脊髓屏障破坏；脊髓及神经瘢痕形成，最终导致脊髓栓系或压迫；脊髓表面血管破裂伴出血、脊髓水肿和缺血；具有神经元兴奋性的炎性因子、自由基释放，神经元凋亡；线粒体功能障碍；递质受体的上调和下调；脊神经根背根和腹根的损伤和（或）收缩；脊髓神经传导纤维轴突脱髓鞘，在一定程度上中断长的上行和下行通路；胶质增生和瘢痕导致轴突再生受损。

以上多种机制导致背角细胞和损伤部位腹侧区域的突触回路发生显著变化。脊髓中感觉神经元的过度活跃状态增强了疼痛传递。脊髓神经胶质细胞还与脊髓背角神经元兴奋性增强有关，导致疼痛信号失常和增强。异常兴奋的感觉神经元和激活的胶质细胞增加细胞内、细胞外谷氨酸、神经肽、三磷酸腺苷、前蛋白、炎性细胞因子和活性氧浓度，所有这些因子都会增强疼痛传递。此外，这些感觉神经元和神经胶质细胞还会过度表达维持这种异常增强疼痛传递的受体和离子通道。因此，脊髓损伤后神经元-神经胶质相互作用会产生异常的突触回路，并激活细胞内信号事件，从而永久性地增强神经病理性疼痛。

在脊髓损伤后脊髓上行的神经系统也会出现继发的病理改变，从而导致疼痛的出现。脊髓损伤后，周围神经皮节支配区-感觉神经元和新形成的突触回路发生耦合改变，脊髓神经元存在分叉投射，这些可同时导致伤害性信息的过度传递，导致脊髓上神经系统的过度兴奋，脊髓背角、延髓、边缘系统、丘脑和大脑皮质都会出现异常神经环路的兴奋。同时，兴奋和抑制之间的突触稳态失衡对神经元过度兴奋和神经病理性疼痛至关重要，脊髓损伤后受体水平下调导致抑制性神经环路功能的下降或丧失也可能导致脊髓损伤后疼痛。

三、影响因素

SCIP的发生与否和轻重程度可能与多种因素有关，例如脊髓损伤原因、损伤节段、损伤严重程度等。一般认为枪击伤、机械性损伤等致伤原因引起SCIP的概率较大。至于脊髓损伤节段与SCIP的关系似乎并不明确，有研究证实脊髓各个节段的损伤都能导致SCIP，不同节段的脊髓损伤引起SCIP的发生率并没有显著性差异。

50岁及以上脊髓损伤患者（51%）的神经病理性疼痛患病率高于50岁以下患者（38%）。这表明损伤时的年龄与脊髓损伤疼痛的发展相关。相比之下，另一项研究发现，在脊髓损伤后12个月内出现轻度神经病理性疼痛的患者明显比没有出现轻度疼痛的患者年轻，因此，患者年龄在轻度疼痛的患病率中不起作用。

脊髓损伤分为完全性损伤和不完全性损伤，哪种损伤更容易引起SCIP，目前也尚未得出广泛认可的结论，一直还存有争议。有临床观察和尸检资料提示不完全性脊髓损伤患者存在神经病理性疼痛的更为普遍，但Defrin等认为脊髓是否完全性损伤并不是问题的关键，真正导致SCIP的原因是损伤累及了脊髓丘脑束。

第二节 临床表现

过去，SCIP一直没有被广泛认可和接受的分类方法，这在一定程度上影响和制约了对SCIP的深入研究和疗效评价。2000年，Siddall等在综合考虑SCIP的病理生理、发病机制和临床表现等因素的基础上，提出了一种SCIP分类方法，得到国际疼痛研究会（IASP）的认可和推荐，也被大多数学者所采用。该分类方法将SCIP分为两大类：伤害感受性疼痛和神经病理性疼痛，这两大类又进一步细分为5种类型；伤害感受性疼痛分为肌肉骨骼疼痛和内脏疼痛；神经病理性疼痛分为损伤平面以上疼痛、损伤平面疼痛和损伤平面以下疼痛（表19-1）。

表19-1 脊髓损伤后疼痛分类

脊髓损伤后疼痛	伤害感受性疼痛	肌肉骨骼疼痛
		内脏疼痛
	神经病理性疼痛	损伤平面以上疼痛
		损伤平面疼痛
		损伤平面以下疼痛

一、肌肉骨骼疼痛

肌肉骨骼疼痛是脊髓损伤后急性期最常出现的疼痛，表现为肌肉、骨骼、韧带、椎间盘、关节的急性疼痛，疼痛发作多与肌肉收缩、肢体活动、体位变化有关，有时疼痛甚至会放射传导至四肢和躯干。

二、内脏疼痛

脊髓损伤后的内脏疼痛主要表现为胸腔、腹腔或盆腔的疼痛，往往范围较弥散，定位不精确，性质多为钝痛、绞痛、隐痛等，强度较肌肉骨骼疼痛要轻。

这种内脏疼痛多在脊髓损伤后数月或数年才出现，一般是间断性出现。

三、损伤平面以上神经病理性疼痛

脊髓损伤后可能会出现损伤平面以上身体的部分或全部区域的神经病理性疼痛，可表现为复杂性局域性神经痛、反射性交感神经功能紊乱、灼性神经痛、肩-手综合征等形式，特别是颈髓损伤的患者，更容易出现上肢的复杂性局域性神经痛。

四、损伤平面神经病理性疼痛

此类疼痛多表现为比较锐利、剧烈的电击样

痛、枪击样痛、烧灼样痛、刀割样痛或针刺样痛，有时会合并束带样感觉异常或疼痛，主要分布在脊髓损伤平面对应的节段性神经分布区域，上下累及范围一般不超过损伤平面上下2个脊髓节段。

过去认为损伤平面神经病理性疼痛主要是由脊髓神经根损伤引起的节段性疼痛，但后来有临床研究发现即使没有神经根损伤的单纯脊髓损伤同样可以出现损伤平面节段性疼痛。1998年，Yezierski等在动物实验中证实脊髓损伤本身与神经根损伤比较，在损伤平面节段性神经病理性疼痛发生中的作用更为重要。

五、损伤平面以下神经病理性疼痛

疼痛位于脊髓损伤平面以下的部分身体或全部区域，常常伴有中枢性感觉减退、幻肢痛或去传入性疼痛，可表现为自发性疼痛，也可表现为诱发性疼痛，情绪波动、感染甚至外界声音变化等因素常可诱发疼痛，而体位变化、肢体活动等对疼痛影响往往较小。这种损伤平面以下神经病理性疼痛多在脊髓损伤后很早出现，大多数为烧灼样、刀割样、针刺样、电击样等性质的疼痛，常伴有感觉过敏。脊髓的完全性损伤或不完全性损伤都能引起这种疼痛，存在脊髓丘脑束损伤的患者绝大多数会出现烧灼样疼痛。

第三节 诊 断

SCIP通过病史、症状和辅助检查进行诊断并不困难，重要的是如何对疼痛的病因和类型进行分析，从而采用对应的治疗方法。在开始治疗之前，需进行全面的疼痛评估，确定疼痛类型。

辅助检查，如MRI、CT能够对患者脊髓损伤情况进行初步了解，明确脊柱有无畸形、脊髓有无栓系、有无空洞形成等情况（图19-1）。

诊断还应考虑可能存在其他脊髓损伤并发症诱发、加重神经病理性疼痛的情况，这些疾病包括骨折、脊柱畸形、泌尿系统感染、结石、痉挛和肌肉骨骼疾病和其他内脏疾病、心血管和胃肠疾病以及恶性肿瘤。

心理社会因素可能加剧疼痛相关的痛苦，因此应评估抑郁和焦虑症状、睡眠、身体活动能力和动机、社会功能、恐惧回避行为、疼痛信念、社会支持以及对药物、酒精或非法物质的依赖等状况。

此外，脊髓损伤患者可能继发多种并发症，如：脊柱畸形、褥疮、筋膜炎、肾积水、泌尿系统感染等，这些都可能引起疼痛症状，需要全面地对患者疼痛进行评估，避免误诊和漏诊。

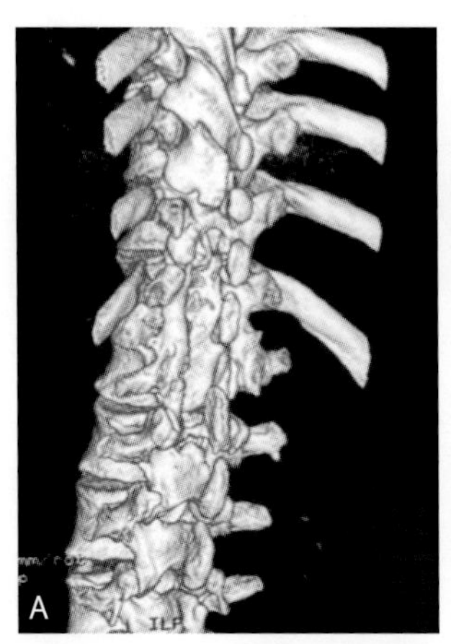

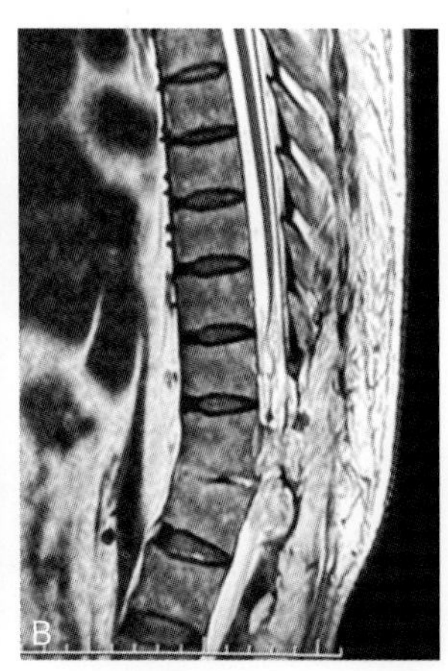

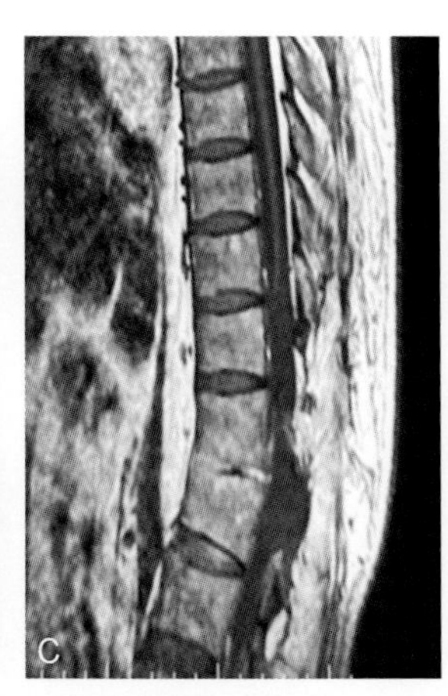

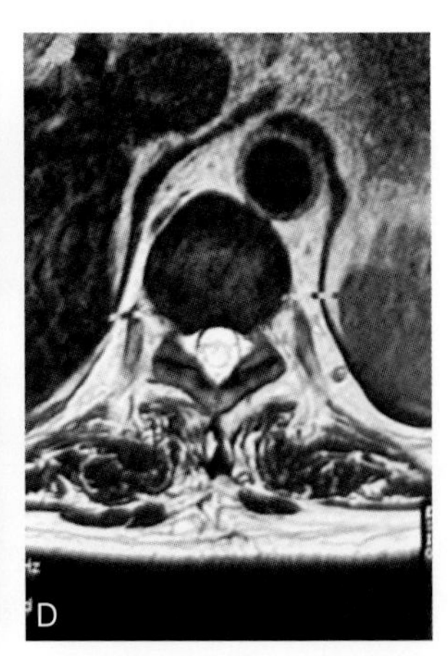

图19-1 A～D. 脊髓损伤后疼痛影像学表现

第四节 治 疗

不同类型的SCIP治疗效果有所区别，神经性疼痛尤其难以治疗。其管理包括精神心理认知治疗、药物治疗和手术治疗。

（1）肌肉骨骼疼痛：对非甾体抗炎药物和阿片类药物敏感，药物能够有效消除和控制疼痛。此外，受伤部位或疼痛部位的有效制动、稳妥固定、适当休息都能缓解疼痛。

（2）内脏疼痛：应用非甾体抗炎药物和阿片类药物有一定的治疗效果，但比对肌肉骨骼疼痛的治疗效果差。如果内脏疼痛慢性存在，治疗无效，应注意排除是否存在神经病理性疼痛。

（3）损伤平面以上神经病理性疼痛：可选择的治疗方法较多，如非甾体抗炎药、类固醇激素、抗惊厥药、抗抑郁药等药物，或者功能锻炼、理疗、热疗等方法，以及星状神经节阻滞对这种疼痛都会有不同程度的改善，但总体疗效似乎并不满意。

（4）损伤平面神经病理性疼痛：应用阿片类药物的治疗效果较差，相反，抗惊厥药和抗抑郁药对此类疼痛却有部分疗效。椎管内阻滞或神经根阻滞能够引起相应区域的感觉减退，也能缓解损伤平面神经病理性疼痛。目前，临床上最为有效的治疗方法是脊髓背根入髓区切开术和脊髓电刺激术，远期疗效也较为稳定。

（5）损伤平面以下神经病理性疼痛：口服阿片类及其他镇痛药物疗效很差，脊髓传导束切断术、脑内核团毁损术等传统的神经外科止痛手术成功率也不高，目前值得尝试的治疗方法主要是脊髓电刺激术、脑深部电刺激术或脊髓背根入髓区切开术等手术。

SCIP的病因复杂，疼痛类型也多合并存在，往往需要联合多种治疗方法进行才能获得较好的镇痛疗效。

一、行为认知疗法

患者通常需要学习如何忍受疼痛，因此应为其提供心理策略、身体锻炼和物理治疗方面的信息。运动是疼痛治疗的一个重要方面。定期锻炼似乎可以通过调节5-羟色胺和阿片类递质系统来增加抑制作用，减少NMDA受体磷酸化和调节适应不良的可塑性来减少疼痛易化，从而缓解疼痛。多学科联合治疗和自我护理是慢性疼痛治疗的重要方面。疼痛管理计划可能帮助患者获得积极的应对策略。认知行为疗法旨在改变不恰当的疼痛行为、对疼痛的感知和信念。其他用于影响大脑过程的心理干预包括催眠、放松、正念、冥想和神经反馈，都有助于减轻疼痛。然而，这些疗法尚未得到充分评估，需要对SCIP患者进行更多的研究。

二、药物治疗

（一）局部用药

局部药物在治疗损伤水平以下的脊髓损伤后疼痛中的作用有限，然而，局部药物可能在改善局限疼痛过敏区域发挥作用，如手术切口周围疼痛或肌肉骨骼疼痛。常用的药物有利多卡因贴剂、辣椒碱素类化合物。

（二）抗癫痫药物

抗癫痫药物（anti-epileptic drug, AED）长期以来被用于治疗神经病理性疼痛。目前，美国FDA指定的唯一用于治疗脊髓损伤相关神经病理性疼痛的药物是普瑞巴林。普瑞巴林改变神经突触电压门控钙通道活性，导致神经递质释放减少。普瑞巴林每天150 mg，分次给药，最大剂量为每天600 mg。加巴喷丁结构类似于普瑞巴林，也作用于神经束的钙离子通道。此外，卡马西平和奥卡西平是影响钠电压门控通道的抗癫痫药物。它们已被用于治疗各种病因的神经病理性疼痛。

（三）抗抑郁药物

以阿米替林为代表的三环类抗抑郁药（TCA）传统上用于治疗各种病因的神经病理性疼痛。阿米替林已被证明可改善脊髓损伤相关神经病理性疼痛，通常被视为与加巴喷丁和普瑞巴林同等的一线治疗药物。此外，选择性5-羟色胺和去甲肾上腺素再摄取抑制剂也有减轻神经痛的疗效，但需密切观察患者的精神状态。

（四）非甾体抗炎药物和阿片类药物

非甾体抗炎药被认为对治疗神经病理性疼痛无效，但可能在治疗脊髓损伤后出现的伤害性和其他疼痛中发挥作用。非甾体抗炎药和对乙酰氨基酚与阿片类药物联合使用，可能会增强镇痛效果。

阿片类药物并非神经病理性疼痛的首选用药，若其他药物无效，可考虑依次尝试弱阿片、中阿片和强阿片类药物的阶梯治疗。该类药物应以低剂量开始，并逐渐滴定至最大剂量。

三、手术治疗

目前存在多种手术方法用于治疗SCIP。当疼痛是由外周神经压迫、神经根或脊髓栓系或脊髓空洞症引起时，脊髓神经减压、松解和脊柱畸形矫正手术可能是有效的。通过背根入髓区切开术毁损脊髓背角区域疼痛相关神经元，对脊髓损伤和神经性疼痛患者疗效良好。近期，脊髓电刺激、脑深部电刺激和鞘内药物输注系统的应用也对一些脊髓损伤患者起到缓解疼痛的疗效。

（一）脊髓背根入髓区切开术

脊髓背根入髓区切开术治疗慢性疼痛已经开展50余年。1972年，Sindou发明了脊髓背根入髓区切开术，并成功缓解了肺尖肿瘤患者的疼痛，后逐渐推广至臂丛神经损伤后疼痛、脊髓损伤后疼痛、周围神经损伤后疼痛等。脊髓背角是痛觉传导的第一级调节站，脊髓背根入髓区切开术破坏脊神经后根中央部、Lissauer束和脊髓后角Ⅰ～Ⅴ层神经元及投射纤维，消除了疼痛信号在该区域的产生、传导从而缓解疼痛。本中心开展脊髓背根入髓区切开术治疗疼痛20余年，主要病种为臂丛神经损伤后疼痛和SCIP（图19-2），手术优良率可达到80%～90%。

（二）神经调控手术

近20年，神经调控手术逐渐兴起，以神经电刺激和药物输注系统植入术为代表。神经调控手术通过电流、药物干扰或改变痛觉信号的传递来消除疼痛，常用的术式有脊髓电刺激和药物程控泵鞘内持续输注，其优点是微侵袭性、参数可调节、可逆，缺点是价格昂贵、设备使用寿命有限需要再次手术更换电池，多用于预期寿命长的患者。

神经调控手术和神经毁损手术都是重要的治疗手段，如何合理选择依然是一个问题，不同术式的最佳适应证尚待进一步确认和细化，可能不

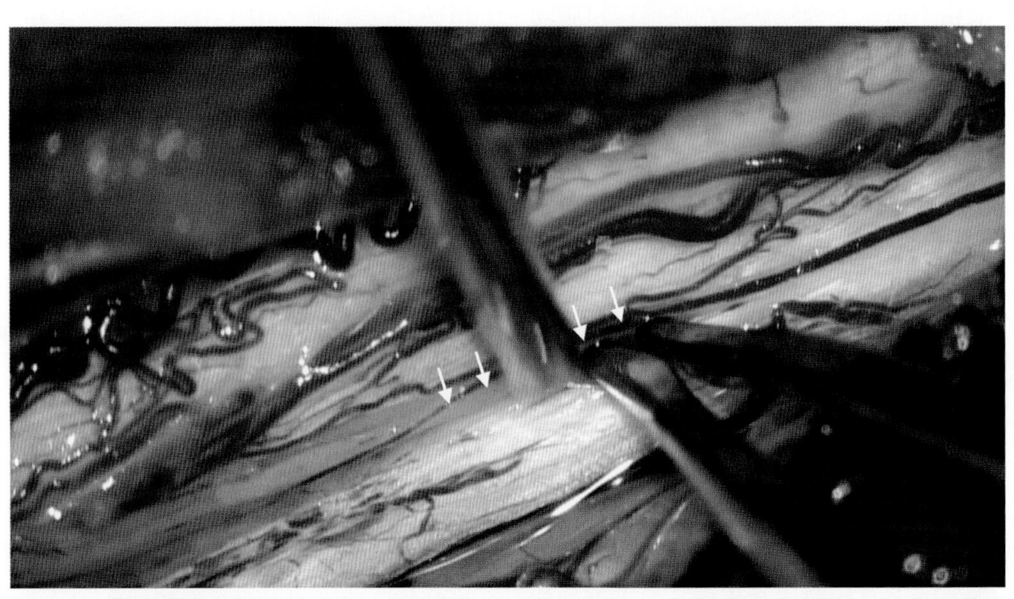

图19-2 脊髓背根入髓区切开术治疗脊髓损伤后疼痛术中图片。脊髓损伤后伴有广泛的蛛网膜瘢痕形成，可见脊神经后根撕脱，用双极电凝行脊髓背根入髓区切开（白色箭头）

同类型的疼痛需要选择不同的术式治疗才能获得最佳的疗效。

脊髓损伤后疼痛，如果是脊髓部分性损伤所致，肢体还会保留部分感觉功能、运动功能和大小便功能，这些功能对患者来说弥足珍贵，应该首选脊髓电刺激治疗。虽然大多数情况下脊髓电刺激并不能完全控制疼痛，但不会增加功能损伤，测试效果不满意再采用脊髓背根入髓区切开术治疗。神经毁损性的脊髓背根入髓区切开术能够确切持久地消除疼痛，但是必定会破坏患者残留的感觉功能，而且有影响原有的运动功能和大小便功能的风险。如果是完全性的脊髓损伤造成的截瘫后疼痛，损伤平面以下功能全部丧失，恐怕只有脊髓背根入髓区切开术才能奏效。总体来看，脊髓背根入髓区切开术的止痛疗效要优于脊髓电刺激，但是手术风险也高于后者。

（舒　伟　胡永生）

参考文献

1. Attal N. Spinal cord injury pain. Rev Neurol (Paris), 2021, 77(5): 06-612.
2. Bryce TN, Ivan E, Dijkers M. Proposed international spinal cord injury pain (ISCIP) classification: preliminary validation data. Top Spinal Cord Inj Rehabil, 2012, 18(2): 143-145.
3. Bryce TN, Biering-Sørensen F, Finnerup NB, et al. International spinal cord injury pain classification: part I. Background and description. Spinal Cord, 2012, 50(6): 413-417.
4. Bryce TN, Biering-Sørensen F, Finnerup NB, et al. International spinal cord injury pain (ISCIP) classification: Part 2. Initial validation using vignettes. Spinal Cord, 2012, 50(6): 404-412.
5. Burke D, Fullen BM, Stokes D, et al. Neuropathic pain prevalence following spinal cord injury: A systematic review and meta-analysis. Eur J Pain, 2017, 21(1): 29-44.
6. Celik EC, Erhan B, Lakse E. The clinical characteristics of neuropathic pain in patients with spinal cord injury. Spinal Cord, 2012, 50(8): 585-589.
7. Chivukula S, Tempel ZJ, Chen CJ, et al. Spinal and nucleus caudalis dorsal root entry zone lesioning for chronic pain: Efficacy and Outcomes. World Neurosurg, 2015, 84(2): 494-504.
8. Crul TC, Stolwijk-Swüste JM, Kopsky DJ, et al. Neuropathic pain in spinal cord injury: topical analgesics as a possible treatment. Spinal Cord Ser Cases, 2020, 6(1): 73.
9. Felix ER. Chronic neuropathic pain in SCI: evaluation and treatment. Phys Med Rehabil Clin N Am, 2014, 25(3): 545-571.
10. Forte G, Giuffrida V, Scuderi A, et al. Future treatment of neuropathic pain in spinal cord injury: the challenges of nanomedicine, supplements or opportunities? Biomedicines, 2022, 10(6): 1373.
11. Guest J, Datta N, Jimsheleishvili G, et al. Pathophysiology, classification and comorbidities after traumatic spinal cord injury. J Pers Med, 2022, 12(7): 1126.
12. Huang Q, Duan W, Sivanesan E, et al. Spinal cord stimulation for pain treatment after spinal cord injury. Neurosci Bull, 2019, 35(3): 527-539.
13. Hunt C, Moman R, Peterson A, et al. Prevalence of chronic pain after spinal cord injury: a systematic review and meta-analysis. Reg Anesth Pain Med, 2021, 46(4): 328-336.
14. Kupfer M, Formal CS. Non-opioid pharmacologic treatment of chronic spinal cord injury-related pain. J Spinal Cord Med, 2022, 45(2): 163-172.
15. Lütolf R, De Schoenmacker I, Rosner J, et al. Anti- and Pro-nociceptive mechanisms in neuropathic pain after human spinal cord injury. Eur J Pain, 2022, 26(10): 2176-2187.
16. Mehta S, McIntyre A, Janzen S, et al. Systematic review of pharmacologic treatments of pain after spinal cord injury: An update. Arch Phys Med Rehabil, 2016, 97(8): 1381-1391.
17. Nakipoglu-Yuzer GF, Atç N, Ozgirgin N. Neuropathic pain in spinal cord injury. Pain Physician, 2013, 16(3): 259-264.
18. Perrouin-Verbe B, Lefevre C, Kieny P, et al. Spinal cord injury: A multisystem physiological impairment/dysfunction. Rev Neurol (Paris), 2021, 177(5): 594-605.
19. Pfyffer D, Wyss PO, Huber E, et al. Metabolites of neuroinflammation relate to neuropathic pain after spinal cord injury. Neurology, 2020, 95(7): e805-e814.
20. Ryu JH, Joyce H, Coomarasamy C, et al. The impact of pain on function after spinal cord injury. N Z Med J,

2022, 136(1568): 46-55.
21. Shaw E, Saulino M. Management strategies for spinal cord injury pain updated for the twenty-First century. Phys Med Rehabil Clin N Am, 2020, 31(3): 369-378.
22. Shiao R, Lee-Kubli CA. Neuropathic pain after spinal cord injury: challenges and research perspectives. Neurotherapeutics, 2018, 5(3): 635-653.
23. Snyder R, Verla T, Ropper AE. Practical application of recent advances in diagnostic, prognostic, and therapeutic modalities for spinal cord injury. World Neurosurg, 2020, 136: 330-336.
24. 胡永生, 李勇杰, 陶蔚, 等. 中枢性疼痛的神经外科治疗. 中华神经外科杂志, 2011, 27(12): 1238-1240.
25. 胡永生. 中枢性疼痛与神经外科止痛手术. 中国微侵袭神经外科杂志, 2013, 18(2): 49-52.
26. 胡永生, 李勇杰, 陶蔚, 等. 运动皮质电刺激术治疗顽固性神经病理性疼痛. 中国微侵袭神经外科杂志, 2013, 18(2): 53-56.
27. 李骏驰, 舒伟, 倪兵, 等. 高颈段脊髓电刺激治疗脊髓损伤后节段下疼痛1例报告并文献复习. 立体定向和功能性神经外科杂志, 2021, 34(1): 48-50.
28. 倪兵, 舒伟, 张晓华, 等. 脊髓背根入髓区毁损术治疗胸腰段骨折后下肢疼痛. 中华神经外科杂志, 2019, 35(2): 157-160.
29. 陶蔚, 胡永生, 张晓华, 等. 脊髓背根入髓区毁损术治疗脊髓和马尾神经损伤后疼痛. 中华神经外科杂志, 2009, 25(6): 532-534.
30. 闫晓明, 陶蔚, 胡永生, 等. 脊髓和马尾神经损伤后慢性神经源性疼痛外科治疗策略. 神经疾病与精神卫生, 2010, 10(4): 342-344.
31. 赵瑞洲, 舒伟, 朱宏伟, 等. 脊髓损伤后疼痛的临床特点分析. 立体定向和功能性神经外科杂志, 2018, 31(4): 202-205.

第二十章　脑卒中后疼痛

第一节　概　述

中枢性疼痛（central pain）是指中枢神经系统病变或功能失调所引起的疼痛，其原发病变在脊髓或脑内，常见的致病原因有出血、梗死、血管畸形、肿瘤、外伤、感染、多发性硬化、神经元变性、脊髓空洞症等。此外，癫痫和帕金森病患者的疼痛也可归为中枢性疼痛。

丘脑痛（thalamic pain）是最典型和最常见的中枢性疼痛。1906年，Dejerine最早报道了6例存在顽固性疼痛的丘脑综合征病例，对丘脑痛的特点进行了描述，包括突发而持久的剧烈疼痛，可伴有半身深浅感觉障碍、共济失调、偏瘫、舞蹈病或手足徐动样运动等，病因是丘脑梗死或出血。过去，丘脑痛和中枢性疼痛一直在概念上混淆不清，各种中枢性疼痛也曾被笼统地误称为丘脑痛，其实脑和脊髓的各种病变、从脊髓后角灰质或三叉神经脊束核至大脑皮质之间沿神经轴索任何水平的病变都能引起中枢性疼痛，丘脑痛只是中枢性疼痛的一种类型。

多种疾病可以导致中枢性疼痛，其发病率的报道有很大的差别，至今尚无准确的流行病学资料，绝大多数的数字来自于估算。大约30%的脊髓损伤和23%的多发性硬化患者会出现继发疼痛，是最为常见的原因。卒中后患者出现中枢性疼痛的发生率虽然较低，但由于卒中患者人数众多，卒中后的中枢性疼痛十分常见。建立在上述3种疾病的流行病学估算，中枢性疼痛的发病率为54/10万，国内约有60万程度不同的中枢性疼痛患者。

脑卒中后中枢性疼痛（central post-stroke pain, CPSP）是最常见的中枢性疼痛，各种各样的脑血管病变都可以引起CPSP，总的发病率可达8%～14%。由于脑血管病患者数量庞大，临床上CPSP的患者数量也相当可观，在实际诊治患者中所占比例最大。

脑卒中也称脑中风、脑血管意外，分为出血性卒中和梗死性卒中，至于到底是出血还是梗死更容易造成CPSP，在临床上一直没有定论。Bowsher等认为出血和梗死在引起CPSP的倾向上并没有明显的差异，只是由于梗死大约占所有卒中的85%，所以临床上似乎由梗死引起的CPSP更为多见一些。

另一方面，梗死的部位也与CPSP的发生有一定的关系，并不是颈动脉系统和椎-基底动脉系统所有分支动脉的梗死都会引起CPSP。临床上最常见的情况是供应丘脑纹状体的动脉梗死和小脑后下动脉梗死，梗死部位主要累及丘脑腹后部或延髓背外侧，其他部位的梗死导致CPSP的概率显著降低。

除了脑梗死，脑出血同样也能导致CPSP，但多数是发生在脑内出血破坏了脑组织或继发梗死之后，单纯蛛网膜下腔出血很少引起CPSP。此外，脑动静脉血管畸形也能够引起CPSP，多数情况是出现在血管畸形破裂出血或体积明显增大之后，对脑组织结构造成了损害。

事实上，引起CPSP的关键并不在于脑血管病变的大小，更主要的是病变的部位。常见的能够导致CPSP的部位包括：延髓背外侧、内囊后肢、中央后回的皮质或皮质下，其中延髓背外侧最常见。Andersen等报道随访研究191例脑卒中患者，发现发病后1个月、6个月和12个月时CPSP的发病率分别为4.8%、6.5%和8.4%，主要卒中部位是延髓和丘脑。1997年，MacGowan等报道延髓背外侧梗死患者中CPSP的发生率高达25%。

第二节 临床表现

一、疼痛出现的时间

CPSP一般不是在卒中后立即出现，大多会延迟出现。Leijon等发现大约50%的CPSP发生在卒中后数天至1个月之内，另一半出现在卒中1个月以后，最长延迟至卒中后34个月。Andersen等报道63%的CPSP发生在卒中后1个月以内。

二、疼痛的部位

CPSP累及的范围一般较大，常常累及半身、半侧躯体或半侧头面部。如果卒中部位在丘脑或内囊后肢，根据卒中影响的具体范围不同，CPSP可能会出现在卒中对侧整个半侧身体，包括头面部和躯干；也可能只出现在对侧躯干，不包括头面部；还可能只累及对侧头面部，不包括躯干。如果卒中部位在延髓背外侧，可能会出现Wallenberg综合征，出现身体双侧不同部位的CPSP，表现为卒中同侧头面部和对侧躯干疼痛。至于单纯皮质下卒中，CPSP的累及范围一般较小，可以局限在对侧头面部或躯干的某一区域内。

三、疼痛的性质

CPSP的性质可表现为烧灼样、刀割样、钻凿样、击穿样、跳动样、针刺样、撕裂样、压榨样等多种性质，可以单独出现，或多种疼痛性质合并存在。其中，烧灼样痛最为常见，超过60%的CPSP患者会出现烧灼样痛，有时会合并1～2种其他性质的疼痛。对于皮质下卒中患者，CPSP则很少表现为烧灼样疼痛。

CPSP绝大多数持续存在，而且随着病程的延长，有进行性加重的趋势。此外，多种因素可以使CPSP在持续存在的背景上，出现阵发性疼痛加剧。例如：情绪变化、肌肉收缩、肢体运动、冷热刺激，甚至触摸、风吹等因素，就能够诱发疼痛或加重疼痛。

四、疼痛的伴随症状、体征

除了疼痛症状以外，CPSP几乎都会伴有其他神经系统阳性症状和体征，最常见的是感觉异常，其他还可能会出现肢体瘫痪、共济失调、吞咽呛咳、声音嘶哑、复视、失语、锥体束征阳性等。Leijon等报道CPSP患者100%合并感觉异常，肢体瘫痪和共济失调的发生率分别为48%和58%。

CPSP感觉异常主要表现为对痛温觉的感觉迟钝或感觉过敏。1989年，Boivie等最早采用量化感觉检测方法对27例CPSP患者的感觉异常进行了深入研究，发现全部患者都存在对温度和疼痛刺激的异常感觉，其中感觉过敏占88%，感觉迟钝占85%，81%的CPSP患者不能分辨0℃和50℃的温度差别。

第三节 诊 断

临床上根据病史、症状、体征和辅助检查进行诊断。

一、病史

患者存在明确的脑卒中病史，疼痛继发于脑卒中之后，可以即刻出现，也可能延迟数月或数年发病，疼痛多为慢性进行性加重。

二、症状

疼痛表现为各种性质和各种形式，强度可高

可低，范围可大可小，持续时间可长可短，各种外界或内在的刺激常可诱发或加重疼痛。

三、体征

可存在感觉异常、感觉过敏等现象，多伴有中枢神经系统的阳性体征。

四、辅助检查

CT、MRI等神经影像学检查多有出血、梗死等阳性发现，常见的引起中枢性疼痛的脑卒中部位见图20-1。

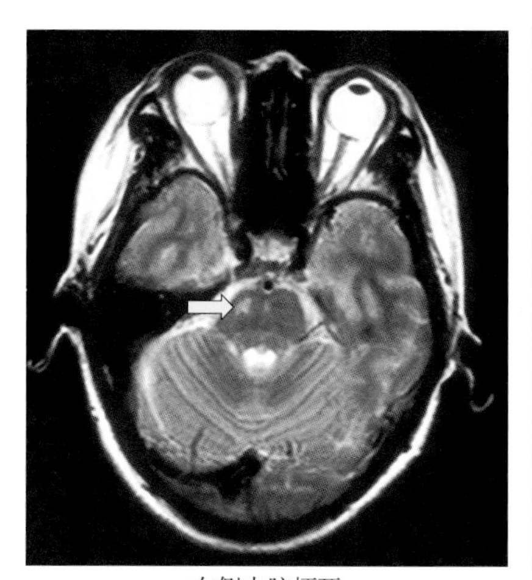

右侧中脑梗死

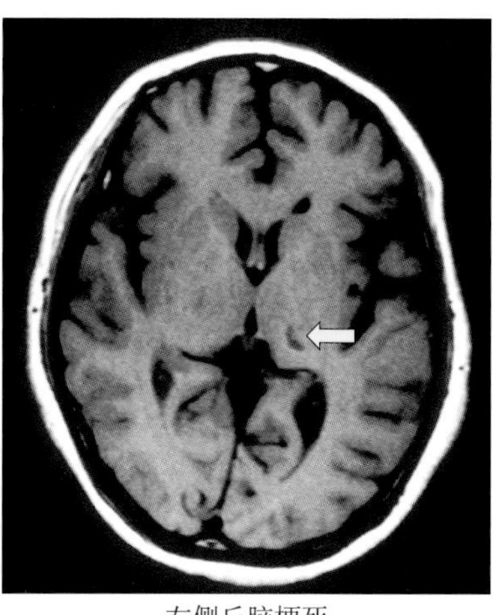

左侧丘脑梗死

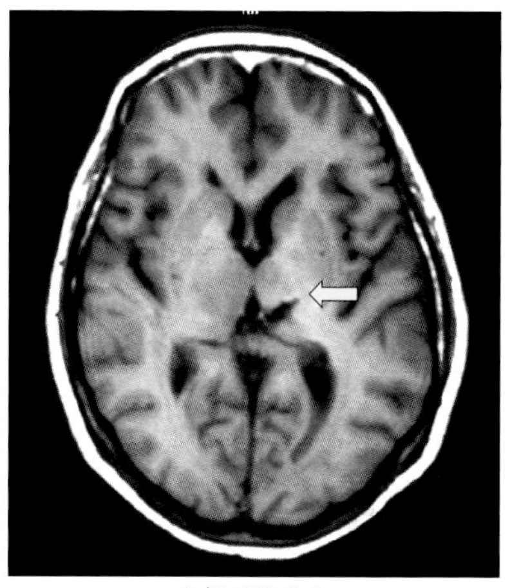

左侧丘脑出血

图20-1　引起中枢性疼痛的常见脑卒中部位

第四节　治　疗

CPSP一旦发生，常常迁延难治，甚至伴随患者终生。长期以来CPSP的有效治疗一直是困扰科学家和临床医生的难题。

一、药物治疗

药物治疗往往只能暂时减轻疼痛而无法消除CPSP，临床上常用的药物主要有以下几类，多数情况下需要不同种类的药物联合使用。

（一）抗抑郁药

抗抑郁药物不仅可以改善中枢性疼痛患者的抑郁症状，本身也具有一定的镇痛作用，是在CPSP的治疗中应用较多的一类药物。常用的抗抑郁药有阿米替林、多虑平、帕罗西汀、氟伏沙明、氟西汀等。

（二）抗癫痫药

常用的抗癫痫药有卡马西平、苯妥英钠、丙戊酸钠、氯硝安定等，这些药物可以通过不同的途径抑制病变神经元的异常放电，从而减轻CPSP。

（三）抗心律失常药

用于治疗中枢性疼痛的抗心律失常药是各种离子通道拮抗剂，如美西律、利多卡因、美西律等，可以作用于中枢和周围神经系统的离子通道，降低神经元的病理活动。

（四）镇痛药

镇痛药对CPSP的镇痛效果较差，应用大剂量的麻醉镇痛剂往往也难以满意地控制疼痛，所以镇痛剂并不是CPSP的首选治疗药物。常用的镇痛剂包括罗痛定、曲马多、芬太尼、哌替啶（杜冷丁）和吗啡等。

二、手术治疗

由于各种药物对CPSP的治疗效果有限，神经外科止痛手术往往是有效治疗的主要手段，常用的手术主要有立体定向脑内核团或传导束毁损术、慢性神经电刺激术等。

（一）立体定向脑内核团或传导束毁损术

1．丘脑核团毁损术　丘脑是各种感觉的中继站，可以毁损的核团有腹后内侧核（VPM）、腹后外侧核（VPL）、中央中核（CM）、束旁核（PF）、中央旁核（PC）、中央外侧核（CL）以及丘脑枕核等。丘脑核团毁损短期疗效显著，但容易出现感觉迟钝等并发症，长期随访有些病例疼痛复发，多与脑内其他核团或结构的毁损联合应用，以增强止痛效果、减少并发症。

Hirato等报道毁损丘脑腹外侧核后部（VLp）、腹后外侧核前部（VPLa）及中央外侧核（CL）治疗9例脑卒中后中枢性疼痛，5例获得了良好疗效。

2．中脑传导束毁损术　中脑的脊髓丘脑束和三叉丘系分别是躯体和头面部的痛觉传导到达丘脑之前在脑内走行最集中的部位，也是切断疼痛的脊髓-丘脑通路的理想部位，可以用较小的毁损灶比较完整地阻断疼痛通路，适用于偏侧性范围较广的躯干或头面部疼痛。躯干疼痛毁损对侧中脑脊髓丘脑束，头面部疼痛则毁损对侧中脑三叉丘系，手术要采用脑立体定向技术，精确性要求较高。

Frank等报道中脑毁损术治疗109例癌性疼痛，有83.5%的患者疼痛缓解2～7个月，术后10.1%出现凝视麻痹，长期感觉缺失只有3例，死亡率为1.8%。Bosch等报道中脑毁损术治疗33例癌性疼痛和7例其他顽固性疼痛的随访结果，发现癌性疼痛组术后疼痛的近期缓解率和长期缓解率分别为87.9%和59.3%，而非癌性疼痛组术后疼痛的近期缓解率为57.1%。

3．双侧扣带回前部毁损术　扣带回在解剖上联系着纹状体、前丘脑、隔区、穹隆、海马、边缘系统和额叶皮质，对控制各种行为、精神状态和情绪反应具有重要作用。慢性疼痛患者往往伴有情绪和精神状态的异常，而且疼痛与情绪的关系也非常密切，扣带回毁损切开后疼痛患者的焦虑、忧郁、恐惧与强迫等症状得到改善，疼痛也会有明显缓解。近年来，扣带回前部毁损术已成为治疗各种顽固性疼痛的一种常用的手术方式，一般同时进行双侧扣带回前部的毁损，才能获得较好的止痛效果。

Wilkinson等的研究进一步证实双侧扣带回前部毁损切开对慢性非癌性疼痛有确切而持久的止痛疗效。Yen等报道采用双侧扣带回前部切开术治疗15例癌性疼痛和7例非癌性疼痛的长期疗效，50%的癌性患者术后6个月时疼痛控制满意。

4．我们的经验及体会　我们中心完成脑立体定向止痛手术治疗CPSP 23例，包括单纯毁损右侧中脑脊髓丘脑束1例、左侧VPL1例、双侧扣带回前部2例，分期毁损左侧中脑三叉丘系+双侧扣带回前部1例，同期联合毁损疼痛对侧中脑脊髓丘脑束+双侧扣带回前部10例和对侧中脑三叉丘系+双侧扣带回前部8例。术后1周之内疼痛消失或基本消失（VAS和MPQ评分较术前降低≥75%）16例，明显减轻（VAS和MPQ评分较术前降低≥50%）1例，为单纯VPL毁损；所有患者VAS评分和MPQ评分较术前均显著降低（$P<0.01$）。术后1个月时，上述16例止痛效果稳定，后来有1例疼痛有所恢复。单纯左侧VPL毁损1例术后6周疼痛逐渐加重，接近术前程度。1例单纯右侧中脑脊髓丘脑束毁损术后第7周疼痛复发，很快恢复至术前水平。2例单纯双侧扣带回前部毁损，1例于术后11周疼痛复发，另1例止痛效果持续8个月后疼痛复发，但2例患者术后焦虑、易激惹等精神、情绪异常均显著好转。19例行疼痛对侧中脑+双侧扣带回前部联合毁损的患者术后镇痛效果较为稳定，12个月以上仍有15例疼痛缓解超过50%。

我们发现单纯毁损一侧丘脑、中脑或双侧扣带回前部的长期疗效不稳定，考虑可能与手术未将痛觉传导通路完全切断或术后又形成了新的痛觉传导通路有关。比较而言，联合毁损对侧中脑传导束+双侧扣带回前部的长期止痛效果较为满意。

顽固性疼痛的形成可能存在两个主要有关通路，一个是躯体感觉通路，另一个是情感反应通路，毁损一侧中脑的传导束能够阻断对侧头面部或躯体的疼痛躯体感觉通路，而毁损双侧扣带回前部能够阻断疼痛的情感反应通路，如果将一侧中脑和双侧扣带回前部联合毁损，就可以把上述两个通路同时阻断，因而会获得更为确切持久的止痛效果。

（二）神经电刺激镇痛术

1．神经电刺激常用术式及靶点　常用的神经电刺激术式包括脑深部电刺激（deep brain stimulation, DBS）和运动皮质电刺激（motor cortex stimulation, MCS）。DBS的靶点有丘脑腹后外侧核（VPL）、腹后内侧核（VPM）、三脑室后下部脑室旁灰质（PVG）、导水管周围灰质（PAG）；MCS刺激的部位是运动皮质。慢性电刺激可能会引起中枢神经系统某些神经递质的改变，激发内啡肽的产生，或者暂时抑制甚至阻断痛觉传导，从而起到镇痛作用。

Young等总结了电刺激VPL/PVG治疗79例神经性疼痛和电刺激PVG/VPL治疗99例伤害感受性疼痛的长期随访结果，平均随访90个月，神经性疼痛的镇痛疗效良好者占49.4%，伤害感受性疼痛的镇痛效果良好率由术后当时的100%降至69.7%。1997年，Kumar等对采用PVG、丘脑和内囊刺激术治疗各种顽固性疼痛的结果进行了回顾，平均随访78个月，镇痛有效率为62%。这些研究表明脑深部电刺激镇痛术的近期疗效较为满意，远期效果多逐渐变差。Nandi进一步发现刺激对侧PVG或PVG+VPL的镇痛要明显好于单纯刺激对侧VPL的效果。

法国Nguyen等报道77%的中枢性疼痛和75%的三叉神经源性疼痛患者经MCS治疗后，能够获得满意的镇痛疗效。2001年，法国Sindou等回顾分析了已有文献报道的127例MCS手术，发现接受MCS治疗的脑卒中后疼痛和三叉神经源性疼痛患者，术后随访1年以上、疼痛缓解超过50%的比例均为2/3。

2．我们的经验及体会　我们中心应用MCS治疗脑卒中后疼痛50余例，早期曾采用了不同的刺激电极埋置位置和方式，包括硬膜外单电极、硬膜下单电极、硬膜外+硬膜下双电极，近年来采用的都是5-6-5三排16触点硬膜外单电极。初步随访发现超过80%的患者术后疼痛均不同程度减轻，1个月以内镇痛疗效较满意，VAS评分较术前显著降低（$P<0.01$）。随访1～5年发现，患者镇痛疗效时有波动，会对刺激耐受而变得不敏感，但是经多次调整刺激参数，大部分患者仍能获得较为满意的镇痛疗效，疼痛较术前减轻10%～90%。最早1例MCS因长期止痛疗效满意，已先后于术后5年和术后9年两次更换刺激脉冲发生器，继续进行慢性MCS治疗。

三、其他治疗

经颅重复磁刺激是一种无创治疗方法，虽然可以反复重复进行，但是疗效持续时间较短，多数情况下是用于术前评估和帮助运动皮质的颅骨体表定位。

康复治疗、针刺治疗、心理治疗等治疗方法对中枢性疼痛也有一定辅助治疗作用，大多数采取的治疗方法是多种方法联合应用的综合治疗。

（胡永生）

参考文献

1. Andersen G, Vestergaard K, Ingemann-Nielsen M, et al. Incidence of central poststroke pain. Pain, 1995, 61(2): 187-193.
2. Andreas L, Nikolaos V, Tiffany G, et al. Prevalence and management challenges in central post-stroke neuropathic pain: A systematic review and meta-analysis. Adv Ther, 2020, 37(7): 3278-3291.
3. Barbosa LM, da Silva VA, de Lima Rodrigues AL, et al. Dissecting central post-stroke pain: a controlled symptom-psychophysical characterization. Brain Commun, 2022, 4(3): fcac090.
4. Betancur DFA, Tarragó MDGL, Torres ILDS, et al. Central

post-stroke pain: An integrative review of somatotopic damage, clinical symptoms, and neurophysiological measures. Front Neurol, 2021, 12: 678198.
5. Boivie J, Leijon G, Johansson I. Central post-stroke pain: A study of the mechanisms through analyses of the sensory abnormalities. Pain, 1989, 37(2): 173-185.
6. Bosch DA. Stereotactic rostral mesencephalotomy in cancer pain and deafferentation pain: a series of 40 cases with follow-up results. J Neurosurgery, 1991, 75(5): 747-751.
7. Bowsher D. Central pain: clinical and physiological characteristics. J Neurol Neurosurg Psychiatry, 1996, 61(1): 62-69.
8. Choi HR, Aktas A, Bottros MM. Pharmacotherapy to manage central post-stroke pain. CNS Drugs, 2021, 35(2): 151-160.
9. Daniel FAB, Maria da GLT, Iraci L da ST. Central post-stroke pain: An integrative review of somatotopic damage, clinical symptoms, and neurophysiological measures. Front Neurol, 2021, 12: 678198.
10. Delpont B, Blanc C, Osseby GV, et al. Pain after stroke: A review. Rev Neurol (Paris), 2018, 174: 671-674.
11. Frank F, Fabrizi AP, Gaist G, et al. Stereotactic lesions in the treatment of chronic cancer pain syndromes: mensencephalotomy or multiple thalamotomies. Appl Neurol, 1987, 50(1-6): 314-318.
12. Frese A, Husstedt IW, Ringelstein EB, et al. Pharmacologic treatment of central post-stroke pain. Clin J Pain, 2006, 22(3): 252-260.
13. Hanwool RC, Adem A, Michael MB. Pharmacotherapy to manage central post-stroke pain. CNS Drugs, 2021, 35(2): 151-160.
14. Hassaballa D, Harvey RL. Central pain syndromes. Neuro Rehabilitation, 2020, 47(3): 285-297.
15. Jensen TS, Lenz FA. Central post-stroke pain: a challenge for the scientist and the clinician. Pain, 1995, 61(2): 161-164.
16. Kim JS. Pharmacological management of central post-stroke pain: a practical guide. CNS Drugs, 2014, 28(9): 787-797.
17. Kumar K; Toth C; Nath RK. Deep brain stimulation for intractable pain: a 15-year experience. Neurosurgery, 1997, 40(4): 736-747.
18. Kumar B, Kalita J, Kumar G, et al. Central poststroke pain: a review of pathophysiology and treatment. AnesthAnalg, 2009, 108(5): 1645-1657.
19. Lefaucheur JP, Aleman A, Baeken C, et al. Evidence-based guidelines on the therapeutic use of repetitive transcranial magnetic stimulation (rTMS): An update (2014—2018). Clin Neurophysiol, 2020, 131(2): 474-528.
20. Leijon G, Boivie J, Johansson I. Central post-stroke pain: neurological symptoms and pain characteristics. Pain, 1989, 36(1): 13-25.
21. Liampas A, Velidakis N, Georgiou T, et al. Prevalence and management challenges in central post-stroke neuropathic pain: A systematic review and meta-analysis. Adv Ther, 2020, 37(7): 3278-3291.
22. MacGowan DJL, Janal MN, Clark WC, et al. Central post-stroke pain and Wallenberg's lateral medullary infarction: frequency, character, and determinants in 63 patients. Neurology, 1997, 49(1): 120-125.
23. Nandi D, Aziz TZ. Deep brain stimulation in the management of neuropathic pain and multiple sclerosis tremor. J Clin Neurophysiol, 2004, 21(1): 31-39.
24. Nguyen JP, Lefaucheur JP, Decq P, et al. Chronic motor cortex stimulation in the treatment of central and neuropathic pain. Correlation between clinical, electrophysiological and anatomical data. Pain, 1999, 82(3): 245-251.
25. Schwartzman RJ, Grothusen J, Kiefer TR, et al. Neuropathic central pain: epidemiology, etiology, and treatment options. Arch Neurol, 2001, 58(10): 1547-1550.
26. Sindou MP, Mertens P, Garcia-Larrea L. Surgical procedures for neuropathic pain. Neurosurgery Quatetly, 2001, 11: 45-65.
27. Watson JC, Sandroni P. Central neuropathic pain syndromes. Mayo Clin Proc, 2016, 91(3): 372-385.
28. Wilkinson HA, Davidson KM, Davidson RI. Bilateral anterior cingulotomy for chronic noncancer pain. Neurosurgery, 1999, 45(5): 1129-1136.
29. Yen CP, Kung SS, Su YF, et al. Stereotactic bilateral anterior cingulotomy for intractable pain. J Clin Neurosci, 2005, 12(8): 886-890.
30. Yong-sheng HU, Yong-jie LI. A study on neurosurgical treatment for intractable pain. Neurosurgery, 2005, 57: 414.
31. 胡永生, 李勇杰, 石长青, 等. 脑立体定向手术治疗中枢性疼痛. 中国疼痛医学杂志, 2005, 11: 197-200.
32. 胡永生, 李勇杰, 石长青, 等. 中脑加扣带回联合毁损术治疗中枢性疼痛的应用研究. 首都医科大学学报, 2005, 26(4): 386-388.
33. 胡永生, 李勇杰, 陶蔚, 等. 中枢性疼痛的神经外科治疗. 中华神经外科杂志, 2011, 27(12): 1238-1240.
34. 胡永生. 中枢性疼痛与神经外科止痛手术. 中国微侵袭神经外科杂志, 2013, 18(2): 49-52.
35. 胡永生, 李勇杰, 陶蔚, 等. 运动皮质电刺激术治疗顽固性神经病理性疼痛. 中国微侵袭神经外科杂志, 2013, 18(2): 53-56.
36. 李勇杰. 神经源性疼痛与运动皮层刺激治疗. 中国疼痛医学杂志, 2005, 11(4): 196-197.

第三篇

手术技术篇

第二十一章　常用影像学技术

第一节　计算机断层成像

一、概述

近年来医学影像技术的快速发展，实现了从解剖成像至功能、分子成像的转变，促进了对疾病的本质及其演变规律的认识，大幅提高了影像诊断的准确性。如今，X线、计算机断层成像（computed tomography, CT）、磁共振成像（magnetic resonance imaging, MRI）技术已常规应用于疾病的诊断、治疗指导及治疗效果评价。医学影像学实现了从二维到三维成像，甚至是四维成像的功能成像转变，而且，各个系统的研究均有长足进展。

CT扫描成像是临床医学中广泛使用的一种医学图像，近年来，CT的使用在美国、日本和其他国家迅速增加，特别是在日本增加的更为明显。根据1996年进行的一项调查，美国每100万人拥有的CT扫描仪数量为26台，而日本为64台。据估计，美国目前每年进行的CT扫描次数超过6200万次，而1980年约为300万次。这些数据的急剧增长主要是由于CT技术的进步，使其对患者和医生都非常用户友好，它可以清晰地可视化人体内部精细结构细节，对于疾病的诊断、治疗和术后评估提供了非常重要的信息数据。自1972年发明计算机断层扫描仪以来，CT扫描技术就一直在不断演变更新。与传统的X线图像相比，CT的主要优势在于可以去除图像上的重叠组织，清除了散射，使CT具有超高清晰的分辨率。虽然早期的扫描仪扫描速度缓慢且空间分辨率相对较低，但经过不断的技术更新，现代的多排螺旋CT可以在数秒之内完成一个大型物体长度的扫描，并且能够几乎达到各向同性分辨率。

二、设备组成

CT设备主要有以下三部分：①扫描部分由X线管、探测器和扫描架组成；②计算机系统，将扫描收集到的信息数据进行贮存运算；③图像显示和存储系统，将经计算机处理、重建的图像显示在电视屏上或用多幅照相机或激光照相机将图像摄下。

三、CT成像原理

CT成像原理和以往的放射成像的基本原理一样，需要薄的轴向横断面的组织衰减的测量来重建图像，是用X射线束对人体某部位一定厚度的层面进行扫描，由探测器接收透过该层面的X射线，转变为可见光后，由光电转换变为电信号，再经模拟/数字转换器（analog/digital converter）转为数字，输入计算机处理。X线光束从多个角度穿过组织后被测量的衰减量，与被测组织所含的原子数目和密度有关，也与发射X线光束的能量谱有关，基于扫描矩阵的面积（X和Y轴）和厚度（Z轴），图像形成的处理有如对选定层面分成若干个体积相同的长方体，这些长方体被称之为体素或容量成分（voxel），然后被赋予一个平均的密度数值，范围从-1024到+3071，这一数值被称为Honsfield灰阶。扫描所得信息经计算而获得每个体素的X射线衰减系数或吸收系数，再排列成矩阵，即数字矩阵（digital matrix），数字矩阵可存贮于磁盘或光盘中。经数字/模拟转换器（digital/analog converter）把数字矩阵中的每个数字转为由黑到白不等灰度的小方块，即像素（pixel），并按矩阵排列，即构成CT图像（图21-1）。

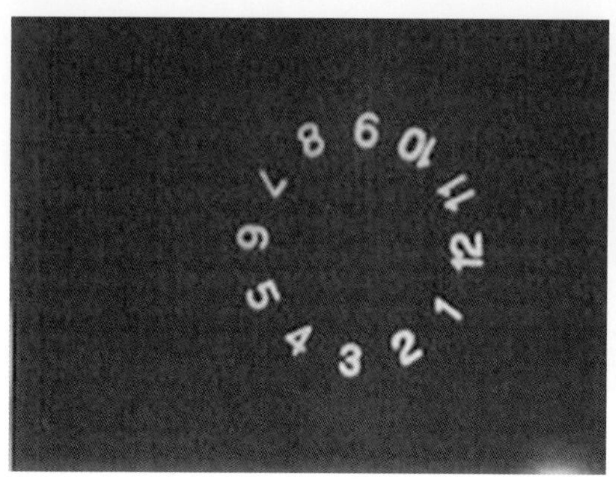

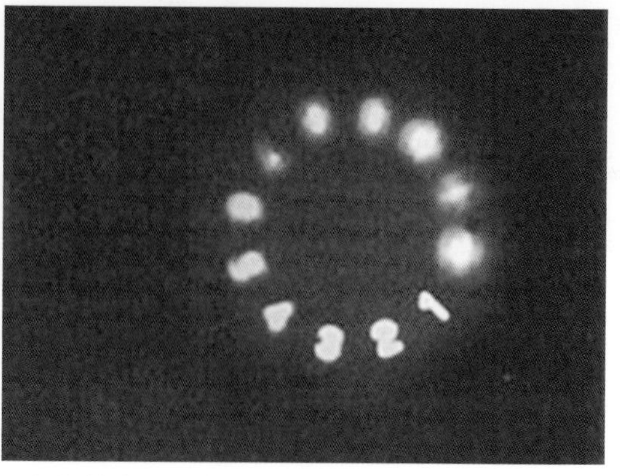

图21-1 几何断层扫描的原理是对不同深度的物体分层透视的方法。左图是透视时的投影图像设置，数字表示拟扫描物体总体积内不同的深度（cm）。右图是平面内将第一层面水平设置为聚焦扫描的断层成像情形

综合上述信息可知CT图像是重建图像，而每个体素的X射线吸收系数可以通过不同的数学方法算出。CT的工作程序是这样的：它根据人体不同组织对X线的吸收与透过率的不同，应用灵敏度极高的仪器对人体进行测量，然后将测量所获取的数据输入电子计算机，电子计算机对数据进行处理后，就可摄下人体被检查部位的断面或立体的图像，发现体内任何部位的细小病变（图21-2）。

影像重建所需的X线数据被特别设计的各种各样的系统所使用，这些不同的几何学结构就是通常所说的代。CT技术的进步，使得所需要的时间更短，所得到的空间分辨率更高以及更快的计算机来处理更大、更复杂的数据重建。

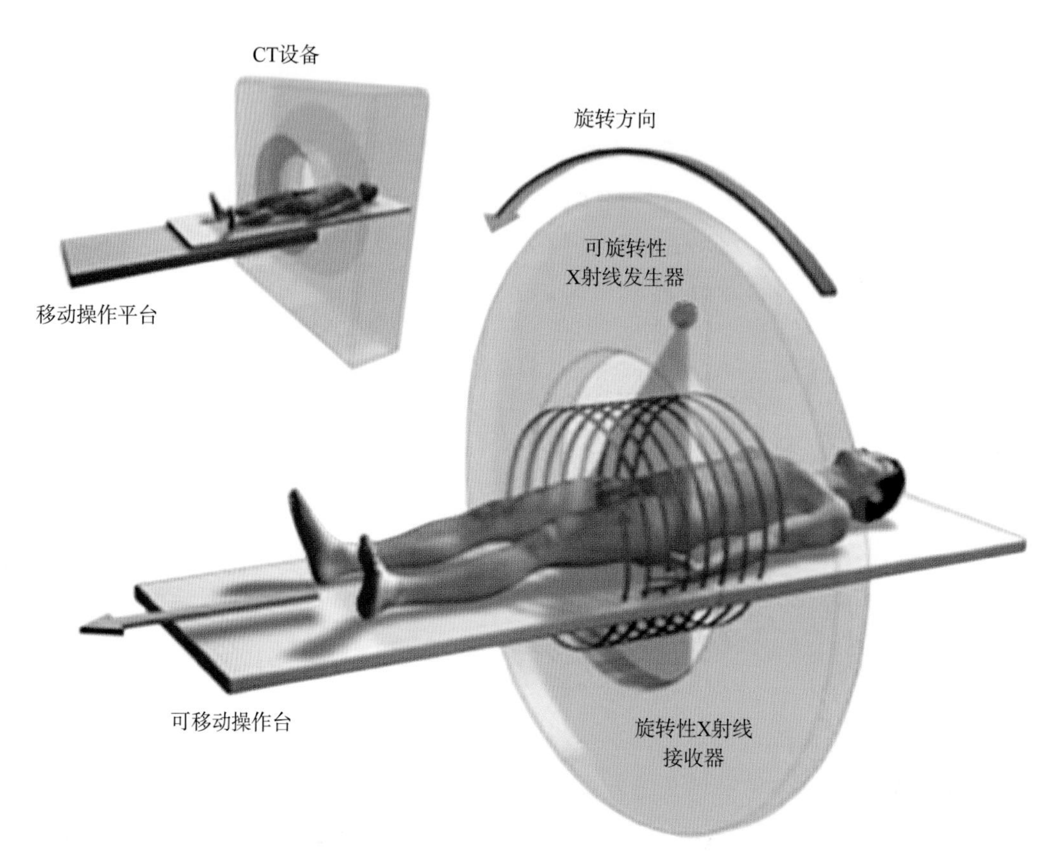

图21-2 CT设备的基本原理

四、CT扫描仪

（一）第一代CT扫描仪

第一个生产出来的商用扫描仪是百代公司的EMIMark，它使用一个X线投射器，形成一束窄的平行光穿过患者到单个探测器。单一的投射需要调整X线管和探测器的位置，使它们在同一条直线上，位于患者的两端。下一个投射的获得需要旋转框架1°并在相反的方向扫描。这一过程不断重复，直到获得180° X线投射。这样的扫描很花时间，而且空间分辨率也不高（大约每25 cm视野3 mm），Z轴分辨率相当低（大约每1个所获得的横断面为13 mm厚），由于采用笔形X线束和只有1～2个探测器，所采数据少，所需时间长，且图像质量差（图21-3、图21-4）。

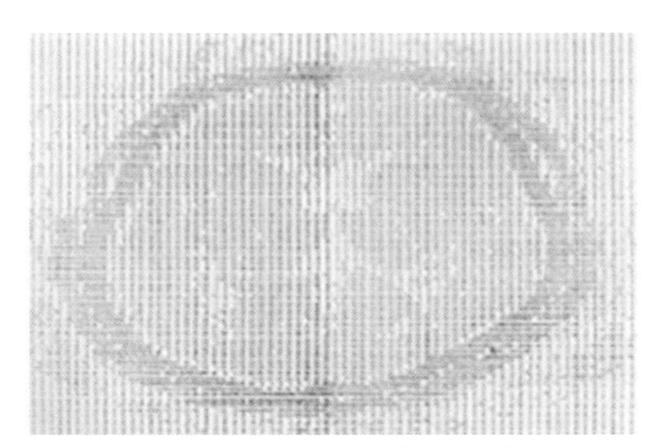

图21-3 早期CT扫描的计算机打印输出图像

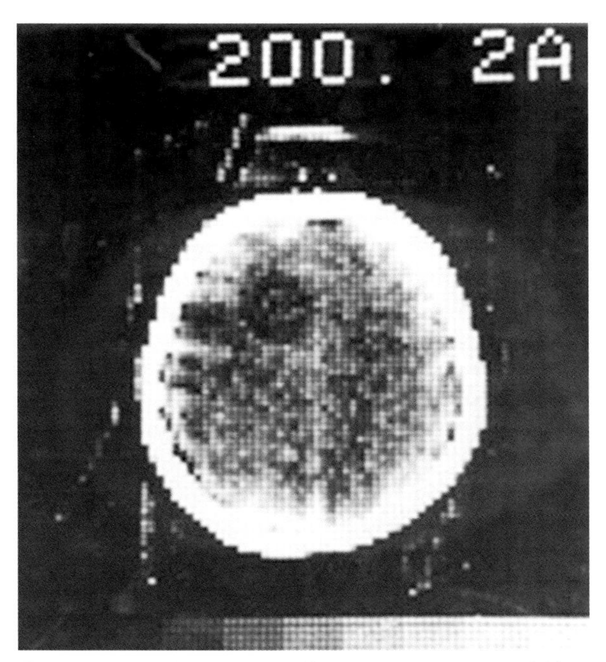

图21-4 1971年10月1日，在Atkinson Morley医院的原型EMI扫描仪上扫描的第一个患者图像

（二）第二代CT扫描仪

这一代CT扫描仪在扫描方式上较上一代没有明显的更新，而是通过增加探测器数目，扩大扫描范围，增加了采集数据。额外增加的探测器置于一定的角度，使多次投射能在每一次调整中获得，这一变化即可将成像速度提高3倍。因此，扫描仪在操作过程中调整60°而不是180°。探测器的数目继续增加，直到扫描仪扫描的速度快到仅需屏住一次呼吸就可以了。这一改进打开了胸部扫描和腹部扫描的大门，从而使获得的图像更为清晰而且没有运动伪影。

（三）第三代CT扫描仪

这一代扫描仪的进步体现在随着高能旋转阳极X线管的应用，这些扫描仪使用了扇形投影仪，光束穿过患者到达后面的一排弧形探测器。扫描期间X线光源和探测仪都围绕患者旋转。旋转的X线管允许使用更强的线管，因此增加了身体较厚部分扫描的速度。除此之外，探测器数目激增至300～800个，并与相对的X线管只作旋转运动（rotate/rotate mode），可以收集更多的数据，扫描时间可以控制在5 s以内，伪影大为减少，图像质量明显提高。

（四）第四代CT扫描仪

这一代扫描仪与第三代扫描仪的设计不同，第三代的X线管旋转在探测仪的静止环内，而第四代CT机是将探测器增加到1000～2400个，并呈环形排列而固定不动，只有X线管围绕患者旋转，即旋转/固定式（rotate/stationary mode），这种模式使得扫描速度更快，且图像质量更高。虽然标称第四代产品，这代扫描仪几乎与第三代产品同时开发出来，但只用于特殊目的，并非商用。由于第四代产品没有使用抗散射准直器，因此会比第三代产品更容易产生散射伪影。

（五）第五代CT扫描仪

这一代CT机将扫描时间进一步缩短到50 ms，又称为超快速CT，可以解决心脏跳动而产生的伪影问题，其原理是一个电子枪产生的电子束（electron beam）射向一个环形钨靶，环形排列的探测器收集信息。推出的64层CT，仅用0.33 s即可获得64层患者身体的图像，且空间分辨率小于0.4 mm，极大地提高了图像质量。

目前在临床上广泛应用的还有螺旋CT、多排CT，全身CT扫描，以及与其他影像技术有机地结合在一起的新型的影像如CT灌注成像、PET/CT等，可以更加清晰、准确地进行疾病诊断和定位。

五、CT相关参数

CT值：为了定量衡量组织对于X线的吸收率，Hounsfield定义了一个新的标度“CT值”。后人为了表示对他的敬意，从而将CT值的单位定为“Hu”，是测定人体某一局部组织或器官密度大小的一种计量单位，通常称亨氏单位（hounsfield unit, Hu）。物质的CT值反映物质的密度，即物质的CT值越高相当于物质密度越高。实际上CT值是CT图像中各组织与X线衰减系数相当的对应值。无论是矩阵图像或矩阵数字都是CT值的代表，而CT值又是从人体组织、器官的μ值换算而来的。人体内不同的组织具有不同的衰减系数，因而其CT值也各不相同。按照CT值的高低分别为骨组织、软组织、脂肪、水、气体，水的CT值为0 Hu左右。此外需要记住CT值不是绝对不变的数值，它不仅与人体内在因素如呼吸、血流等有关，而且与X线管电压、CT装置、室内温度等外界因素有关。

其他相关参数包括：分辨率、层厚与层距、部分容积效应、窗宽与窗位、视场、管电流与管电流量、矩阵、噪声和信噪比，等等。

六、CT扫描方式

通常情况下，常见的CT检查方式分为普通扫描、增强扫描、特殊扫描。

（一）普通扫描

CT普通扫描又称为平扫，是指不用造影增强或造影的普通扫描，是较为常见使用的检查方式。在检查前要将全部金属物品取下，以免产生金属伪影，影响图像质量。

（二）增强扫描

增强扫描是指用高压注射器经静脉注入水溶性有机碘剂后再行扫描的方法，分为普通增强CT和CTA检查。血内碘浓度增高后，器官与病变内碘的浓度可产生差别，形成密度差，可能使病变显影更为清楚。主要有团注法和静滴法。CTA是指静脉内注射碘对比剂后再进行CT扫描检查，可明确血管部位病变。

（三）特殊扫描

特殊扫描主要包括低剂量CT扫描、灌注成像、CT能谱成像以及CT导向穿刺活检、造影扫描等。不同疾病需要选择合适的扫描方法从而清晰显示病变，辅助医生进行明确诊断。

七、CT图像特点及优缺点

（一）图像特点

CT图像是由一定数目由黑到白不同灰度的像素按矩阵排列所构成，这些像素反映的是相应体素的X线吸收系数。不同CT装置所得图像的像素大小及数目不同，像素越小，数目越多，构成图像越细致，即空间分辨力越高。CT图像是以不同的灰度来表示，反映了器官和组织对X线的吸收程度。因此，与X线图像所示的黑白影像一样，黑影表示低吸收区，即低密度区，如含气体多的肺部；白影表示高吸收区，即高密度区，如骨骼。但是CT与X线图像相比，CT的密度分辨力高，即有高的密度分辨力。所以，CT可以更好地显示由软组织构成的器官，如脑、脊髓、纵隔、肺、肝、胆、胰以及盆部器官等，并在良好的解剖图像背景上显示出病变的影像。另外，CT图像不仅以不同灰度显示其密度的高低，还可用组织对X线的吸收系数说明其密度高低的程度，具有一个量的概念，如水的吸收系数为10，CT值定为0 Hu，人体中密度最高的骨皮质吸收系数最高，CT值定为+1000 Hu，而空气密度最低，定为-1000 Hu。人体中密度不同和各种组织的CT值则居于-1000 Hu到+1000 Hu的2000个分度之间。CT图像相较于传统放射成像是层面图像，常用的是横断面，为了显示整个器官，需要多个连续的层面图像。通过CT设备上图像的重建程序的使用，还可重建冠状面和矢状面的层面图像，可以多角度查看器官和病变的关系。

（二）CT图像优缺点

1. 优点　CT为无创性检查，检查方便、快捷。与常规的X线比较，CT得到的横断面图像层厚准确、图像清晰、密度分辨率高、没有层面以外的结构干扰。另外，CT扫描得到的横断面图像还可以通过计算机软件的处理重组、重建，获得诊断所需的多平面如矢状位、冠状位的断面图像。CT检查与常规影像学相比密度分辨率较高，还可以根据科研需要根据组织的X线衰减系数做定量的分析，并测量出具体组织、病变的CT值做定量分析。

2. 缺点　CT设备比较昂贵，检查费用偏高，CT检查是有射线的检查方法，较难发现器官组织结构的功能变化，虽然发现病变的敏感性极高，但在定性诊断上仍有很大的限度。个别部位如颅底部骨伪影可影响颅后窝脑组织显影；因成像野的限制，不宜检查四肢小关节，难以显示空腔脏器的黏膜变化；做强化扫描时存在造影剂过敏等不良反应。

（王　宁）

第二节　磁共振成像

磁共振成像（MRI）是一种无创的检查技术，可以提供全面、多参数的解剖、功能和代谢信息。本节将简要介绍MRI的基本原理，并涵盖图像采集的演变。鉴于MRI的多功能性，本文将侧重于疼痛性疾病领域介绍MRI在结构、扩散张量、功能等方面的广泛应用，并对最近的MRI引导下疼痛治疗技术做提示性描述。

一、简介

自20世纪80年代初MRI被引入临床以来，其相关技术取得了巨大进展。随着越来越多的临床和研究应用以及进一步的技术发展，目前MRI已成为一种主要的，也是最受重视的诊断性影像学检查方法之一。

MRI是一种无创的断面成像技术。MRI利用磁共振现象成像。暴露在强磁场中的质子吸收电磁波，再以特征性或“共振”频率重新释放。这些被进行了三维空间编码的信号被线圈接收，经计算机处理重建成图像。信号中包含丰富的信息，涉及组织的生物化学及其总体结构特性，所以，MRI是非常多能的。设计、调整用于引出和分析信号的技术可以增加需要的内容，得到特定结构的高分辨率图像，如白质纤维束、病变和动脉。MRI图像的软组织对比度良好，可以提供二维和三维数据。尽管MRI一般被用于观察解剖结构，随着研究人员逐渐发展出新的技术手段，能够获得功能性图像和空间定位光谱，如今，MRI的临床应用已非常广泛，包括神经、精神、心脏、腹部、肌肉骨骼和血管等多个领域，使MRI成为了强大和灵活的成像工具。

MRI没有辐射危害，因此比X射线和CT扫描等其他成像形式更安全。它能提供更加优质的软组织图像，如神经、血管、脂肪组织、肌肉、淋巴管和纤维组织（如肌腱和韧带）。MRI的优点是软组织对比度好，而CT能更快、更灵敏地检测到软组织内的气体。这对于疼痛性疾病的诊断和治疗是有意义的。MRI或CT的选择取决于当地的医疗条件、医师的偏好以及患者相关因素（如MRI或造影剂的禁忌证）。

二、硬件构成和特殊MRI系统

MRI系统一般由以下硬件组构成：①主磁体是磁共振设备最重要组成的部分，它提供了高的主磁场强度以产生强的组织磁化，是高信噪比的基础，而信噪比是保证图像质量的重要指标。②梯度系统和高阶匀场线圈，用来调节静磁场强度的空间变化，为MRI成像提供三维空间定位。③射频线圈和相关电路，它们的主要作用是激发检测部位并收集磁共振信号。射频线圈是质子发生磁共振的激励源，也是磁共振信号的探测器。④谱仪系统，是磁共振设备的控制系统，负责产生、控制序列的各个环节并协调运行。⑤计算机及辅助设施，包括主控计算机、图像显示器、检查台及射频屏蔽、磁屏蔽、冷却系统等。

开放式MRI是一种新型的MRI，有别于传统MRI，它的磁体一部分在检查台上方，另一部分在下面。不仅受检者两侧是开放的，在受检者的身体和上面的磁体之间也有空间。

开放式MRI的主要优势是增加了医疗可操作性。对于不能耐受或适合传统MRI的患者，开放MRI是一种选择。传统磁共振成像的检查口直径只有23.6英寸，这可能限制体型较大的人。因为开放的MRI在任何时候至少两侧都是开放的，所以它适用不同的身体类型。开放式MRI可以缓解幽闭恐惧症的感觉，这归因于成像机开放的设计。受检者可以看到周围的房间，感受空气的循环，不会像传统的磁共振扫描仪那样引起恐慌。

传统的MRI接收到电脉冲时就会振动，噪音很大，会干扰受检者和医生之间必要的沟通。由于没有封闭的隧道或墙壁，开放式MRI更安静。一些新型的开放式MRI已经将噪声水平降低到25分贝以下。开放式MRI可减少有特殊需求的儿童和成人的镇静需求。开放式MRI适合用于有发育障碍的儿童和一些成人，在儿科诊断显像是有价值的。

一种类型的开放式MRI是站立式MRI，也被称为“开放站立MRI”，扫描时受检者在完全直立、站立、倾斜（仰卧，头部抬高）或其他体位。开放站立式MRI更适合那些活动受限的人，如因僵硬或背部疼痛，患者可能无法平躺进行传统的扫描，可以考虑做开放站立MRI。开放直立MRI系统允许更灵活的定位，可以扫描不同的位置，它能发现传统MRI难以观察的区域的异常，提供更好的体位性损伤图像。一项研究表明，膝关节屈曲时进行的MRI扫描比伸直膝关节时进行的传统MRI扫描更有助于发现与前交叉韧带撕裂相关的病变。

MRI是公认的脊柱评估技术。不过，患者在常规MRI扫描时为仰卧位，并不能真正反映正常直立姿势和下床活动时椎间盘结构所承受的力。直立MRI可以让患者在几种不同的受力姿势下进行扫描，这可能会显示在仰卧位中难以发现的隐性病理改变。

开放式MRI扫描仪的主要缺点如下：磁场强度低。图像质量比封闭的MRI或传统的MRI差。可能需要更长的检查时间。新型的开放扫描仪可以提供更高的磁场强度和高质量的图像。然而，由于成本原因，开放式站立式MRI系统尚未广泛应用。

三、MRI的应用

疼痛性疾病的诊断、治疗和疗效评估应用MRI成像以显示需要观察的结构为主要目的。在疼痛机制的研究中所用MRI主要为功能MRI。

（一）结构MRI

磁共振是一种多参数成像方式，不同序列反映不同的参数。序列是指射频脉冲、梯度场和信号采集时刻等相关参数的设置及其在时序上的排列。在MRI成像的过程中应用不同的MRI序列可以得到在成像区域中呈现不同对比度的图像。MRI检查有3种最基本成像：T1加权成像（T1WI）、T2加权成像（T2WI）和PD（质子密度）加权成像。体内各种组织及病变，均有相对恒定的T1值和T2值。MRI检查通过图像上反映T1值和T2值的黑白度及其改变来检出病变并进行诊断。T1加权序列中脂肪、黑色素、蛋白质呈现明亮的高信号，而脑脊液呈现为低信号。T2加权序列中，脑脊液则表现为明亮的高信号。PD（质子密度）成像中脂肪看起来亮，液体为中等信号。MRI检查中使用对比剂可以增加病灶和正常组织之间的对比度，提高信噪比，观察组织血供及血流动力学特点。

一些金属，如钴铬合金和不锈钢，会使磁场变形，从而产生伪影。其他金属，如钛，产生的图像失真要小得多。这些失真可能会降低图像的质量，因此，在使用金属设备（如骨科硬件）进行MRI扫描时，这是需要考虑的一个重要因素。植入式电子设备，如旧款的神经刺激器和心脏起搏器，会受到磁场影响，与MRI不兼容。

（二）功能MRI

功能磁共振（functional magnetic resonance imaging, fMRI）基于不同的原理又分为血氧水平依赖（blood oxygen level-dependent, BOLD）fMRI、扩散加权成像（diffusion weighted imaging, DWI）、弥散张量成像（diffusion tensor imaging, DTI）等。自1990年引入以来，BOLD成像已越来越多地用于脑功能的研究。它利用了T2对血氧的敏感性。采用极速成像方法获取血流变化或血氧的功能信息。T2和氧合之间的关系是由于脱氧血红蛋白的顺磁性引起了相邻水中质子的零相位化。当一个脑区活跃时，这一区域的血流量增加，导致氧合增加，脱氧血红蛋白含量降低，T2延长。大脑活动可以用T2敏感的回波平面成像序列来显示。血流动力学反应反映了神经元活动的变化。BOLD对比成像具有较好的空间分辨率，可使激活的脑区和邻近区域区别开来。

近年来，神经科学研究的重点有了明显的转变，研究者现在对探索大脑的静息态非常感兴趣。他们研究大脑的内在活动，即在没有任何认知或感觉刺激的情况下，哪里静息态信号是一致的，在低频范围内波动0.01 ~ 0.08 Hz。通过分析静息状态下的脑功能连接，发现了多种代表特定功能的静息态脑网络空间拓扑。

借助线性时间相关，功能连接试图建立两个空间上遥远区域之间的连接。有两种主要的方法可以用来表征自发性脑活动：①测量脑区信号的特定区域特征，包括区域同质性、低频振幅、比率低频振幅、网络同质性和分形复杂度；②测量不同脑区之间的关系，如基于种子点的分析、独立成分分析和图论。

DWI是一种基于测量组织体素内水分子随机布朗运动的MRI成像形式。一般来说，细胞含量高的组织或细胞肿胀的组织扩散系数较低。DWI已成为中枢神经系统急性缺血的重要诊断方法。关于DWI在人体其他部位的应用，如脊柱或腹部，也有很多报道。病理过程中膜成分往往被破坏或重构，结构组织的大小发生改变（如瘢痕、炎症或肿瘤浸润）。由于渗透性、渗透压浓度或主动运输的变化，组织间隙之间的水质子数量可能发生变化。所有这些方面都会对质子迁移率或扩散率的程度产生影响。因此，根据神经组织的弥散性变化可以发现常规MRI上的局灶性或弥漫性病变相关的形态学损伤。而跟踪级联扩散率的变化可以更好地了解在多发性硬化或沃勒变性等几种神经病理过程中发生的组织破坏和修复机制的不同进程。各向异性扩散行为可以与纤维的方向相关，因此DWI可以用来更好地理解脑内联系。

DTI是DWI的发展和深化，由Peter Basser于1994年首次提出。DTI信号只是由水分子的运动产生。术语“扩散”表示水分子的随机热运动。DTI以水的扩散为探针来确定脑网络的解剖结构，提供不受脑功能影响的静态解剖结构信息。它的基本原理是：因为纤维上存在的阻碍相对较少，无法限制其移动，水分子沿轴突纤维移动比垂直于纤维移动更快。基于轴突方向的各向异性扩散成像可以产生全新的图像对比度，在脑重要结构的可视化中非常有用。DTI是当前唯一一种能良好观察和追踪脑白质纤维束的非侵入性检查方法。主要用于脑部尤其对白质束的观察、追踪，脑发育和脑认知功能的研究，也用于研究脑疾病的病理变化以及脑部手术的术前计划和术后评估。

四、MRI引导下疼痛治疗技术

MRI可以在医疗过程中帮助引导器械通过身体。MRI引导操作可以在一次临床工作流程中同时进行诊断、治疗和术后评估，从而简化整个过程，使医生和患者都受益。由于MRI套件中的所有组件都必须能够在磁共振环境中正常工作而不产生相互干扰，因此适用的材料受到了限制。强磁场和MRI扫描仪的射频环境所要求的众多设计条件对MRI条件下的医疗设备和手术技术的发展提出了挑战。

既往研究表明MRI导航小关节浸润是安全有效的。没有电离辐射，对患者和介入医生都有利。此外，MRI导航还有其他优势。例如，与CT相比，MRI更好的软组织对比度，特别是多平面成像能力，使射频电极定位更容易。

在闭孔MRI系统中进行MRI引导的侵入治疗技术已有报道。目前，MRI引导下的侵入性治疗在开放式的MRI扫描条件下难以实现。最近的一项有关MRI引导下腰椎小关节射频神经毁损术治疗慢性下腰痛的研究中，作者在1.0 T开放式MRI扫描系统中操作，穿刺针可以在实时成像条件下推进。MRI成像允许射频电极有15°倾角，并能完全显示电极。这使得背侧支的接触长度更大，神经毁损更理想。

MRI引导聚焦超声是以超声作为能量源的一种非侵袭性治疗方式。Namba等报道了MRI引导聚焦超声对伴有局部压痛的骨转移、腰椎小关节骨关节炎、膝关节骨关节炎等骨关节疼痛性疾病患者的治疗效果。患者最严重压痛部位的疼痛得到了有效减轻。

（董　生）

第三节　C臂及O臂

一、C臂

（一）概述

1895年，德国物理学家伦琴在真空管高压放电实验中，意外地发现了一种不可见的、具有很强穿透能力的射线，他将这个性质不明的射线称之为X射线。1896年，人类研制出了第一支X线管。从此，各种X线设备相继出现，标志着放射医学的开始。医用X线机已经历了一百多年的发展历程，移动式小C臂X线机亦经历了半个多世纪的发展，凭借其便携、实时的优势成为手术中图像引导不可或缺的设备，在众多学科的诊疗过程中发挥了十分重要的作用。

（二）组成及成像特点

C臂又称C形臂。C臂X线机，顾名思义该设备由C形的机架、产生X射线的球管、采集图像的影像增强器和CCD摄像机，以及图像处理的工作站组成。在C臂透视机中，一束射线通常从下面穿透组织，把影像送到增强器，然后图像就可以呈现在显示器屏幕上，同时它还可以在不同的方向上旋转，以便从不同的角度观察物体。控制面板的功能键可以调整图像的生成和质量。图像系统不仅能显示透视图像，而且还能储存图像，以便对比、浏览和转存。

C臂成像的实质是X线成像，X线图像属于灰度成像，为由黑到白不同灰度的影像组成。这种灰度成像是通过密度及变化来反映人体组织结构的生理和病理状态。人体组织结构的密度与X线图像的密度不同。前者是指人体组织单位体积物质的质量，后者是指X线图像上所显示影像的黑白程度。两者之间又有一定的关系，即物质的密度越高，比重越大，吸收的X线量就越多，在图像上呈白影。相反，物质的密度越低，比重越小，吸收的X线量就越少，在图像上呈黑影。在临床工作中，描述图像上组织结构黑白程度时，通常以低密度、中密度和高密度来表示，相对应的分别为黑影、灰影和白影。图像上所示影像密度的高低与组织结构类型有关，还与其厚度有关。组织和器官发生病变时，X线图像上可显示原有的密度发生改变，可称之为密度减低或密度增高。

X线图像是X线束穿透某一部位内不同密度和厚度组织结构后的投影总和，是该穿透路径上各个结构影像的相互叠加。这种叠加的结果可使一些组织结构或病灶的投影因累积增益而得到很好的显示，但也可使一些组织或病灶的投影被覆盖而影响显示。C臂显示的图像属于数字化X线图像，可以在显示器上改变影像的灰度和对比度，从而使组织结构及病灶得到最佳显示。

（三）正常脊柱影像特点

C臂在疼痛外科中的应用主要集中在脊柱相

关的慢性疼痛，并在其中发挥了至关重要的作用。从诊断层面来说，脊柱的X线平片虽然不能直接显示神经根、椎间盘、脊髓等组织密度的影像，但能提供颈、腰椎骨性结构情况，包括颈腰椎骨质的改变、顺应性的改变、椎管前后径的改变、椎间孔大小的改变、韧带钙化等，从而间接判断脊髓和神经根的情况，为疾病的诊断提供客观证据。从治疗层面来说，疼痛外科的相关治疗，例如阻滞、射频等，它们的靶点其实是神经干、神经根、神经节、椎间盘等，但是这些软组织结构在X线下是不显影的，外科医生就要根据相应的骨质结构（椎间孔、“Scotty犬”等）来间接判断穿刺针是否穿刺到位，为治疗提供影像依据。因此熟悉正常脊柱的影像特点必不可少。

1．颈椎正侧位

（1）颈椎正位：颈椎正位片可显示椎弓根、钩椎关节、横突、棘突、气管等。椎弓根类圆形高密度影，投影在椎体外部，椎弓根间距自上而下逐渐递减，上部颈椎椎弓根常显示不清。颈椎椎体上缘呈浅杯状凹陷，其两侧的唇状骨缘形成钩突，与上位椎体下面侧方的斜坡相应钝面构成钩椎关节（亦称Luschka关节）。钩突的前外部为椎动脉、椎静脉及包绕的交感神经丛，外后侧参与构成椎间孔的前壁，有颈神经根通过，因此钩突的退行性增生常可引起相应的临床症状。第7脊椎横突向下倾斜，第1胸椎横突向上倾斜。棘突为中线上卵圆形影或叉状影。

（2）颈椎侧位：颈椎侧位片可显示颈椎顺列、椎体、椎间隙、关节突关节（椎间关节）、棘突等。椎体呈长方形，从颈椎、胸椎到腰椎逐渐增大。椎体前缘、椎体后缘和棘突前缘皮质线的连线呈自然连续的弧线。上、下关节突构成的关节突关节（椎间关节）呈自前上向后下斜行的透亮线影。枢椎棘突较其上方的寰椎后弓和下方的颈3棘突突然显得肥大，颈7棘突最长。

2．颈椎斜位　由于椎间孔位于正中矢状面的45°角处，向前开放，由于颈椎的形状和重叠，椎间孔还向下15°角。因此为了“展开”并在X线片上显示颈椎间孔，需要采用45°斜位，同时X线束向头侧15°。左后斜位时，显示右侧小关节及椎间孔，反之，右后斜位时显示左侧者。可以清楚地看到关节面及关节突起有无骨折和脱位。椎间孔略呈倒置的泪滴状，上部较宽而下部较窄，椎间孔内含神经根袖和脂肪（图21-5）。

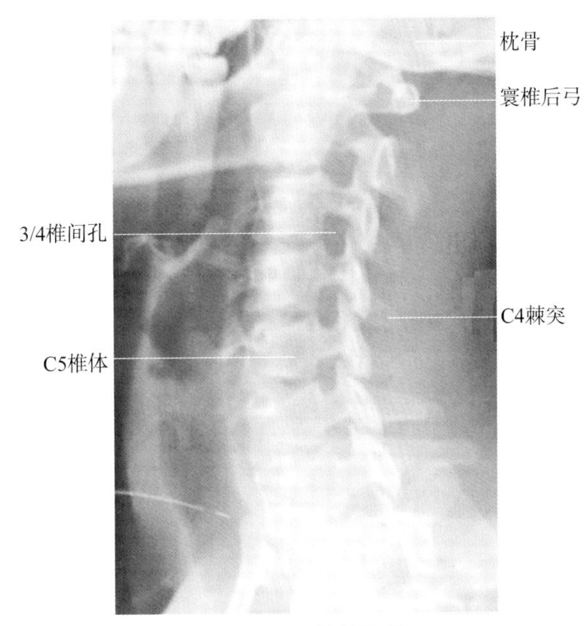

图21-5　颈椎斜位片

3．胸椎正侧位

（1）胸椎正位：由于胸椎的自然后凸及椎体边缘互相重叠，多数椎间隙看清。椎体的厚度应一致，胸椎横突较短，棘突可见于脊柱中线。

（2）胸椎侧位：椎体呈四边形，椎间隙较易看清，棘突向后下突出，横突则呈轴位。胸椎呈轻度后凸，椎管亦是如此。

4．腰椎正侧位

（1）腰椎正位：腰椎构造同胸椎，但体积更大，椎间隙亦较宽。两侧横突应对称等长，棘突轻度下斜，因此，其尖端投影于所属椎体略下方，与下一个椎体相重叠。棘突间距离大致相等。上、下关节间隙均清晰可见，在椎体边缘间画横线时，椎间隙上、下两线应互相平行，各椎体及其椎间盘（椎间隙）的厚度大致相等。

（2）腰椎侧位：侧位像椎体呈四边形，分析椎体与椎间隙的形态、大小比正位容易，整个腰椎呈轻度前凸，需注意各个椎体的序列。两侧上、下关节突可以看出，但会有一定的重叠，棘突稍向后下方倾斜，至第4、第5腰椎棘突接近水平。

5．腰椎斜位　任何骨及其组成在斜位像上都比常规的正面或侧位像上难于识别。椎骨也不例外，然而腰椎的斜位像却有助于观察。在良好的45°斜位像上，腰椎呈现一个“Scotty犬”的影像（图21-6）。犬的头和颈部可能是最容易识别的结构，颈部是椎弓关节突部，犬耳是上关节突，眼睛由椎弓根构成，横突形成犬鼻子，下关节突形成犬前腿。另外椎弓峡部裂在这一位置最容易显示。

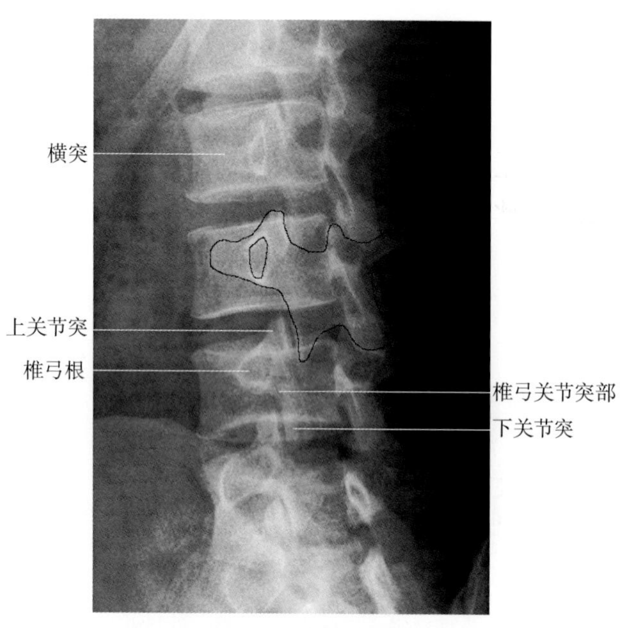

图21-6 腰椎斜位片

（四）在疼痛外科中的应用

C臂在疼痛外科中的应用非常广泛，常用的术式有：脊神经后内侧支注射/射频、椎间孔注射、椎间盘射频、硬膜外注射、骶髂关节注射、经皮穿刺椎间孔镜下髓核摘除术、三叉神经半月神经节射频热凝术/经皮微球囊压迫术、脊髓电刺激、椎管内药物输注系统植入术等。

（五）总结

C臂的实质是X线成像，其特点决定了它只能显示二维的图像，也有一些报道和研究将C臂与手术导航系统相连进行骨科、介入科的相关手术指导。随着术中CT、O臂以及导航系统的不断发展升级，术中三维重建、与导航无缝连接、无射线暴露下实时指导手术等均有了飞速的发展并在临床上得到广泛的应用，这些功能是C臂所无法实现的，然而C臂具有轻便、快捷、实时、高效等优点，在特定的疾病诊疗过程中，其将会继续起到无可替代的重要作用。

二、O臂

（一）O臂影像系统简介

O臂又称O-ARM（Medtronic Navigation），是专为手术室环境手术应用而设计的可移动X射线系统。该系统提供基本的透视、多平面2D影像和3D影像，其中3D影像可以提供三个正交视图（轴位、矢状位、冠状位）的快速3D重构显示。

（二）O-ARM的组成、运行及功能

1. O-ARM的组成 O-ARM影像系统由两个主要组件组成：O-ARM底盘和移动影像站（MVS），两种装置通过单芯电缆内连，提供电源和信号数据。O-ARM底盘的主要组件是台架和机柜。台架组件包含内圈、X射线发生器（源）和平板X射线探测器的转子装置。外部台架组件包括一个伸缩门，可以打开使患者通过，走向手术台，可使用无菌盖布。包含LED的光圈，可指示X射线源和探测器的位置。机柜提供X射线控制用户界面（悬垂控制面板）、自动运动控制装置、电动化机械组件和包含电池电源的贮能元件。通过悬垂控制面板，可以将自动控制台架组件进行精密的纵向、侧向、向上、向下以及摆动和倾斜定位。

移动影像站可以在手术期间提供图像处理机和用户界面。平板监视器可以高清晰度显示活动和存储的图像。根据不同的X射线采集模式，监视器上的影像将在2D模式的双影像显示、多2D模式的四影像显示和3D模式的三正交影像显示之间进行切换。标准键盘可使用户向影像站输入患者数据、添加注释等。

2. O-ARM的X射线类型 O-ARM系统使用的两种X射线类型是：脉冲透视和脉冲曝光。脉冲透视模式包括标准透视和高级透视，用于生成2D影像和2D多平面影像。脉冲曝光透视法用于3D影像，时间限于每次面板扫描13秒，减少动态模糊。

3. O-ARM的运行模式 O-ARM影像系统提供三种运行采集模式：2D透视模式（2D）、多平面2D模式（M-2D）和3D模式（3D）。通过位于O-ARM底盘上的悬垂控制面板、MVS键盘或无线鼠标可以选择每种模式。通过与机架连接的手动或脚踏开关可以激活每种模式。

（1）2D透视模式：采集模式使用脉冲X射线，提供高分辨率实时患者影像。

（2）M-2D模式：在此种采集模式下，可以存储或预置多达4个单独的台架位置和相关的透视设置，供操作员调用。第5个预定位置用作“停放”定位，使台架远离外科医师工作区域。

（3）3D模式：通过360°旋转台架转子，可以创建一系列的脉冲X射线曝光，系统可存储曝光，重建算法，生成患者相关解剖部位的三维影像。此时在MVS监视屏可以显示轴位、冠状位和矢状位正交平面的高分辨率影像。

4．O-ARM的其他功能

（1）患者测验数据功能：通过MVS键盘访问，本菜单可输入患者的测验信息和有关医师信息，从而将患者影像集成到保存的测验记录，存入系统数据库。系统还可以重新调用每个患者的全套测验记录，该记录列举了每项已经执行的研究。选择特定的系列影像，影像将出现在监视屏的左侧窗格内。选择的影像可以DICOM格式导出到本地，保存到快照文件，然后下载到外部存储器，或发送到视频图形打印机，在胶片或纸张上打印出来。

（2）DICOM导出功能：O-ARM影像系统可以导出数字化2D和3D影像，以医学（DICOM）格式，通过网络传送到DICOM服务级用户，功能相当于图像档案和通信系统（PACS）服务器或其他DICOM装置。DICOM影像可以从MVS用户界面中导出。

（3）通过外存储装置的导出功能：O-ARM影像系统也可将MVS监视屏上出现的任何影像保存到快照文件。“快照”然后可以传送到CD或USB闪盘。

（三）在疼痛外科中的应用

O-ARM的2D功能和M-2D能够实现普通的X线投射，类似于C臂，因此，C臂的使用场景O臂基本上都能实现，只不过是移动性、便携性稍差。除此之外O臂有许多应用场景是普通C臂所实现不了的。以下列举几个O-ARM在疼痛外科中的应用，O臂的使用场景有很多，不限于以下列举。

1．经皮穿刺椎间孔镜下髓核摘除术（percutaneous endoscopic lumbar discectomy, PELD） PELD术中需要腰椎正位片和腰椎侧位片来显示穿刺针以及工作通道的位置，常规的C臂一次只能完成一次拍摄，需要C臂机器的来回推动并不断转动球管。O臂在PELD术中相比于C臂有两个明显优势：①M-2D模式下可以提前设置好腰椎正位、腰椎侧位以及休息位（P位）。这样，术者在操作的时候机器位于休息位，不影响术者操作；需要拍摄正侧位时，M-2D模式可以自动按顺序拍摄腰椎正位和腰椎侧位图像，然后再次返回到休息位。此过程不用来回推动机器，并且不影响术者操作。②3D模式下可以重建出腰椎与工作通道的轮廓，让术者直观地看到工作通道与椎管、椎间孔的位置关系，实现肉眼可见的心中有数，有利于下一步的手术操作。

2．经皮穿刺半月神经节射频热凝术/经皮穿刺微球囊压迫术　这两种术式均用于治疗三叉神经痛，它们的核心难点都是穿刺卵圆孔。卵圆孔位于颅底，周围有很多骨性结构，因此常规的颅骨正侧位像是看不到卵圆孔的。C臂辅助下需要特殊的投射角度才能显示出卵圆孔的形态，因每个人的卵圆孔大小、形状均不一致，C臂下有时候不能清晰地显示卵圆孔的形态。O臂在该术式中的应用主要是依赖于3D模式，该模式下可以重建出颅底相应位置的轴位、冠状位、矢状位图像，能够非常清晰地显示穿刺针是否进入卵圆孔以及在卵圆孔的位置（前、后、内、外）。临床操作中难免会遇到第一次穿刺失败需要调整穿刺针方向，或是穿刺针在卵圆孔中位置不理想需要微调的情况，O臂在这些情况下可以提供导航级别的参考指导信息，指引术者顺利完成操作。

3．脊柱相关内固定手术　疼痛相关的脊柱外科手术中，有些涉及到脊柱内固定，O臂与导航（Stealth Station, Medtronic）连接后可以实现术中实时导航。术区放置棘突夹、O臂3D扫描、图像同步到导航，便可以实现实时导航，术者可以从导航上看到进针方向的远端是否在椎弓根、离椎管有多远，给术者操作更强的信心。

（四）总结

O-ARM的3D扫描功能能够重建扫描区域的轴位、冠状位、矢状位图像，实现“术中小CT”的作用；O-ARM与美敦力导航的无缝对接使其得到了更广泛的应用与发展，但在临床应用当中也存在一些问题，例如其三维成像只能针对特定的体积范围内的结构；其对于软组织的显示清晰度需要进一步提升等。相信随着技术的不断进步以及人们认识的不断提高，O-ARM会对疼痛外科手术提供更多的帮助。

（张晓磊）

第四节 超 声

一、概述

医用超声成像是医学、声学和电子学等专业相结合的学科，20世纪80年代以来，超声诊断成像和CT、MRI、核医学一起构成了临床医学中必不可少的四大影像诊断技术。超声成像技术与其他成像技术相比，具有安全无创、无电离辐射、实时性好、价格低廉等优点，在预防、诊断、治疗疾病中有很高的价值，广泛应用于医学的各个方面。

二、发展历史

超声成像技术的发展经历了一维到二维再到三维成像的过程，从静态成像到动态成像，从结构成像到功能成像，超声诊断仪结构越来越复杂，功能越来越强大，临床诊断所获得的信息越来越丰富。

1880年，法国的Pierre Curie和Jacques Curie兄弟俩发现了压电效应，这是超声探头工作的基础。直到1917年法国的Paul Langevin发现了逆压电效应，研制出历史上第一个超声换能器，并使用该换能器探测到潜艇的超声回波。在20世纪30年代后期，奥地利神经学家Karl TheoDussik首先用超声穿透法来探测颅脑疾病，并于1949年用此方法获得了头部的图像，超声从此开始应用于医学诊断领域（图21-7）。随后的几十年来，超声成像技术一直在不断进步和发展，随后陆续出现了彩色超声、超声造影技术以及血管内超声等技术。

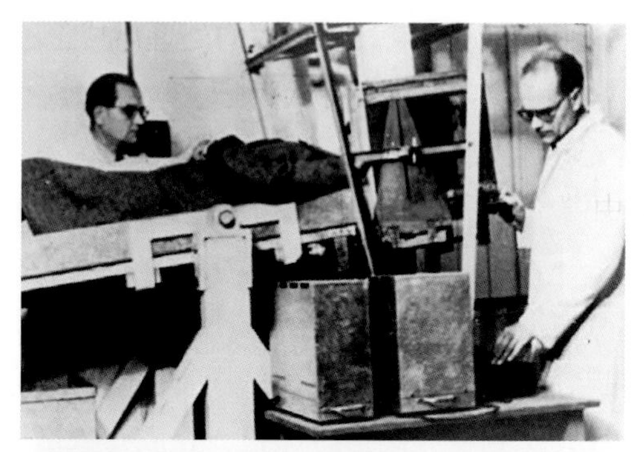

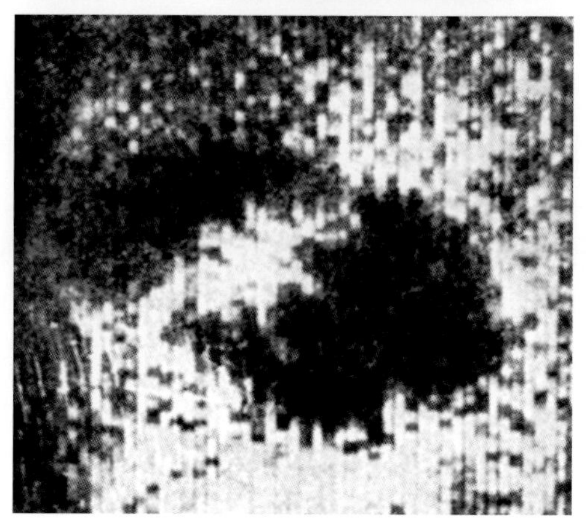

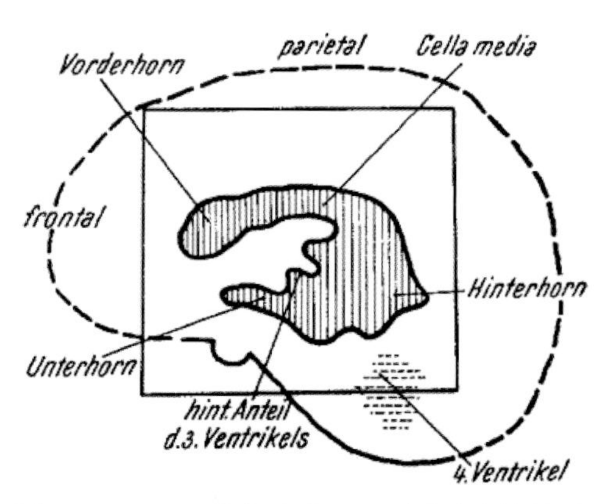

图21-7 Dussik将超声应用于对脑肿瘤的监测

三、组成与分类

（一）医用超声设备组成

超声诊断仪向人体发射超声波，并利用其在人体器官、组织的传播过程中，由于声的反射、折射、衍射而产生各种信息，将其接收、放大和信息处理形成波型、曲线、图像或频谱，最终在显示器上显示。

一台医用彩色超声诊断仪的外观主要包括：探头、主机、控制面板、显示器及其他附件。

探头：探头是超声诊断仪的重要组成部分，其作用是发射和接收超声波：发射时将电信号转换为超声波进入人体，接收时将人体反射的超声波转换为电信号，经过一系列的处理后成像。

主机：超声诊断仪可认为由前端、中端、后端3个部分组成。前端是超声波的发射与接收部分；中端（中间处理部分）是从射频回声信号提取组织结构信息与血流和组织的动力学信息（多普勒频移）并进行成像处理，分别形成B型、M型、D型（PWD, CWD）、C型（CFM与CPA）的视频图像信号。后端是系统的控制与管理以及图像显示处理部分，其关键组成部分是实现对系统控制与管理的计算机控制平台。

（二）超声技术基本分类

超声的物理原理主要是利用超声在人体中传播时产生的反射或透射现象，根据获得的不同声学数据来反映人体中正常及病变情况。根据临床上显示和探查方法的不同，又分为许多类型，目前应用最广泛的一种是脉冲反射式的超声诊断仪。

四、临床应用

疼痛诊疗的穿刺介入操作通常是借助解剖学标志进行定位，或采用透视、CT或MRI等成像技术进行引导。超声穿刺技术可以在辨别解剖学位置的同时，避免放射性或造影剂带来的潜在危害，与依靠解剖标志定位穿刺技术比较，拥有更高的准确性和操作效率。

（一）脊柱区域的注射治疗

1．关节突关节内注射及脊神经后内侧支注射　推荐高频线阵探头用于颈椎或胸椎的注射，低频曲面探头用于腰椎或胸椎的注射。多数研究推荐采用平面内穿刺技术（即穿刺针始终位于超声扫描的平面内），实时引导针尖穿刺进入关节囊。

2．选择性脊神经根阻滞　选择性神经根阻滞是疼痛诊疗中重要的诊断性治疗。在超声定位下行颈神经根注射可降低损伤颈部重要血管的风险，在透视下进行操作只有在损伤血管，造成出血后才能发现，而借助超声引导可实时避开血管等重要软组织。椎动脉和颈动脉之间还存在广泛的交通支，在超声引导下行颈椎部位的注射时，彩色多普勒模式的应用就显得尤为重要。超声定位下行腰神经根注射治疗时，对于节段判断的准确性高达100%，穿刺的成功率介于60%～90%之间。

3．腰交感神经注射　腰交感神经注射可用于治疗下肢缺血性疾病、交感源性内脏痛以及下肢的复杂性区域疼痛综合征等多种疾病。由于腰交感链邻近腹主动脉、腹腔静脉等重要组织，在透视定位下穿刺具有极大风险，CT引导下穿刺耗时较长，且由于存在辐射损害，不利于对患者进行短时间的密集治疗，影响治疗效果。有研究显示，超声定位引导下腰交感神经阻滞，其穿刺准确性与CT引导无明显差异，具有较高的安全性，而且可显著缩短操作时间。

（二）关节注射

1．膝关节腔注射　膝关节的超声定位下穿刺入路主要有两条：前内侧入路和髌骨上入路。其中，髌骨上入路有较高的穿刺成功率，用线阵探头行短轴扫描可清晰分辨远端股骨、髌骨、髌下脂肪垫、股前脂肪垫和髌上隐窝等结构，以平面内进针方式，将针尖置于髌上隐窝即可注药。采用体表标志定位进行膝关节穿刺的成功率为70%～79%，这也就意味着约20%的患者存在治疗无效或韧带、肌腱损伤等风险。与之相比，超声引导下注射可达到95%左右的成功率，以及更好的临床疗效。

2．骶髂关节注射　骶髂关节的关节面不规则，骶髂关节在超声下非常容易辨认，平面内及平面外的穿刺方式均可用于骶髂关节注射。研究表明超声定位骶髂关节注射的成功率为40%～90%，与透视引导的成功率相当。

（三）周围神经及软组织注射

1．枕大神经注射　超声定位行枕大神经注射有两个常用路径，一个是在上项线水平，另一个是在C2椎体水平，成功率分别为80%和100%，而且超声定位注射远期缓解率高于解剖标志定位。

2．星状神经节注射　采用解剖标志定位的方法进行穿刺注射，药物往往不能扩散到理想位置，影响治疗效果，也存在较高的软组织损伤或血管内、鞘内注药风险。在超声定位下将药物注射到椎前筋膜和颈长肌之间，仅需4 ml药物即可达到理想的弥散效果。以Horner征的出现来判断注射治疗的有效率，超声约100%，而解剖标志定位为80%～90%，而且超声定位穿刺引起器官损伤、血肿等并发症的概率更小。

3．肋间神经注射　常用于治疗肋间神经痛，超声引导是唯一可以实时观察到胸膜及肋间血管结构的方法，而且具有很高的成功率，2 ml的药物即可完成注射。同时降低了传统穿刺带来的气胸和血管损伤风险

五、总结

超声几乎可以直接探及全身所有的神经丛及大的周围神经，进行安全有效的阻滞；同样超声也几乎能探及全身所有的大关节及其周围的组织结构，对脊柱等深部的小关节及硬膜外间隙也有较多的研究。超声定位在操作便捷性、引导穿刺的实时性以及对软组织结构的良好分辨能力等方面突显出的巨大价值已经取得临床医生的认可，超声必定会继续在疼痛诊疗的临床实践中发挥重要作用。

（张晓磊）

第五节　导航技术

导航技术最初主要用于传统的开放手术，脊柱外科的普及和日益增多的微创外科技术的应用促进了该技术的发展。在某些方面导航技术也推动了微创外科的进步，因为它使外科医生能够部分克服微创手术直接可视化范围狭小的困难。对于解剖精度要求高的手术，计算机辅助导航、机器人辅助等导航技术有助于减少误差和提高医生的手术技巧，取得了令人瞩目的成果。

一、计算机辅助导航系统

大多数商业导航系统都由几个主要的共同组件组成。其中包括为外科医生和团队成员配备的工作站和显示器，导航器件、导航跟踪设备（如光学相机）和导航软件。大多数导航系统的设计可以实现它们与现有的影像设置（如透视系统）结合。一些制造商除了这些主要导航系统组件以外还提供集成成像模式（如O臂）。

导航技术在全球范围内广泛使用，设计理念类似，一些导航系统具有代表性，因此以下介绍典型的导航系统。

（一）硬件

1．工作站　典型的工作站由可停靠的2车系统组成。其中一辆车包含有一个工作站。可调节臂用于放置光学相机所使用的导航系统。第二辆车包含一个可调节的固定架，固定第二个显示器。在导航过程中，外科医生用于实时反馈。

2．参考框　导航参考框是一个固定的设备，允许导航系统定位患者特定的图像相对于患者的实时位置。导航系统的参考框架是由一个坚固的固定装置（如探针或夹子）和一个反射球阵列组成。典型的参考系是与手术部位的骨解剖直接连接。放置O臂成像前的参考系允许导航系统定位患者的物理位置三维图像。参考框一般固定在手术区的骨性解剖位置。在使用O臂成像之前放置参考框，导航系统可以使用3D图像定位患者的身体位置。参考框必须在导航系统摄像机视野内

不受遮挡。参考框和导航系统之间的连续通信允许导航系统根据患者骨骼解剖结构的实际位置定向患者的三维图像。在腰椎，参考框放置在髂嵴或者感兴趣区域的棘突头端或尾端。在颈椎和胸椎，参考框通常放置在感兴趣区域的棘突头端或尾端。

3．导航器械　计算机辅助导航脊柱手术中使用的器械与透视引导或直接手术操作中使用的器械非常相似。导航系统使用连接在器械上的红外反射球体识别导航器械。导航系统根据连接到特定器械的反射球的配置自动识别单件器械。

导航系统提供了将反射球固定在非专门为导航系统设计的器械上（如空气动力/电动力钻）的能力。可以用一个导航系统进行多种手术。

（二）软件功能

工作站有很多软件功能。以下将介绍3个主要功能。

1．自动配准　自动配准是指通过导航系统确定患者的图像与患者的物理位置关系的过程。在进行导航程序之前，必须由外科医生验证自动配准的准确性。外科医生可以通过视觉验证虚拟工具在屏幕上的位置与导航器件触诊到的已知解剖标志点的对应关系来检查配准的准确性。自动配准需要放置一个导航参考框并获取医学图像作为算法的输入。手术过程中患者在手术台上的不经意移动、参照系位置的改变以及其他技术错误均可导致导航系统丧失应有的精度。参考框架、医学影像和自动配准应在导航操作之前准备。

2．三维重建　三维重建指的是重建图像和生成骨性表面特征。三维图像重建从O臂获取原始医学图像，并重建轴位、矢状位和冠状位视图，用于手术导航。此外，可以生成感兴趣区域的三维骨虚拟模型。这两种方法都可用于指导器械和规划植入硬件。外科植入物可以通过导航系统进行模拟和可视化。三维虚拟植入物的图示被投射到导航器件尖端之外，它使外科医生可以在植入前和植入期间直接指导和重新定位脊柱内固定。

3．虚拟显示　导航软件有导航工具的虚拟显示功能。在导航系统配准后，导航器件的三维虚拟显示与患者的图像对齐。导航的实体器件移动时软件生成的虚拟显示随之移动，外科医生可以在显示器中看到。这种实时视觉反馈可在导航过程中指导导航器件。三维虚拟显示的外科植入物可用于模拟和可视化。

二、虚拟现实技术

增强现实和虚拟现实（virtual reality, VR）技术越来越受受到关注。这些技术的医学应用类似于它们在其他领域的应用，如游戏、航空和军事工业等。VR使用计算机建模和仿真，使人能够与人工3D视觉或其他感官环境进行交互。虚拟现实应用程序使用户沉浸在计算机生成的环境中，通过使用交互设备来模拟现实，这些设备发送和接收信息。在一个典型的VR格式中，用户佩戴一个带有立体屏幕的头盔，可以看到模拟环境的动画图像。“身临其境”的真实感是由运动传感器产生的，它们捕捉用户的动作并相应地调整屏幕上的视图，通常是实时的（用户动作发生的瞬间）。因此，用户可以观察一个虚拟空间，体验与头部转向和过程紧密相关的逼真变化和视角。戴上配有提供触觉的力反馈设备的数据手套，用户甚至可以操控他在虚拟环境中看到的物体。

在医学应用中，计算机进行逼真的表面和体积3D重建，可以在任何方向上定向或操作。VR技术可以直观了解骨骼的生理和病理解剖与神经血管结构的关系，以及设计术前最佳入路，这已被证明是非常有效的教学和临床方法。Archavlis等有关VR技术的研究发现，VR技术有助于手术范围和邻近结构的判断，未出现术后并发症。

三、增强现实技术

增强现实（augmented reality, AR）技术与VR不同。VR技术使用户完全沉浸在一个人工虚拟环境中。沉浸其中时，用户无法看到周围的真实世界。而AR允许用户看到真实的世界，虚拟对象叠加于现实世界之上。因此，AR是用虚拟元素增强了真实世界的体验，而不是完全取代它。理想情况下，它会呈现在用户面前虚拟和真实的物体共存于同一空间。Azuma更全面地将

AR定义为一种系统，它具有以下特点：①真实世界与虚拟世界的结合；②实时交互；③3D注册。增强现实增强了用户对现实世界的感知和与现实世界的互动。虚拟对象显示的信息，用户不能直接用自己的感官检测。虚拟对象传达的信息帮助用户执行现实任务。增强现实需要一个带有摄像头和增强现实软件的设备，如智能手机、平板电脑或智能眼镜。AR软件利用计算机视觉来处理摄像头捕捉到的视频流，并识别环境中的物体。这允许AR系统将虚拟内容投射到相关的地方，然后通过显示设备将数字内容以逼真的方式显示在真实环境表层。在2019年的一项动物实验中，研究者认为在复合手术室中，AR技术增强了手术器械跟踪，改善了对深部解剖结构的反馈，便于准确导航植入装置的放置，同时避免了工作人员的辐射暴露。模拟器械软件包括导航工具几何精度模拟特性。在导航器械配准后，导航器械的三维虚拟特征与患者的图像一致。外科医生的显示器上可以显示物理器件的运动产生的实时视觉反馈。实时视觉反馈可用于在导航过程中指导和重定向导航器件。外科植入物可以通过导航系统进行模拟和可视化。

四、其他导航技术

（一）手术机器人辅助

手术机器人能够根据手术需求制订操作计划，依据实际情况确定动作程序，然后把动作变为操作器械的运动。目前商业手术机器人主要分为两类：一是由外科医师进行操控，机器人按照医师的输入指令，通过机械臂代替或部分代替医师操作手术工具，完成各种手术动作，辅助进行外科手术，例如达芬奇系统。二是通过影像系统（C臂、O臂、CT或者MRI）引导，在术前进行规划，按照规划将机器臂固定于相应位置，辅助医师进行侵袭性治疗。疼痛治疗应用的机器人主要为后者。

（二）3D打印导板引导

3D打印技术是以计算机辅助设计为基础，将影像学数据经专业软件转换加工后，由3D打印机制造得到立体实物。按照术前计划制作出带有穿刺导管、可以贴合在患者体表的导板能够定位引导工具完成手术。这种技术也具有个体化的特点，简单、有效，适用于不具备导航系统的情况。

导航技术可以提高术中操作和植入的精度，同时最大限度地减少整体手术并发症。导航系统也可以应用多模态影像技术丰富影像信息，有利于制订更加完善、精巧的手术计划。计算机辅助导航不能取代外科医生的解剖学培训和知识积累。手术的适应证仍然是手术结果最重要的决定因素。

（董　生）

参考文献

1. Adrian, Clark, Mark, et al. A survey of augmented reality. Foundations and Trends in Human Computer Interaction, 2015, 8: 73-272.
2. Ambrose J. Computerized transverse axial scanning (tomography). 2. Clinical application. The British Journal of Radiology, 1973, 46(552): 1023-1047.
3. Archavlis E, Schwandt E, Kosterhon M, et al. A modified microsurgical endoscopic-assisted transpedicular corpectomy of the thoracic spine based on virtual 3-Dimensional planning. World Neurosurgery, 2016, 91: 424-433.
4. Basser PJ, Mattiello J, LeBihan D. MR diffusion tensor spectroscopy and imaging. Biophysical Journal, 1994, 66(1): 259-267.
5. Beckmann EC. CT scanning the early days. The British Journal of Radiology, 2006, 79(937): 5-8.
6. Biswal BB. Resting state fMRI: a personal history. NeuroImage, 2012, 62(2): 938-944.
7. Böning G, Hartwig T, Freyhardt P, et al. MR-guided lumbar facet radiofrequency denervation for treatment of patients with chronic low back pain in an open 1.0 Tesla MRI system. Annals of Translational Medicine, 2021, 9(13): 1056.
8. Botchu R, Bharath A, Davies AM, et al. Current concept in upright spinal MRI. European Spine Journal: Official Publication of the European Spine Society, the European

Spinal Deformity Society, and the European Section of the Cervical Spine Research Society, 2018, 27(5): 987-993.

9. Brenner DJ, Hall EJ. Computed tomography—an increasing source of radiation exposure. The New England Journal of Medicine, 2007, 357(22): 2277-2284.
10. Brown RC, Evans ET. What causes the "eye in the scotty dog" in the oblique projection of the lumbar spine? The American Journal of Roentgenology, Radium Therapy, and Nuclear Medicine, 1973, 118(2): 435-437.
11. Burström G, Nachabe R, Persson O, et al. Augmented and virtual reality instrument tracking for minimally invasive spine surgery: a feasibility and accuracy study. Spine, 2019, 44(15): 1097-1104.
12. Busse H, Kahn T, Moche M. Techniques for interventional MRI guidance in closed-bore Systems. Topics in magnetic resonance imaging: TMRI, 2018, 27(1): 9-18.
13. Chaudhry AA, Baker KS, Gould ES, et al. Necrotizing fasciitis and its mimics: what radiologists need to know. AJR. American journal of roentgenology, 2015, 204(1): 128-139.
14. Ergönenç T, Stockman J. New ultrasound-guided techniques in chronic pain management: an update. Current Opinion in Anaesthesiology, 2021, 34(5): 634-640.
15. Hanhivaara J, Määttä JH, Karppinen J, et al. The association of lumbosacral transitional vertebrae with low back pain and lumbar degenerative findings in MRI: A large cohort study. Spine, 2022, 47(2): 153-162.
16. Hounsfield GN. Computerized transverse axial scanning (tomography). 1. Description of system. The British Journal of Radiology, 1973, 46(552): 1016-1022.
17. Howell JD. The CT scan after 50 years - continuity and change. The New England Journal of Medicine, 2021, 385(2): 104-105.
18. Jiang Y, Shi Y, Yuyuan H E, et al. SURGICAL ROBOT SYSTEM. Innovation and research in biomedical engineering, IRBM, 2021(1): 42.
19. Joseph Woo. A short history of the development of ultrasound in obstetrics and gynecology [EB/OL].2011-12-08. http: //www.ob-ultrasound.net/history1.html.
20. Lebl DR, Avrumova F, Abjornson C, et al. Cervical spine navigation and enabled robotics: A new frontier in minimally invasive surgery. HSS Journal: The Musculoskeletal Journal of Hospital for Special Surgery, 2021, 17(3): 333-343.
21. Li J, Szabova A. Ultrasound-guided nerve blocks in the head and neck for chronic pain management: the anatomy, sonoanatomy, and procedure. Pain Physician, 2021, 24(8): 533-548.
22. Li Y, Zhang L, Gao Y, et al. Comprehensive assessment of right ventricular function by three-dimensional speckle-tracking echocardiography: comparisons with cardiac magnetic resonance imaging. Journal of the American Society of Echocardiography, 2021, 34(5): 472-482.
23. Mazzucchi E, La Rocca G, Hiepe P, et al. Intraoperative integration of multimodal imaging to improve neuronavigation: A technical note. World Neurosurgery, 2022, 164: 330-340.
24. Naegel S, Obermann M. Role of functional neuroimaging in primary headache disorders. Neurology India, 2021, 69(Supplement): S10-S16.
25. Namba H, Kawasaki M, Izumi M, et al. Effects of MRgFUS treatment on musculoskeletal pain: comparison between bone metastasis and chronic knee/lumbar osteoarthritis. Pain Research & Management, 2019, 2019: 4867904.
26. Ogawa S, Lee TM, Kay AR, et al. Brain magnetic resonance imaging with contrast dependent on blood oxygenation. Proceedings of the National Academy of Sciences of the United States of America, 1990, 87(24): 9868-9872.
27. Okazaki Y, Furumatsu T, Okamoto S, et al. Diagnostic performance of open MRI in the flexed knee position for the detection of medial meniscus ramp lesions. Skeletal Radiology, 2020, 49(11): 1781-1788.
28. Prod'homme M, Sans-Merce M, Pitteloud N, et al. Intraoperative 2D C-arm and 3D O-arm in children: a comparative phantom study. Journal of Children's Orthopaedics, 2018, 12(5): 550-557.
29. Safavi S, Arthofer C, Cooper A, et al. Assessing the impact of posture on diaphragm morphology and function using an open upright MRI system-A pilot study. European Journal of Radiology, 2020, 130: 109196.
30. Seibert JA. One hundred years of medical diagnostic imaging technology. Health Physics, 1995, 69(5): 695-720.
31. Sembrano JN, Yson SC, Theismann JJ. Computer navigation in minimally invasive spine surgery. Current Reviews in Musculoskeletal Medicine, 2019, 12(4): 415-424.
32. Shepherd TM, Hoch MJ. MRI-visible anatomy of the brainstem. Neuroimaging Clinics of North America, 2022, 32(3): 553-564.
33. Shin HK, Jeon SR, Roh SW, et al. Benefits and pitfalls of O-Arm navigation in cervical pedicle screw. World Neurosurgery, 2022, 159: e460-e465.
34. Townsend DW, Beyer T. A combined PET/CT scanner: the path to true image fusion. The British Journal of Radiology, 2002, 75 Spec No S24-30.
35. van de Ven VG, Formisano E, Prvulovic D, et al. Functional connectivity as revealed by spatial independent component analysis of fMRI measurements during rest. Human Brain Mapping, 2004, 22(3): 165-178.

36. Wei S, Tao W, Zhu H, et al. Three-dimensional intraoperative imaging with O-arm to establish a working trajectory in percutaneous endoscopic lumbar discectomy. Wideochirurgia I Inne Techniki Maloinwazyjne = Videosurgery and Other Miniinvasive Techniques, 2016, 10(4): 555-560.
37. Wu P, Hu L, Li H, et al. Clinical application and accuracy analysis of 3D printing guide plate based on polylactic acid in mandible reconstruction with fibula flap. Annals of Translational Medicine, 2021, 9(6): 460.
38. Zang Y, Jiang T, Lu Y, et al. Regional homogeneity approach to fMRI data analysis. NeuroImage, 2004, 22(1): 394-400.
39. 黄圣斌, 程志琳, 谢兆林. O臂导航技术在脊柱外科中的应用进展. 微创医学, 2021, 16(6): 813-817.
40. 孔祥云, 李尹岑. CT技术的发展与其在医学上的应用. 影像技术, 2014, 3: 39-40.
41. 孙涛, 卢光, 陶蔚, 等. O臂引导下经皮椎间孔镜治疗腰椎间盘突出症. 现代生物医学进展, 2015, 15(20): 3926-3929.
42. 孙振兴, 孙亚兴, 张培海, 等. O臂联合实时导航技术在脊柱内固定术中的应用. 中华神经外科杂志, 2017, 33(2): 113-118.
43. 王楠, 梁惠, 韩雨洁, 等. 超声定位注射技术在疼痛诊疗中的应用. 临床外科杂志, 2019, 27(6): 529-532.
44. 张娇, 徐仲煌. 超声技术在急、慢性疼痛治疗中的应用. 实用疼痛学杂志, 2018, 14(2): 142-147.

第二十二章　术中电生理监测技术

术中神经电生理监测（intraoperative neurophysiological monitoring, IONM）是通过应用肌电图、诱发电位和脑电图等各种电生理技术在术中实时监测神经功能的完整性，鉴别不能明确的组织以及识别特定的神经组织，避免术后出现神经功能损伤。术中神经电生理监测在神经外科和骨科手术中应用最广，此外普外科、头颈外科、心血管外科等也逐渐开展术中神经电生理监测，为神经功能保护提供了重要保障。

第一节　肌电图

运动系统包括上运动神经元、下运动神经元、神经肌肉接头、肌肉，肌电图则是一种检测整个运动系统功能完好性的重要工具。肌电图是指应用表面电极或针电极记录肌肉静息状态、随意收缩状态及周围神经刺激时的肌电信号。肌电图检查常用于脊髓前角细胞或脑干运动核及其以下部位的定位诊断和鉴别诊断、肌肉注射肉毒毒素部位的选择、术中神经功能监测等。

一、电极种类

用于肌电图检查的常用电极种类包括表面电极、同心圆针电极、单极针电极、单纤维针电极和复合电极等。

（一）表面电极

表面电极为圆形或方形，有不同的尺寸，平均约1 cm × 1 cm，可以记录更大范围的复合电活动，覆盖半径为20 mm。电极尺寸增大，所记录到的复合肌肉动作电位的波幅随之下降。

（二）同心圆针电极

常规同心圆针电极由不锈钢针外套管内装一金属丝组成，电极尖端为椭圆形，直径为0.1 mm或稍大。双极同心圆针电极直径更大，记录到的是管内两根金属丝之间的电位差，因此测得的电位范围比常规电极小，只能测得少数肌纤维的电活动。

（三）单极针电极

单极针电极尖端0.2 ~ 0.4 mm，记录到的是电极尖端与参考电极之间的电位差。平均阻抗范围为66.6 kΩ至1.4 MΩ，为降低阻抗可将电极浸泡在低浓度盐溶液中。

（四）单纤维针电极

最常用的类型是套管内置一根金属丝，直径约25 μm，可记录单个肌纤维的电活动。与同心圆电极或单极针电极相比，单纤维针电极的空间记录特性具有特殊的不均匀性。

（五）复合电极

复合电极包含3根甚至更多的相互绝缘的金属丝，金属丝的尺寸为1 mm × 1 mm。一根金属丝作为中位电极，针管作为接地电极。

二、记录部位

因多数肌肉受相邻的两个或多个神经根的支配，一个神经根也可以支配几块相邻的肌肉，所以术前定位相应的肌肉非常重要，需根据患者的临床症状和体征选择相应的肌肉组进行记录。监测的头颈部肌肉组包括面神经支配的眼轮匝肌、口轮匝肌、颞肌、颏肌，三叉神经支配的咀嚼肌。上臂及颈、胸部肌肉组包括副神经支配的斜方肌、腋神经支配的三角肌、胸前神经支配的胸大肌、肌皮神经支配的肱二头肌、桡神经支配的肱三头肌。前臂及手部肌肉组包括桡神经支配的肱桡肌、尺侧腕伸肌、指总伸肌，正中神经支配的桡侧腕屈肌、掌长肌、拇短展肌以及尺神经支配的尺侧腕屈肌、小指展肌。腰部、下肢和足部肌肉组包括由腰丛神经支配的腰大肌，股神经支配的髂肌，闭孔神经支配的股内收肌，股神经支配的股四头肌，腓神经支配的踇收肌，腓深神经支配的胫骨前肌、腓肠肌、趾短屈肌。

三、自由描记肌电图

自由描记肌电图又称自发性肌电图，是指通过表面电极或针电极连续记录肌肉静息电活动。当手术操作过程中碰到神经，或因牵拉、分离、冲洗等操作对神经产生机械性刺激，此时受刺激的神经所支配的肌肉产生收缩，因肌肉收缩程度的不同而出现相应的肌电活动波形。

（一）表面肌电图

表面肌电图是采用表面电极记录到的来自单个肌肉或一组肌肉神经纤维的复合电活动，根据患者的临床症状和体征选择特定的肌肉群进行监测。在一定范围内肌电图数据的数值越大，肌肉产生收缩的程度越大（图22-1）。

表面肌电图的分析包括时域分析（肌电积分值、平均肌电值、均方根值）和频域分析（平均功率频率和中位频率）。肌电积分值是指在一定时间内肌肉中参与活动的运动单位放电总量；平均肌电值是一段时间内瞬时肌电图波幅的平均值，是反映表面肌电信号波幅变化的特征性指标；均方根值是一段时间内瞬时肌电图波幅平方平均的平方根。与时域指标相比，频域指标的变异较小。

肌电图的监测结果受多种因素的影响，包括患者的年龄、监测肌肉的特点、周围电磁信号的干扰等。

（二）针极肌电图

针电极记录到的是肌肉局限区域单个动作单位电位。由于记录区域非常局限，因此合理的检查要求针电极多次插入检查和移动针极电极的位置以获得多个位点的样本，对于较大的肌肉进行监测时需要在肌肉的中心和两端进行插入电极检查。

1．插入电活动　针电极插入肌肉时可以记录到成簇的、伴有清脆声音的电活动，持续时间约300 ms。这种插入电位是电极对肌纤维的机械刺激产生的，表示针电极的针尖已明确进入肌肉，一旦电极固定，插入电位即消失。插入电位的大小取决于针电极移动的速度和幅度。肌肉纤维化、肌肉失神经支配及严重的炎症均可引起插入电位的异常。

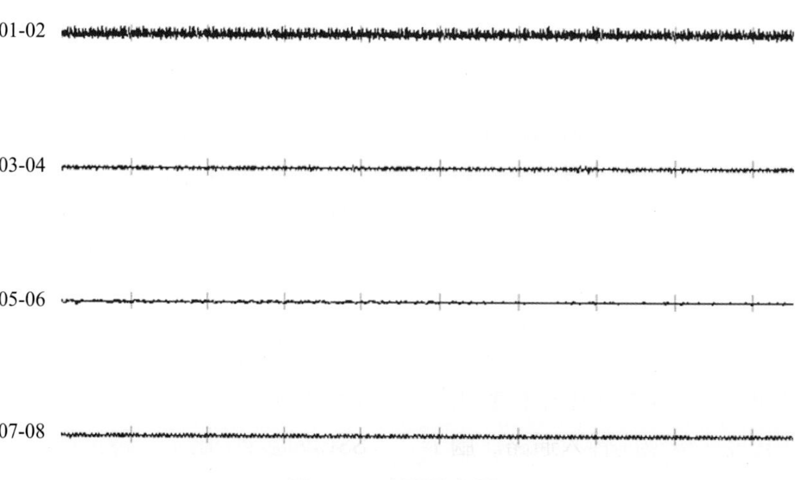

图22-1　表面肌电图

2. 终板电活动　由针电极针尖激惹引起的肌肉内神经末梢的终板电活动包括两种成分：终板噪声和终板棘波。终板噪声波幅为10～50 μV，时限为1～2 ms。终板棘波来自于针电极兴奋了单个肌细胞后的电位发放，波幅为100～200 μV，频率为5～50 Hz，时限为3～4 ms。这两种类型的电位可单独出现也可同时出现。终板电活动是一种生理现象，但在失神经支配的肌肉中终板电活动有增多的趋势。

3. 运动单位电位　运动单位是由单个前角细胞所支配的所有肌纤维组成，不同的运动单位具有不同的解剖和生理学特征，电极记录范围内所有单个肌纤维同步放电总和代表一个运动单位电位。运动单位电位受各种生理因素影响，包括组织电阻与电容、肌肉的温度等。体温每下降1℃，运动单位电位下降2%～5%，体温下降10℃，多相波增加10倍。此外，针电极和单个肌纤维之间的空间联系对波形影响较大，轻微移动针电极或改变针电极的位置，都会记录到一个形态完全不同的运动单位电位。

四、诱发肌电图

诱发肌电图是指直接或间接刺激神经，使该神经支配的肌肉收缩而产生的诱发电位反应。诱发肌电图术中监护可为外科医生提供即时的可靠信息，而且手术时可以对多个神经根同时进行监护。最初使用这种方法是在听神经瘤切除术中监护面神经的功能，即术中刺激面神经，在面神经支配的肌肉进行肌电图记录。常用的刺激频率为2.1～4.7 Hz，刺激脉宽为0.3～0.5 ms，采用恒流或恒压刺激，刺激强度逐渐增加至肌肉出现诱发电位反应。

在腰椎手术时可应用诱发肌电图监护脊神经功能。针电极插入腰骶神经根支配的肌肉，在手术过程中实时监测诱发肌电活动（图22-2）。如出现神经牵张放电，则提示相应的神经根受到刺激。然而，何种模式的牵张放电才表明神经受损，目前尚无一致的标准。

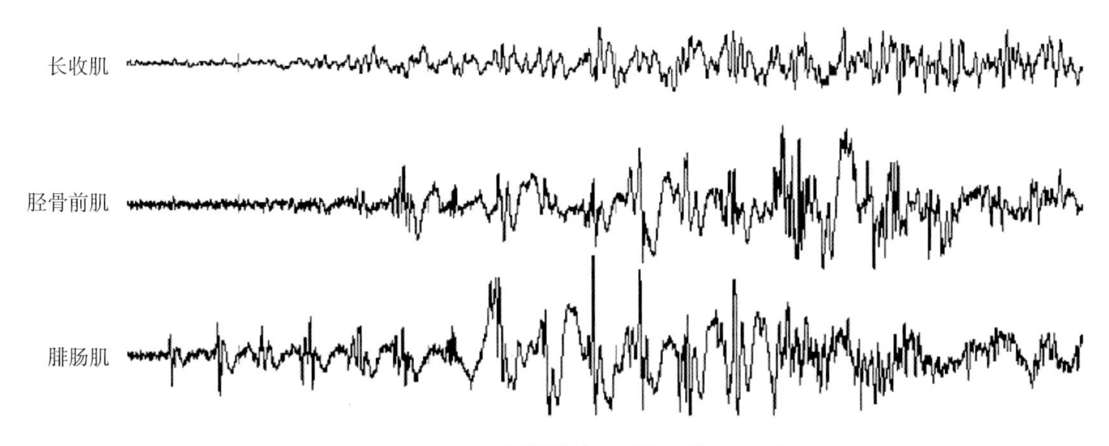

图22-2　电刺激脊神经后根诱发肌电图

第二节　体感诱发电位

躯体感觉诱发电位（somatosensory evoked potentials, SSEPs）是指刺激周围神经引起的皮质反应，反映了特异性躯体感觉传入通路、脑干网状结构和大脑皮质的功能状态，是较早的应用于神经外科手术中监测的技术手段之一。20世纪70年代末期，在脊柱侧弯矫形固定的手术中使用SSEPs监测脊髓上行感觉传导束的功能。

一、体感诱发电位的解剖生理基础

从感受器感受刺激至转换成神经冲动，要经过三级神经纤维传导，两次突触传递，才能到达躯体感觉皮层。

（一）感觉感受器

人体的感受器受到刺激后产生感觉神经活动，在生理学上根据接受刺激的感受器部位将感觉分为外感受性感觉、本体感受性感觉和内感受性感觉。与产生SSEPs有关的感受器有两种：一种是肌肉、肌腱和关节内的本体感受器，另一种是来自于皮肤的外感受器。

（二）周围神经

进行SSEPs检查时所刺激的周围神经是混合神经（包含感觉和运动纤维）或感觉神经，这些神经含有直径不等的有髓和无髓神经纤维。目前用于临床常规SSEPs监测的电刺激强度，仅能兴奋周围神经中直径较粗的有髓纤维（感觉的Ⅰa、Ⅰb类和Aa运动神经纤维），这些直径较粗的纤维传导速度较快，平均为50米/秒。较大的刺激强度才能引起直径较小的纤维兴奋，而增大刺激强度会引起疼痛，故不适用于临床常规应用。传导痛觉和温度觉的纤维在高强度电刺激下也可能被去极化，但是这些纤维直径较细，传导速度较慢，所以不是参与SSEPs初始反应的成分。

（三）感觉传入的脊髓通路

脊髓通过前、后神经根组成的31对脊神经与周围神经相连，自外周神经传入的感觉冲动通过脊髓的传导到达大脑，大脑的下行冲动经脊髓传导至周围神经。在脊髓的横切面上，中间是由神经细胞体组成的“H”形灰质，其周围是白质，由有髓纤维和无髓纤维形成的纤维束组成。每侧脊髓白质可分为后索、侧索和前索，其中含有上行感觉纤维束、下行运动纤维束和联络性纤维束。对SSEPs来说，最重要的脊髓传导通路是上行传导深感觉的后索。后索由内侧的薄束（下肢纤维）和外侧的楔束（上肢纤维）组成，在T5胸节以下薄束占据后索的全部，在T4胸节以上只占据后索的内侧部。

（四）体感诱发电位有关的中枢感觉系统

薄束和楔束上升到脊髓、延髓交界处与薄束核和楔束核内的中继细胞形成突触，后者发出轴突形成延髓内弓状纤维，形成内侧丘系，其纤维达丘脑后与丘脑的腹后外侧核形成突触，发出轴突投射到同侧大脑半球中央后回（3区、1区、2区），即一级体感皮层（first somatosensory cortex，简称S1）。

综上所述，SSEPs的主要解剖基础为：周围神经Ⅰa类感觉纤维→脊髓后索→内侧丘系→丘脑腹后外侧核→大脑皮层S1区。

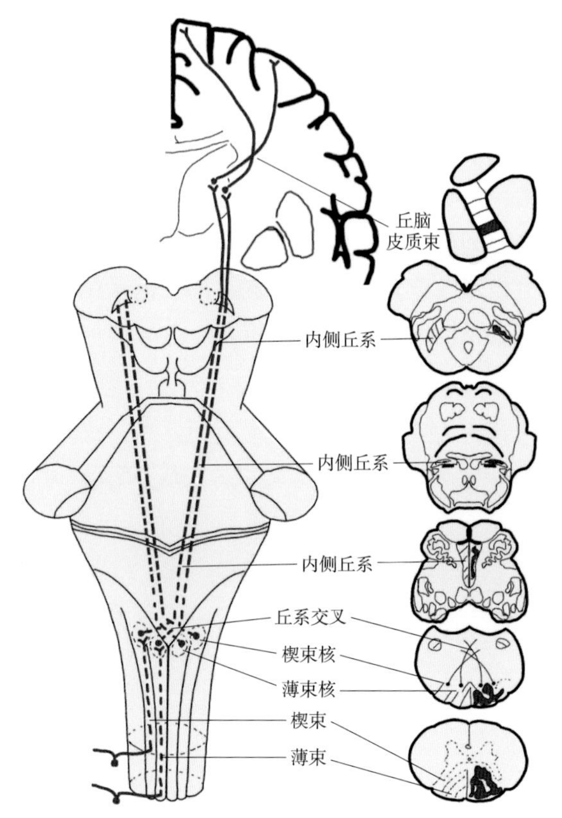

图22-3　脊髓深感觉上行传导途径示意图

二、上肢体感诱发电位

（一）刺激部位

进行上肢体感诱发电位检查时外周神经刺激部位是上肢腕部正中神经或尺神经。刺激电极可采用皮下针电极或鞍状表面电极。阴极或称负极（negative）为刺激电极，阳极或称正极（positive）为参考电极。负极位于近心侧，正极放置在离负极2～3 cm的远心侧。正中神经刺激时负极放置在掌长肌和尺侧腕屈肌的肌腱之间，腕横纹中点上约2 cm处；尺神经刺激时负极放置在尺侧腕屈肌的尺侧，腕横纹上2 cm处。

（二）刺激参数

刺激参数包括刺激强度、刺激频率和刺激脉宽。刺激强度一般为15～25 mA，通常不超过40 mA，一般来说以引出肢体远端肌肉（手指或足趾）收缩时刺激强度的2倍为宜。刺激频率（rate）是指在单位时间内重复刺激的次数，一般以2～8次/秒为宜。为避免50 Hz或60 Hz交流电干扰，通常选择刺激频率为2.1 Hz、3.1 Hz、4.7 Hz等。刺激脉宽（duration）是指单个刺激所持续的时间，通常以微秒（μs）计算。刺激脉宽越长，刺激的量越大。记录SSEPs时刺激脉宽通常为100～300 μs（图22-4）。

（三）记录部位和记录参数

上肢SSEPs的记录部位包括头皮电极记录点C3'和C4'，主要是记录中央区感觉皮质产生的皮质电位。头部记录电极安放以脑电图国际10/20系统为标准，C3'和C4'分别为C3和C4后2 cm，参考电极置于Fz点。锁骨上窝处的Erb点，记录从刺激点到锁骨上窝周围神经产生的电位反应。颈部电极放置在C6～7椎体水平，记录颈髓电位。地线放置在刺激电极与记录电极之间。记录时滤波范围为30～750 Hz，平均叠加50～200次，分析时程为100 ms，关闭50 Hz或60 Hz陷波滤波器（图22-5）。

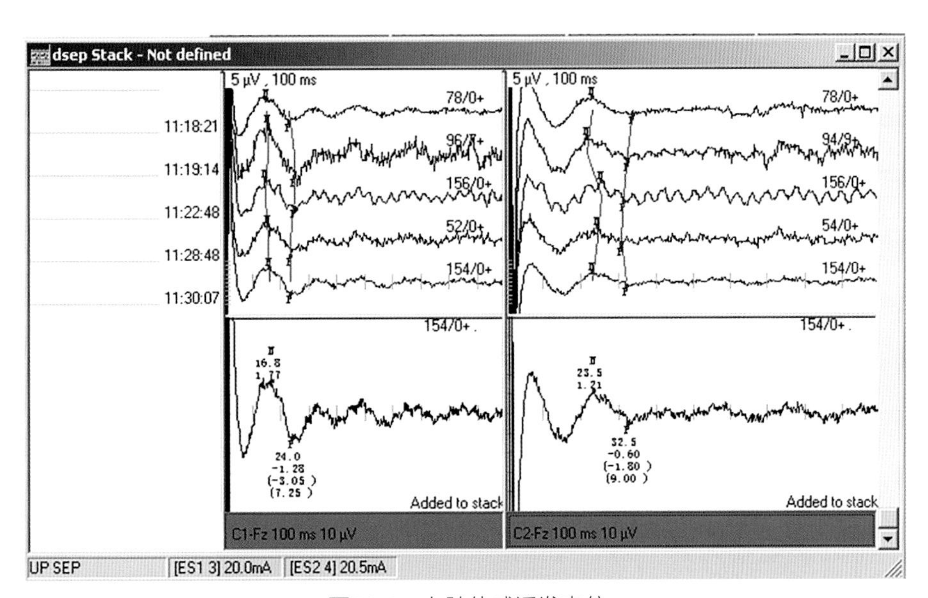

图22-4　上肢体感诱发电位

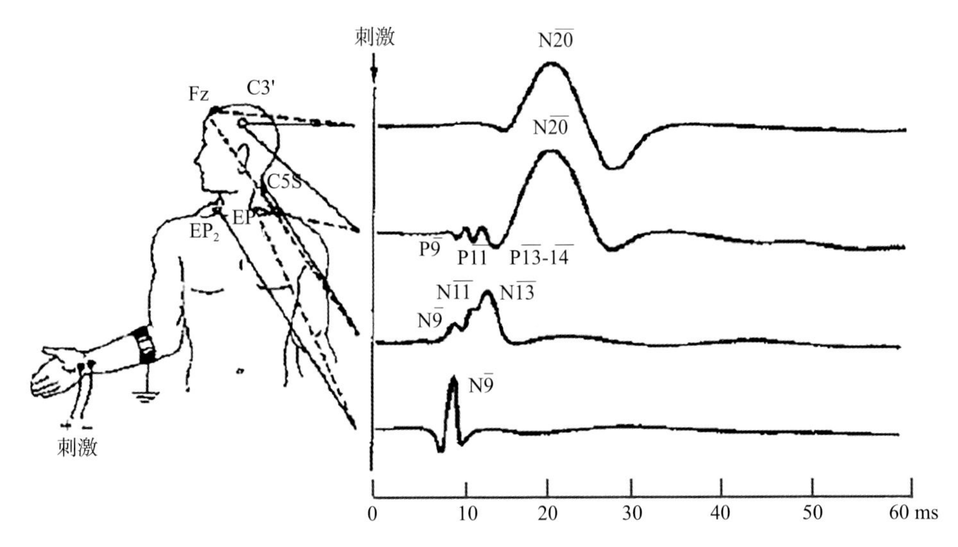

图22-5　上肢体感诱发电位刺激和记录位点示意图。EP，Erb's电位

三、下肢体感诱发电位

（一）刺激部位

下肢感觉神经刺激通常采用胫后神经。负极放置在跟腱与内踝之间的部位，正极放置在离负极2～3 cm的远心端（图22-6）。

（二）刺激参数

下肢体感诱发电位刺激参数与上肢刺激参数大致相同，只是刺激强度略高于上肢神经刺激。

（三）记录部位和记录参数

头部记录电极位置为Cz'，即脑电图国际10/20系统标准中Cz后2 cm处，或该点分别左、右旁开1 cm处（C1'和C2'），参考电极置于Fz点。如果Cz'记录的波形不理想（局部解剖学上的个体差异），可采用C1'和C2'左右两个导联分别记录。地线放置在刺激电极和记录电极之间。记录参数与上肢SSEPs记录参数大致相同。

四、躯体感觉诱发电位术中监护

广义上讲，任何与神经系统有关的手术均可进行神经电生理监测，及时了解神经功能的完整性，减少神经损伤的机会，提高手术质量。术中神经电生理监测的主要作用包括尽早发现和辨明由于手术造成的神经损害，并迅速纠正损害的原因，避免神经出现永久性损伤；协助手术医生鉴别不明确的组织或神经纤维；协助手术医生鉴别神经受损害的部位、节段；协助手术医生辨别感觉皮质和运动皮质以及病变切除的范围。20世纪80年代体感诱发电位监测技术在神经外科手术中得到了迅猛的发展和推广。

SSEPs包括短、中、长潜伏期成分。短潜伏期电位一般不受意识状态的影响，神经发生源比较明确，是手术中监测SSEPs的主要成分。上肢短潜伏期SSEPs为25 ms以内的电位成分（P15、N20和P25），下肢短潜伏期SSEPs为45 ms以内的电位（N32、P40）。

（一）适应证

大脑感觉运动皮质周围手术、脑干附近手术、脊髓肿瘤、脊髓动静脉畸形、颈动脉内膜剥脱术、脊柱手术（脊柱侧弯、椎间盘突出等）和神经介入手术等，均可进行术中体感诱发电位监测。

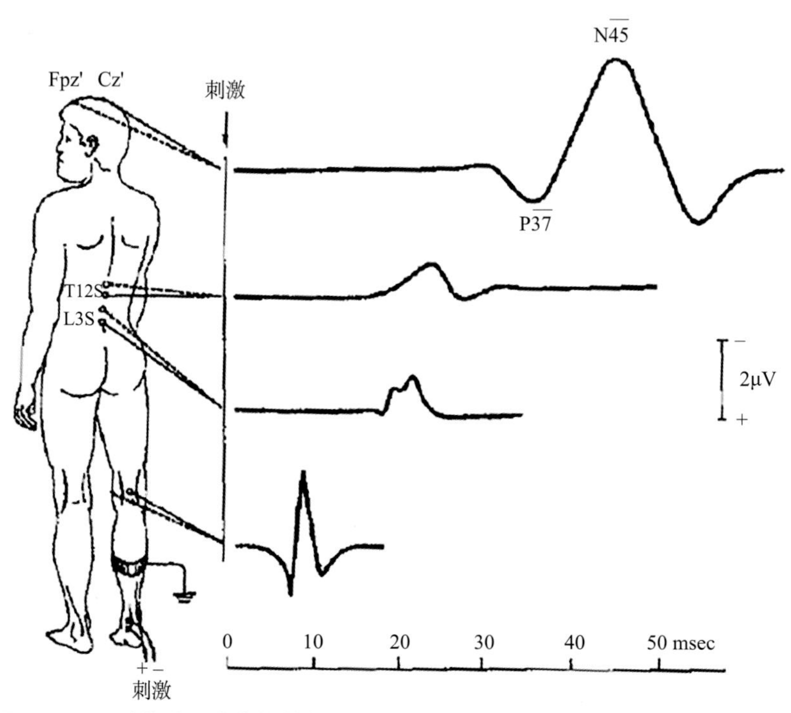

图22-6 下肢体感诱发电位刺激和记录位点示意图。T12S：胸12部位记录到的电位；L3S：腰3部位记录到的电位

（二）体感诱发电位在不同手术中的应用

1. 大脑感觉运动皮质周围手术　在许多神经外科开颅手术中，识别大脑感觉区和运动区是非常重要的。如切除中央区附近的肿瘤或癫痫灶时，如果切除范围累及中央前回，术后可能导致运动功能损伤；如果切除范围较小，肿瘤切除不完全或癫痫灶切除不完全，术后依然会出现发作。术中可以在全身麻醉状态下，刺激患者手术对侧上肢正中神经，应用颅内电极在暴露的大脑皮质上记录SSEPs，通过中央前回和后回电位的位相翻转和电位的波幅来区别大脑皮质感觉区和运动区（图22-7）。

2. 脊柱手术　在脊柱矫形手术中应用SSEPs监测的主要目的是指导手术医生确定安全校正的限度，防止损伤神经。术中SSEPs的监测能够及时提供非常可靠的信息。若SSEPs有明显改变，术后仅部分恢复至基线水平，则术后发生神经功能障碍的可能性很大。如果手术前不能记录到SSEPs，则手术中SSEPs记录非常困难。此外，术中神经功能损伤可在短时间内发生，术中监测时确保良好的信噪比以迅速获得理想的SSEPs记录，为手术医生及时提供可靠的信息。

（三）麻醉对体感诱发电位的影响

由于全身麻醉对大脑细胞有明显的抑制作用，所以对SSEPs也有明显的抑制。全身麻醉中使用的所有吸入麻醉药对SSEPs的影响均与药物的使用剂量（浓度）有关，达到一定浓度时均可使SSEPs的潜伏期延长、波幅降低。麻醉引起的SSEPs衰减在儿童和青少年尤为明显，而且对下肢的影响比对上肢的影响要大。使用静脉麻醉药丙泊酚时，剂量为1.5～2.5 mg/（kg·min），可完全不影响SSEPs的波幅，但潜伏期可延长8%～20%。手术中辅助应用的降压药物在降低血压的同时可引起脑血流量减少，使SSEPs的潜伏期延长、波幅减低。

（四）体感诱发电位的警报标准

通常在麻醉诱导后获得自身基线，将手术中监测到的结果与自身基线进行比较，一般以波幅降低50%或潜伏期延长10%作为报警标准，即所谓的经典50/10法则。也有学者认为单纯以波幅降低作为报警标准不可靠，应当以波幅降低的持续时间为标准，如果持续10分钟以上则提示可能会出现功能障碍。

（五）手术中体感诱发电位监测的局限性

术中SSEPs监测会出现假阴性的结果，如手术中损伤了运动神经传导通路而未影响感觉神经传导通路；血流的改变未达到SSEPs发生变化的血流阈值，或手术影响的血管在SSEPs监测的路径之外。因此，现在推荐使用多种电生理指标进行监测，如同时监测SSEPs和运动诱发电位，或同时监测SSEPs和肌电图，或同时监测SSEPs、运动诱发电位和肌电图。

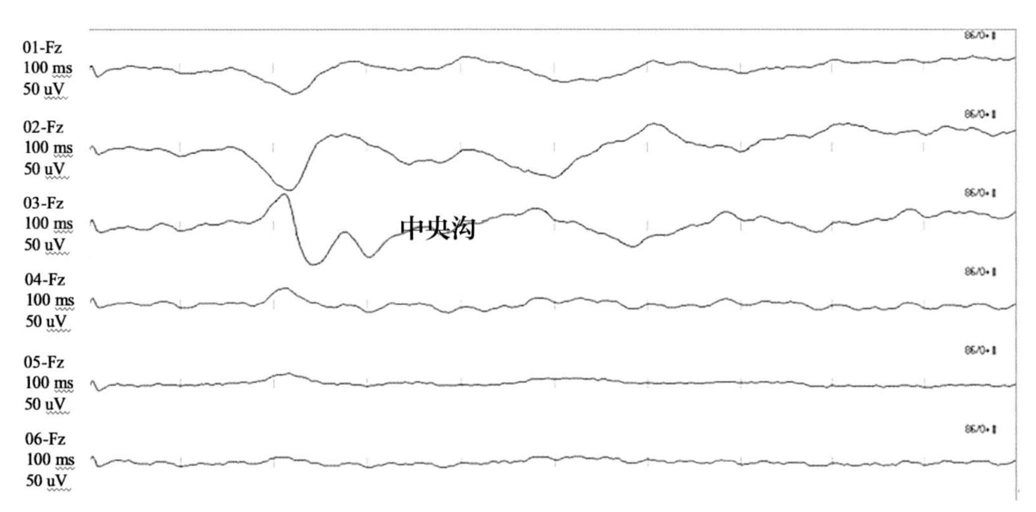

图22-7　难治性癫痫患者致痫灶切除手术中体感诱发电位波形翻转的图形。通道2和通道3出现明显位相翻转，由此可判断电极点1、2位于运动区，电极点3、4位于感觉区

第三节 听觉诱发电位

听觉诱发电位（auditory evoked potentials, AEP）指由声音刺激引起的神经冲动在听觉传导通路上的电活动，反映了耳蜗至脑干听觉系统相关结构的功能状况。听觉诱发电位包括脑干听觉诱发电位、耳蜗电图和蜗神经动作电位。颅后窝和颅底脑干手术时易损伤听觉传导通路，常应用脑干听觉诱发电位监测，有助于辨别重要的解剖结构，避免永久性神经损伤。

一、脑干听觉诱发电位的神经发生源

脑干听觉诱发电位（brainstem auditory evoked potentials, BAEP）反应波是声音刺激后10 ms内记录到的Ⅰ~Ⅶ波共7个主波成分，涉及全部脑干听觉系统结构，并代表多层次相互影响的神经电活动，因此存在复合起源的可能性。研究证实BAEP前5个反应波在脑干听觉系统中有特定的神经发生源，但每个波可能不止一个特定发生源。波Ⅰ与听神经颅外段电活动有关，产生于听神经纤维的动作电位或听神经树突的突触后电位；波Ⅱ有两个发生源，一部分为听神经动作电位，另一部分为耳蜗神经核电位；波Ⅲ与上橄榄核或耳蜗神经核的电活动有关；波Ⅳ与外侧丘系和上橄榄核复合体电活动有关；波Ⅴ与下丘脑和对侧外侧丘系电活动有关；波Ⅵ与内侧膝状体核电活动有关；波Ⅶ与丘脑辐射电活动有关。波Ⅰ、Ⅲ和Ⅴ最容易辨认，是BAEP的重要监测指标。通常情况下波Ⅱ与波Ⅰ，或波Ⅵ与波Ⅶ常融合形成复合波形（图22-8）。

二、脑干听觉诱发电位检测方法

BAEP属于远场电位，其特点是波幅低、潜伏期短。为获得较好的BAEP波形，需要进行信号平均，信噪比越大，需要平均处理的次数越少，在平均处理期间信息被掩盖的可能性越小。

（一）刺激技术

常用的刺激为系列短声刺激，常用刺激强度为60 dB SL，如果患者听力有损失，可以适当增加刺激强度至80 dB SL。刺激频率为11 ~ 31次/秒，通常选用11.1次/秒，刺激脉宽为100 μs，带通滤波为30 ~ 3000 Hz，平均次数为1000 ~ 3000次。为避免较大刺激强度造成骨传导扩散，用40 dB声强的白噪声掩蔽对侧耳。每侧进行2轮重复刺激，验证结果的可靠性。

（二）记录技术

记录电极包括针电极和盘状电极。记录电极置于同侧乳突，参考电极置于头顶（Cz），地线置于额极。电极阻抗应小于3 kΩ。可在记录和接地部位放置多个电极，如在监测过程中出现某个电极脱落可使用替代电极。由于BAEP波幅较低，监测过程中需要适当提高增益。分析时间为10 ms，观察指标包括Ⅰ、Ⅲ和Ⅴ波峰潜伏期及Ⅰ~Ⅲ、Ⅲ~Ⅴ及Ⅰ~Ⅴ峰间潜伏期，同时观察波形和波幅缺失情况。

三、脑干听觉诱发电位术中监护

BAEP各波潜伏期比较稳定，在相同的刺激和记录条件下，每次获得的结果应该保持在基准值范围内。如果刺激和记录条件发生变化，则需要重新确定基准值。术中BAEP监测过程中需将测得的瞬时潜伏期和峰间期值与同等条件获得的

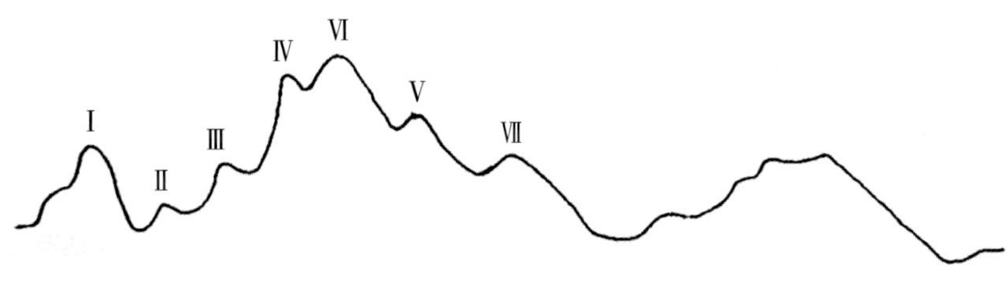

图22-8 脑干听觉诱发电位

基准值进行比较，来评价BAEP的变化情况。

Ⅰ波和Ⅴ波是最稳定的，如在某种病理情况下，其他各波可能无法辨认，但Ⅰ波和Ⅴ波仍会存在。术前应准确识别Ⅴ波，以减少术中检测的时间，当出现变化时应及时作出判断，但需要注意识别假阳性和假阴性的结果。

术中分离包膜、暴露和切除肿瘤时会引起BAEP的变化，这些变化已得到公认。但BAEP各成分选择性消失或潜伏期延长，预后价值无一致结论。有研究报道Ⅰ波和Ⅴ波均消失者，术后会出现听力丧失，仅Ⅰ波保留者术后听力情况难以确定。另有研究报道Ⅰ波和Ⅴ波的波幅下降超过50%或这两个波有一个消失，患者术后会出现听力障碍。有关桥小脑角手术应用BAEP监测的研究显示，术中健侧BAEP变化最明显的是Ⅲ～Ⅴ、Ⅰ～Ⅴ峰间潜伏期，变化值在1.0 ms和1.2 ms之内，肿瘤切除后迅速恢复，术后无不良情况发生。

四、脑干听觉诱发电位的影响因素

常规剂量的麻醉药物通常不会引起BAEP出现明显改变，但少部分患者会出现Ⅴ波潜伏期延长，这种情况的发生与麻醉药物的浓度无直接相关性。温度会对BAEP产生影响，体温降低可引起BAEP波潜伏期和峰间潜伏期出现明显变化，如体温降至35℃时即可出现BAEP变化，低于32℃变化更明显。此外，手术室中的各种电磁干扰都可能影响术中BAEP的监测结果，需进行全面甄别。

第四节　视觉诱发电位

视觉诱发电位（visual evoked potential, VEP）是指在视野范围内应用闪光刺激或模式刺激视网膜，在视觉皮质或枕区记录到的电位变化。皮质视觉诱发电位是长潜伏期近场皮层电位，波幅较大，容易记录。

一、视觉诱发电位发生源

头皮记录到的VEP是枕叶皮质不同神经元的综合电活动。皮质起源的VEP含有两种成分，包括原始成分和辅助成分。来自视网膜感受器的视觉冲动经外侧膝状体核到达枕叶形成原始成分，来自视网膜的神经冲动经丘脑网状结构和弥散性丘脑投射系统到达枕叶形成辅助成分（图22-9）。

视网膜不同区域在枕叶皮层投射的部位不同，来自视网膜中央的纤维投射到枕叶皮层凸面，来自视网膜周围的纤维投射到枕叶内侧面、距状裂皮层。因此枕后头皮记录到的VEP反映的是中央视野神经冲动到达枕叶凸面皮层的电活动。

二、闪光刺激视觉诱发电位

应用弥散的非模式的光源进行刺激，可诱发出由一连串正性或负性的波成分组成的电位。这种闪光视觉诱发电位波形较多，而且比较复杂，波形和潜伏期的正常值变异较大，假阴性率较高。其优点是受视敏度的影响较小，可简单了解从视网膜到视觉皮层视觉通路的完整性。

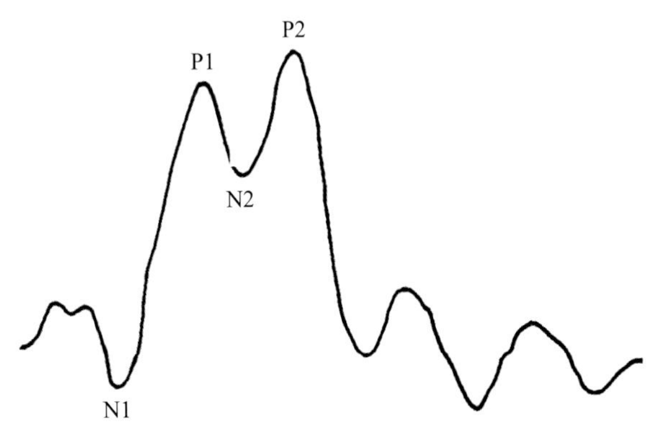

图22-9　视觉诱发电位

三、模式刺激视觉诱发电位

模式刺激具有二维空间特点，模式图像包含各种图形，如棋盘格、条栅或点等。模式刺激诱发的视觉诱发电位可分为闪光模式VEP和模式翻转VEP。

（一）闪光模式VEP

模式图像由闪光光源显示出来，即闪光开启，模式图像出现，闪光关闭，模式图像消失。因此，闪光模式含有两个同时变化的参数，一个是视野光照突然增加和减低，一个是模式图像的出现和消失。闪光模式VEP含有两种成分：视觉系统对特定模式的反应（图像轮廓）和对刺激视野的照度增减出现的反应（光照）。

（二）模式翻转VEP

在刺激视野保持模式图像持续存在，以模式图像黑和亮的成分相互替代转换来进行刺激，这种视觉诱发电位称为模式翻转VEP。最常用的图案是棋盘格，黑格和亮格相互替代转换，每次转换诱发一次反应。模式翻转VEP容易记录，波形简单且可重复性高，在临床中应用最广泛。

四、刺激和记录方法

临床上最常用的刺激是棋盘格翻转刺激，根据视野范围大小可分为全视野模式刺激和半视野模式刺激。

（一）全视野模式刺激

全视野模式刺激时整个模式图案的大小>80视角，受试者眼与屏幕的距离≥70 cm，因此模式屏幕边长的尺寸≥10 cm。

（二）半视野模式刺激

关掉电视屏幕半边棋盘格模式，或遮盖半边屏幕，检查时让受试者注视整个屏幕中心。整个模式图案大小>200视角，屏幕边长尺寸≥25 cm。

（三）记录方法

记录电极放置在Oz、Pz和Cz处，参考电极放置在耳垂或Fz。可选用单极导联记录，也可选用双极导联记录。带通滤波为1 ~ 300 Hz，平均处理次数为100次，分析时间为200 ~ 500 ms，最常选用300 ms。每次测试应重复2次，确保结果一致。主要观察指标是第一个正性波成分，即P100。在单极导联记录时，Oz处为负-正-负（NPN）复合波，CZ处为PNP复合波，Pz处NPN的波幅略低于Oz。

五、视觉诱发电位影响因素

视觉诱发电位受很多生理因素和非生理因素的影响，包括年龄、性别、体温、精神因素、药物等，以及光照度、对比度、模式刺激所用棋盘格的大小、刺激视野的大小、距离和部位等。因此，在进行结果分析时要综合考虑各种因素的影响，才能对结果做出正确的判断。

第五节 运动诱发电位

运动诱发电位（motor evoked potential, MEP）指用电刺激或磁刺激大脑运动区或其传出通路，在传出径路及效应器——肌肉记录到的电反应。根据刺激器的种类不同，分为经颅电刺激运动诱发电位（transcranial electrical stimulation motor evoked potentials, TES-MEPs）和经颅磁刺激运动诱发电位（transcranial magnetic stimulation motor evoked potentials, TMS-MEPs）。术中进行运动诱发电位监测为评估运动功能的完整性提供了重要作用。

一、运动诱发电位的解剖生理基础

大脑运动皮层位于中央前回，对身体各部分的分区控制与中央后回的感觉皮层相似。运动皮层发出的纤维直达脊髓的称为皮质脊髓束，又称锥体束。60%锥体束纤维起自大脑皮层的4和6区，其他纤维起自皮层1、2、3、5和7区。只有2%～3%的纤维是起源于中央前回Betz细胞（即巨大锥体细胞）的快速传导的粗大有髓纤维，这类纤维控制肢体远端肌肉的精细运动。

电或磁的经颅刺激激活了皮层运动神经元通路，使得兴奋下行至脊髓运动神经元，激活其支配的效应器——肌肉，产生复合肌肉动作电位（compound muscle action potentials, CMAPs）。这种肌肉反应的波幅较高（mV），通过表面电极很容易记录到，无须应用信号平均技术。由此可以确定从皮层到所兴奋的肌肉总的运动传导时间，这一时间分为中枢运动传导时间（central motor conduct time, CMCT）和周围运动传导时间（peripheral motor conduct time, PMCT），采用相同的刺激器刺激颈膨大的脊神经根和（或）马尾可直接获得周围运动传导时间。

二、经颅电刺激运动诱发电位

（一）刺激电极的选择和放置部位

用于TES-MEPs的刺激电极有多种型号可供选择，常用的电极包括盘状电极、针电极和螺旋电极。螺旋电极使用方便，接触头皮范围比针电极大，产生的阻抗较小，是目前最常选用的刺激电极。

经头颅对大脑皮质的刺激，阳极是刺激电极，阴极是参考电极。根据国际脑电图导联的10/20系统的头皮电极定位法，确定阳极和阴极的部位。常用的方法有以下几种：①阳极（刺激电极）放置在中央前回手部或足部的代表区，即C3、C4和Cz点前方2 cm处，阴极放置在阳极前方6 cm处；②阳极放置在Cz，阴极放置在Fz；③阳极放置在C3、C4，其中C4、C3互相作为对侧的参考电极。

（二）记录电极的放置部位

电刺激大脑中央前回皮质引发的肌肉收缩反应，理论上讲可以在身体的任何部位如面部、上肢或下肢的肌肉记录到复合肌肉动作电位。但是，由于监测仪器导联数目的限制，根据手术需要一般只记录几组主要的肌肉。上肢记录的肌肉包括双侧三角肌、肱二头肌、肱三头肌、肱桡肌、拇短展肌和小指展肌；下肢记录的肌肉包括双侧股直肌、长收肌、胫骨前肌、腓肠肌和踇展肌。不同部位的肌肉所需刺激强度不同，较小的刺激强度可引发肢体远端肌肉出现反应，而近端肌肉则需要更高的刺激强度。因此目前记录点多选用拇短展肌、小指展肌和踇展肌，以减小刺激量，避免刺激引起的体动影响手术操作。在记录MEPs之前先确认靶肌肉处于完全松弛状态。

（三）刺激参数和记录参数

刺激脉宽为100～150 μs，刺激强度为100～400 V，刺激间歇时间为2～5 ms。通常带通滤波范围（bandpass filters）为30～1500 Hz，信号平均次数（single average）为1次，信号分析时间（analysis time）为100 ms；关闭50 Hz或60 Hz陷波滤波器（notch filter）。

（四）正常运动诱发电位波形成分与监测指标

1．波形成分　经颅电刺激大脑皮层运动区时，靶肌肉的CMAPs呈光滑的2～3相峰形曲线，可重复性好（图22-10）。

2．监测指标　MEPs有许多指标可进行测量，综合分析多个指标可为临床提供许多信息。

（1）双侧潜伏期：潜伏期是MEPs中最容易测定和最可靠的，检查时要测量4～5个波中最短者。在疾病状态下，MEPs波幅可明显降低，部分被掩盖在肌电活动背景之中，此问题可通过将几个电位平均来解决。

（2）波幅：绝对波幅值的意义较小，而且绝对波幅值受许多因素的影响：①个体间的差异；②易化反应的影响；③下行冲动的大小，此为重要影响因素，但却是不能控制的，如皮层运动神

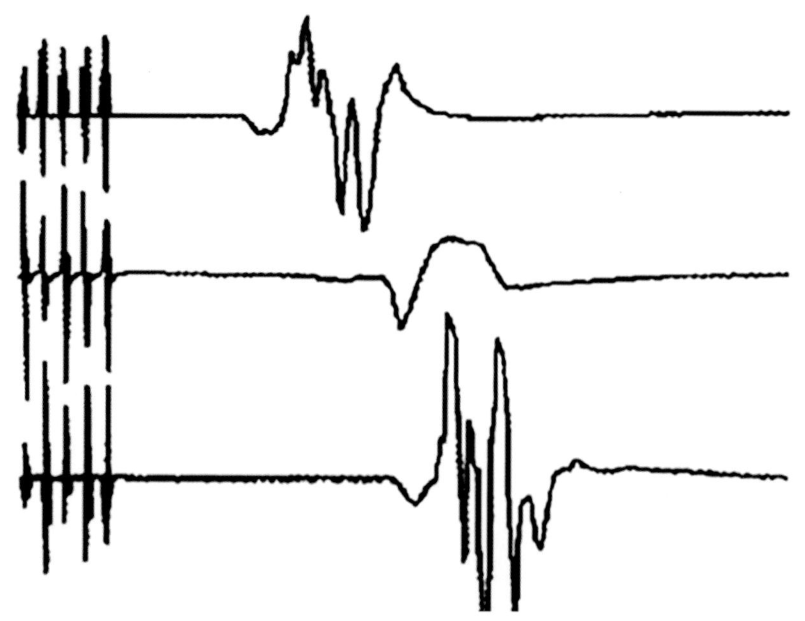

图22-10 术中电刺激运动诱发电位记录

经元重复放电，几个下行冲动累加使得MEPs的波幅增加；④神经递质的释放或再摄取，如记录条件保持相同时，第一个反应波常较大，随后的刺激所记录到的波较小；⑤药物的影响，几乎所有抑制大脑皮层活动的药物如抗惊厥药、镇静药及大多数麻醉剂均降低MEPs波幅；⑥刺激速率，如>10 c/s的刺激速率可明显引起反应的易化。

（3）双侧CMCT：MEPs潜伏期包括从皮层到脊髓中枢运动通路的传导、在脊髓运动神经元的突触传递时间和在周围神经系统的传导时间。CMCT就是皮层-靶肌肉的潜伏期减去周围神经传导时间。后者的测量主要是采用磁或电刺激神经根的方法。

（4）双侧潜伏期差、双侧波幅差、双侧CMCT差，这些都是较敏感的指标，当出现一侧病变时，双侧的差值比较明显。

三、经颅磁刺激运动诱发电位

（一）磁刺激原理

磁刺激器产生的高场强磁场几乎不衰减地通过头皮和颅骨，在大脑皮层运动区的神经组织产生环形感应电流，使神经细胞去极化，从而顺其轴突传导，到达靶肌肉，在靶肌肉表面记录到MEPs。刺激器所产生的磁场强度与线圈的大小和形状密切相关，目前常用的磁刺激器线圈有圆形线圈、8字形线圈和蝶形线圈三种类型，其中8字形线圈空间分辨率较好，线圈的交界区磁场强度最高且磁场更为局限，因此在临床上应用较广。

（二）刺激方法

进行上肢功能检查时，8字形线圈交切点放置于C3或C4前2 cm处，记录电极放置在拇短展肌和小指展肌。下肢功能检查时选取Cz为刺激点，记录电极放置在胫骨前肌和踇展肌。TMS检查时要进行几次重复刺激，以获得重复性好、波幅高、较稳定的MEPs（图22-11）。

（三）监测指标

1．刺激阈值　即能诱发出最短潜伏期、最高波幅的最小刺激强度。刺激阈值的个体差异很大，同一个体上肢和下肢的阈值也不相同。

2．潜伏期和波幅　MEPs的潜伏期和波幅与靶肌肉的舒缩状态有关。当靶肌肉随意收缩时，潜伏期缩短，波幅升高，这种改变称为MEPs的易化现象（facilitation phenomenon）。在靶肌肉舒张状态下，相同的刺激强度所引出的MEPs潜伏期和波幅也可发生变化，所以检查时应记录较稳定的MEPs。

3．皮层刺激静止期（cortical stimulation silent period，CSSP）　继MEPs后还可记录到一段无

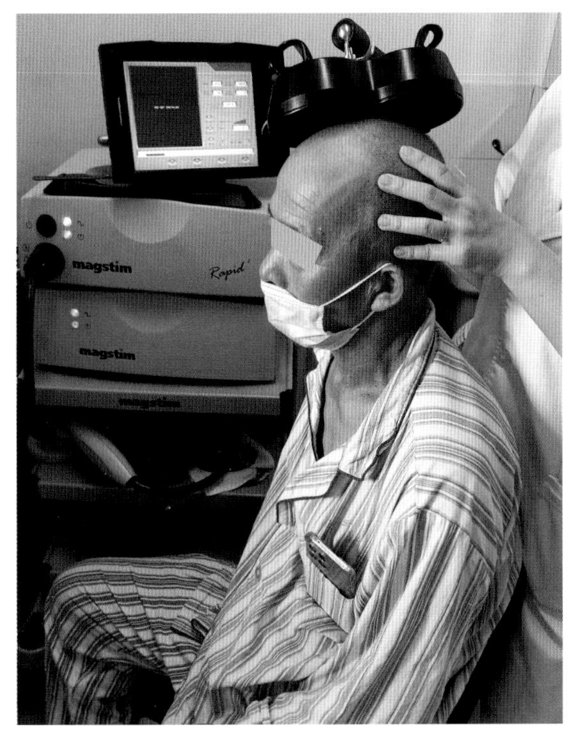

图22-11　经颅磁刺激运动诱发电位

EMG背景的抑制期，即CSSP。正常CSSP为100～200 ms。当阈上强度刺激时，CSSP延长，靶肌肉收缩加强时，CSSP可缩短。

（四）TMS的禁忌证

1．绝对禁忌证　颅内金属异物、严重心脏疾患及颅内压增高者。

2．相对禁忌证　妊娠期、青少年、慢性心脏疾患、服用神经抑制剂的患者、服用三环类抗抑郁药者及有癫痫家族史者。

四、运动诱发电位术中监护

手术中应用体感诱发电位监测脑和脊髓的功能，对于保护感觉传导通路功能的完整性提供了重要保障。然而体感诱发电位并不能提供有关运动功能的信息，因此手术中监测MEPs对评估运动功能的完整性及降低手术致残率，提高患者术后生活质量具有重要的意义。由于TES-MEPs具有定位准确、方便、可靠、实用等优点，目前被广泛应用于涉及运动传导通路完整性的手术中。

（一）适应证

手术中MEPs监测适用于脊髓肿瘤、脊柱畸形矫正，脑血管手术如动脉瘤夹闭、颈动脉内膜剥脱术等，大脑运动区皮质周围手术，涉及面神经损伤的颅底手术等。

（二）运动诱发电位在不同手术中的应用

TES-MEPs监测在脊髓肿瘤、脊柱畸形矫正手术中的应用十分常见，有利于术者在保护运动功能的前提下最大限度地切除病灶，并且MEPs监测脊髓缺血的灵敏度很高。术中监测的主要指标是波幅，波幅持续下降与术后神经功能障碍密切相关。

手术中应用直接皮质电刺激对中央区进行定位安全、可靠。手术中采用双极刺激，刺激频率33.3 Hz，刺激时程100～200 μs，刺激强度3～20 mA，灵敏度50～100 μV。在累及运动皮质及其附近的外科手术中，术中应用皮质电刺激定位运动区，避免手术切除过程中损伤运动功能。

（三）运动诱发电位的影响因素

由于肌松药和吸入麻醉药影响大脑皮质运动神经元、皮质脊髓束、锥体纤维与脊髓神经元的突触联系、前角运动神经元及神经-肌肉接头等运动传导通路的各个部分，从而对MEPs监测的影响较大。监测过程中尽量使用超短效肌松药，并且确保平稳给药，避免单次大剂量给药。吸入麻醉药达到一定浓度时即能产生肌肉松弛作用，从而影响MEPs的波幅。

此外，MEPs是否能够成功引出还与刺激电极的位置、病变部位、患者年龄等密切相关。

（四）运动诱发电位的警报标准

由于TES-MEPs的多相性、不稳定性及波幅的差异，临床应用MEPs作为手术中监测的预警标准存在多种情况，大多数学者推崇“全或无”的标准，认为波幅完全消失才有临床意义；也有报道认为波幅下降80%作为警报标准灵敏度为100%，但有时会出现假阳性结果；另外，有些研究者提出用刺激阈值的变化作为警报的依据，即术中诱发出CMAPs的电刺激阈值增加100 V或更高且持续时间超过1 h，术后出现运动功能减退的可能性更大。

第六节 脊髓背角场电位监测

1933年Gasser和Graham首次报道脊髓诱发电位，这些电位后来被称为脊髓背角电位或脊髓中间电位。通过电刺激脊髓背根、皮神经、肌神经和内脏神经等，可以记录到脊髓场电位。脊髓场电位具有不同的形态特点，波形与刺激部位和记录部位有关。

一、节段性脊髓场电位

刺激外周神经在脊髓记录到的场电位称为节段性脊髓场电位，不同的传入刺激引出的脊髓场电位波形特点不同，下面重点介绍脊髓背根、皮神经、肌神经和内脏神经传入刺激诱发的脊髓场电位特点。

（一）脊髓背根刺激和皮神经传入刺激

脊髓背根刺激和皮神经传入刺激后在脊髓表面记录到的场电位包括三个成分：①三相棘波，②一个或两个负相电位（N_1和N_2），③慢的正相电位。如果增加刺激强度，可以记录到第三个负相电位（N_3）。三相棘波是脊髓内传导速度最快的初级传入纤维扩布的电活动，N波反映的是脊髓后角中间神经元的电活动，P波是初级传入末梢去极化的表现（图22-12）。N_1的潜伏期为0.3～0.8 ms，持续时间为4～8 ms；N_2的潜伏期为2～4 ms，持续时间为10～35 ms；N_3的潜伏期为10～12 ms，持续时间为20～23 ms；P波的潜伏期为10～23 ms，持续时间为60～80 ms。

（二）肌神经传入刺激

肌神经传入刺激在脊髓背角记录的场电位与皮神经传入刺激记录到的场电位波形大致相同，包括一个三相波、三个负相电位和一个正相电位，但每个电位的波幅和持续时程略有不同。刺激激活Ⅰ类纤维记录的场电位包括一个三相波、一个短时程负相电位和一个正相电位，激活Ⅱ类纤维可以记录到第二个短时程的负相电位，激活Ⅲ类纤维产生第三个负相电位，第三个负相电位比前两个负相电位波幅高、时程长。正相电位的出现是突触前超极化的结果，是突触前易化的机制。

（三）内脏神经传入刺激

刺激内脏神经记录到的脊髓场电位仅包括一个负相电位和一个正相电位。负相电位的潜伏期与皮肤传入刺激记录到的N_2相似，因此研究者认为这两个电位具有相似的起源，这个结论也得到了膜片钳结果的证实。

此外，屈曲反射、肌肉牵拉等刺激也可记录到脊髓场电位，这种电位包括两个负相波和一个慢的正相波，此时记录不到第三个负相波，可能与传入刺激强度较小，不能激活Aδ纤维有关。

二、下行性脊髓场电位

在高位颈髓刺激可在腰膨大处记录到下行性

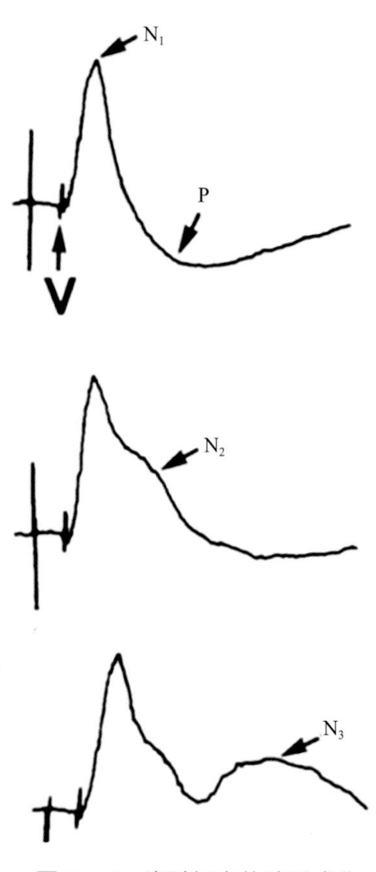

图22-12　脊髓场电位波形成分

脊髓场电位。下行性脊髓场电位与节段性脊髓场电位的波形成分相似，提示两种电位具有性质相似的脊髓内起源。通常情况下下行性脊髓场电位的波幅比节段性脊髓场电位的波幅要高。有研究认为背索内含有引起下行性脊髓场电位的下行纤维，经背索下传的颈髓刺激可以激动更多的脊髓成分，而且还可能上行激动脊髓以上结构中对突触前抑制的成分。

刺激大脑感觉皮层、运动皮层、高位颈髓等，均可影响脊髓节段的外周传入，使得节段性脊髓场电位的波幅降低。目前认为这种现象的发生可能是由于下行性传入冲动兴奋了脊髓中间神经元产生突触后抑制的结果。

三、药物对脊髓场电位的影响

麻醉药物、镇静药物、某些递质等会影响脊髓场电位的形态特点，影响最多的是P波。地西泮会增加脊髓场电位的时程和波幅，大剂量普鲁卡因会降低波幅。作用于胆碱能的药物如阿托品、筒箭毒碱等一般不会影响P波。

四、脊髓电图

脊髓电图（electrospinogram, ESG）是指在脊髓表面记录到的脊髓后角神经元自发性电活动。不同的脊髓节段，放电频率不同，基本节律为8～13 Hz，但下胸髓自发性节律的频率更快，约30 Hz。

在人体首次记录到ESG是在1945年。患者因创伤出现脊髓完全横断，出现弛缓性截瘫症状，3个月后出现下肢屈肌痉挛，腹部和背部肌肉严重痉挛收缩。ESG呈现节律性放电活动，与癫痫发作时从大脑皮层记录到的异常放电非常相似。

在脊髓背根入髓区切开术中，将用于大脑皮层脑电图监测的颅内电极（通常是条状电极）沿脊髓后外侧沟放置于脊髓表面，覆盖手术节段脊髓背根入髓区，参考电极放置于术区椎旁。低频滤波0.1 Hz，高频滤波300 Hz，增益30～80 μV，采用双极导联记录。可分别记录健侧和患侧脊髓电图，以及脊髓背根入髓区毁损前后的脊髓电图。通过记录脊髓电图可以为慢性神经病理性疼痛寻找疼痛改善的电生理标志物，进一步提高手术疗效（图22-13）。

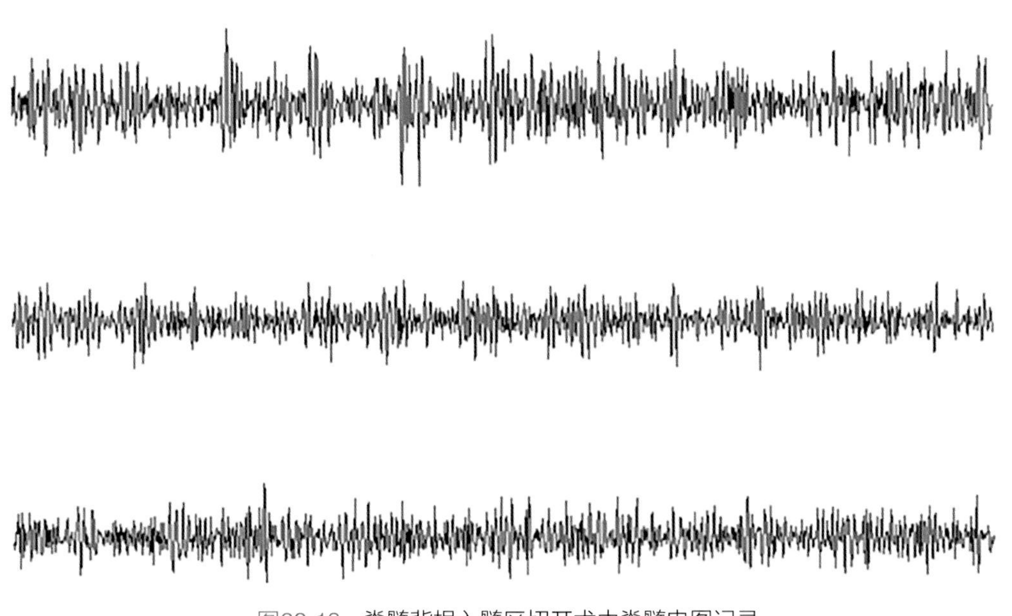

图22-13　脊髓背根入髓区切开术中脊髓电图记录

第七节 脑电图

脑电图是指从头皮记录到的大脑皮层局部神经元自发的、节律性电活动。应用颅内电极记录到的大脑皮层表面或大脑深部结构的电活动称之为颅内电极脑电图。

术中神经电生理监测始于1937年，Penfield和Boldrey在进行癫痫灶切除过程中首次应用电生理监测。脑电图对中枢神经系统缺血和缺氧非常敏感，广泛应用于脑灌注评估、颈动脉手术的术中监测。

一、电极种类

用于头皮脑电图记录的电极具有良好的导体特性，并且易于安装和固定。电极的种类较多，包括盘状电极、针电极、软性蝶骨电极等，使用最广泛的为盘状电极。盘状电极的材质多为银-氯化银，直径7 mm左右，电极中间凹陷，用于注入导电膏。

用于颅内脑电记录的电极包括格栅电极、条状电极和深部电极。格栅电极和条状电极多用于大脑皮层凸面电活动的记录，深部电极多用于大脑深部结构电活动的记录。与深部电极相比，格栅电极可以覆盖更大范围的皮层表面，便于进行皮质电刺激定位大脑皮层功能区。颅内电极的材质一般为不锈钢或铂金，电极具有不同的触点规格，包括32触点、16触点、12触点、10触点、8触点、6触点等。

二、记录方法

（一）记录电极的位置

安放电极前用95%乙醇仔细擦拭头皮，去除油脂和角质层，根据国际10-20系统的位置使用导电膏将盘状电极固定于头皮上（图22-14）。在有特殊需要时要增加眼动电极记录眼动图和表面肌电记录表面肌电图。

（二）参考电极位置

理论上，参考电极应为零电位，即没有任何脑电或其他生物电活动。实际上人体表面几乎没有这样的部位。头部的多数部位均位于脑电活动的电场范围内，并且远离头部的其他体表部位会不可避免地受到肌电和心电的干扰。因此尽量选择相对受各种生物电场影响较小的部位作为参考电极的位置。

1. 耳垂参考电极　耳垂的电位相对较弱，是常用的标准参考电极位置，左、右耳垂分别标记为A_1和A_2。值得注意的是耳电极作为参考电极经

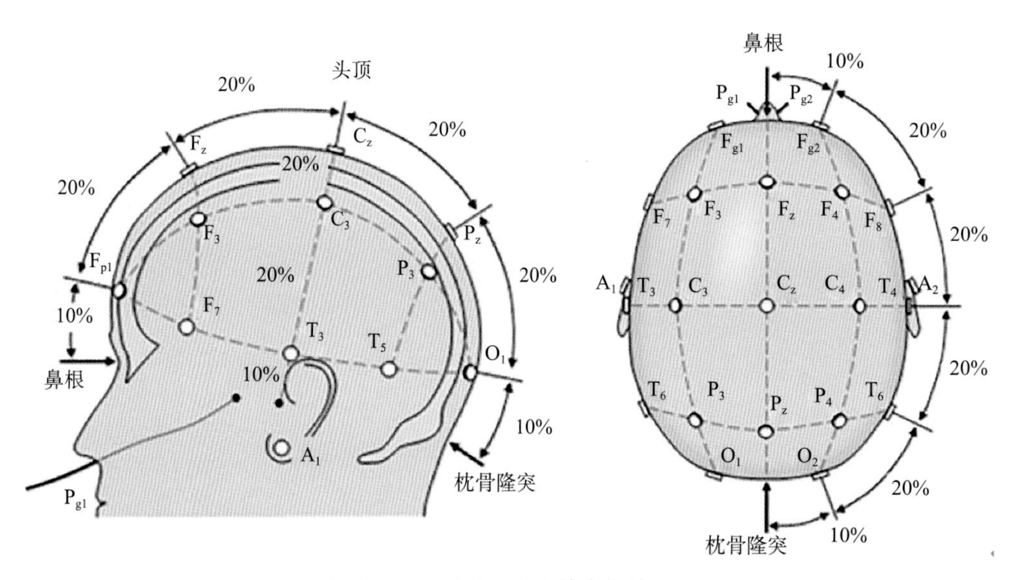

图22-14　国际10-20系统电极位置

常受到邻近部位脑电活动的干扰而造成耳电极活化，而且耳电极距离同侧颞区记录电极的位置较近，容易造成颞区脑电活动的电压偏低，为避免这种情况的发生，可以采用对侧耳电极作为参考。

2. 乳突参考电极　耳后的乳突部位（M_1、M_2）作为参考电极，不容易受头部运动的影响，但更容易被脑电活动或心电活动干扰。

3. 平均参考电极　平均参考电极是将头皮的每个记录电极分别串联一个1 ~ 2 MΩ的电阻，然后再并联在一起。经此处理后，头皮各点的电位接近于零，从而使各记录电极的电压具有可比性。但如果某一个或几个记录点有一过性高电压，上述平均处理不足以将其完全消除，出现参考电极活化，引起所有记录部位出现一个与其极性相反的波形，而引起参考电极活化的波源则会被其相反极性抵消。

4. 阻抗测试和仪器参数调整　脑电信号非常微弱，为毫伏（mV）级或微伏（μV）级，为保证采集到真实的脑电信号同时消除各种外界干扰，要尽可能降低电极与头皮之间的阻抗。记录前需要测试每个电极与头皮间的阻抗，阻抗要求在100 ~ 5000 Ω之间，电阻过高时查找原因修正电极。灵敏度7 ~ 10 μV/mm，低频滤波0.5 Hz，高频滤波100 Hz，50 Hz陷波，纸速30 mm/s。

5. 导联组合的选择　脑电图反映的是两点之间的电位差，根据脑电图的不同导联组合可以评估脑电图的波形特点和极性，并做出定位判断。脑电图的导联组合分为参考导联和双极导联，双极导联又可分为纵联、横联、环联等多种组合方式。

（1）参考导联（referential montage）：又称单极导联（monopolar montage），记录电极连接放大器的负端（G_1），参考电极连接正端（G_2）。目前认识的绝大多数正常和异常脑波图形最初都是通过单极导联来描述的。理论上，如果参考电极为零电位，则单极导联记录反映的是每一记录点的绝对电位和其真正的波形、波幅与位相，适用于波形和位相的识别与分析。但由于参考电极被活化而出现广泛性放电，因此有时会影响脑波的定位。①每侧的记录电极与同侧耳电极相连是最常用的一种参考导联连接方式。由于F_7、F_8、T_3、T_4、T_5和T_6等记录电极与耳电极的距离较近，因此造成记录的电压偏低。如果一侧耳电极被同侧颞区脑电活动活化，可引起一侧导联广泛性放电，出现两侧半球不对称的图形，甚至掩盖异常波的起源；②每侧的记录电极与对侧的耳电极相连这种连接方式可以增加外侧电极（F_7、F_8、T_3、T_4、T_5和T_6）与耳电极的距离，避免记录电极电压偏低，但仍会出现一侧耳电极活化引起两侧半球图形不对称。

（2）双极导联：双极导联是将两个记录电极分别连接前置放大器的G_1和G_2两端。由于两个记录电极都有电活动，因此记录出的波形为两个记录电极之间的电位差。通常波形取决于某一记录电极进入放大器的哪一端；波幅与两个电极之间的距离有关，距离越近，波幅越低，因此一般两个电极之间的距离不应小于3 cm。

第八节　脑深部核团场电位监测

大脑在行使高级神经功能时脑内各级神经元生物电活动会出现一定的电位变化，通过细胞内记录、细胞外记录和头皮记录可将这些电位变化记录下来。单细胞放电、局部场电位（local field potential, LFP）和脑电图是具有代表性的电活动记录方式。LFP是少量神经组织中细胞外电活动的总和，反映了记录电极周围局部空间范围内神经元集群突触活动所产生的电场变化。立体定向技术的发展为直接记录脑深部核团的LFP提供了很好的机会。

一、基底节核团局部场电位

帕金森病、肌张力障碍等运动障碍病患者在进行脑深部电刺激（deep brain stimulation, DBS）手术时，可以使用DBS电极记录LFP。常用的DBS靶点包括丘脑底核（STN）和内苍白球（Gpi）。患者的症状不同，基底节核团放电模式不同，常见的放电活动包括Theta振荡、Beta振荡、Gamma振荡和高频振荡。

（一）Theta振荡

冲动控制障碍（impulse control disorder, ICD）是帕金森病患者比较常见的非运动症状，Theta振荡可能参与了ICD的发生。Rodriguez-Oroz等研究发现，ICD患者STN腹侧可以记录到较多4 ~ 10 Hz的电活动，而且Theta活动在运动前区和STN之间的耦合增强，由此得出ICD与STN腹侧Theta活动和Alpha活动异常振荡有关，而且皮质-皮质下环路异常参与了ICD的发生。

（二）Beta振荡

Beta振荡是目前研究最多的一种电活动。Beta振荡主要分布在STN背外侧，Beta振荡增多与帕金森病患者症状相关（图22-15）。当患者服用美多芭后增多的Beta振荡会减少，而且僵直、运动迟缓症状的改善程度与Beta振荡减少的程度具有相关性。STN刺激同样可以抑制Beta振荡，行STN-DBS治疗的患者僵直、运动迟缓症状的改善程度与Beta振荡受抑制程度密切相关。此外，Beta振荡活动与冻结步态和异动症具有相关性。冻结步态患者STN中存在较多的Beta振荡活动，药物治疗后冻结步态改善，则Beta振荡活动减少。研究者认为这种冻结步态可能与Beta振荡活动干扰了额叶-基底节环路有关。帕金森病患者认知障碍和情感障碍与STN低Beta振荡和Alpha振荡相关，DBS术后异常振荡活动的减少可能会减少帕金森病患者认知的损坏。

（三）Gamma振荡

研究发现帕金森病患者基底节区Gamma振荡活动减少，在药物“关”状态下，以Beta振荡活动为主，药物“开”状态下，Beta活动减少，以Gamma振荡活动为主。Weinberger等研究结果显示，Gamma振荡活动功率增高可能与静止性震颤相关，当震颤出现时Gamma振荡活动增加，震颤幅度增强时Beta振荡活动与Gamma振荡活动相关性降低，表明静止性震颤与STN运动环路中Beta与Gamma振荡活动的平衡紊乱相关。

（四）高频振荡

高频振荡（high frequency oscillation, HFO）是指频率高于80 Hz的电活动。近年研究报道帕

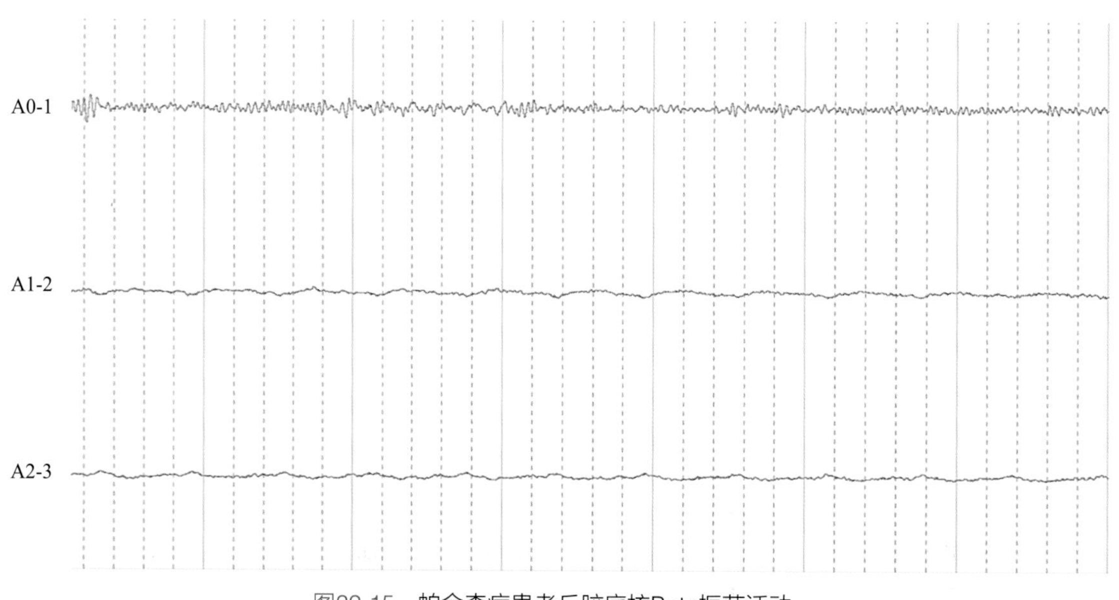

图22-15 帕金森病患者丘脑底核Beta振荡活动

金森病患者服用美多芭后症状得到改善，则HFO功率增加。此后有研究发现HFO与僵直和运动迟缓呈负相关。耦合分析显示患者服用美多芭后HFO和Beta振荡的耦合降低，表明HFO与Beta振荡活动耦合的改变可能是DBS改善帕金森病运动症状的一种机制。

二、局部场电位在DBS手术中的应用

应用DBS手术治疗帕金森病取得较好疗效的关键是患者的选择、术中靶点定位、术后程控等，LFP在靶点定位和术后程控方面发挥了重要作用。

（一）术中靶点定位

在DBS手术中精确定位靶点位置是决定术后疗效的主要因素。由于脑深部核团体积小，而且分为多个亚区，根据高分辨率CT、MRI虽可计算靶点坐标，但无法定位到亚区水平。术中微电极记录单个神经元电活动容易受到脑脊液、血液波动和阻抗因素的影响，因此术中LFP的应用为靶点的精确定位提供了帮助。研究显示LFP Beta振荡活动可以界定STN的边界，当DBS电极经过STN背侧的感觉运动区时，Beta振荡活动显著增加。STN背侧刺激副作用较小，最小的刺激参数可以使运动症状明显改善。因此通过LFP可以精确定位STN的感觉运动区。

（二）术后刺激触点的选择

DBS术后个体化程控是获得良好治疗效果的重要保障，刺激触点的选择非常重要。研究显示选择术中Beta振荡活动明显增多的位置作为刺激触点，患者的运动症状改善最明显，而且刺激参数可以较低。Ince等研究发现最佳刺激触点位于LFP中Beta振荡活动和Gamma振荡活动出现的位置，刺激这些部位效果更好。

（三）闭环刺激

闭环DBS刺激可以提高患者术后程控效率，近年来受到广泛关注。闭环刺激的基础是寻找到与患者临床症状有关的电生理标志物，并将其作为反馈信号，进而设置相应的刺激参数，达到个体化、智能化刺激的目的。LFP振荡活动的改变可以提供反馈信息实现智能化刺激。当患者服用美多芭后，症状得到改善，LFP Beta振荡活动受到抑制，则刺激参数降低，刺激时间减少，降低因药物和刺激同时作用带来的异动症状出现的可能。

总之，LFP不同频段的振荡活动与临床症状密切相关，且DBS对病理性振荡活动的抑制程度与患者临床症状的改善程度具有明显的相关性。应用LFP有助于提高术中靶点定位的准确性，为术后程控时选择刺激触点提供参考，同时为实现闭环DBS刺激提供可靠的电生理标志物。

（徐翠萍）

参考文献

1. Bidkar PU, Thakkar A, Manohar N, et al. Intraoperative neurophysiological monitoring in paediatric neurosurgery. International Journal of Clinical Practice, 2021, 75(8): e14160.
2. Calancie B, Harris W, Broton JG, et al. “Threshold-level” multipulse transcranial electrical stimulation of motor cortex for intraoperative monitoring of spinal motor tracts: description of method and comparison to somatosensory evoked potential monitoring. Journal of Neurosurgery, 1998, 88(3): 457-470.
3. Chen DF, Willie JT, Cabrera D, et al. Continuous intraoperative neurophysiological monitoring of the motor pathways using depth electrodes during surgical resection of an epileptogenic lesion: A novel technique. Operative Neurosurgery (Hagerstown, Md.), 2021, 20(5): E379-E385.
4. Chen PL, Chen YC, Tu PH, et al. Subthalamic high-beta oscillation informs the outcome of deep brain stimulation in patients with Parkinson’s disease. Frontiers in Human Neuroscience, 2022, 16: 958521.
5. Ince NF, Gupte A, Wichmann T, et al. Selection of optimal programming contacts based on local field potential

recordings from subthalamic nucleus in patients with Parkinson's disease. Neurosurgery, 2010, 67(2): 390-397.
6. Langeloo DD, Lelivelt A, Louis Journée H, et al. Transcranial electrical motor-evoked potential monitoring during surgery for spinal deformity: a study of 145 patients. Spine, 2003, 28(10): 1043-1050.
7. Lee LHN, Huang CS, Chuang HH, et al. An electrophysiological perspective on Parkinson's disease: symptomatic pathogenesis and therapeutic approaches. Journal of Biomedical Science, 2021, 28(1): 85.
8. Moehl K, Shandal V, Anetakis K, et al. Predicting transient ischemic attack after carotid endarterectomy: The role of intraoperative neurophysiological monitoring. Clinical Neurophysiology: Official Journal of the International Federation of Clinical Neurophysiology, 2022, 141: 1-8.
9. Rodriguez-Oroz MC, López-Azcárate J, Garcia-Garcia D, et al. Involvement of the subthalamic nucleus in impulse control disorders associated with Parkinson's disease. Brain: A Journal of Neurology, 2011, 134(Pt 1): 36-49.
10. Sure M, Vesper J, Schnitzler A, et al. Dopaminergic modulation of spectral and spatial characteristics of parkinsonian subthalamic nucleus Beta bursts. Frontiers in Neuroscience, 2021, 15: 724334.
11. van Wijk BCM, de Bie RMA, Beudel M. A systematic review of local field potential physiomarkers in Parkinson's disease: from clinical correlations to adaptive deep brain stimulation algorithms. Journal of Neurology, 2023, 270(2): 1162-1177.
12. Viganò L, Callipo V, Lamperti M, et al. Transcranial versus direct electrical stimulation for intraoperative motor-evoked potential monitoring: Prognostic value comparison in asleep brain tumor surgery. Frontiers in Oncology, 2022, 12: 963669.
13. Weinberger M, Mahant N, Hutchison WD, et al. Beta oscillatory activity in the subthalamic nucleus and its relation to dopaminergic response in Parkinson's disease. Journal of Neurophysiology, 2006, 96(6): 3248-3256.
14. Yamada S, Akiyama Y, Tachibana S, et al. The intraoperative motor-evoked potential when propofol was changed to remimazolam during general anesthesia: a case series. Journal of Anesthesia, 2023, 37(1): 154-159.
15. 刘晓燕. 临床脑电图学. 北京: 人民卫生出版社, 2006.
16. 潘映辐. 临床诱发电位学. 2版. 北京: 人民卫生出版社, 2000.
17. 乔慧, 于春江, 刘淑玲, 江涛. 神经电生理监测桥小脑角手术的研究(附106例报告). 中国微侵袭神经外科杂志, 2004, 9(3): 101-103.
18. 中国康复医学会脊柱脊髓专业委员会脊柱外科神经电生理学组. 规范化脊柱外科术中神经电生理监测技术的专家共识. 中国脊柱脊髓杂志, 2019, 29(10): 944-954.

第二十三章　靶点注射技术

疼痛疾病的治疗往往是分阶梯的治疗方式，其中药物治疗是基础。如果药物治疗效果不好或者带来无法承受的副作用时，注射治疗就成为了较之高一阶梯的选择方案之一。但提及注射治疗，常常指将治疗所用药物通过注射方式，注射至皮下、肌内或者静脉等位置，再经过药物吸收和分布发挥其功效。这是一种泛化的称谓，并有别于疼痛治疗的注射技术；鉴于此，我们提出靶点注射技术概念，特指以临床判断引起疼痛病源处作为靶点，可借助X线或者超声等影像学技术引导，将最小有效剂量的治疗药物精准注射至靶点位置，发挥其临床功效，属于精准治疗范畴。

第一节　靶点注射常用药物

一、局部麻醉药物

局部麻醉药物（local anaesthetics, LAs）是一类以适当浓度局部作用于神经末梢或者神经干，并可逆性地阻断神经冲动的发生和传导，在意识清醒的情况下可以引起局部痛觉等感觉暂时消失的药物。当这些局部麻醉作用消失以后，其所作用区域的神经功能可完全恢复，同时对于这些组织并无损伤作用。

追溯LAs起源，可卡因是最早应用于临床的药物。它于1860年在南美洲的古柯树叶中提取纯化。1884年Carl Koller首次报告可卡因作为麻醉用药应用于眼科，虽然其具有强烈的依赖性，但当时并没有其他可替代药物，因此在临床中应用了30余年。这种情况一直持续到20世纪，基于药理学的发展，才陆续合成了我们现在熟悉并广泛应用于临床的普鲁卡因和利多卡因等经典的LAs。当下，这些经典的和更多新型的LAs已经广泛应用于急慢性疼痛的治疗，以及术后疼痛控制中；且相较于全身应用的口服镇痛药物（比如阿片类）相比，LAs在治疗疼痛方面有很多潜在的优点，其可以通过靶点注射给药，作用于疼痛特异性位点和区域，既发挥了镇痛作用，也减少了全身用药的剂量，同时降低了副作用和药物潜在的毒性风险。因此，在目前疼痛治疗的医疗实践过程中，LAs所具备的有效性和安全性往往令人印象深刻。

（一）构效关系和分类

LAs的化学结构一般分为3个部分：芳香族环（亲脂性）、中间链和胺基团（亲水性）（图23-1）。芳香族环（苯环）为LAs亲脂疏水性质的主要结构；胺基团则为弱碱性，具有亲水疏脂性质；由于芳香族环和胺基团的不同特性，因此LAs具有亲脂疏水和亲水疏脂双重特性。中间链则主要决定LAs的代谢途径及其分类，根据

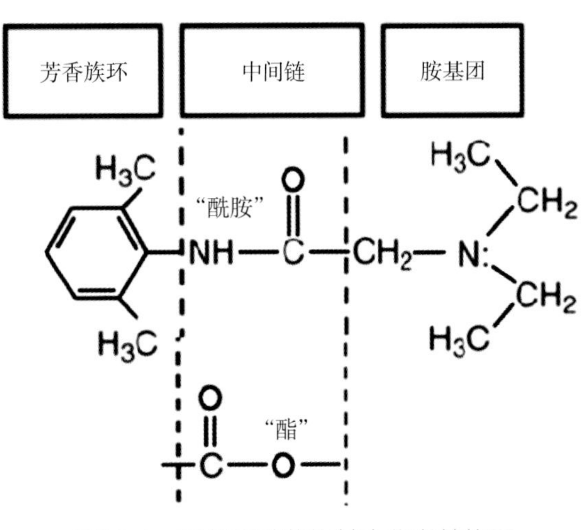

图23-1　局部麻醉药物基本化学结构图

中间链的结构不同，可以将局部麻醉药物分为两类：第一类为酯类LAs，特点为中间链结构中有—COO—基团，代表药物有普鲁卡因、丁卡因等；第二类为酰胺类LAs，特点为中间链结构中有—CONH—基团，代表药物有利多卡因、布比卡因等。酯类LAs中的酯键可为血浆或者组织中的假性胆碱酯酶所裂解，但此类LAs发生变态反应的概率较高；酰胺类LAs则主要经过肝脏微粒体混合酶系统代谢，并具有起效快、作用时间相对较长等特点，临床应用相对广泛。

（二）镇痛相关药理作用与机制

LAs通过局部作用于神经末梢或者神经干，使神经细胞兴奋阈值提高，动作电位幅度降低，传导速度减慢，甚至短暂地丧失兴奋性和传导性，最终在临床上表现为镇痛作用。但这些作用与LAs自身浓度和所作用神经纤维的解剖特点相关。具体而言，低浓度LAs可对无髓鞘的交感和副交感神经节后纤维产生作用，而对于有髓鞘的感觉和运动神经纤维则需要较高浓度的LAs；神经纤维末梢、神经节和中枢神经系统突触部位相对于LAs敏感，直径细的神经纤维（比如B类和C类神经纤维）相对于直径粗的神经纤维（比如A类神经纤维）更易于阻断；当作用于混合神经时，持续性钝痛（比如压痛）最先消失，短暂的锐痛其次，之后为冷觉、温觉、触觉和压觉，最后产生运动麻痹作用。神经冲动传导功能的恢复则按照上述相反的顺序进行。

在LAs较多的镇痛作用机制学说中，目前研究较多也较为公认的是其阻断了神经细胞膜上的电压门控Na^+通道，从而阻断了神经冲动的传导，产生了局麻镇痛作用。当神经细胞受到刺激时，细胞膜通透性发生改变，引起Na^+内流和K^+外流，LAs通过与细胞膜上Na^+通道的一个或者多个位点结合，阻止了这种通透性改变，抑制了Na^+内流，打断了动作电位的产生。随后的研究认为LAs并非作用于神经细胞膜的外表面，而是需要以非解离型形式进入细胞内，之后以解离型形式与细胞膜内表面Na^+通道结合，方可产生阻断作用。即亲脂性和非解离型是进入神经细胞内的前提，而在细胞内转变为解离型阳离子则是发挥阻断作用的重要形式。因此，LAs发挥作用与其解离速率和解离常数，以及体液pH值相关。此外，LAs尚存在使用依赖性和电压依赖性，前者即开放Na^+通道数目越多，其阻滞范围越大，效应越强，因此兴奋状态的神经相对于静息状态的神经对于LAs更敏感；后者指的是相对于Na^+通道的静息状态，激活状态和失活状态时对于LAs的亲和力更强，亲和力的顺序依次为：激活状态＞失活状态＞静息状态。

（三）体内过程

1．吸收　LAs从局部给药靶点部位吸收入血液循环，其速度主要取决于给药部位的血供丰富与否，一般吸收速度由快到慢部位依次为：气管内黏膜＞肋间神经＞骶丛＞硬膜外＞臂丛＞坐骨神经＞蛛网膜下腔。

2．分布　分布与体内各器官吸收有关，具体而言受以下因素影响：①组织灌注：首先分布于组织高灌注器官，如脑、肺脏、肝脏、肾脏和心脏等；之后分布于肌肉和肠道等中等灌注的器官。②组织/血分配系数：以静脉注射为例，酰胺类LAs有55%～95%与血浆蛋白结合，因此在血中分布较多，而组织中分布较少；高脂溶性LAs则在组织中分布较多。③体液pH值：LAs在体内通常以解离型和非解离型形式存在，注射靶点位置体液pH值高时，非解离型较多，则脂溶性高，通过神经轴索和神经细胞膜起到的局麻作用就强；反之，注射靶点位置体液pH值低时，非解离型较少，局麻作用较弱。

3．消除　酰胺类LAs主要在肝细胞内质网分解和代谢，最终大部分以尿液形式排出，少量进入胆汁和肝肠循环。

（四）不良反应

总体而言，LAs常规应用于临床，且不良反应非常少见。

1．毒性反应　当在一定时间内LAs的剂量或者浓度过高，或者将药物误注入血管内时，即可引起全身的毒性作用，这种作用常表现在中枢神经系统和心血管系统。

（1）中枢神经系统：LAs对于中枢神经系统的作用是先兴奋后抑制。主要是由于中枢内抑制神经元对于LAs敏感，因此最先被阻断，引起兴奋神经元占优势，导致兴奋-抑制平衡失衡，表现为兴奋症状，比如眩晕、烦躁、多语、肌肉震颤等，甚至出现神智错乱和全身强直阵挛性惊厥；最后中枢过度兴奋转为抑制，出现昏迷和呼吸衰竭，甚至死亡。但临床也存在较早出现以抑制为主的症状，多见于年老体弱、全身一般状况较差患者，或者LAs误入血管导致血药浓度升高过快，以及使用了某些中枢抑制药物情况。

（2）心血管系统：LAs总体对于心脏是抑制作用。可以降低心肌兴奋性，导致心肌收缩力减弱、传导减慢、不应期延长。多数LAs可以让小动脉扩张，所以药物误入血管等因素导致的血药浓度过快升高，可发生心脏抑制和血管扩张，从而引起血压下降、休克等心血管反应。

2．变态反应　较为少见，一般酯类较酰胺类更为多见。临床表现可为荨麻疹、皮炎、喉头水肿、支气管痉挛以及血压下降等症状。

（五）疼痛诊疗中常用局部麻醉药物

1．利多卡因（lidocaine）　是目前应用最为广泛的LAs（图23-2）。其起效快，作用强并且持久，穿透力强，安全性高，对组织几乎没有刺激性，还具有抗室性心律失常作用，并且相对普鲁卡因而言不易影响中枢神经系统。利多卡因属于酰胺类LAs，代谢相对较慢，$t_{1/2}$为90分钟，作用时间为1～2小时，但反复应用可产生快速耐受性。其毒性程度与药物浓度相关，增加药物浓度可以增加毒性反应，因此临床应用需注意。

2．布比卡因（bupivacaine）　其化学结构与利多卡因相似（图23-3），同属于酰胺类LAs，但局麻作用为利多卡因4倍左右，作用时间更久，可达5～10小时。但在与利多卡因等效剂量的情况下，可产生严重心脏毒性，且临床难以治疗，尤其在酸中毒和低氧血症等全身一般状况较差情况下。作为布比卡因的异构体，即其左旋镜像体，左旋布比卡因（levobupivacaine）是一种新型长效LAs，其安全性和毒性均优于布比卡因，可以更安全地应用于临床。

3．罗哌卡因（ropivacaine）　也是一种新型长效LAs，化学结构与布比卡因相类似（图23-4），对于感觉纤维阻滞优于运动纤维，临床应用阻断痛觉作用强，而对于运动功能影响小，心脏

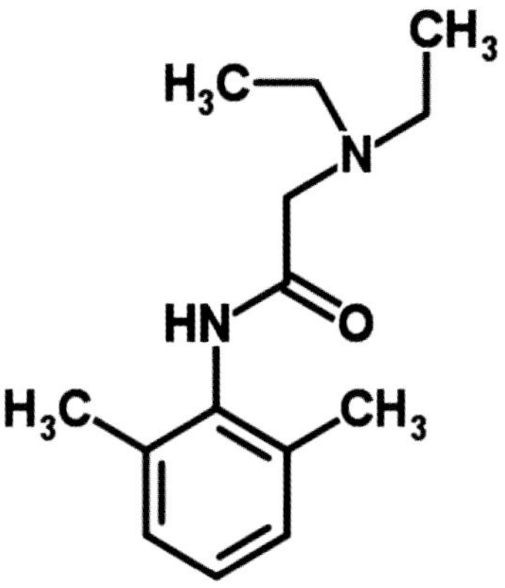

图23-2　利多卡因化学结构图

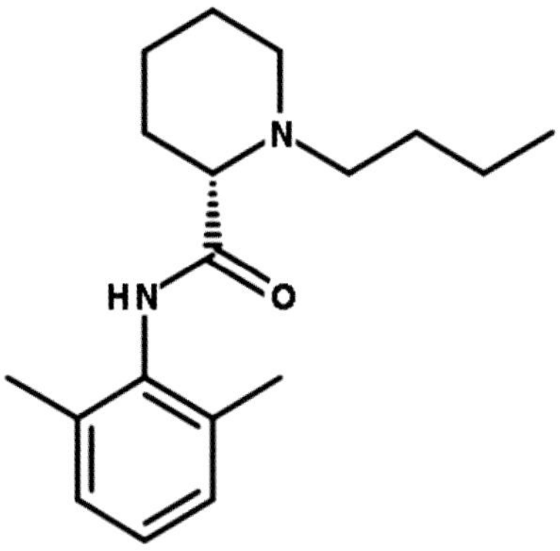

图23-3　布比卡因化学结构图

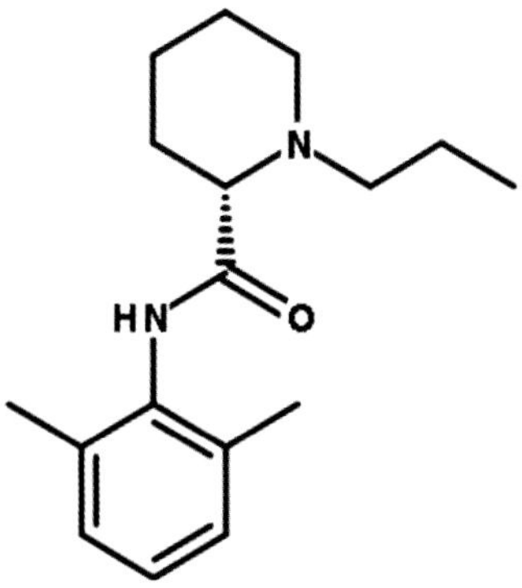

图23-4　罗哌卡因化学结构图

毒性小于布比卡因，有明显缩血管作用，使用时无须加入肾上腺素药物。

二、甾体类药物

在探讨此类药物之前，首先应该明确的是在慢性疼痛注射治疗中，我们所应用的此类药物究竟应该冠以怎样的名称？国内称呼有“肾上腺皮质激素”“糖皮质激素”“皮质类固醇”“类固醇”或者“甾体类激素”等称谓，国外相关领域检索排序由多至少依次为“steroid”“corticosteroid”

以及“glucocorticoid”等。因此，一个统一的名称是非常重要和必要的。

从解剖角度而言，肾上腺位于肾脏上端，由髓质和皮质组成，皮质由外向内分为三带：球状带、束状带和网状带。不同的解剖结构分泌不同的激素，肾上腺皮质所分泌的激素总称为肾上腺皮质激素，由于它们都具有类固醇结构，又称为皮质类固醇或甾体类激素；皮质结构中的束状带则分泌糖皮质激素，其属于肾上腺皮质激素的一种，因此同样具有类固醇结构。因此，这就不难理解肾上腺皮质激素和糖皮质激素是以分泌激素的解剖部位或者功能所命名，而皮质类固醇、类固醇和甾体类激素则是以分泌激素的化学结构所命名；从规范角度严格意义讲，国内也更多地称之为糖皮质激素（glucocorticoid, GC），而国外则较多地使用类固醇（steroid）或者皮质类固醇（corticosteroid）一词，比如硬膜外腔类固醇注射（epidural steroid injections, ESI），皮质类固醇注射（corticosteroid injections, CSI）等，反而glucocorticoid一词更多用于基础研究和风湿类疾病等炎性和自身免疫性疾病方面，因此中外名称差异的因素可能源于命名方式和用词习惯的不同。我们在此所讨论的应用于临床疼痛治疗的靶向注射激素类药物则是基于这些结构之上人工合成的药物，称之为糖皮质激素类药物，或者甾体类药物等。文章中由于参考了国内外文献，名称用词上涵盖这两种，但指的是同一类药物，统一规范为甾体类药物。

（一）基本结构特征

甾体在生物界存在和分布相对广泛，广义上甾体包括非常大的一类天然化合物，基本结构是甾核（图23-5）；文中所探讨的甾体狭义上特指

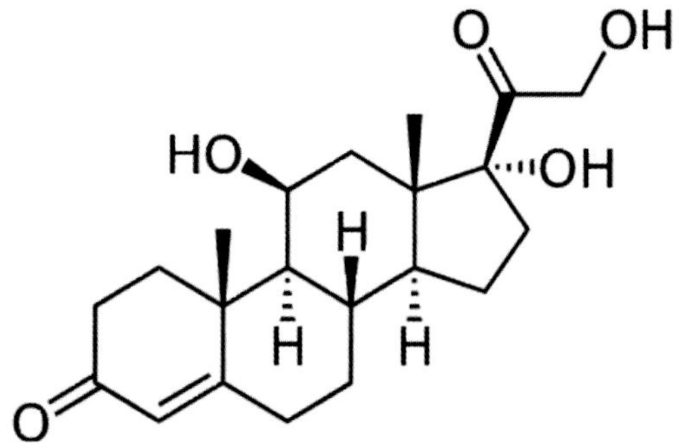

图23-5　甾体基本结构

糖皮质激素，其结构特征是在甾核D环的C17上有α羟基，在C环的C11则有氧基或者羟基，因此具有强大的影响糖代谢和抗炎等作用，对于水盐代谢作用则弱。目前甾体这个概念不仅包括具有上述特征和活性的内源性物质，还包括很多经过结构优化和活性更强的人工化学方法合成的药物，广泛应用于临床治疗领域。

（二）药理作用和临床应用

自20世纪40年代发现糖皮质激素并且认识到其强大的抗炎作用以来，在有效地应对炎症和自身免疫性疾病方面，糖皮质激素得到了最广泛的应用。但具体于疼痛治疗领域，其除了公认的优秀抗炎性能外，还可以直接稳定神经细胞膜，调节外周伤害感受性神经元和脊髓后角细胞功能。GC由于具有脂溶性，可以很容易地通过细胞膜而进入细胞内，并与胞质内的糖皮质激素受体结合，之后产生一系列构效变化，对于参与炎症反应所必需的细胞和分子产生作用，从而发挥抗炎作用。

甾体类药物在临床经常与局部麻醉药物复合在一起，注射于机体不同的靶点部位，用以缓解各种慢性非癌性疼痛（chronic non-cancer pain, CNCP）。尽管不同的CNCP在临床上有不同的潜在病理生理学机制，或者不同的临床表现，比如这些疼痛可能位于膝关节、肩部、腕管、枕神经或者肱骨的内侧和外侧上髁，也可能位于脊柱相关组织结构如小关节或者脊神经，因此症状不尽相同；但此类疾病中应用甾体类药物发挥临床功效的机制，多数研究也仅仅止步于经典的抗炎作用，认为可以抑制局部炎性介质的产生，比如花生四烯酸代谢产物和各种细胞因子等，对于其他机制很少能够做更进一步阐明。有些研究表明，甾体类药物注射后，可以可逆性抑制C纤维传导，亦有可能减少神经损伤后的异位放电，维持神经细胞膜稳定性。

甾体类药物应用于疼痛治疗也是被临床医生所逐步接受，早在1901年Cathelin F等许多研究者们就已经开始将生理盐水和局部麻醉药物混合并成功用于硬膜外腔注射。随后在1931年发表的报告中，Evans将普鲁卡因和生理盐水混合并成功应用于40名疼痛患者中的22人。事实

上，直到20世纪50年代之前，用于坐骨神经痛相关硬膜外腔注射的药物也只包括局部麻醉药物和生理盐水。情况的转变是在20世纪40年代Philip Hench发现糖皮质激素是有效的抗炎制剂，随后1953年Lievre等最早记录了在硬膜外腔使用甾体类药物，之后Cyriax发表了多篇报告指出在超过20 000病例中安全地应用局部麻醉药物和甾体类药物进行硬膜外腔注射。自此之后，几乎每一个疼痛患者都曾经接受过甾体类药物注射。在临床应用中，甾体类药物通常与局部麻醉药物一起复合应用，生理盐水则是时有时无。这种复合应用的做法是寄希望于甾体类药物可以延长治疗效果。直到目前，多数临床研究认为注射甾体类药物缓解慢性疼痛的机制是抗炎作用。但亦有反对观点认为很少有研究认真探讨这种作用背后的其他机制，因此缺乏明确的理由。

（三）分类、常用制剂及其比较

甾体类药物，通常按照药效作用时间的长短，可以分为短效、中效和长效类。短效药物如氢化可的松和可的松，作用时间多在8～12小时；中效药物如泼尼松、泼尼松龙、甲泼尼龙，作用时间多在12～36小时；长效药物如地塞米松、倍他米松，作用时间多在36～54小时。疼痛注射治疗常用甾体类药物具体比较关系见下表。

注射制剂又可分为溶液型制剂和混悬液型制剂，前者为无色澄清液体，可用于静脉或者肌内注射；后者为乳白色细微颗粒混悬液体，可用于肌内或者关节腔内注射，但严禁血管内注射，否则会引起血管栓塞后果，重要部位误注射则会引起灾难性后果。

（四）副作用

事物总是具备两面性，与此类药物优秀的临床疗效伴随而来的是如果长期或者高剂量使用此类药物，不可避免地会带来自身代谢相关性问题，比如骨质疏松和骨折风险、高血压、脂代谢异常、胰岛素抵抗或者2型糖尿病，以及免疫抑制、增加感染风险、体重增加、下肢水肿、皮肤变薄、Cushing综合征、青光眼、白内障、呼吸急促和睡眠紊乱等副作用。

具体而言，甾体类药物通常可分为全身和局部的不良反应。全身不良反应很大程度上依赖于患者的生理状况、注射剂量和全身吸收状况。理论上讲，当外源性甾体注射剂量超过了内源性甾体生成的速度，即大约20 mg/d的氢化可的松或者等效剂量时，可能会抑制垂体-肾上腺轴，出现肾上腺皮质功能亢进、Cushing综合征、骨质疏松、骨缺血性坏死、类固醇肌病、体重增加、体液潴留和高血糖等。虽然以上这些风险似乎不太可能由一个简单的注射引起，但是在临床实践过程中，绝大多数患者是在短的时间间隔内接受

表23-1　疼痛注射治疗常用甾体类药物对比

常用制剂	剂型	抗炎等效剂量（以地塞米松标准化）	血浆峰浓度（肌注）	单剂量给药后血浆半衰期（h）	生物半衰期（h）	排泄（d）
地塞米松	2 mg/1 ml 5 mg/1 ml	1 mg	1 h （磷酸盐制剂）	1.7～3.3	36～54	2
甲强龙	40 mg/1 ml	5.3 mg	2 h	2.3～4	12～36	不明
曲安奈德	40 mg/1 ml	5.3 mg	不明	3.3	12～36	0.5
得宝松（倍他米松磷酸钠：二丙酸倍他米松）	2 mg： 5 mg/1 ml	0.8 mg	1 h到缓慢吸收	3～5 h到逐渐代谢	36～54	1～>10

了多次CSI注射治疗；也有一些少数情况，有些全身多处慢性疼痛的患者可能接受了不同医生处理不同部位疼痛所用的含有甾体类制剂的注射治疗。局部副作用包括软组织萎缩、脱色和脱发。除了以上公认的副作用以外，身体中轴部位（如硬膜外腔、椎间小关节）的甾体类药物注射可能会引起罕见的，并且灾难性后果的神经系统损伤，比如卒中和脊髓损伤。美国FDA针对硬膜外腔注射甾体类药物潜在的风险也发出了警告，尤其是经颈部椎间孔硬膜外腔注射，认为可能会导致严重的并发症，虽然这种情况很罕见。但需要强调,FDA的警告并非针对所有的硬膜外腔注射，而仅仅指的是经颈部椎间孔硬膜外腔注射，并使用颗粒型甾体制剂，同时也仅有颗粒型制剂会引起灾难性并发症。

（五）讨论

甾体类药物通常被认为在疼痛治疗中主要发挥的是抗炎作用。但注射此类药物究竟发生了怎样的生物学基本原理是不清楚的，同样不清楚的是与单独注射局部麻醉药物相比，这些药物究竟提供了哪些额外的益处。比如，硬膜外腔注射甾体类药物一直是一个具有争议的话题，多数针对单独应用局部麻醉药物还是应用局部麻醉药物和甾体类混合药物的研究结果存在着较大的差异；来自硬膜外腔注射研究表明，至少在短期内，症状改善的获益来自于注射溶液本身带来的效应，而不是甾体类药物。Manchikanti等回顾了所有与脊柱相关的靶向注射治疗，靶点可能是硬膜外腔、小关节/内侧支或者椎间盘，之后基于多个高质量随机对照研究得出结论为局部麻醉药物与甾体类混合制剂用于慢性脊柱源性疼痛为I类证据，但与单独用局部麻醉药物相比疗效相同；而在椎间盘突出类疾病，局部麻醉药物与甾体类混合制剂治疗效果明显优于单独应用局部麻醉药物。Chou等在其系统性研究和meta分析中得出结论：硬膜外腔甾体类药物注射对于神经根性疼痛可以即刻缓解疼痛和改善功能，但是这种缓解和改善的获益是小而不持久的，另外有限的证据提示对于椎管狭窄患者无效。FDA原文也解释当经骶管内、椎板间或者腰部经椎间孔路径行硬膜外腔注射时，无论单独应用局部麻醉药物或者局部麻醉药物和甾体类制剂的复合制剂都是有效的。因此，自20世纪40年代发现糖皮质激素具有强大抗炎作用以来，此类应用广泛且备受肯定的药物在疼痛治疗的一些领域面临争议，也期待更多高质量的研究给出更有价值的结果。

在新药研发方面，近年来，研究者们投入大量的精力以期望分离出甾体抗炎的有效成分，而摒弃其代谢方面副作用的成分，但收效甚微。显而易见，这些要求对于甾体类药物的机制有更进一步的理解。

三、肉毒毒素

肉毒毒素（botulinum toxin, BTX）即通常简称的“肉毒素”，因其抑制神经末梢释放乙酰胆碱引起肌肉松弛麻痹的药理作用，从而广泛应用于神经肌肉过度活跃性疾病（neuromuscular hyperactivity disorder, NHD）。近年来随着研究的深入，人们发现了BTX在外周神经去敏化镇痛的机制，临床医生尝试将其广泛应用至各种慢性疼痛中。最新研究显示BTX能逆向轴突运输至中枢神经系统发挥作用，这可能为BTX治疗中枢敏化从而缓解慢性疼痛提供理论依据。

（一）肉毒毒素的构效关系

肉毒毒素是由肉毒梭菌在生长繁殖过程中产生的一种细菌外毒素，根据毒素抗原性的不同将其分为7种类型（A ~ G），其中A型为常用的医用剂型。肉毒毒素为神经毒素（150 kD）和辅助蛋白（750 kD）构成的复合体，分子量约900 kD（图23-6）。其中神经毒素为二硫键相连的有活性的双链结构，50 kD的轻链为催化结构域，具有内肽酶活性，100 kD的重链为细胞结合和转位结构域，可介导毒素与神经细胞膜上的特异受体结合，并形成通道使轻链进入以发挥其酶活性。辅助蛋白由血凝素和非血凝活性蛋白构成，保证A型肉毒毒素三维结构的稳定性。

（二）A型肉毒毒素镇痛作用的机制

早在20世纪80年代，Tsui等在使用BTX-A治疗痉挛性斜颈等NHD时，发现此类患者颈部区域疼痛得到缓解。当时普遍认为BTX-A抑制

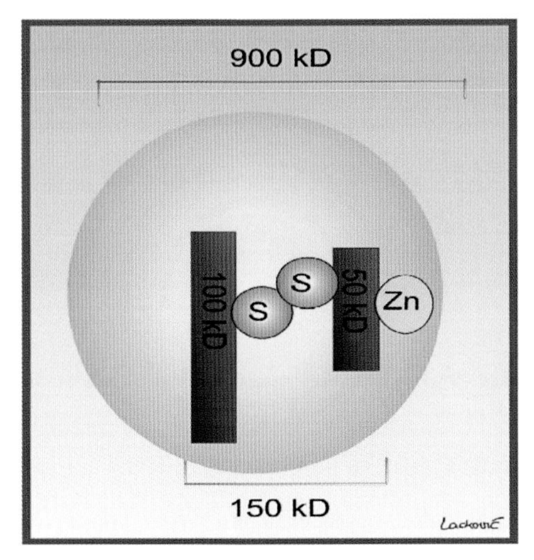

图23-6 肉毒毒素的化学结构

肌肉终板的乙酰胆碱，改善痉挛肌肉的局部缺血状态，从而减轻疼痛。然而随着研究的深入，有些学者发现镇痛与肌肉松弛在时间上并不同步，且镇痛所需剂量小于肌肉松弛所需剂量；在另外的一些研究中发现BTX-A对偏头痛这一非NHD却有良好的疗效。基于以上研究，人们认为BTX-A治疗疼痛可能并不单纯依赖于肌肉痉挛的改善。

目前BTX-A的镇痛机制尚不完全明确，但主流观点认为其主要抑制外周感觉神经末梢的炎性递质的释放，间接抑制中枢神经痛觉敏化。现已有多项试验证明BTX-A可减少外周神经元中谷氨酸、P物质、降钙素基因相关肽（calcitonin gene-related peptide，CGRP）、辣椒素受体1（transient receptor potential vanilloid 1，TRPV1）等炎性递质和受体的含量（图23-7）。同时，Aoki等发现BTX-A能抑制脊髓后角神经元自发性放电，这也进一步证明了BTX-A的中枢去敏化作用。然而，对于BTX-A是否能够进入中枢神经系统直接产生镇痛作用，目前众说纷纭。研究发现在外周注射BTX-A后中枢神经系统内可发现少量BTX-A的存在，因BTX-A无法经过血脑屏障，有证据显示其是通过逆向轴突运输至中枢神经系统。BTX-A进入中枢神经系统后发挥镇痛作用的机制也尚不明确，最新研究发现其能

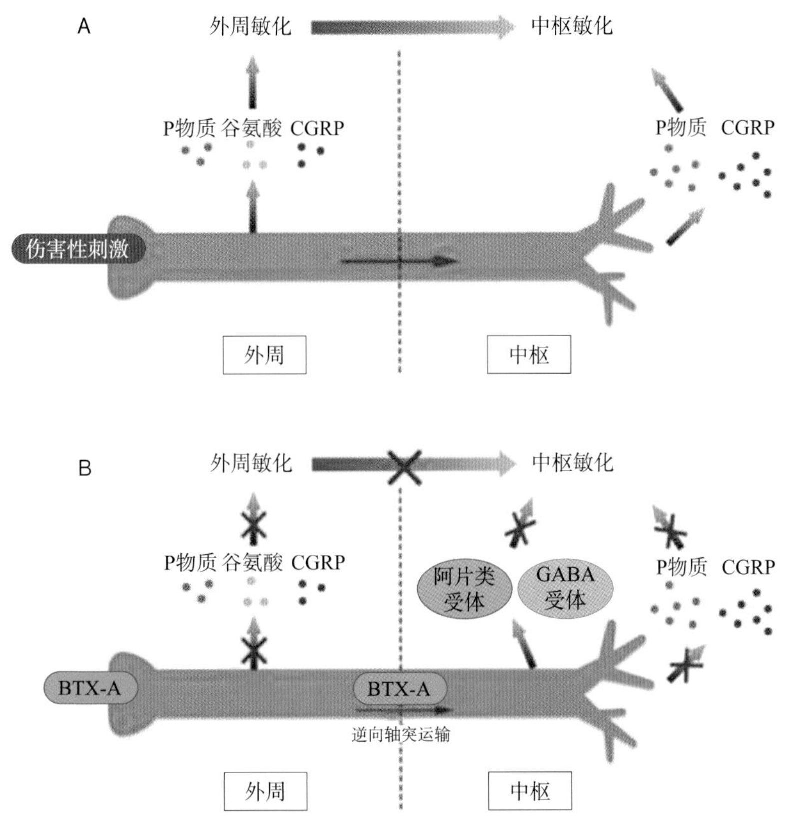

图23-7 肉毒毒素作用机制。A．外周神经元受到伤害感受性刺激引起炎性递质释放，导致外周神经敏化，进而引起中枢敏化。B．BTX-A可抑制外周神经元炎性递质释放，直接抑制外周敏化，间接抑制中枢敏化。此外，BTX-A经逆向轴突运输至中枢神经系统，抑制炎性递质的释放，同时增强中枢神经系统中内生阿片类受体和GABA受体的活性，直接抑制中枢敏化

增强中枢神经系统中内生阿片类受体和GABA-A受体的活性。这些最新的研究成果可能将指导BTX-A在临床中的应用。

（三）体内过程

BTX-A在肌内注射后，其重链与运动神经终板上的乙酰胆碱受体高亲和结合，通过受体介导的胞饮作用进入细胞内，随后裂解胆碱能神经末梢突触前膜内SNAP-25而阻滞乙酰胆碱的释放。BTX-A注射后2～3天内出现临床表现，5～6周后达到高峰，一般12周内功能可以恢复。组织分布临床试验表明，在肌肉中注射BTX-A后，毒素全身分布很少，肌肉中放射性标记物的半衰期为10小时，主要经尿液排出。

（四）不良反应

BTX-A用于肌内注射通常安全，严重不良事件罕见，但可发生轻度、一过性不良反应，大剂量时不良反应的发生率增高。全身不良反应包括头痛、流感样症状、疲劳、恶心。呼吸衰竭在脑瘫儿童中有过个案报道，BTX-A应禁用于重症肌无力和Lamber-Eaton综合征患者。罕见不良反应有全身皮肤瘙痒、红斑、视物模糊、畏光。局部不良反应主要与BTX-A注射部位肌肉无力相关，如上睑下垂、颈部肌肉无力、吞咽困难等，还包括注射部位水肿、淤斑和疼痛。不良反应常发生于注射后2～4周，这些不良反应都有自限性，通常是短暂和可逆的，罕见持续数月或更长。

（五）应用概述

慢性偏头痛是目前BTX-A在疼痛领域中应用最广泛、研究最透彻的疾病。除慢性偏头痛，过去学者曾对一系列常见类型的头痛进行临床对照研究，包括偶发性偏头痛、紧张性头痛和颈源性头痛，但无最佳证据证明BTX-A对以上类型头痛有效。随着发现BTX-A在外周和中枢去敏化机制，人们尝试将其应用于治疗神经病理性疼痛，并在治疗三叉神经痛、带状疱疹后神经痛中取得一定成果。另有研究报道BTX-A用于治疗糖尿病周围神经病变、复杂区域疼痛综合征、幻肢痛和残肢痛中，但尚缺乏大样本量随机对照研究。BTX-A治疗肌筋膜疼痛综合征的报道相对较多，研究者多采用在致痛点或肌肉“紧绷带”注射BTX-A以缓解肌痉挛。此外，亦有报道将BTX-A用于治疗梨状肌综合征所致坐骨神经痛，结果有显著疗效。

（六）总结

随着人口老龄化和人们对生活质量要求的提高，慢性疼痛愈发成为人们所关注的健康问题。然而许多慢性疼痛仍得不到有效控制，尤其是神经病理性疼痛，疼痛程度重且治疗手段有限。自发现BTX-A的镇痛作用以来，学者不断探索其镇痛机制和镇痛适应证，BTX-A治疗慢性偏头痛就是重要成果之一。此外，BTX-A在三叉神经痛和带状疱疹后神经痛的疗效也经临床实验证实。总体来说BTX-A治疗慢性疼痛相对安全、简便易行、可重复进行，但应把握好适应证才可达到最优疗效。

四、神经营养药物

神经营养药物泛指一大类药物，包括一些神经生长因子、B族维生素等。鉴于我们主要探讨与慢性疼痛治疗相关的药物，所以主要围绕B族维生素中的维生素B_{12}和甲钴胺讲述。

维生素B_{12}相对于其他B族维生素发现较晚，约在20世纪40年代末才将其作为药物进行研究，并通常用于运动营养学，以及防止老年人贫血。自1950年以后，维生素B_{12}在一些国家作为“镇痛维生素”而应用。最近的研究表明其在维持大脑和神经系统正常功能，以及血液形成方面发挥了关键作用。维生素B_{12}通常参与多种代谢，比如DNA合成和调节，脂肪酸合成和能量生成等。

（一）分类

维生素B_{12}有4种形式类似物：氰钴胺、甲钴胺、羟钴胺和腺苷钴胺。在哺乳动物细胞内，氰钴胺和羟钴胺为无活性形式，腺苷钴胺作为线粒体甲基丙二酰辅酶A歧化酶。然而，维生素B_{12}并不能直接作用于人体，它必须首先转化为活化形式如甲钴胺或者腺苷钴胺。

（二）结构和作用机制

甲钴胺作为维生素B_{12}的类似物，主要作用为神经系统的修复。虽然甲钴胺对于外周神经系统疾病有一些积极的作用，但是它如何影响神经元的机制并不完全清楚。甲钴胺与维生素B_{12}的不同之处在于氰化物被一个甲基基团所取代（图23-8）。它是蛋氨酸合成酶的辅酶。与其他类似物相比，甲钴胺可最有效被神经元的亚细胞结构所摄取。其通过促进神经细胞内核酸和蛋白质以及神经髓鞘的合成，促进损伤神经再生，抑制受损初级感觉神经元异位自发性放电，从而修复受损伤的周围神经，提高神经传导作用。

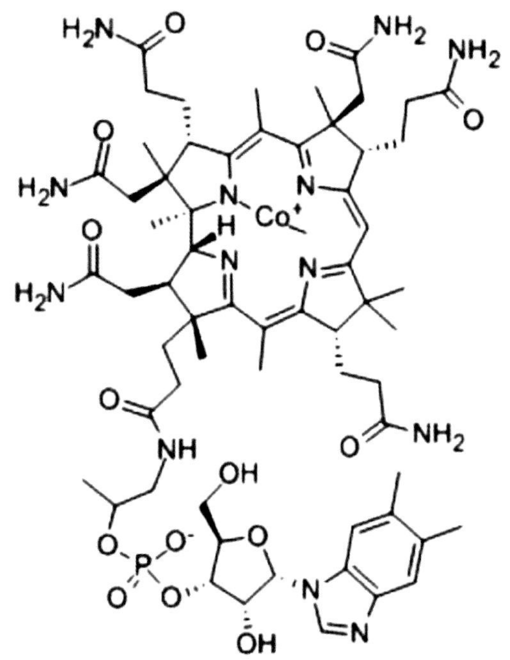

（三）临床应用

甲钴胺是维生素B_{12}的活性形式，常常被用于一些神经损伤或神经功能障碍性疾病，作为辅助用药，还可以用来治疗维生素B_{12}缺乏症和贫血等。甲钴胺通过促进损伤神经的再生和拮抗谷氨酸诱导的神经毒性，从而发挥神经保护的作用。来自近年来的实验和临床证据证实甲钴胺可能有潜在的镇痛作用。比如其可缓解糖尿病周围神经病变、腰痛和神经痛。甲钴胺的给药途径主要为全身用药，口服或肌内注射，近年来，许多临床医生将甲钴胺与局麻药、类固醇配伍用于靶点注射治疗，但目前仍缺乏甲钴胺局部用药的临床研究，因此我们不推荐局部应用甲钴胺。

图23-8　甲钴胺分子结构图

第二节　靶点注射常用方法

本章起始处提及“靶点注射技术”概念，其实是一种精准治疗理念。在临床实践过程中，往往根据治疗靶点、目的和采取方式不同而涵盖以下技术：“封闭”、诊断性技术、神经干注射、神经节注射和硬膜外腔注射技术，以及神经松解术。其中，神经松解术（neurolysis）在疼痛治疗方面指的是采用物理（加热、冷冻）或化学（苯酚、乙醇、甘油等）方法，造成神经纤维的暂时变性，中断神经信号的传导，通常用于缓解疼痛，也称为神经松解性阻滞（neurolytic block）。部分学者将“神经松解”的提法专指采用非破坏性的化学方法，而采用“神经阻断”的提法专指采用冷、热等物理方法。但神经松解术定义更切合目前的疼痛治疗，其应用范围与国内广泛应用的“神经阻滞”提法大致相当。上述其余5种技术在本节下面部分进行分别叙述。

一、封闭与诊断性技术

“封闭”一词来源于苏联，后引入我国，更多应用于软组织和关节疼痛治疗，即痛点注射，针对无菌性炎症病灶，通过注射局部麻醉药物或（和）甾体类药物达到“消炎”目的；但另一方面，也可将这些药物注射于神经干、神经根或者神经节等位置，以干扰或阻断神经传导功能，亦可达到治疗目的。但如果临床对于疼痛诊断难以判断，“封闭”则相应成为一种诊断性技术，方便做出更为准确的临床诊断。

因此，疼痛治疗的关键与难点在于诊断。诊断之所以困难，主要受以下3个原因影响：①疼痛是人类的主观反映，难以准确定量；②疼痛会受到各种因素的影响，如年龄、性别、社会经济状况、心理因素等，会夸大或降低患者疼痛的表达；③目前对疼痛的神经生理、神经解剖和行为学等尚未完全明确。基于上述原因，人们不得不寻找其他方法来支持临床诊断，比如影像学和实验室检查等，但提供的信息有限，加之如果这些检查仍不能得出结论或与临床表现不相一致时，往往会造成束手无策的境况。本文所提及的诊断性神经阻滞则可提供一些有用的信息，帮助临床做出可能正确的决策。

（一）诊断性阻滞

诊断性阻滞作为一种诊断方法，在疼痛的诊疗中应用相当普遍。但应指出，临床医生不能过分依赖于诊断性阻滞，而只能将其视为诊断方法中的一部分。诊断性阻滞的结果如果与病史、查体、实验室检查、神经电生理检查及影像学检查所获得的临床印象相矛盾，应持批判的眼光看待。因此，诊断性阻滞并非神经毁损或创伤性外科手术的唯一依据。

此外，诊断性阻滞的准确性可能受到医生操作技术的影响，临床医生对阻滞区域解剖的了解和操作水平与诊断性阻滞结果的可靠性直接相关。例如，阻滞的目标神经周围如果还存在其他神经结构（如星状神经节周围有低位颈神经根、膈神经和臂丛神经），则可能导致这些神经被无意间阻断，而且不易被人们发现，从而造成诊断性阻滞出现假阳性。尽管局麻药物弥散到其他组织不可能完全避免，但通过X线、CT或B超引导下进行穿刺可降低技术难度和提高精确度。局麻药中加入少量造影剂也可增加阻滞的准确性。但医生不应过度依赖这些辅助穿刺的方法，因为常常存在一些解剖变异情况，会误导结果或增加其他风险。

另外应该注意的是，很多患者会同时存在多种疼痛，例如一个患者的腰痛可能同时来源于小关节或椎间盘，实施诊断性阻滞可能会解除疼痛中的一个来源，而另一个来源得不到处理，因而腰痛仍会存在，从而出现假阴性结果。并应注意如果患者的疼痛需要在行走或长时间站立后才会出现，那么在没有诱发出这种疼痛时给予诊断性阻滞则完全没有价值。医生应选择能够安全地诱发出疼痛的患者作为诊断性阻滞的对象，否则疼痛会无法定量。

通过评价阻滞药物预期的镇痛时间与实际镇痛时间的关系，可以增加诊断性阻滞的准确性，如果疼痛缓解时间与局麻药作用时间相差很大，则不应单纯相信诊断性阻滞的结果，这种时间上的差异可能是因为诊断性阻滞的技术缺陷、解剖变异，或者患者疼痛的行为学因素（如安慰剂效应）的影响。同时，诊断性阻滞本身可能带来的疼痛和焦虑也会影响诊断结果。临床医生应警惕有些患者在进行诊断性阻滞前可能会因为害怕而加服镇痛或者镇静类等药物，从而干扰诊断结果。因此，在行诊断性阻滞前应告知患者应尽量避免服用镇痛镇静药物或抗焦虑药物。

（二）差异性神经阻滞

差异性神经阻滞（differential neural blockade）是指选择性地阻滞一种神经纤维而不阻滞其他类型的神经纤维。这种阻滞方法可以观察到分别阻滞交感神经、躯体感觉神经或所有类型神经后的效果。差异性阻滞有两种方式：解剖学方式和药理学方式。解剖学方式是在空间上只阻滞交感神经纤维或躯体感觉神经纤维中的一种，而药理学方式是利用神经纤维对局麻药物的敏感性不同的原理，使用不同浓度的局麻药物选择性地阻滞神经纤维。差异性阻滞可以特异性地识别传导疼痛的神经通路，在临床实践中是一种有价值的诊断方式，而且帮助我们阐明了许多令人迷惑的疼痛机制。

1．药理学方式　Erlanger和Gasser最先提出神经纤维直径粗细与其对局麻药物的敏感性相关。Fink提出的“浸泡长度学说”再次强调了神经纤维直径粗细与其对局麻药敏感性之间的功能关系，神经纤维直径越粗，结间距离就越大，当一定容量的局麻药能覆盖细纤维的3个神经结时，却只能覆盖粗纤维的1个神经结，此时神经冲动可以轻易跨过粗纤维1个甚至2个神经结，但对于细纤维如果有2个以上的神经结被局麻药覆盖，冲动的传导则会停止。此外，分布在郎飞氏结中的钠离子通道密度随着纤维变粗而增加，因此高密度分布的钠通道需要更高浓度的局麻药才能阻滞。这些理论都支持神经阻滞时粗纤维比细纤维要求更高浓度的局麻药物。此外，钠离子通道所处状态也有助于解释各种类型神经纤维对于局部麻醉药物的敏感性，正常情况下此通道处于静息态，不允许钠离子进入细胞内；而当钠通道处于活化或者非活化状态时，其受体与局部麻醉药物有更好的亲和力。

通常以传统序贯式差异性椎管内阻滞法（conventional sequential differential spinal block）作为例子诠释药理学方式的差异性阻滞。这种阻滞方法是差异性神经阻滞的原型，虽然因其有自身的缺点已被改良的技术所替代，通过这一方法可帮助我们了解差异性阻滞的理念。首先将4种注射液标记为A～D。A溶液为不含局麻药的安慰剂（如10 ml生理盐水）；B溶液为0.25%普鲁卡因（10 ml），此浓度在蛛网膜下腔可以阻滞交感神经（B纤维）；C溶液为0.5%普鲁卡因（10 ml），此浓度可以阻滞感觉神经（包括B纤维、Aδ纤维和C纤维）；D溶液为5%普鲁卡因（4 ml），可以阻滞所有神经纤维。将4种溶液按字母顺序，以相同方法间隔10～15分钟注入腰部蛛网膜下腔，并以相同的方法观察患者的反应。

如果在给予安慰剂之后患者的疼痛缓解，那么这种疼痛缓解可能为安慰剂反应，但也可能为精神心理机制产生了原先的疼痛。临床中这两种情况是可以区分开来的，因为安慰剂反应通常持续时间短且有自限性，而安慰剂引起患者“心因性疼痛”的缓解通常持续时间长；如果患者的疼痛在给予安慰剂之后不能缓解，但0.25%普鲁卡因可以缓解，那么患者疼痛的机制可以暂时归结为交感型；如果0.25%普鲁卡因不能缓解疼痛，而0.5%普鲁卡因可以，这通常提示患者的疼痛是通过Aδ和C纤维介导的，可以将疼痛归结为躯体感觉型；如果3种溶液都不能缓解疼痛，而5%普鲁卡因可以缓解疼痛，疼痛机制通常仍考虑为躯体性的；但如果完全阻滞了交感神经、感觉神经和运动神经后疼痛并没有缓解，这种疼痛则归结为中枢源性疼痛。

差异性神经阻滞的药理学方法不仅应用在蛛网膜下腔阻滞，还用于硬膜外腔、神经丛水平的阻滞，它提供了可重复的、相对客观的疼痛神经机制方面的诊断信息。

2．解剖学方式　对于疼痛区域在上半身的患者，如用上述方法，则高平面脊髓麻醉会引起严重并发症，因此使用解剖学方式完成差异性神经阻滞会更安全。在具体操作时，首先注入安慰剂，如果疼痛不能缓解，则利用不同种类神经在解剖空间上的位置不同，通过注入局部麻醉药物，先后阻滞交感神经和躯体感觉神经，之后完成临床判断。使用这种方法完成差异性神经阻滞诊断身体各个部位疼痛的操作次序见表23-2。

二、神经干注射技术

（一）概述

神经干注射技术通过在神经走行区域注射局部麻醉药物，阻断神经细胞膜的离子通道从而暂时干扰神经动作电位的传导。从理论上讲，该技术可以阻断人体任意神经以缓解疼痛，起效迅速，作用可逆。神经干注射技术在疼痛治疗中应用广泛，它能够快速止痛，减轻应激反应，同时

表23-2　使用解剖学方式实施差异性神经阻滞的操作次序

疼痛部位	操作次序		
头	安慰剂	星状神经节阻滞	C_2阻滞；三叉神经Ⅰ、Ⅱ、Ⅲ支阻滞
颈	安慰剂	星状神经节阻滞	颈丛阻滞
上肢	安慰剂	星状神经节阻滞	臂丛阻滞
胸部	安慰剂	胸椎旁交感神经阻滞	胸椎旁躯体感觉神经阻滞
腹部	安慰剂	腹腔神经丛阻滞	椎旁躯体神经或肋间神经阻滞
盆腔	安慰剂	下腹上神经丛阻滞	椎旁躯体神经或肋间神经阻滞
下肢	安慰剂	腰椎旁交感神经阻滞	腰骶神经丛阻滞（或特殊神经阻滞）

能够判断疼痛症状起源、进行诊断性治疗。神经干注射的技术要点是如何选择靶点神经、穿刺路径以及药物。

（二）神经干注射技术原则

医师治疗前必须分析患者主诉和症状，推测与疼痛相关的病因，以精确地选择需要阻滞的神经。在操作前需要熟悉靶点神经的解剖及毗邻关系，从而提高疗效，避免并发症的发生。在治疗后需要观察患者疼痛转归情况以制订下一步诊疗方案。

医护人员需要在手术前培训患者采用疼痛量表评估自身疼痛，标记疼痛区域，告知患者此次治疗的目的，从而提高患者的依从性，避免患者误解手术意图放弃后续治疗。大部分操作在局部麻醉下进行，并不需要禁食水，但如果涉及到脊髓、脑干等部位，需要采用心电监护并配备急救药物。部分焦虑的患者可以考虑在术前、术中给予中短效镇静药物，使其能够配合医护操作。

三、神经节注射技术

按照生理及形态的不同，神经节可分为脑神经节、脊神经节和自主神经节三类。脑神经节位于脑神经干，如三叉神经半月节、膝神经节、蝶腭神经节等；脊神经节位于脊神经后根；自主神经节包括交感和副交感神经节。神经节注射技术是指在上述神经节组织内或周边，通过介入穿刺，注射短效或长效局部麻醉药以及类固醇制剂，以终止、干扰或阻断神经传导功能，达到镇痛或治疗其他非疼痛性疾病的目的。

神经节注射技术通过局麻药物加类固醇制剂，抑制神经细胞内外钾钠离子的流动，阻断神经节内神经冲动的传导，同时可缓解支配区域局部肌紧张，改善局部循环和代谢。对于交感神经节，局部注射还可改善支配区域的血液循环，治疗因循环障碍引起的各种疼痛及缺血症状。神经节注射是疼痛诊疗中最常用的手段之一，其副作用小，简便易行。神经节注射治疗的优势在于既能作为治疗手段，又可用于某些疾病的诊断和鉴别诊断。神经节注射治疗的疗效与操作技术紧密相关，因此，除熟练掌握神经解剖、生理外，通过借助超声、影像的支持，做到靶点位置的精准至关重要。

四、硬膜外腔注射技术

疼痛治疗所用的硬膜外腔注射（epidural injection）技术源于椎管内麻醉。主要是指脊椎硬膜外腔注射，颅脑基本无硬膜外腔，一般也不做硬膜外腔注射。脊椎硬膜外腔注射整体安全性较高，但需注意避免误入蛛网膜下腔。

硬脊膜与骨性椎管内壁的间隙为硬膜外腔，内含脂肪及疏松结缔组织，并有丰富的静脉丛。硬膜外腔的总容积约100 ml，其中骶部占25 ~ 30 ml。老年人由于骨性椎管狭窄，其硬膜外间隙相对狭窄。由于神经根出硬膜囊后为带髓鞘的完整神经根，因此对局麻药物的敏感性较蛛网膜下腔裸露的马尾神经低，相对局麻药用量较大，浓度较高。一般感觉神经纤维更早于运动神经纤维被局麻药物阻滞，通过控制硬膜外腔注射的局麻药物浓度，可达到缓解疼痛而不影响运动的效果。

第三节 应用与评价

一、常见的诊断性神经阻滞

（一）枕大神经和枕小神经阻滞

枕大神经是由C2神经的后支及C3神经的分支汇合而成，枕大神经与枕动脉一起在上项线下方穿过筋膜，支配头皮后面中部及头顶部前面的感觉。枕小神经来源于C2 ~ C3神经的腹侧支，其沿胸锁乳突肌后缘上行，分出皮支，支配枕部外侧和耳廓的内侧面感觉。在阻滞时常以枕动脉作为枕大神经的定位标志。枕动脉位于上项线枕外隆突至乳突1/3处，枕大神经位于枕动脉内侧。枕小神经则位于上项线枕外隆突至乳突2/3处。枕神经阻滞可使枕神经自身病变引起的头痛及部分颈源性头痛得到缓解。

（二）星状神经节阻滞

星状神经节由C7、T1交感神经节融合而成，位于颈长肌的前方、椎动脉的前内侧、颈总动脉和颈静脉的内侧、气管和食管的外侧。穿刺时患者取仰卧位，用左手示指、中指将患者的颈总动脉、胸锁乳突肌推向外侧，然后将针头于环状软骨水平、正中线外侧1.5 cm处垂直皮肤进针，针尖触及C6横突骨质，退针1～2 mm，回吸无血及脑脊液即可注入局麻药。因为星状神经节与颈神经根和臂丛神经相邻，所以实施星状神经节阻滞时药物常弥散至这些神经，阻滞时应加以注意。星状神经节阻滞可以为不明原因的上肢或面部疼痛提供诊断信息。星状神经节、三叉神经半月节和蝶腭神经节阻滞可以帮助辨别引起面部疼痛的来源。

（三）脊神经内侧支阻滞

脊神经内侧支是椎体小关节痛觉的传出神经，包括颈椎、胸椎和腰椎。每一个小关节接受同一水平和上一水平脊神经内侧支的支配，因此如果阻断一个小关节的痛觉传导则需阻滞2个水平的脊神经内侧支。

颈椎的脊神经内侧支阻滞可以为颈源性头痛或颈肩痛的诊断提供有用信息。颈脊神经内侧支阻滞和寰枢、寰枕、颈部硬膜外腔、颈部小关节以及枕大、枕小神经的阻滞可以帮助辨别引起头痛或颈肩痛的来源。腰椎的脊神经内侧支阻滞可以为腰臀部疼痛的诊断提供有用信息。腰脊神经内侧支阻滞和腰椎间盘造影术、硬膜外腔阻滞可以帮助辨别引起腰痛的来源。

（四）肋间神经阻滞

肋间神经来源于胸神经的前支。典型的肋间神经有4个分支：第一支为灰交通支，与交感神经链相连；第二支是后皮支，分布于脊柱旁区域的皮肤和肌肉；第三支是外侧皮支，它从腋前线发出，外侧皮支支配胸壁和腹壁的大部分皮肤感觉；第四支是前皮支，支配胸壁和腹壁中线的神经。少数肋间神经的末端可能越过中线支配对侧胸壁和腹壁的感觉。T12神经被称为肋下神经，其发出一分支参与L1神经，参与形成腰丛。实施肋间神经阻滞常选择在肋角后方作为进针点，位于骶棘肌肌群外侧。此处肋骨厚度约为8 mm，进针3 mm即可进入神经走行的区域，且远离胸膜。肋间神经阻滞与内脏神经阻滞交替使用可以帮助鉴别常见胸腹壁疼痛和内脏痛。

（五）选择性腰脊神经阻滞

选择性腰脊神经阻滞可帮助诊断根性疼痛的来源。为了保证特异性，在穿刺时应将针尖置于椎间孔外侧脊神经走行的位置，避免将局麻药注入神经根管、硬膜外腔或硬膜下腔，因为如果局麻药物阻滞上述区域会同时覆盖窦椎神经、脊神经内侧支及其他节段的脊神经，从而导致受累节段的根性疼痛与椎间盘源性痛、腰椎小关节综合征或其他节段的根性疼痛相混淆。

二、神经干注射技术具体应用原则

（一）脊神经内侧支注射技术

1. 颈神经内侧支注射技术

（1）相关解剖：除外寰枕关节、寰枢关节，颈椎小关节位于相邻颈椎相对的小关节面之间，由滑膜、固有软骨、半月板组成。每个小关节由同一椎体水平升支及上一椎体水平降支双重神经支配。低位颈椎内侧支神经分布与胸腰椎内侧支神经分布相似。

（2）超声引导下操作方法：患者侧卧位，常规消毒铺巾后，使用高频超声探头确认乳突下缘，然后向后方移动确认寰椎弓和枢椎关节柱，继续向尾端移动探头至C2、C3小关节，同时向尾端计数小关节。确定注射靶点所在的相邻两个小关节之间后，在这之间找到超声图像上的强回声点及该内侧支所在。之后以合适尺寸的穿刺针从超声探头旁穿刺，避开椎动脉、椎管内结构，回抽无血无脑脊液后，注入0.5%利多卡因+类固醇制剂2 ml。退针后局部压迫避免血肿形成。

（3）X线引导下操作方法：患者俯卧位，X线定位相应节段关节柱，常规消毒铺巾后在X线引导下自患侧后外侧入路，穿刺针与内侧支长轴保持平行。侧位透视下使用合适的穿刺针穿刺直达关节柱，同时使用斜位或正位验证针尖位置。在C3～6内侧支注射时，针尖靶点应位于关节柱最大前后径连线的前缘与椎间孔的后方（图23-9）。C7内侧支注射时，针尖靶点高于其他颈椎水平，应位于上关节突处。C8内侧支注射时，针尖靶点位于上关节突和T1横突基底结合处。

（4）并发症：出血、感染、治疗后根性痛、药物过敏反应及血管迷走神经反射和共济失调。

、（5）适应证：颈源性头痛、颈痛、颈椎小关节综合征和颈内侧支引起的其他疼痛的诊断及治疗。

2．胸神经内侧支注射技术

胸神经内侧支注射很少实施，因为无明确的胸神经内侧支注射适应证，其方法与腰椎内侧支注射类似，但进针靶点尽量靠近上关节突的外侧缘，以免误伤肺组织。CT（O臂）引导下胸神经内侧支注射较超声、X线引导更加安全，因为CT（O臂）较X线透视的优势在于可直接显示小关节，并能精确测定穿刺深度，而超声引导在操作中定位胸膜位置较困难，很容易发生气胸。

3．腰神经内侧支注射技术

（1）相关解剖：腰椎后支的内侧支跨过横突与上关节突基底部相连。L1～4内侧支注射的靶点位于横突内上缘的下方。每个小关节均有双重神经支配，对于L5后内侧支，其沿着骶骨翼和S1上关节突形成的小沟的内上方走行。

（2）超声引导下操作方法：首先，使用低频超声探头获得横突的旁正中矢状面视图，腰椎横突在超声图像上表现为拱形强回声，其下方伴声影。然后，将超声探头向棘突方向移动，直到上下两个关节突的图像出现。注意识别上关节面与横突之间的交叉点，以该交叉点为靶点进针，回抽无误后，注入0.5%利多卡因及类固醇制剂2 ml。

（3）X线引导下操作方法：患者俯卧位，X线定位相应节段的横突水平上关节突内侧缘外侧为靶点，常规消毒铺巾后，1%利多卡因局麻，在正位X线间断透视下进针，影像引导证实针尖位于横突、上关节突和椎弓根结合处，调整针尖位置至横突上缘划过横突，行侧位X线透视确认针尖未进椎间孔（图23-10）。回抽无误后，注入0.5%利多卡因及类固醇制剂2 ml。

（4）并发症：同颈神经内侧支注射技术。

（5）适应证：轴向的腰背痛，不向膝关节以下放射；不具根性症状的腰背痛；机械性腰背痛。

（二）肋间神经注射技术

1．相关解剖　不同部位肋间神经与肋骨解

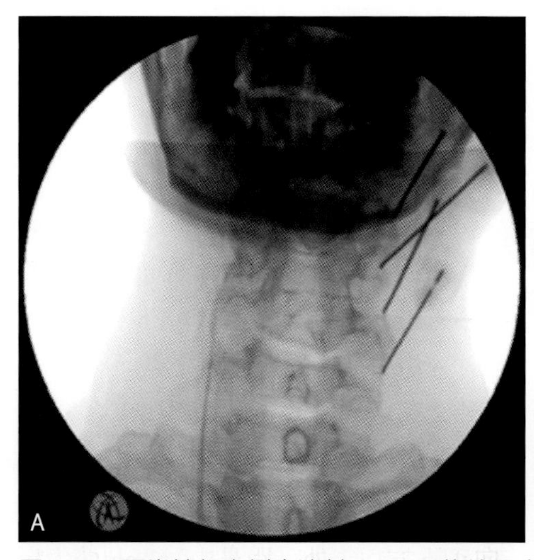

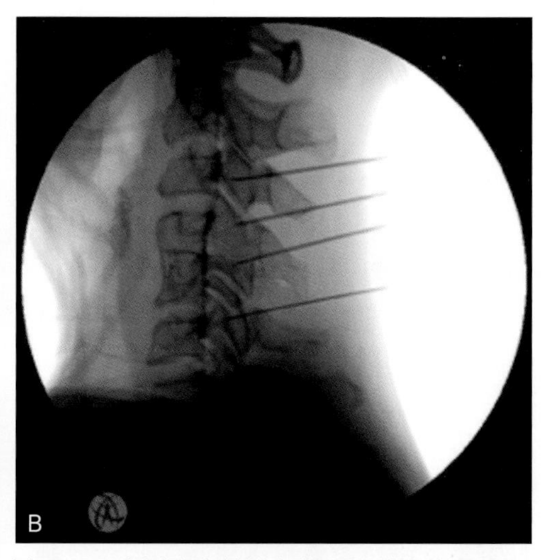

图23-9　颈脊神经内侧支注射。A．正位片示右侧颈3～6内侧支注射针尖位于关节凹位置；B．侧位片示针尖位于关节柱中点附近

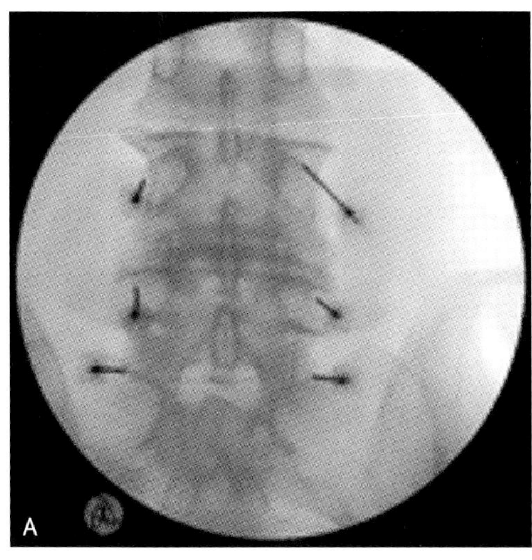

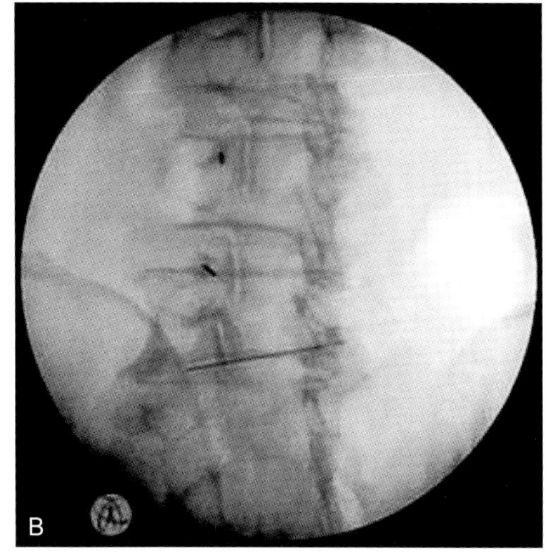

图23-10　腰脊神经内侧支注射。A. 示后入路双侧腰3～5脊神经后内侧支注射针尖位置；B. 示斜位同轴技术腰3～5脊神经后内侧支针尖位置

剖关系及穿刺技术要求不同。在后侧肋间神经，由于肋沟消失，肋间血管和神经位于肋间隙中间，其排列顺序不定。在肋角前侧，肋间血管和神经走行于肋间内肌与肋间最内肌之间，并紧贴肋间沟。其排列关系自上而下为静脉、动脉和神经。在肋角以前到腋前线，血管被肋沟所保护，但神经一直沿肋骨下缘前行。

2. 超声引导下操作方法　患者坐位，首先通过触诊确定需要注射的肋骨节段，向后追踪至相应肋后角位置。将高频探头纵向置于肋后角处，在超声影像上肋骨表现为高回声曲线，下方伴声影。在相邻肋骨的肋间隙可见肋间肌，彩色多普勒有助于辨认毗邻的肋间动脉和静脉，胸膜和肺组织会随着呼吸来回波动。术者应标记胸膜深度，在横向超声扫描图像上辨明解剖结构。严格消毒铺巾后，在实时超声引导下穿刺，利用水分离现象确定针尖位置位于肋间内肌，继续进针至略短于胸膜深度处，针尖位于肋间内肌最内层，回抽无血无气后，边推注药物边退针。

3. 并发症　肋间神经或肋间动静脉损伤、药物误入血管、气胸等。

4. 适应证　胸壁挫伤及肋骨骨折后疼痛、肋间神经炎、肋骨软骨炎和带状疱疹后神经痛等。

（三）三叉神经周围支注射技术

1. 眶上神经注射技术

（1）相关解剖：眶上神经是单纯的感觉神经，起始于额神经，由眶上裂进入眼眶。额神经分为两支：较大的外侧支为眶上神经，较小的内侧支为滑车上神经。眶上神经支配前额、上眼睑、前头皮至头顶骨部区域的感觉。眶上孔距中线垂直距离约为2.5～2.58 cm。

（2）操作方法：患者仰卧位，距患侧眶上缘内1/3处或在眉中间触及眶上孔或切迹，常规消毒铺巾后，垂直进针穿刺，针尖触及骨质前可有异感。证实穿刺到位后注药。退针后轻压3～5 min。由于眶上孔变异较大，所以大多数操作不能刺进眶上孔而只是通过异感证实邻近眶上神经即可。

（3）并发症：误伤眼球，针眼感染，淤血或血肿形成的局部肿胀等。

（4）适应证：眶上神经痛、眶上神经卡压以及带状疱疹后神经痛等。

2. 眶下神经注射技术

（1）相关解剖：眶下神经由上颌神经分支而来，也是单纯的感觉神经。其通过眶下裂进入眼眶，走行于眶下沟内，与眶下动脉伴行穿出眶下孔。眶下神经分为上牙槽神经和皮支，上牙槽神经支配上颌切牙、尖牙和相关部位齿龈的感觉，皮支呈扇形散开，支配下眼睑、鼻背外侧和上唇的感觉。

（2）操作方法：患者仰卧位，确定眶下缘，向正下方1 cm处，距鼻中线3 cm处为穿刺点，常规消毒铺巾后，术者左手拇指压住眶下缘保护患者眼球后穿刺眶下孔，进入眶下孔内时，可出现放射至上唇的异感。

（3）并发症：误伤眼球，针眼感染，淤血或血肿形成的局部肿胀等。

（4）适应证：眶下神经痛、眶下神经卡压和带状疱疹后神经痛等。

3．上颌神经注射技术

（1）相关解剖：上颌神经由半月节前部经圆孔出颅，入翼腭窝，穿眶下裂入眶，终支为眶下神经。上颌神经在翼腭窝内发出数支神经分支，有翼腭神经、颧神经、眶下神经和上牙槽神经后支。与上颌神经相关的面部疼痛部位包括：下睑支分布于下睑的皮肤及黏膜；鼻外支分布于鼻外侧区皮肤；鼻内支分布于鼻前庭皮肤；上唇支分布于上唇及附近颊部皮肤和黏膜。

（2）侧入路穿刺法：患者患侧向上卧位，首先确定颧弓中点和下颌切迹中点。患者微张口，在两中点之间做一连线，取连线前内1/3为穿刺点，常规消毒铺巾局麻后，穿刺翼突外侧板，将标记置于距皮肤1.5 cm处，退针至皮下，调整穿刺针角度向瞳孔方向进针，滑过翼突外侧板前缘，回抽无血无误后，注入药物。

（3）并发症：上颌动脉损伤、针眼感染，淤血或血肿形成的局部肿胀等。

（4）适应证：三叉神经上颌支疼痛的诊断和治疗，包括三叉神经痛、牙痛、非典型面痛、带状疱疹后神经痛等。

4．下颌神经注射技术

（1）相关解剖：下颌神经为三叉神经最大的一支，由半月节的较大次级分支和一个细长的运动神经根融合而成。该神经自卵圆孔出颅，入颞下窝，发出分支到硬脑膜、翼内肌、鼓膜张肌、腭帆张肌。前股发出神经纤维支配咀嚼肌，也发出感觉神经纤维支配颊神经至嘴角区的皮肤。后股主要是感觉神经纤维，分为下牙槽神经、舌神经、耳颞神经。下颌神经干位于翼外肌和腭帆张肌之间，前侧邻近翼内肌后缘，后侧邻近脑膜中动脉，内侧与耳神经相连。

（2）操作方法：患者仰卧位，头偏向一侧。取下颌支切迹上部至颧弓中点下1/3处为进针点。患者微张口，常规消毒铺巾局麻后，垂直穿刺至翼突外侧板。后退针至皮下，向外耳道方向进针使针尖超过翼突外侧板，可诱发下颌或舌部异感，回抽无血无误后，注入药物。

（3）并发症：针眼感染、淤血或血肿形成的局部肿胀等。

（4）适应证：三叉神经下颌支疼痛的诊断和治疗，包括三叉神经痛、牙痛、非典型面痛、带状疱疹后神经痛及颞下颌关节紊乱等。

三、常用神经节注射技术

（一）三叉神经半月节注射

三叉神经半月节位于颞骨岩部尖端的三叉神经压迹处，呈扁圆形位于颅中窝，由假单极神经元组成，胞体的周围突组成眼神经、上颌神经和下颌神经三大分支。三叉神经半月节注射适用于各种面部三叉神经支配区域疼痛的诊断和治疗，包括三叉神经痛、带状疱疹后神经痛、非典型面痛、牙痛以及颞下颌关节功能障碍等。

X线术中或者CT引导下口角旁Hartel前入路三叉神经半月节注射方法：患者取仰卧位，肩下垫薄枕，头略后仰。取口角旁约2 cm，咬合面的下方为进针点，进针方向侧位指向颧弓中点，正位指向瞳孔方向，在影像学引导下边调整进针方向边进针，进针达6～7 cm后有突破感进入卵圆孔，此时可诱发V3支配区疼痛，继续深入0.5～1 cm，X线侧位显示针尖位置后，判断入针深度，一般针尖超过斜坡线不能超过1 cm。回抽无血无脑脊液后，缓慢推注0.25%～0.5%利多卡因0.2～0.5 ml，观察5 min左右患者未诉不适，再给予继续注药，总量不超过2 ml（图23-11）。

并发症和注意事项：如果进针过于偏卵圆孔内侧偏深，有可能损伤眼神经出现角膜麻痹。进针过深还可导致颅内血肿、颈内动脉海绵窦瘘。有时回抽无脑脊液，但注射药物仍有可能进入蛛网膜下腔，局麻药误入蛛网膜下腔可造成心跳、呼吸停止的严重后果。因此，半月节注射要求穿刺精确，局麻药物浓度尽可能低，在影像学或神经导航引导下穿刺操作更加安全。

（二）蝶腭神经节注射

蝶腭神经节又称翼腭神经节，它位于翼腭窝的深部，是翼腭窝中的一块三角形组织，在上颌

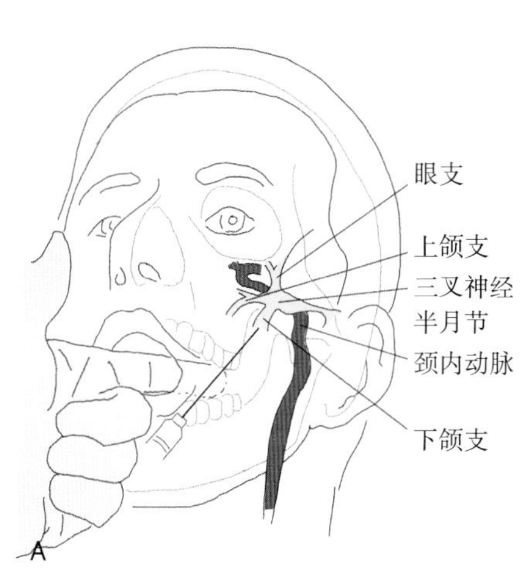

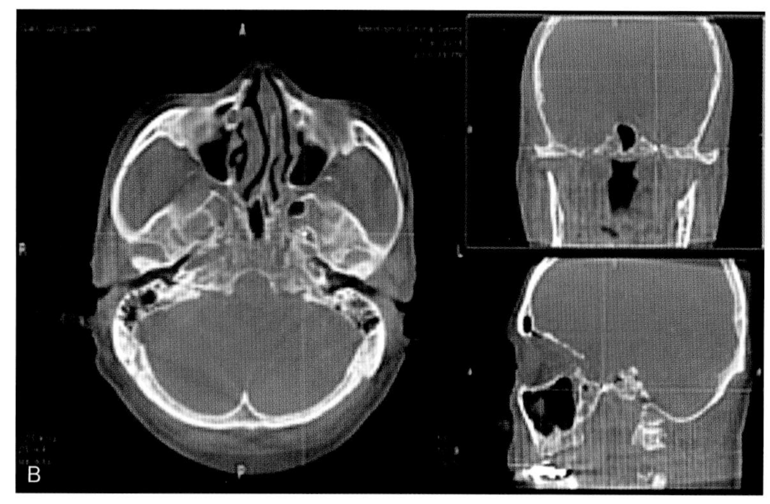

图23-11　前入路三叉神经半月节穿刺。A. 示意图；B. O臂引导下左侧三叉神经半月节轴位、冠状位和矢状位示针尖位置

神经的内下方、蝶腭神经孔的侧面，它接受上颌神经、交感神经以及面神经上颌支的副交感纤维。蝶腭神经节注射可以治疗偏头痛、丛集性头痛以及各种面部疼痛等。

蝶腭神经节注射可在超声或影像学引导下进行，通过神经刺激仪测试可以保障准确及注射安全。超声引导下，于下颌骨髁突声影后方找到颞下颌关节下方的下颌颈，在下颌颈前方可以找到通过翼腭窝的上颌神经，在其上方可见颞肌和咬肌，沿着咬肌肌体部向前可以找到其颧弓上的起点；影像引导下，可注射0.5 ml欧乃派克确认翼腭窝；如果采用神经刺激仪测试，可采用50 ~ 100 Hz的频率测试感觉，如果针尖位置正确，靠近蝶腭神经节，患者鼻内会有异感；若出现上牙槽异感说明针尖位置在上颌神经附近；而口腔顶部异感表示针尖位于腭大神经、腭小神经（图23-12）。

经侧入路蝶腭神经节注射操作方法：取颧弓下方、下颌切迹的中点为穿刺点，以1%利多卡因局麻后穿刺，穿刺过程中如果出现上颌神经支配区域的感觉异常，应退出穿刺针后向下后方调整位置，如果穿刺针碰到了同侧翼突外侧板，应稍退出穿刺针，向前上方调整。回抽无血无脑脊液，推注无阻力后，缓慢注入0.5%利多卡因和类固醇制剂混合液2 ~ 3 ml。

并发症和注意事项：翼腭窝内血管丰富，穿刺损伤血管会导致明显的面部血肿形成，所以在注入药物前必须先回抽，而且要以小剂量、递增

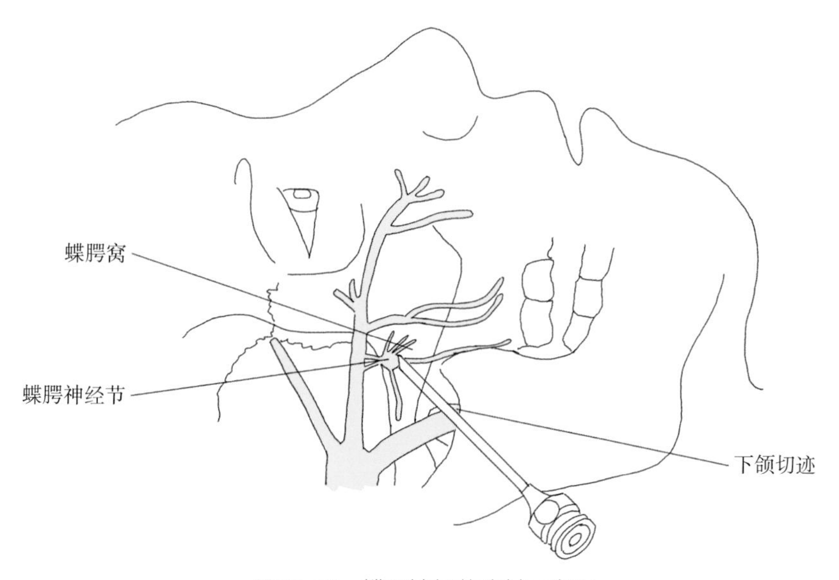

图23-12　蝶腭神经节注射示意图

的方式注射，防止出现局部麻药中毒症状。接受蝶腭神经节注射的患者偶尔会出现严重的心动过缓和低血压等不良反应，所以在操作时应进行生命体征监测。这些不良反应的发生可能与蝶腭神经节受刺激后的副交感作用有关。应当常备阿托品类药物，以防止出现心动过缓和低血压。

（三）脊神经节注射

脊神经节是在脊髓背根位于入椎间孔处的膨大部分，内含假单极神经元。脊神经节注射技术是指将药物注射到引发疼痛的相应神经根鞘，既能起到治疗作用，也能起到诊断作用。多节段脊神经节注射治疗在临床中也有应用，但鉴于多节段注射后的治疗效果在诊断中的作用难以评估，因此，诊断性脊神经节分段多次注射治疗可以判断不同节段神经根所占引发症状程度的比例，有助于诊断及进一步治疗。

1．颈脊神经节注射 颈脊神经节注射技术的适应证包括颈椎间盘突出症及其相关神经根症状、枕神经痛、颈源性头痛、带状疱疹后神经痛等，入路的选择以俯卧位旁后入路为宜。

穿刺定位：①X线引导：C1～C2脊神经节的体表进针点选择寰枢关节中央的体表投影处，C3～C7脊神经节定位相应椎间隙的椎间孔下后方。②超声引导：超声探头从乳突向中线移动，确认寰椎后弓和枢椎关节柱，向尾端继续移动至显示C2、C3小关节直到确定靶点小关节所在。

操作方法：患者俯卧位，确定病变椎间隙，X线或超声确认穿刺靶点，穿刺进针时注意小心避开椎动脉及椎管内结构，当患者有触电感时说明针尖位置良好，若针尖触及上关节突，应退针后调节针尖方向，向椎间孔后部进针。确认针尖位置合适后，可注入一定剂量的造影剂0.5～1 ml确认针尖位于神经根鞘附近。确认无误后回抽无血无脑脊液后，缓慢注入药物。

并发症及注意事项：应严格掌握局麻药物的浓度及用量，注意患者有无出现共济失调、眩晕、癫痫发作等中枢神经系统副作用。注意避免药物意外进入蛛网膜下腔，高颈段注射注意避免针尖进入枕骨大孔。

2．胸脊神经节注射 胸脊神经节注射技术的适应证包括带状疱疹急性期、带状疱疹后神经痛、癌痛、肋间神经痛等。胸脊神经节注射较少采用，其方法与腰椎脊神经节注射类似，但需注意进针靶点的准确性以免误伤肺组织。CT或O臂引导下胸脊神经节注射较超声、X线引导更加安全，因为CT或O臂比X线的优势在于可直接显示小关节、椎间孔，并能精确测定穿刺深度，而超声引导在操作中由于肺部含气体较多，定位胸膜位置较困难，穿刺过程中容易发生气胸。

3．腰脊神经节注射 腰脊神经节注射技术的适应证包括：已经排除椎间盘突出或肿瘤引起的根性疼痛；多节段间盘病变但不能耐受手术治疗；腰椎术后复发根性疼痛；疼痛病变节段模糊不明确的诊断性治疗等。

穿刺定位：正确的定位是腰脊神经节注射成功的关键。X线斜位投射显示“苏格兰犬眼”图像，继续调整投射位置使需要注射的神经根与相同椎体数上关节突前部（犬耳朵）位于椎体上终板前后缘的中点，同时使相同椎体的上终板重叠成线状。椎体可作为穿刺深度的界限，神经根正常走行于椎弓根（苏格兰犬眼）下方，以此为穿刺点（图23-13）。

操作方法：局麻后使穿刺针和X线投射同轴穿刺，向椎弓根外下方进针，触及骨质或出现根性疼痛，可注射0.5～1 ml造影剂确认针尖位置，针尖位置合适后回抽无血无脑脊液后缓慢推注药物。对于L5神经节的穿刺略有不同，同样斜位定位使L5上关节突位于L5椎体中点，使L5椎体上终板形成一条直线，S1上关节突和髂嵴形成三角形窗。

并发症和注意事项：腰脊神经节注射相对于颈胸段操作上较为简单，并发症也相对较少。主要包括药物进入血管、穿刺对神经根的直接损伤以及药物误入蛛网膜下腔等并发症。

（四）交感神经节注射

1．星状神经节注射 星状神经节长1～3 cm，位于C6～C7横突和第1肋骨颈的前方。星状神经节前方是椎动脉，前内侧是颈动脉，下方紧邻胸膜顶。星状神经节注射可用于多种疼痛的诊断和治疗，包括头面部、上肢的复杂区域疼痛综合征（complex regional pain syndrome, CRPS），颈胸部的带状疱疹后神经痛，偏头痛，上肢雷诺病、脉

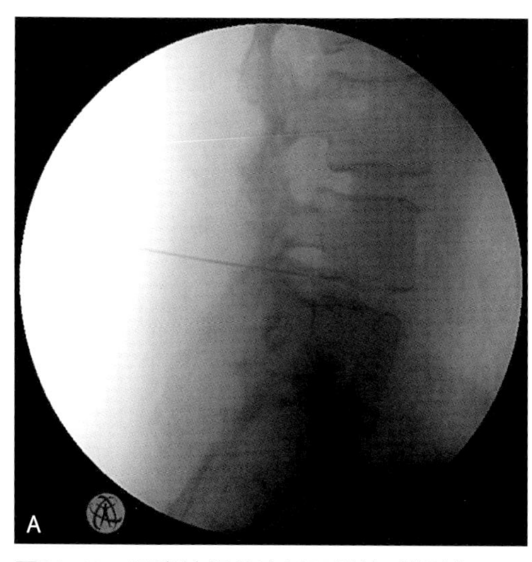

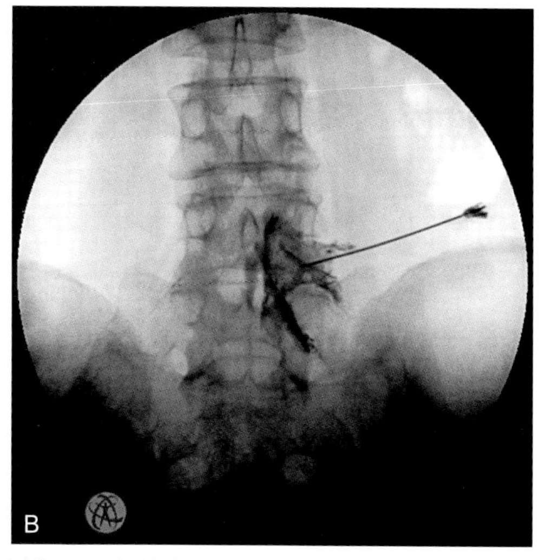

图23-13 腰脊神经节注射正侧位X线影像。A. 侧位显示穿刺针尖位于L4～5椎间孔中部，椎间隙后方。B. 正位注射造影剂后显示针尖位于上下椎弓根投影中点的连线，造影剂沿L4及L5神经根走行区弥散

管炎等。其作用主要是控制疼痛和扩张血管。

操作方法：靶点位置选择C6颈椎横突前方，约平环状软骨水平。患者仰卧位，沿胸锁关节上缘向内侧触及气管外缘，沿气管向外触及颈动脉搏动。以术者左手中指将胸锁乳突肌及颈动脉压向外侧，同时示指向内抵住气管外缘，暴露穿刺间隙，垂直进针约1.5 cm触及颈椎横突骨质，然后退针1～2 mm，用左手2指固定穿刺针，回抽无血、无气体及脑脊液后，注入1%利多卡因8～10 ml（图23-14）。

并发症和注意事项：Horner综合征在星状神经节阻滞后很常见，但其并不是唯一阻滞有效的标志，此外还有皮肤表面温度和血流的增加等。最严重的并发症是局麻药误入颈动脉或椎动脉，另外局麻药误入硬膜囊会形成高位脊髓麻醉。注射药物过浅进入气管-食管沟阻滞喉返神经可导致声音嘶哑、饮水呛咳。因此，穿刺位置宁高勿低，穿刺深度针尖触及骨性结构后再注射有助于安全及防止并发症的出现。

2．胸交感神经节注射　胸交感神经节注射通常用作胸壁的镇痛，对心肺部位的内脏痛也同样有效。胸交感链位于椎体后侧面，肋骨颈前。胸交感链紧邻壁层胸膜，因此局部注射后气胸的发生率很高。常用长针向横突尖端进针，触到横

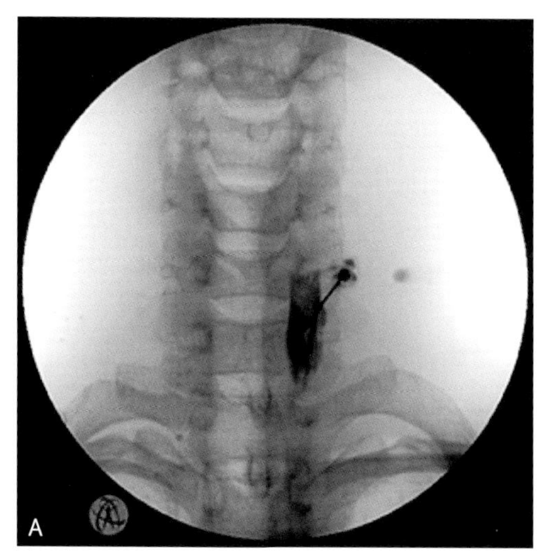

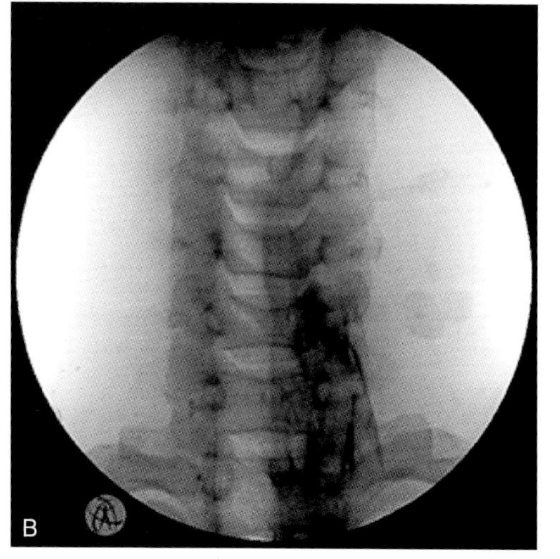

图23-14 左侧星状神经节注射。A. 穿刺后针尖位置及给予2 ml造影剂后显影范围；B. 给予1%利多卡因10 ml后药液分布范围

突尖端后向内越过肋骨下方触及椎体。

操作方法：患者取患侧向上侧卧位，屈颈弓背，展平胸椎。取后正中线平棘突间隙旁开4～6 cm，向椎体前外侧缘方向进针，进针约6～8 cm后触及骨质，回抽无血，注入1 ml欧乃派克，X线确认呈串珠状显影后注入1%利多卡因5～10 ml，患者可出现胸背部灼热感。

并发症和注意事项：胸交感神经节穿刺有刺破胸膜、误入硬膜外间隙的可能，注射前须反复回抽，确认无血、无脑脊液、无气体后再注射药物。

3．腰交感神经节注射　腰交感神经节位于椎体前外侧，上接胸交感干，向下与盆交感干相连。腰交感神经节注射可用于多种疼痛相关疾病的诊断和治疗，如交感神经引起的下肢发凉、灼烧性疼痛感，腰骶部的急性带状疱疹以及下肢周围神经病变等。

辅助定位：对于腰交感神经节的注射治疗，由于横突的阻挡以及腰交感链位置较深，超声引导较X线引导更为便捷、安全。

操作步骤：患者俯卧位，常规消毒铺巾后，使用低频探头找到L2横突，然后将超声探头向头侧缓慢移动以显示相邻横突之间的声窗后，超声探头侧面向前微调显示椎体侧缘、竖脊肌、腰大肌和腰方肌。取L2横突上缘，在横突水平正中旁开5 cm左右为进针点。在实时超声引导下从横突侧面进针至椎体前外侧缘，直到针尖到达椎体前方接近交感神经链的位置后，注入少量药液，根据超声影像水分离技术确认针尖位置的准确性。

X线引导下，通过同轴技术穿刺，正侧位可了解针尖的合适位置，一般侧位针尖位于椎体前缘后方约1 cm、正位位于椎体外侧缘的内侧是比较理想的。此时可注射1～2 ml造影剂，通过正侧位观察，侧位造影剂一般位于椎体前缘前部，正位造影剂一般位于椎体外侧缘的外侧部位（图23-15）。

并发症和注意事项：如果药物误入蛛网膜下

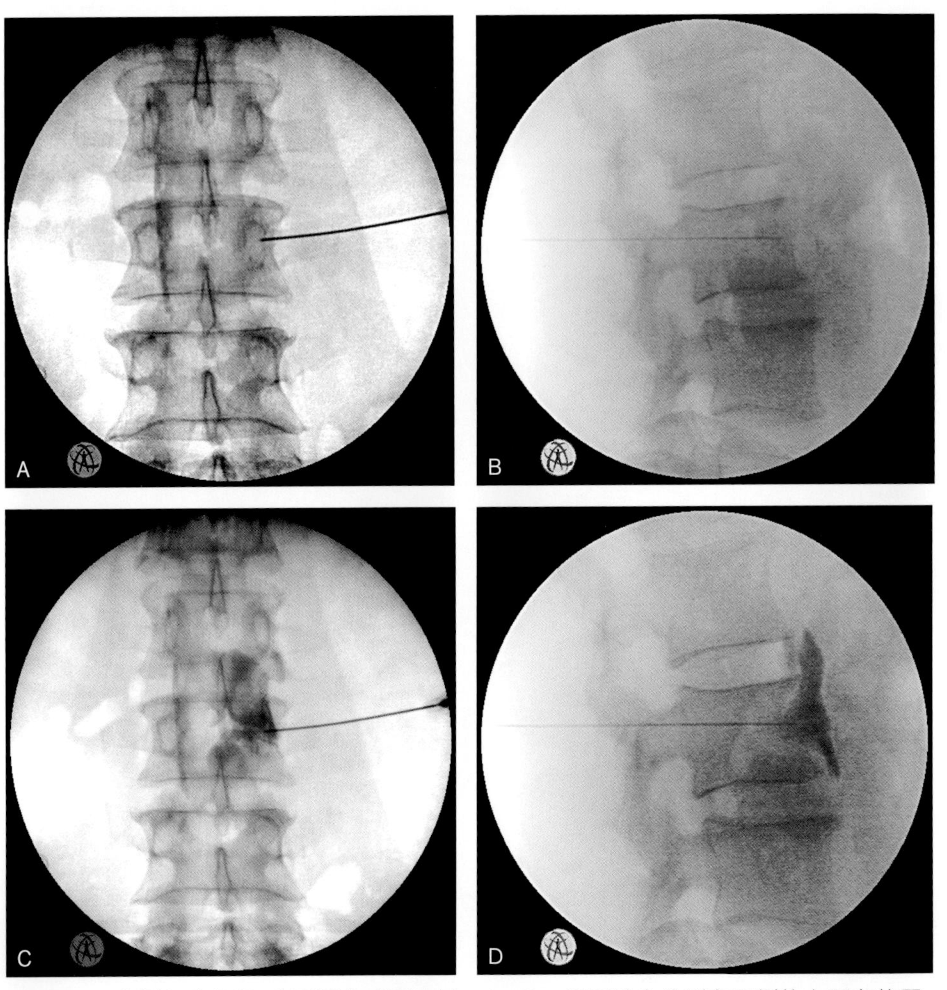

图23-15　右侧入路经腰3水平腰交感干注射。A、B．显示针尖分别在正侧位上所在位置；C、D．显示注射2 ml造影剂后分别在正侧位上沿腰椎椎体前外侧方向头尾端弥散情况

腔或硬膜下腔引起全脊髓麻醉，会导致意识丧失、血压下降、呼吸暂停等严重威胁。另外，这一区域轴位血管和结构复杂，有较高的血管内注射可能性，因此，要熟悉解剖、熟练运用超声引导。

4．奇神经节注射　奇神经节又称尾神经节、Impar神经节、Walther神经节，是腰交感神经链的终端结合点。解剖位置大多位于骶尾椎联合部的前方，有时会在纵向稍有偏移，奇神经节接受腰骶部交感及副交感神经纤维，并发出交感神经支配盆腔及生殖器官，支配会阴部、直肠末端、肛门、阴囊、阴道尾侧1/3的痛觉。

奇神经节注射的适应证：药物治疗无效的会阴痛、肛门痛、尾骨痛，各种盆腔疼痛综合征、严重痛经、会阴部多汗症、骶尾部带状疱疹后神经痛、严重外阴前庭炎。奇神经节注射或毁损可在C臂引导或在CT引导下进行穿刺，根据穿刺路径及直针或弯针的选择不同，又可以分为不同的方法。

（1）自肛门尾骨韧带入路：此入路要点是患者取折刀位，将穿刺针弯曲30°，穿刺针自尾骨尖下皮肤进针，穿过肛门尾骨韧带，使针尖位于骶尾关节及骶骨尖前方。但是由于此法发生直肠穿孔的概率较大，对于术者技术要求高，目前已较少使用。

（2）经骶尾联合部垂直穿刺入路：此技术的要点是在患者俯卧位时经骶尾联合部体表水平垂直进针，穿刺针穿过骶尾关节的椎间盘到达其前方的奇神经节。但是如果患者骶尾联合部已经骨化或奇神经节存在解剖变异并不存在于骶尾联合部的正前方，会导致治疗失败。

四、硬膜外腔注射技术

硬膜外腔注射的相关理论部分可参考本章第二节第四部分。按照部位，硬膜外腔注射可分为颈段硬膜外腔注射、腰段硬膜外腔注射和胸段硬膜外腔注射，其中腰段的注射最为常用，且在短期随访中效果显著；颈椎由于位置较高，一旦药物进入高颈段蛛网膜下腔后危险性较高，因而较少行硬膜外腔注射治疗。按照治疗目的，可分为单次注射或持续硬膜外腔注射。按照注射的穿刺方法，主要可分为经椎间孔硬膜外腔注射（transforaminal epidural injection, TFEI）和经椎板间隙硬膜外腔注射两大类；其中，经椎间孔硬膜外腔注射与选择性脊神经根注射操作方法大致类似，所不同的是TFEI穿刺靶点更靠椎间孔的中上部，而硬膜外腔注射更偏椎间孔中下部，更强调药物沿硬膜囊背侧及腹侧的弥散。

（一）操作方法

1．经椎板间硬膜外腔注射　患者取俯卧或侧卧，保持脊柱前屈状态。根据疼痛部位，定位皮节节段，选择穿刺节段，同时C臂确认定位。消毒铺巾，局麻后，用16～18 G硬膜外穿刺套管针，垂直皮肤，略斜向头端进针，至突破黄韧带后有明显落空感，接无阻力注射器后推注空气测

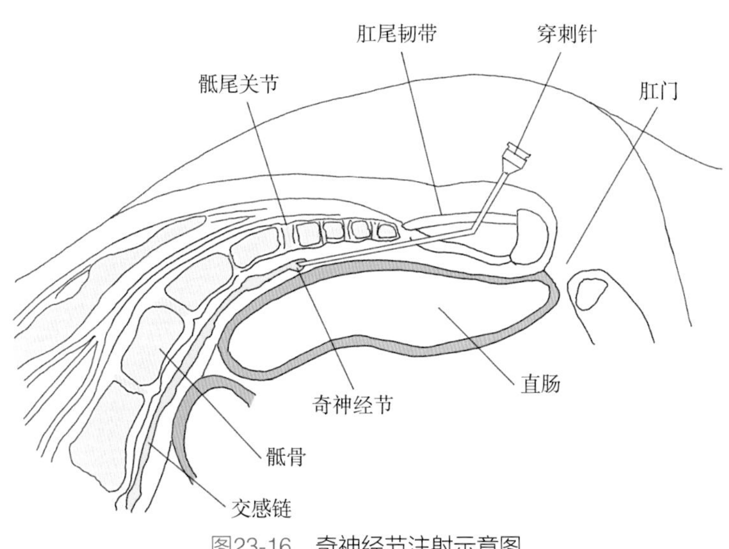

图23-16　奇神经节注射示意图

试，若可轻松注入空气，则考虑针尖位于硬膜外腔。C臂X线正侧位定位。一般正位位于上下棘突连线，侧位位于椎板前缘。注射造影剂，再次C臂定位，可见造影剂沿硬膜外间隙弥散，蛛网膜下腔不显影。回抽无血，无脑脊液，先缓慢注射0.5%利多卡因1～2 ml。观察患者有无肢体麻木、耳鸣、心慌等不适。若5分钟后仍无不适，可注射所需药物，一般单一节段可注射4～6 ml。如果疼痛区域上下累及皮节较多，预计单一节段注射难以完全覆盖的患者，可采用从尾端向头端硬膜外置管，逐步注射、逐步回退的方法（图23-17）。

2．经椎间孔硬膜外腔注射　以常用的经腰椎椎间孔硬膜外腔注射为例：患者俯卧位，常规消毒铺巾，局麻之后，22 G或者25 G穿刺针，采用同轴技术，C臂引导下进针靶点应位于正位椎弓根6点正下方，侧位位于椎间孔上部区域，一旦进针有突破感觉或者引起患者异样感觉时，均需C臂确定位置，并给予1～2 ml造影剂以确定针尖邻近神经根，并避免进入血管或者鞘内；之后回抽无血和脑脊液，可给予0.5%利多卡因和甾体类药物混合液3～5 ml（图23-18）。

（二）并发症及注意事项

硬膜外腔注射存在硬脊膜和脊髓穿刺损伤的风险，因此穿刺过程中一定注意缓慢进入，使用较粗钝的穿刺针以增加阻力。有时操作过程中硬膜囊出现小破口时，回抽不一定有脑脊液，此时若盲目注入大量含局麻药的液体后，药物可沿硬膜囊破口进入蛛网膜下腔，严重时造成高颈段全脊髓麻醉，因此预先注射1～2 ml药物后，观察5分钟是必要的，高颈段硬膜外腔注射尤其慎重。椎管内硬膜外静脉丛丰富，药物容易误入椎管内血管，产生局麻药物全身毒性反应，因此注射过程中随时观察患者反应及生命体征。无菌操作不严格，可造成硬膜外间隙感染，感染播散可累及

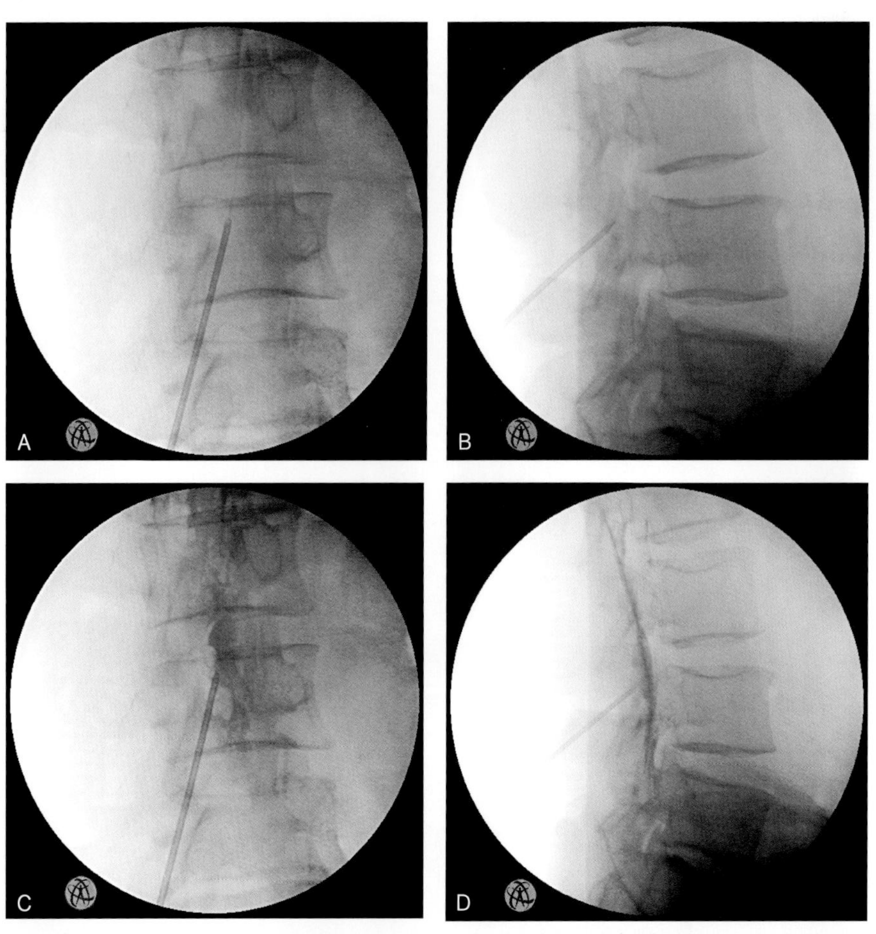

图23-17　腰3～4经椎板间硬膜外腔注射。A、B．显示针尖正侧位位置；C．显示2 ml造影剂正位分布范围；D．显示2 ml造影剂侧位分布范围

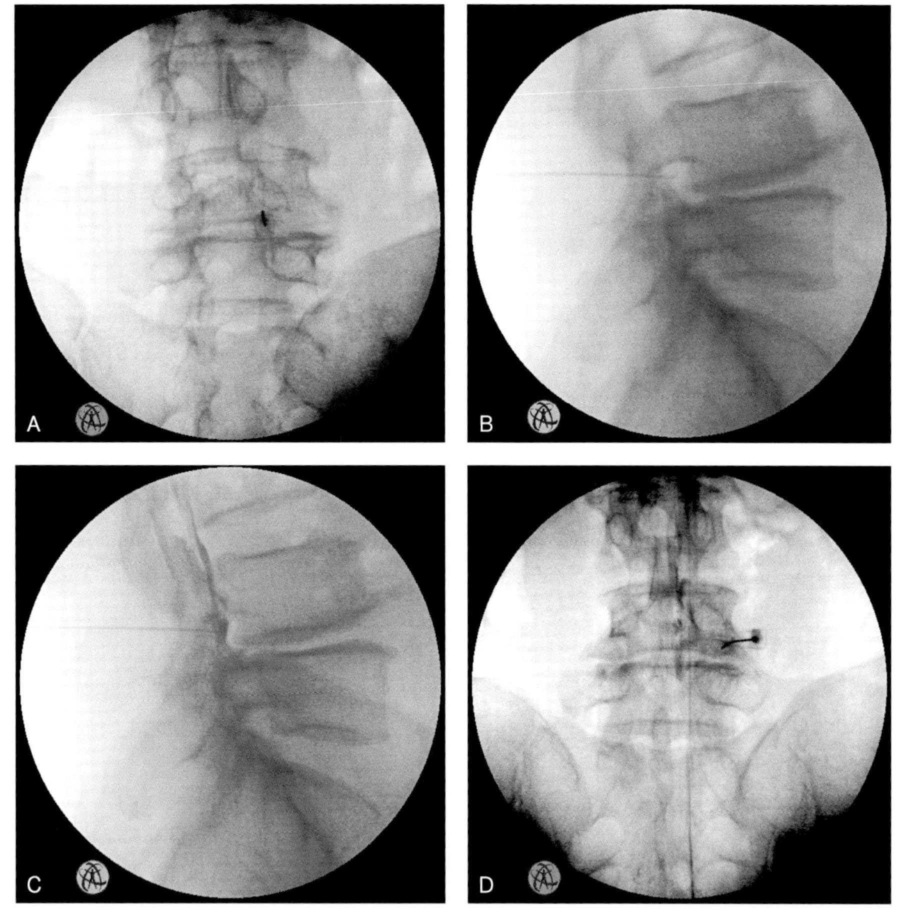

图23-18 腰4～5经椎间孔硬膜外腔注射。A. 斜位同轴技术显示针尖位置佳；B. 侧位显示针尖位置位于椎间孔上部，且未超过椎间孔中线1/2处；C. 侧位图像显示注射1 ml造影剂位于硬膜外腔呈典型“双轨征”；D. 正位图像显示注射1 ml造影剂后造影剂分布于硬膜外腔，并可见针尖位于腰4椎弓根下方6点钟方向

周边结构。硬膜外腔注射的严重并发症还见于迟发型硬膜外血肿，患者表现为持续进展的下肢感觉、活动功能障碍，严重者可出现二便失禁，此时需注意与少量局麻药进入蛛网膜下腔及硬膜外药物浓度过高相鉴别，必要时行脊柱CT以排查，若明确血肿压迫脊髓及马尾神经，需急诊手术减压。此外，还应避免将颗粒状甾体类药物注射进入供应脊髓的动脉，因其会导致严重的脊髓梗死。

（卢　光）

参考文献

1. Abramov R. Lumbar sympathetic treatment in the management of lower limb pain. Current Pain and Headache Reports, 2014, 18(4): 403.
2. Akaike N, Shin M-C, Wakita M, et al. Transsynaptic inhibition of spinal transmission by A2 botulinum toxin. The Journal of Physiology, 2013, 591(4): 1031-1043.
3. Bagshaw KR, Hanenbaum CL, Carbone EJ, et al. Pain management via local anesthetics and responsive hydrogels. Therapeutic Delivery, 2015, 6(2): 165-176.
4. Becker DE, Reed KL. Local anesthetics: review of pharmacological considerations. Anesthesia Progress, 2012, 59(2): 90-101; quiz 102-103.
5. Choi EJ, Choi YM, Jang EJ, et al. Neural ablation and regeneration in pain practice. The Korean Journal of Pain,

2016, 29(1): 3-11.
6. Chou R, Hashimoto R, Friedly J, et al. Epidural corticosteroid injections for radiculopathy and spinal stenosis: A systematic review and meta-analysis. Annals of Internal Medicine, 2015, 163(5): 373-381.
7. Cohen SP, Bhaskar A, Bhatia A, et al. Consensus practice guidelines on interventions for lumbar facet joint pain from a multispecialty, international working group. Regional Anesthesia and Pain Medicine, 2020, 45(6): 424-467.
8. Coutinho AE, Chapman KE. The anti-inflammatory and immunosuppressive effects of glucocorticoids, recent developments and mechanistic insights. Molecular and Cellular Endocrinology, 2011, 335(1): 2-13.
9. Dodick DW, Turkel CC, DeGryse RE, et al. OnabotulinumtoxinA for treatment of chronic migraine: pooled results from the double-blind, randomized, placebo-controlled phases of the PREEMPT clinical program. Headache, 2010, 50(6): 921-936.
10. Fishman LM, Anderson C, Rosner B. BOTOX and physical therapy in the treatment of piriformis syndrome. American Journal of Physical Medicine & Rehabilitation, 2002, 81(12): 936-942.
11. Harden RN, McCabe CS, Goebel A, et al. Complex regional pain syndrome: practical diagnostic and treatment guidelines, 5th edition. Pain Medicine (Malden, Mass.), 2022, 23(Suppl 1): S1-S53.
12. Hildebrandt J. Relevance of nerve blocks in treating and diagnosing low back pain-is the quality decisive?. Schmerz (Berlin, Germany), 2001, 15(6): 474-483.
13. Hurley RW, Adams MCB, Barad M, et al. Consensus practice guidelines on interventions for cervical spine (facet) joint pain from a multispecialty international working group. Regional Anesthesia and Pain Medicine, 2022, 47(1): 3-59.
14. Kaye AD, Manchikanti L, Abdi S, et al. Efficacy of epidural injections in managing chronic spinal pain: A best evidence synthesis. Pain Physician, 2015, 18(6): E939-1004.
15. Manchikanti L, Helm Ii S, Singh V, et al. Accountable interventional pain management: a collaboration among practitioners, patients, payers, and government. Pain Physician, 2013, 16(6): E635-670.
16. Manchikanti L, Nampiaparampil DE, Manchikanti KN, et al. Comparison of the efficacy of saline, local anesthetics, and steroids in epidural and facet joint injections for the management of spinal pain: A systematic review of randomized controlled trials. Surgical Neurology International, 2015, 6(Suppl 4): S194-235.
17. Matak I, Lacković Z. Botulinum toxin A, brain and pain. Progress in Neurobiology, 2014, 119-120: 39-59.
18. Morón Merchante I, Pergolizzi JV, van de Laar M, et al. Tramadol/Paracetamol fixed-dose combination for chronic pain management in family practice: a clinical review. ISRN family medicine, 2013, 2013: 638469.
19. Oh H-M, Chung ME. Botulinum toxin for neuropathic pain: A review of the literature. Toxins, 2015, 7(8): 3127-3154.
20. Oliveira CB, Maher CG, Ferreira ML, et al. Epidural corticosteroid injections for lumbosacral radicular pain. The Cochrane Database of Systematic Reviews, 2020, 4(4): CD013577.
21. Robbins MS, Robertson CE, Kaplan E, et al. The sphenopalatine ganglion: anatomy, pathophysiology, and therapeutic targeting in headache. Headache, 2016, 56(2): 240-258.
22. Shanthanna H, Busse JW, Thabane L, et al. Local anesthetic injections with or without steroid for chronic non-cancer pain: a protocol for a systematic review and meta-analysis of randomized controlled trials. Systematic Reviews, 2016, 5: 18.
23. Steven D Waldman. Atlas of interventional pain management. 4th ed. Philadelphia. Elsevier Saunders. 2015.
24. Tanaka H. Old or new medicine? Vitamin B_{12} and peripheral nerve neuropathy. Brain and Nerve, 2013, 65(9): 1077-1082.
25. Waldman SD. Waldman. Pain management. 2nd ed. Philadelphia: Elsevier, 2011.
26. Zhang M, Han W, Hu S, et al. Methylcobalamin: a potential vitamin of pain killer. Neural Plasticity, 2013, 2013: 424651.
27. 卢光, 陶蔚, 朱宏伟, 等. 慢性疼痛的药物规范化治疗进展. 中国疼痛医学杂志, 2012, 18(12): 746-751, 755.

第二十四章　射频技术

第一节　概　述

一、射频的基本原理

（一）射频的发生

射频（radiofrequency, RF）是一种高频交流变化电磁波的简称。每秒变化小于1000 Hz的交流电称为低频电流，大于10 000 Hz的称为高频电流，而射频就是这样一种高频电流，射频的频率一般介于300 kHz～300 GHz。在电子学理论中，电流流过导体，导体周围会形成磁场；交变电流通过导体，导体周围会形成交变的电磁场。适合医学治疗的射频为250～300 kHz，医用射频仪通过电子电路，发出高频交变振荡射频电流，通过人体组织产生相应的效应。

（二）射频电流的生物组织效应

生物组织为电流的不良导体，但生物组织含水量高，有多种多样的可溶性无机离子和带极性生物大分子。当射频电流作用于射频电极尖端时，电极尖端产生的高频电磁场可带动电极周边的极性分子同步高频振动，高频振动造成大分子之间摩擦产生热量，当热量积累到一定程度可造成生物大分子失活、变性、凝固（图24-1）。更高的射频能量可造成局部生物组织的碳化甚至气化。神经射频时，距离射频电极尖端最近区域的神经热损伤最严重，8小时后一些轴突结构破裂和表现早期的沃勒变性，24小时后破坏现象更明显；1周内发生完全脱髓鞘和轴突的沃勒变性，3周后细小纤维逐步开始再生，12周后出现连续的髓鞘再生和轴突变大。

射频技术镇痛的作用靶点主要是各种神经节、神经干、神经根。一般认为传导痛觉冲动的有髓鞘Aδ纤维和无髓鞘的C纤维对射频电流和热的敏感性高于触觉纤维和运动纤维。射频温度41～45℃时开始出现神经传导阻滞，60℃时较小的感受痛温觉的Aδ和C纤维传导被阻滞，70～75℃时这些神经纤维被破坏，但传导触觉的Aα、Aβ纤维的功能被保存，而射频温度高于85℃则无选择性地破坏所有神经纤维。因此适当使用射频热凝，控制毁损温度，可以选择性破坏痛觉纤维而相对保留触觉纤维，在消除疼痛的同时，保留了触觉和运动。但实际上常规的标准热射频无法做到很好的选择性，一般在阻断疼痛传导的同时，会遗留神经支配区不同程度的浅感觉减退。

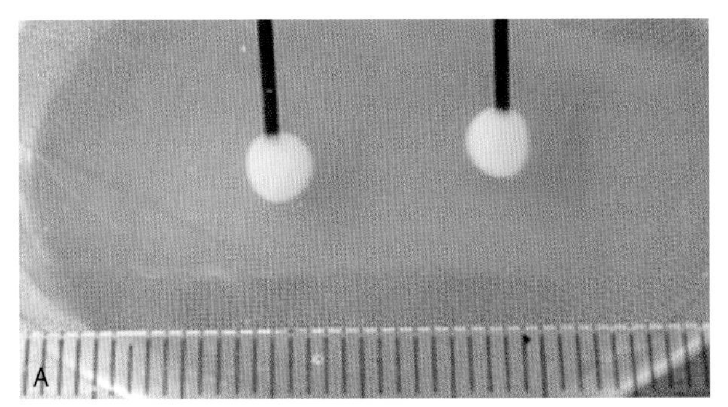

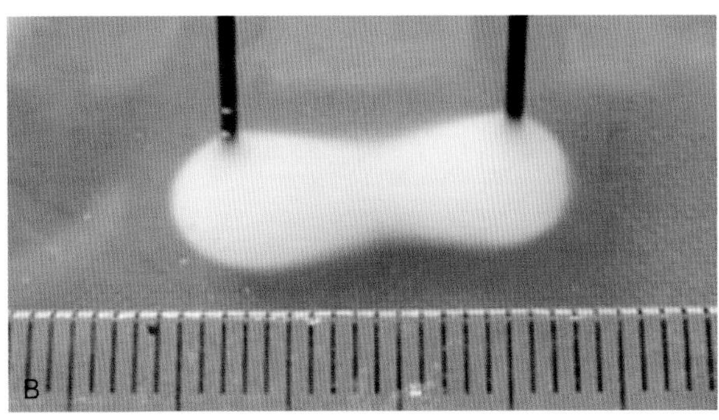

图24-1　鸡蛋清试验射频尖端毁损灶形态。A. 两个射频电极均采用单极射频模式后于鸡蛋清中形成的毁损灶形态为独立的球形；B. 两个射频电极互为正负后于鸡蛋清中形成的毁损灶呈花生形

（三）射频的作用范围

射频镇痛手术大多数为穿刺操作，尽管各种厂家设备不完全相同，但一般都配有带针芯的穿刺套管针和单独的射频电极。若是双极射频模式，则穿刺套管针外套管可不必绝缘；而单极射频要求穿刺套管针外套管必须为绝缘状态。部分穿刺套管针外套管采用超声加强显影处理，在超声引导下穿刺时更加方便识别。

射频治疗时，通过穿刺操作，在超声、X线等影像引导下，先将穿刺套管针送到治疗靶点，后撤出套管针针芯，保留穿刺套管针的外套管。后将射频电极送入外套管。根据治疗靶点和治疗目的不同，选择的射频电极直径不同、裸露尖端长度不同、射频功率和温度不同。最终射频作用的范围与射频电极直径的平方成正比，与裸露尖端的长度呈正比，射频电极越粗，裸露尖端越长，射频所作用的范围也越大。射频镇痛治疗作用的生物结构是比较精确而且体积较小的，一般射频电极尖端影响的体积以mm^3计数（图24-2）。

此外，治疗靶点与射频电极的位置关系也影响射频的作用范围。靶点与射频电极的距离越大则毁损灶越小；射频治疗靶点大部分为神经，电极与神经呈平行关系时作用范围大，与神经呈垂直关系时作用范围小；此外靶点周围有脑脊液或丰富的血流，容易带走射频热量，可减小射频作用范围。

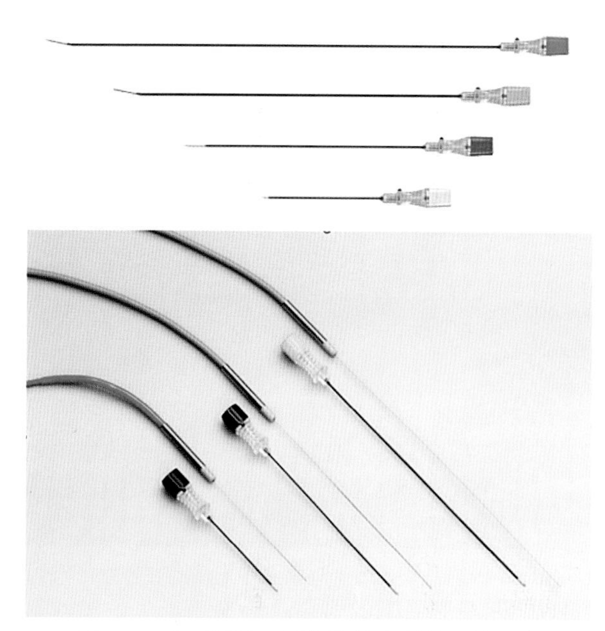

图24-2 不同厂家不同规格的穿刺针及射频针

（四）射频技术镇痛治疗的优缺点

医用射频应用广泛，除疼痛治疗之外，如心脏介入治疗可通过导管内穿刺将射频电极送入心房内壁，采用射频消融某些异常传导束治疗房颤、室上速等多种心率失常；腹腔、胸腔等实体肿瘤在难以完全切除时可采用影像引导下穿刺瘤体，射频毁损治疗。

射频镇痛手术的优点很多：绝大多数可经皮穿刺操作，创伤轻微，需要的硬件设备不多，很多射频镇痛手术可门诊开展；若定位准确则效果确切，治疗过程中射频温度、范围和程度可精确选择和控制，安全可靠，副损伤小，即使复发后也可再次射频治疗；射频对麻醉要求较低，高龄、合并症多的患者也可安全耐受；与开放手术相比，射频治疗费用较低。与局部神经阻滞相比，射频治疗范围精准，而神经阻滞由于药物的弥散而范围较难控制。

射频镇痛的不足之处在于：一般穿刺射频镇痛的作用范围比较局限，需要反复定位靶点，术中X线操作较多；射频治疗需要患者反馈，因此无法全麻进行，容易增加患者焦虑感；由于射频镇痛一般不采用全麻，治疗过程中患者疼痛会比较明显。

二、射频镇痛技术的分类

（一）按射频电流回路分类

1．单极射频（unipolar radiofrequency） 即高频交变射频电流通过射频仪流出，通过射频电极进入人体，通过人体内部后，经过贴于患者皮肤表面的负极板回流入射频仪。因此单极射频电极尖端形成扇形电场，局部电场范围大但电场密度较稀疏，作用范围较大而作用强度较低（图24-3）。由于射频电流流经人体范围较大，体内含起搏器的患者尽量避免单极射频，潜在的风险较高。单极射频时负极板贴敷的区域皮肤需要平坦，不位于骨隆起部位，面积＞15 cm^2。

2．双极射频（bipolar radiofrequency） 电极为专门设计，其结构较单极射频电极复杂，电极尖端为包含有中间绝缘体的正负极，射频电流从射频仪流出后，在射频电极尖端的正极（输出

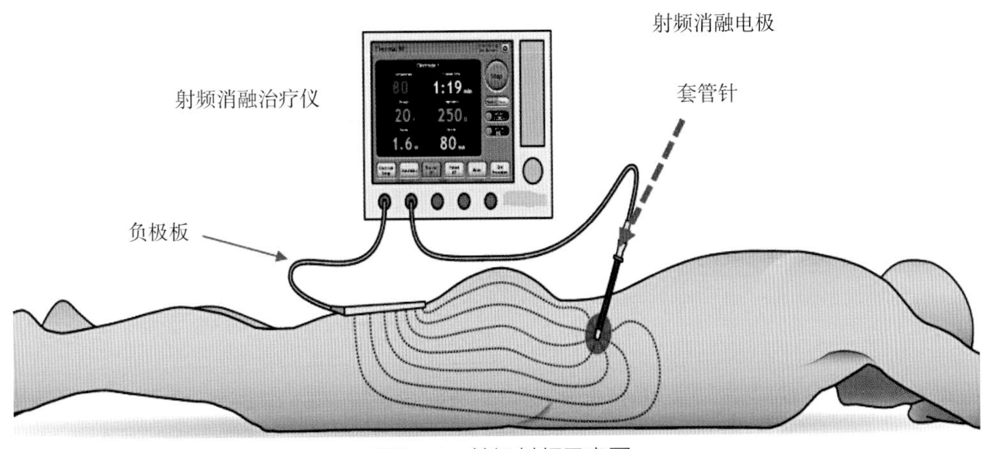

图24-3　单极射频示意图

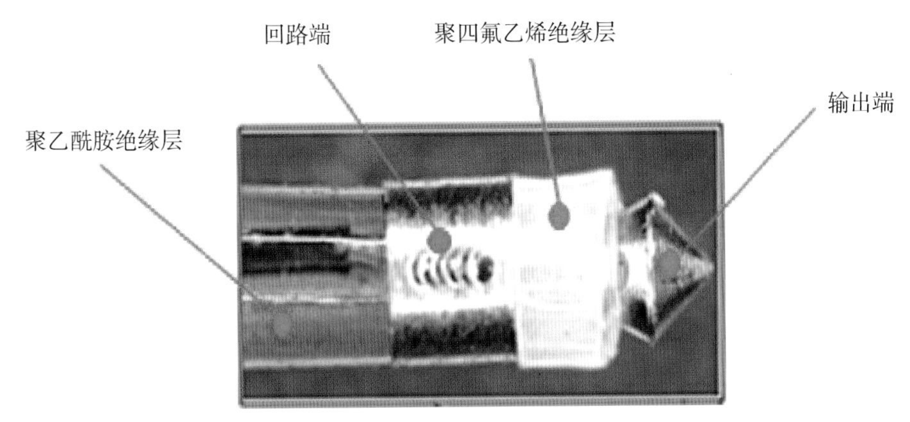

图24-4　一种双极射频电极的尖端结构

端）流出，流过正负极之间的生物组织后马上通过电极尖端的负极（回路端）回流入射频仪（图24-4）。因此双极射频电流流经人体的电场为纺锤形，范围局限于电极周围，潜在风险小，由于局部电场密度集中，其射频治疗强度高。

（二）按射频工作模式分类

1. 标准射频　也称为连续射频（continuous radiofrequency），通过连续发出的低强度射频电流，于射频电极尖端产生持续的局部高温，温度可介于50℃至90℃之间，使治疗靶点高温毁损灭活，达到镇痛治疗效果。射频电极尖端的热敏电阻可实时感知局部温度，通过回馈电路调整射频电流输出强度，保持射频温度的恒定。

标准射频在60～65℃时出现蛋白凝固，80℃时组织起焦痂影响毁损的范围，高于85℃可引起组织细胞的沸腾、脱水甚至烧焦，反而缩小毁损的范围，高于90℃可能引起靶点组织过热与射频电极粘连，造成退出电极时组织撕裂。在一个特定的温度下，标准射频毁损范围的大小与持续加热的时间呈线性关系，但到达一定水平后即不再扩大。电极尖端温度75℃时最大毁损范围发生在40秒，超过60秒后范围不再进一步增加，希望毁损达到最大范围时，主张逐步提高加热的温度，到达预定温度后再持续60秒，长于80秒的热凝不会提高毁损效果反而增加副作用。临床使用时一般每个治疗靶点持续治疗60～90秒。由于连续射频毁损灶体积小，一般于射频针尖到达靶点最深处时开始治疗，后每次后退2 mm左右继续射频治疗，直至毁损灶全部覆盖治疗靶点。

2. 脉冲射频（pulse radiofrequency）　通过射频仪发出间断脉冲式射频电流，脉冲射频电流于局部形成感应高电压，达到使局部神经和软组织失能，而不永久性破坏的目的。脉冲射频可更精确控制射频电极尖端温度，且局部热量难以累积，因此对神经和周边结构基本没有热损伤。同时脉冲射频电流对治疗靶点的神经产生类似高频刺激的作用，通过数分钟的高频刺激，达到神经调控的作用，可影响神经通路对疼痛的传导。目前临床使用脉冲射频模式一般要求峰值电压不超过45 V，或者峰值电压下，温度不超过42℃，单个靶点治疗时间在3～5分钟。

脉冲射频的优点是基本不影响神经功能，射频治疗后局部感觉减退比例极低，缺点在于疗效可能不持久，比较容易复发。

3．低温等离子射频　常规的标准射频可达到局部组织热凝的作用，低温等离子射频多数采用双极射频模式，采用更高的能量密度，除了于局部形成热量凝固、皱缩软组织外，高能交变电流可使局部组织的分子化学键断裂，形成等离子体，部分组织直接气化从射频套管中溢出。相比于普通射频，低温等离子射频更有助于局部软组织减压，因此比较适合椎间盘突出等神经结构有明确软组织压迫需要局部精确减压的情形。由于能量密度较大，神经根本身行等离子射频风险较常规射频高。

（三）射频仪的常用配置及参数

不同厂家的射频仪配置略有不同，但一般都包含射频输出模块、反馈模块、电刺激模块，基本为面板式操作（图24-5）。

1．输出模块　主要包含射频功率显示、射频温度设置、射频时长设定、射频输出强度旋钮或档位调节，部分射频仪操作可采用脚踏开关控制。

2．反馈模块　主要通过射频电极尖端精密热敏电阻实时监测射频区域温度，通过负反馈电路保持射频温度恒定；同时实时监测射频环路阻抗大小。不同组织的固有阻抗略有不同，一般在数百Ω至数千Ω。随着射频的进行，由于局部组织含水量减少，系统阻抗会缓慢增高。

3．电刺激模块　通过发放不同频率、波宽和电压（电流）的方波刺激，取得患者实时反馈，测定各种感觉和运动阈值，有助于判断电极尖端距离神经的位置。

一般采用高频（＞50 Hz）刺激判断感觉阈值，若电压小于0.3 V诱发感觉，电极尖端可能紧贴神经，而电压增加到2 V才诱发感觉，则电极可能距神经1 cm以上；低频（1～2 Hz）刺激判断运动阈值，若2 V电压仍无诱发肌肉运动，则针尖附近3 cm以内无运动神经经过或运动神经处于髓鞘的保护下，此时加热毁损感觉神经治疗疼痛不会伤及运动神经。高频刺激时可诱发神经支配区域疼痛发作，有助于进一步定位。

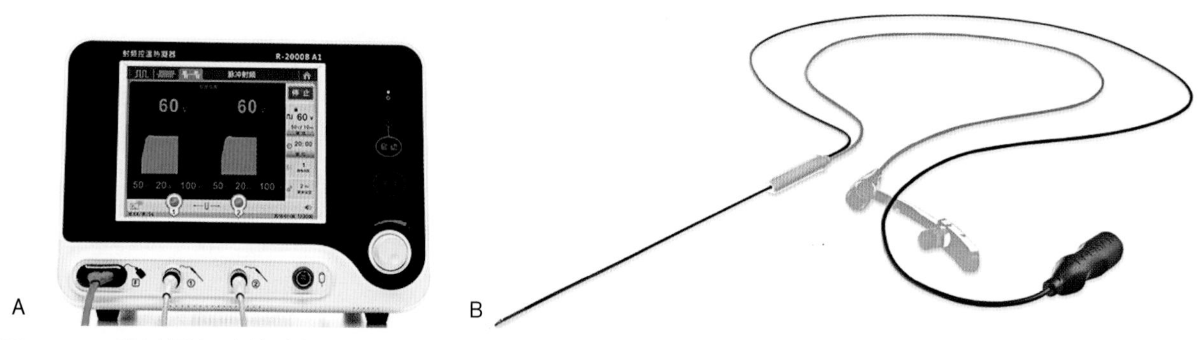

图24-5　一种射频仪及射频电极。A．常规射频仪包括输入输出端口、射频功率调整、液晶显示面板等。B．目前也有集射频和神经阻滞功能于一体的一次性射频针，于射频结束后可直接局部行神经阻滞，加强治疗效果

第二节　射频技术治疗疼痛的适应证及禁忌证

一、射频技术治疗疼痛适应证

（一）一般要求

1. 疼痛部位相对比较局限，疼痛区域固定，能将疼痛具体定位到某个起源点或者具体支配的神经结构。

2. 疼痛病程超过1个月。

3. 年龄>15岁。

4. 既往已经行规范的镇痛药物治疗，药物效果不佳或存在无法耐受的药物副作用。

5. 已经按疼痛阶梯治疗原则行康复理疗等无创方法效果不佳或不持久。

5. 拟治疗靶点诊断性阻滞有效。

6. 疼痛严重影响日常生活。

7. 立体定向颅内丘脑腹后外侧核或腹后内侧核射频可用于治疗顽固性偏身或偏侧面部疼痛；立体定向扣带回射频毁损可改善慢性疼痛患者焦虑情绪；脊髓背根入髓区射频毁损可治疗如臂丛神经撕脱、马尾神经损伤等多种顽固性周围神经损伤后疼痛；但这几种射频治疗方式与本章涉及的穿刺手法射频相比而言比较特殊，在相应的章节有专门讨论，不在本章介绍。

（二）具体适应证

1. 手术切口慢性疼痛　一般由于皮神经或末梢神经损伤所致，常见于开胸/开腹术后切口疼痛、乳腺癌根治术后切口疼痛、疝修补术后切口疼痛、截肢术后残端切口疼痛、膝关节/髋关节置换术后切口疼痛等，疼痛病程超过正常切口疼痛的恢复时间，疼痛部位局限于切口部位，且随时间延长可逐渐加重，患者可明确指出疼痛的部位，查体局部有明确固定压痛点，于压痛点行诊断性阻滞可短期缓解疼痛，也是射频治疗的靶点。

2. 肋间神经痛　包括原发性肋间神经痛（intercostal neuralgia）和开胸术后肋间神经痛，特别是需要切除部分肋骨的传统开胸手术，容易出现慢性肋间神经痛。疼痛区域按肋间神经支配区域呈条带状分布，肋间神经阻滞可短时间缓解疼痛，累及的神经一般<4支，一般为单侧症状，双侧对称肋间神经痛不建议同时射频。肋间神经痛的射频治疗靶点可为肋间神经本身，也可以是同节段的背根神经节或神经干。

3. 带状疱疹后神经痛（postherpetic neuralgia, PHN）　表现为带状疱疹局部皮损愈合后超过1个月以上的皮损区域慢性疼痛，射频镇痛治疗尤其适用于疼痛区域皮节分布于C2～T12的PHN患者；疼痛区域位于L1以下的患者，传统射频电极和射频模式很难专门针对感觉神经，容易影响下肢运动及大小便功能；目前有前端可弯曲的射频电极，可以控制电极尖端方向，行L1以下的背根神经节射频已经比较安全（图24-6）；头面部三叉神经区域PHN患者行三叉神经节射频效果不肯定，不作为常规选择。会阴区PHN患者射频风险较大，可优先考虑脊髓电刺激（SCS）治疗。

4. 椎间盘病变　椎间盘射频适用于椎间盘源性腰痛、腰椎间盘突出症和部分颈椎病的治疗。

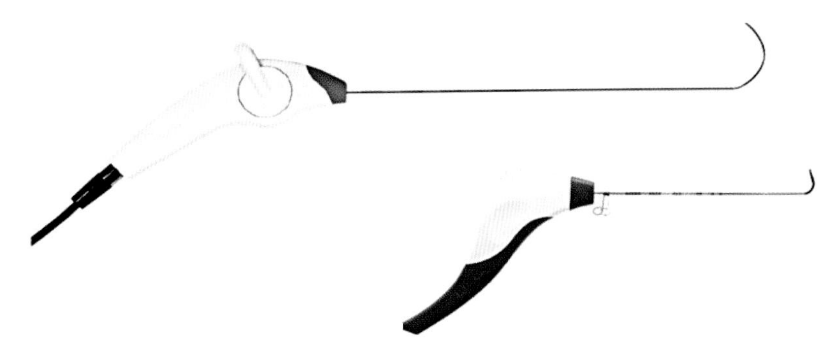

图24-6　一种前端可改变弯曲方向的射频电极。通过调整手柄上的旋钮可调整射频针尖端的弯曲程度和方向，主要用于从对侧穿刺行椎间盘射频

椎间盘源性腰痛射频适用于以劳力性腰痛为主要症状，椎间隙高度正常或基本正常，影像学提示明显椎间盘失水征象以及椎间隙后缘高信号征，无明显腰椎滑脱、椎管狭窄征象的患者。

射频治疗腰椎间盘突出症主要适用于椎间盘旁中央型膨出或突出，病史较短，以下肢根性疼痛为主，突出物无明显钙化的患者。椎间盘髓核脱垂游离、马尾综合征、根性症状突出造成下肢无力麻木、突出物钙化等情况不适合椎间盘射频治疗。

部分以颈部疼痛、单侧上肢疼痛麻木为主要表现，突出的颈椎间盘无明显钙化，程度较轻，椎间隙高度降低不明显，恐惧颈椎融合手术的患者可采用前路颈椎间盘射频治疗。

5．小关节源性腰痛　射频治疗小关节源性腰痛适用于以单侧或双侧腰痛为主，腰部姿势改变时诱发或加剧疼痛，查体腰椎旁局部压痛明显，CT显示小关节骨质增生、关节间隙狭窄硬化征象，行小关节及脊神经内侧支诊断性阻滞有效的患者。小关节源性腰痛射频治疗时一般选择支配该小关节的同节段及向头端一节段的脊神经内侧支作为治疗靶点；小关节腔和关节囊一般不作为射频靶点。

6．糖尿病周围神经病变　射频治疗糖尿病周围神经病变（DPN）适用于以周围神经支配区疼痛为主要表现患者，疼痛部位及肢体远端血运比较正常，无明显皮肤失营养、局部坏死等合并症，无明显周围神经卡压表现。由于连续射频容易进一步造成病变神经的损伤，造成神经支配区失营养，因此一般对DPN合并疼痛患者采用短时程脉冲射频治疗。

7．交感神经功能紊乱　常见于多汗症、雷诺病、血栓闭塞性脉管炎、复杂区域疼痛综合征Ⅰ型或Ⅱ型。射频治疗时一般选单侧症状患者，以下肢症状为主的患者作为首选，一般选择L2水平的腰交感神经作为射频治疗靶点。上肢症状为主的患者，行星状神经节阻滞有效但不持久的情况下，可考虑星状神经节脉冲射频治疗，尽量避免热射频，以免遗留永久Horner征。

8．颈源性头痛　适合于以单侧后头部及颈项部针刺样、过电样疼痛为主要症状的患者，尤其是见于颈部特定姿势可诱发或加重疼痛，局部颈椎C2～C4椎旁有明确的压痛点，影像无明确颈椎椎间盘突出，颈椎后纵韧带骨化、颈椎不稳定等表现，颈椎旁诊断性阻滞阳性的情况。治疗靶点包括C2背根神经节（dorsal root ganglion, DRG）及C3～C4脊神经内侧支。

9．脑神经疾病　针对脑神经疾病的射频主要是三叉神经痛，治疗靶点包括三叉神经半月节、上颌神经主干、三叉神经周围支（眶上神经、滑车上神经、眶下神经、颏神经等）。适用于疼痛区域严格位于三叉神经支配区，有明确扳机点，高龄且合并症较多无法行微血管减压手术，或头颅MRA未见患侧三叉神经根部血管压迫征象，以及既往行微血管减压手术后复发患者。根据疼痛累及的三叉神经具体分支，可考虑半月神经节射频，或上颌神经主干射频，或三叉神经末梢支如眶下神经、眶上神经、滑车上神经、颏神经射频。眼神经区域疼痛患者不适合半月节射频。

也有文献报道采用颈静脉孔和茎乳孔穿刺行舌咽神经和面神经射频治疗舌咽神经痛和面肌痉挛，但由于舌咽神经和面神经均为混合神经，含运动神经纤维，射频后不可避免地出现轻度球麻痹和面瘫的后遗症。舌咽神经射频若穿刺损伤颈静脉孔区域的颈静脉和迷走神经则后果严重；面肌痉挛射频有较大的永久面瘫发生率，对于患者得不偿失，因此不适合大范围普及开展，不在本章讨论范围内。

二、射频镇痛手术禁忌证

射频镇痛手术创伤轻微，禁忌证相对较少，主要包括：

1．疼痛部位不固定，呈游走性疼痛患者。

2．心因性疼痛，躯体化障碍等疼痛起源部位不明的患者。

3．合并严重焦虑、抑郁、药物依赖、自杀倾向患者。

4．穿刺部位有活动性感染、皮肤缺损患者。

5．行抗凝治疗有出血倾向患者。

6．安装心脏起搏器、脑深部电刺激等含有源脉冲输出可植入装置的患者，行单极射频治疗存在风险。

第三节 射频镇痛手术的常用靶点及手术操作

一、三叉神经半月节射频

（一）体位、麻醉选择及靶点定位

患者采用仰卧位，颈部正中位过伸，即头部保持正中位同时尽量后仰，使下颌尖与鼻尖尽量位于同一水平线，颈部短粗的患者肩部垫薄枕。麻醉采用局麻+静脉麻醉的方式比较稳妥。即在定位和穿刺过程中先采用局麻，而穿刺到位后行射频时采用静脉麻醉，一方面保证患者配合确定穿刺位置精准，另一方面射频时减少患者疼痛，提高患者耐受度和手术体验。

1．C臂定位　C臂采用双斜位定位，即将C臂的影像增强器置于手术床上方，外侧旁开15°～25°，尾侧倾斜25°～35°，根据投照后的卵圆孔形态微调C臂角度，使射线方向基本平行卵圆孔长轴，直至卵圆孔形态显示饱满清晰，并位于下颌支内侧缘与上颌骨外侧缘之间，此时为最佳投照角度（图24-7）。于预定皮肤进针点部位用金属标记，一般位于患侧咬合面水平偏尾侧，口角外缘2～3 cm。面部偏宽扁的患者穿刺点旁开距离较大，而更接近咬合面水平；面部狭长的患者穿刺点旁开距离较小，而更偏咬合面尾侧。后再次投照，根据投照结果，调整标记物位置，直至金属标记投影完整覆盖卵圆孔，标记该区域为个体化穿刺点（图24-8）。

2．CT或术中O臂定位　扫描方向尽量平行外眦-外耳道连线。容积扫描后3D重建，轴位观察卵圆孔形态，有无骨棘分隔，矢状位观察卵圆孔长轴及其与水平面的角度，判断穿刺难易程度。角度越大，穿刺难度越大，穿刺点越需要向咬合面的尾端调整，尤其是卵圆孔外口的前部，该部位的骨质增生容易影响穿刺针顺利进入卵圆孔。冠状位重建也需要观察卵圆孔长轴方向，双侧同时观察一般呈“八”字形，冠状位长轴方向与水平面成角越小，穿刺点需要的旁开距离也越大（图24-9）。

（二）穿刺及定位

消毒铺巾，局麻浸润穿刺点后，以同侧瞳孔中线和耳屏两个标记点确定穿刺角度，缓慢进针，至抵达颅底骨质后确定已进针深度，再次定位。根据定位针尖与卵圆孔位置差异做出微

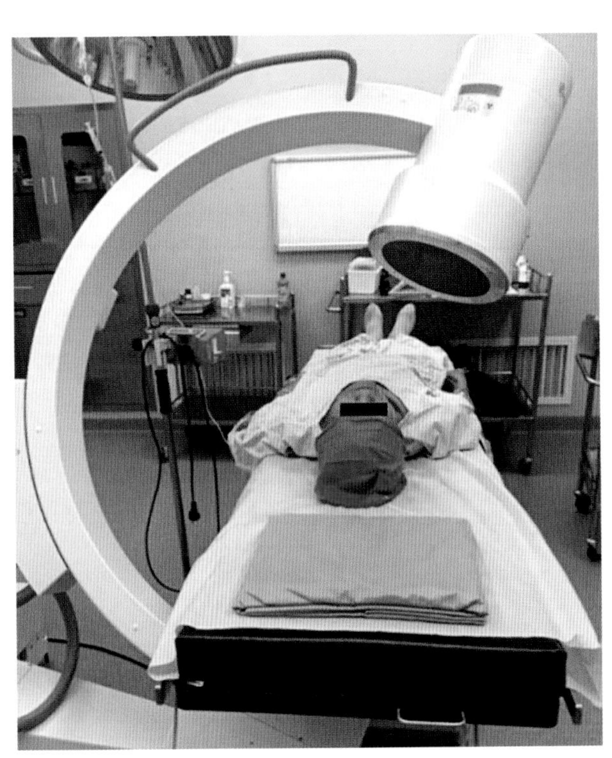

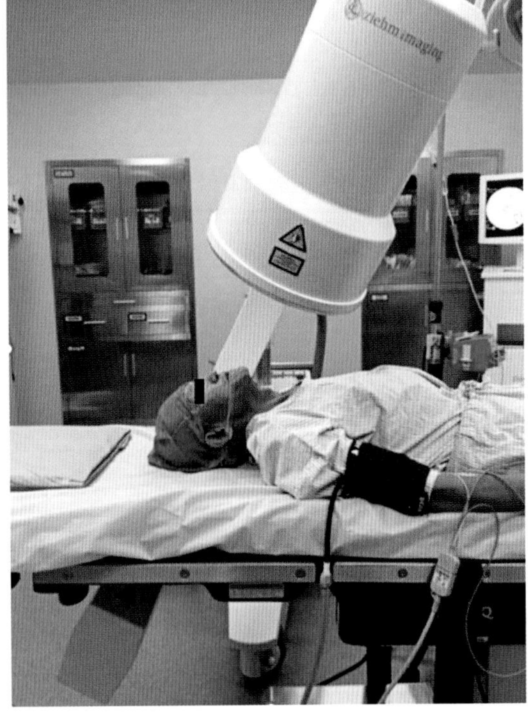

图24-7　三叉神经半月节射频C臂定位的患者体位及C臂球管位置

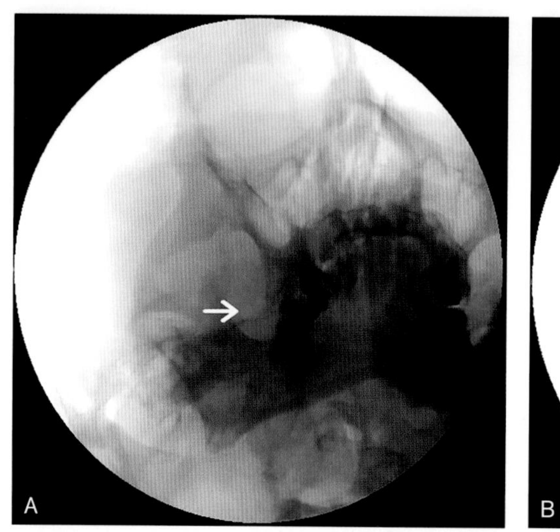

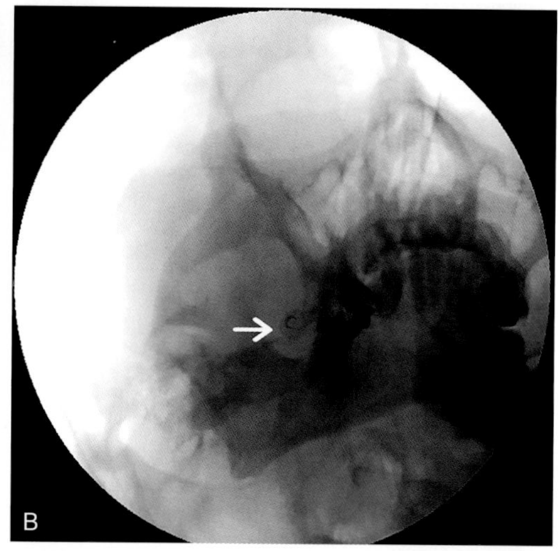

图24-8 C臂同轴定位卵圆孔的定位像。A. 双斜位射线平行长轴定位卵圆孔；B. 用金属标记点同轴覆盖卵圆孔，设计皮肤穿刺点

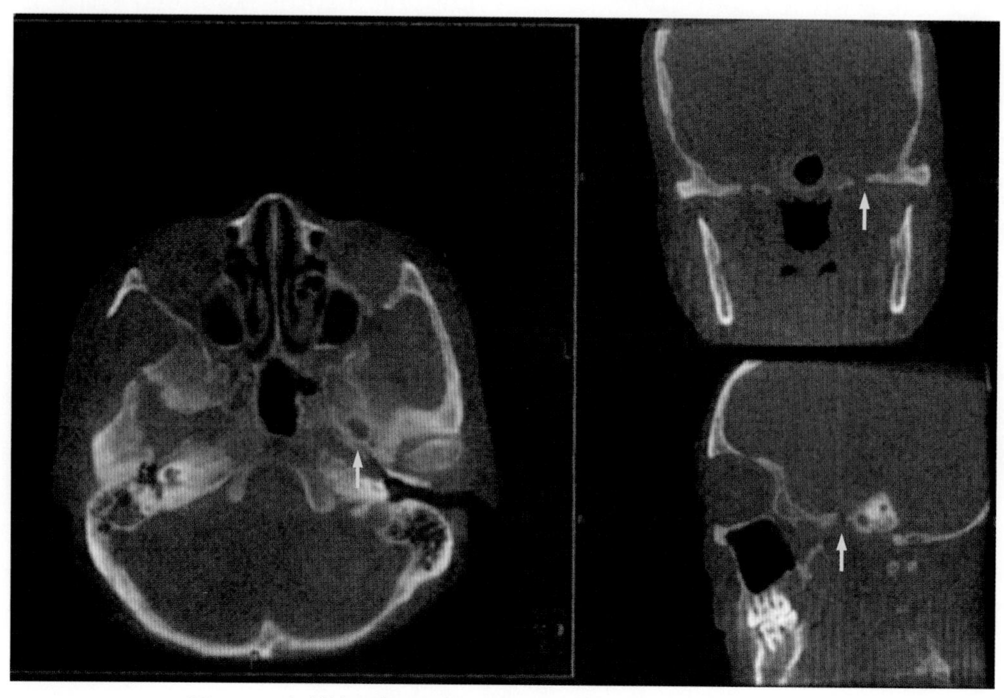

图24-9 穿刺前O臂3D扫描三维重建观察左侧卵圆孔形态

调，至进入卵圆孔外口时，可诱发面部疼痛发作。此时暂停操作，再次定位。确定针尖与卵圆孔关系。一般V1支位置此时针尖位于卵圆孔体表投影内侧缘偏上（左侧：卵圆孔10～11点；右侧：卵圆孔1～2点），V2支穿刺点位于卵圆孔投影内侧缘（左侧：卵圆孔9点；右侧：卵圆孔3点），V3位于卵圆孔的正中央或稍偏内侧。确定针尖与卵圆孔外口的关系后，局部可用0.5%利多卡因0.2～0.5 ml浸润，注意浓度一定要低，剂量要小且注意回抽，防止局麻药物进入脑脊液。一旦针尖进入半月节后则不能再局部使用局麻药物。局麻浸润后，继续深入针尖1～1.5 cm，此时针尖有类似穿入橡皮的质韧感，诱发患者面部较明显疼痛。C臂调整为标准侧位（双侧外耳道重叠）观察针尖位置，一般不超过斜坡延长线（图24-10）。O臂引导穿刺到位见图24-11、图24-12。DSA引导穿刺见图24-13。

（三）术中电刺激及最终射频

退出针芯，此时可能会有少量脑脊液缓慢自套管中滴出。更换射频针，直径0.4 mm，长度10 cm，裸露尖端长度1 mm。采用波宽1 ms方

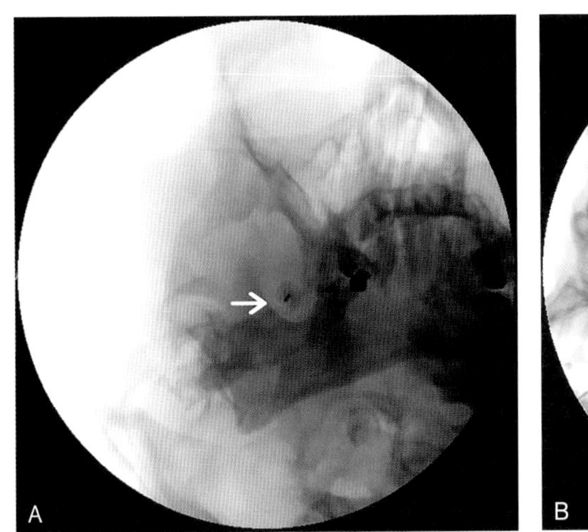

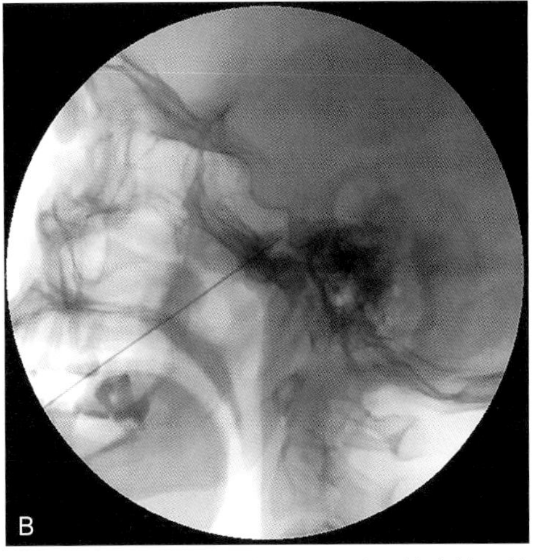

图24-10　穿刺到位后C臂定位穿刺针位置。A．双斜位射线平行长轴穿刺卵圆孔后针尖针尾基本重合；B．侧位显示穿刺针深度，位于颅底卵圆孔内口深方半月节区域，未超过斜坡延长线

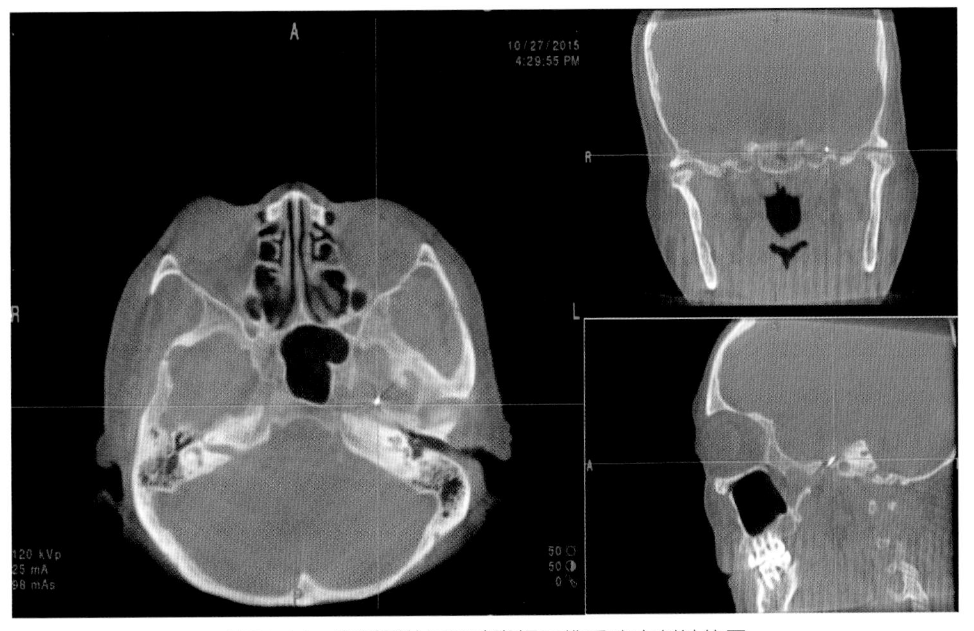

图24-11　穿刺到位后O臂常规三维重建穿刺针位置

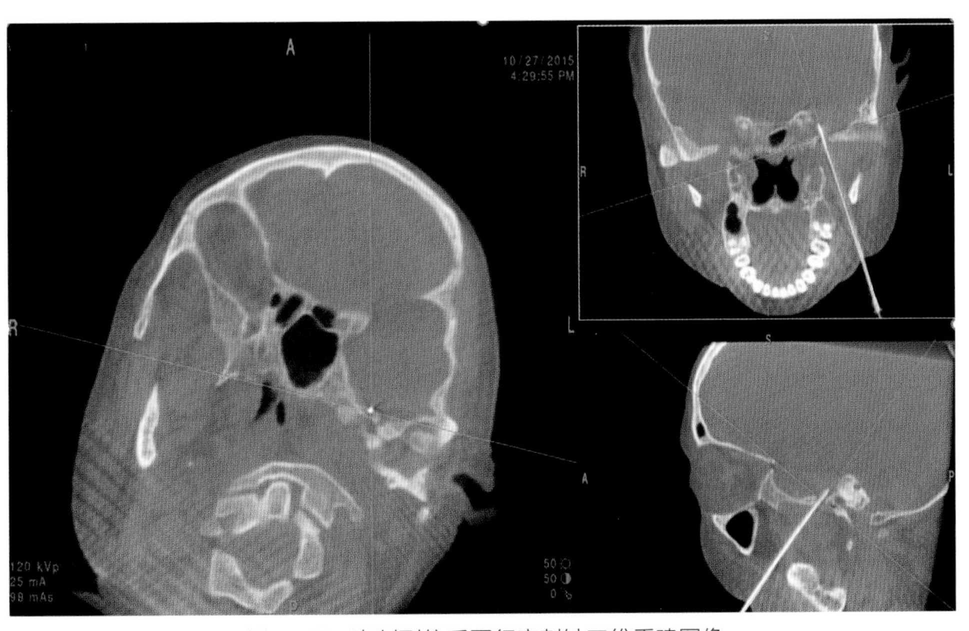

图24-12　穿刺到位后平行穿刺针三维重建图像

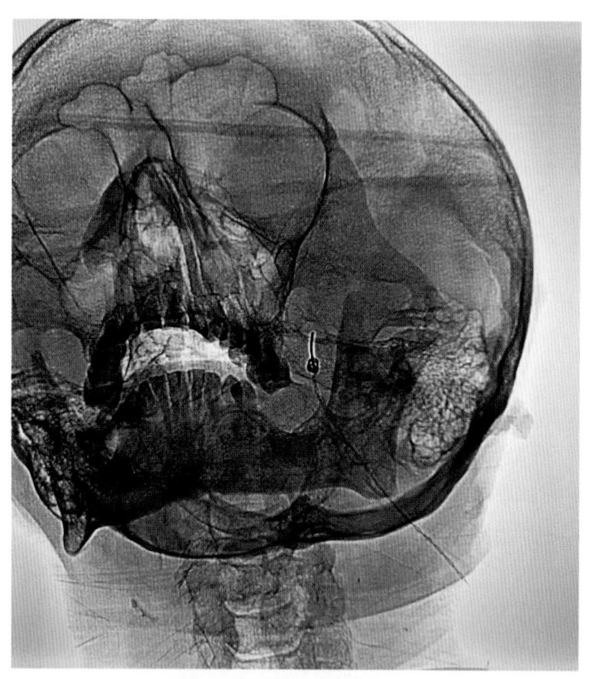

图24-13 DSA影像下半月节射频的电极位置

波刺激，100 Hz测试，诱发面部原有疼痛区域刺痛感的最低电压值为感觉阈值；2 Hz测试，诱发咀嚼肌同频率抽搐的最低电压值为运动阈值。通过电刺激结果判断穿刺准确性，一般感觉阈值为0.05～0.15 V，运动阈值为0.1～0.2 V。感觉阈值超过0.2 V说明针尖没有完全位于半月节内，运动阈值<0.1 V说明针尖离运动根过近。同时需考虑V1支功能保护，100 Hz刺激加大电压至0.5 V不出现V1区域异常感觉，2 Hz刺激电压加大至0.5 V不出现眼动，则不会影响V1感觉。

穿刺针调整完毕后，先采用55℃，标准射频5～10 s预毁损，观察患者有无疼痛反应及区域，判断系统输出是否正常，后静脉给予丙泊酚全麻，面罩给氧。采用75℃，60 s标准射频，边退针边毁损，每次后退1 mm，共5～6个点。患者清醒后，仔细检查面部感觉减退情况，若V2区域仍有疼痛，鼻翼及上口唇仍有扳机点，则补充行同侧眶下神经射频。

（四）术中、术后注意事项

1. 全程需要麻醉支持和生命体征监测，第一次穿刺入半月节及射频刚开始时可能会发生血管迷走神经反射导致心率下降甚至心搏骤停，一般在5～10秒内恢复，提前应用阿托品有助于减少该事件发生率。此外射频时由于疼痛较为剧烈，患者会出现不同程度的血压上升，需提前采用控制性降压，避免血压过高出现心脑血管意外。

2. 穿刺过程中避免反复调整穿刺方向，尽可能一次穿刺配合一次影像定位，最大可能降低穿刺针进入破裂孔、棘孔和海绵窦的风险。同一针道反复穿刺容易造成术后脑脊液通过穿刺道外渗至颅底软组织，造成低颅压头痛。术中严格控制射频温度，避免温度过高造成损毁范围过大而损伤邻近分支。

3. 术后患者常规口服抗生素3天，氯己定液漱口，患侧预防性滴人工泪液2周防止角膜干燥。

4. 前路Hartel入路经卵圆孔穿刺进入半月节可能对V2区域疼痛治疗效果较差，部分患者可考虑经圆孔行上颌神经射频。

5. 半月节射频后面部会遗留不同程度的感觉减退，以及不同程度的同侧咀嚼肌无力。一般咀嚼肌无力2～4周即可恢复，而面部麻木恢复时间较长，部分患者可能遗留长期的局部感觉减退。

二、胸神经背根神经节射频

（一）体位、麻醉选择及靶点定位

患者采用俯卧正中位，肩部及髂骨垫薄枕，腹部及胸部尽可能悬空，减少椎管内静脉丛压力，保持气道通畅；麻醉选择采用局麻+安定镇痛。

根据疼痛区域对应的脊神经皮节水平，确定治疗的靶点背根神经节（dorsal root ganglion, DRG）。胸神经自同序数椎体椎弓根的下缘发出，即T12神经自T12～L1椎间孔发出；胸神经DRG位于同序数椎弓根下缘，在冠状位呈内上向外下走行的梭形结构，长轴5～8 mm，位于椎间孔的中上1/3部位的背侧。

以带状疱疹后神经痛肚脐至腹股沟区域疼痛为例，选择T10～T12的DRG为射频治疗靶点。C臂正侧位定位T10～T12椎弓根，靶点正位位于T10～T12椎弓根皮投影点的6点方向，侧位位于T10～T11、T11～T12、T12～L1椎间孔上1/3的中部。由于肋骨在上、中、下胸段走行方向不一致，为了设计穿刺路径时避开肋骨遮挡，应当让穿刺方向尽量平行肋骨间隙，避开肋骨小头。因此根据靶点的X线正位皮肤投影点选择皮肤穿刺点时，下胸段的皮肤穿刺点选择靶点皮肤投影点的尾端1.5～2 cm，中胸段皮肤穿刺点选择靶点平面，而上胸段皮肤穿刺点选择靶点的头端0.5～1.5 cm；根据患者后背软组织的厚度，皮肤穿刺点选择中线旁开5 cm到7 cm不等，中胸段需避开肩胛骨，必要时让患者上臂外展（图24-14）。

（二）穿刺及定位

消毒铺巾后，局麻穿刺点，采用带针芯的穿刺套管针，向靶点穿刺，需注意向腹侧的穿刺角度要由浅入深，先触及椎骨偏背侧的骨性标记后X线正侧位定位，定位后再微调穿刺角度，避免突然穿刺过深进入腹腔或胸腔。一般于X线正位先调整穿刺针的头尾倾角角度到位，针尖触及椎板骨质，后逐步向腹侧调整角度，至针尖滑过关节突峡部后有落空感，标记穿刺针深度后，继续深入0.5～1 cm，一般针尖即到达靶点。再次正侧位定位后，一般正位针尖位于椎间孔中上1/3的椎弓根中点水平；侧位位于椎间孔中上1/3区域中点；此时可诱发原有疼痛区域过电感（图24-15）。

（三）术中电刺激及最终射频

退出针芯，更换射频针，可选择常规射频、脉冲射频或等离子射频。若是采用常规射频或脉冲射频，则采用波宽1 ms方波刺激，50 Hz或100 Hz刺激测试感觉阈值，2 Hz刺激测试运动阈值。通过电刺激结果判断穿刺准确性，一般感觉阈值为0.05～0.15 V，运动阈值为0.1～0.2 V。若采用低温等离子射频，则用消融模式刺激1～2 s即可诱发疼痛区域刺痛过电感。若是采用前端可弯曲的射频电极，则此时可将电极尖端向背侧调整，可远离运动根，增加治疗安全性（图24-16）。

穿刺针位置调整完毕后，若采用常规射频，则一般采用55℃、65℃两档，每档分2次，各治疗60秒，通过后退针尖1～2 mm，再射频治疗2

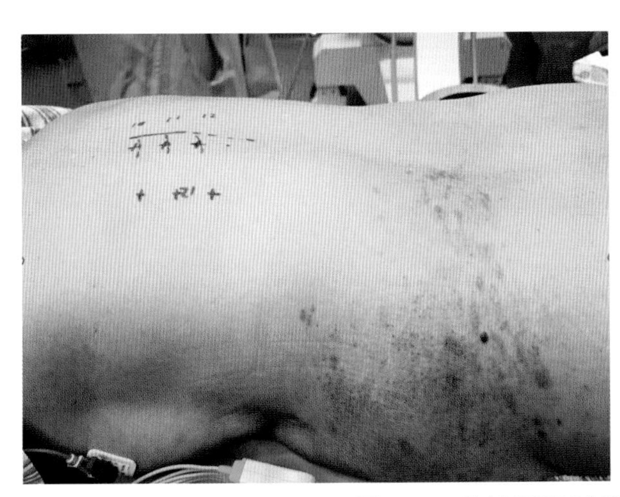

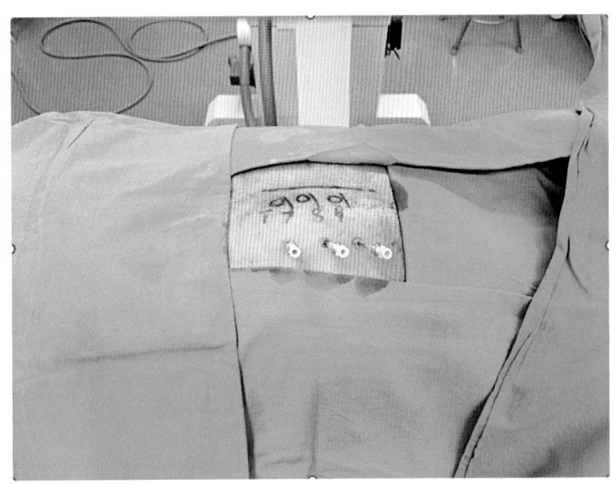

图24-14 胸神经DRG射频的皮肤穿刺点及穿刺角度

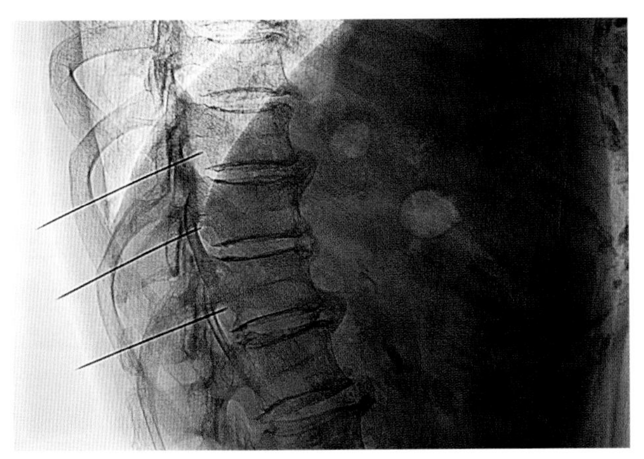

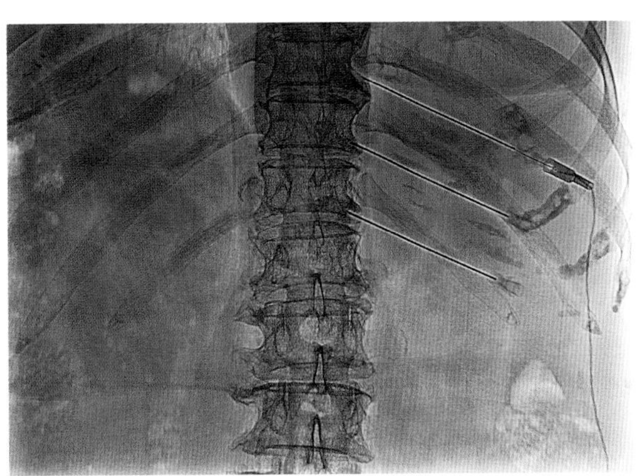

图24-15 DRG射频穿刺针到位后术中X线正侧位像

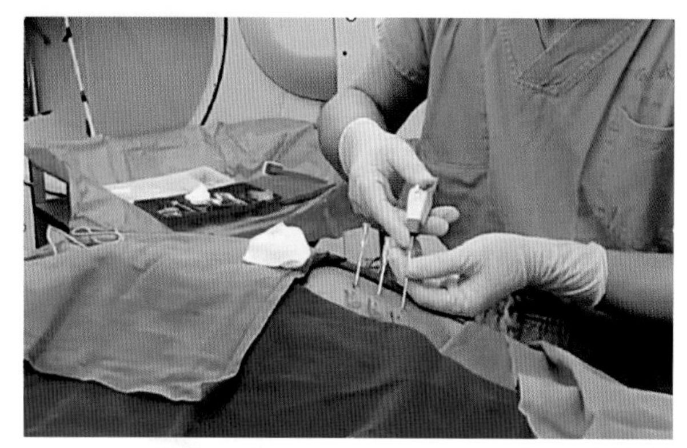

图24-16 采用前端可弯曲射频电极的术中操作

次，总共治疗3个点，基本可覆盖DRG全长。脉冲射频治疗靶点数量不变，温度控制在42℃左右，每次治疗180～240秒。若为低温等离子射频，则采用1～4挡的顺序，逐步提高射频能量，每档治疗3～4次，每次持续10～15秒，同样也通过后退穿刺针，做2～3个点的射频。背根神经节射频过程中患者疼痛较为剧烈，根据患者反馈，可静脉采用右旋美托咪定或羟考酮等镇痛药物。

（四）DRG射频术中、术后注意事项

1．DRG穿刺过程中进针一定要缓慢，穿刺针与水平面的角度一定要由小到大，避免针尖直接进入腹腔或胸腔。

2．针尖滑过上关节突或椎弓峡部进入椎间孔后，要及时影像定位，避免进针过深穿破硬膜囊造成脑脊液漏。穿刺针到位后，去除针芯，观察有无清亮液体持续流出，接注射器轻轻回抽有无气体及血液，避免过度负压回抽。

3．部分患者穿刺到位后，去除针芯可见套管中搏动性出血较汹涌，考虑为针尖损伤神经根动脉所致，此时可略回退穿刺套管，直接置入射频针，采用双极射频模式用作止血，待出血停止后再置入针芯，保持数分钟后一般出血可控制。后再微调穿刺针，避开根动脉位置重新射频。选择直径较细的穿刺针有助于减少根动脉损伤。

4．DRG射频时患者疼痛较明显，若考虑靶点区域局部浸润麻醉，则容易导致局麻药物进入蛛网膜下腔造成全脊髓麻醉。可回退穿刺针1～1.5 cm，回抽无气体及血液后，缓慢注射0.5%利多卡因0.2～0.5 ml，过高的局麻药物浓度和过量过快注射存在进入蛛网膜下腔风险。

5．DRG射频后，原有的镇痛药物不建议马上停用，建议继续应用2周，若2周内疼痛完全消失，则可逐步停药。

6．术后疼痛区域感觉可存在不同程度减退。

三、腰脊神经内侧支射频

（一）体位、麻醉选择及靶点定位

与胸神经DRG射频类似，患者采用正中俯卧位，肩部及髂骨垫枕，腹部及胸部悬空，减少椎管内静脉丛压力，头部可用软垫，患者可自由活动颈部，保持气道通畅。腰脊神经内侧支射频术中疼痛较轻，麻醉可选择采用单纯局麻，疼痛阈值较低的患者可考虑地西泮（安定）镇痛麻醉。

内侧支源自脊神经背支，直径小于1 mm，从横突间隙离开，沿下位椎体横突和上关节突外侧交界区域的上缘斜向内下走行，经乳突与副突之间的骨纤维管，跨过椎板后缘，由外上转向内下，由中线附近穿深筋膜至皮下，发出分支支配小关节、多裂肌以及棘间与棘上韧带。内侧支跨过横突根部上缘的部位比较固定，是常用的射频治疗靶点。L5神经比较特殊，没有内侧支，其背支从S1上关节突与髂骨翼的交界部位向后内走行。

每个腰椎小关节接受相邻两个脊髓节段发出的神经支配，即由椎体对应的同序数脊神经和上一节段脊神经发出的背支分出的内侧支共同支配。这有很强的临床意义，解释了为何腰椎小关节源性疼痛其位置往往不容易准确定位，以及临床上需同时阻滞两个节段的神经才能很好地缓解疼痛。如L4～L5关节突关节病变造成小关节源性腰痛，则需同时治疗L3和L4内侧支（图24-17）。

根据体表骨性标记定位时，先扪及相应椎体棘突，于棘突平面略下缘，中线旁开5 cm为穿刺点。最常用的靶点定位方法仍是X线正位，需注意多数小关节源性腰痛患者存在一定关节突关节骨质增生和腰椎旋转畸形，注意将目标节段的棘突置于两个椎弓根投影中央，需清晰显示横突根部与上关节突交界区域。仍以L4～L5关节突关节病变为例，需进行L3和L4内侧支射频，正位上以L4和L5横突根部上缘与上关节突肩部交界

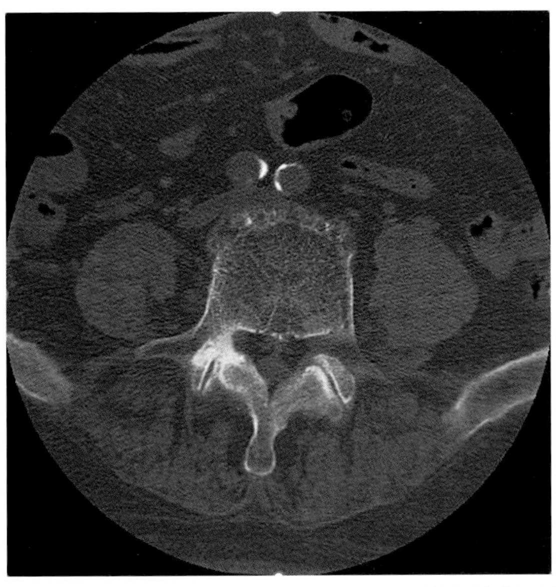
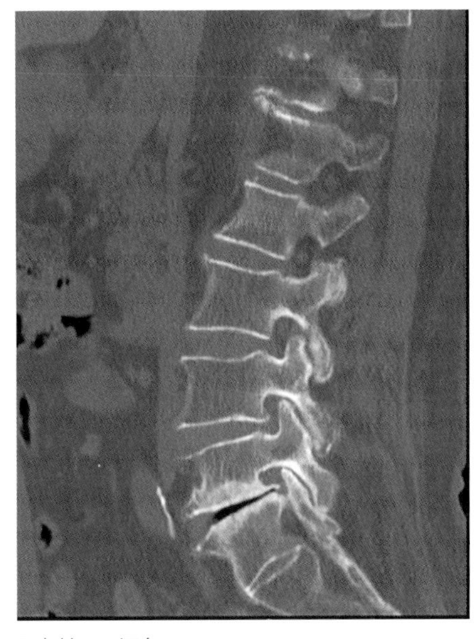

图24-17　腰椎小关节源性腰痛的CT征象

点为治疗靶点。一般选择该靶点的皮肤投影点旁开4～6 cm，头端2～3 cm为穿刺点，斜向内侧和尾侧穿刺。该旁开距离和穿刺方向不容易进入椎间孔，相对比较安全（图24-18）。

（二）穿刺及定位

消毒铺巾后，先采用细针局麻穿刺点及皮下，后用25G带芯10 cm穿刺针斜向内侧及尾侧进针，直至接触到关节突关节或横突骨质，根据C臂正位影像调整穿刺角度。若感觉针尖触及骨质后又滑向深方，可能是针尖滑过横突上缘进入椎间孔，此时若穿刺过深会损伤神经根，需退针后略往患者尾端调整。理想的穿刺针尖端位置应当是C臂X线斜位片时，针尖位于“苏格兰犬”的眼睛部位。对于L5内侧支的定位，C臂X线的标记点位于S1上关节突与髂骨翼交界的沟内。骨盆前方垫泡沫软垫有助于减少髂后上嵴对操作的阻挡。若髂后上嵴过高或髂骨过于内聚，则穿刺点无须过于靠外，一般较S1上关节突根部的X线体表投影点略靠外即可（图24-19）。

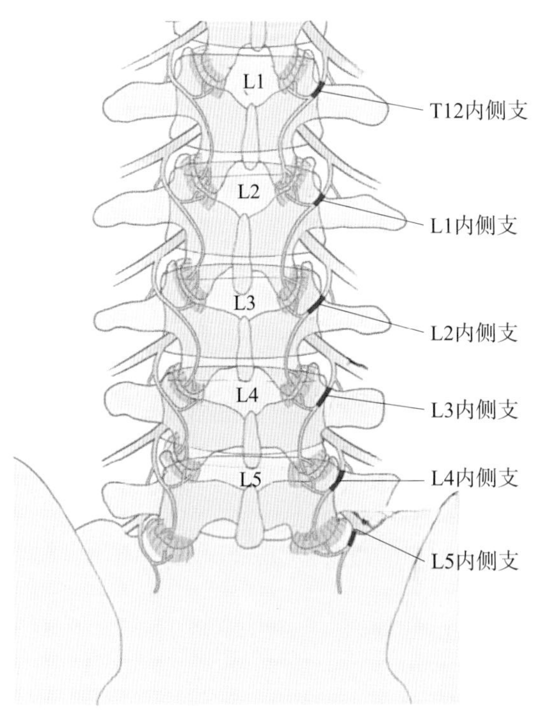

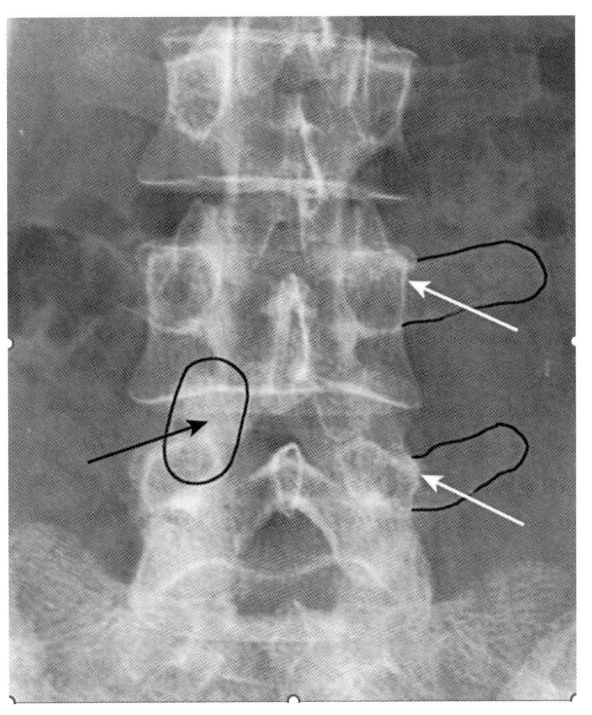

图24-18　脊神经内侧支的走行及内侧支射频的治疗靶点

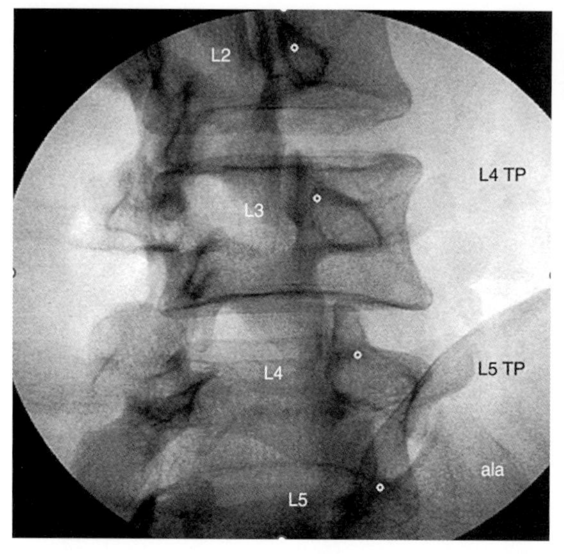

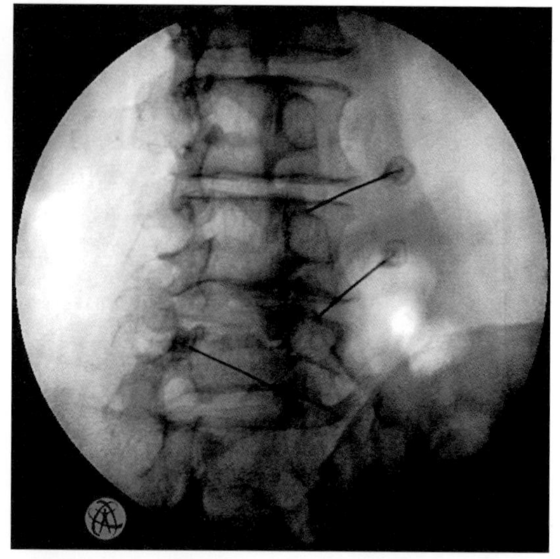

图24-19 内侧支射频靶点示意图及穿刺针位置

（三）术中电刺激及最终射频

穿刺到位后，撤出针芯，更换裸露尖端5 mm的射频针，采用1 ms方波刺激，100 Hz刺激时测试感觉阈值，若0.2 V以下诱发腰部酸胀感，则针尖位置非常理想，说明针尖直接位于脊神经内侧支；一般感觉阈值在0.5 V以下行连续射频均有效果。2 Hz刺激测试运动阈值：位置准确0.2～0.3 V即可诱发明显椎旁多裂肌抽搐（图24-20），加大至1.0 V仍不会诱发下肢运动。

电刺激针尖位置满意后，轻轻回抽套管，无血液、脑脊液，给予每个靶点注射1%利多卡因0.2 ml。一般采用射频毁损模式，每个靶点间隔2 mm治疗2～3次，每次给予70 ℃，2次60秒射频周期。期间注意监测患者下肢运动和感觉，若出现下肢麻木或无力则立刻终止射频治疗。

（四）术中、术后注意事项

1．内侧支较纤细，小关节源性腰痛的患者本身合并局部骨质增生，射频针尖有时很难到达治疗靶点。在影像定位针尖未进入椎间孔及椎板间隙前提下，这种情况可以给射频针“带电刺激”，如保持50 Hz、0.25 V的持续刺激输出，于骨质表面微调射频针尖，观察患者反应，若突然出现腰部区域酸胀感，则针尖可能位于内侧支。

2．内侧支射频后由于内侧支反应性水肿，术后早期可能一过性腰部酸胀感加重。可于射频结束后局部预防性注射局麻药和中长效激素，提高患者疗效满意度。

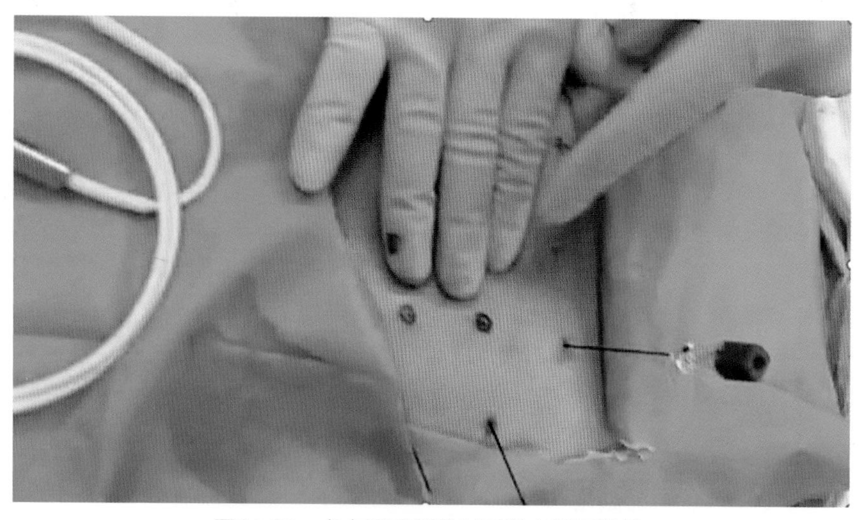

图24-20 术中运动刺激时诱发多裂肌抽搐

四、腰椎间盘射频

（一）体位、麻醉选择及靶点定位

患者俯卧于透X线手术床，下腹部垫枕约10 cm，尽量让腰部前突减少，腰曲平直。增加棘突间隙，减少穿刺难度。椎间盘穿刺射频术中疼痛较轻，可选择纯局麻，痛阈低的患者可静脉给予右旋美托咪定，减轻焦虑紧张。

椎间盘穿刺最重要的解剖参考点为Kambin三角，在脊柱侧位上观察，为不对称的直角三角形（图24-21）。其斜边位于腹侧，为经过椎间孔中上部向腹外侧走行的出口神经根（exiting nerve）；其较长的直角边为下位椎体上关节突腹侧面以及硬膜囊和穿行神经根（transverse nerve）的腹外侧；其较短的直角边位于下位椎体椎弓根上缘。从该区域经皮穿刺椎间盘比较安全。

椎间盘射频靶点的影像定位通常采用标准X线正侧位定位，正位上目标间盘的下终板应该呈一直线，棘突位于两个椎弓根投影中间；侧位上两侧椎弓根和上关节突在同一水平。根据目标间盘，正位上以上、下两个椎弓根中点连线水平的椎间孔中下1/3为靶点，侧位上以椎间隙中后1/3为靶点（图24-22）。

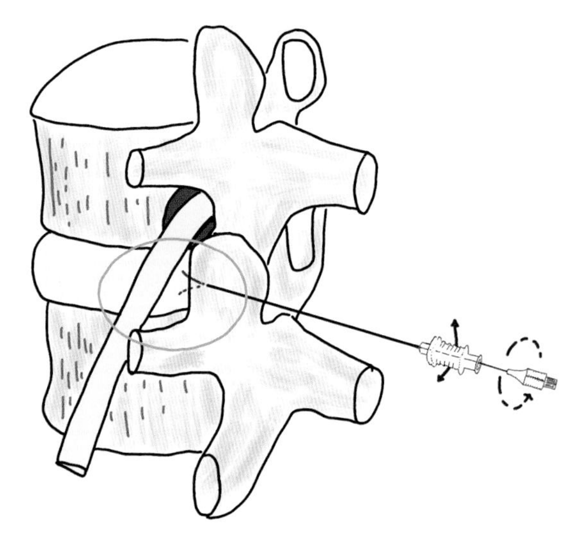

图24-21　Kambin安全三角及椎间盘射频的穿刺靶点

（二）穿刺及定位

根据治疗目的的不同，以及射频电极是否可前端转弯，可选择同侧穿刺或对侧穿刺。若为不可弯曲射频电极，一般选择同侧穿刺，若考虑盘内减压，以缩小髓核体积，降低盘内压力为治疗目标，穿刺应深入椎间盘；若以改善根性症状为主，穿刺针尖不需太深。如果选择前端弯曲射频电极，考虑改善根性症状的时候可从对侧进行穿刺（图24-23）。

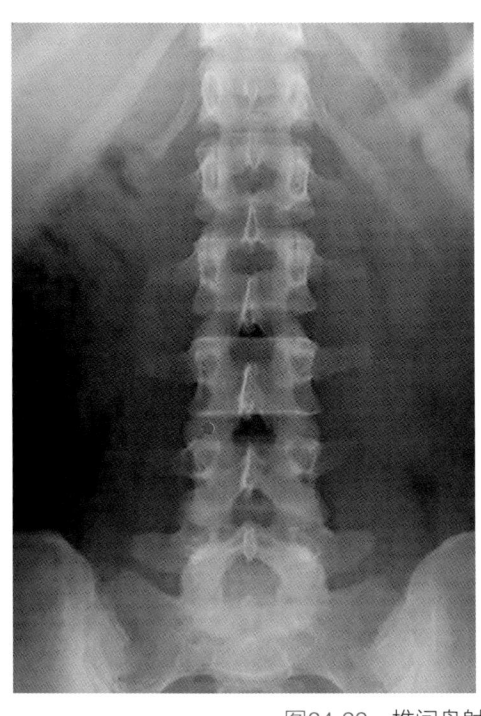

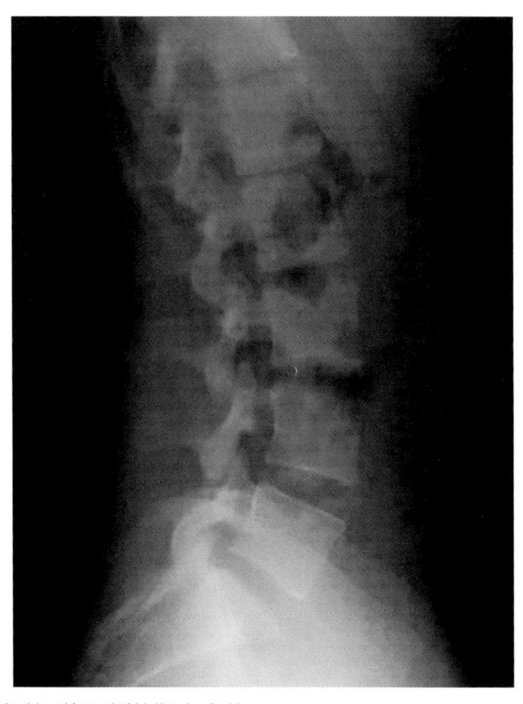

图24-22　椎间盘射频的X线正侧位靶点定位

确定穿刺点侧别后，一般选择距离中线8～10 cm为穿刺点的旁开距离，根据侧位目标椎间盘的头尾倾角度，以靶点在X线正位的皮肤投影点斜向头端相应角度与旁开距离的交点为穿刺点（图24-24）。

消毒铺巾后，1%利多卡因局麻浸润，肌肉筋膜部位疼痛敏感，需阻滞到位。用射频穿刺针向目标椎间隙经Kambin三角穿刺进入椎间盘。X线正侧位确定穿刺位置，穿刺针位置良好后，撤出针芯，置入射频针，再次定位（图24-25）。

（三）术中电刺激及最终射频

若采用普通热射频，可采用2 Hz、1 ms方波刺激，一般不会诱发下肢抽搐，若出现下肢抽搐，则电极尖端位置可能距离出口根较近，需调整穿刺位置；若采用对侧穿刺可弯曲低温等离子射频，术中消融脚踏0.5 s，如出现刺激症状时，将刀头的尖端向后移1～2 mm，再进行消融脚踏0.5 s，如患者没有出现刺激症状时，认定为安全区域可再次进行消融。

椎间盘射频由于主要采用射频热效应让髓核组织皱缩，间接减轻盘内和神经根压力，因此采用的射频针需直径大一些，裸露尖端长一些，射频治疗的点需要多一些，一般至少做5个点以上的射频，每个点间距2～3 mm，每个靶点治疗时间3～5 min。治疗期间动态观察下肢感觉和肌力，注意患者反馈。

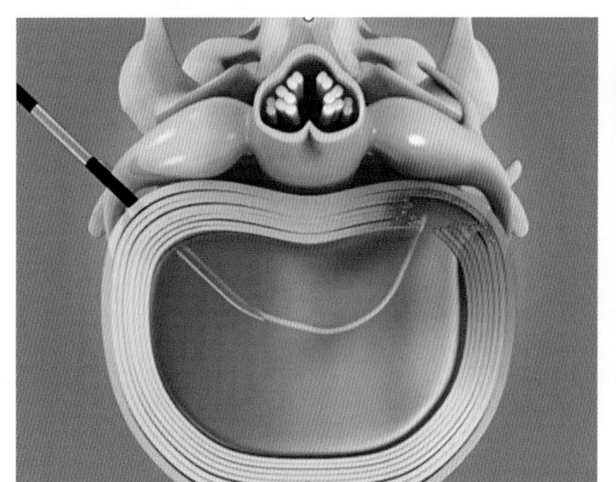
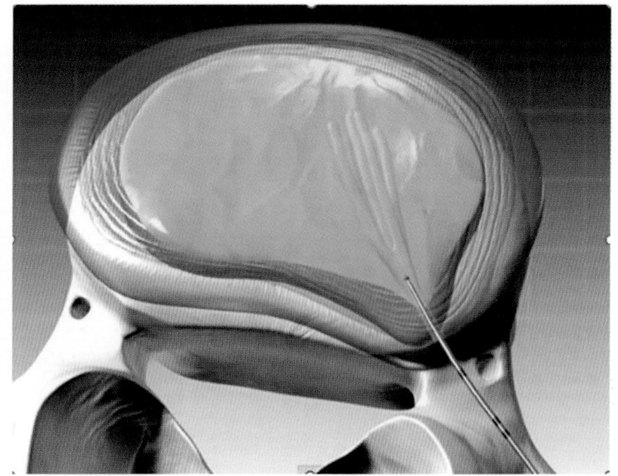

图24-23　同侧和对侧穿刺椎间盘射频示意图

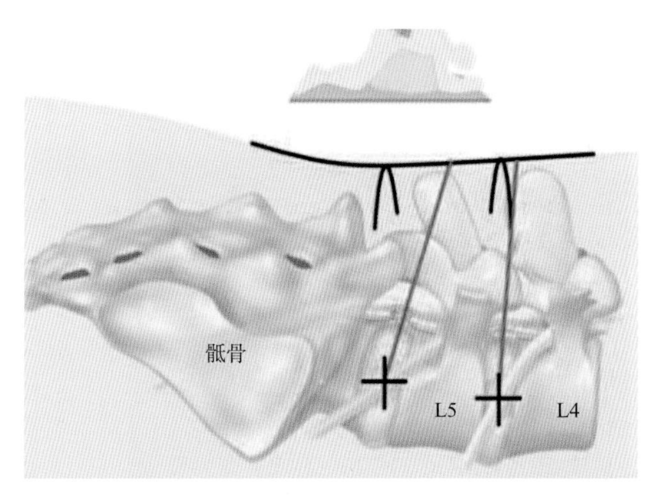

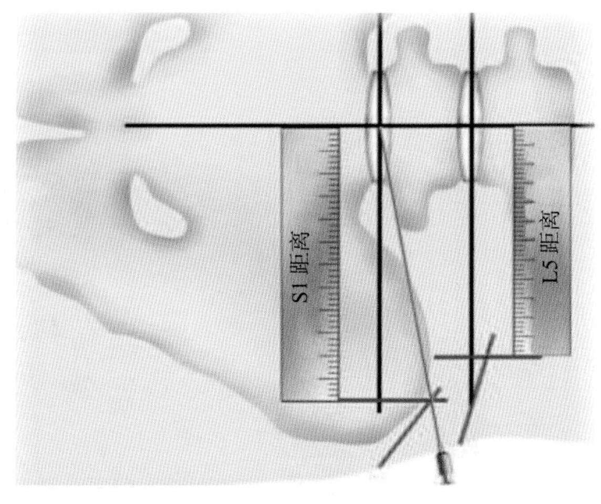

图24-24　椎间盘射频穿刺皮肤进针点的确定

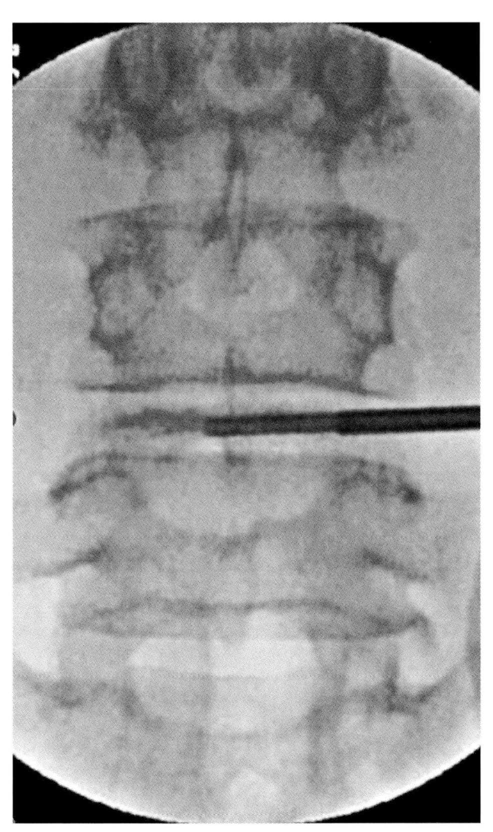
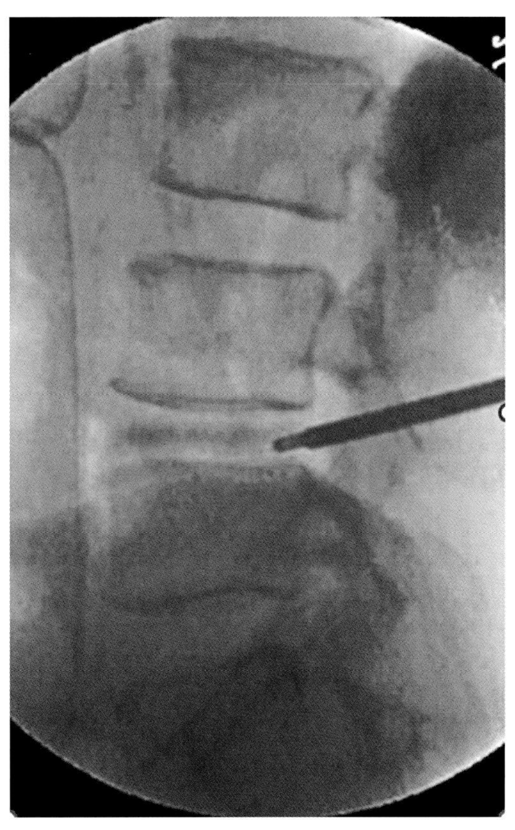

图24-25　同侧穿刺行椎间盘射频的电极位置

（四）术中、术后注意事项

1．椎间盘病变患者合并不同程度的椎间隙高度降低，椎间隙重度塌陷、终板炎严重的患者可能存在椎间隙穿刺困难，应注意穿刺方向平行椎间隙。

2．椎间盘射频采用的射频针较粗，距离出口神经和穿行神经、硬膜囊较近，神经损伤、脑脊液漏的风险较椎管外的射频治疗发生概率高，术中需轻柔操作，随时注意患者反馈，位置把握不准的时候多行术中X线定位。

3．椎间盘射频为间接减压，没有解决纤维环撕裂缺损的问题，穿刺操作新增加了纤维环裂口，不可避免有术后髓核再突出和症状复发的可能。因此椎间盘射频术后患者早期2～4周内尽量不做或少做加大椎间隙负荷的动作，避免久坐、久站、负重等。

（倪　兵）

参考文献

1. Chapman KB, Schirripa F, Oud T, et al. Two-needle technique for lumbar radiofrequency medial branch denervation: a technical note. Pain Physician, 2020, 23(5): E507-E516.
2. Chen CK, Phui VE, Nizar AJ, et al. Percutaneous t2 and t3 radiofrequency sympathectomy for complex regional pain syndrome secondary to brachial plexus injury: a case series. The Korean Journal of Pain, 2013, 26(4): 401-405.
3. Dauffenbach JP, Sharma MS. Selective dorsal root ganglion pulsed radiofrequency lesioning combined with gabapentin in the treatment of postherpetic neuralgia: The unanswered questions. Neurology India, 2018, 66(6): 1711-1712.
4. Engel A, King W, Schneider BJ, et al. The effectiveness of cervical medial branch thermal radiofrequency neurotomy stratified by selection criteria: a systematic review of the literature. Pain Medicine (Malden, Mass.), 2020, 21(11): 2726-2737.

5. Fang L, Tao W, Jingjing L, et al. Comparison of high-voltage- with standard-voltage pulsed radiofrequency of gasserian ganglion in the treatment of idiopathic trigeminal neuralgia. Pain Practice, 2015, 15(7): 595-603.
6. Gabrhelik T, Michalek P, Adamus M, et al. Percutaneous upper thoracic radiofrequency sympathectomy in Raynaud phenomenon: a comparison of T2/T3 procedure versus T2 lesion with phenol application. Regional Anesthesia and Pain Medicine, 2009, 34(5): 425-429.
7. Halim W, van der Weegen W, Lim T, et al. Percutaneous cervical nucleoplasty vs. pulsed radio frequency of the dorsal root ganglion in patients with contained cervical disk herniation; a prospective, randomized controlled trial. Pain Practice, 2017, 17(6): 729-737.
8. Han Z, Hong T, Ding Y, et al. CT-guided pulsed radiofrequency at different voltages in the treatment of postherpetic neuralgia. Frontiers in Neuroscience, 2020, 14: 579486.
9. He Q, Zhu J, Luo G, et al. Efficacy of percutaneous radiofrequency sympathectomy versus percutaneous ethanol sympatholysis in the treatment of primary hyperhidrosis. Pain Physician, 2022, 25(4): E689-E695.
10. Hetta DF, Mohamed SAB, Mohamed KH, et al. Pulsed radiofrequency on thoracic dorsal root ganglion versus thoracic paravertebral nerve for chronic postmastectomy pain, a randomized trial: 6-month results. Pain Physician, 2020, 23(1): 23-35.
11. Jensen TS. Pulsed radiofrequency: a novel treatment for chronic cervical radicular pain? Pain, 2007, 127(1-2): 3-4.
12. Ke M, Yinghui F, Yi J, et al. Efficacy of pulsed radiofrequency in the treatment of thoracic postherpetic neuralgia from the angulus costae: a randomized, double-blinded, controlled trial. Pain Physician, 2013, 16(1): 15-25.
13. Kim K, Jo D, Kim E. Pulsed radiofrequency to the dorsal root ganglion in acute herpes zoster and postherpetic neuralgia. Pain Physician, 2017, 20(3): E411-E418.
14. Kim NH, Hong Y, Lee SH. Two-year clinical outcomes of radiofrequency focal ablation using a navigable plasma disc decompression device in patients with lumbar disc herniation: efficacy and complications. Journal of Pain Research, 2018, 11: 2229-2237.
15. Koopman JSHA, de Vries LM, Dieleman JP, et al. A nationwide study of three invasive treatments for trigeminal neuralgia. Pain, 2011, 152(3): 507-513.
16. Lee SH, Choi HH, Chang MC. Comparison between ultrasound-guided monopolar and bipolar pulsed radiofrequency treatment for refractory chronic cervical radicular pain: A randomized trial. Journal of Back and Musculoskeletal Rehabilitation, 2022, 35(3): 583-588.
17. Lin CS, Lin YC, Lao HC, et al. Interventional treatments for postherpetic neuralgia: a systematic review. Pain Physician, 2019, 22(3): 209-228.
18. Lynch PJ, McJunkin T, Eross E, et al. Case report: successful epiradicular peripheral nerve stimulation of the C2 dorsal root ganglion for postherpetic neuralgia. Neuromodulation: Journal of the International Neuromodulation Society, 2011, 14(1): 58-61; discussion 61.
19. Naderi Nabi B, Sedighinejad A, Haghighi M, et al. Comparison of transcutaneous electrical nerve stimulation and pulsed radiofrequency sympathectomy for treating painful diabetic neuropathy. Anesthesiology and Pain Medicine, 2015, 5(5): e29280.
20. Nguyen T, Chan K, Chryssidis S, et al. CT guided radiofrequency ablation of the cervical medial branch using a lateral approach in the supine patient. Journal of Spine Surgery (Hong Kong), 2017, 3(3): 463-467.
21. Nie HY, Qi YB, Li N, et al. Comprehensive comparison of therapeutic efficacy of radiofrequency target disc decompression and nucleoplasty for lumbar disc herniation: a five year follow-up. International Orthopaedics, 2018, 42(4): 843-849.
22. Saxena AK, Lakshman K, Sharma T, et al. Modulation of serum BDNF levels in postherpetic neuralgia following pulsed radiofrequency of intercostal nerve and pregabalin. Pain Management, 2016, 6(3): 217-227.
23. Simopoulos TT, Kraemer J, Nagda JV, et al. Response to pulsed and continuous radiofrequency lesioning of the dorsal root ganglion and segmental nerves in patients with chronic lumbar radicular pain. Pain Physician, 2008, 11(2): 137-144.
24. Smuck M, Crisostomo RA, Trivedi K, et al. Success of initial and repeated medial branch neurotomy for zygapophysial joint pain: a systematic review. PM & R: The Journal of Injury, Function, and Rehabilitation, 2012, 4(9): 686-692.
25. Spatz AL, Zakrzewska JM, Kay EJ. Decision analysis of medical and surgical treatments for trigeminal neuralgia: how patient evaluations of benefits and risks affect the utility of treatment decisions. Pain, 2007, 131(3): 302-310.
26. Sterman-Neto H, Fukuda CY, Duarte KP, et al. Balloon compression vs radiofrequency for primary trigeminal neuralgia: a randomized, controlled trial. Pain, 2021, 162(3): 919-929.
27. Texakalidis P, Tora MS, Boulis NM. Neurosurgeons' armamentarium for the management of refractory postherpetic neuralgia: a systematic literature review. Stereotactic and Functional Neurosurgery, 2019, 97(1): 55-65.
28. Wan CF, Liu Y, Dong DS, et al. Bipolar high-voltage, long-duration pulsed radiofrequency improves pain relief

in postherpetic neuralgia. Pain Physician, 2016, 19(5): E721-728.
29. Wan Q, Zhang D, Cao X, et al. CT-guided selective percutaneous radiofrequency thermocoagulation via the foramen rotundum for isolated maxillary nerve idiopathic trigeminal neuralgia. Journal of Neurosurgery, 2018, 128(1): 211-214.
30. Waring PH. “True” lateral imaging for lumbar radiofrequency medial branch neurotomy. Pain Medicine (Malden, Mass.), 2020, 21(2): 424-425.
31. Zhu J, Fei Y, Deng J, et al. Application and therapeutic effect of puncturing of the costal transverse process for pulsed radiofrequency treated T1-T3 herpes zoster neuralgia. Journal of Pain Research, 2020, 13: 2519-2527.
32. 蔡莉, 周卫华, 张海英. 低温等离子手术系统性能探讨. 中国医学装备, 2009, 6(12): 24-25.
33. 带状疱疹后神经痛诊疗共识编写专家组. 带状疱疹后神经痛诊疗中国专家共识. 中国疼痛医学杂志, 2016, 22(3): 161-167.
34. 韩嵩博, 柳晨, 李水清, 等. CT引导下射频治疗慢性疼痛的进展. 中国介入影像与治疗学, 2012, 9(9): 701-703.
35. 孟岚, 任浩, 赵春美, 等. 射频热凝和脉冲射频治疗三叉神经痛疗效和安全性评价. 中国疼痛医学杂志, 2021, 27(12): 898-904.
36. 苗羽, 刘波涛, 王海宁, 等. 超声引导下颈神经根脉冲射频治疗带状疱疹神经痛的临床研究. 中国疼痛医学杂志, 2021, 27(2): 127-132.
37. 倪兵, 胡永生, 卢光, 等. C臂个体化确定穿刺点在半月节射频中的应用. 中国微侵袭神经外科杂志, 2019, 24(7): 310-313.
38. 倪兵, 朱宏伟, 陶蔚, 等. O臂引导下经卵圆孔半月节射频治疗三叉神经痛. 中国疼痛医学杂志, 2016, 22(4): 305-307.
39. 任志伟, 胡永生, 李建宇, 等. 三叉神经射频的疗效分析与半月节解剖差异特点回顾. 中国疼痛医学杂志, 2019, 25(8): 592-596.
40. 孙雪华, 王德强, 姚光, 等. 腰交感神经节射频热凝治疗下肢神经病理性疼痛的临床观察. 中国疼痛医学杂志, 2011, 17(2): 102-103.
41. 王宁, 胡永生. 神经导航联合电生理监测半月节射频治疗三叉神经痛. 中国疼痛医学杂志, 2016, 22(11): 823-827.
42. 赵燕, 鄢盛杰, 邬小玫. 用于房颤治疗的射频消融技术进展. 中国医疗器械杂志, 2018, 42(5): 350-353.
43. 周茂胜, 常欣. 射频消融原理及应用. 当代医学, 2009, 15(21): 18-19.
44. 朱宏伟, 倪兵. 三叉神经痛微创治疗现状及展望. 武警医学, 2020, 31(8): 645-648, 653.

第二十五章　经颅磁刺激技术

经颅磁刺激（transcranial magnetic stimulation, TMS）技术通过对神经系统施加时变性的脉冲磁场，改变神经细胞的膜电势并产生感应电流，进而影响神经系统的兴奋性及代谢水平，引发一系列的生理、化学变化。TMS具有无创性、安全性高等优点，是20世纪一项新兴的无创性神经调控技术，它与脑电图（EEG）、肌电图（EMG）、事件相关电位（ERP）、功能性磁共振成像（fMRI）、正电子发射成像（PET）等多种技术结合，在神经科学、认知科学和临床治疗领域日益广泛地使用。

第一节　经颅磁刺激的发展史及原理

一、经颅磁刺激发展简史

1965年，Brickford和Fleming利用300 ms的瞬变磁场（特斯拉）对人类的周围神经进行了刺激，这是首次在人体上进行磁刺激试验。英国谢菲尔德大学的Barker在1974年开始对磁场作用于周围神经进行了研究。1985年，Barker等在进行了10多年的研究和探索后，终于向全世界宣布，他们已经成功地用手中的磁场线圈刺激了大脑皮质的运动区，在受试者正中神经记录到明显的运动诱发电位（MEP），受试者没有明显的疼痛和不适感。1988年，中国同济医学院同济医院廖家华，采用国产设备和材料，研制出国内自主的经颅磁刺激装置，填补了国内空白。1988年，日本九州大学的上野发明了“8”字形线圈来刺激大脑皮质。截至目前，TMS应用最多的是圆形和“8”字形线圈。1989年，美国Cadwell实验室成功研发了重复经颅磁刺激装置，能够通过编程实现长时间的持续输出，主流的rTMS装置的最高刺激频率已达100 Hz。2009年，由中国自主研发的TMS装置通过了国家食品药品监督管理局注册证并获准上市。TMS硬件设备的不断完善与成熟，为临床、科研领域的应用奠定了基础（图25-1、图25-2）。

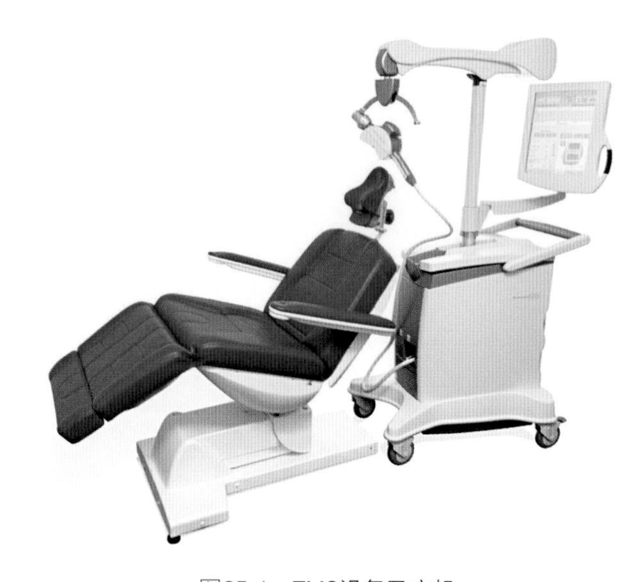

图25-1　TMS设备及主机

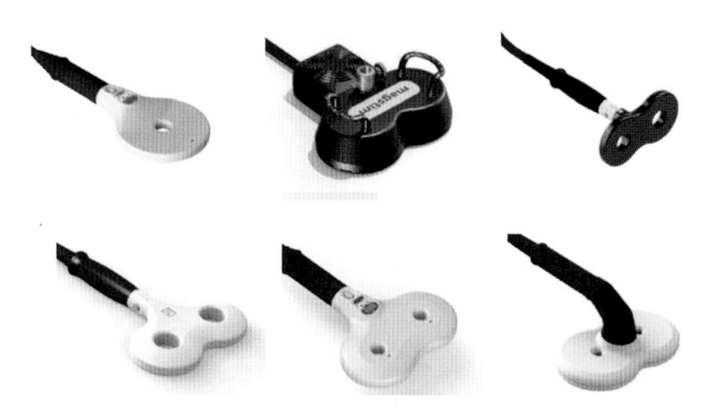

图25-2　TMS各类线圈

二、经颅磁刺激的技术原理

（一）工作原理

TMS通过一系列高电压、大容量的电容器进行充电，以电子开关对线圈进行放电，从而在1 ms内产生几千个安培的电流，瞬间功率达到数十兆瓦，最终在刺激线圈表面可以产生1～4 T的脉冲磁场（tesla，T，特斯拉）。TMS装置主要由主电路和刺激线圈构成，主电路由充电电路、储能电容、脉冲整形电路以及可控硅开关几部分构成。磁场刺激所需要的电能是通过高压电源对蓄电容器进行整流，充电电压为0至几千伏，储能电容上的电压的高低决定了刺激线圈中电流的大小和刺激强度（图25-3）。

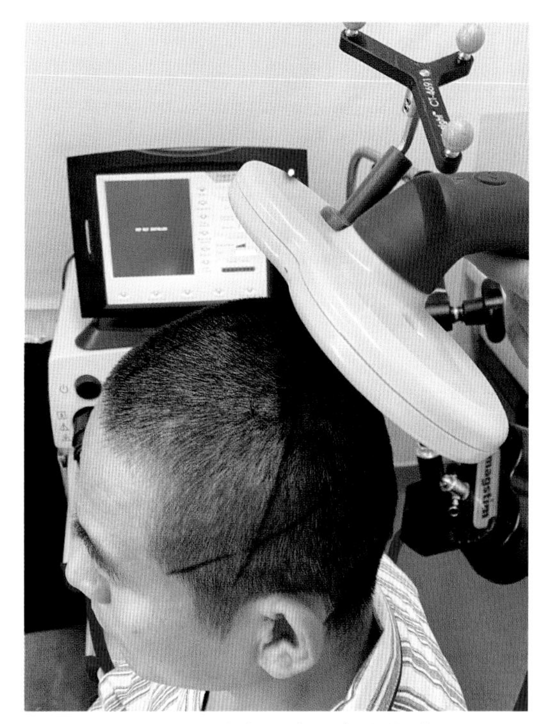

图25-3 运动皮质（M1）定位过程

TMS不是通过磁场本身，而是通过磁场产生的感应电流改变神经组织的兴奋性。磁场穿过头皮、颅骨等结构时，磁场强度不会明显衰减，不会产生显著的痛觉，因此，磁刺激技术是一种无痛性的方法。根据电磁感应的原理，在线圈下方的大脑皮质中，会产生一种逆向感应的电流，从而使细胞膜电势发生变化，而当感应电流的强度超出了刺激阈值时，就会导致脑神经细胞的去极化，从而产生动作电位，引发一系列的生理和生化反应（图25-4）。

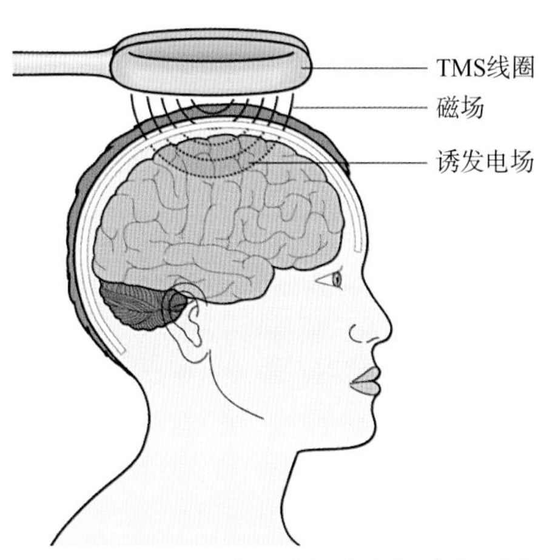

图25-4 线圈磁场分布与脑皮质关系

重复经颅磁刺激（rTMS）是对特定的皮质区域进行反复的刺激。rTMS技术与TMS的基本原理是一致的，区别在于rTMS的重复、连续、有节律的刺激会引起更多的神经元兴奋，从而使局部脑皮质功能得到改善，使其在一定程度上恢复正常的功能，从而达到神经调控的长期的效果。

（二）刺激模式

目前TMS主要有三种刺激模式：即单脉冲经颅磁刺激（single-pulse TMS, spTMS）、成对经颅磁刺激（paired pulse TMS, ppTMS）和成对关联刺激（paired associative stimulation, PAS）、重复经颅磁刺激（rTMS）。模式化重复刺激（prTMS）是对传统rTMS刺激方式的一种改良，在此之前，采用了一种固定的单一脉冲，一种固定的刺激周期，以及一种固定的刺激间隔。该方法将传统的单一脉冲提高为多脉冲、爆发丛脉冲，提高了丛内频率、丛内脉冲数、丛间频率等参量。其中，其中θ爆发式刺激（theta burst stimulation, TBS）是一种改良的刺激模式，特征是每丛3个脉冲，丛内频率为50 Hz，丛间频率为5 Hz。TBS是模拟这种自然电生理活动的独特刺激方式，调节刺激时间和间歇时间，常以80%运动阈值的弱刺激就可以达到对皮质兴奋性的易化或抑制的双向调节。TBS的显著优点是刺激强度低、刺激时间短、刺激效果好，是一种优化的刺激模式。

（三）神经导航辅助定位手段

无框架光学导航是一种神经导航系统，与头

颅MRI进行匹配，实现对刺激线圈与刺激靶点之间的三维空间定位。加拿大Brainsight公司提供了这样的立体无框体系（图25-5）。此方法是一种较精确的个体化定位，误差约1～2 mm，并可以在刺激中实时监视线圈与头部的相对位置。机械臂无框架导航系统的应用，可以补偿刺激中头部移动造成的刺激线圈刺激部位的变动，也用于运动皮质定位和绘制功能区定位。机械臂定位系统与以上方法不同的是可以实现预先设置刺激点，不用手工操作，由机械臂根据程序自动定位、跟踪、调节线圈的最佳位置，大大减少了操作误差，降低了设备操作的劳动强度。

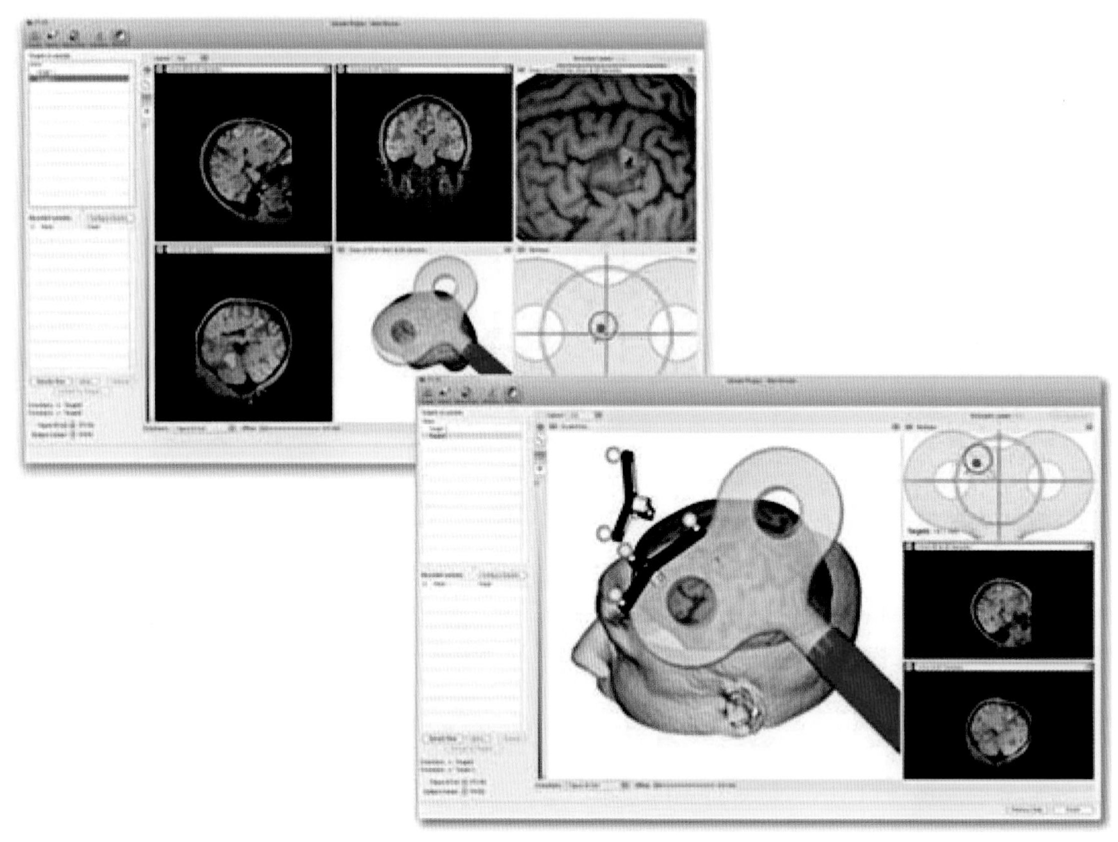

图25-5 神经导航系统在TMS治疗领域的应用

第二节 经颅磁刺激的作用机制

TMS在基础研究和临床治疗中得到了广泛的应用，但单一机制无法解释其多重功能，其神经调控机制可能是多种作用机制相互作用的结果。目前，TMS的作用机制可能与突触的可塑性有关，也与离子通道、膜电位等多种因素有关。

一、神经可塑性的调节

TMS对大脑皮质的可塑性有一定的影响。通常，在rTMS的高频（大于4 Hz）刺激下，可以诱发突触传导功能的长时程增强（long term potentiation, LTP），低频率（1～3 Hz）的刺激会导致长时程抑制（long term depression, LTD），这是TMS利用不同频率来影响和调节神经功能可塑性、治疗各种不同疾病的重要途径。为何不同的刺激频率会导致两种完全不同的结果？这是因为刺激频率的高低产生突触后电位的时空总和效应不同，通过兴奋性神经递质，激活突触后膜的离子通道，改变突触后细胞内的钙离子浓度。细胞内钙离子浓度有频率依赖性，低频刺激诱发

LTD的钙浓度阈值降低，高频刺激使细胞内钙离子浓度增高，产生LTP钙离子浓度在分子学水平控制LTP/LDP的转换。

二、突触可塑性的调节

在rTMS刺激下，突触可塑性并非导致神经兴奋性改变的唯一机制。其他可能的机制有：改变细胞膜的兴奋性、离子通道的修饰、静息膜电位的变化，膜电位的去极化、超极化，阈电位、静息状态时的皮层兴奋性、皮层抑制功能的改变、脊髓神经兴奋性等。

再可塑是指神经元在突触可塑性状态中的活动依赖调控。再可塑性受刺激频率、刺激时序、突触前后的活动和活动历史等因素的影响，属于较高的可塑性。如早期的LTP被高频刺激激活所致，随后LTP被相同的刺激频率所诱发，从而使LTD变得容易。早期的历史活动对突触的再可塑性有一定的影响。超极化能活化环核苷酸的阳离子通道（HCN），其作用机制是通过改变神经突触的再可塑性而改变其刺激策略和刺激效应。突触的过去活动史和HCN的活性决定了目前的膜电势，并对突触的可塑性起到了作用。根据兴奋性状态对rTMS可塑性调控方向的影响，也就是在原有的兴奋程度低的情况下，rTMS可以起到促进的作用；在高的兴奋状态下，rTMS通常会受到抑制，而在高频率的刺激下，则会出现进一步的兴奋效应。

三、局部与远隔效应

以往认为，TMS刺激的范围仅为2 cm^2，深度1.5 ~ 3 cm，但借助PET、MRI、EEG后发现，TMS不但对局部皮质有调节作用，还通过神经网络相连，对远隔部位的脑区产生调节作用。大脑皮层与深部的核团之间存在着广泛的双向联系，刺激额叶、顶叶和颞叶不同的皮质区，间接影响深部神经核团，导致神经递质、激素、神经营养因子、脑血流量的改变、大脑基础活动频率和共振频率的改变，从而调节大脑的功能。

四、诱导同步振荡

脑电图显示的脑区间不同节律的同步振荡，反映了神经系统的不同节律同步运动。为了实现这些高水平的神经功能，必须在具有特殊功能的多个脑区之间进行不同程度的集成与协调。神经网络同步振荡是一种具有高度选择性的自组织行为。通过研究神经元的空间分布和空间编码的原理，以及神经元间的同步振荡，为研究神经元间的相互作用机制提供了一个视角。实验结果显示，大规模神经元的同步活动和网络共振是人类大脑超强的计算能力和联想能力的重要因素。TMS对特定区域的刺激可以产生类似于起搏器的作用，使大脑皮层广泛地同步振荡，从而产生脑部特殊区域间的同步振荡。因此，TMS是研究脑部同步振荡的一种手段。

第三节　刺激参数与刺激方案

TMS的主要刺激参数包括：刺激模式、刺激强度、频率和刺激时间等。刺激强度一定时，刺激频率决定皮质兴奋性的调控方向。高于5 Hz的刺激频率可增加皮质兴奋性，低于1 Hz的刺激频率可降低皮质兴奋性。3 Hz的刺激频率对皮质兴奋性的影响相对较低。

一、刺激模式

单脉冲经颅磁刺激（single-pulse TMS, spTMS）每次仅输出一个刺激脉冲。这种刺激方式通常采用手持线圈操作，单脉冲波形上升迅速，下降缓慢，这是因为在上升期，磁场强度的变化速率很大，从而可以确保电流升高而产生刺激。它主要应用于电生理检测，包括测量运动阈值（MT）、运动诱发电位（MEP）、中枢运动传导时间（CMCT）、皮质功能区定位等，也可以通过spTMS对周围神经根、神经干的刺激，来检测周围神经的传导速度。

成对经颅磁刺激（paired pulse TMS, pp TMS），每次输出两个脉冲（成对），其间隔时间为0 ~ 50 ms。两个脉冲可以被输入相同的刺激线圈，并对相同的部位进行成对的刺激，或者依次对不同的刺激区域进行刺激。第一种是有条件的刺激（conditioned stimulus, CS），而第二种是试验刺激。这种配对式刺激装置是一种特别的装置，它包括2个充电器、2个晶闸管和2个蓄能器，用来对电容器进行单独的充电，再根据设定的顺序依次进行刺激，而常规的TMS装置，在没有2个电容器的情况下，是不能进行配对的。由于2个脉冲之间的间隔是0 ~ 50 ms，而单个电容器的充电时间最短也要10 ms，因此，必须有2个电容器，首先将2个电容器分别充电到额定电压，再由2个电容器依次对1个线圈或2个线圈进行放电，放电间隔可以在1 ~ 50 ms之间调整。若连续作用于刺激，即反复刺激，则是一种新型的调节神经的方法，它能改变刺激的强度、间歇及对与对的间隔，从而调节大脑皮质的兴奋程度。

成对关联刺激（paired associative stimulation, PAS），是指成对刺激分别位于中枢和周围神经。例如磁刺激中央前回手运动区，与对侧手腕部正中神经的成对电刺激配对，形成锁时同步刺激。PAS主要通过活动时序依赖可塑性（spike timing dependent plasticity, STDP）原理诱导大脑被刺激的区域产生长时程增强（LTP）或长时程抑制（LTD）。连续、有节律性的配对关联刺激是一种能够实现反复PAS的新型连续刺激模式。

模式化重复刺激（patterned rTMS, prTMS）是2008年TMS会议上新采用的一种专门技术。prTMS的内容和意义与传统rTMS的刺激序列有很大的区别，加入了多种爆发式（burst）簇状或丛状刺激，每一簇、丛都对应于传统rTMS的一个脉冲。丛状刺激模拟了中枢神经系统生理动作电位的爆发性放电（例如5 Hz簇状动作电位，5 Hz属于脑电图中θ波的频段），目前普遍使用5 Hz丛状刺激。目前常用的是连续性θ节律刺激（continuous theta burst stimulation, cTBS）和间歇性TBS（iTBS）。cTBS模式可以在5 Hz的范围内进行50 Hz的持续高频率刺激，但不会导致神经功能的亢进，而iTBS模式则可以使神经系统产生长时程兴奋性增加。与传统的刺激方式相比，其刺激量仅为运动阈值的80%，时程减少至原来的1/10，对神经的调节作用显著，且副作用较少，具有临床上的实用价值，可大大缩短TMS刺激时间，提高了刺激效率。

此外，还有其他TBS模式，例如Silvanto所建议的每丛8个爆发脉冲、丛内频率40 Hz、每1.8秒进行重复刺激，以及Nyffeler所建议的每丛3个爆发脉冲、丛内频率30 Hz、每100 ms进行重复的刺激方式。事实上，通过调整丛内频率、丛内脉冲数、丛间间隔等因素可以生成多种TBS。当前，单脉冲信号的频率和间隔都是固定的，而如果采用变频、变脉冲数，则会使脉冲间隔发生改变，从而导致更多模式的rTMS出现。

此外，日本的Hamada还使用了一种四次脉冲刺激（QPS）的新技术，其丛中频率变化最大为667 Hz，在1.5 ~ 1250 ms之间可调节，每一丛间隔5秒，重复刺激。高的丛内刺激可以诱发LTP，低的丛内刺激可以引起LTD。

二、刺激强度

在实际应用中，刺激强度（intensity）是指工作时刺激线圈表面产生的磁感应强度（T）。在科研和临床应用中，通常以运动阈值（MT）为刺激强度的参考基准，使用最多的刺激强度在80% ~ 120% MT之间。

静息运动阈值（resting motor threshold, RMT）的测定需要用表面电极记录手部鱼际肌肌电，使用TMS刺激对侧皮质对应M1区，刺激10次最少引出5次运动诱发电位（MEP）幅度超过50 μV的最小输出强度即为RMT。因为8字形线圈刺激面积小、刺激强度也较低，准确寻找运动皮质具有一定困难。为了应对上述困难，可以观察目标肌肉轻微的收缩，能够通过更小的输出量来诱发MEP，然后再定义目标肌肉的活动，当最小的运动诱发电位（MEP）在200 μV以上时，最小的输出量被称为活动运动阈值（active motor threshold, AMT）。通常AMT仅为RMT的70%。

另一种表示输出量的单位是机器输出量（machine output, MO），直接用机器最大输出的百分比表示输出强度。这种表示方法缺乏个体性，每台仪器、每种刺激线圈最大输出强度之间可比性较差。有些患者由于脑部疾病、服用药物、解剖生理等因素，测不出和无法确定运动阈值，可以参照自己实验室的设备和线圈所测得的（正常受试者/患者）运动阈值正常值，即MT平均值，以95%的可信度范围作为刺激参考量。

刺激强度主要与TMS的输出功率有关，同时也与线圈形状、厚度、结构、大小、刺激部位、方向、刺激距离等因素密切相关。此外，性别、年龄、生理解剖、病理状态、药物使用等因素也存在影响。因此，在实际应用中，输出强度取决于个体的实际测量结果。因为手部肌肉，特别是拇短展肌、第一背侧骨间肌所需要的刺激强度最小，最容易、最方便引出MEP，常常作为MT测试的靶肌。

三、频率

rTMS可以通过不同的刺激频率来实现对大脑皮质兴奋和抑制的调节。不同频率的rTMS对运动皮质有不同的调控效果：高频rTMS提高皮质的兴奋性，而低频rTMS则降低皮质的兴奋性。小于1 Hz的频率称为低频rTMS或低速rTMS；刺激的重复频率＞1 Hz称为高频rTMS。高频和低频是按照生理作用和刺激风险来区分的，一般在1 Hz以下的低频刺激会导致皮质功能受到抑制，但高频刺激则相反，频率超过10 Hz的刺激会导致皮质兴奋，增加副作用。

为了提高安全性及耐受性，一般在5 Hz或更高的刺激频率下，将刺激脉冲分成一系列的序列，每个序列的持续时间被称作串时程，用秒来表示。在每个串之间输出终止，串和串之间没有输出，这就是串间歇，每个串中的脉冲数量等于串长度除以脉冲间歇。在刺激频率小于1 Hz的情况下，能够持续地输出刺激脉冲。随着频率的增加，串长度的缩短，串的间隔时间也相应地延长。在模式化rTMS中，将频率划分为丛内频率和丛间频率，每个丛刺激对应于传统的刺激信号，通常为5 Hz，而丛内频率则是约50 Hz或更高。

四、组合刺激方案

TMS组合刺激方案是在安全、有效、个体化的原则下，将主要的刺激参数进行程序化组合。刺激方案中还包括线圈选择、刺激部位、刺激脉冲的总数、每日刺激次数、刺激日（每周刺激日）、刺激周期、刺激周数、巩固期治疗频率等。

临床上，为实现对局部脑皮质功能的长时程抑制，常用1 Hz或1 Hz以下的低频rTMS模式；为了实现长时间增强作用，一般采用10 Hz或10 Hz以上的高频rTMS刺激。

模式化rTMS以丛刺激为特征，与神经生理活动联系紧密，具有刺激时间短，刺激强度小，持续时间长等特点。标准的TBS刺激可分为连续刺激cTBS、中间刺激imTBS和间歇刺激3种模式。iTBS刺激2秒，停8秒，用时190秒；imTBS刺激5秒，停10秒，用时110秒。cTBS连续刺激，用时40秒。3种方法的刺激都是每丛3个爆发脉冲，丛内频率50 Hz，每200毫秒（5 Hz）发出一丛刺激。

传统的rTMS疗法是一天一次，通常不会超过2000次爆发脉冲，但目前已有报道称，每日接受10 000次爆发脉冲，可以加快TMS的疗效；标准TBS刺激方式一次仅需要40秒至3分钟。TBS能否每天多次刺激，例如2次、4次，以提高疗效、缩短治疗时间，值得进一步探索。

第四节 经颅磁刺激在神经病理性疼痛治疗中的应用

慢性疼痛是一种神经病理变化，主要表现为神经系统的可塑性变化，包括感觉神经元兴奋、中枢敏化、下行抑制作用减弱等，其中自主神经功能障碍、情绪异常是常见的临床表现。1995年，Migita等报道，经颅磁刺激治疗初级运动皮质（M1）后，疼痛减轻了30%，效果可维持1小时。自此，大量的文献报道了rTMS对神经病理性疼痛的治疗结果。目前，rTMS已经被用于各种难治性神经病理性疼痛的治疗中。

一、rTMS治疗神经病理性疼痛的机制

（一）rTMS对大脑皮质兴奋性的调节作用

慢性疼痛常伴随着中枢神经系统的过度兴奋和下行抑制通路的节段性缺失，这种情况通常是C类和A类初级传入神经元的活性所致，C类损伤性感受器的自发活动可能会使中枢感受器发生继发性的变化，从而导致脊髓的过度亢进，使A类神经传入感知疼痛。神经损伤后，神经中枢和逆向调节系统的功能紊乱，使脊髓背角神经元的去抑制或易化。Cioni等采用rTMS刺激疼痛患者的运动皮质，fMRI显示rTMS能够通过抑制疼痛传导途径的脊髓-丘脑束，从而缓解疼痛。这提示rTMS可能具有镇痛效应，其机制是通过调控痛传导途径，改变大脑皮质的兴奋性。另外还有一些研究显示，rTMS能双向调控大脑皮质的兴奋性，高频rTMS能提高脑区的兴奋性，低频rTMS能使脑区兴奋性下降。

（二）TMS对神经递质表达的调控作用

TMS可通过刺激促进内源性阿片的释放，促进脑源性神经营养因子的分泌及GABA的含量，从而获得较好的镇痛作用。研究结果显示，高频rTMS能降低大鼠脊髓后角背根神经节神经元一氧化氮合酶的过度表达，并能有效地抑制L4～6脊髓后角同侧的星形胶质细胞的活性及增殖，从而缓解神经痛。

（三）TMS对脑血流及代谢的调节作用

高频rTMS能促进同侧脑区的新陈代谢，提高脑血流量；低频rTMS能使同侧脑区代谢率下降，脑血流量减少，对侧脑血流量代偿性增多。观察健康受试者皮下注射辣椒素导致疼痛，以低频rTMS刺激同侧初级运动皮质M1。结果表明：同侧前额叶脑血流量下降，对侧运动前区皮质脑血流量代偿性增多，而患者的疼痛则有显著的缓解。TMS对疼痛的抑制作用可能与脑血流量的改变有关。

二、主要刺激参数

（一）刺激部位

rTMS的作用靶点应该根据病理性疼痛患者的病因和临床表现来决定，目前最常用的靶点为运动皮质（M1），也可以是顶、额、颞叶皮质。在疼痛部位对应的皮质区附近区域进行rTMS刺激，其镇痛效果比直接刺激疼痛区皮质效果好。不同文献中所用的刺激靶点各有差异，但总体上，以运动皮质（M1）和前额叶皮质为两大主要刺激靶点。

（二）刺激强度

刺激强度主要根据测定的静息运动阈值（resting motor threshold，RMT）决定，RMT是根据TMS刺激诱发掌指部产生预定的动作幅度的刺激强度进行测定。在不同的文献中，rTMS的刺激强度有一定的差异，但通常在80～120% RMT之间。最佳的刺激强度需根据患者个体化差异进行调整。

（三）刺激频率

一般而言，高频较低频rTMS对神经病理性疼痛具有更明显的止痛作用。André- Obadia等采用1 Hz和20 Hz的rTMS进行了一项双盲对照试

验，结果显示，20 Hz rTMS的止痛效果比1 Hz好。Canavero等的研究还显示，1 Hz低频rTMS对疼痛患者的镇痛作用只有14.3%（42/42），比20 Hz频率rTMS镇痛作用弱。许多文献报道，10～20 Hz的rTMS比低频rTMS有更好的镇痛作用，故常用高频rTMS来进行疼痛的治疗。

三、TMS治疗神经病理性疼痛的应用

（一）脑卒中后中枢痛

在脑卒中后疼痛的患者中，疼痛神经传导通路的损伤、末梢神经兴奋性异常、神经可塑性的变化等都会导致疼痛传导路径的外周敏化、中枢敏化、下行疼痛抑制系统失能等，而rTMS的治疗部位、强度、频率等参数的差异也会影响到rTMS的镇痛作用。Mansur等应用低频rTMS（1 Hz）刺激脑卒中偏瘫患者对侧M1区域，发现其疼痛程度明显改善，Khedr等则使用3 Hz rTMS对脑卒中后患者的脑半球M1进行刺激，发现其神经病理性疼痛明显缓解。

（二）脊髓损伤后疼痛

脊髓损伤后神经疼痛很常见，但其药物治疗效果不佳，因而治疗后神经疼痛的效果值得关注。Belci等应用rTMS（rTMS），以10 Hz、90%的静止运动阈值（RMT），对4名颈椎病稳定期患者M1区进行rTMS刺激，每天1次，每周5天，3周后ASIA运动评分和ASIA针刺感评分都有明显提高。Yilmaz等的研究也表明，在短期内，使用rTMS对脊髓损伤后神经痛的短期效果没有显著影响，而在6周后，使用rTMS的患者比使用非刺激疗法的患者减轻了痛苦。Meta分析表明，rTMS对脊髓损伤后的神经疼痛是有效的，但是由于不同的研究存在很大的偏倚。

（三）幻肢痛

在截肢患者中，幻肢痛是一种比较难治的神经痛，而且治疗效果不佳。DiRollo等以1 Hz rTMS对左上臂截肢后幻肢痛患者M1区进行了刺激，以80% RMT刺激，每周5天，持续3周后，VAS评分由6下降至4。Malavera等将54名幻肢痛患者按照随机数字表分成27名10 Hz高频rTMS治疗组27名，而假刺激组27名，10 Hz高频rTMS治疗组的疼痛得到了明显的缓解，并且效果可以维持15天，而假刺激组疼痛无改善。

（四）复杂性区域疼痛综合征

复杂性区域性疼痛综合征（complex regional pain syndrome, CRPS）是由外伤引起的疼痛综合征，以局部疼痛、感觉异常和自主神经功能失调为主要特征。Lee等用10 Hz、110% RMT的rTMS治疗10名CRPS患者M1区域，7名患者在刺激后30秒内疼痛有所缓解，同时VAS和Beck抑郁量表得分也明显降低。

（五）带状疱疹后神经痛

带状疱疹后神经痛是神经病理性疼痛中数量占比最多的类型之一，其中又以头面部及躯干部神经痛最常见。治疗靶点多采用额前背外侧皮质（dorsal lateral prefrontal cortex, DLPFC）及运动皮质（M1）。殷稚飞等将60名带状疱疹后神经痛的患者分成前额叶背外侧皮质（DLPFC）、运动皮质（M1）和假刺激组，分别进行4周rTMS干预。结果现实，DLPFC组和M1组VAS评分在4周后明显改善（$P<0.05$）。

四、TMS治疗神经病理性疼痛的安全性

虽然目前已有研究表明，TMS在临床上有很好的安全性，但是为了尽可能降低其不良反应，在临床上仍然需要更多的关注。①频率>10 Hz的rTMS可引起癫痫，尤其是有家族史的患者，在治疗之前应准备好急救设备。②尽管TMS装置具有高温自动保护功能，但也要注意预防线圈过热导致的患者皮肤灼伤。③由于rTMS对听觉有暂时性影响，所以实验对象和操作人员都应该佩戴耳套，以达到保护听力的目的。④磁刺激是一种快速改变的磁场，会导致植入式起搏器或脉冲发生器的电子元件受损，此类患者禁用rTMS。

（张　希）

参考文献

1. André-Obadia N, Peyron R, Mertens P, et al. Transcranial magnetic stimulation for pain control. Double-blind study of different frequencies against placebo, and correlation with motor cortex stimulation efficacy. Clinical Neurophysiology, 2006, 117(7): 1536-1544.
2. Bares M, Kopecek M, Novak T, et al. Low frequency (1-Hz), right prefrontal repetitive transcranial magnetic stimulation (rTMS) compared with venlafaxine ER in the treatment of resistant depression: a double-blind, single-centre, randomized study. Journal of Affective Disorders, 2009, 118(13): 94-100.
3. Barker AT, Jalinous R, Freeston IL. Non-invasive magnetic stimulation of human motor cortex. Lancet (London, England), 1985, 1(8437): 1106-1107.
4. Barr MS, Farzan F, Tran LC, et al. A randomized controlled trial of sequentially bilateral prefrontal cortex repetitive transcranial magnetic stimulation in the treatment of negative symptoms in schizophrenia. Brain Stimulation, 2012, 5(3): 337-346.
5. Belci M, Catley M, Husain M, et al. Magnetic brain stimulation can improve clinical outcome in incomplete spinal cord injured patients. Spinal Cord, 2004, 42(7): 417-419.
6. Benninger DH, Hallett M. Non-invasive brain stimulation for Parkinson's disease: Current concepts and outlook 2015. NeuroRehabilitation, 2015, 37(1): 11-24.
7. Canavero S, Bonicalzi V, Dotta M, et al. Transcranial magnetic cortical stimulation relieves central pain. Stereotactic and Functional Neurosurgery, 2002, 78(34): 192-196.
8. Cioni B, Meglio M. Motor cortex stimulation for chronic non-malignant pain: current state and future prospects. Acta Neurochirurgica. Supplement, 2007, 97(Pt 2): 45-49.
9. D'Agati D, Bloch Y, Levkovitz Y, et al. rTMS for adolescents: Safety and efficacy considerations. Psychiatry Research, 2010, 177(3): 280-285.
10. De Ridder D, Vanneste S, Van Laere K, et al. Chasing map plasticity in neuropathic pain. World Neurosurgery, 2013, 80(6): 901.e1-5.
11. Di Rollo A, Pallanti S. Phantom limb pain: low frequency repetitive transcranial magnetic stimulation in unaffected hemisphere. Case Reports in Medicine, 2011, 2011: 130751.
12. Fitzgerald PB, Fountain S, Daskalakis ZJ. A comprehensive review of the effects of rTMS on motor cortical excitability and inhibition. Clinical Neurophysiology, 2006, 117(12): 2584-2596.
13. Fitzgerald PB, McQueen S, Herring S, et al. A study of the effectiveness of high-frequency left prefrontal cortex transcranial magnetic stimulation in major depression in patients who have not responded to right-sided stimulation. Psychiatry Research, 2009, 169(1): 12-15.
14. Fregni F, Otachi PTM, Do Valle A, et al. A randomized clinical trial of repetitive transcranial magnetic stimulation in patients with refractory epilepsy. Annals of Neurology, 2006, 60(4): 447-455.
15. Hsu WY, Cheng CH, Lin MW, et al. Antiepileptic effects of low frequency repetitive transcranial magnetic stimulation: A meta-analysis. Epilepsy Research, 2011, 96(3): 231-240.
16. Khedr EM, Ahmed MA, Fathy N, et al. Therapeutic trial of repetitive transcranial magnetic stimulation after acute ischemic stroke. Neurology, 2005, 65(3): 466-468.
17. Kumru H, Murillo N, Samso JV, et al. Reduction of spasticity with repetitive transcranial magnetic stimulation in patients with spinal cord injury. Neurorehabilitation and Neural Repair, 2010, 24(5): 435-441.
18. Lee JH, Byun JH, Choe YR, et al. Successful treatment of phantom limb pain by 1 Hz repetitive transcranial magnetic stimulation over affected supplementary motor complex: A case report. Annals of Rehabilitation Medicine, 2015, 39(4): 630-633.
19. Lefaucheur JP, André-Obadia N, Antal A, et al. Evidence-based guidelines on the therapeutic use of repetitive transcranial magnetic stimulation (rTMS). Clinical Neurophysiology, 2014, 125(11): 2150-2206.
20. Lefaucheur JP, Ménard-Lefaucheur I, Goujon C, et al. Predictive value of rTMS in the identification of responders to epidural motor cortex stimulation therapy for pain. The Journal of Pain, 2011, 12(10): 1102-1111.
21. Mansur CG, Fregni F, Boggio PS, et al. A sham stimulation-controlled trial of rTMS of the unaffected hemisphere in stroke patients. Neurology, 2005, 64(10): 1802-1804.
22. Orth M, Münchau A. Transcranial magnetic stimulation studies of sensorimotor networks in Tourette syndrome. Behavioural Neurology, 2013, 27(1): 57-64.
23. Pereira LS, Müller VT, da Mota Gomes M, et al. Safety of repetitive transcranial magnetic stimulation in patients with epilepsy: A systematic review. Epilepsy & Behavior, 2016, 57(Pt A): 167-176.
24. 殷稚飞, 沈滢, 戴文骏, 等. 高频重复经颅磁刺激治疗带状疱疹后遗神经痛的疗效. 江苏医药, 2017, 43(18): 1331-1334.

第二十六章　脑立体定向技术

第一节　概　述

立体定向技术（stereotactic technique）是利用三维坐标体系来精准定位人体内较小靶点，从而实施某类操作或治疗（例如取样、注射、毁损、刺激、植入、放射治疗等）。立体定向英文名称“stereotactic”的两个词根“stereo”和“takse”（希腊语）分别意为“立体”和“设置”。

理论上，立体定向技术可以应用于人体的任何器官系统。由于脑组织的解剖复杂性和操作高精准性要求，以及需要依赖于牢固的参考系（例如骨性标记物），立体定向技术在传统上以及迄今为止都主要实施于脑部的临床检查和治疗。

立体定向手术包括三个组成部分：立体定向计划系统、立体定向仪、立体定向定位和操作。现代的立体定向计划系统是基于电脑的数字平台建立的，具有图谱展示、多模态影像融合和重建、坐标计算等多种功能（图26-1）。现今使用最广泛的立体定向仪为弧弓型，具体分为外置弧弓型和内置弧弓型。前者（例如Leksell立体定向仪，图26-2）的弧弓位于头部框架的外轴上；后者（例如BRW、CRW立体定向仪，图26-3）的弧弓则锁定在头部基环内。立体定向定位和操作的基本步骤类似，但因具体的操作目的而异，在某些应用下可能需要配合特定的器械或仪器。

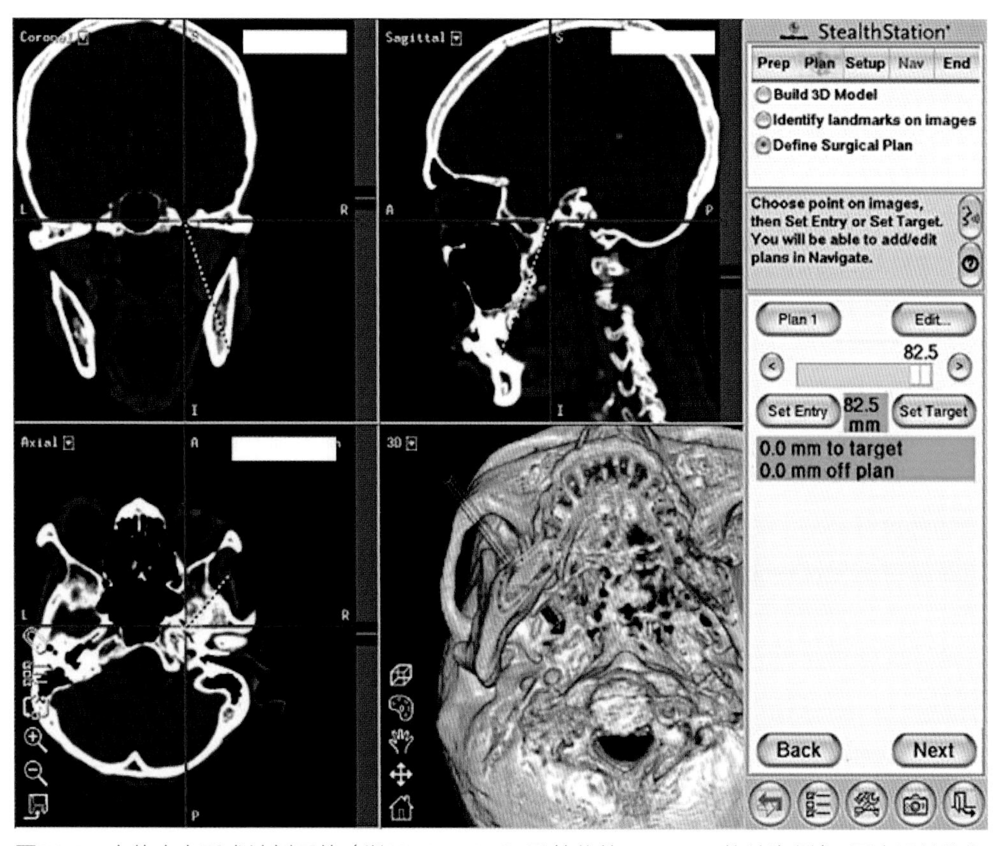

图26-1　立体定向手术计划系统（以Medtronic S7导航仪的Framelink软件为例）。图中设计的靶点为右侧卵圆孔

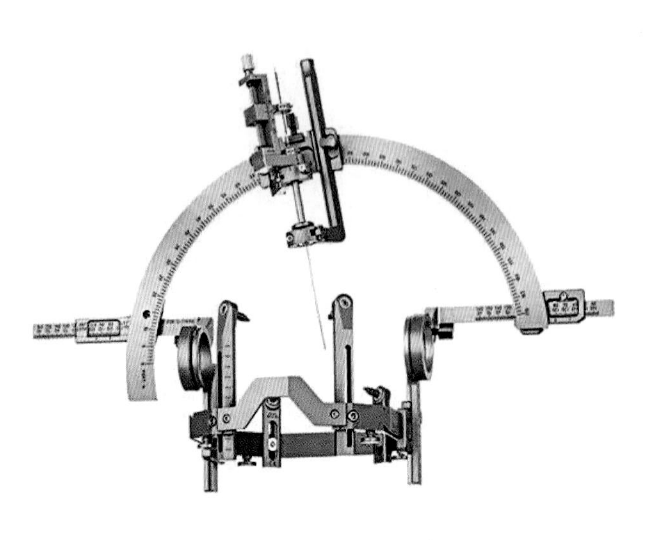

图26-2 Leksell立体定向仪

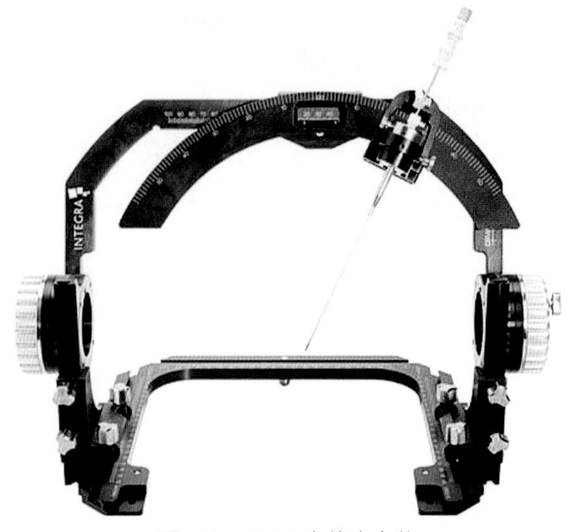

图26-3 CRW立体定向仪

临床上，立体定向技术可应用于以下多个方面：

（1）脑组织、脑内病灶或异物活检；

（2）脑出血：颅内血肿钻孔排空术；

（3）运动障碍性疾病：实施立体定向脑深部核团射频毁损术或立体定向脑深部电刺激术，还有学者进行立体定向下神经细胞（或组织）植入的疗法研究；

（4）立体定向放射外科：可用于γ刀、X刀或者立体定向间质放疗；

（5）癫痫：可用于立体定向脑电图（SEEG）电极的植入、立体定向射频或激光毁损，近年来立体定向脑深部电刺激术也逐渐用于难治性癫痫的辅助治疗；

（6）精神外科：实施立体定向选择性靶点电刺激或毁损术；

（7）疼痛：针对疼痛传导路径（如前扣带回、丘脑腹后核和中央中核、中脑水平的脊丘束）的重要节点实施立体定向毁损，基于疼痛闸门控制理论的背根神经节、脊髓、脑深部结构或运动皮层电刺激对于慢性疼痛也可起到缓解和治疗作用。

关于立体定向技术在疼痛外科的应用，详见本章第四节。

在基础研究和动物实验方面，立体定向手术可以向脑内特点靶点直接输注药物，避免了系统性给药无法通过血脑屏障的局限。在鼠类实验中，可以借由立体定向技术向脑部置入细管，用于微注射或微透析检测。此外，研究者使用立体定向技术向鼠类脑内植入电极并给予慢性刺激，从而建立动物的癫痫“点燃”模型，用以探索癫痫发生过程以及干预手段。具体到疼痛领域的相关研究中，立体定向技术也是疼痛传统路径中重要靶点（生化或电生理层面）测定或干预疼痛手段研究的重要工具。

立体定向手术具有微创、精准等优点。在未引入立体定向技术之前，外科医生很难精准触及脑深部的组织区域，或者需要采取相对较大的头皮切口。立体定向技术则使微小切口和精准到达得以同时实现，对于提高外科手术的有效性、减少并发症意义重大。在经验丰富的外科中心，立体定向手术的定位误差通常在1～2 mm之内。可能影响立体定向手术精准性的环节很多：术前影像（高场强的磁共振图像可能存在伪影或畸变）、立体定向仪（硬件需要定期校准）、技术操作等，其中不可忽视的因素还有术中脑位移（brain shift）。随着手术时间的延长和患者脑脊液的流失，患者的脑结构与术前脑影像不可避免地发生程度不一的偏差。为了减少脑位移对立体定向技术精准性的影响，可在病情和手术允许的情况下将患者体位设为头高位（将手术床背板升高）、注意及时封堵硬膜（使用纤维蛋白黏合剂等）以减少脑脊液流失和空气进入。另外，尽量提高手术效率、缩短手术时间也有助于减少脑位移。此外，术中磁共振扫描则是减少脑位移的又一有效措施，但这要求立体定向仪及相关器械具有磁共振兼容性，因此成本较高。使用术中CT扫描并配以图像融合则是较经济的替代方案。

近年来兴起的无框架立体定向手术和机器人手术可能有助于立体定向操作精准性，但视具体应用情况而异。北京功能神经外科研究所乔梁在《中华神经外科杂志》发表研究结论：相较于使用传统立体定向仪，机器人辅助立体定向脑电图（SEEG）电极置入的优势主要在于缩短手术时间、提高手术效率，而二者在精准性上相当。2021年，Wu等发表一项针对66例立体定向活检术的回顾性研究，显示框架式（借助立体定向仪）和无框架式手段在诊断率和并发症发生率上相似，但后者手术耗时更短，患者体验更好。同年，Widmann通过一项meta分析也提出：框架式和无框架式立体定向操作可能在靶点误差和临床结果上相当，但是二者各有独特的优劣势。Spyrantis则应用虚拟模型研究了立体定向手术操作，发现机器人辅助下立体定向手术的靶点误差（0.53 mm，95% CI：0.41 ~ 0.55 mm）略小于传统框架式手术靶点误差（0.72 mm，95% CI：0.63 ~ 0.8 mm）。

总的来说，立体定向手术比较安全，其相关风险中最值得关注的是颅内出血，其次是感染。北京功能神经外科研究所李勇杰教授团队回顾了1998—2019年该中心接受立体定向手术的5126例运动障碍病患者资料，合计各类并发症发生率为3.89%，分类并发症发生率因病种、患者年龄等因素而异。美国加州大学旧金山分校神经外科Larson教授在综述中提到，运动障碍性疾病的立体定向脑深部电刺激（DBS）术安全性较高，其中颅内出血的比例在有规模和经验的医学中心低于5%，而其他风险（例如感染、排异、电极断裂、移位、刺激器故障）和立体定向手术本身关系不大甚至无关。

在立体定向手术计划中融合血管相关影像、术中轻柔操作、稳定的围手术期血压管理、排除凝血功能异常等手段的综合应用可以显著降低颅内出血的发生率。在充分的设备消毒灭菌和严格的无菌操作条件下，直接与立体定向手术相关的感染发生率很低。

第二节 立体定向技术与设备的发展史

立体定向技术最早是由两位英国学者Victor Horsley和Robert H. Clarke于1908年提出并应用于动物实验的。位于英国伦敦的科学博物馆现保存有最早的立体定向设备（由Swift和Son制作），称为Horsley-Clarke仪（图26-4）。Martin Kirshner于1933年首次将立体定向技术应用于人类，用于辅助电极的置入及毁损治疗三叉神经痛。1947年，美国Temple大学的两位外科医生Ernest A. Spiegel与Henry T. Wycis首次将设计类似于Horsley-Clarke仪的立体定向设备应用于精神外科手术。他们还发表了标有颅内参考点的人脑图谱。Spiegel和Wycis的开创性工作激发了医学界对于立体定向技术的巨大热情。此后，法国的Jean Talairach与合作者革新了立体定向头架，并发展出Talairach坐标体系。日本的Hirotaro Narabayashi也完成了相似工作。

1949年，瑞典神经外科医生Lars Leksell创新性地利用极坐标系（不同于之前的笛卡尔坐标系）发明了全新的立体定向仪。此系统之后被应用于伽马刀放射手术。1979年，Russell A. Brown发明了N形定位器。N形定位器由几组彼此垂直的面板组成，面板的边界和对角线固定有显影杆，形似字母N（图26-5）。显影杆内注有CT或MRI的扫描增强剂，所以垂直显影杆可在影像上测量靶点的X（左-右）和Y（前-后）坐标。N形定位器的发明使得立体定向手术得以在断层影像（CT或MRI）的引导下完成，大大增加了定位及操作精准度。后来，N形定位器在许多立体定向系统中得到广泛应用，包括BRW、Kelly-Goerss、Leksell、CRW、Micromar-ETM03B、FiMe-BlueFrame、Macom、Adeor-Zeppelin立体定向仪以及伽马刀放射手术系统。

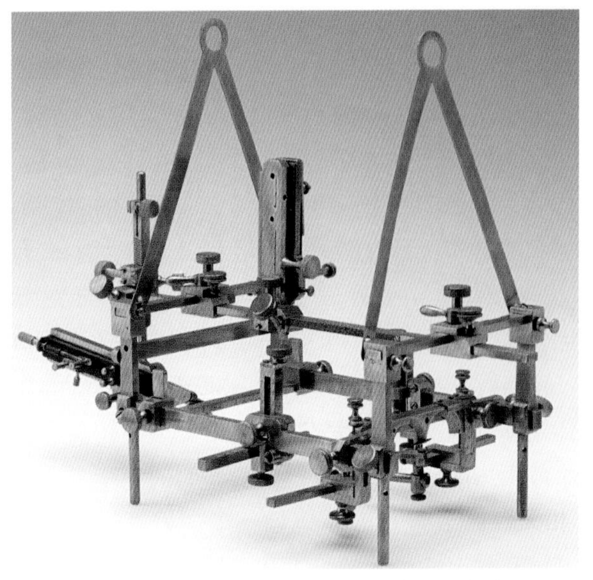

图26-4 Horsley-Clarke立体定向仪（图片来自英国科学博物馆）

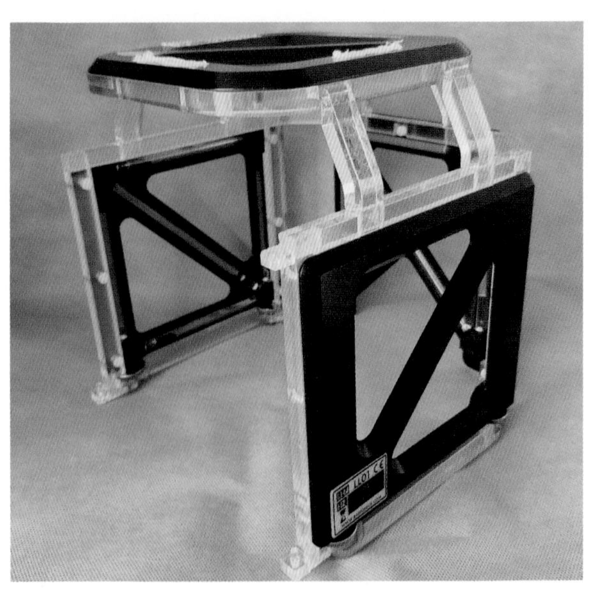

图26-5 立体定向仪的N形定位器（图片来自本章作者所在单位：首都医科大学宣武医院功能神经外科、北京功能神经外科研究所）

20世纪90年代以来，受益于医学影像学、医学工程学和计算机技术的飞速发展，神经导航技术问世。借由此技术，手术中患者头部的位置可以与术前影像学图像实时对应，医生的立体定向操作从而不再必须依赖于固定框架引导。融合了神经导航技术的立体定向手术称为无框架（frameless）立体定向手术（图26-6）。甚至，操作靶点的坐标信息还可以传至机械臂，由其自动执行操作路径，称为“机器人辅助手术”（图26-7）。

总之，立体定向技术从20世纪中叶至今经历了快速发展甚至革命性进步。其定位精准性不断提高，与此伴随的是操作便捷度、操作效率和患者舒适度的不断提升。可以说，立体定向技术的出现、发展及完善为神经外科和疼痛外科的进步提供了重要支撑。

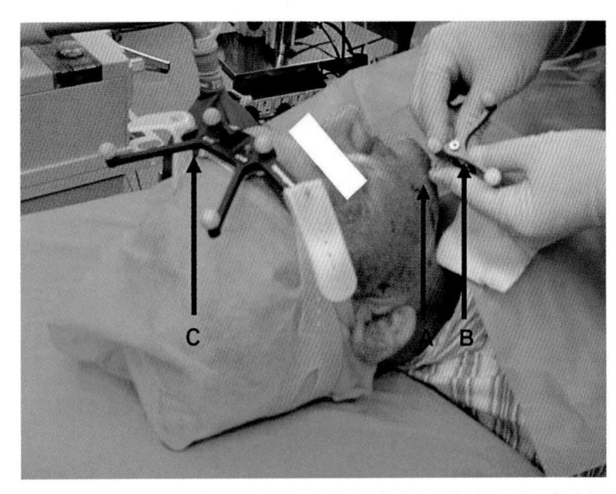

图26-6 神经导航下（无框架）立体定向卵圆孔穿刺。A：穿刺针；B：固定于穿刺套管外的导航示踪适配器；C：通过头带固定于患者头部的导航参考架（图片来自本章作者所在单位：首都医科大学宣武功能神经外科、北京功能神经外科研究所）

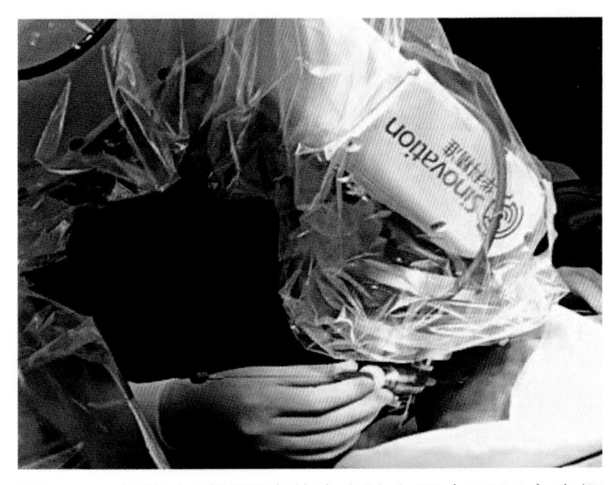

图26-7 机器人引导下立体定向脑电图（SEEG）电极置入手术（以华科精准Sinovation手术机器人为例）（图片来自本章作者所在单位：首都医科大学宣武医院功能神经外科、北京功能神经外科研究所）

第三节　立体定向脑图谱

立体定向脑图谱由大脑沿不同解剖平面（标准平面或者斜面）的系列截面图构成，每个特定脑结构在其中分配有坐标参数用来确定其形状、边界或者体积。数十年来，医生们通过脑图谱学习神经解剖并引导神经外科（特别是立体定向）手术。1952年，Spiegel和Wycis报道了“Stereoencephalotomy”，其中发表了一系列层厚为5 mm的三维平面的大脑截面图。这是世界上第一部立体定向脑图谱，它为确定脑内深部核团的坐标及立体定向毁损术奠定了基础。该图谱以PC（脑室充气造影可见）和松果体（X线片上可见其钙化）作为参考。由于PC解剖位置变异度较大且仅不到一半的患者表现有松果体钙化，该图谱的精准性有所欠缺。1957年，法国学者Talairach发表了以AC-PC线为参考的立体定向脑图谱。Talairach图谱通过两个互相垂直的栅状网格进行脑结构定位，主要用于确定颞叶深处组织的三维坐标。1959年，Shaltenbrand与Bailey发表了较为全面详细的立体定向脑图谱。他们同样使用AC-PC线作为参考系，研究了一共111例大脑标本的冠状面、矢状面和水平面图像。1962年，Spiegel和Wycis也使用白质联合间线（intercommissural line）为参考系更新了他们之前发表的脑图谱，精准度进一步提高。在以往研究的基础上，Shaltenbrand和Wahren（1977年）联合编写了第2版《人脑立体定向图谱》（Atlas for stereotaxy of the human brain）。该图谱后来在医学界被广泛应用并成为经典之作（图26-8）。

在宏观脑图谱之外，有的图谱专注于丘脑和邻近结构，对于促进脑深部核团的深入认识和相关操作具有重要意义。随着组织化学、免疫组化的进展以及新的神经化学标记物的出现，丘脑内部精细结构的认识得以深化。这些进步体现在1997年及2007年出版的Morel图谱（图26-9），后者还特别将组织染色结果和MRI图像加以比较。

我国自20世纪80年代相继出版了数本立体定向脑图谱。其中有代表性的是姚家庆教授编写的《人脑立体定向应用解剖》和陈玉敏教授编写的《人脑主要核团立体定向图谱》。

随着医学影像学（例如高场强磁共振技术、纤维束示踪技术）和相关学科（免疫组化、电生理技术等）的发展进步，立体定向脑图谱得以越来越精细化、多模态化及个体化，有利于立体定向技术的精准性不断提高。

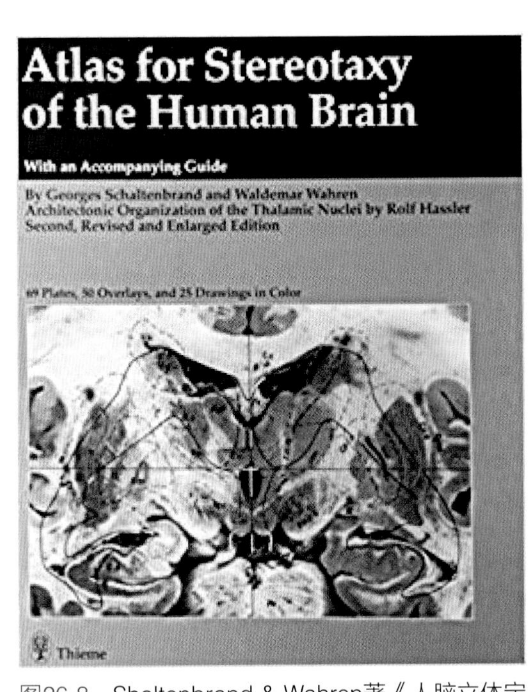

图26-8　Shaltenbrand & Wahren著《人脑立体定向图谱》（1977）

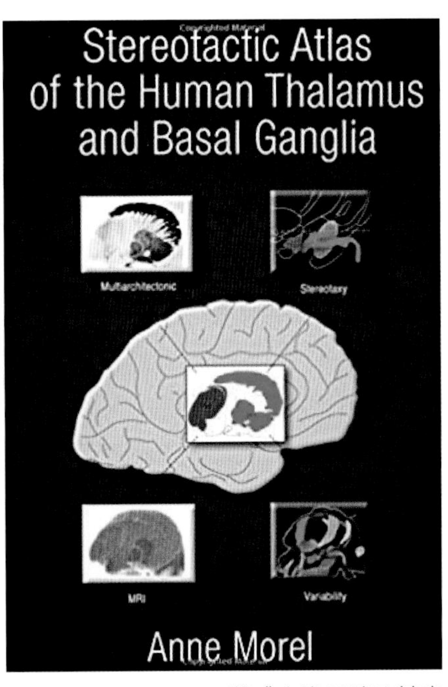

图26-9　Anne Morel著《人类丘脑及基底节立体定向图谱》（2007）

第四节 立体定向技术在疼痛外科的应用

现代立体定向技术自20世纪中叶诞生以来，因其微创及精准优势，在神经外科、精神外科及疼痛外科都得到了广泛应用，展现出重要的临床和科研价值。伴随着疼痛外科对治疗有效性和安全性要求的不断提升，其精准性发展已成为重要趋势，这为立体定向技术的应用创造了良好条件。目前，立体定向技术已经与微创介入技术、以射频为代表的毁损技术、显微外科技术和神经调控技术等深入融合，共同成为疼痛外科治疗的重要技术手段。

立体定向技术辅助穿刺在三叉神经痛的治疗方面有重要价值。三叉神经半月节射频温控毁损术或球囊压迫术是治疗三叉神经痛的有效手段。卵圆孔穿刺可以由有经验的术者参考体表标志完成，术中影像则有助于调整和验证穿刺针尖位置。利用传统立体定向仪引导可以显著降低误穿风险（特别是对于经验相对缺乏的医生），缩短技术学习曲线，并减少甚至避免X线辐射。但是安装立体定向仪相对费时，且患者有一定的紧张不适感。无框架立体定向引导卵圆孔穿刺则可在增加患者舒适度的同时提高手术效率。北京功能神经外科研究所乔梁在《中国疼痛医学杂志》（2012年第10期）详细介绍了神经导航（无框架立体定向）下卵圆孔穿刺在三叉神经半月节射频温控毁损术中的应用。

立体定向放射治疗手术也是三叉神经痛的重要替代治疗方式。迄今为止，疼痛学及放射治疗领域已有数百篇关于伽马刀治疗三叉神经痛的报道。Wolf通过回顾文献分析指出，1年随访中有75%～90%的患者三叉神经痛程度减轻（BNI分级为Ⅰ～ⅢB）；疼痛复发后接受再次放射治疗的有效率和首次治疗接近。此外，Franzini的研究提示，立体定向伽马刀放射在治疗多发性硬化导致的三叉神经痛方面效果良好：疼痛的显著缓解率在1年、3年及5年随访时分别达到70%、57%和57%。2021年，Jack Phan在*Journal of Neurosurgery*上报告了放射治疗颅内肿瘤复发导致的三叉神经痛结果：有56%（9/16）的患者在术后6个月随访中再无疼痛（NRS评分为0），其中6位患者不再需要任何止痛药物。

中枢痛是临床上最难以有效控制的疼痛综合征之一，使用镇痛药效果往往不佳。丘脑痛既有表浅部位疼痛，也存在深部疼痛，丘脑毁损术对于后者可能更为有效。日本学者Ohye在文献中报道，靶点为Vim-Vcpc的立体定向丘脑毁损术可以显著缓解中枢痛。

在癌痛方面，有10%～30%（甚至有研究认为高达55%）的癌痛患者对最大剂量的阿片类和抗神经痛药物均反应不佳，而立体定向丘脑射频毁损术（stereotactic radiofrequency thalamotomy）是治疗对镇痛药反应不佳的癌痛的重要工具。2021年，英国学者Ali Rezaei Haddad回顾分析了14项应用丘脑毁损术治疗癌痛的研究，包括13组病例系列和1篇个案报道。其中，立体定向丘脑射频毁损的具体靶点包括丘脑腹后部、中央外侧部、背内侧部、中央中核、中央中核/束旁核、丘脑枕、丘脑界核、上膝状核和后核群。尽管在患者特征、手术方式、毁损参数、随访结果等方面存在较大变异，Haddad对14项研究的总结分析显示：高达97%的患者在接受丘脑毁损术后有疼痛即刻缓解，79%的患者有疼痛持续缓解。此外，丘脑毁损术的安全性较高。然而，该研究并未提示某个/些核团在治疗癌痛方面具有特殊相对优势。

立体定向中脑切开术（mesencephalotomy）对于治疗顽固性疼痛同样有效。Marques于2022年在*Journal of Neurosurgery*上发文回顾了22例中脑切开术，所选择的靶点是脊髓网状丘脑束（神经病理性/混合性疼痛，17例）、三叉丘脑束（面部伤害感受性/混合性疼痛，5例）、新脊髓丘脑束（躯体伤害感受性/混合性疼痛，7例）。结果有86.3%的患者（3个月随访）和76.9%的患者（12个月随访）疼痛幅度改善超过50%。在此基础上，额外补充双侧前扣带回毁损并不能进一步改善疗效。研究还发现上肢、颈臂和面部疼痛改善优于躯干疼痛。并发症（包括垂直复视、烦躁/激越等）的发生率为8%。此外，Ivanishvili也报道了个案：立体定向中脑切开术成功缓解了颈椎胶质母细胞瘤导致的单侧头颈痛。研究者由此提出：应该充分重视立体定向毁损术在顽固性疼痛治疗中的作用。

以色列神经外科医生Strauss回顾分析了所在医学中心2015—2017年因癌症转移痛接受双侧扣带回毁损的13例患者（10位女性，3位男性）资料。患者的平均年龄为（54 ± 14）岁，他们全部在术后即刻获得了疼痛缓解。在6例因病痛卧床的患者中，3例在术后不久就可下床活动。在术后1个月的随访中，患者的视觉模拟评分（visual analogue scale, VAS）由9 ± 0.9降至4 ± 2.7（*P*=0.003），简明疼痛量表（Brief Pain Inventory, BPI）疼痛程度和干预评分分别由29 ± 4和55 ± 12降至16 ± 12（*P*=0.028）和37 ± 15（*P*=0.043）。在1个月和3个月随访中，分别有82%和71%的患者报告明显疼痛缓解。研究中对6位患者的神经心理检查提示手术未对认知功能造成负面影响。扣带回毁损的副作用包括短暂的烦躁或轻度情感淡漠（1～4周后缓解）。

在立体定向脑深部核团/组织毁损术之外，立体定向丘脑放射术同样在治疗顽固性疼痛方面展现出良好效果。2021年，意大利神经外科医生Andrea Franzini对立体定向内侧丘脑放射术治疗疼痛的6项研究进行了回顾分析。在共125例接受手术的患者中，52例属于癌痛，其余73例属于其他原因造成的疼痛。结果显示55%的患者接受立体定向内侧丘脑放射术后获得了明显的即刻疼痛缓解，38%的患者收获了持续的止痛效果。副作用见于6例患者（5%），其中放射相关的并发症见于4例患者（4%）。作者还发现在内侧丘脑偏后的位置进行立体定向放射治疗可能效果更好。

另外，美国Roberts也回顾分析了6项立体定向放射治疗慢性顽固性疼痛的研究。放射治疗的靶点包括丘脑及下丘脑，疼痛包括癌痛和非癌痛。结果有至少35%的患者收获了疼痛的持续改善。按照类别分析，51%的下丘脑放射手术、至少23%的丘脑放射手术、39%的非癌痛患者以及至少33%的癌痛患者获得了满意的止痛效果。作者进一步分析提出，下丘脑放射手术可能更适于癌痛患者（87%成功率），而丘脑放射手术更适于非癌痛患者（65%成功率）。总之，立体定向放射手术是神经调控、鞘内注射之外控制各类慢性顽固性疼痛的重要选择。

立体定向体部放射在疼痛（特别是癌痛）治疗中也有广泛应用。关于癌症脊柱转移和非脊柱的骨转移所致疼痛的治疗过程中，立体定向体部放射治疗均较常规放疗展现出更高的患者应答率，相关研究分别发表于*The Lancet*和*JAMA Oncology*。但既往研究也有不同的结论。例如荷兰学者Pielkenrood于2020年在*International Journal of Radiation Oncology·Biology·Physics*上刊文介绍，他们针对癌症骨转移患者的前瞻随机对照研究显示：立体定向体部放射治疗在缓解癌症转移患者疼痛方面并未较传统放疗展现出明显优势。之后，该杂志还特别发表了由Hoskin撰写的评论，详细分析了Pielkenrood研究中的细节和结果解释，鼓励同行们就此议题进一步深入研究，以期为患者提供最有效便捷的治疗。

立体定向脑深部电刺激（DBS）术最早由法国学者Benabid于1987年应用于震颤治疗，并取得了良好的临床效果。之后，DBS的适应证逐步扩展到帕金森病、肌张力障碍、强迫症、顽固性癫痫，并在难治性抑郁、痴呆、慢性疼痛等方面进行了积极研究。据统计，截至2020年全球范围内实施的DBS术已逾160 000例，并以每年超过12 000例的速度增长。目前在世界各国主要的医疗中心，DBS手术多仍借助传统的立体定向仪完成，但是无框架DBS术或机器人辅助DBS术展现出逐渐增多的趋势。作为应用立体定向技术的代表性神经调控疗法，DBS在疼痛领域的应用（尽管尚未被美国FDA批准）正在深入研究中，并已初步展现出独特优势。

在疼痛外科，DBS的常用靶点包括中央区灰质、导水管旁灰质（PAG）、脑室旁灰质（PVG）、前扣带回、丘脑感觉部。有观点认为，靶点为PAG/PVG的DBS主要对于伤害感受性疼痛有效，而感觉丘脑的DBS（或者与PAG/PVG的DBS合用）可能更适用于神经病理性疼痛。此外，下丘脑后部的DBS也被证实可减轻慢性丛集性头痛。文献中，DBS已被尝试应用于多种类型疼痛的治疗：头面痛、痛性感觉缺失、幻肢痛、卒中后疼痛、臂丛神经痛等。DBS对慢性疼痛的疗效变异度较大，其影响因素包括具体的疼痛综合征类别、患者选择、DBS靶点、刺激参数以及随访研究方法等。2005年发表于*Journal of Clinical Neuroscience*的一项meta分析显示：DBS靶点为PVG/PAG的长期止痛有效率为79%，靶点为PVG/PAG联合感觉丘脑/内囊的有效率甚至高达87%，而单纯刺激感觉丘脑的长期止痛有效率为58%。研究还提示，DBS对于伤害感受性疼痛比去传入神经性疼痛长期效果更好（63% *vs.* 47%）。

具体到头面部疼痛，DBS已被尝试应用于多种慢性神经病理性和伤害感受性疼痛综合征，包括三叉神经病变、疱疹病毒感染后疼痛、去传入神经性面部疼痛、非典型面痛、丛集性头痛、其他三叉神经自主性头痛，以及头颈痛。这些疼痛通常对药物治疗和其他手术治疗反应不佳，所以DBS术往往成为患者最后寻求的治疗工具。一项DBS治疗丛集性头痛的meta分析（共40位患者）显示，丛集性头痛的发作频率术后44个月随访中平均减少了77%。

在DBS治疗幻肢痛方面，靶点选择通常为感觉丘脑，有的中心尝试额外联合刺激PAG/PVG。这方面样本数量最大的研究之一来自英国：9例患者中有8例都有疼痛改善，平均随访时间为31.9个月。此外，日本学者Yamamoto也报告：11例患者中有8例在1年随访时VAS评分下降超过60%。根据葡萄牙的一项研究结果，DBS治疗臂丛神经痛的效果似乎不如幻肢痛。

2022年的一项最新研究表明，针对膝下扣带回（subgenual cingulate）的DBS可能改善慢性腰痛，机制可能与膝下扣带回参与腰痛与抑郁的共同病理网络有关。还有学者进一步提出，DBS的止痛原理大体包括两部分：感觉丘脑（sensory thalamus）参与的躯体感觉部分以及前扣带回参与的情感部分。

临床上，立体定向技术还常用于运动皮层刺激（motor cortex stimulation, MCS）的靶区定位，而后者通过阈下刺激也可以起到镇痛作用，是疼痛外科的常见手段之一。

综上所述，立体定向技术在现代疼痛外科已获得广泛应用，其微创性、准确性和安全性为疼痛外科的精准化发展提供了重要支持。

（乔　梁）

参考文献

1. Alamri A, Pereira EAC. Deep brain stimulation for chronic pain. Neurosurgery Clinics of North America, 2022, 33(3): 311-321.
2. Azevedo São Leão Ferreira K, Kimura M, Jacobsen Teixeira M. The WHO analgesic ladder for cancer pain control, twenty years of use. How much pain relief does one get from using it? Supportive Care in Cancer, 2006, 14(11): 1086-1093.
3. Bittar RG, Kar-Purkayastha I, Owen SL, et al. Deep brain stimulation for pain relief: a meta-analysis. Journal of Clinical Neuroscience, 2005, 12(5): 515-519.
4. Franzini A, Tropeano MP, Olei S, et al. Gamma knife radiosurgery for the treatment of trigeminal neuralgia in patients with multiple sclerosis: A single-center retrospective study and literature review. World Neurosurgery, 2021, 149: e92-e100.
5. Frizon LA, Yamamoto EA, Nagel SJ, et al. Deep brain stimulation for pain in the modern era: A systematic review. Neurosurgery, 2020, 86(2): 191-202.
6. Hoskin Md Frcr P. Pain response after stereotactic body radiation therapy versus conventional radiation therapy in patients with bone metastases-A phase 2, randomized controlled trial within a prospective cohort. International Journal of Radiation Oncology, Biology, Physics, 2021, 110(2): 368-370.
7. Ivanishvili Z, Pujara S, Honey CM, et al. Stereotactic mesencephalotomy for palliative care pain control: A case report, literature review and plea to rediscover this operation. British Journal of Neurosurgery, 2016, 30(4): 444-447.
8. Kashanian A, Tsolaki E, Pouratian N, et al. Deep brain stimulation of the subgenual cingulate cortex for the treatment of chronic low back pain. Neuromodulation, 2022, 25(2): 202-210.
9. Knotkova H, Hamani C, Sivanesan E, et al. Neuromodulation for chronic pain. Lancet (London, England), 2021, 397(10289): 2111-2124.
10. Larson PS. Deep brain stimulation for movement disorders. Neurotherapeutics: The Journal of the American Society for Experimental NeuroTherapeutics, 2014, 11(3): 465-474.
11. Marques RAS, Alencar HS, Bannach MA, et al. Semidirect targeting-based stereotactic mesencephalotomy for the

treatment of refractory pain: a case series. Journal of Neurosurgery, 2022, 136(4): 1128-1138.
12. Nguyen QN, Chun SG, Chow E, et al. Single-fraction stereotactic vs conventional multifraction radiotherapy for pain relief in patients with predominantly nonspine bone metastases: A Randomized Phase 2 Trial. JAMA Oncology, 2019, 5(6): 872-878.
13. Ohye C. Stereotactic treatment of central pain. Stereotactic and Functional Neurosurgery, 1998, 70(2-4): 71-76.
14. Pereira EAC, Boccard SG, Aziz TZ. Deep brain stimulation for pain: distinguishing dorsolateral somesthetic and ventromedial affective targets. Neurosurgery, 2014, 61: 175-181.
15. Pereira EAC, Green AL, Aziz TZ. Deep brain stimulation for pain. Handbook of Clinical Neurology, 2013, 116: 277-294.
16. Phan J, Pollard C, Brown PD, et al. Stereotactic radiosurgery for trigeminal pain secondary to recurrent malignant skull base tumors. Journal of Neurosurgery, 2018, 130(3): 812-821.
17. Pielkenrood BJ, van der Velden JM, van der Linden YM, et al. Pain response after stereotactic body radiation therapy versus conventional radiation therapy in patients with bone metastases-A Phase 2 randomized controlled trial within a prospective cohort. international journal of radiation Oncology, Biology, Physics, 2021, 110(2): 358-367.
18. Rezaei Haddad A, Hayley J, Mostofi A, et al. Stereotactic radiofrequency thalamotomy for cancer pain: A Systematic Review. World Neurosurgery, 2021, 151: 225-234.e6.
19. Roberts DG, Pouratian N. Stereotactic radiosurgery for the treatment of chronic intractable pain: A systematic review. Operative Neurosurgery (Hagerstown, Md.), 2017, 13(5): 543-551.
20. Sahgal A, Myrehaug SD, Siva S, et al. Stereotactic body radiotherapy versus conventional external beam radiotherapy in patients with painful spinal metastases: an open-label, multicentre, randomised, controlled, phase 2/3 trial. The Lancet. Oncology, 2021, 22(7): 1023-1033.
21. Senatus P, Zurek S, Deogaonkar M. Deep brain stimulation and motor cortex stimulation for chronic pain. Neurology India, 2020, 68(Supplement): S235-S240.
22. Singleton WGB, Ashida R, Patel NK. Deep brain stimulation for facial pain. Progress in Neurological Surgery, 2020, 35: 141-161.
23. Spyrantis A, Woebbecke T, Rueß D, et al. Accuracy of robotic and frame-based stereotactic neurosurgery in a phantom model. Frontiers in Neurorobotics, 2022, 16: 762317.
24. Strauss I, Berger A, Ben Moshe S, et al. Double anterior stereotactic cingulotomy for intractable oncological pain. Stereotactic and Functional Neurosurgery, 2017, 95(6): 400-408.
25. van den Beuken-van Everdingen MHJ, Hochstenbach LMJ, Joosten EAJ, et al. Update on prevalence of pain in patients with cancer: systematic review and meta-analysis. Journal of Pain and Symptom Management, 2016, 51(6): 1070-1090.e9.
26. Wolf A, Kondziolka D. Gamma knife surgery in trigeminal neuralgia. Neurosurgery Clinics of North America, 2016, 27(3): 297-304.
27. Wu S, Wang J, Gao P, et al. A comparison of the efficacy, safety, and duration of frame-based and Remebot robot-assisted frameless stereotactic biopsy. British Journal of Neurosurgery, 2021, 35(3): 319-323.
28. 李勇杰. 功能神经外科学. 北京: 人民卫生出版社, 2017.
29. 乔梁, 遇涛, 倪端宇, 等. 机器人辅助立体脑电图电极植入在癫痫外科中的应用. 中华神经外科杂志, 2019, 35(10): 1049-1053.
30. 乔梁, 朱宏伟, 陶蔚, 等. 神经导航引导下的三叉神经半月节射频热凝术卵圆孔穿刺技术. 中国疼痛医学杂志, 2012, 18(10): 635-637.
31. 张晓磊, 胡永生, 陶蔚, 等. 运动皮层电刺激治疗卒中后中枢性疼痛的疗效分析. 中国疼痛医学杂志, 2015, 21(2): 111-115.

第二十七章　磁共振引导聚焦超声技术

第一节　概　述

磁共振引导聚焦超声（magnetic resonance guided focused ultrasound, MRgFUS）是一项融合磁共振结构影像及温度成像和聚焦超声技术的非侵袭性治疗方法。在不同中心和材料中，磁共振引导聚焦超声有不同简称，例如“海扶刀”（音译自HIFU, high intensity focused ultrasound）、“医萨刀”（中国台湾）或“磁波刀”。笔者认为音译尚可，但“磁波刀”的叫法可能导致误解。因为在该项技术中，真正起到毁损治疗作用的是（聚焦）超声波，而非磁共振，后者只起到定位作用。如果简称为“超声刀”，又容易与现已在临床广泛使用的“超声切割止血刀”混淆，后者类型多样，主要包括软组织超声刀、超声骨刀、超声乳化吸引刀、超声清创刀等。因此，为避免歧义，本章中使用“磁共振引导聚焦超声”的全程或MRgFUS简称。

声波是一种由振动产生的机械波，人耳可以听到的声波频率范围是20～20 000 Hz。当声波频率超过20 000 Hz时，就高于人耳的听觉上限，称为超声波。超声波是一种频率高于声波、但波长极短的机械波，在空气中波长一般短于2 cm。超声波需要依靠介质进行传播，无法存在于真空中。超声波在空气中传播极易损耗，容易散射，不过因波长短更易于获得各向异性的声能，可用于清洗、碎石、杀菌消毒等。因此，超声波在医学和工业上均有很多应用。

人类对超声波的认识历史并不算久。自19世纪末到20世纪初，在物理学上发现了压电效应与反压电效应之后，人们找到了利用电子学技术产生超声波的办法，从此超声技术得到迅速发展和推广。1922年，超声波的概念被首次提出。1935年，科学家发现了超声波聚焦后产生热效应、空化效应等多种物理现象。超声波逐渐被应用于临床诊断。1939年，超声波开始应用于临床治疗并在欧美逐渐兴起。1942年，Lynn等应用聚焦超声在动物实验中进行了无创深层热消融。1949年召开的第一届国际医学超声波学术会议标志着超声治疗学的正式开启。而在1956年的第二届国际医学超声波学术会议上，众多相关论文得到交流发表，标志着超声治疗进入实用成熟阶段。

我国在超声治疗领域起步略晚。20世纪50年代起，国内只有少数医院开展相关工作。20世纪70年代起，逐步出现各类国产超声治疗仪，超声治疗普及到全国许多大型医院。特别是20世纪80年代出现的超声体外机械波碎石术成为结石症治疗史上的重大突破。

20世纪70年代以来，医学影像学（CT和磁共振等）的飞速发展为聚焦超声的临床应用创造了条件。1988年，磁共振技术成功地用于温度检测，并且精准性很高（±0.2℃）。之后，医学工程学家将磁共振结构影像、磁共振温度成像与聚焦超声技术相结合，成功解决了聚焦超声技术定位及温控的难题。进入21世纪以来，聚焦超声技术逐渐成为肿瘤科和神经科的重要治疗手段之一。2004年，美国FDA批准了磁共振引导超声聚焦治疗可以应用于子宫肌瘤治疗。2012年，美国FDA又批准了该技术可以应用于骨转移瘤的治疗。除骨癌和骨转移瘤之外，MRgFUS还可以用于治疗多种肿瘤（前列腺癌、乳腺癌、肾癌、肺癌以及良性肿瘤）。同年，欧盟批准MRgFUS治疗特发性震颤和帕金森病，这标志着聚焦超声治疗从肿瘤向神经系统的应用扩展。此后，美国FDA分别于2016年及2018年批准MRgFUS治疗特发性震颤和震颤型帕金森病（tremor-dominant Parkinson’s disease）。2021年，中国国家食品药品监督管理总局也批准MRgFUS用于特发性震颤、帕金森病的治疗。

第二节　磁共振引导聚焦超声的系统组成及操作步骤

因不同设备配备的软硬件系统有所不同，未经特殊说明时，本节将主要围绕MRgFUS脑部治疗系统介绍。

MRgFUS系统包括前终端、治疗床、控制台、水系统、设备柜（图27-1），此外还有与之配套的磁共振设备（图27-2）。

由大功率换能器发出后，超声波无须切口就可以穿过皮肤、肌肉、脂肪和颅骨。由于超声波的特性，其穿透颅骨异常困难，会发生反射、折射、吸收等，常导致穿过颅骨的能量不足，且方向发散，不易聚焦。脑部MRgFUS系统采用密布有1024个超声换能器（发射源）的半球形头盔（图27-3），从而使得多个超声波束聚焦在某一点时，汇集的能量则可以产生组织毁损效果（热效应、机械效应、空化效应及由此引发的生化效应）（图27-4）。最小可以毁损1 mm × 1.5 mm范围的组织，最大毁损范围则可以达10 mm × 16 mm。超声波聚焦的原理类似于太阳灶或放大镜可以将光线聚集产热。

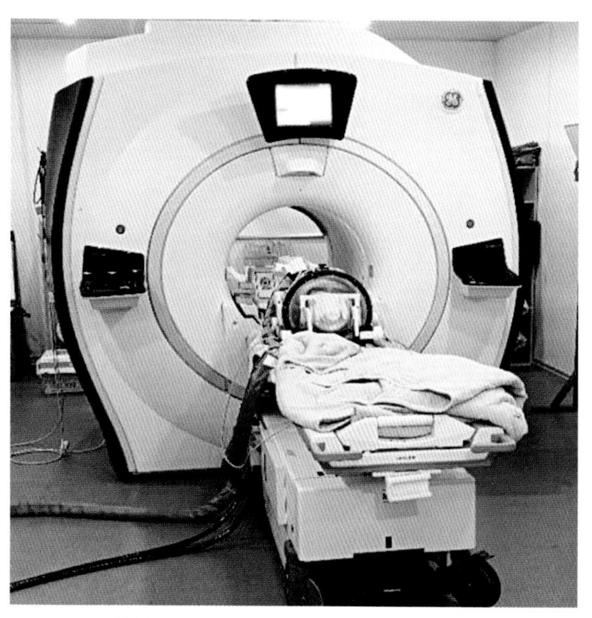

图27-2　磁共振引导聚焦超声治疗间（图片摄于中国台湾彰滨秀传医院聚焦超声中心）

磁共振引导聚焦超声手术包括以下主要步骤（图27-5，以选择丘脑VIM核作为治疗靶点为例）：

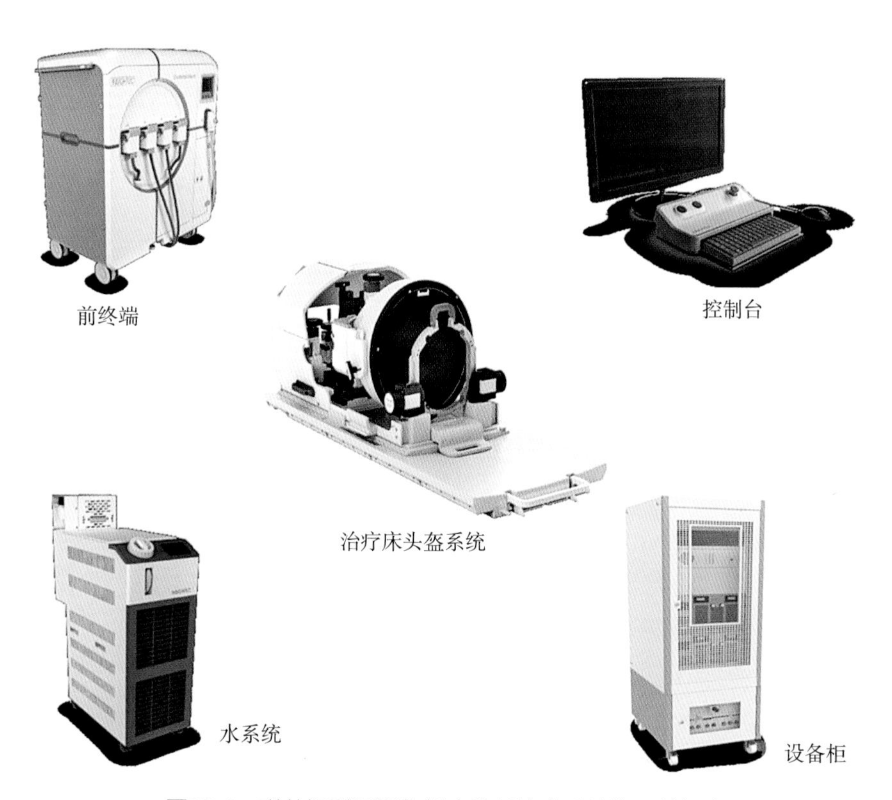

图27-1　磁共振引导聚焦超声脑部治疗系统的硬件组成

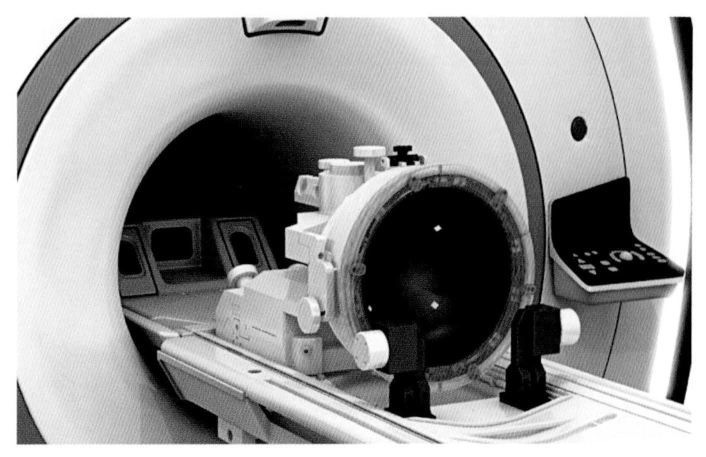

图27-3 磁共振聚焦超声系统的半圆形头盔（安装有1024个超声换能器）（图片来自INSIGHTEC公司）

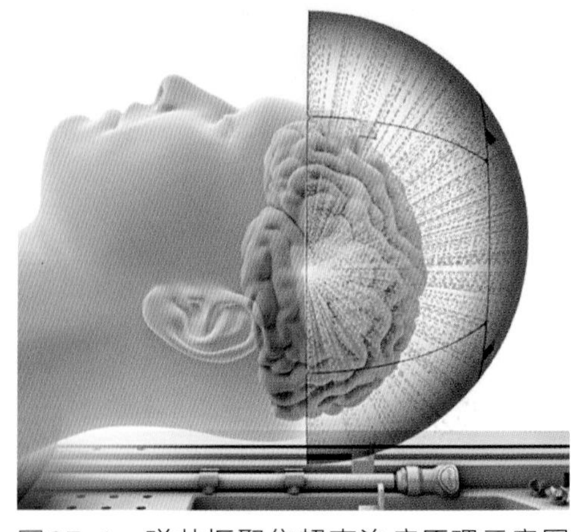

图27-4 磁共振聚焦超声治疗原理示意图（图片来自INSIGHTEC公司）

安装头框 → 手术计划 → 轻度升温 校准、验证 → 继续升温 毁损治疗 → 效果评估

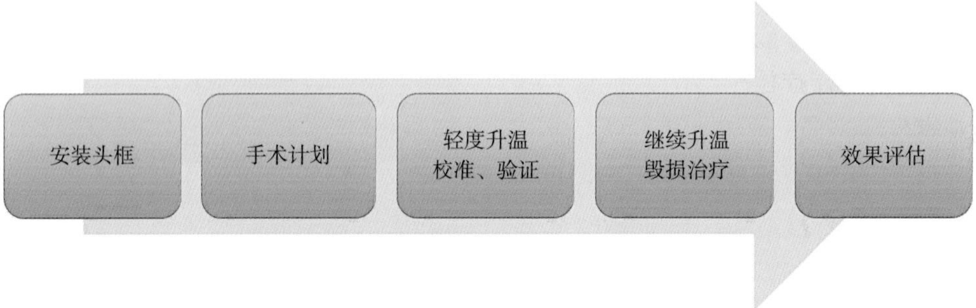

图27-5 磁共振引导聚焦超声治疗的主要步骤

一、手术准备

在局麻下为患者安装头框，协助患者平躺于磁共振检查床上。在立体定向头框与装有超声换能器的头盔中间安有降温设备，后者为紧贴在患者头部的硅膜套（内充有18℃的脱气冷却水），使用脱气水是为了减少对超声波传播的干扰。注意全程心电监护，并为患者提供用于紧急呼叫的报警器。

二、手术计划及靶点选择

首先为患者进行脑部的磁共振结构扫描，将MRI与之前扫描的CT图像（用于测定颅骨密度比，skull density ratio，SDR）融合。SDR值是指在患者颅骨CT图像上测量的松质骨与皮质骨的HU值比率。SDR值在个体间存在差异。在0～1范围内，SDR值越高，提示颅骨的松质骨比例越低，意味着超声容易穿透；反之，SDR值越低，超声越难以穿透，从而影响MRgFUS的毁损效果。

2019年，韩国延世大学Chang团队通过对MRgFUS治疗特发性震颤的50例患者回顾性研究指出，SDR值≥0.45及颅骨总体积（注意不同于颅腔总容积）≤330 cm^3是MRgFUS良好效果的基础；相反，SDR值<0.4或者颅骨总体积>330 cm^3尽管未必构成手术绝对禁忌，但可能需要在治疗过程中使用更高的治疗温度、更长的治疗时长。另外，意大利学者Bruno也研究了SDR值对于MRgFUS治疗震颤（特发性震颤或帕金森病的震颤症状）的影响，提出SDR值至少要大于0.3才适合该项治疗。

在此步骤中，MRI与CT图像的融合还使得系统可以自动识别颅内钙化（脉络丛、基底节）以及含气的区域（额窦、固定在头颅外的硅胶膜折叠处可能含气），这些结构可以阻挡超声波的传播而被称为“无法通过区”。MRgFUS系统能够计算发出有效穿射超声波的换能器数量，后者数量达到至少700个才会产生可以接受的治疗效果。

接下来，术者在磁共振系统上选择AC（白质前联合）和PC（白质后联合），可以根据立体定向图谱的三维坐标选择靶点位置。

三、超声波处理

超声波处理（sonication）又分为三步：

第一步：校准（alignment）。这一步使用很低的能量（1500～3000 J）进行持续时间很短的超声处理，这样可以在磁共振温度成像上观察到温度轻微上升（40～45℃）但不至于引起生物效应，目的是确认所处理的位置和计划靶点重合，如果有偏差可以纠正。磁共振温度成像每3秒扫描一次，会产生两个温度值：平均温度和所处理点（1个点包含约9个像素）内的最高温度。

第二步：验证（verification）。这一步使用升高能量进行超声处理，温度达到46～52℃。这个温度范围内的生物作用类似于神经调控（效果可逆），目的是确认治疗疗效和副作用。过程中持续严密地观察患者的临床反应，包括效果和可能的副反应。根据这些结果，结合丘脑VIM核和躯体对应的拓扑关系、周边结构（内囊、尾状核腹侧等）的功能，术者可以选择适当移动治疗靶点位置。

第三步：治疗（treatment）。这是超声波处理的最后一步，能量、超声处理的时间和次数都增加以达到最高治疗温度（60℃）。在通常情况下，需要至少两次温度高于56℃的超声处理才能产生有效毁损（Giammalva，2018）。

四、结果评估

治疗结束后，操作者将冷却水排走并为患者移除立体定向头架。患者可以站起，在医生为其进行全面的神经系统检查后回病房休息。从定位到治疗结束的平均时间约为3小时。患者出院后，医生会安排其临床及影像学随访以评估疗效、可能的副反应及靶点毁损情况。

读者从以上流程可以更深入地理解到：在MRgFUS技术中，磁共振成像不仅用于靶点影像学定位，还通过实施温度成像来精准控制毁损温度及范围，而聚焦超声则穿透颅骨，通过聚集能量来毁损脑深部靶点组织。需要指出的是，磁共振引导聚焦超声技术需要多学科团队完成，至少包括神经外科、影像科、神经内科和神经电生理专业人员。适当的患者和适应证选择、细致的手术计划、谨慎的操作和完善的评估对于安全有效的MRgFUS治疗缺一不可。

第三节 磁共振引导聚焦超声的临床应用

在临床上，脑部磁共振引导聚焦超声可应用于以下疾病的治疗：

一、特发性震颤

丘脑VIM核毁损术治疗特发性震颤可以收到良好效果，这也是MRgFUS在神经系统疾病的最初应用。2016年，一项发表在《新英格兰医学杂志》上的多中心前瞻性双盲RCT研究显示：MRgFUS治疗特发性震颤术后3个月，患者手部震颤评分改善47%，而对照组只有1%的改善率。

近年来的研究表明，治疗震颤的靶点除了传统的丘脑VIM核以外，丘脑底区后部（PSA）也展现出良好的应用效果。这都是与CRT（小脑-红核-丘脑束）通路在震颤中的重要机制有关。2020年，Jameel等尝试了应用MRgFUS联合毁损VIM/VOP及PSA，在缓解震颤方便取得了良好效果。

二、帕金森病

MRgFUS应用于特发性震颤收到良好效果后，很快就应用于震颤型帕金森病（tremor-dominant Parkinson’s disease）。Schlesinger研究报告：7例接受MRgFUS的帕金森病患者在术后震颤均立即停止。UPDRS总分由37.4 ± 12.2减至18.8 ± 11.1（P=0.007），PDQ-39评分由42.3 ± 16.4减至

21.6 ± 10.8（P=0.008）。6个月随访时3例患者震颤有轻度复发。瑞士学者Gallay研究了47例帕金森病患者（包括震颤型、少动僵直型、混合型）接受MRgFUS毁损苍白球丘脑束的效果：术后关期UPDRS评分较术前开期评分降低了84%（震颤）、70%（僵直）以及73%（运动减少减慢），但中轴症状无明显改善。聚焦毁损苍白球丘脑束可以完全抑制开期异动，并且能减轻疼痛、肌张力障碍以及快速动眼睡眠行为障碍。患者左旋多巴服用量平均减少55%。在安全性方面，患者并未表现出认知功能改变。

三、癫痫

MRgFUS在癫痫治疗中的应用还处于研究阶段。学者们提出，MRgFUS可能通过几种不同的方式和机制来控制癫痫发作：第一，毁损局灶性癫痫发作起源区；第二，阻断癫痫发作传播通路；第三，低频MRgFUS产生神经调控效应；第四，开放血脑屏障以靶向用药。

作为针对颞叶内侧癫痫的传统致痫灶切除术的替代方案，毁损颞叶内侧结构（致痫灶）可以到达相近的发作控制效果。然而，应用MRgFUS毁损颞叶内侧结构仍存在一定的技术挑战：颞叶内侧结构解剖复杂，必须有效保护颅底、颅神经、颞叶外侧的主要血管以及脑干。MRgFUS治疗癫痫还可以通过毁损较小的皮层下或中心区靶点，例如皮层下结节、皮质发育不良以及下丘脑错构瘤来实现。MRgFUS还可以通过低频超声处理产生神经调控效应，从而抑制癫痫发作。MRgFUS还可能通过精准并可逆地开放血脑屏障来实施药物或其他生物载体的治疗。

四、精神类疾病

在全球范围内，精神外科目前主要使用脑深部电刺激（DBS）和其他神经调控手段，精准的立体定向毁损术也仍应用于药物难治性的精神类疾病的外科治疗。近年来，磁共振引导聚焦超声的出现提供了除射频和放射治疗之外的毁损手段，应用MRgFUS治疗精神类疾病正在积极研究中。

2020年，加拿大学者Davidson报告了MRgFUS毁损双侧扣带回治疗药物难治性精神疾病（共16例患者，包括9例重度抑郁和7例强迫症）的结果：在最终完成随访的12例患者（6例强迫症及6例重度抑郁）中，6例对治疗有应答（强迫症：YBOCS评分下降35%；重度抑郁：17项HDRS评分下降50%），全部患者均未出现明显副作用。2021年，韩国学者Chang在Frontiers in Psychiatry上发表论文，回顾了该中心应用MRgFUS毁损双侧内囊前肢治疗强迫症以及毁损双侧扣带回治疗难治性抑郁的结果，并结合相关文献分析得出初步结论：MRgFUS治疗药物难治性精神疾病是有效安全的，但仍需更大样本的相关研究。

五、阿尔兹海默症

磁共振引导低频聚焦超声已被证实可以可逆性开放血脑屏障，从而实现靶向实施药物或生物治疗。2020年，Rezai发表了相关研究报告：6位早期阿尔兹海默症（AD）患者（包括5位女性及1位男性，年龄：55 ~ 73岁）接受了17次聚焦超声治疗，治疗靶点为右侧（2例）或左侧（4例）海马/内嗅皮层。结果证实，MRgFUS可以有效、位置精准、可逆地开放血脑屏障，所有患者均未出现明显副作用。这为未来AD的精准治疗提供了基础。Stavarache在2021年的一篇综述中详细阐释了MRgFUS治疗AD在内的神经系统疾病的机制。此外，意大利学者Farace和Tamburin提出将MRgFUS与低剂量放射治疗联合应用治疗AD的设想，目的在于在减少β淀粉样蛋白沉积。

六、良性或恶性脑肿瘤

体部聚焦超声在肿瘤治疗中的应用已有较成熟经验。类似的，磁共振引导下聚焦超声也可用于治疗良性或恶性脑肿瘤。2006年，Ram等报告3例MRgFUS治疗胶质母细胞瘤（GBM）的情况。为了便于聚焦超声穿透，患者于MRgFUS术前7 ~ 10天接受了骨瓣去除术。影像学检查显示肿瘤组织对超声治疗产生了即刻反应。然而，1例患者因超声毁损到靶点区域以外的神经组织而出现神经功能损伤。

2010年，McDannold报告了一项MRgFUS治疗3例GBM患者的一期临床试验结果：试验被聚焦超声装置的低能量（650～800 W）所限，无法有效热毁损靶点病灶；第4例患者治疗后出现空化（cavitation）并造成颅内出血（后致死亡），试验终止。2014年，Coluccia等报告了一例63岁复发GBM患者接受MRgFUS治疗的一期临床试验，复发病灶位于靠颅内较中心位置，MRgFUS术中温度上升至55～65℃。术后即刻磁共振DWI图像显示在肿瘤病灶中有多发毁损灶；21天后的磁共振图像显示肿瘤毁损，并且无继续进展；长期随访提示神经功能缺损有所改善。Medel认为，高级别的胶质瘤可能不是MRgFUS的理想适应证，MRgFUS更适于无法手术切除并且边界清晰的占位病变（转移瘤、良性肿瘤）。

七、开放血脑屏障

目前国际上已有多项研究证实，微泡介导的聚焦超声不仅可以破坏血脑屏障，而且作用是短暂可逆的，具有较高的安全性。FUS突破血脑屏障可以用于向脑体输注抗体（例如阿尔兹海默症的治疗、癌症靶向治疗），向脑内输注辅助常规化疗药物，协助治疗性纳米颗粒进入大脑，以及辅助基因疗法在脑肿瘤中的应用。2021年，*Nature Communication*上发表了一篇西班牙学者Gasca-Salas等的论文，研究者为5例帕金森病痴呆（Parkinson's disease with dementia）患者实施了联合微泡的磁共振引导下聚焦超声治疗，研究仍在进行中，但已初步证实：MRgFUS可以有效安全地开放血脑屏障。

八、慢性疼痛

除了特发性震颤和帕金森病，MRgFUS已经被欧盟批准适用于病理性疼痛的治疗。尽管还在积极探索中，但多项研究已经显示MRgFUS在疼痛外科具有较广阔的应用前景。

2009年，Martin报告了MRgFUS治疗9例慢性神经病理性疼痛的研究结果，这是聚焦超声首次应用于功能神经外科。研究中，9例慢性疼痛患者均对药物反应不佳，按照疼痛部位分类包括面部（3例）、颈部（1例）、下肢（2例）、上肢（2例）及半身（1例）；按照疼痛来源分类包括中枢痛（3例）和周围痛（6例）；按照疼痛病因分类包括截肢、椎间盘突出、神经鞘瘤、带状疱疹病毒感染、神经外伤、臂丛神经撕脱、丘脑梗死、原发性三叉神经痛以及颈部肌张力障碍。患者的疼痛病程平均为7.5年（1.5～17年）。MRgFUS毁损的靶点是内侧丘脑，术中靶点治疗温度达到51～60℃，磁共振图像上显示毁损直径为4 mm。术后2天进行随访，全部患者均疼痛减轻，疼痛减轻幅度从30%至100%不等（平均68%）。随访未发现任何神经功能损伤，并且患者接受度高。

2012年，Jeanmonod报告了应用MRgFUS进行丘脑中央外侧核毁损治疗神经病理性疼痛的研究。此研究一共纳入了12例难治性神经病理性疼痛患者，其中第1例患者治疗温度（为安全起见）仅达到42℃，未产生任何热毁损和止痛效果，因此未纳入后续分析中。在其余11例患者（年龄45～75岁）中，按照疼痛部位分类包括面部（3例）、颈部（1例）、下肢（2例）、上肢（3例）、上下肢（1例）以及半身（1例）；按照疼痛来源分类包括中枢痛（6例）及周围痛（5例）；按照疼痛病因分类包括截肢（幻肢痛，1例）、腰背部术后疼痛综合征（1例）、神经鞘瘤（1例）、带状疱疹病毒感染（1例）、神经外伤（1例）、脊髓损伤（2例）、壳核病灶（1例）、臂丛神经撕脱（2例）及丘脑梗死（1例）。患者的疼痛病程平均为8.5年（1.5～21年）。精准实施的MRgFUS造成的丘脑热毁损病灶直径为3～4 mm，位于中央外侧核后部，聚焦超声毁损术中顶峰温度达到51～64℃。

在该研究11例患者中的前2位，术后2天随访磁共振影像提示毁损灶过小，因此无法产生明显的止痛效果。其余9例患者中，术后2天随访评估：疼痛缓解程度平均到达71.1%；术后3个月随访评估：疼痛缓解率平均为49.4%；术后1年随访评估：疼痛缓解率平均为56.9%（基于8例患者数据，1例失访）。共有6例患者收获术后即刻和长期的疼痛缓解。治疗中出现1例并发症：丘脑出血（系超声的空化效应导致）。之后，研究者采取了两项措施以减少出血风险：第一，空化探测（因为出血系超声的空化效应导致）；第二，将治疗温度控制在60℃以下。这两项降低颅内出血风险的措施对于实施MRgFUS治疗的同行应该也有借鉴和参考作用。

除了以上MRgFUS脑部手术直接应用于治疗神经病理性疼痛的临床尝试，MRgFUS体部治疗还被应用于癌痛和多种疼痛综合征。2019年，Namba发表研究报告：MRgFUS体部治疗对于骨转移癌（10例）、腰椎小关节骨关节炎（11例）以及膝关节骨关节炎（10例）造成的肌肉骨骼疼痛作用相当；治疗后1个月随访时，在骨转移癌、腰椎小关节骨关节炎和膝关节骨关节炎这3组患者中，疼痛缓解至少一半的患者比例分别为80%、64%和78%。

在治疗癌痛方面，2021年Han通过对15项研究（涉及362名患者）的meta分析认为：MRgFUS体部治疗对于缓解骨转移癌相关疼痛是一种有效和较为安全的手段，严重并发症发生率为1.42%，轻微并发症发生率为26.4%。另外，Gennaro在综述中还比较了射频毁损（RFA）、微波毁损（MWA）、冷冻消融（CA）和MRgFUS体部治疗共4种毁损手段对于治疗骨转移癌疼痛的效果。结果显示4种手段均有效，然而MWA并发症几乎为零，MRgFUS却有一定的副反应发生率，值得关注。文献中报告，MRgFUS体部治疗癌痛可能出现的严重并发症有骨折、3度皮肤烧伤、髋屈肌神经病变。

此外，体部MRgFUS系统也可以缓解多种躯体疼痛。例如，Weeks于2012年报告了体部MRgFUS治疗关节突关节骨性关节炎疼痛的一期试验结果：18例患者接受治疗，12例接受完整随访，其中6例患者在术后半年随访中评估疼痛NRS评分（Numerical Rating Scale）下降60.2%，ODQ（Oswestry Disability Questionnaire）评分改善45.9%，BPI（Brief Pain Inventory）干预评分减少61.9%。2019年，美国梅奥医学中心的Tiegs-Heiden也发表了体部MRgFUS安全有效治疗腰椎关节突关节痛的个案报告。2021年，日本学者Kawasaki提出，体部MRgFUS不仅对于治疗内侧膝骨关节炎所致顽固性疼痛有效，还有助于改善其老年患者的运动功能。

总之，磁共振聚焦超声技术可以无创毁损疼痛传导通路中的特定节点，从而缓解多种不同病因、部位或性质的疼痛综合征，其安全性较高。未来更大规模的RCT研究以及机制探索将促进MRgFUS在疼痛外科发挥更大的作用。

第四节 磁共振引导聚焦超声技术的优势与局限

作为一项新兴的无创毁损技术，磁共振聚焦超声具有独特的优势，但同时也存在一些局限。

一、磁共振引导聚焦超声的优势

1．其无创性避免了立体定向射频毁损术或脑深部电刺激术（DBS）伴随的穿刺出血、感染或与植入硬件相关的各类风险。值得说明的是，MRgFUS不会出现穿刺出血，但并非没有颅内出血风险。因为聚焦超声的空化效应（cavitation）仍可能继发颅内出血。因此，细致的症状观察、神经系统体检以及术后影像复查是必不可少的。

2．与DBS相比，MRgFUS无须术后参数程控。其治疗过程也不需要全身麻醉，避免了相关风险，所以尤其适合无法接受全麻手术的患者。另外，MRgFUS操作中由于没有脑脊液流失，不存在脑移位，因此靶点定位的精准度高。

3．与立体定向放射手术相比，MRgFUS操作无放射性，对患者及医生不会造成放射损害，无放射性脑病的风险。此外，立体定向放射手术（伽马刀）往往需要一段时间才能见效，而MRgFUS可以即刻见效。MRgFUS术中毁损范围的可控性较放射手术更高且可视。

二、磁共振引导聚焦超声的局限

1．尽管无创，MRgFUS仍属于毁损治疗范畴。当到达一定温度时，对靶点核团的毁损效果不可逆。因此在MRgFUS的操作流程中，用较低温测试是减少毁损风险的必须步骤。与此相比，DBS术则属于可逆、可调控手段。如果出现刺激相关的副作用，多数可以通过调整刺激参数（甚至个别情况下移除设备）减轻或消失。

通常来说，MRgFUS治疗对靶点周围组织的影响较小。但是在MRgFUS毁损颞叶内侧结构治疗癫痫的实验室研究中发现，靶点周围组织仍有可能升温。另外，在一项MRgFUS治疗恶性脑肿瘤的研究中，也出现了因靶点区域外脑组织受损出现的神经功能障碍。

2．学术界的主流观点认为，丘脑VIM核毁损（通过射频或聚焦超声）不宜进行双侧手术，否则可能造成患者的语言和平衡功能受损。但是也有学者提出不同观点，认为曾经双侧丘脑毁损术引起语言和平衡受损的发生率确实很高（30%），但这些患者主要都是帕金森病患者，而其中许多在术前或单侧丘脑毁损术后已有不同程度的语言或平衡问题。另外，这些高并发症发生率的手术多是在多年前所做，当时缺少磁共振引导或者现在比较精准的立体定向技术。目前，双侧毁损丘脑术应用在特发性震颤患者中的数量不多，引起并发症的概率明显较低（5%）。由此推论，在原发性震颤患者群体中，如果排除掉术前或单侧丘脑毁损术后已出现语言或平衡障碍的情况，可以分期考虑再行对侧丘脑毁损术，这对于缓解患者的中轴或双侧症状是安全的。

3．设备成本高。聚焦超声连同配套的磁共振设备成本高，相应治疗费用较高，且许多保险尚未覆盖此项技术，这导致患者对MRgFUS治疗的经济承受力不足。在神经外科和疼痛外科领域内，现已有射频毁损、放射毁损、神经调控等多种技术手段。未来可以开展对MRgFUS与其他技术手段的对比研究，从适应证、疗效、安全性以及成本效益比的角度厘清不同手段的相对优劣势。这样既方便医生与患者做出基于循证医学的选择，也可能促进保险机构将包括MRgFUS在内的新兴技术纳入覆盖范围。值得说明的是，MRgFUS设备和治疗虽然费用较高，但该手术在大多数中心属日间手术，减少了长时住院的相关花费。

4．根据MRgFUS的原理，治疗靶点越接近颅腔中心，聚焦超声的效果越好；颅骨厚度越薄及颅骨密度比（SDR）越高，越有利于超声穿透颅骨到达颅内靶点。所以对于颅骨厚度过大、SDR值过小，或者治疗靶点远离颅内中心（接近颅骨边缘）的病例，聚焦超声则会明显减效甚至无法起效。例如，虽然MRgFUS已被尝试应用于难治性癫痫致痫灶的毁损，但目前的治疗系统并不适于致痫灶位于皮层表浅部位（远离颅腔中心）的病例。

综上所述，全面理解MRgFUS的原理和优劣势将有利于其治疗适应证的良好把握、提高手术疗效及降低相关风险。

（乔　梁）

参考文献

1. Abdullah B, Subramaniam R, Omar S, et al. Magnetic resonance-guided focused ultrasound surgery (MRgFUS) treatment for uterine fibroids. Biomedical Imaging and Intervention Journal, 2010, 6(2): e15.
2. Alshaikh J, Fishman PS. Revisiting bilateral thalamotomy for tremor. Clinical Neurology and Neurosurgery, 2017, 158: 103-107.
3. Chang JG, Jung HH, Kim SJ, et al. Bilateral thermal capsulotomy with magnetic resonance-guided focused ultrasound for patients with treatment-resistant depression: A proof-of-concept study. Bipolar Disorders, 2020, 22(7): 771-774.
4. Chang KW, Jung HH, Chang JW. Magnetic resonance-guided focused ultrasound surgery for obsessive-compulsive disorders: Potential for use as a novel ablative surgical technique. Frontiers in Psychiatry, 2021, 12: 640832.
5. Chang KW, Park YS, Chang JW. Skull factors affecting outcomes of magnetic resonance-guided focused ultrasound for patients with essential tremor. Yonsei

Medical Journal, 2019, 60(8): 768-773.
6. Davidson B, Hamani C, Huang Y, et al. Magnetic resonance-guided focused ultrasound capsulotomy for treatment-resistant psychiatric disorders. Operative Neurosurgery (Hagerstown, Md.), 2020, 19(6): 741-749.
7. Elias WJ, Lipsman N, Ondo WG, et al. A randomized trial of focused ultrasound thalamotomy for essential tremor. The New England Journal of Medicine, 2016, 375(8): 730-739.
8. Etame AB, Diaz RJ, Smith CA, et al. Focused ultrasound disruption of the blood-brain barrier: a new frontier for therapeutic delivery in molecular neurooncology. Neurosurgical Focus, 2012, 32(1): E3.
9. Farace P, Tamburin S. Combining low-dose radiation therapy and magnetic resonance guided focused ultrasound to reduce amyloid-β deposition in alzheimer's Disease. Journal of Alzheimer's disease: JAD, 2021, 84(1): 69-72.
10. Fasano A, Lozano AM, Cubo E. New neurosurgical approaches for tremor and Parkinson's disease. Current Opinion in Neurology, 2017, 30(4): 435-446.
11. Gallay MN, Moser D, Rossi F, et al. MRgFUS pallidothalamic tractotomy for chronic therapy-resistant Parkinson's Disease in 51 consecutive patients: Single Center Experience. Frontiers in Surgery, 2019, 6: 76.
12. Gasca-Salas C, Fernández-Rodríguez B, Pineda-Pardo JA, et al. Blood-brain barrier opening with focused ultrasound in Parkinson's disease dementia. Nature Communications, 2021, 12(1): 779.
13. Gennaro N, Sconfienza LM, Ambrogi F, et al. Thermal ablation to relieve pain from metastatic bone disease: a systematic review. Skeletal Radiology, 2019, 48(8): 1161-1169.
14. Gerardo Iacopino D, Gagliardo C, Giugno A, et al. Preliminary experience with a transcranial magnetic resonance-guided focused ultrasound surgery system integrated with a 1.5-T MRI unit in a series of patients with essential tremor and Parkinson's disease. Neurosurgical Focus, 2018, 44(2): E7.
15. Hurwitz MD, Ghanouni P, Kanaev SV, et al. Magnetic resonance-guided focused ultrasound for patients with painful bone metastases: phase Ⅲ trial results. Journal of the National Cancer Institute, 2014, 106(5): dju082.
16. Jameel A, Gedroyc W, Nandi D, et al. Double lesion MRgFUS treatment of essential tremor targeting the thalamus and posterior sub-thalamic area: preliminary study with two year follow-up. British Journal of Neurosurgery, 2022, 36(2): 241-250.
17. Jeanmonod D, Werner B, Morel A, et al. Transcranial magnetic resonance imaging-guided focused ultrasound: noninvasive central lateral thalamotomy for chronic neuropathic pain. Neurosurgical Focus, 2012, 32(1): E1.
18. Kawasaki M, Muramatsu S, Namba H, et al. Efficacy and safety of magnetic resonance-guided focused ultrasound treatment for refractory chronic pain of medial knee osteoarthritis. International Journal of Hyperthermia, 2021, 38(2): 46-55.
19. Kim SJ, Roh D, Jung HH, et al. A study of novel bilateral thermal capsulotomy with focused ultrasound for treatment-refractory obsessive-compulsive disorder: 2-year follow-up. Journal of Psychiatry & Neuroscience: JPN, 2018, 43(5): 327-337.
20. Martin E, Jeanmonod D, Morel A, et al. High-intensity focused ultrasound for noninvasive functional neurosurgery. Annals of Neurology, 2009, 66(6): 858-861.
21. Medel R, Monteith SJ, Elias WJ, et al. Magnetic resonance-guided focused ultrasound surgery: Part 2: A review of current and future applications. Neurosurgery, 2012, 71(4): 755-763.
22. Namba H, Kawasaki M, Izumi M, et al. Effects of MRgFUS treatment on musculoskeletal pain: comparison between bone metastasis and chronic knee/lumbar osteoarthritis. Pain Research & Management, 2019, 2019: 4867904.
23. Quadri SA, Waqas M, Khan I, et al. High-intensity focused ultrasound: past, present, and future in neurosurgery. Neurosurgical Focus, 2018, 44(2): E16.
24. Ranjan M, Boutet A, Bhatia S, et al. Neuromodulation beyond neurostimulation for epilepsy: scope for focused ultrasound. Expert Review of Neurotherapeutics, 2019, 19(10): 937-943.
25. Schlesinger I, Eran A, Sinai A, et al. MRI guided focused ultrasound thalamotomy for moderate-to-severe tremor in Parkinson's Disease. Parkinson's Disease, 2015, 2015: 219149.
26. Stavarache MA, Chazen JL, Kaplitt MG. Innovative Applications of MR-Guided Focused Ultrasound for Neurological Disorders. World Neurosurgery, 2021, 145: 581-589.
27. Tiegs-Heiden CA, Lehman VT, Gorny KR, et al. Improved treatment response following magnetic resonance imaging-guided focused ultrasound for lumbar Facet Joint Pain. Mayo Clinic Proceedings. Innovations, Quality & Outcomes, 2020, 4(1): 109-113.
28. Wang X, Xiong Y, Lin J, et al. Target Selection for magnetic resonance-guided focused ultrasound in the treatment of Parkinson's Disease. Journal of magnetic resonance imaging: JMRI, 2022, 56(1): 35-44.
29. Weeks EM, Platt MW, Gedroyc W. MRI-guided focused ultrasound (MRgFUS) to treat facet joint osteoarthritis low back pain-case series of an innovative new technique. European Radiology, 2012, 22(12): 2822-2835.

第二十八章　周围神经减压术

第一节　概　述

一、周围神经源性疼痛

周围神经疾患是最为复杂的神经系统疾病之一，而疼痛是周围神经疾患最为常见的症状之一，因此周围神经源性疼痛的外科诊疗在整个疼痛外科学中占有重要地位。此类疾病种类复杂，患者群体广大，临床表现各异，鉴别诊断困难，诊疗方法繁多，临床漏诊误诊率颇高。

广义的周围神经概念既包括了传统意义上的肢体周围神经，还包括头皮神经、脑神经（除视神经、嗅神经之外）、脊神经（包括脊神经根、脊神经节、脊神经前支及后支）、躯干部神经（如肋间神经）、交感神经、副交感神经（如迷走神经）等。可以采用周围神经减压术治疗的周围神经源性疼痛更多关注的是狭义的周围神经概念，即肢体周围神经。

周围神经卡压性疾病是最为常见的周围神经系统疾病，周围神经卡压也是很多周围神经系统疾病发生发展的重要病理基础，包括周围神经源性疼痛。疼痛往往是周围神经卡压性疾病患者最先出现也是最严重的主诉。

周围神经卡压性疾病同时又是最为复杂的周围神经系统疾病，其涉及的周围神经繁多，包括但不限于腕管正中神经、肘管尺神经、旋前圆肌管骨间前神经、腕尺管尺神经、上臂桡神经沟桡神经干、前臂桡管（旋后肌管）骨间后神经（桡神经深支）、前臂Wartenberg点桡神经浅支、膝外侧腓管腓总神经、内踝跗（踝）管胫后神经、足背跖管腓深神经及腓浅神经、小腿外侧中下1/3交界处腓浅神经、梨状肌下孔坐骨神经、髂前上棘内侧股外侧皮神经、臀筋膜臀上皮神经、股管股神经、内收肌管隐神经、大腿后外侧中段股后皮神经、小腿后外侧中下1/3交界处腓肠神经、肩胛上切迹肩胛上神经、胸廓上口臂丛神经等。但在这些繁杂的周围神经卡压性疾病中，最为常见的是腕管正中神经卡压和肘管尺神经卡压，约占到80%以上。尤其是腕管正中神经卡压最为常见，在手机、平板电脑等电子产品使用日益普及的今天，其发病率有逐年升高的趋势。周围神经卡压性疾病在治疗上往往需要神经外科、骨科、神经内科、康复科、疼痛科、针灸科等多学科合作进行。

多发的周围神经病变包括系统性疾病相关多发周围神经病和不明原因多发周围神经病。近年来，有关系统性疾病相关的周围神经卡压性疾病的报道日益增多，引发人们对于周围神经卡压性疾病病因学的新思考。最为常见的系统性疾病相关周围神经卡压性疾病是在糖尿病患者中高发的腕管综合征。糖尿病周围神经病（diabetic peripheral neuropathy, DPN）以四肢末端对称性感觉异常和运动障碍为主要表现，以美国Dellon教授为首的学者们近30年的临床实践和基础研究表明，其本质就是生物机械因素导致的肢体多发周围神经卡压。糖尿病患者由于代谢和血供异常可引起周围神经肿胀，同时在解剖生理狭窄位置构成神经通道的组织中弹力纤维减少导致通道弹性下降、进而缩窄，最终对相应周围神经构成卡压。

与DPN相类似，透析周围神经病以发生在多年透析患者的多累及双上肢的多发周围神经卡压为特征，其发病基础并非在解剖生理狭窄位置构成神经通道的组织中弹力纤维减少，而是淀粉样变性。疼痛是DPN和透析周围神经病患者最为常见的症状之一，在周围神经源性疼痛中占据很大比例。

肢体周围神经损伤引起的周围神经源性疼痛

多见于肢体骨折等创伤性疾病，也包括一部分发生于围手术期的医源性损伤。除了一部分创伤性痛性神经瘤之外，大部分的周围神经损伤引起的周围神经源性疼痛与创伤后周围神经粘连卡压有关。

近年来，随着超声技术的发展，肌骨超声（musculoskeletal ultrasound, MSKUS）在周围神经病中的应用越来越广泛。MSKUS可以应用于周围神经病的诊断、治疗、预后评估、随访等各个方面，具备便携、快捷、可双侧对比、动态观察以及可实现周围神经全程显像等优点。相比较于MRI、CT等其他影像学辅助检查手段，MSKUS可以作为周围神经源性疼痛诊疗的首选检查方法。针对最常导致周围神经源性疼痛的周围神经卡压性疾病，MSKUS不仅可以早期显示周围神经具体的卡压部位，而且可以检测到可能存在的周围神经及其周围结构的解剖变异和病理改变，进而明确神经卡压的病因，包括骨质增生、软组织炎症水肿、瘢痕形成及先天变异等，从而为下一步治疗提供重要参考依据。

周围神经卡压性疾病的MSKUS典型表现为：卡压部位近段和（或）远端周围神经局限性增粗、回声减低、神经内部正常筛网状结构丧失以及血流增加；神经增粗和血流信号的增加可能与局部受压、神经外膜或神经内静脉充血水肿有关；压迫的最早征象是神经内部回声减低，随后是神经增粗。

头痛是最常见的神经系统疾病之一。有的头痛可以发现例如颅内占位、血管畸形等较为明确的病变，但更多的头痛并没有发现明确的病因，被称为原发性头痛，其中很大一部分为偏头痛。偏头痛是一大类长期以来被我们所忽视的疾病，其对人类健康和生活质量的影响越来越得到重视，也成为周围神经源性疼痛诊疗工作的重要内容。

鉴于周围神经源性疼痛的外科诊疗涉及神经内科、骨科、神经外科、疼痛科等多个交叉学科，从事这一工作对主诊医师本身的业务能力、临床知识面等提出了更高的要求，在各个临床学科亚专科划分日益细化的今天，达到或满足该要求显得尤为困难。可能导致类似于周围神经源性疼痛的其他疾病包括但不限于肢体血管病变、脊柱脊髓疾患、神经肌接头疾患甚至精神疾患等。这种诊断和鉴别诊断的复杂性要求主诊医师不仅仅要注重病史和症状学的耐心问诊、详细的周围神经查体、正确解读相关辅助检查结果，而且要对需要鉴别的相关血管病变、脊柱脊髓疾患等疾病诊疗常识进行知识储备，必要时还需邀请相关科室进行多学科联合会诊（MDT）方能明确诊断。

目前我国周围神经源性疼痛诊疗发展的最大特点是供需不平衡。我国人口基数巨大，周围神经源性疼痛性疾病涉及的范围比较广，病种比较多，发病率也比较高，所以存在着广大的患者群体。而目前国内神经外科中从事周围神经外科亚专科的医生少之又少。在国内从事周围神经外科的医生主要集中在骨科和矫形外科，尤其是手外科和足踝外科。但即便是在骨科，专门从事周围神经外科的医生也很少。目前从事常规神经外科疾病（如颅脑疾病、脊柱脊髓疾病）诊治工作的神经外科医生较多，但关注周围神经外科的医生很少。而对于一个未经过系统周围神经外科训练（不论是在骨科还是在神经外科）的疼痛科医生而言，其对于周围神经源性疼痛的外科诊疗工作注定是力不从心的。

这种供需矛盾的状况给我国疼痛外科学提供了一个发展契机，巨大的供需不平衡意味着这方面的工作存在着极为广阔的发展空间，也有待于有志于此的神经外科、骨科、疼痛科医生们进一步努力去填补空白，为更多的患者解除痛苦。

二、周围神经减压术

由于大部分的周围神经源性疼痛的内在发病机制与周围神经卡压有关，因此周围神经减压术是周围神经源性疼痛外科治疗的最主要手段。

在周围神经卡压性疾病的病因学中，解剖生理狭窄是至关重要的一个概念，意指在正常人群中周围神经通过的某些位置其神经通道本身就相对比较狭窄。最常见的解剖生理狭窄位置包括腕管、肘管、腓管、踝管等。当由于某种原因导致周围神经肿胀增粗和（或）神经周围构成神经通道的骨质、韧带、肌肉、肌腱、筋膜、腱膜等组织出现增厚、粘连甚或瘢痕增生等异常改变，可使得周围神经在这些解剖生理狭窄位置受到卡压而发生直接病损。当周围神经卡压发生时，神经纤维内的轴浆运输障碍，神经束膜内压升高，神经外膜血供障碍；在微观上施万细胞发生变性坏死和脱髓鞘改变；如果卡压因素持续存在，则可形成恶性循环，脱髓鞘改变进一步加重，严重者可累及轴索，从而导致不同程度的感觉、运动和神经营养功能障碍。周围神经减压术就是在解剖生理狭窄处去除对周围神经构成卡压的各种因素从而缓解患者症状。例如腕管正中神经减压术是治疗腕管综合征的最有效的方法，通过手术切断腕部屈肌支持带来扩大腕管的容积，同时解除屈肌支持带和邻近筋膜对正中神经的压迫，从而改善患者症状。

除了针对周围神经卡压性疾病所采取的单根周围神经减压，对于DPN和透析周围神经病导致的周围神经源性疼痛患者，则需要采取多处周围神经联合减压。美国周围神经外科大师Dellon倡导的下肢DPN三联术式包括了腓管腓总神经、踝管胫后神经和足背跖管腓深神经的减压。在此基础之上，国内张黎等针对不同DPN患者的不同神经受累情况创新性采用上肢周围神经减压三联术到五联术（涉及腕管正中神经、肘管尺神经、腕尺管尺神经、前臂桡神经深支和浅支）和下肢四联术（涉及腓管腓总神经、踝管胫后神经、跖管腓深神经和小腿外侧中下1/3交界处腓浅神经），实施个体化精准治疗，取得优良疗效。不同于以往报道的透析导致的周围神经病多为单一神经受累，张黎等的一组15例透析周围神经病患者所有22侧上肢中有20侧病变同时涉及正中神经和尺神经，双侧上肢均受累者7例，行上肢二联或三联周围神经减压术后手部疼痛缓解率达100%；为区别于单发病变，张黎等将这一类多发的周围神经病命名为透析相关周围神经病（dialysis-related peripheral neuropathy, DRPN），类似于DPN，并创新性提出了多联周围神经减压术治疗DRPN的理念。

系统性疾病相关多发周围神经病还包括免疫系统疾病（例如风湿、类风湿、干燥综合征、痛风等）相关多发周围神经病、药物相关性（往往多为化疗药物）多发周围神经病、酒精中毒性多发周围神经病，以及相对少见的癌肿相关性多发周围神经病、放射性损伤相关性多发周围神经病等。上述系统性疾病相关多发周围神经病中，以DPN和DRPN的外科治疗效果最好，尤其后者疗效尤佳。令人遗憾的是，除去这两种之外的其他各种类型的系统性疾病相关多发周围神经病和不明原因多发周围神经病的周围神经减压外科治疗疗效并不确切，很多情况下乏善可陈，这与它们的发病机制尚不明确直接相关。

建议在显微镜下实施周围神经减压术，尤其是二次手术患者。内镜下腕管正中神经减压、肘管尺神经减压、踝管胫后神经减压的应用也日益广泛，与传统的开放手术相比具有更小的手术切口，术后恢复期更短，患者可以更早地恢复日常生活、工作，但神经副损伤的概率高于传统开放手术，在改善周围神经源性疼痛症状方面，两种术式并无显著差别。推荐在周围神经减压术围手术期应用MSKUS。

自从Guyuron开创性地使用头皮周围神经减压术治疗偏头痛并取得良好效果，头皮周围神经受周围邻近筋膜组织或血管压迫在偏头痛发作中的作用得到了有力的证实。头皮周围神经减压术治疗偏头痛需建立在神经阻滞试验有效的情况下进行。阻滞试验首选利多卡因+地塞米松进行，主要应用于筋膜或血管卡压点周围，阳性效果持续时间在6～18小时则试验有效。此种外科治疗方法涉及的头皮周围神经包括耳颞神经、枕大神经、枕小神经、耳大神经、眶上神经、滑车上神经、颞颧神经等，术式包括头皮周围神经减压、切断或切除以及神经伴行血管切断或切除等。对于有经验的术者而言，经过严格评估筛选的各类偏头痛手术总有效率可达90%以上。

（张　黎　赵哲峰）

第二节 适应证与禁忌证

首先必须明确的是，手术减压并非周围神经源性疼痛治疗的第一和（或）唯一选择。确诊后首先应采取保守治疗，改变可能存在的不良习惯或姿势，联合应用药物（止痛药物、营养神经、扩张血管、活血化瘀等）、针灸、理疗、推拿、按摩、康复治疗等多种手段。经保守治疗至少4～6周疗效不佳或进行性加重、疼痛严重影响患者生活质量才是手术治疗的指征。针对糖尿病、长期透析等相关的周围神经卡压，或某些特殊类型的周围神经卡压（例如桡神经深支卡压、梨状肌下孔坐骨神经卡压），保守治疗往往难获良效，可能需要采取更加积极的态度，早期手术介入。

部分周围神经减压术（例如腕管正中神经、腓管腓总神经、踝管胫后神经、腓肠神经、头皮周围神经等）可以在局部麻醉下进行，因此对患者全身一般状况的要求并不高。对于需要全身麻醉的周围神经减压术（例如梨状肌下孔坐骨神经减压、肘管尺神经转位前置术、股神经减压、股外侧皮神经减压、桡神经深支减压等），其手术禁忌证基本类同其他全麻手术，例如严重凝血功能障碍、严重心肺功能不全、切口周围炎症等。相对禁忌证包括手术侧肢体水肿、肢体动脉闭塞症等。长期服用阿司匹林等抗凝药物、肢体静脉血栓形成等都并非手术绝对禁忌。

（张　黎　赵哲峰）

第三节 手术方法与步骤

视频1
正中神经减压术

一、腕管正中神经减压术

腕管综合征是最常见也是目前研究最广泛的周围神经卡压综合征，其在人群中总的发病率约为5%～10%。女性更易患腕管综合征，尤其在65～75岁年龄段，女性的患病率几乎是男性的4倍。腕管综合征是由于正中神经在通过腕管时受到卡压造成的。需要腕部重复活动和用力或使用手动振动工具的工作会显著增加其风险，手机、电脑的频繁使用无疑会使风险进一步增大。相关的危险因素还包括糖尿病、更年期、甲状腺功能减退、肥胖、怀孕等。

传统的开放手术有多种切口设计方法，其中较为经典的切口采取从腕横纹到掌部的纵行切口，位于中指/环指指间纵轴线的延长线上，向掌部延伸至Kaplan基线（拇指与示指的交叉点至钩骨钩的连线）（图28-1）。尽管没有绝对的安全区，但这一切口损伤神经及血管的可能性是最低的。探查腕管时注意避免神经损伤，主要是正中神经掌皮支和返支。DPN患者切口不同于普通的腕管综合征的手术切口，而应适当延长以扩大减压范围。切开显露腕横韧带，将其与前臂浅筋膜及掌腱膜充分游离后切断或部分切除，后者适用于DPN患者。彻底松解正中神经周围结缔组织及

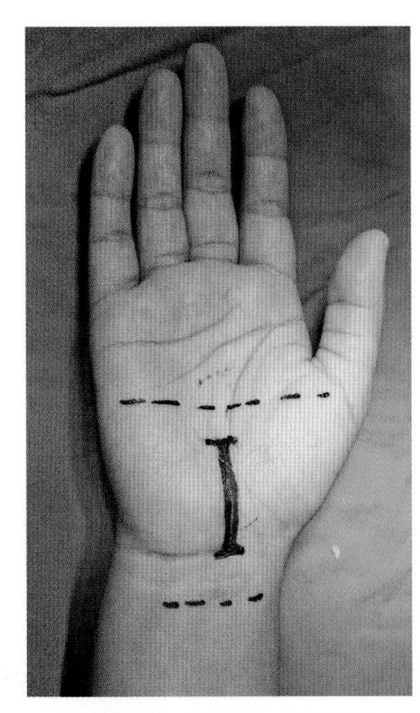
图28-1　腕管正中神经减压术手术切口

屈指肌腱（主要是指浅屈肌、桡侧腕屈肌和掌长肌）。术中往往可以发现正中神经受压的客观证据（图28-2）。前臂远端侧近腕管（腕横纹近端侧）处筋膜对正中神经的卡压并不常见，如需松解可用拉钩将此处切口边缘拉起后以微勾刀将前臂筋膜切开减压，如此手术切口并不需要通过腕横纹向近端侧延伸。松止血带后双极电凝止血，常规关闭切口。

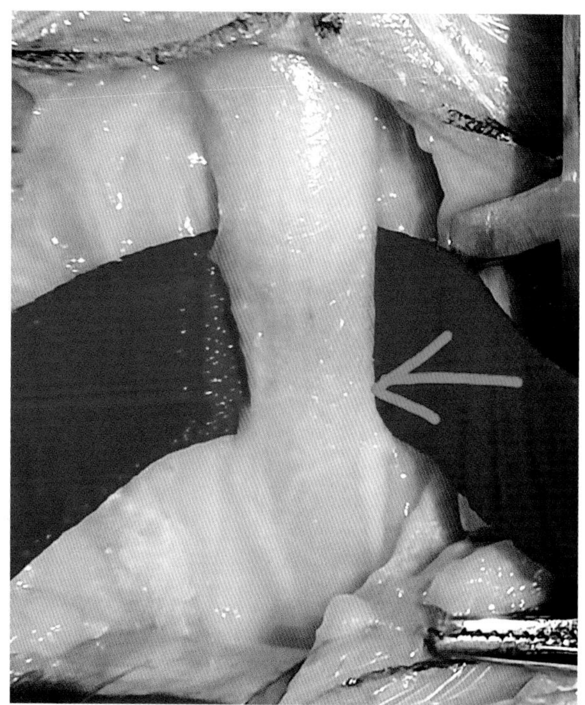

图28-2 腕管正中神经减压术术中发现正中神经受到压迫明显变细

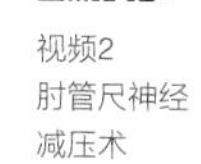

视频2
肘管尺神经减压术

二、肘管尺神经减压术

肘管综合征是临床上最常见的周围神经卡压类疾病之一，每10万人中约有25人患有该病，其发病率仅次于腕管综合征，并有逐年上升的趋势。尺神经走行于肘部相对较窄的尺神经管，在尺侧腕屈肌两头之间受到增厚的纤维带等结构压迫，神经水肿、粘连而产生临床症状。尺神经前置是目前临床上外科治疗肘管尺神经卡压综合征最常用的手术方法，包括皮下前置、肌间前置、肌下前置三种方式。临床上，三种前置法均有应用，但孰优孰劣争议较大。而肌间前置则是最受争议的移位术式，由于术后效果差，并发症也很常见，故该术式已基本被淘汰。对皮下前置与肌下前置，只要达到神经卡压因素的彻底解除、神经床的质量良好及神经通道的通畅，两种方法都可以取得满意的效果，唯肌下前置创伤较大，需要相对较长的术后恢复时间。目前，尚有神经内镜下的神经原位松解术，其疗效和安全性有待进一步观察评估。

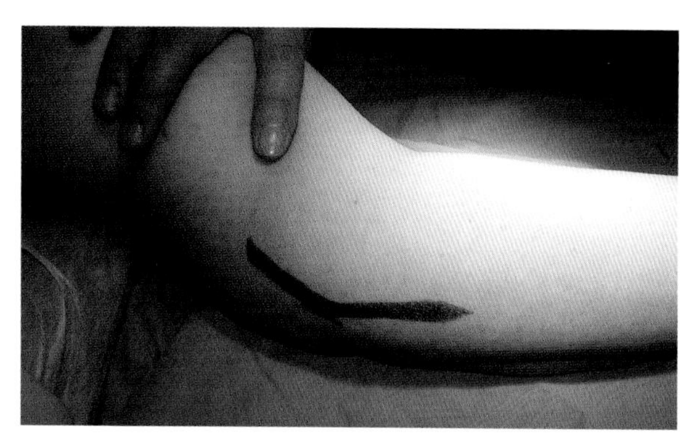

图28-3 肘管尺神经减压、前置转位术手术切口

以皮下前置转位手术为例，沿肘管尺神经作弧形切口（图28-3），切开深筋膜、尺侧腕屈肌两头间的腱膜及上臂内侧肌间隔等致密结缔组织，彻底松解尺神经（图28-4），切除尺神经沟附近可能引起卡压及粘连的组织，将尺神经前移至肱骨内上髁上方屈肌腱浅面（图28-5），用深筋膜缝合成皮下隧道构成人工尺神经管完成前置转位（图28-6）。肌下转位术时充分暴露屈肌总起点，行90°“Z”字形切开，保留腱性部分于肱骨内上髁，将尺神经移至切开的屈肌下方的间隙中，将切开的屈肌的两部分组织在伸直位置下重新缝合。经常可以在术中发现尺神经受压后明显肿胀或萎缩（图28-7）。

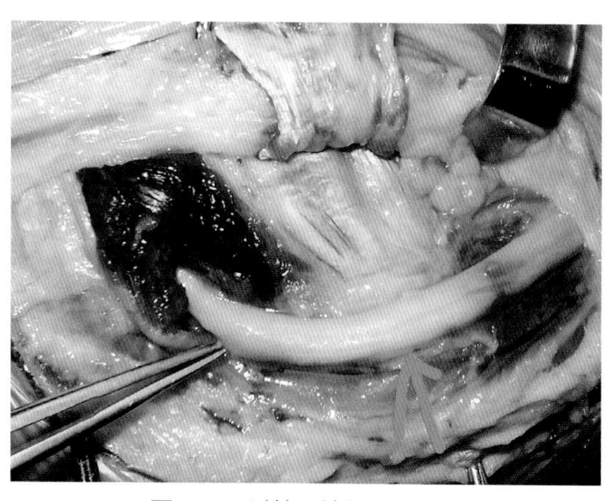

图28-4 肘管尺神经原位松解

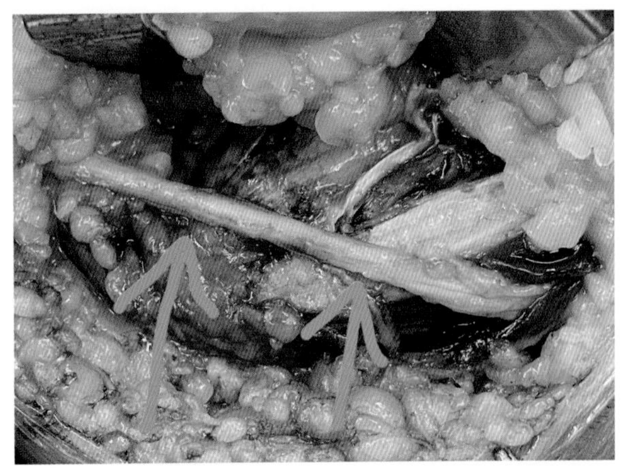
图28-5 肘管尺神经前置转位至前臂屈肌起点表面

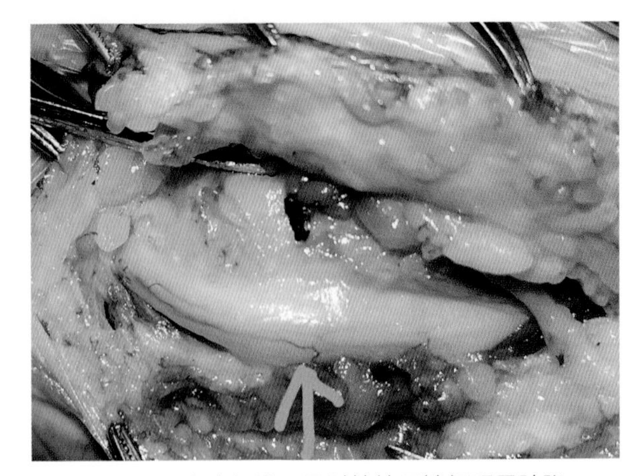
图28-7 术中经常可见肘管处尺神经明显肿胀

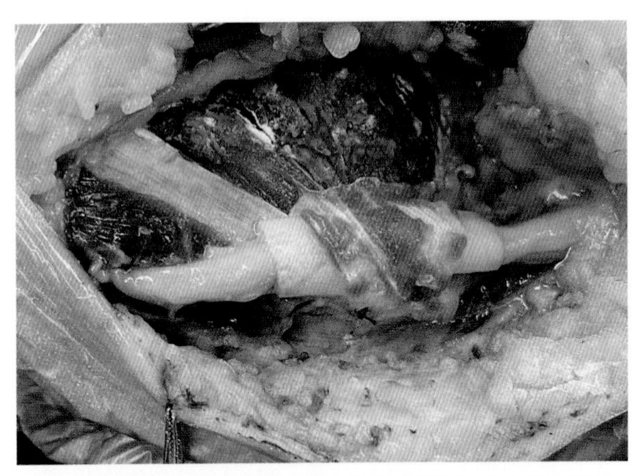
图28-6 翻转前臂屈肌总起点处肌筋膜构成人工尺神经管完成前置转位

三、腕管尺神经减压术

视频3
腕管尺神经减压术

腕管综合征又称Guyon管综合征，指尺神经在腕部尺侧骨性纤维管道中由于任何因素导致卡压而引起的感觉、运动功能障碍综合征。在临床尺神经卡压性病变中，其发生率仅次于肘管尺神经卡压。腕管尺神经减压术取腕部尺侧弧形切口（图28-8），逐层切开，打开腕掌侧韧带及豆钩韧带解除压迫，同时判断尺动脉、腕部尺神经位置关系，将尺神经与周围粘连组织充分松解游离，同时向掌部尺侧延伸探查；打开掌短肌末端的部分肌筋膜及肌肉，显露尺神经的分叉处，行尺神经深支与浅支的充分游离减压（图28-9）。

四、桡神经深支减压术

桡神经深支又称骨间后神经或骨间背侧神经，桡神经深支卡压又称旋后肌综合征、骨间后神经卡压，是桡神经深支在前臂近端侧被旋后肌浅层腱弓或桡侧腕短伸肌起始腱弓卡压所致。本病起病缓慢，可逐渐发生伸掌指关节、伸拇、外展拇指无力，伸腕偏向桡侧，原因是尺侧腕伸肌受累，而桡侧腕伸肌功能完整。部分患者单纯以前臂近端侧疼痛为主要表现。手术需探查桡

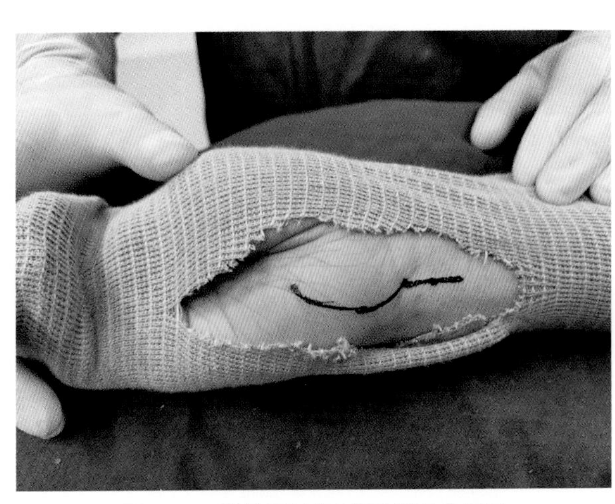
图28-8 腕管尺神经减压术手术切口

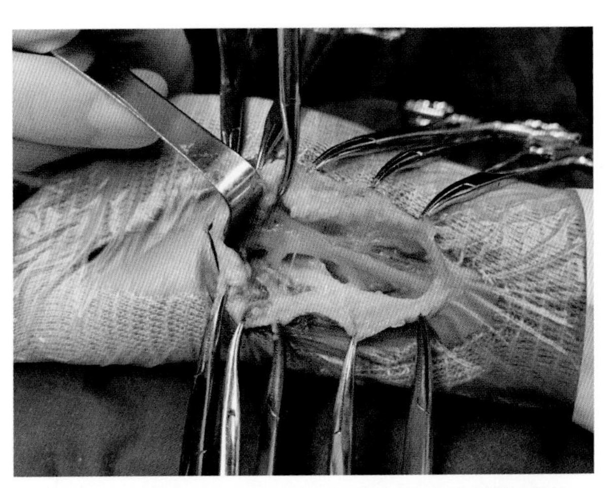
图28-9 腕管内尺神经深支与浅支的充分游离减压

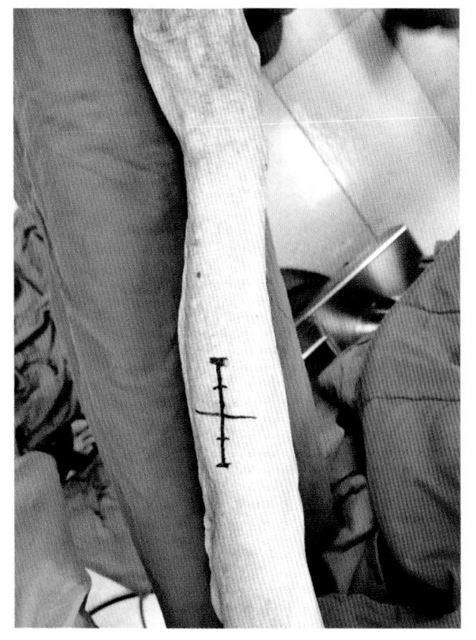

图28-10 前臂近端侧后侧方入路桡神经深支减压术手术切口

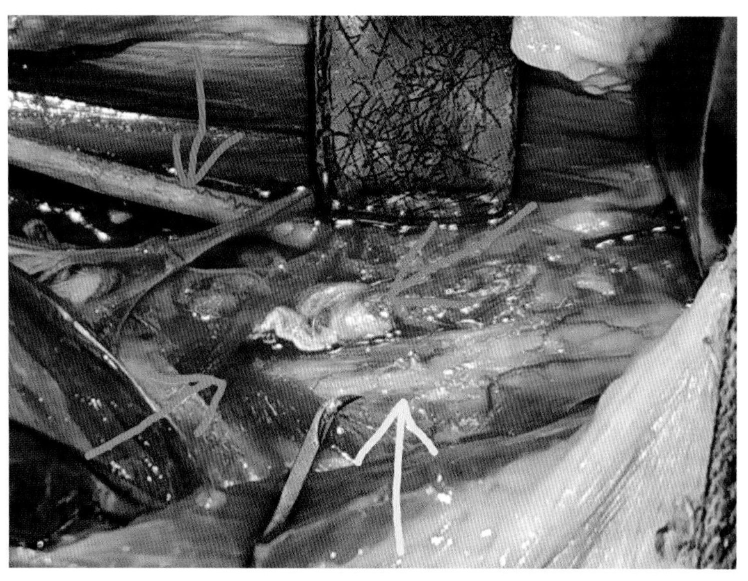

图28-11 在较广泛切开旋后肌腱弓和肌肉后可在肌肉深面发现受压的桡神经深支，神经上存在肉眼可见的压迹（黄色箭头）

神经深支常见的卡压点，包括桡骨头前方（桡管）、桡侧腕短伸肌腱弓和旋后肌的Frohse弓。手术多取后侧方入路，即肱桡肌-桡侧腕长伸肌肌间入路，切口起自肘横纹远端（肱骨外上髁外侧）2 cm处，沿桡神经浅支（肱桡肌与桡侧腕长伸肌肌间体表投影）走行纵行向远端侧延长，长约10 cm（图28-10）。切开皮肤及皮下组织，注意保护前臂外侧皮神经及其分支皮支，即可见肱桡肌与桡侧腕长伸肌，二者之间有明显色泽上的差异可供辨别。切开二者之间的筋膜，在肌间隙间钝性分离深入，注意保护靠近肱桡肌的桡神经浅支。在术野近端侧即可见桡神经深支被纤维索带及Henry索带（桡侧返血管束带）压迫，切断所有纤维索带、Henry索带。沿桡骨长轴纵行切开旋后肌近侧缘纤维带（Frohse弓）及部分肌肉（旋后肌管），在较广泛切开肌肉后可在肌肉深面发现桡神经深支，神经上多存在肉眼可见的压迹，神经细硬，压迫处近、远端侧肿胀，并与周围组织粘连（图28-11）。彻底松解神经周围的瘢痕、粘连。减压后神经表面微血管多逐渐恢复血供。

五、桡神经浅支减压术

桡神经浅支经过前臂桡侧腕长伸肌与肱桡肌肌腱交界处（Wartenberg点）时受到卡压而出现手腕部背侧和手背虎口区疼痛、麻木等表现。该病在临床上少见，是腕部疼痛、无力的原因之一。在前臂中段桡侧Tinel征最明显处为中心做竖直切口（图28-12），逐层切开皮肤及皮下组织，如见到头静脉和前臂外侧皮神经应予保护，在桡侧腕长伸肌和肱桡肌肌腱交叉处之间找到桡神经浅支，切开此处筋膜后充分游离，近端应达肱桡肌肌腱近端侧，对神经有卡压的肱桡肌和桡侧腕长伸肌的腱性组织亦应部分切除（图28-13）。

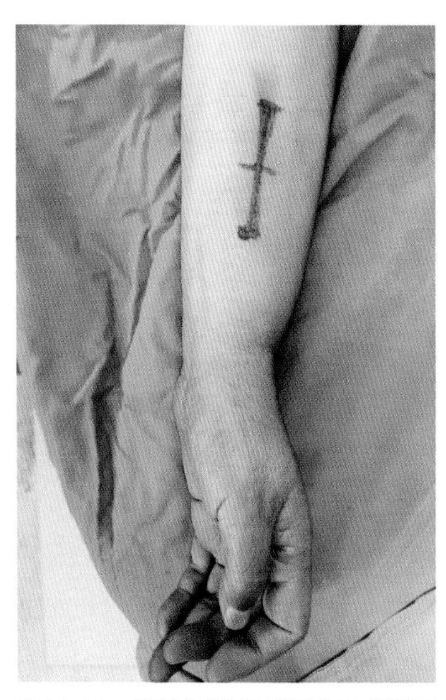

图28-12 桡神经浅支减压术手术切口

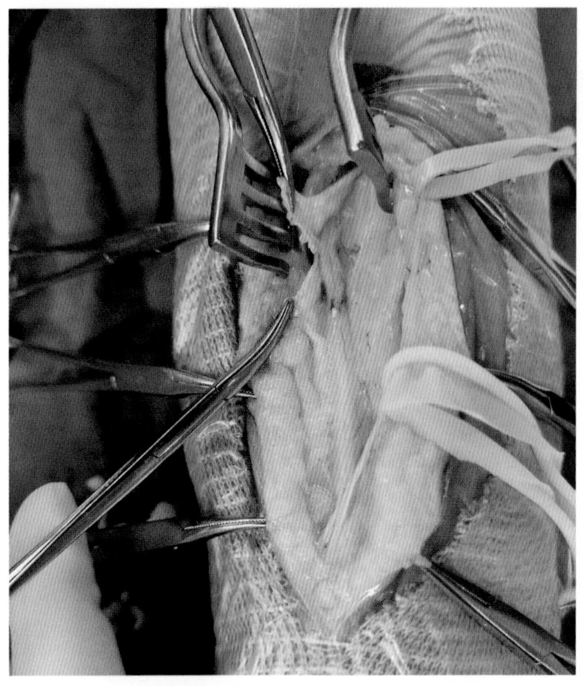

图28-13 对桡神经浅支有卡压的肱桡肌和桡侧腕长伸肌的腱性组织部分切除后可见神经外膜微血管受压闭塞，血供中断

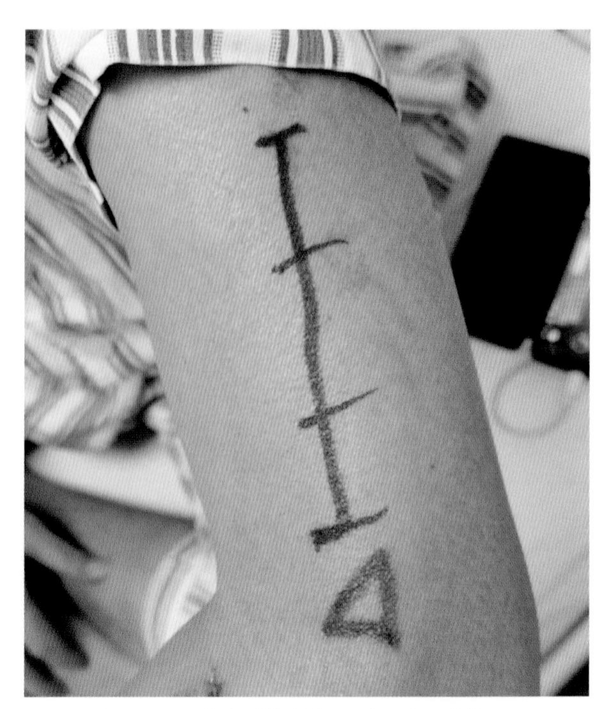

图28-14 左上臂桡神经干减压术手术切口

六、桡神经干减压术

鉴于桡神经相对特殊的解剖结构，桡神经卡压可以说是最为复杂的周围神经卡压性疾病。除了上文所述之桡神经深支、浅支的卡压之外，上臂桡神经干卡压也并不鲜见。唯临床医生对此病了解不深刻，故经常被漏诊、误诊。桡神经自臂丛发出后至肘外侧桡管的走行过程中最为常见的非创伤性或非医源性卡压点在穿上臂外侧肌间隔处，临床表现为垂腕、垂指及桡神经支配区的感觉异常和疼痛，保守治疗无效者应积极手术介入。超声有助于全面扫查桡神经及其分支全程，发现可能存在的双重卡压或多重卡压。手术宜在全麻下进行，取上臂背外侧中下段自后上行向前下之斜切口（图28-14），切口上端位于肱骨外上髁上14～16 cm，止于肱骨外上髁上2～4 cm，切开后于肱二头肌与肱桡肌之间切开浅筋膜，沿二肌之间分离深入，在肱二头肌下方肱肌附近解剖出臂后皮神经并妥善保护，再向深面进一步探查即可见桡神经主干，该神经在上臂外侧肌间隔处往往与周围组织粘连纠缠，甚至被压迫变细硬，使得神经呈“腊肠”样改变（图28-15）。彻底松解桡神经后切除神经外膜表面的脂肪增生及瘢痕组织，如神经连续性尚可，本已中断之外膜血供在减压后逐渐恢复（图28-16），则可不必行神经内松解术，向其近端侧（桡神经沟侧）、远端侧（桡管侧）充分游离直至显露正常神经，并使神经通道可容纳术者小指通过。如卡压严重、神经几近中断且变性明显，则应切除病变段神经，再行神经端端吻合或自体腓肠神经（或桡神经浅支）移植吻合。最后将上臂外侧肌间隔多处部分切断，以期为减压后的桡神经创造一个宽阔、松软的神经床。

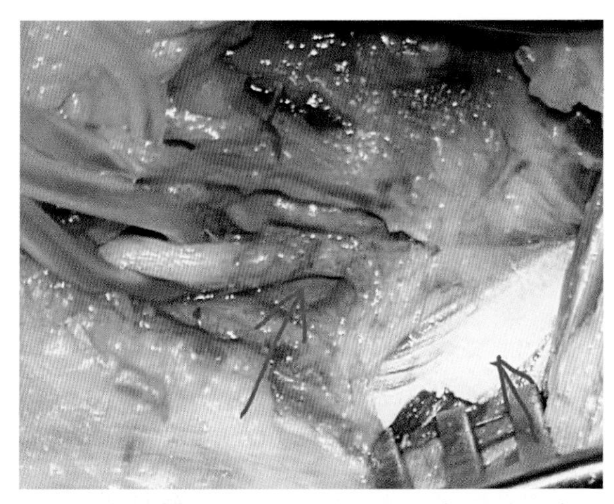

图28-15 左桡神经在上臂外侧肌间隔（红色箭头）附近受压明显（蓝色箭头）

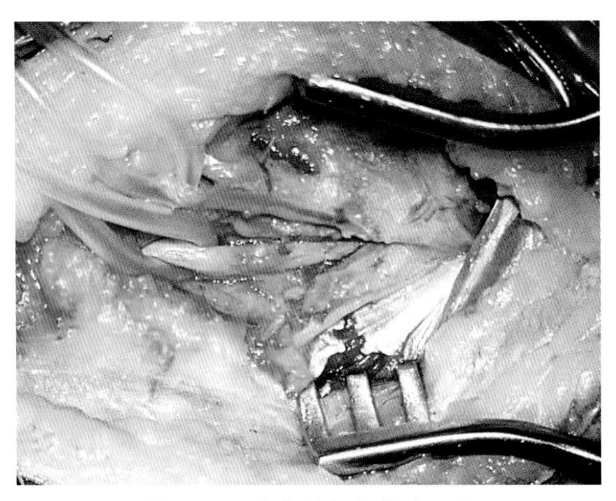

图28-16 左桡神经充分减压后

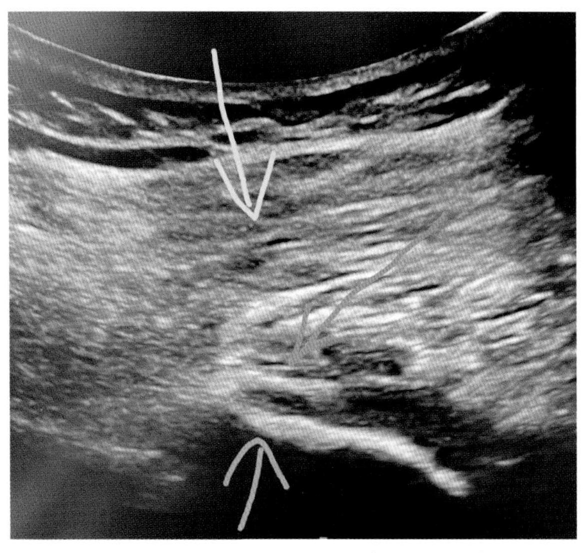

图28-17 超声显示梨状肌纤维化（黄色箭头）及其下方受压明显的坐骨神经（橙色及蓝色箭头）

七、梨状肌综合征坐骨神经减压术

梨状肌综合征是坐骨神经经梨状肌下方或穿经梨状肌时受到压迫而引起的以下肢麻痛、无力为主要临床表现的神经卡压综合征，临床上容易漏诊和误诊，超声有助于诊断和鉴别诊断（图28-17）。手术在全麻下进行，取健侧侧俯卧位，患肢在上，屈髋屈膝，弧形切口在患肢大转子后侧、梨状肌体表投影远侧2/3部（图28-18）。逐层切开皮肤、皮下组织、臀筋膜、臀大肌外侧肌纤维，向内上方牵开臀大肌，暴露臀大肌下的脂肪，找到坐骨神经干及位于臀中肌下缘被牵拉紧张的梨状肌，分离梨状肌和周围组织的粘连，在梨状肌止点部位切断其腱性部分，并进行坐骨神经的探查松解。若要对坐骨神经干彻底探查松解，则应向近侧分离至神经干经盆腔出口处，远至坐骨结节，根据术中发现作不同处理（图28-19）。在盆腔出口部正常情况下应无粘连，术者示指可顺利通过，如有粘连形成等引起出口狭窄则手指无法通过。术中应注意勿误伤臀下和臀上动脉，以免因断离后缩入盆腔内而导致大出血，甚至危及生命。勿伤及坐骨神经及其滋养血管。逐层缝合，因创面较大，术野应留置皮片引流，24～48小时后拔除。

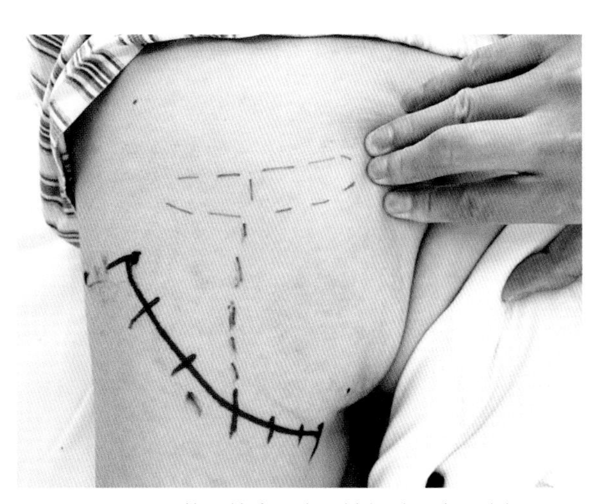

图28-18 梨状肌综合征坐骨神经减压术手术切口

八、腓管腓总神经减压术

腓总神经在腓骨小头的下方、绕腓骨颈外侧面被腓骨长肌及其腱膜卡压所致的临床综合征称

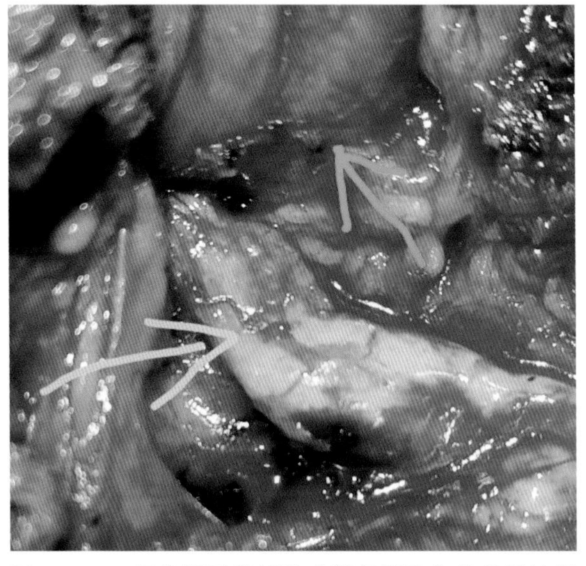

图28-19 部分切开梨状肌（蓝色箭头）使坐骨神经（橙色箭头）充分减压

为腓管腓总神经卡压综合征，表现为足背与小腿前外侧疼痛麻木、踝及趾背伸无力、足下垂等。手术可根据患者情况在全身麻醉、连续硬膜外麻醉或局麻下进行。患者取仰卧位，大腿根部上止血带止血，取膝部屈曲位，此位置使腓总神经较为松弛以利于手术。在腓骨小头的下方沿腓骨颈作一斜行切口（图28-20），切开皮肤、皮下组织时注意保护源于腓总神经的腓肠外侧皮神经交通支。自腘横纹外侧端远端解剖辨认腓总神经，沿其走行向远侧分离至腓骨长肌纤维弓（最常对腓总神经构成卡压的结构），切开此处腱弓2 cm左右，必要时部分切断腓骨长肌，使腓管中腓总神经得以充分松解（图28-21）。进而进一步向远侧牵开腓骨长肌纤维，在其深面探查腓总神经分为腓浅神经和腓深神经处，钝性扩张两分支各自的神经通道。最后牵开切口近端侧皮肤和皮下组织，通过皮下隧道将腓总神经表面的筋膜剪开至神经通道能容纳术者小指顺利通过。

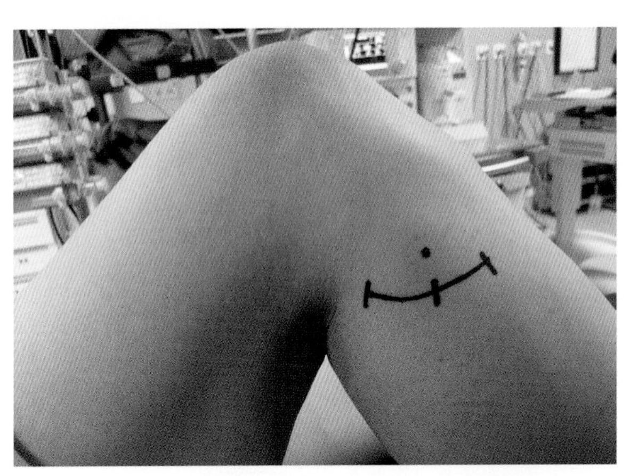

图28-20 腓管腓总神经减压术手术切口

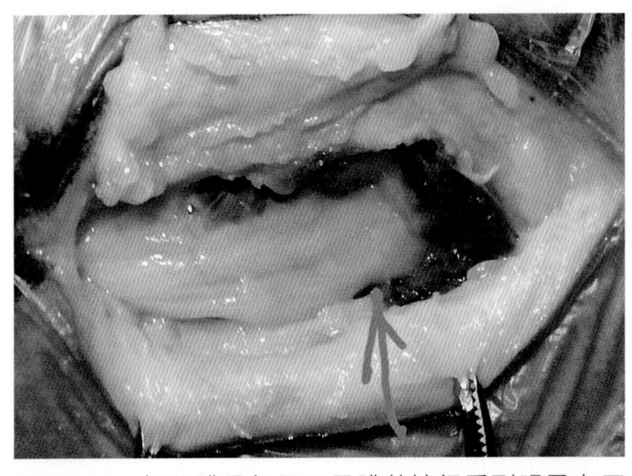

图28-21 切开腓骨长肌可见腓总神经受到明显卡压（橙色箭头）

九、踝管胫后神经减压术

胫后神经卡压综合征又称跗管综合征或踝管综合征，指胫后神经在内踝后下方被屈肌支持带与跟骨形成的骨-纤维管（踝管）内受压而引起的周围神经卡压性疾病。症状严重且保守治疗疗效不佳者，可行内踝踝管胫后神经减压术。手术可在全身麻醉、连续硬膜外麻醉或局麻下进行。患肢驱血并用止血带止血。切口起自内踝后方屈肌支持带之近端侧，经内踝与跟骨间弯向足底部（图28-22）。切开皮肤和皮下组织时应注意避免损伤隐神经的终末皮支。首先自踝管近端侧向远端切开屈肌支持带，显露胫后动静脉，可将静脉细小属支结扎或电凝切断，动脉分支则应尽量保留。动脉一般在静脉的深面稍后方，而胫后神经通常位于血管束深面偏后方。仔细探查神经血管束附近区域是必要的步骤，以确定有无腱鞘囊肿、骨刺或静脉曲张等，占位的存在会使本就比较狭窄的踝管容积进一步减小，或直接对神经构成压迫，故如有占位均应尽量予以切除。切除构成踝管的增厚的滑膜以及神经周围的瘢痕，切断所有可能对神经形成卡压的筋膜及致密结缔组织纤维，将神经彻底松解，直至解剖出胫后神经进入足底前的3个分支：足跟神经、足底内侧神经和足底外侧神经（图28-23）。松解3个神经分

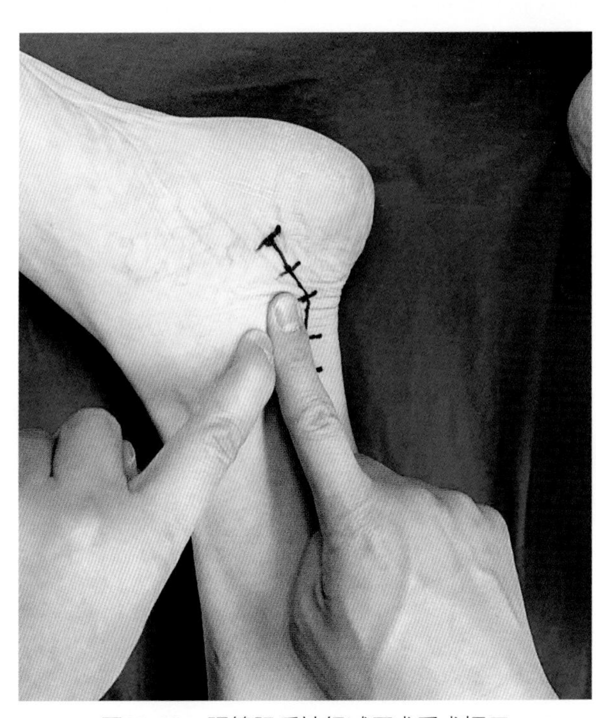

图28-22 踝管胫后神经减压术手术切口

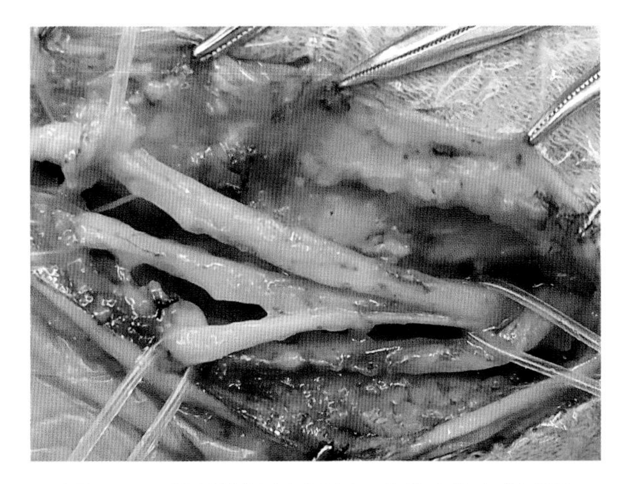

图28-23 胫后神经主干及其三个分支均充分减压

支各自的神经通道，切开足底内、外侧神经间的纤维间隔，为二者创造一个总的宽阔、舒适的神经床。足跟神经相对较为纤细，分离时要足够小心以免副损伤，损伤后患者足跟会新增麻木或疼痛，且很难恢复。

十、跖管腓深神经减压术

腓深神经在足背穿伸肌支持带及筋膜，下行于踇短伸肌的深面，容易受到跖筋膜及踇短伸肌肌腱的卡压而产生临床症状，表现为足背第一、二足趾感觉障碍和运动障碍，又称跖管综合征。

局部麻醉后在足背踇长伸肌腱外缘做4～6 cm长纵切口（图28-24），切开皮肤、皮下组织时注意保护皮神经并牵开，小心分离以防损伤变异的腓浅神经及其内侧支。切开足背伸肌支持带（跖筋膜）充分减压，解剖腓深神经及其附近与其并行的胫前动脉分支和静脉属支并予妥善保护，将踇短伸肌肌腱切除减压（图28-25）。因踇长伸肌功能的存在，踇短伸肌肌腱切除后不会对踇趾背伸功能构成不良影响。

十一、腓浅神经减压术

腓浅神经在小腿外侧中下1/3交界处深筋膜出口处易于受压，该处神经被致密结缔组织所包裹，骨筋膜室高压或外伤后局部深筋膜挛缩，纤维结缔组织增生或瘢痕形成，均可导致此处神经穿行通道狭窄。临床表现为小腿外侧下方、足背外侧及第2～5足趾背面疼痛、麻木等感觉异常。疼痛往往与站立有关，卧位并抬高患肢时疼痛可减轻或缓解，故又被称为“站立性”疼痛。

手术以小腿外侧中下1/3交界处神经叩击试验阳性点为中心做纵切口（图28-26），切开后找到腓浅神经深筋膜出口处，明确受压情况后去除各种可能的压迫因素，并分别将筋膜向远近侧各切开松解1～2 cm，使腓浅神经有一个宽松的出口（图28-27）。

十二、腓肠神经减压术

腓肠神经卡压容易被忽视，却是多数外踝后方和（或）足外侧偏足底部位疼痛、麻木等感觉异常的主因。查体可发现外踝后上方、跟腱前方的某个位置神经叩击试验强阳性，强烈提示在此处很有可能存在腓肠神经受压。像大多数的感觉

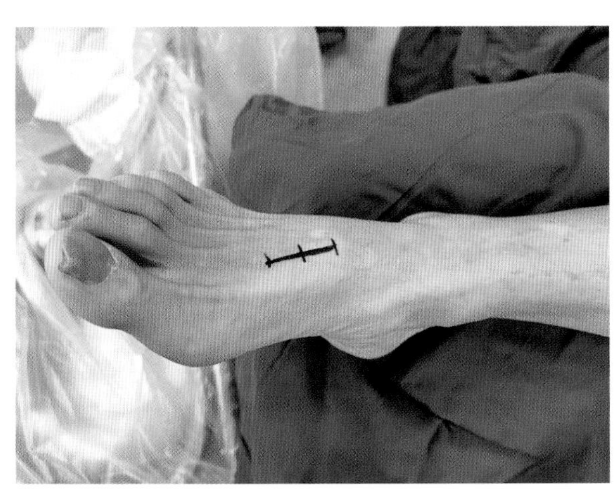

图28-24 跖管腓深神经减压术手术切口

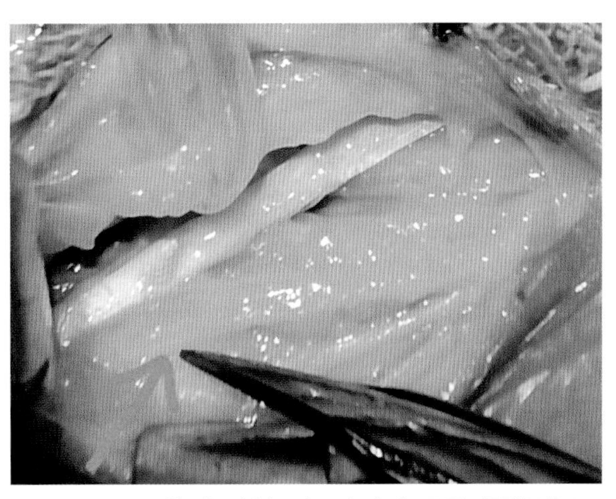

图28-25 跖管腓深神经减压术术中见受到踇短伸肌肌腱压迫之腓深神经（橙色箭头）

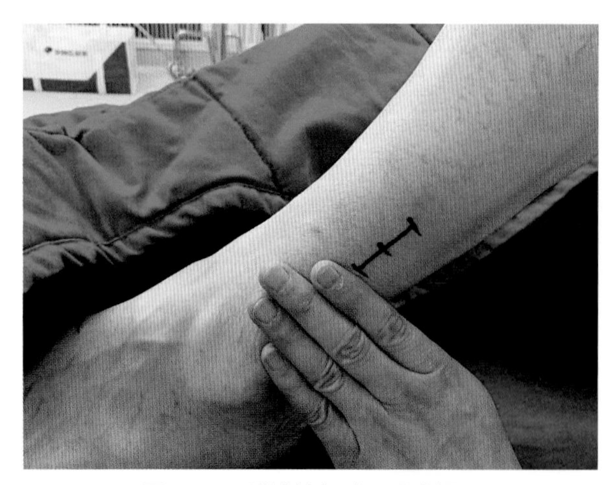

图28-26　腓浅神经减压手术切口

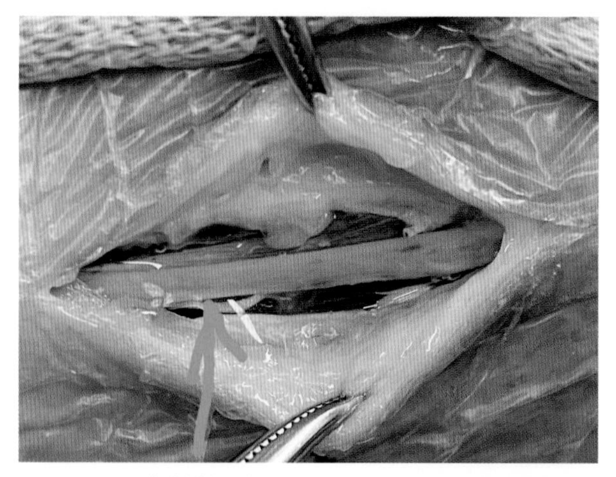

图28-27　腓浅神经减压后可见筋膜压迫处神经变细硬

神经成分为主的周围神经一样，其卡压症状常常难以自行缓解，手术是终极解决方案。手术可在局麻下进行，纵切口位于外踝后上方，以神经叩击试验阳性点为中心，在跟腱前方并与之平行（图28-28），切开皮肤及浅筋膜，首先显露小隐静脉并予以保护，在其前方深面可解剖出腓肠神经。有时可见小隐静脉与腓肠神经粘连严重，小心分离之。此处最常见到致密结缔组织纤维索带纠缠压迫神经，应予彻底松解。有时可见小隐静脉属支横行跨越神经表面并对其构成压迫，应结扎后切断。小隐静脉主干不可离断。分别向切口远近端侧游离直至神经正常为止（图28-29）。神经受压变性严重者的疼痛往往缓解不满意，此时可能需要将神经以利刃切断并将断端包埋或以医用膜保护以防残端痛性神经瘤形成。

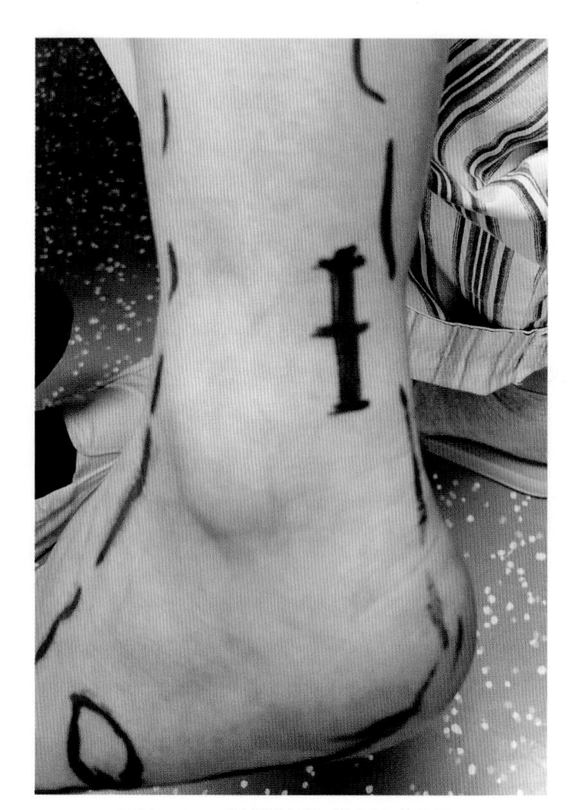

图28-28　腓肠神经减压手术切口

十三、股神经减压术

股神经是另外一根容易被忽视的周围神经。股神经卡压在糖尿病患者中明显更为多见，主要表现为股前区疼痛和肌肉萎缩。造成股神经卡压的关键解剖结构并不是腹股沟韧带，而是髂腰肌筋膜（简称髂筋膜），因此在大部分患者只需要做股神经有限的减压。手术需全身麻醉，患者仰卧，手术切口为股动脉体表投影线稍偏外侧通过腹股沟韧带（图28-30），枪刺刀样切口1/4位于韧带上方，通过韧带时与其平行2 ~ 3 cm，目的是减少未来可能会出现的瘢痕挛缩带来的不适。切开皮肤、皮下组织后，在腹股沟韧带下方触及股动脉搏动，于其外侧纵行切开浅筋膜，显露缝

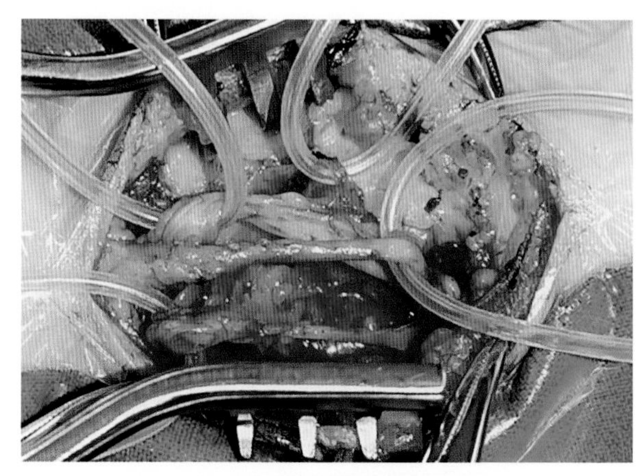

图28-29　减压后仍有肿胀的腓肠神经

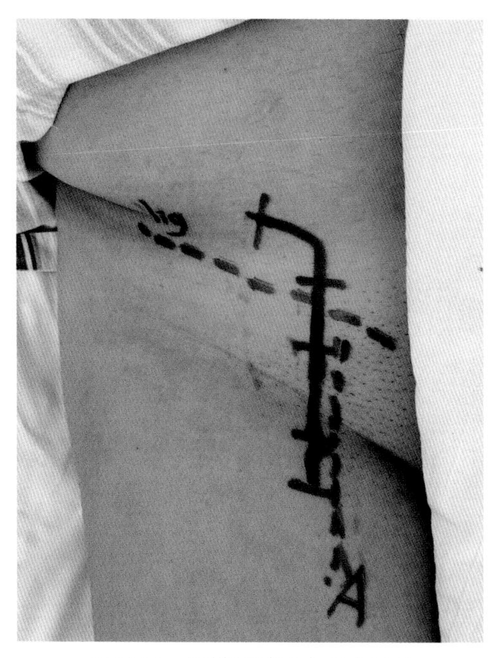

图28-30　股神经减压术手术切口

匠肌内侧缘并游离后向外侧牵开，解剖股动脉，于其外侧游离解剖较为粗大之股神经，位于此处远端侧的压迫很少见，而需向其近端侧游离至腹股沟韧带。以尖刀切开韧带腹侧面，不需完全离断，保留韧带背侧面。自部分切开之韧带下方向腹腔方向钝性扩张股神经所通过的通道，用勾刀切开对神经构成压迫的髂筋膜减压，此时往往可见明显肿胀的股神经向外疝出（图28-31），即告减压成功。

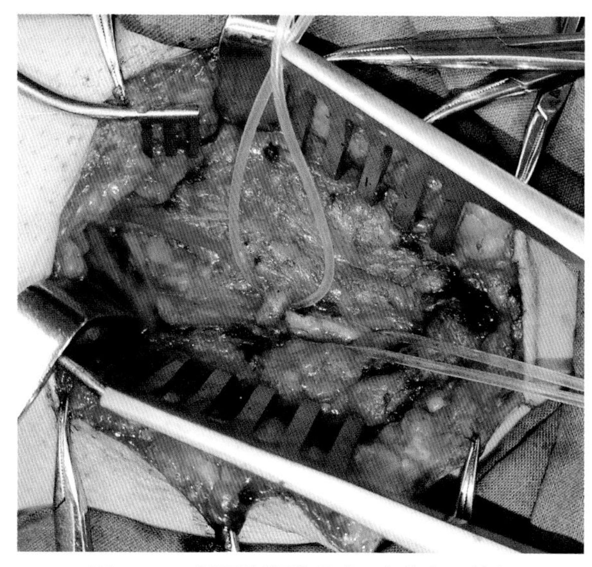

图28-31　切开髂筋膜后减压充分之股神经

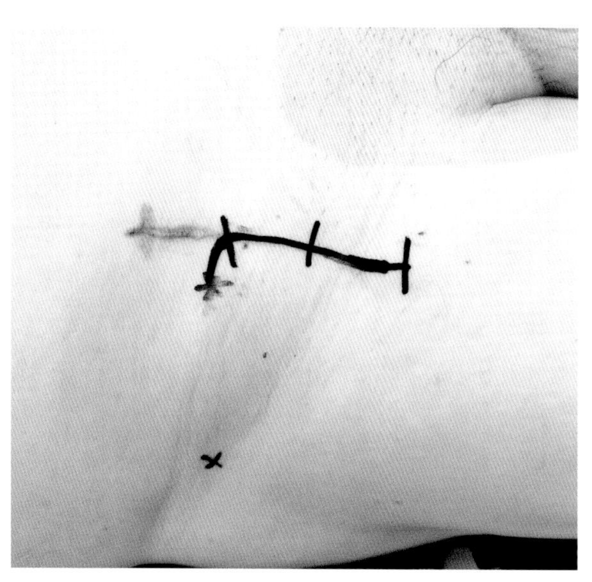

图28-32　股外侧皮神经减压术手术切口

十四、股外侧皮神经减压术

股外侧皮神经卡压并不十分常见，主要表现为大腿外侧麻木或疼痛，或二者兼而有之，临床上又被称为感觉异常性股痛。手术需在全麻下进行。患者取仰卧位，取偏外侧跨越腹股沟至大腿上部的直切口（图28-32），整体位于髂前上棘内侧1 ~ 2 cm，枪刺刀样切口1/5位于腹股沟韧带上方，上缘越过髂前上棘上缘水平，通过韧带时与其平行走行2 ~ 3 cm，下缘向下方延伸至髂前上棘下方9 ~ 10 cm处。切开皮肤及皮下组织，打开覆盖在缝匠肌表面的阔筋膜并向外侧牵开。于髂前上棘下5 ~ 7 cm处沿着缝匠肌内侧缘分离出股外侧皮神经，此处该神经往往已发出前支及外侧支，沿神经主干向近端侧（上方）解剖游离，在其穿出深筋膜处为一处卡压点，将此处筋膜出口扩大松解后继续向近端侧探查，追踪至其于髂前上棘内侧缘穿过腹股沟韧带下方处，该处狭窄的腱膜通道对神经构成第二个卡压点，往往会发现股外侧皮神经受压明显变细，而受压处远端侧肿胀。将该狭窄的神经通道充分切开扩大，长度至少2 ~ 3 cm，探查其内股外侧皮神经，往往会发现该处神经存在肉眼可见之压迹，至此时减压即告结束（图28-33）。如神经受压已萎缩变细硬，色泽苍白晦暗，神经外膜血供中断，在减压充分后仍无法恢复，患者症状以疼痛为主，且在术前沟通中患者可以接受大腿外侧麻木，则可考虑神经切除术以求根治疼痛（图28-34），需要将神经以利刃“毫不拖泥带水地”切断并将断端包埋或以医用膜保护以防残端痛性神经瘤形成。

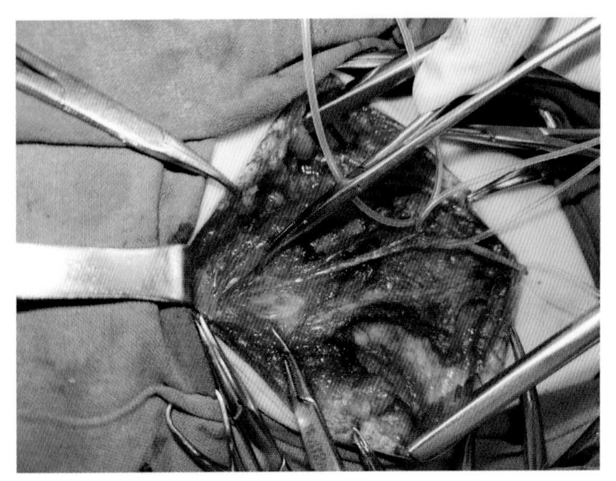

图28-33 切开部分髂前上棘内侧腹股沟韧带，可见股外侧皮神经受卡后明显变细

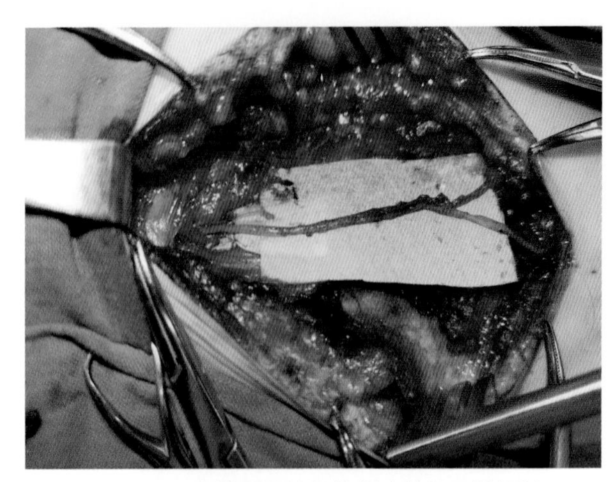

图28-34 变性明显的股外侧皮神经可以切除

十五、头皮枕神经减压术

根据头皮周围神经卡压学说，偏头痛可能涉及7个部位的靶神经，包括眶上神经、滑车上神经、耳颞神经、枕大神经、枕小神经、耳大神经、颧颞神经等。对神经造成压迫的组织包括动脉（眶上动脉、颞浅动脉、枕动脉等）、静脉、筋膜和腱膜等致密结缔组织、肌肉、骨性结构、瘢痕、粘连带甚至邻近神经的肿大淋巴结。双侧偏头痛并不少见，手术时可双侧同时完成。必须指出，偏头痛的发病机制远比人们想象得复杂，头皮周围神经只是可能的外科治疗选择之一。此起彼伏的疼痛往往令主诊医生疲于应付术后无效或复发的窘境的情况并不少见。需注意上颈椎病变导致的枕部疼痛需鉴别诊断。

毫无疑问，枕神经痛是最为常见的偏头痛类型，疼痛起源点和最严重点均位于枕部，但往往会向顶部放射，甚至到额部、眼球后。这种疼痛甚至是致残性的，严重影响患者的日常生活、工作或学习。广义的枕神经痛实际上包括了枕大神经痛和枕小神经痛，有时枕下的疼痛范围甚至包括了耳大神经痛这一相对少见的偏头痛类型。枕大神经起源于C2脊神经，从头下斜肌背外侧走行于头半棘肌的下侧，穿过肌体后在枕骨该肌肉附着处下方约3 cm处表面浅出，潜在的受压点包括在寰枢椎之间通行的路径、其通过头半棘肌的浅出点以及上项线处斜方肌腱膜附着于枕骨处的筋膜通道及枕动静脉复合体。枕小神经痛疼痛位置位于枕大神经痛位置的外侧面，常起始于枕部外侧、耳后，并经常向顶部区域放射。引起枕小神经痛的卡压点包括胸锁乳突肌后缘的肌筋膜粘连带、头夹肌和头半棘肌外侧束腱膜在枕骨的附着点及其附近的枕动脉、上项线处筋膜通道。对于长期头痛、服用2种不同类型止痛药物时间超过1年或药物治疗疗效差甚至无效的患者，经靶神经封闭有效者方可考虑手术治疗。

枕大神经痛最为常见的卡压点位于上项线附近，手术切口位于枕外粗隆与乳突根部连线中点偏内侧1～1.5 cm，纵行切口与后正中线平行并跨上项线，长约5～6 cm，当需一并松解枕大神经穿头半棘肌处时，纵切口可适当向下方延长（图28-35）。对于上项线处枕大神经阻滞有效的患者，笔者也经常采用横切口，位于枕外粗隆与乳突根部连线内侧半，当需一并探查第3枕神经时

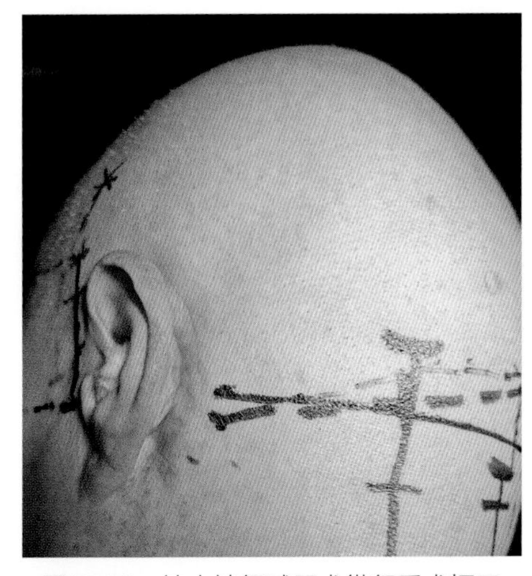

图28-35 枕大神经减压术纵行手术切口

可将该切口自中线向下延伸（图28-36），或当需一并探查枕小神经时可将该切口向外侧延伸（图28-37）。切开皮肤和皮下组织后，逐层钝锐性结合分离，在上项线水平浅筋膜处可解剖游离枕大神经2～4分支（图28-38），再沿分支向下方、深面分离至斜方肌上层，寻找到枕大神经主干，必要时向下延长切口将神经主干分离至穿出头半棘肌处并松解之。在上项线水平及以下常可见到几种对枕大神经构成压迫的类型：①枕动静脉复合体（即动静脉主干及其分支和属支）与枕大神经主干及分支纠缠粘连，有时可见迂曲的血管呈瘤样改变，需将血管与神经充分分离或结扎或电凝后切断；②筋膜、腱膜粘连带对神经构成压迫，应充分钝锐结合松解；③慢性瘢痕压迫，应将增生之瘢痕彻底切除；④附近肿大之淋巴结压迫神经，应将淋巴结切除。当减压后的枕大神经及其分支已显著变性（如变细硬、神经外膜血供中断不可恢复、色泽苍白等），可考虑行根治性神经切除。

当上项线处枕小神经阻滞有效时，可采用图28-37中切口的外侧半；类似于枕大神经减压手术，可在此处分离出2～4支枕小神经分支并行充分切开筋膜或分离血管减压（图28-39）。而当最痛点和疼痛起源点均位于枕下偏外侧且此

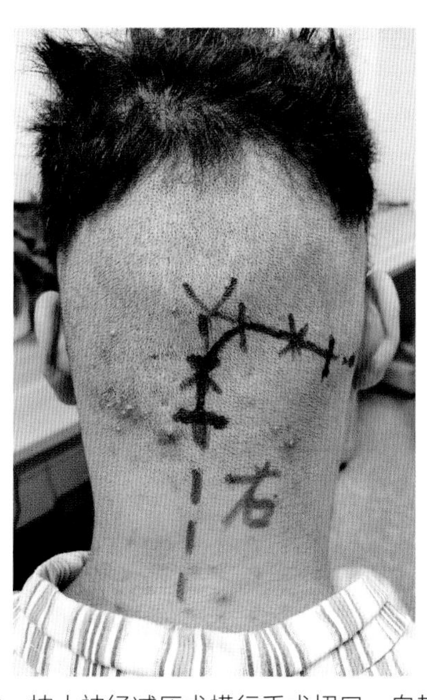

图28-36　枕大神经减压术横行手术切口，自其内侧向下延伸可一并探查第3枕神经

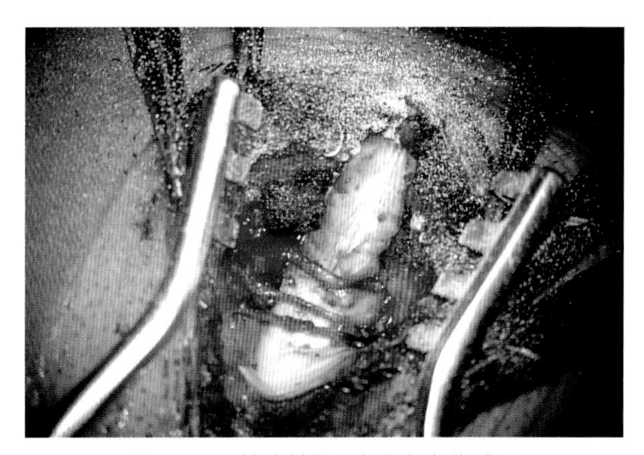

图28-38　枕大神经3个分充支分减压

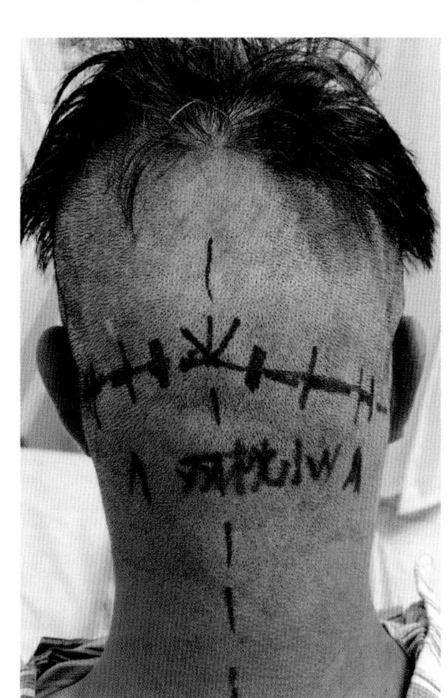

图28-37　枕大神经减压术横行手术切口，自其外侧向外延伸可一并探查枕小神经

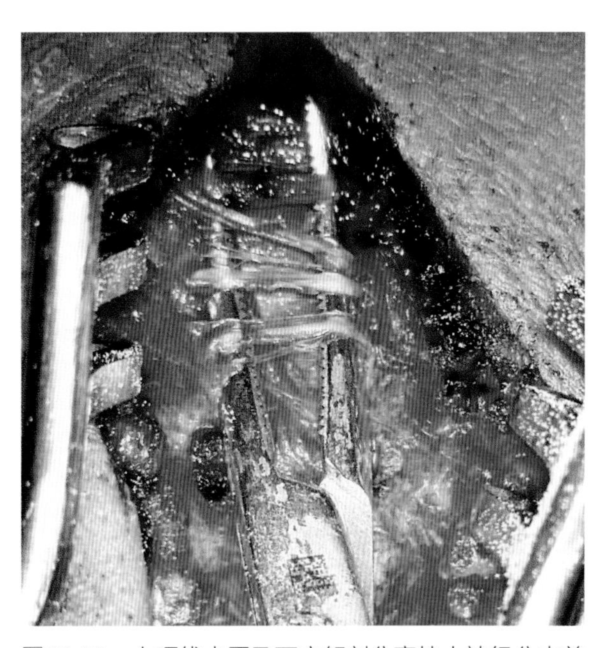

图28-39　上项线水平及下方解剖分离枕小神经分支并充分减压

处阻滞有效时，应采用枕下偏外侧纵行切口（图28-40），有利于充分处理此处的两个潜在卡压点：胸锁乳突肌后缘的肌筋膜粘连带、头夹肌和头半棘肌外丛腱膜在枕骨的附着点及其附近的枕血管复合体。此处切口中心定位于双侧外耳道连线以下5 cm、距中线6 cm的交点。在胸锁乳突肌后缘可能同时见到筋膜粘连索带和枕动静脉复合体对枕小神经的压迫；而在此处进一步深入探查至枕骨骨膜，应多处部分切开头夹肌和头半棘肌外丛腱膜在枕骨的附着点，在其浅面有可能发现粗大迂曲的枕血管复合体纠缠压迫枕小神经。

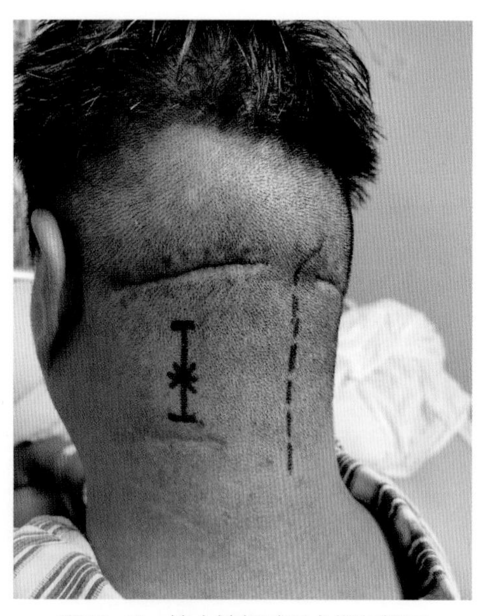

图28-40 枕小神经减压术纵行切口

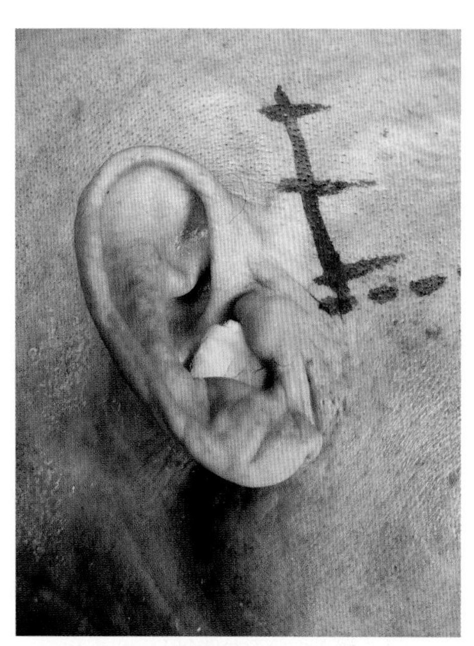

图28-41 耳颞神经减压术手术切口

十六、头皮耳颞神经减压术

耳颞神经痛在偏头痛中发病率仅次于枕神经痛，表现为颞部搏动性疼痛，可向顶部、额部、耳上甚至顶后、上枕部放射。对于症状严重、持久且行耳颞神经封闭有效的患者可行头皮耳颞神经减压术。切口长4～8 cm（图28-41），位于耳前1 cm发际内，起自颧弓上，向上纵行延伸。切开后钝性分离，注意此处的锐性分离应格外小心，以免切断比较细小的耳颞神经。该神经一般位于颞浅血管复合体的后方，有时可以先游离颞浅血管再在其附近定位神经。在浅筋膜内找到耳颞神经主干或分支后，向下解剖至颧弓，向上至颞浅动脉分叉处以远。当疼痛的起源点和最重点不在耳前，而位于颞上偏前或偏后位置时，这种向上方偏前侧或偏顶后部的分离应适当扩大，但应注意面神经分支损伤之可能性。耳颞神经主干及分支与颞浅动脉主干或分支及静脉主干及属支的纠缠粘连几乎可见于每一例手术（图28-42）。在充分松解它们之间的粘连后，建议将颞浅血管复合体结扎后切除或电凝切断。在将耳颞神经充分松解、游离后，如发现神经已明显变性萎缩细硬（图28-43），则需行根治性神经切除。耳颞神经根治性切除后神经断端应妥善处理，包埋于颞肌中或以胶原膜包裹，以免残端痛性神经瘤形成（图28-44）。

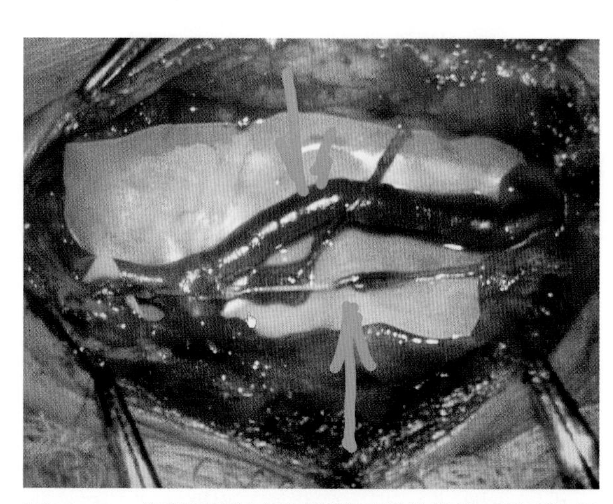

图28-42 分离耳颞神经和颞浅动脉的粘连后发现神经受压的证据

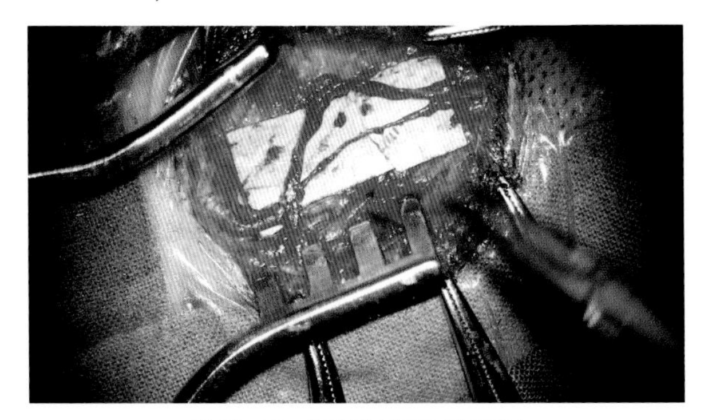

图28-43　耳颞神经变性明显

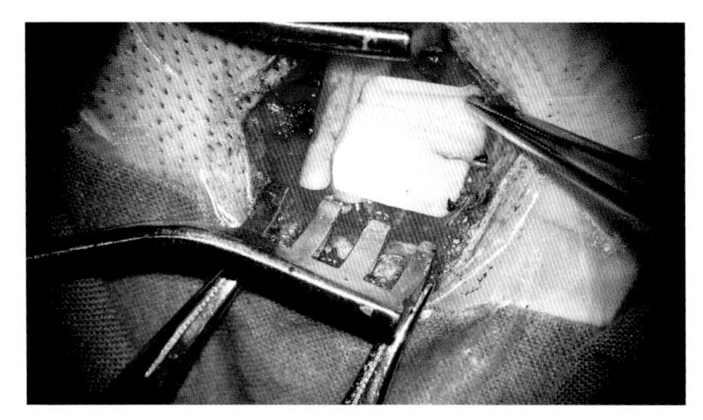

图28-44　耳颞神经根治性切除后神经断端应妥善处理以免残端痛性神经瘤形成

十七、多联肢体周围神经减压术治疗系统性疾病相关周围神经病

（一）糖尿病周围神经病和糖尿病相关周围神经病

糖尿病周围神经病（DPN）是最为常见的糖尿病神经系统并发症，主要表现为双侧肢体末端的包括疼痛、麻木、感觉缺失等在内的感觉功能障碍以及包括肌无力、肌萎缩在内的运动功能障碍。肢体感觉的缺失及肌无力导致的身体失衡，使患者易于跌倒进而导致骨折等外伤，相关肢体的感染、溃疡、截肢等严重并发症的风险也大为增加。

DPN的发病机制较为复杂，其具体机制尚不完全明确。目前已有的研究表明DPN的可能发病机制包括：①高血糖水平提高了多元醇通路的代谢活性，导致代谢产生的山梨醇和果糖在神经内积聚，神经细胞内水钠潴留，神经细胞水肿、髓鞘肿胀、神经变性；②高血糖激活葡萄糖与神经内胶原的非酶性反应，导致二者相结合以及周围神经内代谢生成的高级糖基化产物等因素均可使神经肿胀，神经外膜增厚、弹性下降，神经周围的结缔组织也可出现类似病理改变；③与糖尿病相关的血管病变导致的微循环障碍、氧化应激效应、神经局部缺血等也是DPN的发病因素；④高血糖导致神经顺行轴浆运输能力下降，与神经修复相关的脂蛋白的运输能力下降，因此发生病变的神经难以自行修复；⑤肿胀的神经在肢体解剖生理狭窄处受到卡压后，神经内压增高，神经血供进一步减少，加重了DPN的病理变化，进而形成恶性循环。

在DPN的上述发病机制中，神经肿胀、神经外膜增厚以及神经周围结缔组织（如肌腱、筋膜、韧带等）肿胀、增厚、变硬、弹性下降等是重要的病理生理学改变，由此导致敏感的周围神经在肢体解剖生理狭窄处易于受到卡压。1973年，在Upton和McComas提出的“双重卡压”理论中，第一次提出神经卡压在DPN病理生理变化中起到重要作用，并因此成为周围神经减压术治疗DPN的最早理论依据。随后的研究相继证实了由于糖代谢异常而受损的周围神经易于受到慢性的卡压。由此DPN可被认为是周围神经卡压综合征的一种特殊类型。1988年，Dellon率先提出周围神经减压术治疗DPN的完整理论并在动物实验中得到证实。随后，国内外的临床研究也证实了周围神经减压术对于改善DPN症状的作用，并指出手术可改变DPN的自然病程，有效降低肢体感染、溃疡、截肢的发生率，为DPN的治疗开辟了新的途径。

周围神经减压术治疗DPN的手术适应证和禁忌证应严格掌握，选择合适的手术病例是保证手术疗效的关键。

1．手术适应证

（1）具有典型的DPN症状，即在神经走行、分布区域的感觉、运动功能障碍，并除外其他可能导致类似神经症状的病因，如血管病变、酒精中毒、放射线损害等。

（2）神经功能受损的证据：①周围神经电生理检测：DPN患者周围神经电生理检查多可发现神经传导速度下降，动作电位波幅下降；②两点辨别觉：两点辨别觉对于评估DPN周围神经受损的程度具有重要意义，一般认为两点辨别觉异常且Tinel征阳性即可考虑手术治疗；两点辨别觉丧失提示神经轴索功能严重受损，手术可能无效，因此提倡尽量在两点辨别觉丧失前进行手术。

（3）在肢体解剖生理狭窄处神经受到卡压的查体证据——Tinel征：以手指轻叩肢体解剖生理狭窄处，可引起该处神经支配的远端区域的放射性感觉异常，即为Tinel征阳性；Tinel征是判断患者存在慢性周围神经卡压的重要证据，同时也是判断预后的重要依据；该征阳性提示该处神经受到卡压且神经再生能力尚存，手术去除卡压因素后，神经血供及营养多可得到改善，神经功能可有不同程度恢复；Lee等的回顾性研究表明，92%的内踝Tinel征阳性患者在胫后神经减压术后症状得到明显缓解。

（4）内科保守治疗无法改善患者症状及阻止病情进展。

（5）良好的伤口愈合条件：包括血糖控制良好、无肢体感染、良好的外周血管状况、肢体无水肿等。

2．手术禁忌证

（1）Charot关节改变。

（2）肢体感染未得到满意控制，尤其是手术切口处的感染。

（3）外周血管条件差，不利于伤口愈合。

（4）患者依从性差，无法配合术后管理。

经典的治疗DPN的多联肢体周围神经减压术为美国周围神经外科大师Delon教授创立的下肢三联术，一次性同时完成包括腓总神经、胫后神经、腓深神经在内的周围神经减压。中日友好医院神经外科在原有Dellon倡导的DPN术式基础之上，针对不同患者的不同神经受累情况创新性采用上肢周围神经减压三联术到五联术（涉及腕管正中神经、肘管尺神经、腕尺管尺神经、前臂桡神经深支和浅支）和下肢四联术、五联术（涉及腓管腓总神经、踝管胫后神经、腓深神经、小腿外侧中下1/3交界处腓浅神经和腓肠神经），实施个体化精准治疗，取得优良疗效。以上周围神经减压术细节详见本节前述。

另一方面，糖尿病是周围神经卡压综合征的最常见易感因素之一，糖尿病患者易伴发各种类型的单一神经卡压。为区别于DPN的多发周围神经病，我们称之为糖尿病相关周围神经卡压。最常见的为腕管正中神经卡压，其次为肘管尺神经卡压。在遵循周围神经卡压性疾病常规诊疗原则的基础之上，针对糖尿病相关周围神经卡压性疾病应该采取更加积极的手术态度，减压范围要更大，围手术期患者管理要更加细致。

（二）血液透析周围神经病和血液透析相关周围神经病

随着透析技术的进步，尿毒症患者的存活率大大提高，生存期有所延长，但是因长期透析治疗本身直接或间接导致的周围神经并发症也逐渐增多。中日友好医院神经外科在国际上首先提出了血液透析周围神经病（hemodialysis peripheral neuropathy, HDPN）的概念，意指类似于DPN的双侧肢体末端对称性多发周围神经病变，有别于血液透析相关周围神经病（hemodialysis dialysis-related peripheral neuropathy, HDRPN）的单一周围神经受累。HDPN多见于透析10年以上的患者，主要临床表现为受累神经支配的双侧肢体末端（尤其是手、足部）对称性麻木、疼痛、肌肉萎缩、肌无力等症状。而HDRPN通常累及单一周围神经，最常累及的神经为正中神经，其次为尺神经。下肢神经受累在HDPN和HDRPN均少见，其机制尚不明确。

据报道，长期透析患者腕管正中神经卡压综合征的发病率为8%～31%，在透析10年以上的患者则为20%～50%；尺神经卡压综合征发病率为1%～27.5%。透析方式对HDPN和HDRPN发病的影响仍不明确，但似乎在血液透析患者中出现的概率要高于腹膜透析者。

HDPN和HDRPN的内在具体机制尚不明确，可能为多因素共同作用的结果：①神经易感性因素：尿毒症患者血液中通常具有较高的毒性物质水平，由此导致的中枢及周围神经系统的损害可能长期存在，其病理改变主要是轴索变性及继发的脱髓鞘病变，部分可无临床症状，部分可出现症状并发展为尿毒症性周围神经病；虽然尿毒症性周围神经病患者血液中的毒性物质可通过透析部分清除，但其长期神经毒性作用使得本已发生不同程度病变的周围神经脆弱易感，当伴有糖尿病等基础疾病时，更易发生DRPN和HDPN；②体液容量相关性因素：长期透析患者体内液体容量增加，导致肢体结缔组织和周围神经水肿，在肢体解剖生理狭窄处神经通道内容物体积增加，从而容易产生周围神经压迫；③淀粉样变性：透析相关淀粉样变性（dialysis-related amyloidosis, DRA）被认为是HDPN和HDRPN的原因之一，如淀粉样变性物质沉积在关节、滑膜、腱鞘、肌腱、韧带等处，使得肢体生理解剖狭窄位置神经通道进一步缩窄，进而可造成神经卡压；DRA沉积最常见的位置为腕管，因此，腕管综合征也被认为是DRA的早期特征性表现；DRA的具体机制并不完全清楚，淀粉样变沉积物主要为β_2微球蛋白，因此尿毒症患者血浆中高β_2微球蛋白水平被认为是DRA的必要条件，而透析很难将其清除；但发生DRA的血浆β_2微球蛋白浓度与未发生DRA患者的浓度并无显著差异，因此临床检测β_2微球蛋白水平来诊断DRA并无实际意义，β_2微球蛋白水平与HDPN和HDRPN的直接发病之间的关系目前仍不明确；④血流动力学相关性因素：透析侧肢体动静脉造瘘与HDPN和HDRPN的发生之间的关系比较复杂；透析用的动静脉瘘管可能会影响瘘管末端肢体的血液灌注，对肢体的血流动力学产生影响，最常见的情况是尺动脉血流分流到桡动脉，可能造成手部血供不足，产生皮肤苍白、麻木、疼痛、感觉减退，甚或溃疡；动静脉瘘局部血管扩张也可直接压迫正中神经或尺神经，导致单侧正中神经、尺神经同时发生卡压；此外还有一个因素就是动静脉造瘘侧的血管内高压；行血管造影可明确血流方向及动静脉瘘的流量情况；但是血流动力学相关性因素很难解释HDPN患者中双侧肢体都发病的病例，更解释不了下肢神经卡压，而且有较多研究发现动静脉瘘所在侧别和HDRPN患者腕管综合征发生侧别并无相关；由此推断，动静脉瘘的存在不能作为HDPN和HDRPN发病的唯一重要原因，可能仅是部分病例的发病原因；⑤肿瘤样钙化物质沉积：肿瘤样钙盐沉积是一种少见的良性病变，原因较为复杂，且尿毒症患者产生肿瘤样钙盐沉积的机制目前并未完全阐明；肿瘤样钙盐沉积常见于大关节处，而临床产生周围神经卡压综合征的病例最常见于腕部，包括腕管和的腕尺管。

根据HDPN和HDRPN受累神经的不同，可出现不同的临床表现。例如正中神经受累表现为桡侧三个半手指麻木、疼痛等感觉功能障碍和（或）精细动作变差、手部肌无力、大鱼际肌萎缩等运动功能障碍；尺神经受累表现为尺侧一个半手指麻木、疼痛、烧灼感等感觉障碍或肌无力、手内肌和小鱼际肌萎缩等，严重者可出现爪形手畸形和手失用。患者症状在透析时多加重，可能影响相当一部分患者的透析治疗；同时夜间痛也较常见，导致失眠及夜间不断活动手部来减轻痛苦，严重影响其生活质量。临床体征中神经叩击试验（Tinel征）、Phalen征、屈肘试验等与临床症状均具有较好的吻合性。辅助检查包括肌电图、神经超声、MRI等，与其他周围神经卡压性疾患无区别。

更换高通量的生物膜进行透析无疑有助于减少β_2微球蛋白沉积，进而预防或减轻DRA。肾移植也可以有效缓解淀粉样变性的发生，但对已经发生的淀粉样变性则无逆转作用。其他的保守治疗对于HDPN和HDRPN的疗效乏善可陈。

保守治疗无效的中到重度HDPN和HDRPN患者大多数需外科手术治疗。常用的手术方式是周围神经松解减压术。对HDRPN中最为常见的腕管综合征患者行腕横韧带切断或部分切除（我们更加推荐后者，即扩大的腕管减压术，因为减压更为彻底，且复发率更低），将正中神经周围结缔组织、滑膜、腱鞘等彻底松解减压，疗效优良。对于HDRPN中的尺神经卡压，根据患者具体情况可行原位松解减压、皮下转位或者肌下转位前置术。中日友好医院神经外科针对HDPN，根据受累神经情况创新性采取多根周围神经联合减压术式，一侧上肢最多可以做到五联术，涉及腕管正中神经、肘管尺神经、腕尺管尺神经、前臂桡神经深支和浅支。下肢HDRPN甚为少见，其治疗方法类似于DPN，一侧下肢最多也可以做到五联术，涉及腓管腓总神经、踝管胫后神经、足背腓深神经、小腿外侧中下1/3交界处腓浅神经和外踝后上方的腓肠神经。以上周围神经减压术细节详见本节前述，此处不再赘述。

（三）化疗相关周围神经病

药物性周围神经病中最为多见的就是化疗相关周围神经病。随着医疗技术的进步，肿瘤患者在经过化疗后生存率得到有效提高，由于化疗药物不良反应较大，部分患者会出现一些与化疗相关的并发症。药物性周围神经病是化疗最常见的并发症之一，具体发病机制不明，其发生与化疗方案、药物剂量及疗程密切相关，所能给患者带来的痛苦可使高达25%的患者最终放弃化疗。化疗的周围神经毒性最常带来感觉神经的变化，以腓总神经、胫后神经发生异常率较高，类似于DPN的四肢周围神经对称性多发受累非常多见。部分恶性肿瘤患者出现周围神经损害可能与营养障碍、缺乏维生素E或B族维生素等有关。目前对于化疗相关周围神经病尚无有效的保守治疗方法，多以对症治疗和中医药为主。中日友好医院神经外科借鉴DPN外科治疗的经验，创新性采用上肢二联术-五联术（可能涉及的周围神经包括腕管正中神经、肘管尺神经、腕尺管尺神经、前臂桡神经深支和浅支）和（或）下肢三联术-五联术（可能涉及的周围神经包括腓管腓总神经、踝管胫后神经、足背腓深神经、小腿外侧中下1/3交界处腓浅神经和外踝后上方的腓肠神经），在部分患者取得了良好效果，且术中在绝大部分患者都可以发现类似于DPN的肢体解剖生理狭窄处周围神经受卡压的直接证据，包括但不限于神经受压出现压迹、神经肿胀或萎缩、神经外膜下和（或）外膜周围脂肪异常堆积等，但因接受手术的患者数量少，尚得不出具备循证医学证据意义的结论，在目前阶段不宜盲目推广。

（张　黎）

第四节　注意事项

一、周围神经手术分离技术

掌握好周围神经减压手术分离技术的前提是对周围神经及邻近深浅筋膜、肌肉、肌腱、韧带、腱膜、血管等相关解剖结构的深刻认识。分离技术要点包括：

1．分离过程中由浅入深，保持解剖层次的清晰。

2．钝锐结合分离。

3．在周围神经周围解剖探查时应以钝性分离为主，在某些情况下需要使用锐性分离时，分离方向应平行于神经长轴而不应与之垂直。

4．分离过程中注意神经血供的保护，来自于神经之外的支配神经的血供固然重要，神经外膜的固有血供同样不可忽视。

5．分离过程中要特别注意神经外膜的保护。

6．当周围神经旁边存在广泛瘢痕粘连时，应首先分离松解瘢痕和粘连，使神经处于一个相对松弛的状态，再在显微镜下仔细分辨周围神经边界并锐性分离之。

二、周围神经手术减压技术

正确的周围神经减压直接关系到周围神经源性疼痛的外科治疗效果，要点包括：

1．一切周围神经减压手术的目的都是以充分减压为第一要旨，因此绝不可因盲目追求微创小切口而导致减压不彻底，在糖尿病、长期血液透析、风湿病等系统性疾病相关的周围神经卡压松解手术中更应适当扩大切口以求减压充分，因其病变范围往往更加广泛。

2．当对神经构成压迫的结构为肌肉、肌腱、韧带等组织时，不可因担心对这些组织的损伤而可能出现的功能障碍而盲目缩小减压范围，但应充分考虑到患者年龄、职业、对相关功能的诉求，例如年轻体力劳动者的诉求可能与老年人完全不同。

3．减压结束后应仔细观察周围神经病变的情况，并采取不同的下一步处理策略，不鼓励积极实施神经内松解术（neurolysis），因其势必会破坏本已非常脆弱的神经血液供应；但当发现神经外膜明显挛缩或有瘢痕形成时，显微镜下有限的神经内松解术可以进行；减压后本已因压迫而中断的神经外膜血供逐渐恢复预示着良好的减压效果，此时不应行神经内松解术。

4．减压后的周围神经应以医用胶原材质的薄膜包裹，可为神经提供一个人工再生室通道，促进神经再生，减少神经与周围组织的粘连，最大限度避免神经周围瘢痕组织增生甚至侵入、压迫神经。

5．周围神经双重卡压甚至多重卡压并不鲜见，尤其容易发生在上肢的尺神经和桡神经，对所有潜在的卡压点都应该充分减压以求良效。

6．腓肠神经、股外侧皮神经等以感觉成分为主的周围神经卡压单纯减压效果欠佳时，推荐根治性神经切断术，神经切断后的感觉麻木等异常可为绝大多数患者所接受，并可在半年内逐渐好转。

7．头皮周围神经减压手术治疗偏头痛的疗效有时差强人意，此时笔者推荐根治性头皮周围神经手术，即责任血管（包括动脉及其分支以及静脉及其属支）和靶神经的根治性切除。

8．实施相关根治性周围神经切断术或切除术时需注意神经断端应妥善处理，例如包埋入周边肌肉或以医用胶原膜包裹，以免断端形成痛性创伤性神经瘤。

9．因为除坐骨神经、股神经之外的靶神经多比较表浅，故在关闭切口时一定注意不可缝合过深，以免误将神经缝合在内，同时避免遗留死腔。

三、周围神经手术止血技术

止血带的应用对周围神经外科手术至关重要，可以有效减少术中出血，从而有利于神经组织识别和辨认。目前临床应用的止血带主要包括重复使用的可调式加压带和一次性使用的不可调压式止血环。重复使用的可调式加压带压力可根据患者术中基础血压值、术中术区出血情况进行调节。止血环则需在术前根据患者基础血压值、肢体周长等情况进行合理选择。止血环的优势在于加压时间较长、所占面积较小。

周围神经常与肢体动静脉等血管伴行，术中应尽量避免对其的损伤，以免带来肢体缺血或静脉回流障碍等问题。周围神经手术中所有的出血均需谨慎处理，对于较大的出血建议双极电凝或结扎彻底止血，避免术后局部血肿形成。神经外膜本身及其周围的渗血尽量不用电凝，可在局部喷涂止血粉、蛇毒类凝血药物，并结合明胶海绵、胶原蛋白海绵压迫止血等方法。使用止血带的患者应在松开止血带后仔细止血再关闭切口，不可带着止血带直接缝合；仅依靠术后加压包扎来止血是不可靠的，而且容易对本已减压的周围神经造成医源性压迫。对于创面比较大的神经减压手术（坐骨神经、股神经、股外侧皮神经、肘管尺神经、桡神经干或深支等）或二次减压手术可酌情留置术野引流，术后24～72小时内拔除。

四、周围神经手术防粘连技术

术后粘连是指手术所造成的脏器、组织创伤修复过程中形成的异常纤维连接，是周围神经手术术后最为常见的并发症之一。粘连可保持“静止”而无任何临床症状，但也有可能引起疼痛、活动障碍等严重的并发症，甚至可导致神经卡压复发。由粘连导致的不良事件以及再次手术难度增加、手术时间延长、副损伤增加等诸多临床问题给患者、医生和社会带来沉重的负担。

术后粘连的形成原因和机制较复杂，尚未完全阐明。粘连是组织损伤后修复的结果，与手术所造成的出血、机械性损伤、热损伤、感染、局部缺血、脱水及异物反应等多种因素有关，包括了在组织创伤基础上继发的一系列反应。缺血是诱发粘连重要的因素，因此，术后粘连常发生在组织受到挤压、缝合或结扎的部位。炎性反应是粘连形成的另一个重要诱因，异物（如缝线）刺激或污染及细菌感染等都会导致炎性反应，进而引起粘连。

有效预防粘连是减少术后粘连相关不良事件发生的关键。根据粘连形成的诱因及发病机制，采取积极的预防措施，能减少粘连的发生。目前，预防粘连的措施包括精细的手术操作和使用预防粘连的材料和药物。

精细、规范的手术技术操作能够切实有效地减少粘连的形成，因此预防粘连方法首先是强调良好的组织保护和精细的手术技术操作。基本原则包括：①减少损伤：轻柔操作减少组织损伤，充分保护组织，应用双极电凝时注意减少和避免热损伤，缩短手术时间以减少组织暴露时间和机械性刺激；②仔细止血：如果混有血液，防粘连制剂会增加纤维蛋白沉积从而增加粘连形成的风险；③防治感染：防止细菌感染或污染，保持组织湿润，合理使用抗生素预防和控制术后感染等；④避免异物留置：术中仔细操作，避免各种异物留置，术毕关闭切口前充分清理冲洗术野。

防粘连材料能够起到屏障保护作用，阻断粘连的发生，可以预防粘连相关不良事件，避免再次手术产生的医疗风险，降低整体的医疗费用。常用的凝胶或液体材料包括透明质酸钠凝胶、羧甲基几丁质等；隔膜材料包括氧化再生纤维素防粘连膜、化学改良的透明质酸钠-羧甲基纤维素防粘连膜、膨体聚四氟乙烯等。

药物预防粘连的效果尚缺乏充分证据支持，主要包括抑制炎性反应的药物（抗生素及非甾体类抗炎药物）、减少纤维蛋白沉积的药物（包括奥曲肽、缓激肽释放酶抑制剂，重组链激酶、尿激酶，重组组织型纤溶酶原激活剂等）、抗转化生长因子β（TGF-β）抗体、血管内皮生长因子抗体等。

此外，周围神经手术后早期肢体功能锻炼不仅有利于功能恢复，更是防粘连的重要措施。可使松解减压后的神经能够正常滑动，避免在伤口愈合过程中神经与周围组织粘连。

五、周围神经手术瘢痕预防与处理技术

瘢痕是各种创伤后所引起的正常皮肤组织的外观形态和组织病理学改变的统称。适度的瘢痕形成，是机体创伤修复的一种自然产物，是人体自卫体系的一个重要组成部分；但过度的瘢痕增生则是一种病态表现。瘢痕从外观和机体功能方面均可给患者带来心理和生理上的痛苦，鉴于周围神经外科手术伤口的特殊性，瘢痕是导致手术疗效不佳或术后症状复发的重要原因，因此瘢痕的防治显得尤为重要。

目前瘢痕形成的机制尚未完全清楚，在正常的伤口愈合过程中，胶原的合成代谢与降解代谢之间维持着平衡状态，若各种原因导致两者的平衡被破坏即可形成病理性瘢痕。一般认为瘢痕的形成分为体外因素和体内因素两方面。体外因素包括患者个体的人口学特征和外在因素等。瘢痕增生易发生于张力高的部位，通常发生在术后1年之内。而瘢痕形成的体内因素可能与机体的遗传因素、激素水平等有关。

瘢痕的预防应从术中就开始，根本点在于尽可能小地减少手术创伤、促使切口早期一期愈合。预防措施包括瘢痕形成前的预防和瘢痕形成期的预防。瘢痕形成前的预防主要是从创面处理和手术操作两方面着手。优化创面处理，预防瘢痕形成的重点在于预防和控制感染，给创面愈合创造良好的条件，尽早封闭创面。手术操作相关的主要预防措施包含切口设计、术中操作两个方面，周围神经手术切口设计在满足手术需要的前提下，应尽量遵循以下原则：①顺皮纹切口；②选择在屈曲皱褶线或平行于皮肤张力线处，避免作环形、圆形切口或跨越关节面切口；③如切口必须横过轮廓线、皮纹时，应设计“Z”或“W”改形切口；④头皮周围神经手术切口应位于发际线内。

术中操作应尽量遵循以下原则：无菌、微创、无张力缝合、无异物、无死腔。瘢痕形成期的预防对瘢痕的早期干预主要是指从上皮覆盖创面后瘢痕组织开始形成时即介入并采取一定的控制措施，目的在于降低瘢痕进一步发展的风险，即尽量去除各种造成瘢痕增生的因素，常用的主要方法包括：①首选将硅酮制剂、压力治疗在创面愈合（上皮化）后尽早合理联合使用，建议使用至瘢痕稳定成熟；②用于活动度大、面部或潮湿部位，硅凝胶制剂可能优于硅胶片；③对于小面积瘢痕但预防效果不佳、瘢痕发展迅猛的病例，可反复联合使用瘢痕内局部注射糖皮质激素；④对于充血严重的瘢痕，除上述预防方案外，可联合应用光电技术治疗；⑤瘢痕愈合阶段需注意防晒。

瘢痕的治疗应遵循早期、联合、充分的原则。早期治疗的目的在于降低瘢痕进一步发展的风险，即尽量去除各种造成瘢痕增生的因素，抑

制瘢痕的生长。硅酮制剂、压力治疗和外用药物等单一或者联合应用是瘢痕早期干预的有效方法，可改善瘢痕症状及外观，且耐受性良好。非手术治疗的方式包括药物治疗、放射疗法、压力治疗、激光疗法、射频消融治疗等。浅表性瘢痕一般无须手术治疗，但如果瘢痕伴有严重挛缩导致关节活动受限、瘢痕与周围神经粘连等时则需要手术治疗，方法包括瘢痕改形、梭形切除、系统分次切除、Z成形术、多Z成形术、W成形术、几何分解线闭合等。

六、周围神经手术切口与创面处理技术

周围神经外科手术伤口与创面处理技术直接关系到术后疗效、复发、并发症以及患者满意度，因此要引起充分的重视。

皮肤损伤发生之后最先出现的为炎性反应期，为了促进伤口愈合，止血是这一阶段的首要任务；此外，清除坏死和失活组织、防止病原微生物特别是细菌感染同样重要。接下来是增生期，这一阶段会出现瘢痕形成和组织再生之间的平衡，通常结果是形成瘢痕。最后是持续时间最长、但我们目前了解最少的伤口愈合阶段，即重塑期。在伤口愈合的不同阶段，给予不同的处理，可促进伤口的愈合。

影响伤口愈合的因素包括创伤局部状况和全身性因素两方面。局部因素包括：①不恰当的伤口处理技术：正常创伤修复要求必须有良好的外科缝合技术；不恰当地使用较大的止血钳可造成皮肤边缘变形；缝合过紧、过多使用电凝将会导致局部的组织发生炎性反应、坏死和潜在的感染；如果使用了不合适的缝合材料，也会发生类似的情况；②创面干燥：对创伤愈合而言，让创面保持适当湿度是必要的；干燥、结痂的伤口的愈合速度要比保持湿润的创面慢得多；③创伤组织缺血、缺氧：局部创伤组织缺血可因感染、血肿、异物、贫血或手术操作不当引起，缺血可延缓伤口的愈合；即使在理想的创伤愈合条件下，伤口愈合过程中也会有大量的氧消耗，组织损伤则会进一步加剧缺氧的程度；④感染：缺血、局部污染可导致伤口发生细菌感染，伤口愈合的过程将会延长；细菌主要是通过直接破坏创伤修复的细胞，竞争获取伤口内的氧和营养物质，使炎性反应期延长，进而延迟正常的创面愈合阶段。全身性因素包括先天性影响和后天性影响。先天性影响在临床上比较少见，主要是指一些遗传性疾病，其根本原因是由于这些疾病所导致的先天性代谢障碍所致。虽然到目前为止还没有发现哪一种药物或方法一定能改善伤口的愈合，却发现某些缺陷或疾病能影响伤口的愈合，如血管性疾病（如充血性心力衰竭、动脉硬化、静脉淤血和淋巴水肿）、代谢异常（如慢性肾衰竭、糖尿病、库欣综合征、甲状腺功能亢进）、免疫缺陷状态、慢性肝病、恶性疾病和血小板减少状态，这些都是影响伤口愈合的后天性因素。异常的创伤愈合常是由于人体处于这些疾病状态时营养不良或免疫功能障碍的结果。此外，许多全身用药对创伤愈合也有影响，其中最重要的是皮质类固醇药物，它抑制炎性反应的诸多方面，最终影响胶原合成和创面收缩。进行放射治疗的患者也是发生创伤愈合不良的高危人群。尤其需要注意的是，年龄与伤口愈合快慢明显相关。尽管正常情况下，多数老年患者的伤口愈合不会发生其他意外，但当缺血或感染发生时，对老年人伤口愈合的影响明显大于年轻人。

手术切口和创面处理的基本原则如下：①改善全身情况；②清除失活组织；③减少伤口的生物负荷；④改善血供；⑤保暖；⑥减轻肢体水肿；⑦抬高患处；⑧适度压迫包扎；⑨适当使用敷料，选择性地应用生物敷料；⑩保持伤口湿润，清除渗出物，避免在更换敷料时损伤伤口或给患者带来疼痛。

为达到这些目标，首先需要控制诱发慢性伤口不愈合的共同因素，比如缺血和细菌感染，解决好这些因素将能有效地处理大多数有问题的伤口。

局部清创术通过减轻生物负荷为伤口愈合提供条件。没有适当的清创术，伤口将持续地受到细胞毒素类物质的影响，并与细菌竞争有限的资源，例如氧和营养。这是决定性的一步，因为大多数周围神经手术肢体伤口问题都发生在缺血缺氧的背景下并困扰着老年患者。需注意结痂伤口愈合的困难性，结痂的形成始发于假性焦痂或腐肉，本质上是伤口与空气界面的渗出性浆液成分

形成的暂时性基质。大多数医生对于结痂延长伤口愈合炎性反应期的作用和由此造成的伤口处于持久性地受到细菌侵袭并不十分理解，因而不能及时以清创术清除。

伤口负压疗法或真空辅助伤口闭合法，对从事伤口处理的医师而言，是一个巨大的进步。它包括在伤口内使用多孔海绵，用不透气的闭合性敷料封闭伤口，把一个真空装置连接到伤口。这种治疗方式有很多用处，是一种有效的伤口外科闭合术的辅助形式。它能肯定地促使伤口尽快愈合，但是费用比较高，且比较耗时。

应用高压氧（通常为2～3个绝对大气压时达到100%氧饱和度）能使血氧饱和度从0.3%增加到接近7%。这种氧含量的增加，能使间质内的氧弥散距离增大4～5倍。在使用高压氧之前需要对伤口微环境进行评估，主要是对微循环的评估，能指导人们适当地使用这种治疗方式。

纱布敷料通常作为伤口处理敷料的首选。事实上，干性敷料在实际应用过程中都有创伤性和促炎性，这一认识导致纱布敷料在伤口处理中应用的减少。此外，与不必频繁更换的现代新型敷料相比，纱布敷料的相对成本比较高。移除纱布常常引发患者疼痛，它们作为非选择性的清创材料，会对周围健康组织造成显著损害。而且，许多纱布被移除后都在伤口处留下细微的微纤维，它将作为一种刺激物成为引发感染的温床。不过，这种敷料便宜，而且能在任何一家药店买到。将它们作为外科绷带使用是合适的，可以用于小的、不复杂的伤口，或作为二类敷料使用。

新型敷料的类型可分为薄膜、复合物、水凝胶、水胶体、藻酸盐、泡沫和其他可吸收敷料。这些敷料各有优缺点，例如，治疗清洁伤口的目的主要在于使伤口一期闭合或良好地肉芽化，提供一个湿润的愈合环境以利于细胞迁移和防止伤口干燥。因此，薄膜可用于切口，而水凝胶和水胶体可用于开放性伤口。依据伤口处出现的渗出物的量和类型，可选择适当的敷料用于有一定程度细菌侵袭的伤口。大体上，水凝胶、薄膜和复合物敷料是有少量渗出物伤口的最好选择；水胶体适用于中等量渗出物的伤口；而藻酸盐、泡沫适用于有较大量渗出物的伤口。

虽然大多数周围神经手术问题伤口似乎都与高龄、感染、缺血、缺氧等有关，但对一些特殊的难愈合伤口进行积极处理对于伤口的愈合仍然是非常必要的。

糖尿病患者的肢体手术切口容易出现问题并有可能最终发展成为创面问题，甚至溃疡，这些溃疡多数是因神经、血管病变引发的。神经性溃疡是一种多因性损伤，常伴随着部分压迫性坏死、功能性微血管病变和真性神经性功能障碍。虽然糖尿病患者的小动脉和毛细血管没有解剖学上的异常改变，却存在功能上的紊乱，表现为血管舒张和对缺血反应的代偿性血管生成这两方面的功能减退。选择性清创术、控制血糖水平、解除压迫、当有明显的动脉病变时实施血管再通措施、应用生长因子类制剂等，都是能使愈合率达到最大值的治疗方法。

第五节 应用与评价

正确实施的周围神经减压术对于诊断明确的周围神经源性疼痛的疗效优良。对于周围神经卡压性疾病而言，腕管正中神经和肘管尺神经减压手术缓解疼痛的有效率高达90%～95%；这个概率在下肢周围神经（例如腓总神经、胫后神经）减压术缓解足部疼痛中则降至80%～90%，可能与足部负重有关。对于那些相对少见的周围神经卡压性疾病（例如桡神经卡压、梨状肌综合征、股外侧皮神经卡压等），相对较少的病例数使得对疗效的评估不那么具备说服力和意义，总体来说应该高于80%。需要注意的是，对于纯粹的感觉神经（例如股外侧皮神经、腓肠神经），当单纯减压不足以改善难以忍受的疼痛症状时，神经切断可能是比较明智的选择；神经切断所必然会带来的该神经支配区域的麻木往往可被患者所接受，并大部分在1～2年后逐渐变得不那么明显。

周围神经减压术治疗DPN手术疗效观察指标包括：患者主观感受、两点辨别觉、溃疡及截肢发生率、神经电生理检查等。综合国内外数个医疗中心的资料，跗管胫后神经及其分支减压术治疗DPN性足底部感觉障碍及足部疼痛，72%病例恢复有用两点辨别觉，疼痛缓解率为86%，总有效率为80%，手术似乎更能有效缓解疼痛。足底部感觉恢复后有利于提高平衡能力，避免跌倒，从而降低与之有关的骨折发生率。腕管正中神经减压术的资料显示：上肢感觉障碍的缓解率可达100%。相同的资料表明：肘管尺神经减压术后上肢感觉障碍的缓解率可达99%，95%病例恢复有用两点辨别觉，但运动功能的恢复稍差，仅55%患者恢复手的正常抓握功能。上肢手术疗效优于下肢可能是因为上肢（手）出现神经病变的患者常更早就医，越早手术疗效越佳。Aszmann对50例下肢DPN患者进行回顾性分析，平均随访4.5年，发现所有患者手术侧下肢术后无1例溃疡和截肢发生，而随访期间未手术侧下肢15例患者发生12例溃疡和3例截肢，二者之间有统计学显著性差异（$P<0.001$），从而得出结论：下肢周围神经减压术可改变DPN的自然病程，下肢感觉的恢复可有效预防溃疡和截肢的发生。国内中日友好医院神经外科的临床报道也支持该结论。

关于周围神经显微减压术治疗上肢HDPN的疗效，中日友好医院神经外科治疗15例上肢HDPN患者，其中8例单侧上肢病变，7例双侧上肢病变，共涉及22侧上肢；症状出现于透析用人工动静脉造瘘侧上肢者为45.5%（10/22），手术涉及22根正中神经、20根尺神经，总计42根神经，其中单纯正中神经减压2侧上肢，正中神经联合尺神经减压20侧上肢；所有患者随访6～20个月，平均12个月；15例上肢透析相关周围神经病患者22侧肢体术后麻木症状缓解率为72.7%（16/22），疼痛症状缓解率为100%（22/22），运动功能障碍缓解率为90.9%（20/22），周围神经传导速度及动作电位波幅改善率为85.7%（36/42）；并发症：切口愈合不良率为14.3%（6/42）；报道结果显示：HDPN好发于上肢，且并不限于造瘘侧，说明肢体血管造瘘造成的血流动力学改变并非HDPN的唯一病因；周围神经显微减压术是治疗上肢HDPN的有效方法，明确诊断及术中神经彻底减压是保证疗效的关键。

神经阻滞试验有效的情况下进行头皮周围神经减压术治疗偏头痛的结果令人鼓舞。对于有经验的术者而言，经过严格评估筛选的各类偏头痛手术总有效率可达90%以上。国内潘海鹏、张黎等2022年报道了枕大神经微创减压术治疗枕部顽固性偏头痛的疗效，回顾性分析了51例枕部顽固性偏头痛患者，所有患者经封闭试验确定为枕大神经源性，均行枕大神经微创减压术；采用术前和术后问卷调查来比较疼痛的严重程度和每月疼痛发作次数；平均随访时间为12.04个月；术前患者报告的平均疼痛发作为每月9.00次，术后减少到每月2.82次；平均疼痛强度也从术前7.47分降低到术后1.75分；10例患者报告术后疼痛完全消除，31例患者报告症状明显缓解，8例患者报告症状有效缓解，只有2例患者术后没有任何明显的改善。鉴于偏头痛的易复发特性，更推荐采用根治性手术，即头皮靶血管复合体和靶神经根治性切除术，术后患者的头皮麻木多可耐受而并不影响患者生活质量。

周围神经减压术治疗周围神经源性疼痛的术后复发率约为5%，究其主要原因为术后粘连和（或）瘢痕压迫。关于粘连、瘢痕的预防和处理详见本章前述。复发后唯一的解决方案是二次减压手术。二次周围神经减压术因其解剖层次不清而变得困难和危险，周围神经及其邻近血管等重要结构副损伤的可能性成倍增大，因此需要由有充足经验的术者在手术显微镜下谨慎实施。

（张　黎　赵哲峰）

参考文献

1. Al-Benna S, Nano PGC, El-Enin H. Extended open-carpal tunnel release in renal dialysis patients. Saudi Journal of Kidney Diseases and Transplantation: An Official Publication of the Saudi Center for Organ Transplantation, Saudi Arabia, 2012, 23(6): 1181-1187.
2. Aszmann OC, Kress KM, Dellon AL. Results of decompression of peripheral nerves in diabetics: a prospective, blinded study. Plastic and Reconstructive Surgery, 2000, 106(4): 816-822.
3. Fadel ZT, Imran WM, Azhar T. Lower extremity nerve decompression for diabetic peripheral neuropathy: a systematic review and Meta-analysis. Plastic and Reconstructive Surgery. Global Open, 2022, 10(8): e4478.
4. Fu T, Cao M, Liu F, et al. Carpal tunnel syndrome assessment with ultrasonography: value of inlet-to-outlet median nerve area ratio in patients versus healthy volunteers. PloS One, 2015, 10(1): e0116777.
5. Gfrerer L, Guyuron B. Surgical treatment of migraine headaches. Acta Neurologica Belgica, 2017, 117(1): 27-32.
6. Huang CW, Yin CY, Huang HK, et al. Influential factors of surgical decompression for ulnar nerve neuropathy in Guyon's canal. Journal of the Chinese Medical Association: JCMA, 2021, 84(9): 885-889.
7. Katz JN, Simmons BP. Clinical practice. Carpal tunnel syndrome. The New England Journal of Medicine, 2002, 346(23): 1807-1812.
8. Kopeć J, Gadek A, Drozdz M, et al. Carpal tunnel syndrome in hemodialysis patients as a dialysis-related amyloidosis manifestation-incidence, risk factors and results of surgical treatment. Medical Science Monitor: International Medical Journal of Experimental and Clinical Research, 2011, 17(9): CR505-509.
9. Lancigu R, Saint Cast Y, Raimbeau G, et al. Dellon's anterior submuscular transposition of the ulnar nerve: Retrospective study of 82 operated patients with 11.5 years' follow-up. Chirurgie De La Main, 2015, 34(5): 234-239.
10. Latinovic R, Gulliford MC, Hughes RAC. Incidence of common compressive neuropathies in primary care. Journal of Neurology, Neurosurgery, and Psychiatry, 2006, 77(2): 263-265.
11. Melenhorst WB, Overgoor ML, Gonera EG, et al. Nerve decompression surgery as treatment for peripheral diabetic neuropathy: literature overview and awareness among medical professionals. Annals of Plastic Surgery, 2009, 63(2): 217-221.
12. Nguyen B, Parikh P, Singh R, et al. Trends in peripheral nerve surgery: workforce, reimbursement, and procedural Rates. World Neurosurgery, 2022, 160: e180-e188.
13. Raut P, Jones N, Raad M, et al. Common peripheral nerve entrapments in the upper limb. British Journal of Hospital Medicine (London, England: 2005), 2022, 83(10): 1-11.
14. Yang W, Guo Z, Yu Y, et al. Pain relief and health-related quality-of-life improvement after microsurgical decompression of entrapped peripheral nerves in patients with painful diabetic peripheral neuropathy. The Journal of Foot and Ankle Surgery: Official Publication of the American College of Foot and Ankle Surgeons, 2016, 55(6): 1185-1189.
15. Zimmerman M, Gottsäter A, Dahlin LB. Carpal tunnel syndrome and diabetes-a comprehensive review. Journal of Clinical Medicine, 2022, 11(6): 1674.
16. 顾玉东. 腕管综合征与肘管综合征诊治中的有关问题. 中华手外科杂志, 2010, 26(6): 321-323.
17. 黄熠东, 常文凯. 肘管综合征的病因诊断及治疗进展. 实用骨科杂志, 2018, 24(4): 342-345.
18. 潘海鹏, 王嗣嵩, 张黎. 枕大神经微创减压术治疗枕大神经源性顽固性偏头痛的效果分析. 中华神经医学杂志, 2022, 21(3): 284-287.
19. 杨文强, 于炎冰, 王琦, 等. 周围神经显微减压术治疗上肢透析相关周围神经病的疗效分析. 中华神经外科杂志, 2020, 36(4): 365-369.
20. 杨文强, 张斌, 于炎冰, 等. 跗管扩大减压术对大鼠糖尿病性胫神经病变的作用研究. 中华显微外科杂志, 2016, 39(4): 367-370.
21. 杨文强, 张黎, 于炎冰, 等. 周围神经显微减压术治疗糖尿病性下肢周围神经病. 中华神经外科杂志, 2013, 29(7); 710-713.
22. 张黎, 于炎冰, 林朋, 等. 周围神经显微减压术治疗糖尿病性上肢周围神经病. 中华神经外科杂志, 2009, 25(4): 315-317.

第二十九章　周围神经电刺激术

第一节　概　述

早在现代医学时代以前，人类就已经尝试通过控制电流来调节疼痛，古罗马克劳狄斯皇帝的宫廷医生Scribonius Largus就曾在公元46年使用电鳗来治疗头痛。而真正意义上的周围神经电刺激（peripheral nerve stimulation, PNS）则要追溯至近60年前。1965年，Melzack和Wall提出了疼痛的“闸门控制理论”，在此基础上，Wall和Sweet在患者的眶下孔处进行电刺激，电流刺激2分钟即可使疼痛缓解半小时以上。与此同时，Shelden等最早尝试了三叉神经半月节电刺激，并在3名三叉神经痛患者身上观察到了满意的疗效。然而，在接下来的很长一段时间里，由于成功率较低、并发症频发，PNS并未得到进一步的应用。

直到20世纪90年代，Weiner和Reed报道了一种在枕大神经处植入经皮穿刺电极以治疗枕神经痛的技术后，PNS重新回到了大众的视野中。随着对神经解剖的进一步研究以及可视化手术操作的发展，在C臂X线机或者超声引导下植入穿刺电极进行电刺激，已经逐步成为缓解慢性疼痛的首选方案之一。

PNS的镇痛机制与“闸门控制理论”有关，电流激活负责传递触觉的Aβ纤维，从而抑制传递痛觉的Aδ和C纤维。此外，PNS被证明可以通过下调神经递质、内啡肽、局部炎性介质等调节局部的微环境，电生理研究也表明PNS可减少异位放电。也有动物实验表明，PNS的镇痛作用可能涉及GABA能和甘氨酸能机制介导。

相较于脊髓电刺激（spinal cord stimulation, SCS），PNS对于单根周围神经病变引起的疼痛特异性更强，能够避免刺激到其他区域，位置较表浅，操作简单，创伤更小。特别是对于头面部疼痛来说，SCS无法覆盖疼痛区域，PNS便成为了解决疼痛的关键技术。头面痛是全球最普遍的疾病之一，据报道，约有52%的人曾遭受头痛的困扰。而头痛也是全球第二大的致残病因。常见的头面痛主要包括偏头痛、丛集性头痛、枕神经痛、三叉神经痛及痛性三叉神经病（包括创伤后三叉神经痛、带状疱疹后三叉神经痛）、舌咽神经痛等。针对不同区域的头痛，可以采用不同神经的PNS来解决。目前在国内应用最广泛的PNS即为头面部PNS，最常用的包括枕神经电刺激（occipital nerve stimulation, ONS）、眶上神经电刺激（supraorbital nerve stimulation, SONS）、三叉神经半月节电刺激（gasserian ganglion stimulation, GGS）、蝶腭神经节电刺激。此外，还有耳颞神经电刺激、眶下神经电刺激（infraorbital nerve stimulation, IONS）等，但较少单独应用，多与其他周围神经电刺激联用。国外均有特定针对不同部位设计的独特的电极，比如针对三叉神经半月节设计的单触点、三触点并且带有倒刺的电极，以更加精确调控并防止电极脱位；再比如针对蝶腭神经节的微小植入器，可以埋置在面部，大大减少了手术带来的损伤。而国内目前因为设备的问题，仍然还是以常规的脊髓电刺激的八触点电极来进行这些部位的治疗。

脊髓背根神经节电刺激（dorsal root ganglion stimulation, DRGS）是一种新兴的神经调控方法，在国外已有超过10年的临床应用，并取得了良好效果，国内也有部分单位进行了尝试。DRGS与SCS原理相近，不过刺激靶点由脊髓转为脊神经的背根神经节。DRGS通过刺激神经节内的假单极神经元，干扰自外周向脊髓后角传递的疼痛信号，从而减轻疼痛。相较于SCS，DRGS具有刺激部位精准、耗电量较少、电极移位少、体位对刺激效果影响小等优点，并且可以更好地治疗肢体末端的疼痛，而不引起非疼痛区域的不适感（如腰部）。

骶神经电刺激（sacral nerve stimulation, SNS）通过调节支配盆底运动的骶神经通路及骶神经反射弧，调节膀胱、尿道、肛门括约肌等盆底器官功能，达到治疗疾病的目的。SNS最早应用于泌尿系统疾病的治疗，比如神经源性尿失禁、尿潴留等。后也发现其对慢性便秘、大便失禁等胃肠道疾病具有不错的疗效。在疼痛科，SNS主要被应用于会阴痛的治疗。

此外，针对四肢单一神经损伤引起的慢性神经病理性疼痛，还可通过超声引导下对正中神经、尺神经、桡神经、腋神经、坐骨神经、腓总神经等植入电极进行PNS治疗，此项技术在国外开展较多，但国内尚缺少相关报道。

第二节 适应证与禁忌证

一、适应证

1. 枕神经电刺激 偏头痛、丛集性头痛、枕神经痛、颈源性头痛、纤维肌痛等。

2. 眶上神经电刺激 偏头痛、眶上神经痛、痛性三叉神经病、三叉神经自主神经性头痛（丛集性头痛等）等。

3. 半月神经节电刺激 痛性三叉神经病、持续性特发性面痛及其他难治性面部疼痛。

4. 蝶腭神经节电刺激 丛集性头痛、偏头痛、痛性三叉神经病等。

5. 耳颞神经电刺激 偏头痛、颞下颌关节综合征、痛性三叉神经病等。

6. 眶下神经电刺激 多与其他周围神经电刺激联用，治疗丛集性头痛、痛性三叉神经病等。

7. 背根神经节电刺激 复杂性区域疼痛综合征（CRPS）、痛性糖尿病周围神经病变（PDPN）、幻肢痛、会阴痛、术后或创伤后神经病理性疼痛等。

8. 骶神经电刺激 会阴痛、功能性肛门痛等疼痛，神经源性尿失禁、顽固性尿频-尿急综合征、特发性尿潴留、膀胱过动症等泌尿系统疾病，慢性便秘、炎症性肠病（inflammatory bowel disease, IBD）、大便失禁等胃肠道疾病。

9. 其他 有报道可以通过迷走神经电刺激治疗难治性癫痫、抑郁症，舌下神经电刺激可以治疗阻塞性睡眠呼吸暂停低通气综合征（obstructive sleep apnea syndrome, OSAS）。此外还有刺激腋神经治疗慢性肩痛，刺激正中神经、尺神经、桡神经、腓总神经、胫后神经治疗CRPS，刺激正中神经治疗腕管综合征，刺激股神经、坐骨神经治疗下肢幻肢痛等，但在国内尚无相关应用的报道。

二、禁忌证

1. 不合作者，精神失常者。

2. 有出血倾向或正在进行抗凝治疗者。

3. 穿刺部位皮肤和深层组织有感染病灶者。

4. 严重的心、脑血管疾病的不稳定期。

5. 严重代谢紊乱，重要脏器功能衰竭者。

6. 既往腰椎手术史，重度椎管狭窄（特别是椎间孔前后径狭窄及侧隐窝狭窄）等情况为DRGS的相对禁忌证。

第三节 手术方法与步骤

一、术前准备

（一）术前检查

1. 实验室检查 常规检查（血常规、尿常规及大便常规）、凝血功能（凝血酶时间、凝血酶原时间、活化部分凝血酶原时间、纤维蛋白原）、传染病（乙肝五项、丙肝抗体、梅毒抗体、艾滋病毒抗体）、感染指标（C反应蛋白、红细胞沉降率）、肝功能、电解质和心电图。

2. 影像学检查 头面部神经电刺激需要完善颅脑磁共振+弥散加权成像，三叉神经电刺激患者还需完善三叉神经磁共振检查；脊神经节电刺激时需要完善相应脊柱节段的磁共振检查。以明确诊断，方便选择穿刺路径，排除手术禁忌。

（二）术前评估

评估患者病情及一般情况，排除手术禁忌证。如患者合并糖尿病、高血压等基础疾病，应在术前积极控制血糖和血压，必要时请相关科室会诊。若患者入院时口服阿司匹林、氯吡格雷、利伐沙班等抗凝药物，建议停止用药，必要时行低分子量肝素替代治疗。

（三）术前宣教

告知患者术后应以卧床休息为主，避免过度运动，尤其是植入电极的局部，应避免过度拉伸、屈曲，以防电极移位。

（四）术前准备

术前禁食6小时，禁饮2小时。术前建立静脉通道。若患者因体质虚弱或合并糖尿病等存在感染风险，可考虑术前30分钟预防性应用抗生素。

（五）手术条件

手术需在装备有完整的监护及抢救设备的无菌治疗室或者标准手术室进行，并需配备能实时透视的影像引导设备，如C臂X线机。部分四肢周围神经电刺激也可在超声引导下完成。

二、手术过程

（一）电极植入

1. 枕神经电刺激 患者取俯卧位，腹下垫软枕，头部固定，定位枕后隆突下3 cm发际线处为穿刺点并横向标记好穿刺路径。术区常规消毒铺巾，1%利多卡因逐层浸润局麻，切皮，取穿刺针塑形后斜面向下沿标记好的路径穿刺，穿刺针沿骨面到达患侧颅骨外沿，回抽无血，C臂X线下可见正位针尖位于患侧颅骨外沿。拔出针芯，植入电极，确定电极位置，X线正位片显示电极前端到达颅骨外沿。确定电极到位后连接刺激器，进行术中测试（图29-1）。

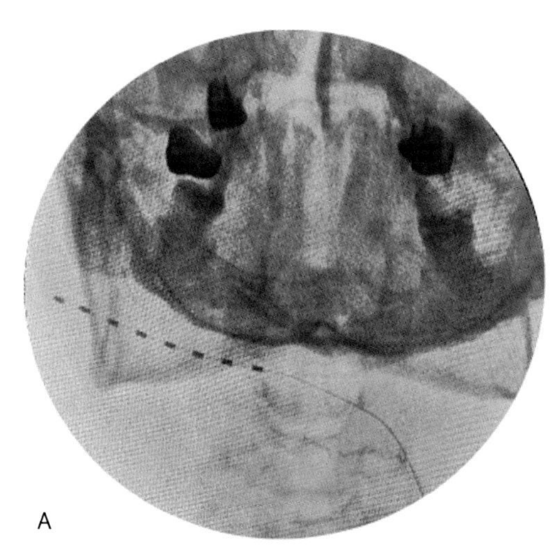
A

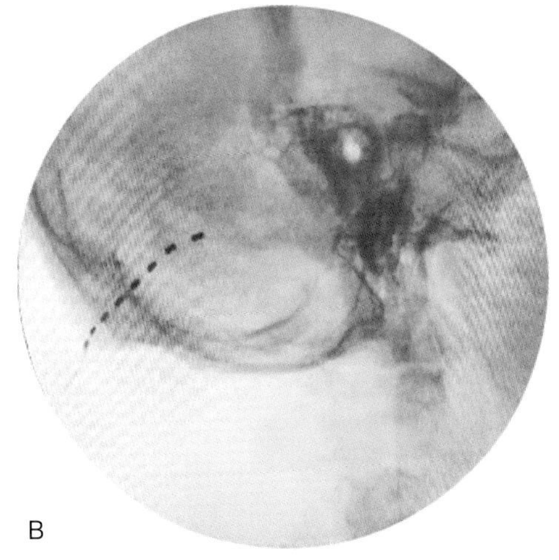
B

图29-1 枕神经电刺激术电极植入正（A）、侧（B）位片

视频4
眶上神经
电刺激术

2．眶上神经电刺激 患者取仰卧位，标记患侧眶上缘水平线从眼眶外缘垂线旁开2 cm为穿刺点，经穿刺点与眶上缘画线确定进针内外方向和角度。术区常规消毒铺巾，1%利多卡因逐层浸润局麻，切皮，穿刺针略弯曲后，自穿刺点垂直进针至骨面，一手按住眶缘保护眼球，另一手持针贴骨面沿既定方向进针。C臂X线透视下穿刺针沿眶上缘达额中线。拔出针芯，植入电极，X线正位片显示电极沿眶上缘自颞部达额中线，侧位、轴位显示电极于眶上缘皮下组织内走行。确定电极到位后连接刺激器，进行术中测试。此外，也可自额中部穿刺，沿眶上缘向颞部进针（图29-2）。

3．半月神经节电刺激 患者取仰卧位，全麻后颈部轻度伸展，头轻度后仰。标记取唇间连线与患侧眶外缘垂线交点为穿刺点。经穿刺点与正视前方瞳孔画线，确定进针内外方向和角度；经穿刺点与颧骨关节结节画线，确定进针前后方向和角度。术区常规消毒铺巾，C臂X线轴位透视下识别患侧卵圆孔，切皮后取穿刺针自穿刺点沿既定方向进针，注意避免穿破口腔黏膜。X线轴位监视下调整进针方向及深度，穿刺针稍偏内侧进入卵圆孔，进孔时有明显的突破感。拔出针芯，植入电极，确定电极位置，X线侧位片显示电极前端到达蝶鞍斜坡与颞骨岩部交界点。确定电极到位后退出穿刺针，缝合固定电极，敷贴覆盖切口。等患者全麻完全苏醒后再进行测试（图29-3）。

4．蝶腭神经节电刺激 患者取仰卧位，颈部轻度伸展，头轻度后仰。标记颧弓中点与下

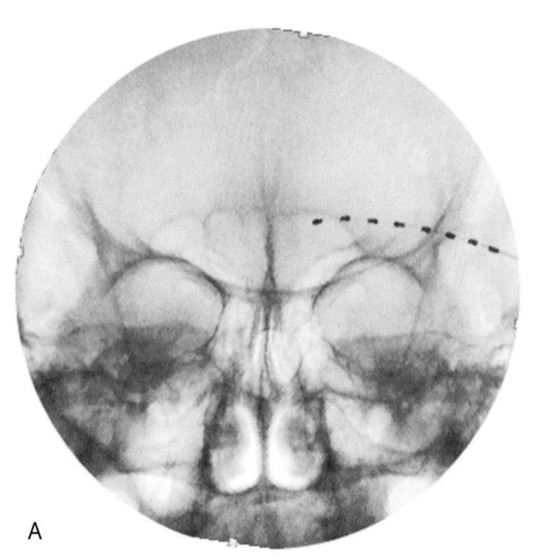

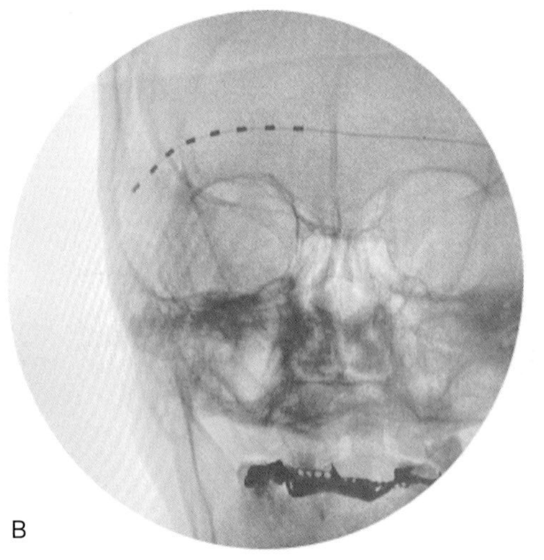

图29-2 眶上神经电刺激术电极植入正位片：A．外侧穿刺入路；B．额中部穿刺入路

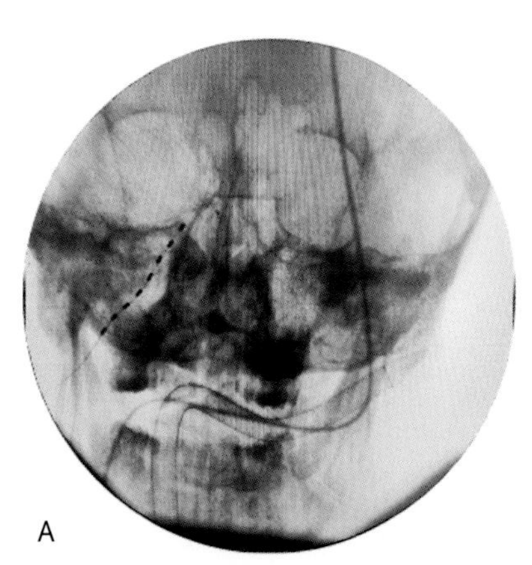

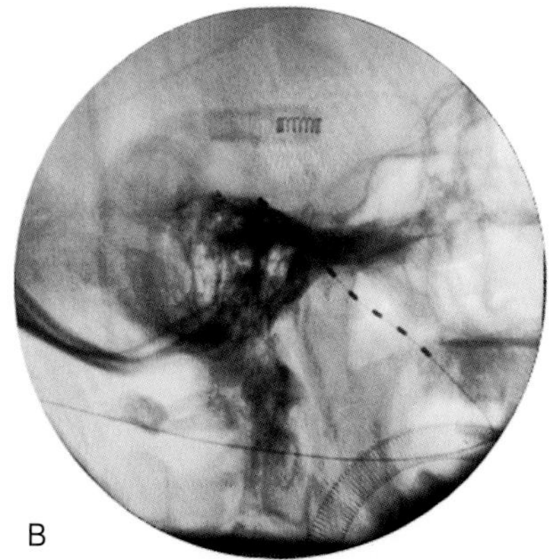

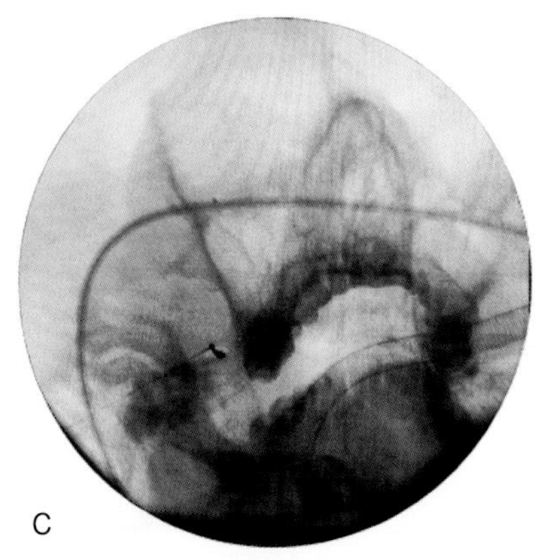

图29-3 半月神经节电刺激术电极植入正位（A）、侧位（B）、轴位（C）片

颌切迹中点连线上1/3处为进针点。术区常规消毒铺巾，1%利多卡因逐层浸润局麻，切皮，取穿刺针指向内眦方向进针，注意避免穿破口腔黏膜。X线监视下调整进针方向及深度，正位片上针尖位于中鼻甲外侧，侧位片上针尖位于翼腭窝中份。直至针尖位置满意，拔出针芯，植入电极。X线确定电极位于翼腭窝内，连接刺激器，进行术中测试（图29-4）。

5．背根神经节电刺激

（1）椎板间穿刺入路：患者取俯卧位，腹下垫软枕以减少腰椎前凸。穿刺点位于目标DRG尾端2个椎体水平的对侧，大致在椎弓根处。术区常规消毒铺巾，1%利多卡因逐层浸润局麻，切皮。穿刺针自尾端向头端穿刺，在X线引导下穿过黄韧带时，针尖应位于中线处棘突的下方。穿刺时落空感可以证明针尖已经进入硬膜外腔。使用头端略带弧形的硬膜外穿刺套管，到达硬膜外间隙后，向椎管外侧旋转穿刺套管开口，使电极沿椎弓根下缘向外侧送入椎间孔上部。理想位置为：X线侧位片中可见电极位于椎间孔上1/3处且偏向背侧；正位片中可见电极上第1触点位于椎弓根外侧，第2、3触点位于椎弓根下方。确定电极到位后连接刺激器，进行术中测试（图29-5）。

（2）椎间孔穿刺入路：患者取俯卧位，腹下垫软枕以减少腰椎前凸。穿刺点位于目标DRG头端1个椎体水平的同侧，大致在棘突旁开6～8 cm。术区常规消毒铺巾，1%利多卡因逐层浸润局麻，切皮。穿刺针自头端向尾端穿刺，在X线引导下针尖直至目标椎体同侧椎弓根外下方。拔出针

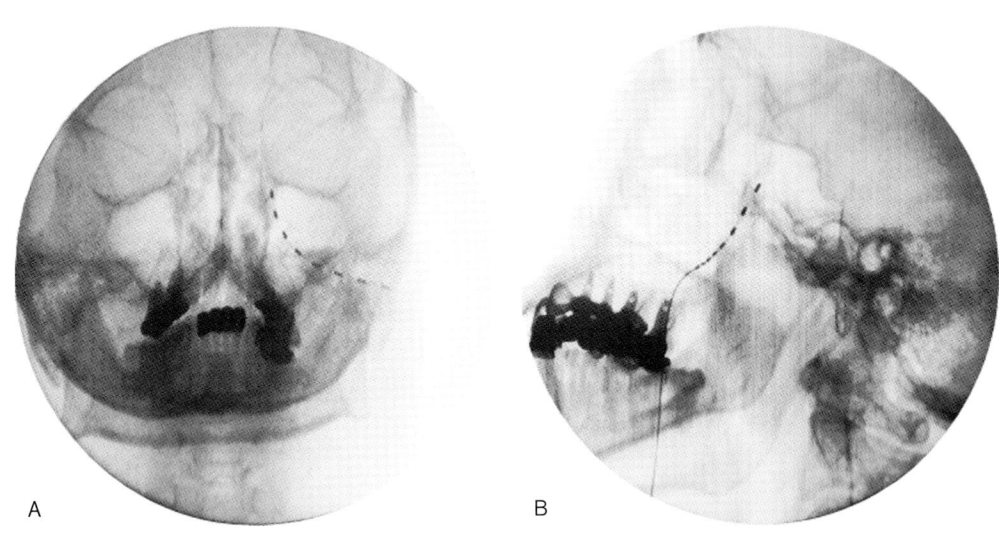

图29-4　蝶腭神经节电刺激术电极植入正（A）、侧（B）位片

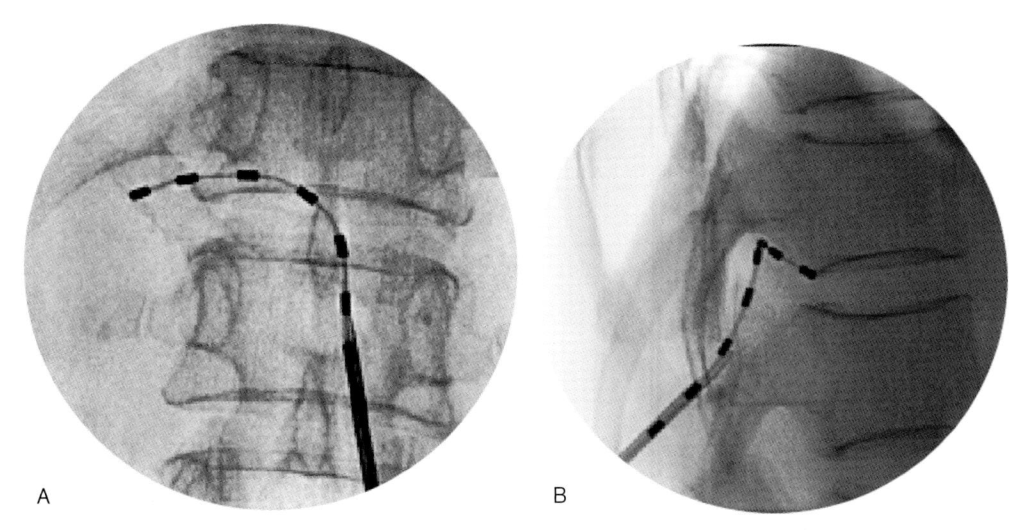

图29-5　背根神经节电刺激术椎板间穿刺入路正（A）、侧（B）位片

芯，植入电极，使电极进入椎间孔。理想位置为：X线侧位片中可见电极位于椎间孔上1/3处且偏向背侧；正位片中可见电极上末端触点位于椎弓根外侧，中份触点位于椎弓根下方。确定电极到位后连接刺激器，进行术中测试（图29-6）。

6. 骶神经电刺激 患者取俯卧位，腹下垫软枕以减少腰椎前凸。C臂X线机引导下显示双侧骶后孔，标记双侧第3骶后孔体表投影为穿刺点。术区常规消毒铺巾，1%利多卡因逐层浸润局麻，切皮。穿刺针垂直刺入第3骶后孔，X线监视下调整进针方向及深度，侧位片上针尖到达骶前孔。拔出针芯，植入电极。X线确定电极位于骶神经走行方向。连接刺激器，进行术中测试（图29-7）。

（二）术中测试

除GGS是在全麻下进行之外，其他PNS均需要在术中进行测试，标准是电刺激的酥麻感与疼痛区域重叠或覆盖80%以上，可通过变换触点、频率、脉宽及电压等方法实现痛区覆盖。测试结束后，退出穿刺针，缝合固定电极，敷贴覆盖切口。

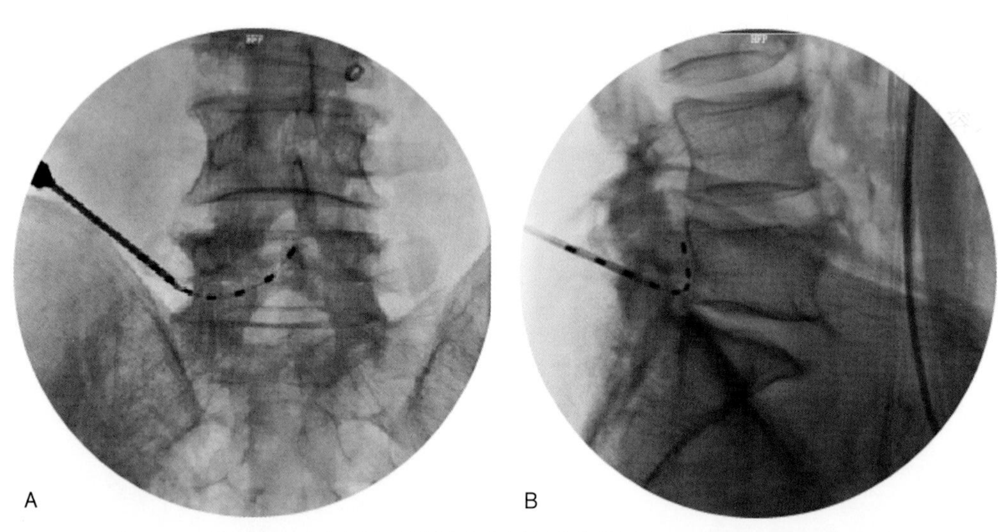

图29-6 背根神经节电刺激术椎间孔穿刺入路电极植入正（A）、侧（B）位片

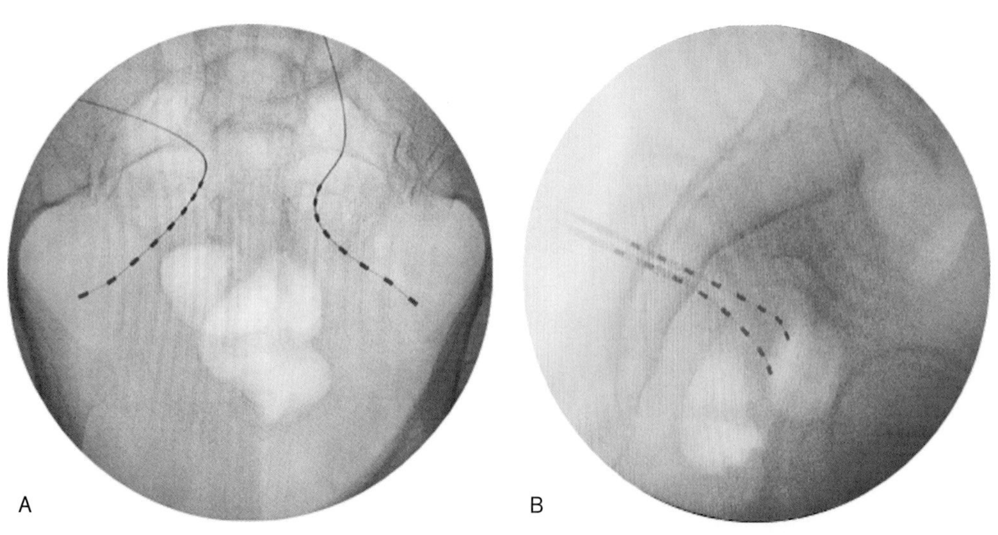

图29-7 骶神经电刺激术电极植入正（A）、侧（B）位片

第四节 注意事项

一、术后程控

手术完成之后，周围神经电刺激（PNS）的治疗过程才算是刚刚开始，术后程控尤为重要。需要在术中测试的基础上进行精细程控，选择最优刺激触点和适宜刺激参数（频率、脉宽、电压），使刺激产生的酥麻感最大限度地覆盖疼痛区域，以达到最佳治疗效果。一般治疗时间为10天。需要注意的是，尽量避免频繁调整参数，以免患者对刺激感受混乱。如患者存在爆发痛，需要通过一定时间的持续刺激，减少发生次数，缩短持续时间，从而降低疼痛评分，短期（1～3天）内不太容易改善爆发痛。

二、可能的并发症

常见的并发症包括电极移位、电极脱落、感染、皮下血肿等。据报道，PNS发生电极移位和感染的发生率要高于SCS，但感染部位一般仅局限于穿刺部位皮下组织。GGS由于电极要植入颅内，所以还存在脑脊液漏和颅内感染的风险，但报道较少，一般加压包扎一两日即可恢复，或稍退出电极。手术操作过程中，穿刺针在刚进入卵圆孔时就应进行电极置入，避免穿刺过深，会在一定程度上避免脑脊液漏的发生。DRGS发生电极移位较少，但也存在感染、椎管内血肿、脊髓及神经根损伤等风险。且如果植入电极时位置不佳，靠近前根时可能刺激诱发出额外运动。

第五节 应用与评价

一、枕神经电刺激

枕神经是一组起源于C2/C3脊神经的神经，包括枕大神经和枕小神经，支配后枕部及耳后区域。目前临床上常用ONS来治疗偏头痛、丛集性头痛、枕神经痛等慢性难治性头痛。Mekhail等开展随机双盲对照试验验证ONS对慢性偏头痛的作用，在接受治疗后1年的随访中，ONS组每月头痛天数减少了8.51天（±9.81天），35%的患者减轻了50%，60%的患者减轻了30%。Wilbrink等对患有慢性难治性丛集性头痛的130例患者进行ONS，根据刺激强度随机分为30%组和100%组，结果显示在48周的随访结束时，两组均有效减少发作频率，50%的患者发作频率减少50%以上，12%的患者疼痛完全消失。然而有23%的患者出现了并发症，主要是电极移位、断裂。Leone等对35名接受ONS治疗的慢性丛集性头痛患者进行了平均6.1年的长期随访，结果发现有66.7%的患者在随访结束时头痛可以缓解50%以上。Leplus等对93例接受ONS治疗的慢性丛集性头痛患者平均随访43.8个月后，缓解率可达68.8%。Eghtesadi等回顾性分析了16例ONS治疗的颈源性头痛患者，在1年和3年随访时分别有11例和6例疼痛明显缓解。另一项研究中，12例慢性偏头痛和5例慢性丛集性头痛患者接受了ONS治疗，治疗后每月平均疼痛天数减少了10.2天。Liu等的一项随机对照试验将110名慢性偏头痛患者随机分为5组，分别应用不同频率的ONS，结果证明不同频率的ONS均对偏头痛有缓解作用。Eugene等的一项前瞻性研究对11例接受ONS治疗的枕神经痛患者进行了12周的随访，结果显示91%的患者减少了口服药物用量，64%的患者疼痛显著缓解。Sudhakar等回顾性分析了22例接受ONS治疗的Chiari Ⅰ型畸形（小脑扁桃体下疝畸形）所致持续性枕部疼痛的患者，在平均18.9个月的随访期内，87%的患者诉疼痛持续缓解。

二、眶上神经电刺激

眶上神经起源于眼神经，是三叉神经的分支之一，分布于额顶部。目前SONS已被应用于眶上神经痛及其他类型的头痛，比如偏头痛和丛集性头痛。Li等开展了一项包含154名慢性偏头痛患者的单中心随机对照试验，结果显示SONS治疗后39.22%的患者疼痛明显缓解，SONS联合氟桂利嗪治疗的患者中有78.34%表示疼痛明显缓解，且联合治疗组的不良反应与单纯用药组无明显差异。Chou等的一项多中心双盲随机对照试验对109名偏头痛患者评估了缓解急性发作期疼痛的治疗方法，SONS刺激1小时后可以显著缓解发作期疼痛。Amin等对11名难治性眶上神经痛患者进行了SONS植入，在术后30周内患者头痛评分降低，阿片类药物服用量减少一半以上。Wan等报道SONS还被应用于治疗侵犯三叉神经Ⅰ支的带状疱疹相关疼痛的患者。

三叉神经的其他分支单独作为刺激靶点的报道较少。Li等报道了1例耳颞神经电刺激治疗难治性慢性偏头痛的病例，随访2年效果显著。Rodríguez-López等利用耳颞神经电刺激治疗颞下颌关节综合征的疼痛，6例患者中有5例疼痛缓解超过80%。眶下神经多是联合其他神经进行电刺激，比如眶上神经、枕神经等，鲜有单独进行。

PNS不仅可以单独刺激某一支神经，还可以进行各种组合，以解决复杂的头面部疼痛，比如偏头痛、丛集性头痛、痛性三叉神经病等。ONS联合SONS已被用于治疗药物难治性偏头痛，并显示出比单独应用更好的疗效。Joswig等回顾性分析了其利用ONS和（或）SONS治疗的难治性头痛病例，在62例进行Ⅱ期植入的患者中，15例为联合刺激。Hann等对14例慢性偏头痛患者进行ONS治疗的过程中，有3例额外放置了SONS，并取得了显著的疗效。SONS与IONS也常常联合应用。Texakalidis等纳入了15例难治性面痛的患者，通过SONS和（或）IONS进行治疗，结果显示中位随访时间4.5个月，平均疼痛缓解率为74.3%。PNS的电极放置靶点众多，根据患者疼痛部位，其放置位点和放置数量具有一定的灵活性。Bina等汇总了其通过PNS治疗的15例难治性三叉神经疼痛患者，均在不同靶点放置了多根电极，甚至有在单侧面部放置了6根电极的病例。结果显示在平均随访14个月后，共有12例患者仍在进行电刺激治疗，平均疼痛减轻约52.3%。此外，Deshpande等报道了1例ONS联合耳颞神经电刺激治疗慢性偏头痛的患者，随访24个月后头痛发作频率降低了50%以上。Mammis等报道了1例接受ONS、SONS、IONS联合治疗的慢性丛集性头痛患者，随访36个月后，患者头痛发作频率由每日3～4次减少至每月3～4次。

三、半月神经节电刺激

半月神经节是最大的脑神经节，作为三叉神经的重要节点，负责传导半侧面部的感觉。理论上，刺激半月神经节可以凭借单一部位的刺激，获得整个半侧面部疼痛的有效控制，因此GGS成为治疗难治性面痛的一项行之有效的方法。Mehrkens等回顾了其在1980年至2005年间GGS治疗的321例难治性三叉神经痛患者，包括痛性三叉神经病、偏头痛、丛集性头痛、持续性特发性面痛等，这也是该技术目前为止最大的一项病例系列研究。在长期随访的235例患者中，52%的患者疼痛明显缓解并进行了长时程植入，其中创伤后三叉神经痛患者成功率最高（60%）。在119例长时程植入的患者中有82%表示疗效显著。McMahon等纳入了23例通过GGS治疗的持续性特发性面痛患者，其中20人在短期植入的过程中疼痛缓解，而在17例完成Ⅱ期植入的患者中，13例患者疼痛缓解。Meyerson等对14例痛性三叉神经病患者进行了GGS治疗，平均随访4年后，11例患者保持了良好的疗效，有8例表示疼痛基本完全缓解。Texakalidis等回顾性分析了59例进行GGS治疗的难治性面痛患者，在平均10.8个月的随访中，疼痛平均缓解38.1%。Taub等研究了GGS对34名慢性顽固性面痛患者的疗效，其中22例患者（65%）是创伤性三叉神经痛，17例（21%）是与脑卒中有关的中枢性损伤，4例（12%）是带状疱疹后三叉神经神经痛。有19名患者（56%）在测试期疼痛缓解后进行了长时程植入。平均随访22.5个月后，中枢性疼痛的缓解率为71%，创伤性三叉神经痛的缓解率为23%，而带状疱疹后三叉神经痛患者疼痛没有观察到减轻。

国外对于GGS的报道多集中于创伤后三叉神经痛的治疗，且疗效不一。目前国内主要应用于带状疱疹后三叉神经痛的治疗。截止到目前，笔者所在科室共完成了近30例GGS治疗带状疱疹相关三叉神经痛。通过对目前完成病例的观察，短时程GGS治疗后患者均有不同程度的疼痛缓解，有的患者甚至疼痛完全消失，并且均未出现疼痛加重的情况。当然，该疗法的有效性还需要病例的进一步积累和Ⅱ期植入及远期随访结果的支持。

四、蝶腭神经节电刺激

蝶颚神经节（sphenopalatine ganglion, SPG）位于翼腭窝内，负责传导感觉、交感、副交感信号，作为一个特定靶点，与头面痛表现出的自主神经反应密切相关。SPG电刺激可用于治疗丛集性头痛、偏头痛、痛性三叉神经病等。Goadsby等的一项多中心随机双盲对照试验纳入了93例接收SPG电刺激的慢性丛集性头痛患者，在疼痛发作时刺激15分钟，刺激组的疼痛缓解率为62.46%，而对照组仅为38.87%。Schoenen等对28例慢性丛集性头痛患者进行SPG电刺激植入，有67.1%的患者在发作期行电刺激后疼痛缓解。Hammad等发现在SPG刺激器植入过程中可能会诱发三叉神经心脏反射，可能与操作有关，可以通过增加操作熟练度和（或）抗胆碱能治疗进行处理。

五、背根神经节电刺激

背根神经节电刺激（DRGS）最早见于1998年的病例报道，Wright等在椎间盘源性腰痛患者中应用DRGS，患者疼痛缓解率为69%。2011年的一项多中心研究显示，76.5%的躯干、骶骨或下肢慢性顽固性神经性疼痛患者应用DRGS后具有显著疗效。随后，Deer等开展的一项多中心前瞻性随机对照研究显示，在3个月的随访后，DRGS治疗的69名CRPS患者中有81.2%观察到显著疗效，而SCS治疗的70名患者中仅有55.7%得到疼痛缓解。治疗后12个月，DRGS组的治愈率达到74.2%，而SCS组为53%。DRGS组的患者在生活质量、机体功能、心理状态改善率等方面更优。基于这些研究，美国食品药品监督管理局（FDA）于2016年2月批准应用DRGS，但适应证仅限于CRPS和会阴痛等慢性神经病理性疼痛。Huygen等报告了一项多中心前瞻性研究，在接受DRGS治疗后，11名CRPS Ⅰ型受试者（46.8%）和13名CRPS Ⅱ型受试者（43.7%）在随访12个月时诉疼痛缓解。Gravius等对接受DRGS治疗的CRPS Ⅰ型患者进行了一项前瞻性研究，患者在植入后3个月时疼痛减轻了61.3%，情绪和睡眠指标也得到了改善。DRGS对会阴痛也有着不错的疗效，这是SCS无法覆盖到的区域。Schu等对接受DRGS治疗慢性顽固性会阴痛的患者进行了一项多中心回顾性研究，在接受DRGS治疗的29名患者中，25例疼痛缓解并接受了长时程植入。平均随访26周后，19例疼痛强度降低50%以上，有11例诉疼痛减轻超过80%。Morgalla等进行的一项单中心前瞻性研究中，对30例接受长时程DRGS植入的慢性会阴痛患者进行了3年的长期随访，结果显示患者的平均疼痛评分降低了43.75%，并发症的发生率为16.7%。

PDPN虽然并非是美国FDA批准的DRGS适应证，但仍有一部分报道证明了DRGS针对PDPN的疗效。Eldabe等对10名患有慢性顽固性PDPN的患者进行了一项回顾性研究，他们在L2和L5之间使用多达4根电极导联来进行DRGS。进行长时程刺激器植入的7名患者中，随访12个月后的疼痛评分平均降低64.16%。Falowski等进行了一项回顾性分析，8名患有下肢慢性顽固性周围神经病变的患者接受了DRGS。其中2名患者患有PDPN，1名患者双侧L5 DRGS植入6周后疼痛缓解超过70%，另一名患者在左侧L4和L5水平放置DRGS后疼痛缓解100%。

此外，Kretzschmar等对27名创伤性周围神经病理性疼痛患者进行了DRGS植入，其中有23例在疼痛缓解50%以上后接受了长时程植入。在36个月的随访中，患者的疼痛强度平均降低了73%，有20例患者在36个月后不再服用阿片类药物止痛。Zuidema等报道了2例股外侧皮神经病变接受DRGS植入的患者，在2个月后患者疼痛缓解了90%。

DRGS的应用也存在一定的局限性。DRGS一旦植入，其可以作用到的区域是局限且固定的，不像SCS可以调整刺激区域。而且DRGS的手术操作较SCS更为复杂，这也影响了其在国内的推广。

六、骶神经电刺激

骶神经电刺激（SNS）最初于1997年由美国FDA批准用于难治性急迫性尿失禁、顽固性尿频-尿急综合征、特发性尿潴留等泌尿系统疾病的治疗，后也被应用于排便功能障碍如慢性便秘、大便失禁等胃肠道疾病的治疗。近年来，也有大量报道通过刺激S3神经根可以有效治疗慢性会阴部神经病理性疼痛。Siegel等最早在2001年报道了10例接受SNS治疗的慢性会阴痛患者，其中8例是将电极放置于S3孔，2例放置于S4孔。在平均随访19个月后，患者的疼痛程度平均降低50%以上，有6名患者诉疼痛显著改善。Martellucci等对27名慢性会阴痛患者进行了SNS测试，有16例测试成功并进行了长时程植入。患者术前视觉模拟评分（VAS）平均为8.1，在随访第6、12、24、36、48、60个月时，VAS分别降至2.1、2.1、2.0、2.3、2.1、1.9，表明SNS带来的疼痛缓解可以长期持续，同时该研究发现，所有口服普瑞巴林或加巴喷丁有效的患者在应用SNS后均可显著缓解疼痛。Vancaillie等报道了多达52名植入SNS治疗的慢性会阴痛患者的病例系统研究，随访时间从3个月到6年不等。有32名患者诉疼痛明显改善，35名患者诉生活质量提高，而有10例因感染、疼痛未缓解等原因取出了刺激器及电极。

七、应用体会

神经电刺激术是近10多年来逐渐得到广泛认可和专业推崇的微创外科镇痛术式，通过体内植入刺激电极，采用电刺激的形式对疼痛感觉的传导、呈递、形成等环节进行调制，达到减轻或消除疼痛的效果。神经电刺激术不仅具有手术微创的优点，不破坏神经，而且还具有可程控、可测试、可逆转等优点，相对于长期大剂量应用药物，包括阿片类的药物，不良反应更低，而相对于神经毁损及神经切除等手术来说，风险相对可控。针对一线药物治疗难以控制的顽固性疼痛，可以尝试PNS。然而，PNS总体并发症发生率较高，减轻不良事件的发生以提高患者的安全性和预后应该是医生所需要关注的。目前，PNS仍有很大的发展空间，特别是DRGS等尚未引入国内的疗法。随着人们整体认识水平的提升和关键设备及核心技术的进步，该疗法的未来充满希望。

（孙　涛）

参考文献

1. Char S, Jin MY, Francio VT, et al. Implantable peripheral nerve stimulation for peripheral neuropathic pain: a systematic review of prospective studies. Biomedicines, 2022, 10(10): 2606.
2. Deer TR, Levy RM, Kramer J, et al. Dorsal root ganglion stimulation yielded higher treatment success rate for complex regional pain syndrome and causalgia at 3 and 12 months: a randomized comparative trial. Pain, 2017, 158(4): 669-681.
3. D'Souza RS, Kubrova E, Her YF, et al. Dorsal root ganglion stimulation for lower extremity neuropathic pain syndromes: an evidence-based literature review. Advances in Therapy, 2022, 39(10): 4440-4473.
4. Eldabe S, Espinet A, Wahlstedt A, et al. Retrospective case series on the treatment of painful diabetic peripheral neuropathy with dorsal root ganglion stimulation. Neuromodulation: Journal of the International Neuromodulation Society, 2018, 21(8): 787-792.
5. Garcia-Ortega R, Edwards T, Moir L, et al. Burst occipital nerve stimulation for chronic migraine and chronic cluster headache. Neuromodulation: Journal of the International Neuromodulation Society, 2019, 22(5): 638-644.
6. GBD 2019 Diseases and Injuries Collaborators. Global burden of 369 diseases and injuries in 204 countries and territories, 1990—2019: a systematic analysis for the Global Burden of Disease Study 2019. Lancet (London, England), 2020, 396(10258): 1204-1222.
7. Goadsby PJ, Sahai-Srivastava S, Kezirian EJ, et al. Safety and efficacy of sphenopalatine ganglion stimulation for chronic cluster headache: a double-blind, randomised

controlled trial. The Lancet. Neurology, 2019, 18(12): 1081-1090.

8. Hao D, Yurter A, Chu R, et al. Neuromodulation for management of chronic pelvic pain: a comprehensive review. Pain and Therapy, 2022, 11(4): 1137-1177.
9. Hoffmann CM, D'Souza RS, Hagedorn JM. An advanced practice provider guide to peripheral nerve stimulation. Journal of Pain Research, 2022, 15: 2283-2291.
10. Huygen FJPM, Liem L, Nijhuis H, et al. Evaluating dorsal root ganglion stimulation in a prospective dutch cohort. Neuromodulation: Journal of the International Neuromodulation Society, 2019, 22(1): 80-86.
11. Kretzschmar M, Reining M, Schwarz MA. Three-year outcomes after dorsal root ganglion stimulation in the treatment of neuropathic pain after peripheral nerve injury of upper and lower extremities. Neuromodulation: Journal of the International Neuromodulation Society, 2021, 24(4): 700-707.
12. Leone M, Proietti Cecchini A, Messina G, et al. Long-term occipital nerve stimulation for drug-resistant chronic cluster headache. Cephalalgia: An International Journal of Headache, 2017, 37(8): 756-763.
13. Liu Y, Dong Z, Wang R, et al. Migraine prevention using different frequencies of transcutaneous occipital nerve stimulation: a randomized controlled trial. The Journal of Pain, 2017, 18(8): 1006-1015.
14. Medrea I, Christie S, Tepper SJ, et al. Effects of acute and preventive therapies for episodic and chronic cluster headache: A scoping review of the literature. Headache, 2022, 62(3): 329-362.
15. Mehrkens JH, Steude U. Chronic electrostimulation of the trigeminal ganglion in trigeminal neuropathy: current state and future prospects. Acta Neurochirurgica. Supplement, 2007, 97(Pt 2): 91-97.
16. Melzack R, Wall PD. Pain mechanisms: a new theory. Science (New York, N.Y.), 1965, 150(3699): 971-979.
17. Membrilla JA, Roa J, Díaz-de-Terán J. Preventive treatment of refractory chronic cluster headache: systematic review and meta-analysis. Journal of Neurology, 2023, 270(2): 689-710.
18. Nielson KD, Watts C, Clark WK. Peripheral nerve injury from implantation of chronic stimulating electrodes for pain control. Surgical Neurology, 1976, 5(1): 51-53.
19. Stovner LJ, Hagen K, Linde M, et al. The global prevalence of headache: an update, with analysis of the influences of methodological factors on prevalence estimates. The Journal of Headache and Pain, 2022, 23(1): 34.
20. Strand N, D'Souza RS, Hagedorn JM, et al. Evidence-based clinical guidelines from the American Society of Pain and Neuroscience for the use of implantable peripheral nerve stimulation in the treatment of chronic pain. Journal of Pain Research, 2022, 15: 2483-2504.
21. Vancamp T, Levy RM, Peña I, et al. Relevant anatomy, morphology, and implantation techniques of the dorsal root ganglia at the lumbar levels. Neuromodulation: Journal of the International Neuromodulation Society, 2017, 20(7): 690-702.
22. Wall PD, Sweet WH. Temporary abolition of pain in man. Science (New York, N.Y.), 1967, 155(3758): 108-109.
23. Weiner RL, Reed KL. Peripheral neurostimulation for control of intractable occipital neuralgia. Neuromodulation: Journal of the International Neuromodulation Society, 1999, 2(3): 217-221.
24. Wilbrink LA, de Coo IF, Doesborg PGG, et al. Safety and efficacy of occipital nerve stimulation for attack prevention in medically intractable chronic cluster headache (ICON): a randomised, double-blind, multicentre, phase 3, electrical dose-controlled trial. The Lancet. Neurology, 2021, 20(7): 515-525.
25. Yin D, Slavin KV. Gasserian ganglion stimulation for facial pain. Progress in Neurological Surgery, 2020, 35: 96-104.
26. Zhou S, Hussain N, Abd-Elsayed A, et al. Peripheral nerve stimulation for treatment of headaches: an evidence-based review. Biomedicines, 2021, 9(11): 1588.
27. 樊碧发, 冯智英, 顾柯, 等. 脊髓电刺激治疗慢性疼痛专家共识. 中国疼痛医学杂志, 2021, 27(6): 406-409.
28. 冯智英, 范颖晖, 樊肖冲, 等. 经皮穿刺短时程神经电刺激治疗带状疱疹神经痛中国专家共识. 中国疼痛医学杂志, 2021, 27(11): 801-805.
29. 李骏驰, 舒伟. 糖尿病性周围神经病理性疼痛的外科治疗研究进展. 中国疼痛医学杂志, 2020, 26(10): 725-729.
30. 倪兵, 杜涛, 胡永生, 等. 背根神经节电刺激治疗慢性疼痛现状及国产化前景. 中国疼痛医学杂志, 2021, 27(11): 810-814.
31. 孙涛. 半月神经节电刺激是治疗痛性三叉神经病的有效方法. 中华疼痛学杂志, 2021, 17(6): 565-567.
32. 徐佳丽, 宋涛. 背根神经节电刺激临床应用进展. 中国疼痛医学杂志, 2022, 28(9): 697-702.
33. 朱谦, 樊碧发, 张达颖, 等. 周围神经病理性疼痛诊疗中国专家共识. 中国疼痛医学杂志, 2020, 26(5): 321-328.

第三十章　经皮椎体成形术及后凸成形术

第一节　概　述

脊柱椎体强化手术包括椎体成形术（vertebroplasty, VP）和后凸成形术（kyphoplasty, KP），是指将骨水泥注射到骨折的椎体中、固定及强化骨折椎体。椎体成形术使用经皮方法将骨水泥直接注入骨折的椎体；而后凸成形术还包括创建椎体内空腔的额外步骤，最常见方法是在椎体内充气一个球囊，将周围松质骨挤压创建椎体内空腔，然后将骨水泥注入制造的空腔中及空腔周围椎体中。椎体强化手术的目的是增强椎体的生物力学稳定性、缓解腰背痛、恢复患者脊柱功能状态和活动性。椎体强化手术缓解疼痛的确切机制尚不清楚，但被认为可能与骨折节段的生物力学稳定和聚甲基丙烯酸甲酯（PMMA）的直接细胞毒性或热效应有关。

1984年，Galibert等首次进行了椎体成形术，将PMMA骨水泥注射到被血管瘤部分破坏的椎体中。随着手术取得成功，该手术被应用于与骨质疏松症和肿瘤引起的椎体压缩性骨折相关疼痛的治疗。1997年，Jensen等报道了来自29例患者47处疼痛性骨质疏松性椎体压缩性骨折的治疗结果，90%的患者报告在手术后24小时内疼痛和活动能力有所改善。这一结果推动了该手术在临床的迅速推广，并且在2006年，Hochmuth等对19项研究中共2086名患者的椎体成形术研究的汇总分析报告称术后疼痛显著减轻。Lieberman等最早于2001年描述了椎体后凸成形术，他们认为在椎体内充气膨胀球囊有可能恢复椎体高度并导致比椎体成形术更低的骨水泥渗漏率。在对包括1710名患者的26项椎体后凸成形术研究的汇总分析中，术后疼痛缓解、功能恢复、椎体高度增加和脊柱后凸减少等指标均有显著改善。对于有症状的肿瘤性椎体压缩性骨折，也可以进行椎体强化手术。多达70%的多发性骨髓瘤患者会发生溶骨性或骨质减少性骨病，多达30%的患者会在病程中出现椎体压缩性骨折。脊柱转移瘤也会削弱椎体的结构强度，导致骨折风险增加。肿瘤性椎体压缩性骨折还可能是由放疗引起的骨坏死、雄激素剥夺或芳香酶抑制剂引起的骨质减少引起。

本章将概述椎体成形术和后凸成形术的适应证和手术技术，并回顾该手术的有效性和安全性。

第二节　适应证及禁忌证

一、适应证

1．进行性疼痛性骨质疏松性椎体压缩性骨折，无脊髓、马尾神经及神经根受压症状。

（1）急性（≤6周）有症状的骨质疏松性椎体压缩性骨折，对药物治疗无效。

（2）亚急性（6～12周）和慢性（＞12周）骨折，经过严格的影像学检查并确认与临床症状具有相关性。

（3）疼痛性椎体骨坏死（Kummel病）。

2．由溶骨性原发椎体肿瘤（如多发性骨髓瘤、血管瘤、巨细胞瘤）或脊柱转移瘤（如乳腺、肺、前列腺、肾、甲状腺肿瘤转移）引起的病理性椎体压缩性骨折，对药物治疗无效。

注：药物治疗无效是指：①尽管进行了药物治疗，疼痛仍持续影响活动能力和生活质量的程度；②由于缓解疼痛所需的镇痛剂剂量大而发生不可接受的副作用（例如镇静、精神错乱或便秘）。合理的药物试验性治疗时程为2～4周，但对于因疼痛需要麻醉镇痛、静脉输注镇痛剂或住院的患者，可考虑早期治疗。

二、绝对或近乎绝对的禁忌证

1. 败血症或脊柱感染。
2. 对骨填充剂或造影剂有严重过敏反应。
3. 无法纠正的凝血功能障碍。
4. 由骨折块翻转或硬膜外肿瘤引起椎管内神经受压并导致进行性脊髓或神经根功能障碍。
5. 由于心脏或肺部风险无法耐受镇静或麻醉。

三、相对禁忌证

以下情况最好由具有丰富的手术经验的医生处理：

1. T5以上的病变。
2. 椎体高度损失≥75%。
3. 椎体壁的大量肿瘤侵蚀性破坏。
4. 椎体后皮质破裂。
5. 肿瘤延伸到硬膜外，侵占中央椎管或椎间孔。
6. 无症状椎体压缩性骨折。
7. 扁平椎。
8. 多节段椎体压缩性骨折。
9. 心肺疾病（脂肪或骨水泥栓塞增加心肺负担）。
10. 爆裂性骨折或骨块翻转进入椎管、压迫神经组织。
11. 椎弓根骨折。
12. 没有骨质疏松症的急性创伤性椎体骨折。

第三节　手术方法与步骤

一、术前检查

（一）病史、理学检查

1. 根据病史，患者有机械性或姿势依赖性腰背部疼痛。

2. 体格检查时，骨折部位触诊/叩诊有压痛；必须进行正常的神经系统检查才能考虑进行椎体强化手术。

（二）影像学检查

进行脊柱影像学检查用以确认骨折节段、评估骨折严重程度并评估潜在的禁忌证或技术难度。

1. X线平片　初步影像学检查常包括正侧位X线片，但这些方式评估骨折敏感性有限。对于已经有椎体变形者需要进一步行MRI检查以明确其是否为新鲜骨折；对于没有椎体形变者可能漏诊（图30-1A～B）。

2. MRI　MRI应该作为椎体压缩性骨折的首选检查，可以发现隐匿性骨折，并能鉴别陈旧性骨折和新鲜骨折。未愈合的急性骨折在短时反转脂肪抑制序列（STIR）联合T2加权脂肪饱和快速自旋回波序列（FSE-T2WI）上可以清晰显示，T2高信号代表骨髓水肿（图30-1C～D），T1低信号骨折线偶尔可见。MRI可以评估椎体后皮质、椎管和神经孔，并且可以评估骨折向后翻转程度或硬膜外肿瘤的延伸范围。MRI还可以识别其他椎体水平的骨折，这些骨折可能无法在常规X线片上显示。

3. ECT骨扫描　对于不能耐受MRI或有MRI检查禁忌证（例如不兼容的心脏起搏器或动脉瘤夹）的患者，可以进行^{99m}Tc核显像骨扫描。未愈合的骨折可以通过注射的放射性示踪剂的更高吸收率来识别（图30-1E）。ECT骨扫描可以总

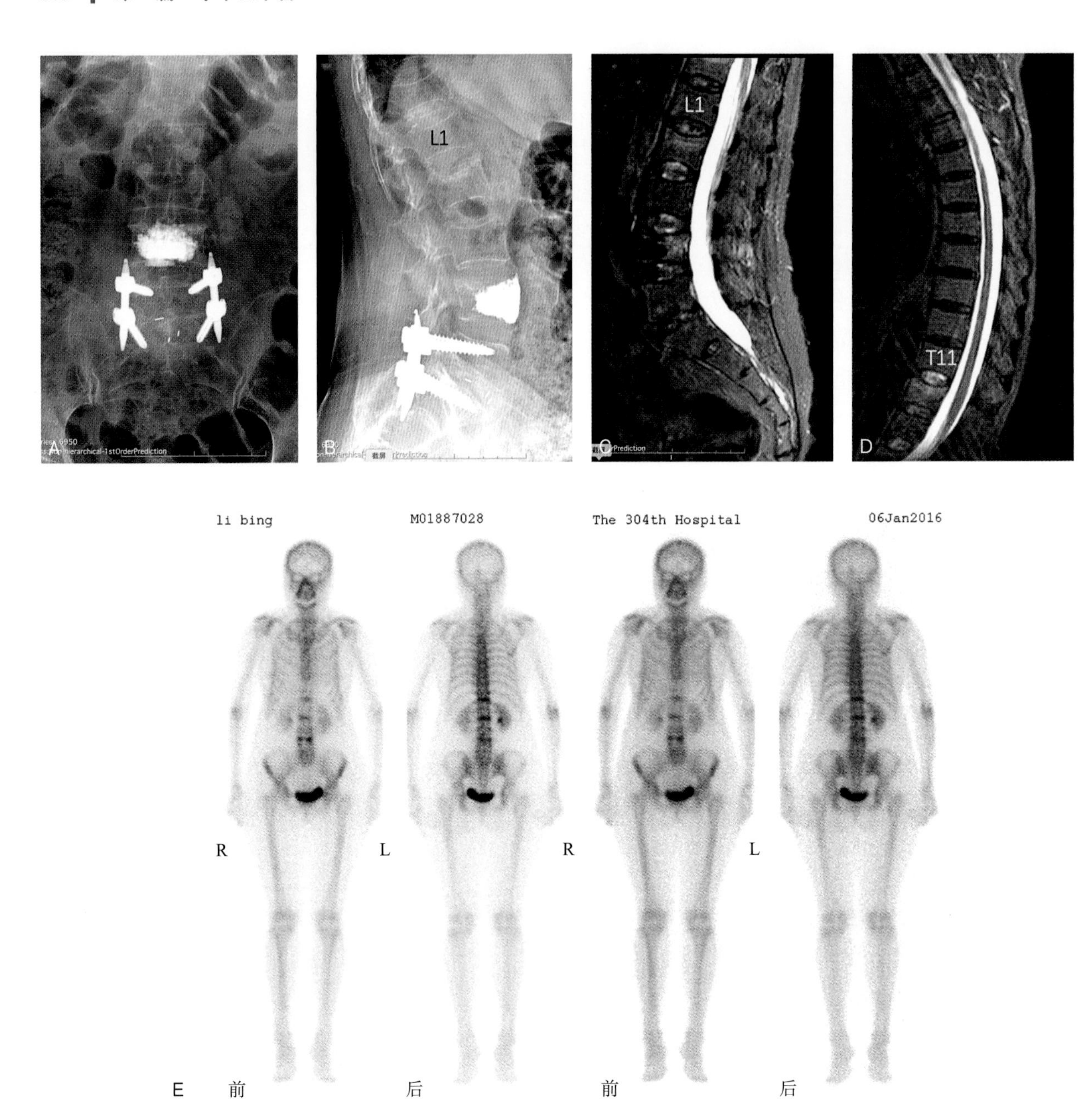

图30-1 63岁女性，骨质疏松性椎体压缩性骨折术前影像学检查。A. 术前正位X线片显示L5-S1融合术后、L4椎体强化术后。B. 术前侧位X线片显示T12、L1椎体楔形变。C. 术前腰椎矢状位FSE-T2WI MRI显示L2椎体新鲜压缩性骨折。D. 术前胸椎矢状位FSE-T2WI MRI显示T12椎体新鲜压缩性骨折。E. 术前ECT全身骨扫描显示T12、L2椎体核素浓集

览全身骨代谢异常，有助于发现脊柱多节段椎体压缩性骨折。

4．单光子发射计算机断层扫描（SPECT） ECT骨扫描和SPECT的组合特别有用，可以进行三维成像以及由扫描的CT组件提供的解剖学评估。

5．CT 术前CT检查及二、三维重建有助于进一步评估椎体粉碎程度、尤其是椎体后皮质的完整性（图30-2）。

（三）实验室检查

常规的术前实验室检查应筛查感染、凝血障碍和代谢异常等指标。

二、手术室配置

1．手术室应配置患者监护设备，包括心电图和血压监测，麻醉以及心肺复苏设备。

2．手术室应能调取手术前影像学资料。

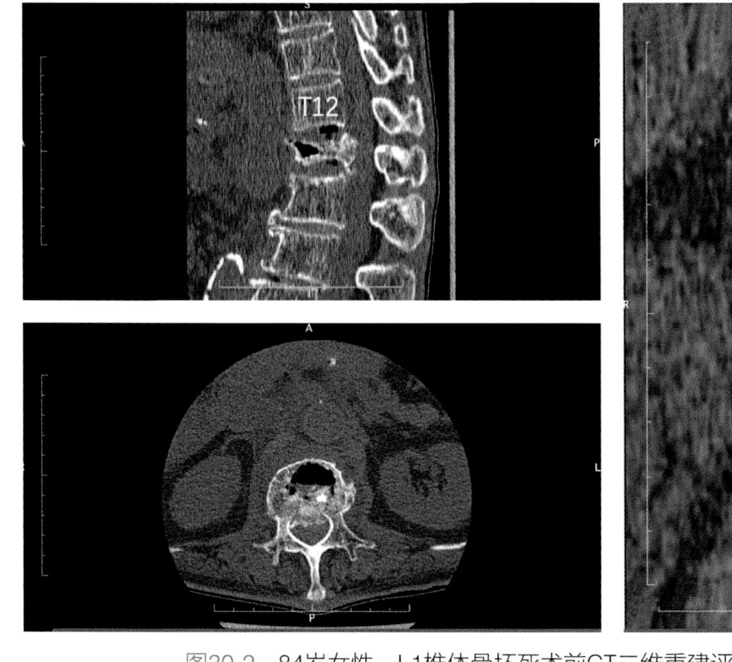

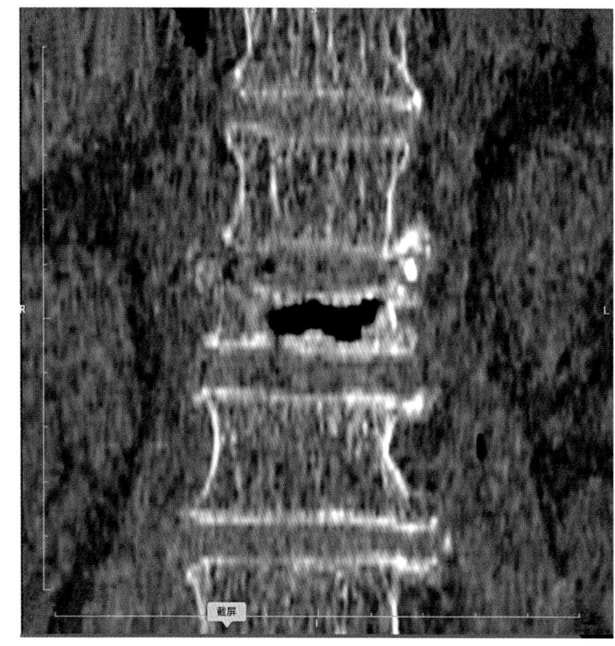

图30-2 84岁女性，L1椎体骨坏死术前CT二维重建评估椎体骨壁完整性及骨坏死范围

3．在手术过程中如出现不常见的并发症时能有快速通道到达MRI和CT设施以便及时进行影像学评估。

4．可进行正侧位X线透视的手术床。

5．影像引导设备　椎体强化手术通常在X线透视引导下进行。高质量的X线透视可以实时、连续地监视穿刺针定位和骨水泥注射。由于更高的图像质量和更低的辐射要求，建议使用固定式双平面X线透视设备G臂而不是移动式C臂，因为它允许在正侧位X线成像位置之间快速切换，而无须移动设备或重新调整透视。影像引导穿刺可以在正侧位X线透视或者斜位透视下进行，对于后者，图像增强器需向同侧倾斜旋转使针道和透视光束彼此平行。CT是一种潜在的影像引导辅助工具，特别是由于其卓越的对比度及分辨率，可用于检测微小的骨水泥渗漏。然而，它不允许实时监视穿刺针的放置或骨水泥灌注。

三、镇静和麻醉

尽管有些医生更喜欢使用全身麻醉，大多数椎体强化手术可以在中度清醒镇静和局部麻醉的组合下进行。中度镇静可让患者给出实时反馈（如疼痛加重或神经系统症状），以提醒医生注意并发症。局部麻醉剂，通常使用利多卡因或布比卡因，沿针道和骨性结构浸润麻醉皮肤、皮下组织和骨膜。在注射PMMA骨水泥期间，患者可能会感到额外的不适；在这些情况下可能需要静脉镇痛。全身麻醉用于有清醒镇静禁忌的极少数情况下，例如剧烈疼痛、对麻醉镇痛的要求高或无法长时间耐受俯卧位的患者。所有病例都需要通过血压测量、心电图和脉搏血氧仪进行连续心肺功能监测。患有严重心脏或肺部疾病的患者可能需要由麻醉医师进行评估，以确定是否需要额外的麻醉监护。在所有患者中，在椎体强化术之前至少需要禁食6小时的食物和饮料。

四、体位

患者俯卧在手术床上。保护骨突部位，防止尺神经、腓总神经、股外侧皮神经等压伤。对于下胸椎及腰椎部位手术，双侧手臂外展、上举，置于头颈部两侧；对于中上胸椎手术，需要内收双侧手臂置于躯干两侧。

放置双平面X线透视G臂。如果采用双C臂透视辅助手术，首先垂直患者躯干放置侧位透视C臂机，消毒铺单后再在侧位C臂的尾侧放置正位透视C臂并用消毒保护套隔离手术区域。透视监视塔一般放置在手术床尾侧，方便手术进程，而且符合人体工程学的工作流程。术中透视尽量采用低剂量脉冲透视模式以减少术中辐射暴露。

五、手术技术流程

椎体强化手术包括椎体成形术和后凸成形术，其穿刺路径分为经双侧椎弓根入路和经单侧椎弓根外侧入路。以下以2个典型病例分别介绍全麻下经双侧椎弓根入路后凸成形术和局麻下经单侧椎弓根外入路椎体成形术的手术技术流程。

（一）经双侧椎弓根入路椎体后凸成形术

视频5
经双侧椎弓根入路椎体后凸成形术

典型病例1

1．病例资料　女性，65岁，轻微外伤后腰背部疼痛6周，明确诊断为腰椎骨质疏松性椎体压缩性骨折（L1），经过保守治疗，疗效不满意。术前影像学检查（图30-3、图30-4）显示L1椎体压缩性骨折，腰椎骶化，L3～4椎间盘终板Modic改变。

2．术前手术规划　在术前轴位CT像上规划经双侧椎弓根穿刺路径、该路径在皮肤上的投射点及其距离后正中线的距离（图30-5）。

3．确定手术切口　首先确保G臂正位投照头与地面垂直，侧位投照头与地面水平。调整患者体位，使正位像上棘突居中，双侧椎弓根投照影像清晰、对称，病变椎体上下终板清晰可见（图30-6A）；侧位像上双侧椎弓根影像重叠，椎间孔影像无旋转，椎体轮廓清晰（图30-6B）。透视引导下确定脊柱后正中线、椎弓根体表投射影，根据术前规划确定切口所在的旁正中线，确定穿刺路径侧方投射线在后背平面的交点，从该点引一条横线与旁正中线的交点即为穿刺针皮肤进针点（图30-6C）。

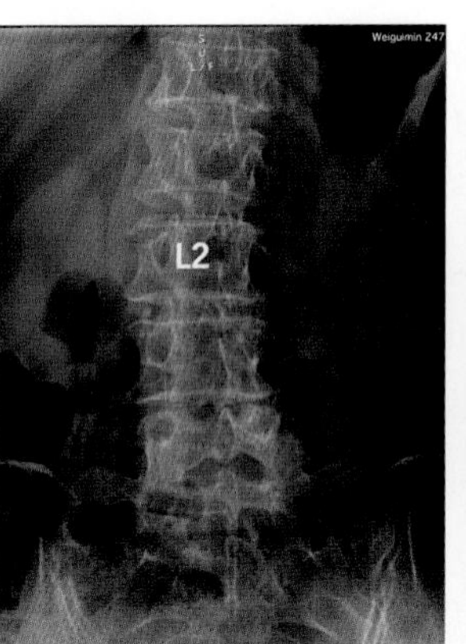

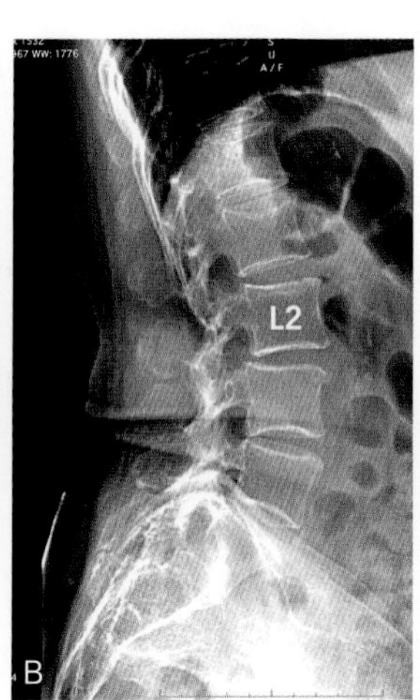

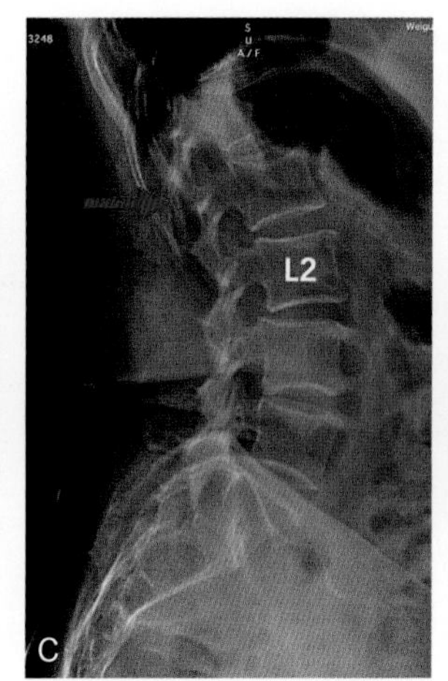

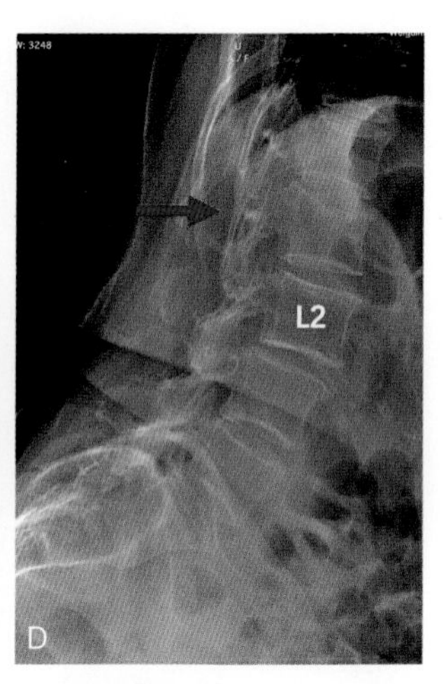

图30-3　患者术前X线片。A．正位像。B．侧位像。C．过伸位侧位像。D．过屈位侧位像

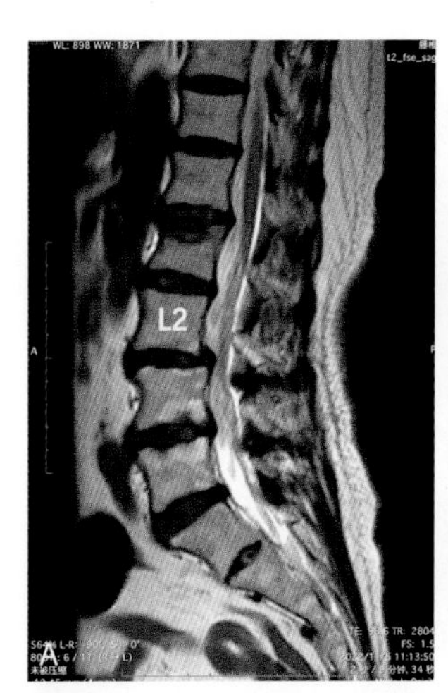

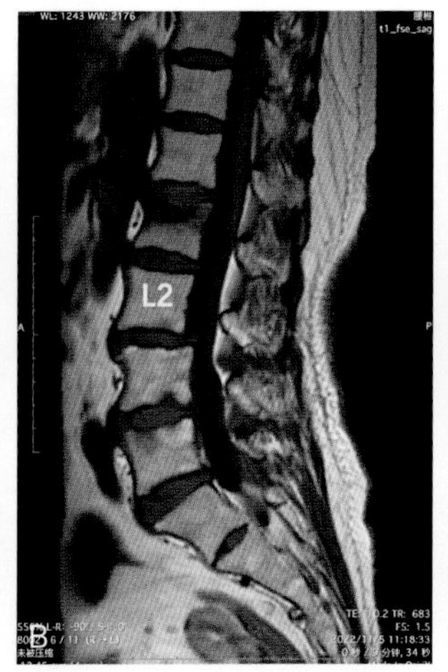

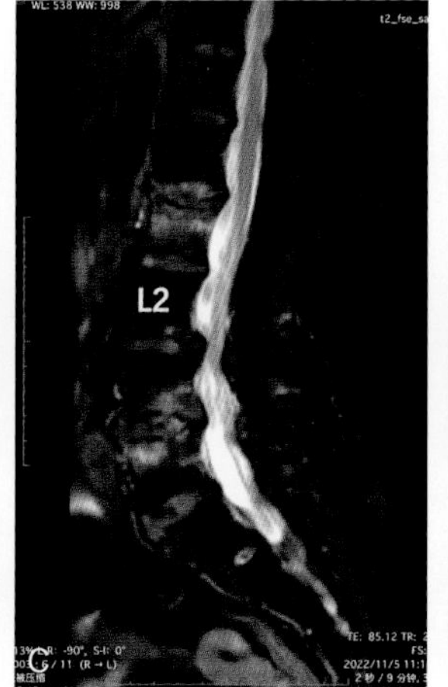

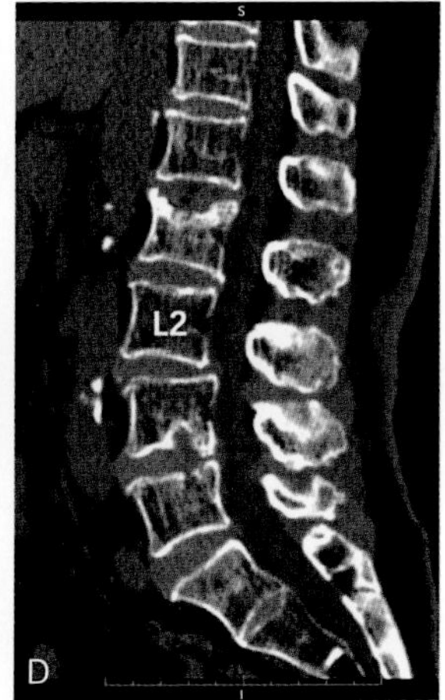

图30-4　患者术前MRI及CT检查。A．矢状位T2加权像。B．矢状位T1加权像。C．矢状位T2压脂像。D．CT矢状位重建

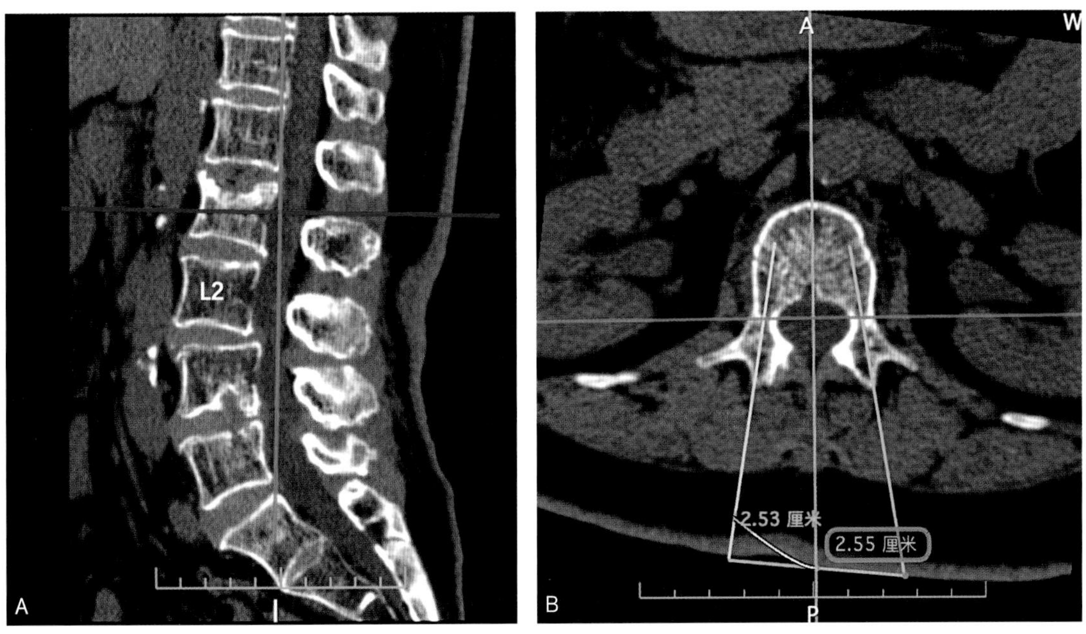

图30-5　术前CT像上规划经双侧椎弓根入路穿刺路径及其在体表投影旁开后正中线的距离

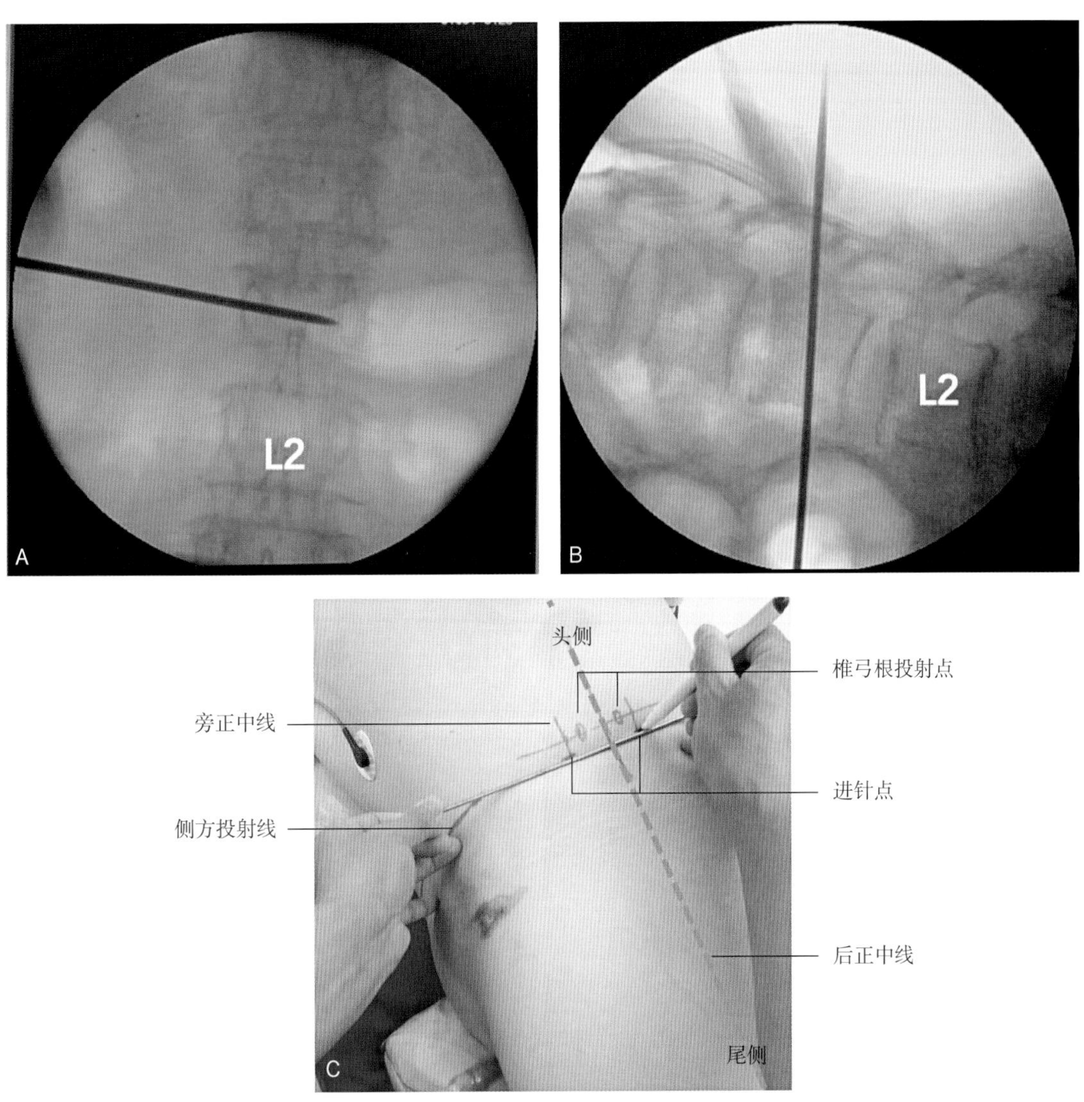

图30-6　手术切口定位。A．正位透视像。B．侧位透视像。C．确定手术切口位置

4. 经皮经双侧椎弓根穿刺　先用长细针头预穿刺，确认穿刺方向是否合适，在此基础上微调手术切口位置（图30-7A～B）。使用10号尖刀片全层切开皮肤、皮下及深筋膜，切口长度约3 mm。经切口置入Jamshidi带芯穿刺针，透视引导下经椎弓根穿刺进入椎体：在椎弓根入口，正位透视像上穿刺针头部位于椎弓根投射影外侧缘，侧位透视像上针尖位于椎弓根后缘（图30-7C～D）；在椎弓根中部，侧位透视像上针尖位于椎弓根中间，正位透视像上针尖位于椎弓根投射影中央或稍偏外（图30-7E～F）；在椎弓根出口，正位透视像上针尖到达椎弓根投射影内侧缘，侧位透视像上针尖应该已经超过椎体后缘进入椎体内（图30-7G～H）。病变椎体后缘和椎弓根内侧缘交点是关键点，穿刺针必须位于该点前外侧。对侧椎弓根穿刺重复上述过程（图30-8）。

5. 工作套管置入　取出Jamshidi穿刺针的针芯，沿穿刺针置入导丝，向椎体内深入1 cm左右，取出Jamshidi穿刺针（图30-9A～D），沿导丝置入带芯工作套管，取出针芯，侧位透视证实工作套管末端应该超过椎体后缘、进入椎体内约5 mm左右（图30-9E～H）。

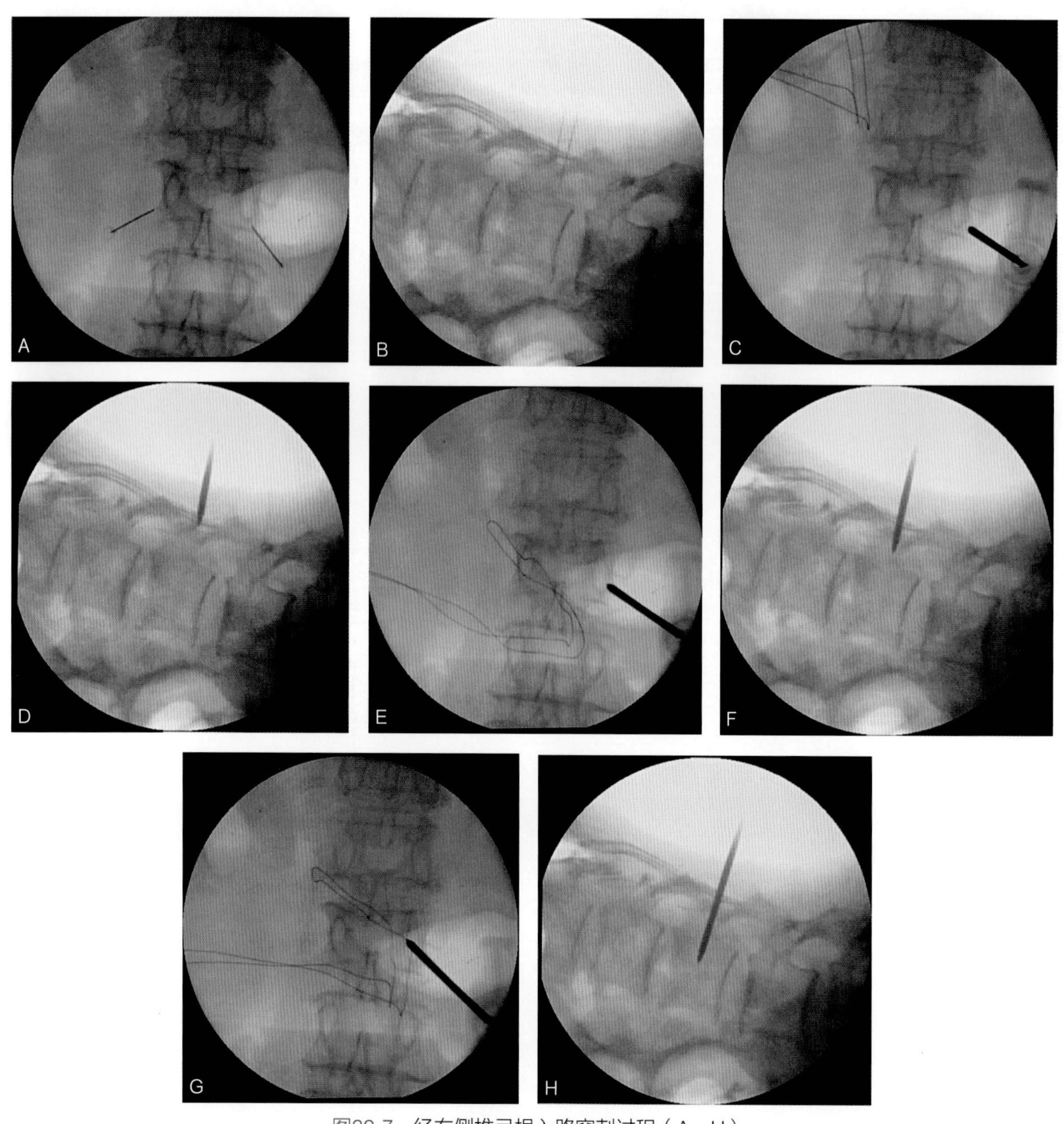

图30-7　经右侧椎弓根入路穿刺过程（A～H）

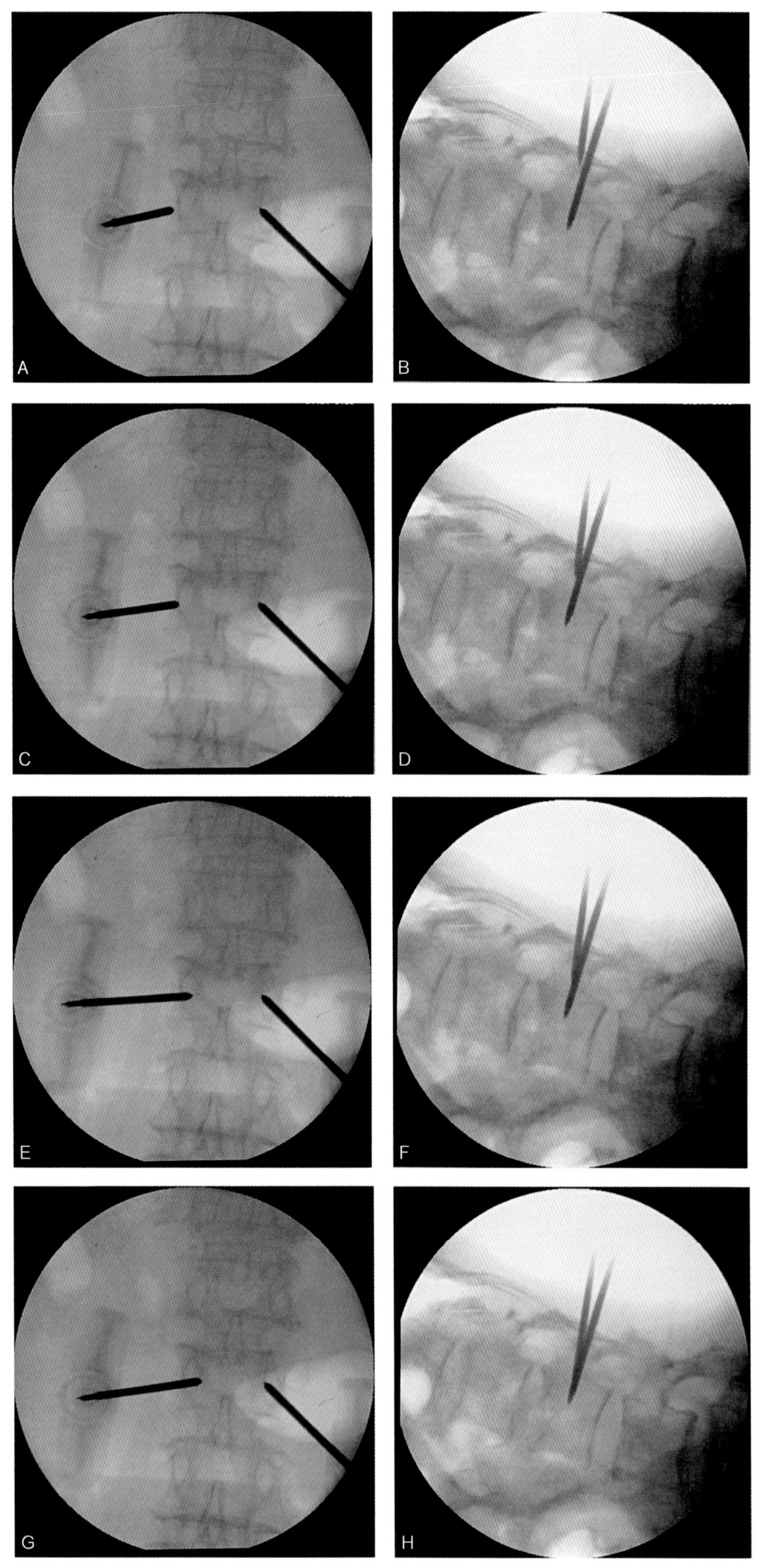

图30-8 经左侧椎弓根入路穿刺过程（A~H）

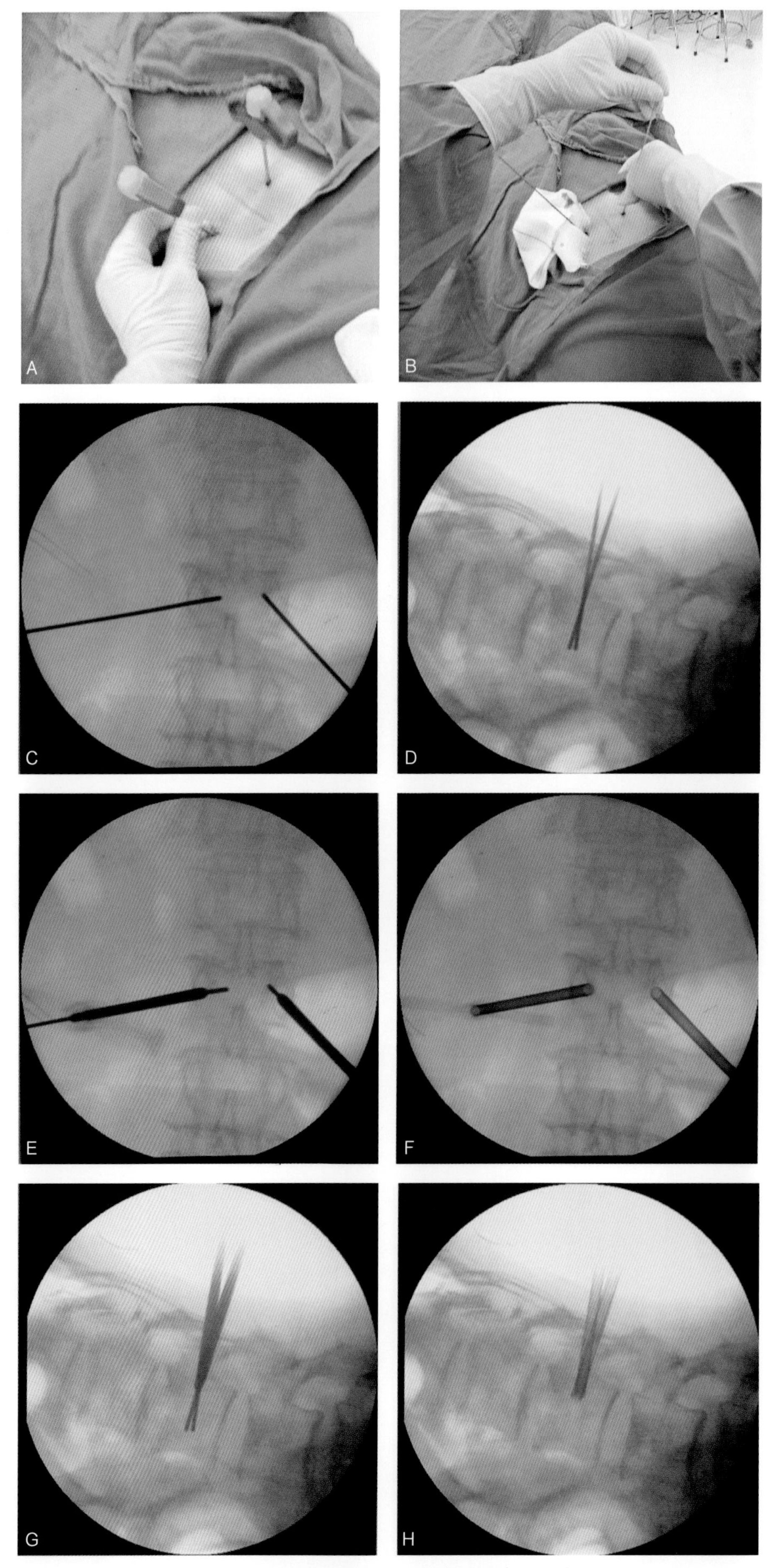

图30-9 沿导丝置入工作套管过程（A~H）

6．球囊扩张椎体、制造椎体内空腔　经工作套管置入麻花骨钻进入椎体内制造球囊所需的骨道，麻花骨钻一般需超出工作套管末端2.5 cm左右并经透视证实（图30-10A～D）。使用骨水泥推杆进入椎体压平骨道，防止球囊被刺破。经工作套管置入球囊，透视证实球囊位置合适后扩张球囊，膨胀压力不宜超过300 psi，透视密切监视终板处或椎体外周皮质的任何破裂（图30-10E～H）。将球囊放气，通过对侧工作套管重复该过程（图30-11）。

7．椎体内骨水泥灌注　经双侧经椎弓根工作套管置入骨水泥推杆，推杆头部超出工作套管末端约2.5 cm（图30-12A～D），双侧轮流加压推杆内芯，将骨水泥缓慢注入椎体内，间断正侧位透视监控骨水泥位置。更换骨水泥推杆后仍然将推杆头部保持在前述位置，继续进行骨水泥灌注（图30-12E～F）。一旦骨水泥接近终板或椎体皮质骨壁，或者骨水泥在椎弓根、椎间盘或沿血管出现任何向外渗漏，应该停止骨水泥推注。当骨水泥向后方移动到椎体后1/4时，需要谨慎灌注，增加透视频率，确保骨水泥不要渗漏到椎管内，以防止神经损伤。停止骨水泥灌注后保持骨水泥

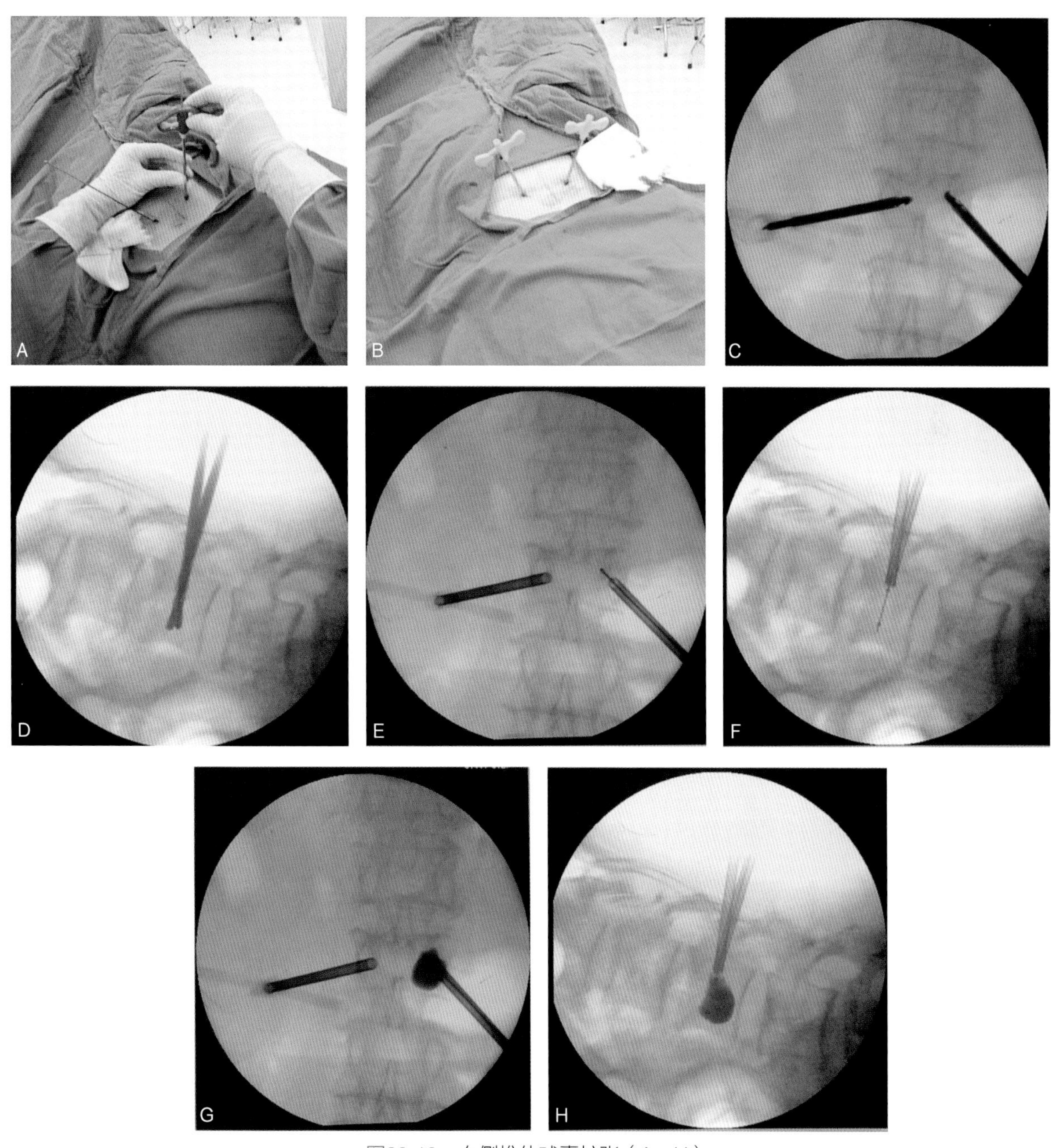

图30-10　右侧椎体球囊扩张（A～H）

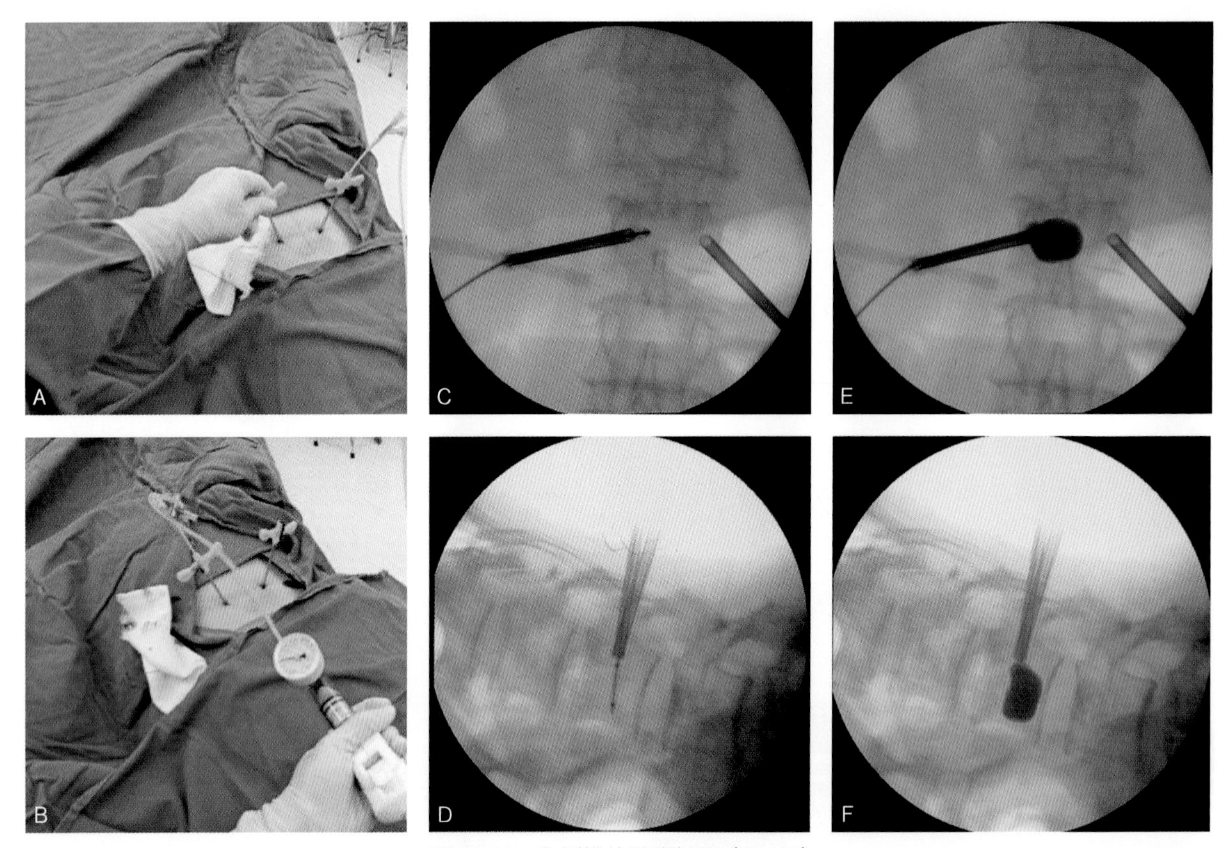

图30-11 左侧椎体球囊扩张（A～F）

推杆在原位，可以旋转推杆以分离推杆内骨水泥和椎体内骨水泥直至骨水泥凝固，取出骨水泥推杆及工作套管。

8．结束手术 再次进行正侧位透视确认椎体内骨水泥位置（图30-12G～H）。用无菌胶带拉合切口固定，无菌敷料覆盖，结束手术。

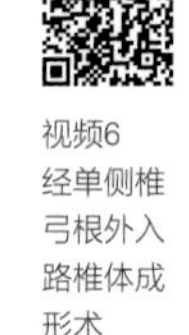
视频6 经单侧椎弓根外入路椎体成形术

（二）经单侧椎弓根外入路椎体成形术

1．病例资料 女性，64岁，轻微外伤后腰背部疼痛8周，诊断为胸椎骨质疏松性椎体压缩性骨折（T11），经过保守治疗，疗效不满意。术前影像学检查显示T11椎体压缩性骨折（图30-13、图30-14）。

2．术前手术规划 在术前CT片上规划经单侧椎弓根外穿刺路径、该路径在皮肤上的投射点及其距离后正中线的距离（图30-15）。

3．确定手术切口 首先确保G臂正位投照头与地面垂直，侧位投照头与地面水平。调整患者体位，使正位像上棘突居中，双侧椎弓根投照影像清晰、对称，病变椎体上下终板清晰可见；侧位像上双侧椎弓根影像重叠，椎间孔影像无旋转，椎体轮廓清晰（图30-16A）。透视引导下确定脊柱后正中线、椎弓根体表投射影，根据术前规划确定切口所在的旁正中线，确定穿刺路径侧方投射线在后背平面的交点，从该点引一条横线与旁正中线的交点即为穿刺针皮肤进针点（图30-16B）。

4．经皮经单侧椎弓根外入路穿刺 在规划的手术切口部位以0.5%利多卡因行皮下注射（图30-17A），然后向入路侧椎弓根穿刺，穿刺道以0.5%利多卡因浸润麻醉（图30-17B）。透视证实穿刺位置及方向合适后，在椎弓根后缘附近以0.5%利多卡因对附近肌肉、韧带及骨膜进行浸润麻醉。用10号尖刀片全层切开皮肤、皮下及深筋膜，长度约3 mm（图30-17C）。经切口置入Jamshidi带芯穿刺针，透视引导下经椎弓根外穿刺进入椎体（图30-17D）：侧位透视像上针尖位于椎弓根后缘时，正位透视像上穿刺针头部位于椎弓根投射影外侧缘以外，和椎体外侧缘平齐（图30-17E～F）；在椎弓根前缘，正位透视像上针尖到达椎弓根投射影内侧缘，侧位透视像上针尖应该已经超过椎体后缘进入椎体内（图30-17G～H）。病变椎体后缘和椎弓根内侧缘交点是关键点，穿刺针必须位于该点前外侧。

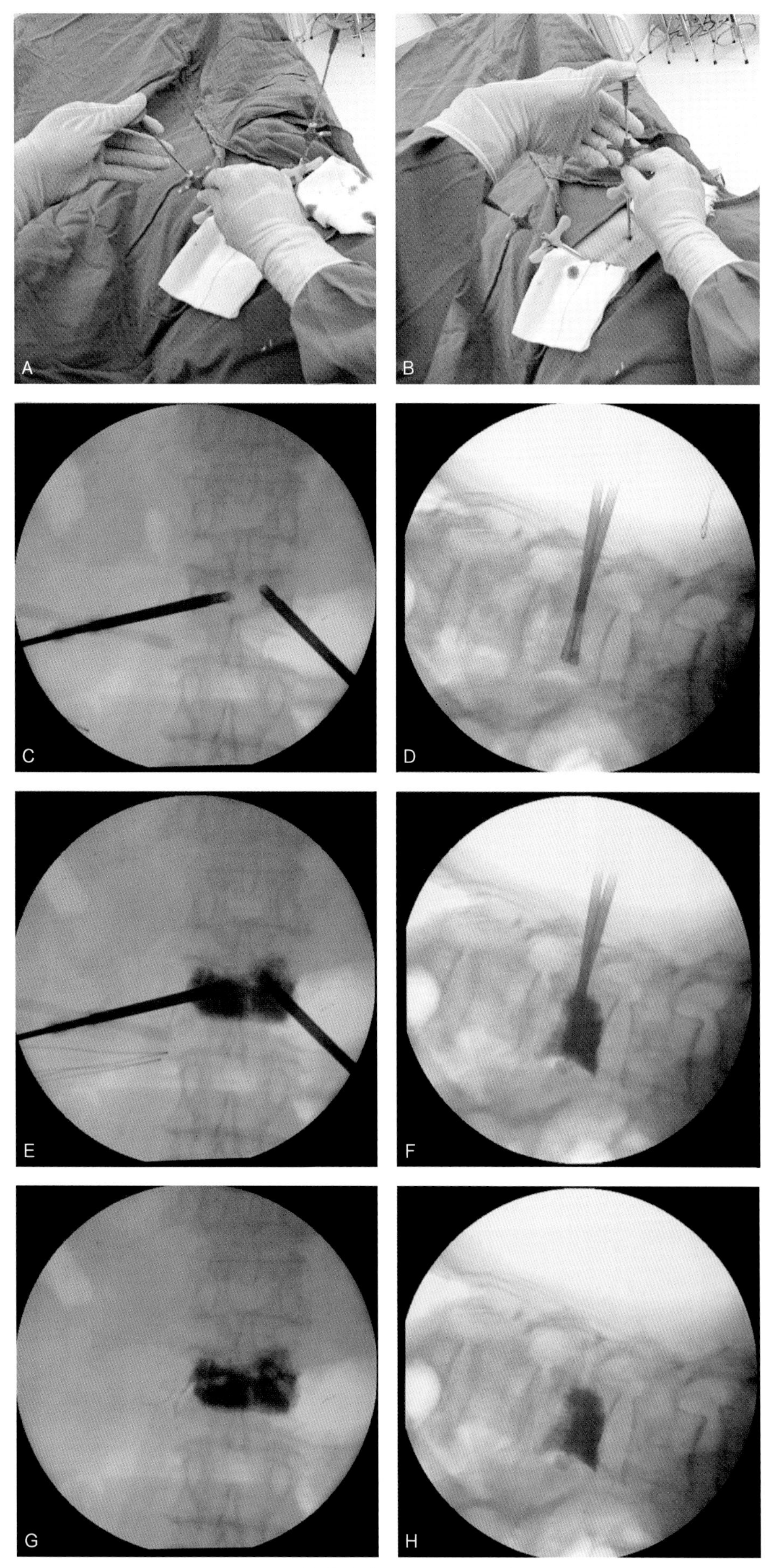

图30-12　椎体内灌注骨水泥过程（A～H）

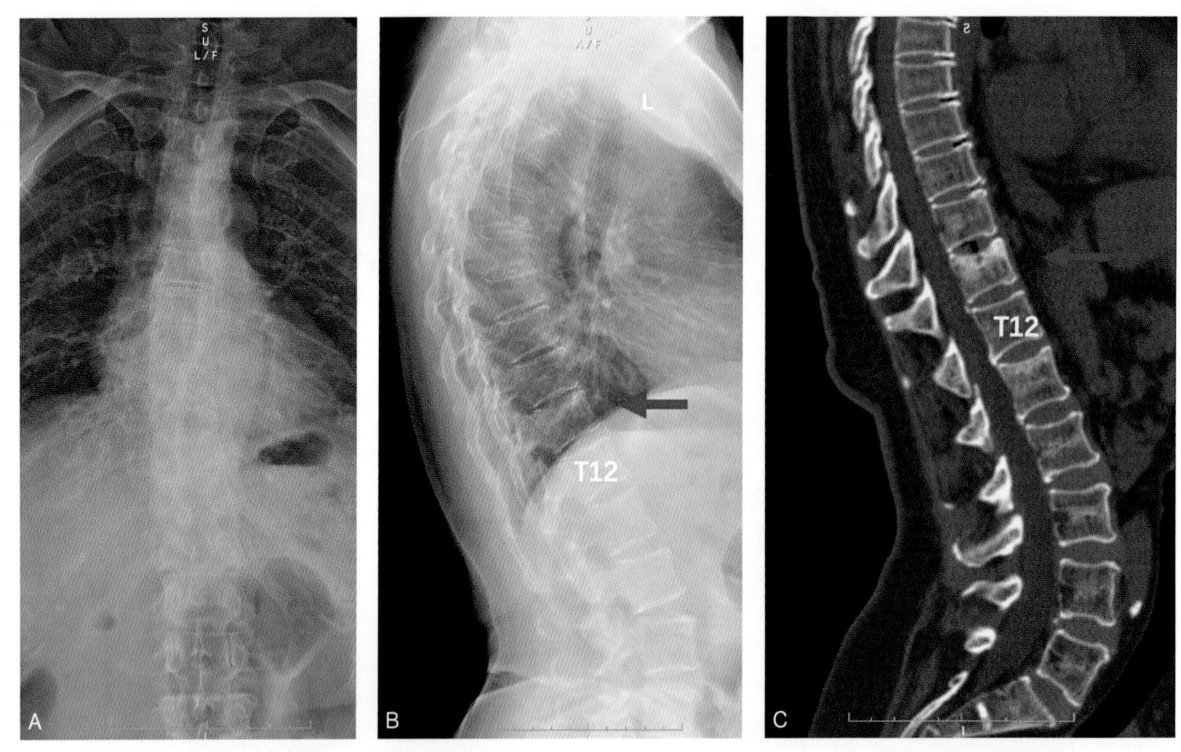

图30-13 患者术前X线及CT检查。A. 正位X线片。B. 侧位X线片。C. 矢状位CT二维重建

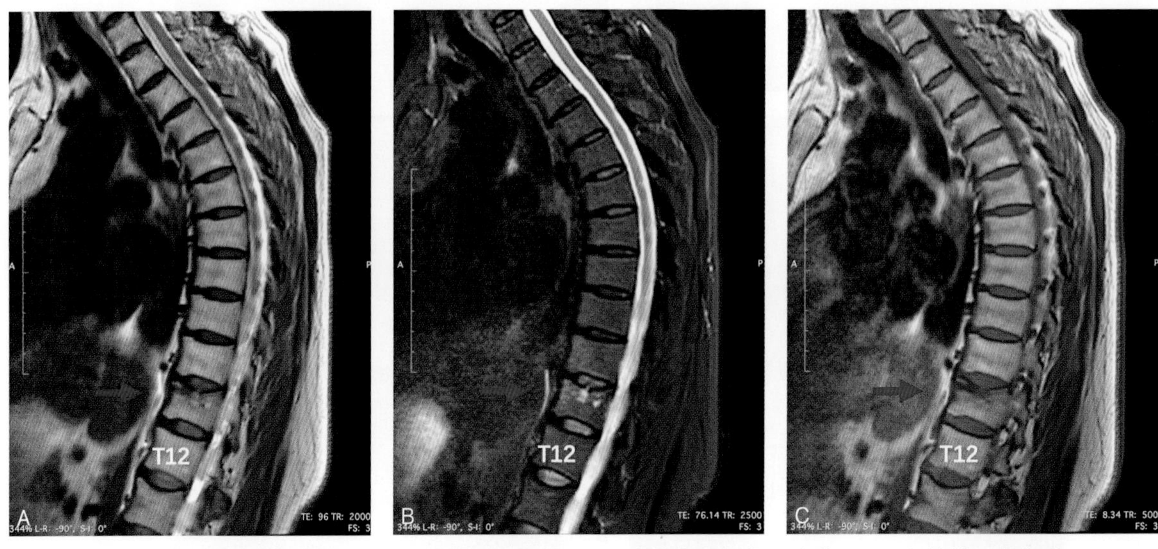

图30-14 患者术前MRI。A. 矢状位T2加权像。B. 矢状位T2加权压脂像。C. 矢状位T1加权像

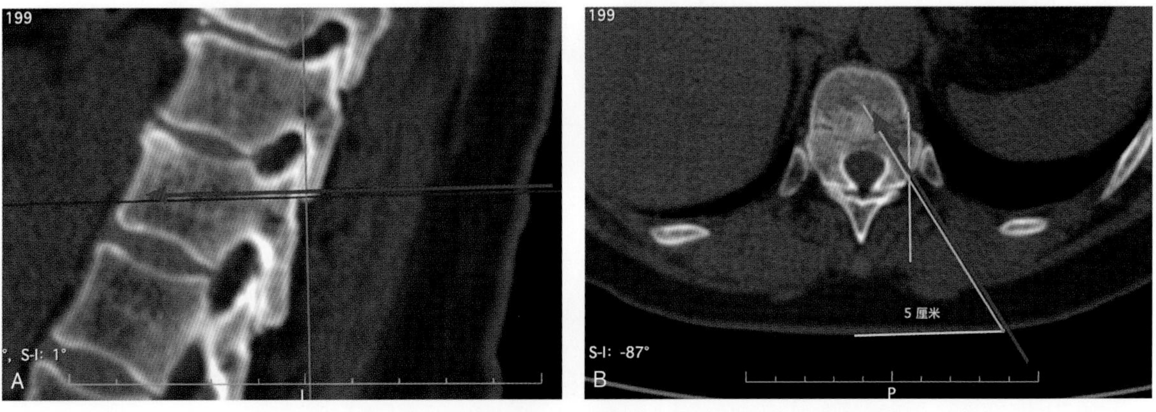

图30-15 术前CT上规划经单侧椎弓根外入路穿刺路径（红色箭头）

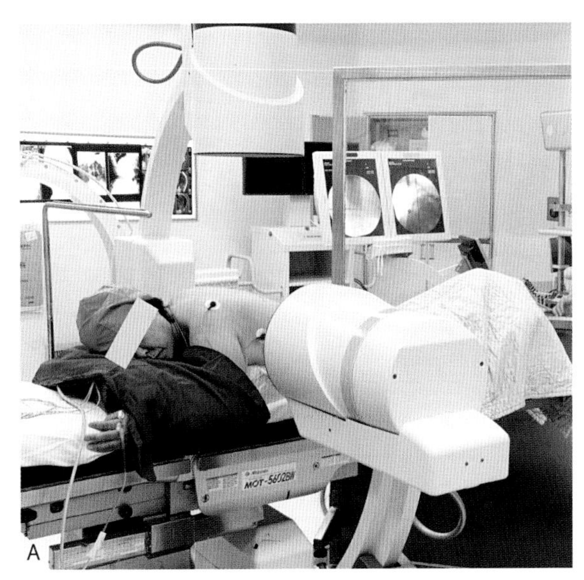

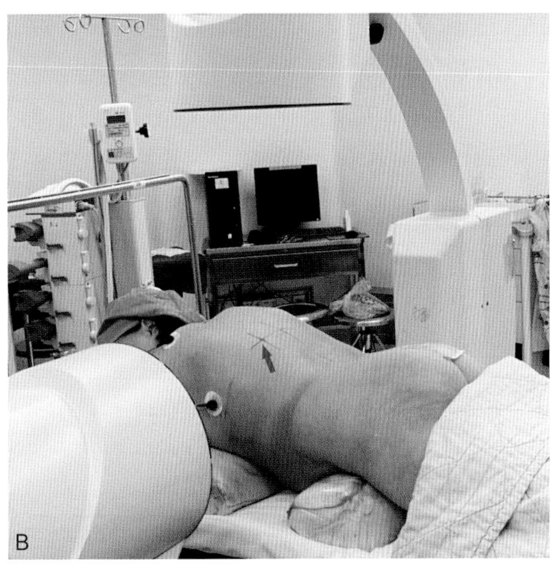

图30-16 手术体位及手术切口（红色箭头）确定

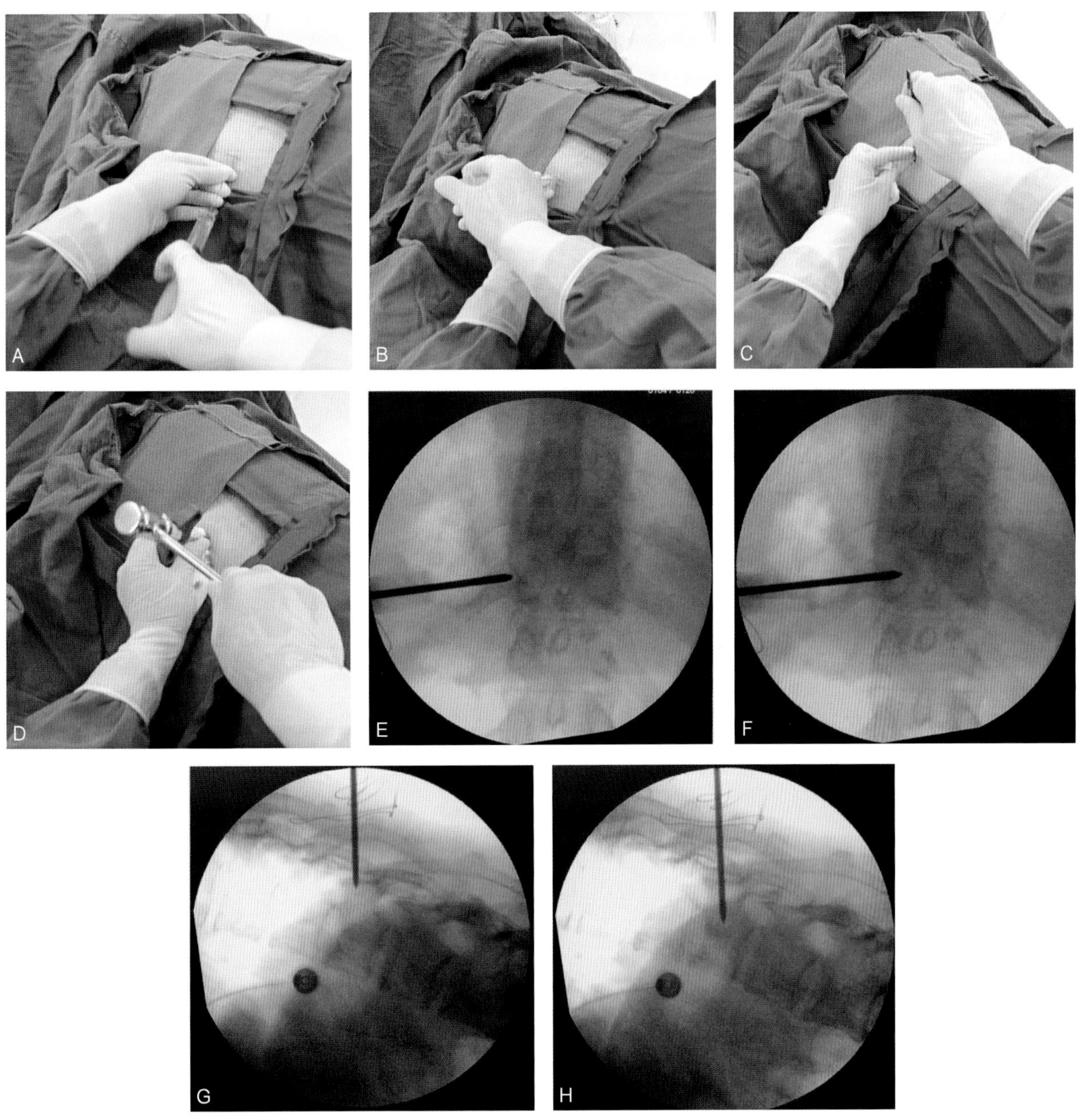

图30-17 局部麻醉及透视引导下进行经单侧椎弓根外入路穿刺（A~H）

5．工作套管置入　取出Jamshidi穿刺针的针芯，沿穿刺针向椎体内注射0.5%利多卡因10 ml行椎体内浸润麻醉（图30-18A）。沿穿刺针置入导丝，向椎体内深入1 cm左右（图30-18B～D），取出Jamshidi穿刺针，沿导丝置入带芯工作套管，取出针芯，侧位透视证实工作套管末端应该超过椎体后缘，进入椎体内约5 mm（图30-18E～F）。经工作套管置入麻花骨钻进入椎体内制造骨水泥推杆所需的骨道，麻花骨钻一般需超出工作套管末端2.5 cm左右并经透视证实（图30-18G～H）。

6．椎体内骨水泥灌注　经工作套管置入骨水泥推杆，推杆头部超出工作套管末端约2.5 cm（图30-19A～D），加压推杆内芯，将骨水泥缓慢注入椎体内，间断正侧位透视监控骨水泥位置。更换骨水泥推杆后仍然将推杆头部保持在前述位置（图30-19E～F），继续进行骨水泥灌注。一旦骨水泥接近终板或椎体皮质骨壁，或者骨水泥在椎弓根、椎间盘或沿血管出现任何向外渗漏，应该停止骨水泥推注（图30-19G～H）。当骨水泥向后方移动到椎体后1/4时，需要谨慎灌注，增加透视频率，确保骨水泥不要渗漏到椎管内，以防止神经损伤。停止骨水泥灌注后保持骨水泥推杆在原位，可以旋转推杆以分离推杆内骨水泥和椎体内骨水泥直至骨水泥凝固，取出骨水泥推杆及工作套管。

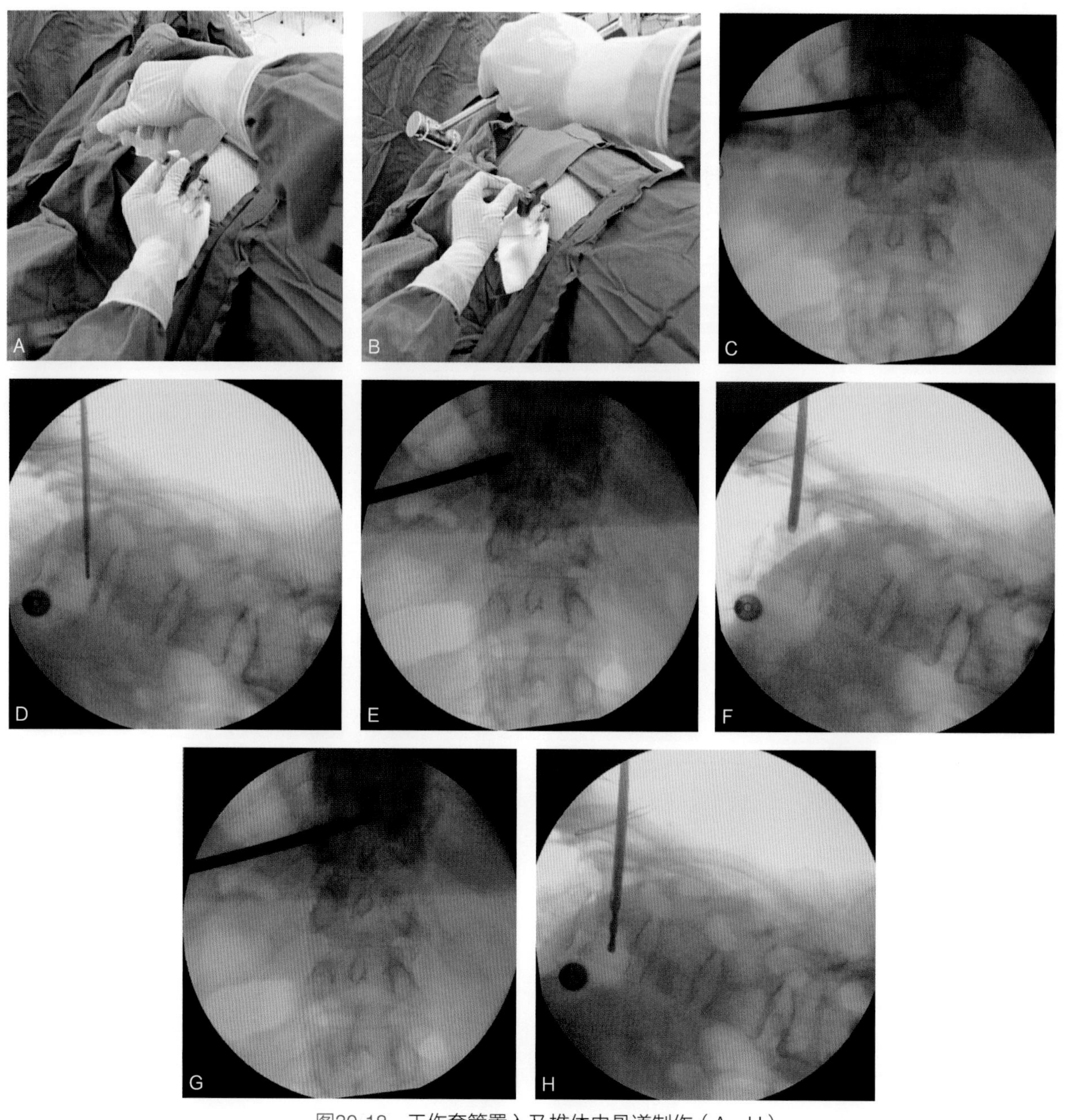

图30-18　工作套管置入及椎体内骨道制作（A～H）

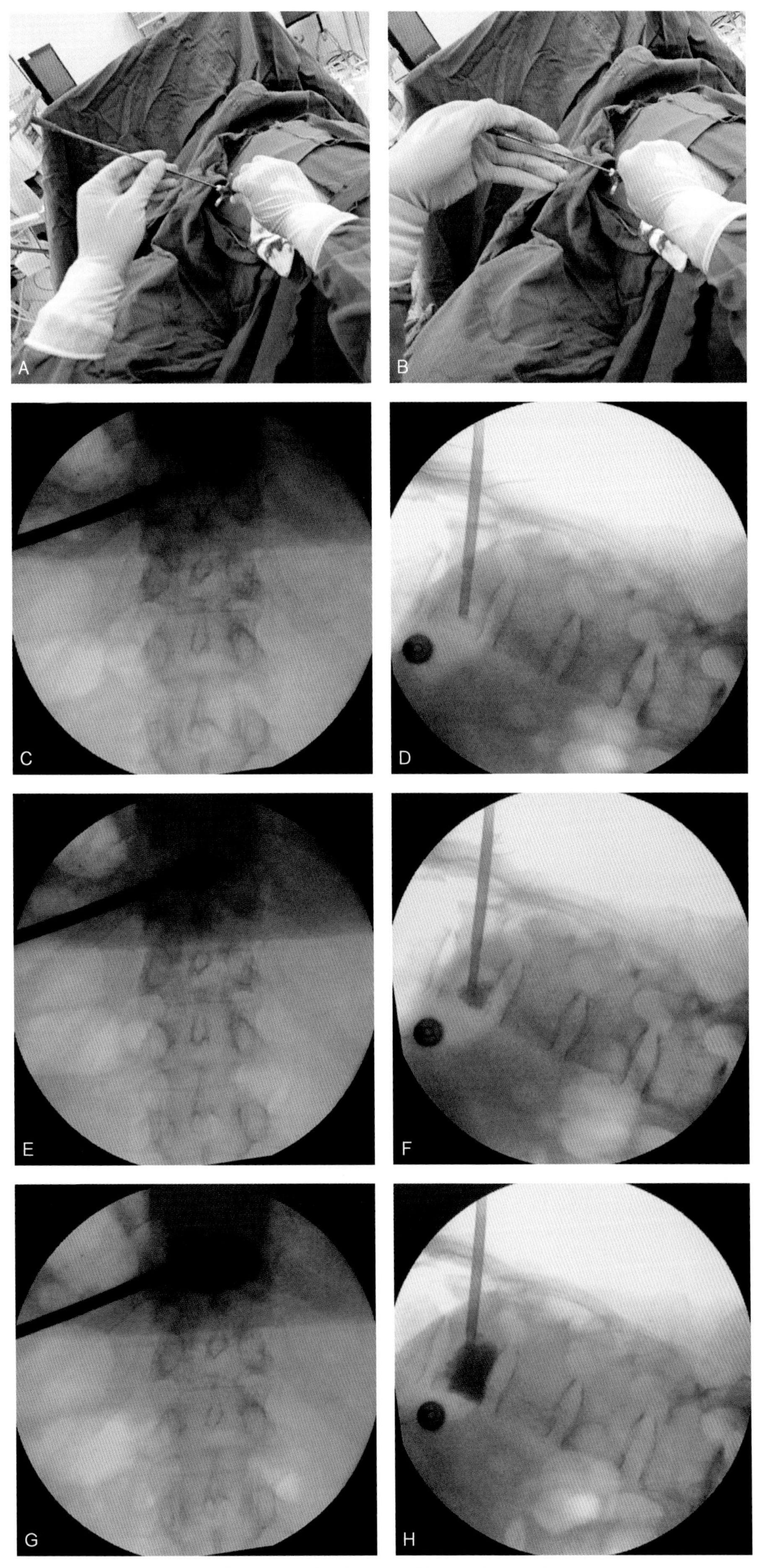

图30-19 椎体内灌注骨水泥（A～H）

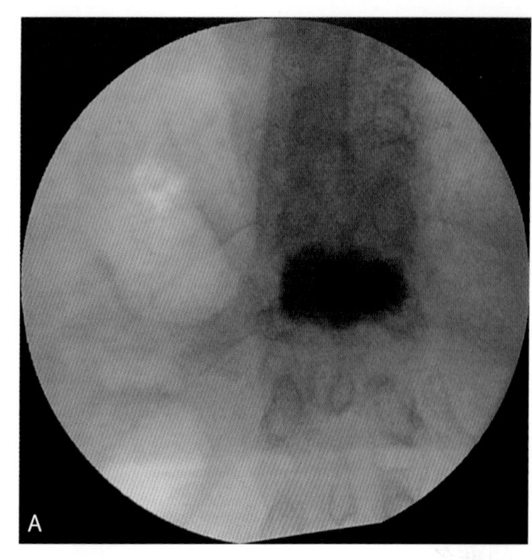

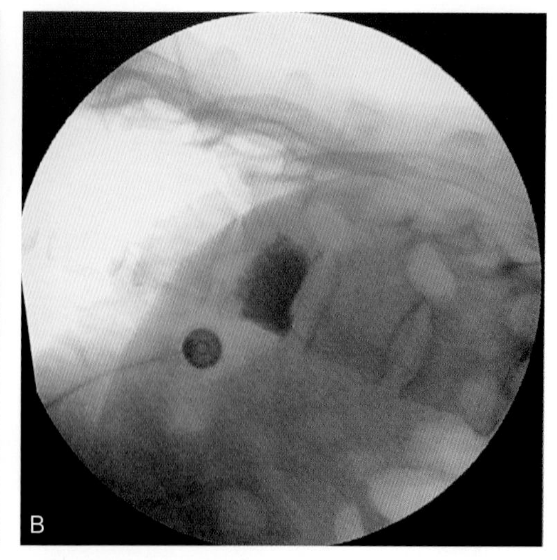

图30-20 手术结束前最终透视结果（A、B）

7．结束手术 再次进行正侧位透视确认椎体内骨水泥位置（图30-20）。用无菌胶带拉合切口固定，无菌敷料覆盖，结束手术。

六、术后处理

1．术后复查X线片明确手术节段正确、骨水泥位置合适（图30-21）。

2．指导患者下床活动，不需要腰围及支具等辅助固定方式。

3．辅助对症药物治疗及物理治疗，促进骨折椎体周围软组织损伤的快速康复。

4．针对骨质疏松症，需要多学科会诊、评估，给予规范、全程的抗骨质疏松药物治疗。

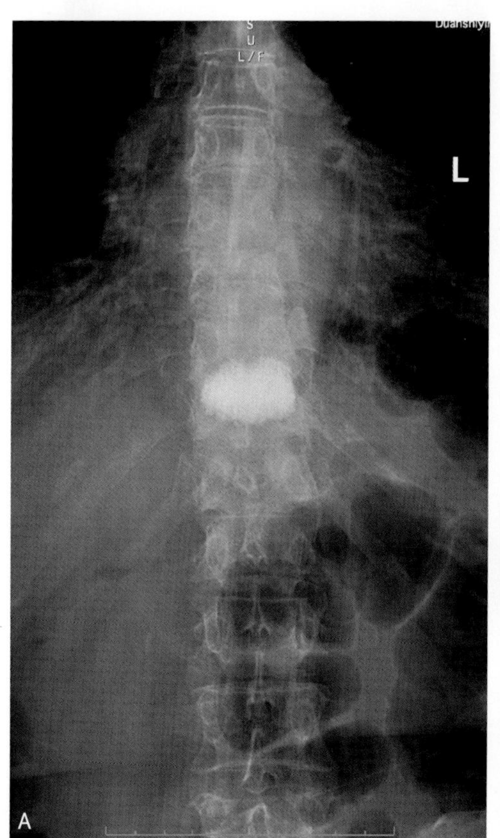

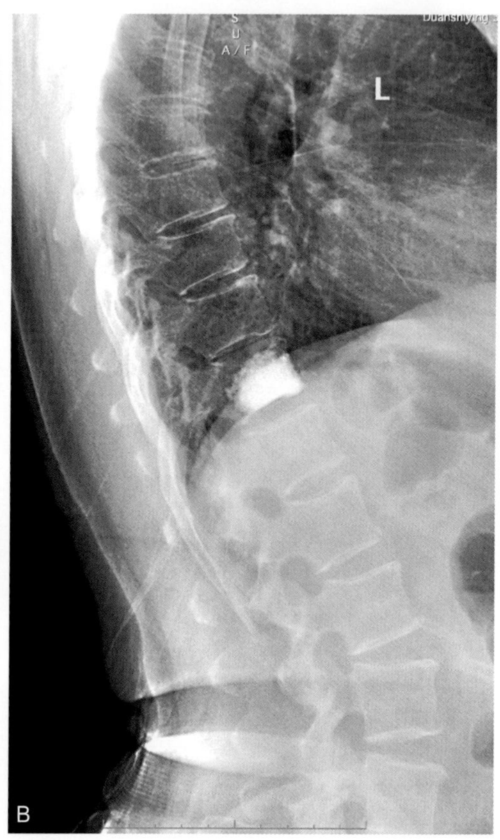

图30-21 术后复查X线片

第四节　注意事项

一、经皮穿刺

对椎体成形术缺乏经验的医生早期需要进行更频繁的X线透视监视，以确保穿刺过程中椎弓根内侧壁、终板和椎体前方骨皮质没有被破坏。在透视下推进导丝必须谨慎，尤其在骨质疏松症患者中，防止导丝突破椎体前皮质；过度内倾通过椎弓根的穿刺轨迹可能会破坏椎弓根内侧壁并损伤神经组织；过度偏外的穿刺路径可能会破坏椎体前壁并导致肺部或大血管受伤。随着学习曲线的进展，熟练掌握技术要领后可以减少术中X线透视次数。

二、球囊扩张

相对于椎体成形术，后凸成形术中增加了创建椎体内空腔的步骤，在穿刺针放置到位后，插入并膨胀球囊压实周围松质骨以形成用于骨水泥注射的空腔。膨胀球囊时必须小心，不要过度膨胀球囊以避免导致终板破裂。该空腔理论上允许注射比椎体成形术更黏稠的骨水泥，让骨水泥失去其“闪亮”的外观并达到面团般的黏稠度再行注射。后凸成形术中的骨水泥注射可以通过注射器系统或手动骨填充装置（骨水泥推杆）进行。

三、填充材料

尽管市面上有多种类型的骨水泥，PMMA仍然是用于治疗骨质疏松症和肿瘤性椎体压缩性骨折的最广泛使用的骨水泥。PMMA的制备需要将粉末状聚合物与液态单体混合，从而使骨水泥变稠。PMMA的聚合是放热反应，导致水泥温度升高至80～120℃。这些温度可能对肿瘤细胞产生细胞毒性作用。但是，如果发生骨水泥外渗，也可能会损害健康组织。其他骨水泥替代材料包括复合骨水泥和磷酸钙骨水泥；这两种类型的骨水泥都具有很高的生物相容性；然而，复合骨水泥的低黏度会导致渗漏风险增加，而磷酸钙水泥有较高成本和较低射线显影性的缺点。

准备PMMA的工作应在穿刺针最终正确位置得到确认后进行，有经验的术者也可以让助手同步准备PMMA。适合开始注射的PMMA黏稠度应与牙膏相似，外观应该是哑光的，任何“有光泽”的外观都表明骨水泥太稀而不宜立刻使用。建议进行“滴灌”测试，此时骨水泥应在针头末端呈球状，而不是向下滴落。骨水泥的工作时间通常为10～20 min，但这取决于温度和具体的准备工作。骨水泥输送系统从1 ml注射器、骨水泥推杆到专门的灌注系统不等。为了优化骨水泥灌注控制并尽量减少辐射暴露，可以使用带有较长输送管的螺旋注射器。

四、骨水泥灌注量

注入骨水泥的最佳体积是一个有争议的问题。理论上，更完全的填充可以恢复椎体高度和生物力学强度，但较小体积的注入本身具有较低的骨水泥泄漏风险。有研究报道，对于缓解疼痛，较小体积的骨水泥灌注获得与较大体积骨水泥灌注相似的临床结果；但通过注入更大体积（平均7.5 ml）骨水泥的VAPOR试验的研究结果支持更完全的填充。在该问题上没有得到明确共识的情况下，应该尽可能最大限度地填充骨水泥，并进行严密X线透视监控，以确保在并发症发生之前停止骨水泥注射。建议当骨水泥在侧位X线影像上达到椎体后1/4或骨水泥超出椎体骨髓腔时停止注射。骨水泥灌注的最终目标是在正侧位X线影像上“顶天立地、左右逢源”，即骨水泥需到达椎体上下终板，左右应该超出椎弓根内侧缘水平。骨水泥灌注结束时注意避免留下骨水泥“尾巴”，这可以通过重新插入骨水泥推杆或穿刺针的针芯将任何残留在套管中的骨水泥挤入椎体内来实现。

五、扁平椎

椎体压缩性骨折严重呈扁平椎，椎体高度严重丢失，X线片上常呈“蝴蝶结”样表现，即椎体中央被最大程度压缩。对扁平椎进行椎体强化手术很有挑战性，通常需要更偏外侧放置穿刺针，少量灌注骨水泥达到缓解疼痛效果即可。

六、多节段椎体压缩性骨折

患有骨质疏松症或脊柱肿瘤的患者可能出现多节段椎体压缩性骨折，这些椎体压缩性骨折理论上可以从一次手术完成全部椎体强化手术中受益。但多节段椎体强化手术治疗具有一定局限性和风险，包括延长手术时间、潜在的PMMA毒性或由于多节段手术而增加的术后疼痛。虽然没有指南明确一次手术行椎体强化治疗的最多节段数，但在接受超过8个节段的椎体强化手术的患者中有2例死亡报告。我们推荐一个手术不超过3个节段椎体强化治疗。

第五节 应用与评价

一、椎体强化手术疗效

关于椎体强化的功效及其在临床实践中的运用的争论一直存在。几项大型随机对照试验（RCT）将椎体强化手术与保守治疗或假手术进行了比较。2007年，第一项关于椎体强化手术的RCT研究VERTOS试验，将椎体成形术与药物治疗骨质疏松性椎体压缩性骨折进行了比较。总共招募了34名患者，纳入标准如下：尽管接受了至少6周的药物治疗，但仍出现严重腰背痛、骨折病程<6个月、检查时有局灶性压痛和MRI显示骨髓水肿。患者被随机分配接受椎体成形术（n=18）或药物治疗（n=16）。主要结果是腰背痛视觉模拟评分（VAS）和术后1天和2周的镇痛药要求。在术后1天，椎体成形术组观察到明显的疼痛缓解，椎体成形术组的镇痛剂使用量也减少了，残疾和生活质量评分也得到改善。但VERTOS研究存在样本量小、缺乏盲法和缺乏长期随访等局限。2009年，Kallmes等进行了一项前瞻性随机安慰剂对照试验，其中131名骨质疏松性椎体压缩性骨折患者随机接受椎体成形术或假手术。主要结果指标是Roland-Morris残疾问卷和术后1个月时的疼痛数字评定量表评分。两组在任一结果指标上均无显著差异，干预后两组的残疾和疼痛评分都立即得到改善。Buchbinder等报道了另一项前瞻性随机安慰剂对照试验结果，其中78名患有骨质疏松性椎体压缩性骨折的患者被随机分配接受椎体成形术或假手术。主要结果是术后3个月时的疼痛数字评定量表，其他结果包括在基线及术后1周和1个月、3个月及6个月时收集的生活质量和身体功能问卷。该研究报告，在每个随访时间点，两个研究组的疼痛都显著减轻。椎体成形术在任何随访时间点都没有导致结果测量的显著差异。基于这2项发表于《新英格兰医学杂志》（*NEJM*）的研究结果，美国骨科医师学会曾发布临床实践指南，强烈反对椎体成形术，但将椎体后凸成形术作为骨质疏松性椎体压缩性骨折患者的一种选择。2010年，Bono等代表北美脊柱外科学会发表评论，旨在探讨发表在《新英格兰医学杂志》（*NEJM*）上这2项前瞻性随机对照试验结果与越来越多的支持椎体成形术治疗骨质疏松性椎体压缩性骨折的证据之间的脱节。评论剖析了可能导致上述脱节的几个不一致之处：①骨折敏锐度：*NEJM*的2项研究包括病程1年以下的骨折患者。真正急性（小于6周）和慢性（大于6周）骨折之间的治疗反应可能存在差异。②患者招募：在招募疼痛和残疾较轻的患者时，可能存在随机选择假手术的可能性，这可能存在固有的选择偏差。而拒绝参加这些研究的患者的疼痛和残疾评分没有被报告。③对照组：假手术包括向小关节囊和骨折椎骨的骨膜注射麻醉剂。这可能已经治疗了源自脊柱后柱的背痛的一部分。尽管在本评论中没有讨论，但这2项研究并未常规采用详细的术前或术后影像学或严格的体格检查来评估疼痛来源。

最新的高质量循证医学证据表明，椎体成形术和后凸成形术是骨质疏松性和肿瘤性椎体压缩性骨折的安全、有效的止痛选择。2010年，VERTOSⅡRCT将椎体成形术与药物治疗进行比较。纳入标准比以前的试验更严格：骨折病程≤6周，疼痛强度≥5/10，体格检查局部压痛和MRI显示骨髓水肿。共有202名患者被纳入并随机分为椎体成形术和保守治疗组。椎体成形术组在术后1个月时腰背痛显著减轻，并且这种效果在术后1年随访时仍能保持。椎体成形术组的生活质量（通过几个标准化问卷测量）也明显改善。2016年Clark等在急性疼痛性骨质疏松性骨折椎体成形术（VAPOUR）RCT研究中将椎体成形术与假手术进行了比较，同时使用更严格的方法来解决先前试验的局限性。纳入标准包括强度≥7/10的严重疼痛（与INVEST≥3和VERTOSⅡ≥5相比）、病程≤6周的骨折和MRI或单光子发射CT（SPECT）成像确认的骨折。120名入组患者被分为椎体成形术组（n=61）或假手术组（n=59）。术后2周，椎体成形术组的疼痛得到显著缓解（44%的患者疼痛评分降至≤4/10），并且这种效果在术后1个月和6个月时持续存在。椎体成形术还提高了功能，减少了镇痛药的使用并增加了椎体高度。

对于恶性椎体压缩性骨折，椎体强化技术也显示出确切的止痛效果。Berenson等将134名患有癌症和1～3处椎体压缩性骨折的患者随机分配接受后凸成形术或非手术治疗，主要结果是使用Roland-Morris残疾问卷（RDQ）测量的腰背部特定功能状态。他们排除了患有成骨细胞肿瘤、原发性骨肿瘤或浆细胞瘤的患者。与对照组相比，接受后凸成形术治疗的患者在1个月时的RDQ、36项简短健康调查（SF-36 PCS）、Karnofsky体能状态（KPS）和腰背痛评分显著优于对照组。功能状态、生活质量和疼痛的改善一直持续到术后12个月时研究结束。2016年，Pron等在一项系统评价中报告了78项研究中2545名患者的结果，这些研究评估了多发性骨髓瘤、脊柱血管瘤或脊柱转移瘤患者的椎体成形术。总体而言，椎体成形术可快速缓解疼痛（48小时内）、减少残疾并减少麻醉镇痛药的需求。

二、椎体强化手术安全性及并发症

尽管有文献报道了椎体成形术和后凸成形术的严重不良事件，但总体发生严重并发症的风险较低。在骨质疏松性椎体压缩骨折强化手术的主要RCT研究中，主要不良事件的发生率约为1%，没有报告手术死亡病例。文献中报道的潜在并发症包括神经或脊髓损伤、骨水泥栓塞导致的肺栓塞、对PMMA的过敏反应（包括1例因过敏反应而死亡）、感染、血肿或新的椎骨或肋骨骨折等。

在VERTOSⅡ试验中发生的与椎体成形术相关的唯一并发症是1例无症状PMMA渗漏至节段肺动脉和1例尿路感染。在INVEST研究中，1名未接受预防性抗生素的患者报告了骨髓炎；而Buchbinder等报告1例硬膜囊损伤。在VAPOR试验中，椎体成形术组唯一的主要并发症是1例镇静后术前呼吸暂停和1例在转移到手术台上时发生的肱骨骨折。而VAPOR研究中保守治疗组发生2例椎体塌陷；2例均导致脊髓受压，其中1名患者出现截瘫状态。FREE试验仅报告了1例尿路感染和1例软组织血肿。

椎体强化手术并发症的主要来源是椎体外骨水泥的渗漏。虽然这是一种相对常见的情况，但绝大多数渗漏是无症状的，不会导致严重结果。在VERTOSⅡ试验中，72%的治疗椎体在术后CT上显示出渗漏。所有渗漏均无症状，大多数发生在椎间盘或节段静脉中，未渗漏入椎管。VAPOR研究报告采用X线平片评估时骨水泥外渗率为34%。

理论上，后凸成形术中骨水泥外渗的风险较低，因为骨水泥被注入由球囊膨胀后产生的空腔中。在FREE研究中，只有27%的治疗椎体在透视和X线平片中显示出渗漏；且都是没有症状的。在CAFE试验的70名患者中，仅报告了2例渗漏病例。一名患者仍然无症状，而另一名患者在术后第一天渗漏骨水泥导致相邻椎体骨折。

椎体强化后相邻节段椎体压缩性骨折的风险不太可能高于药物治疗患者。Zhang等在2017年对12项研究（1328名患者）的meta分析中比较了椎体强化和保守治疗后新的椎体压缩性骨折的发生率。在新的或相邻的椎体压缩性骨折总数中，两种手术之间没有显著差异。Anderson等进行了类似的meta分析，其和Shi等都发现椎体强化组和保守组在新发生骨折方面没有差异。

综上所述，尽管保守治疗仍然存在，椎体成形术和后凸成形术是安全有效的治疗骨质疏松性或恶性椎体压缩性骨折的选择。通过对技术的熟练掌握，可以在合适的患者群体中实现疼痛缓解、恢复活动和功能改善的成功结果。椎体强化手术发生并发症的风险非常低，不会增加继发其他椎体压缩性骨折的风险。

（李振宙）

参考文献

1. Abdelrahman T, Smith M, Opara TN, et al. Functional outcome of kyphoplasty in osteoporotic vertebral fractures in patients with severe disability above 60 years of age: Mid to long term follow up. Ortopedia, Traumatologia, Rehabilitacja, 2021, 23(1): 1-7.
2. Anderson PA, Froyshteter AB, Tontz WL. Meta-analysis of vertebral augmentation compared with conservative treatment for osteoporotic spinal fractures. Journal of Bone and Mineral Research, 2013, 28(2): 372-382.
3. Berenson J, Pflugmacher R, Jarzem P, et al. Balloon kyphoplasty versus non-surgical fracture management for treatment of painful vertebral body compression fractures in patients with cancer: a multicentre, randomised controlled trial. The Lancet. Oncology, 2011, 12(3): 225-235.
4. Bono CM, Heggeness M, Mick C, et al. North American Spine Society: Newly released vertebroplasty randomized controlled trials: a tale of two trials. The Spine Journal: Official Journal of the North American Spine Society, 2010, 10(3): 238-240.
5. Buchbinder R, Osborne RH, Ebeling PR, et al. A randomized trial of vertebroplasty for painful osteoporotic vertebral fractures. The New England Journal of Medicine, 2009, 361(6): 557-568.
6. Clark W, Bird P, Gonski P, et al. Safety and efficacy of vertebroplasty for acute painful osteoporotic fractures (VAPOUR): a multicentre, randomised, double-blind, placebo-controlled trial. Lancet (London, England), 2016, 388(10052): 1408-1416.
7. Esses SI, McGuire R, Jenkins J, et al. The treatment of symptomatic osteoporotic spinal compression fractures. The Journal of the American Academy of Orthopaedic Surgeons, 2011, 19(3): 176-182.
8. Galibert P, Deramond H, Rosat P, et al. Preliminary note on the treatment of vertebral angioma by percutaneous acrylic vertebroplasty. Neuro-Chirurgie, 1987, 33(2): 166-168.
9. Health Quality Ontario. Vertebral augmentation involving vertebroplasty or kyphoplasty for cancer-related vertebral compression fractures: A systematic review. Ontario Health Technology Assessment Series, 2016, 16(11): 1-202.
10. Hochmuth K, Proschek D, Schwarz W, et al. Percutaneous vertebroplasty in the therapy of osteoporotic vertebral compression fractures: a critical review. European Radiology, 2006, 16(5): 998-1004.
11. Jensen ME, Evans AJ, Mathis JM, et al. Percutaneous polymethylmethacrylate vertebroplasty in the treatment of osteoporotic vertebral body compression fractures: technical aspects. AJNR. American Journal of neuroradiology, 1997, 18(10): 1897-1904.
12. Kallmes DF, Comstock BA, Heagerty PJ, et al. A randomized trial of vertebroplasty for osteoporotic spinal fractures. The New England Journal of Medicine, 2009, 361(6): 569-579.
13. Kou YH, Zhang DY, Zhang JD, et al. Vertebroplasty with high-viscosity cement versus conventional kyphoplasty for osteoporotic vertebral compression fractures: a meta-analysis. ANZ Journal of Surgery, 2022, 92(11): 2849-2858.
14. Lieberman IH, Dudeney S, Reinhardt MK, et al. Initial outcome and efficacy of "kyphoplasty" in the treatment of painful osteoporotic vertebral compression fractures. Spine, 2001, 26(14): 1631-1638.
15. Noguchi T, Yamashita K, Shida Y, et al. Accuracy of vertebral puncture in percutaneous vertebroplasty. Japanese Journal of Radiology, 2022, 40(4): 419-429.
16. Patel Z, Sangani R, Lombard C. Cement pulmonary embolism after percutaneous kyphoplasty: An unusual culprit for non-thrombotic pulmonary embolism. Radiology Case Reports, 2021, 16(11): 3520-3525.
17. Roux C, Cortet B, Bousson V, et al. Vertebroplasty for osteoporotic vertebral fracture. RMD open, 2021, 7(2): e001655.
18. Saad A, Botchu R, James S. The rates of cement leakage following vertebroplasty in osteoporotic versus metastatic disease. The Indian Journal of Radiology & Imaging, 2022, 32(1): 46-50.
19. Shi MM, Cai XZ, Lin T, et al. Is there really no benefit of vertebroplasty for osteoporotic vertebral fractures? A meta-analysis. Clinical Orthopaedics and Related

Research, 2012, 470(10): 2785-2799.

20. Siniscalchi C, Epifani E, Basaglia M. Cement embolism following vertebroplasty: a case report. Acta Bio-Medica: Atenei Parmensis, 2022, 93(S1): e2022116.
21. Voormolen MHJ, Mali WPTM, Lohle PNM, et al. Percutaneous vertebroplasty compared with optimal pain medication treatment: short-term clinical outcome of patients with subacute or chronic painful osteoporotic vertebral compression fractures. The VERTOS study. AJNR. American journal of neuroradiology, 2007, 28(3): 555-560.
22. Wickstroem LA, Carreon L, Lund T, et al. Vertebroplasty in patients with multiple myeloma with vertebral compression fractures: protocol for a single-blind randomised controlled trial. BMJ open, 2021, 11(9): e045854.
23. Zhang Z, Fan J, Ding Q, et al. Risk factors for new osteoporotic vertebral compression fractures after vertebroplasty: a systematic review and meta-analysis. Journal of Spinal Disorders & Techniques, 2013, 26(4): E150-157.
24. Zhu D, Hu J, Wang L, et al. A comparison between modified unilateral extrapedicular and bilateral transpedicular percutaneous kyphoplasty in the treatment of lumbar osteoporotic vertebral compression fracture. World Neurosurgery, 2022a, 166: e99-e108.
25. Zhu HT, Ding DG, Wang S, et al. Comparison between percutaneous kyphoplasty and percutaneous vertebroplasty in terms of efficacy in osteoporotic vertebral compression fractures: A meta-analysis. Alternative Therapies in Health and Medicine, 2022b, 28(5): 49-53.

第三十一章 经皮椎间孔镜椎间盘摘除术

第一节 概 述

腰椎间盘突出是导致下腰痛的常见病因，其发病率仍在逐渐增长。后路开放手术，尤其是显微椎间盘切除术，自20世纪60年代起成为了标准的腰椎间盘突出手术方式。然而微创化已成为脊柱手术发展的必然趋势。内镜技术是利用身体的自然通道或体表的小切口（5~10 mm），通过内镜、光源影像系统及微创手术器械，对病变部位实施手术治疗的技术，具有创伤小、出血少、恢复快等优点。近年来，脊柱内镜技术，尤其是经皮椎间孔镜技术得到了快速的发展。

从19世纪80年代起，Kambin首次报道了9例经皮穿刺引导后外侧入路关节内镜下腰椎间盘髓核摘除术，获得了成功。此后他提出了经典的Kambin三角，即神经根出口、下位椎体上终板及后方上关节突构成的安全三角工作区，通过该区域可以安全地进行椎间盘的减压而不至于损伤神经根。Kambin三角的提出奠定了椎间孔镜技术的解剖基础。20世纪90年代，美籍华人Anthony Yeung设计了更为实用的YESS（Yeung endoscopic spinal system）内镜系统，通过Kambin三角进入到间盘内部，并由内向外进行间盘减压。2008年，德国Hoogland发明了TESSYS（Thomas Hoogland endoscopic spinal system）技术，与YESS技术不同的是，TESSYS技术首先使用骨钻磨除上关节突来进行椎间孔扩大成形，工作套筒可以穿过关节突，脊柱内镜可直接进入椎管内，由外向内进行间盘减压。此后，内镜技术继续蓬勃发展，进一步涌现了经皮椎间孔镜椎板间入路技术、经皮椎间孔镜全可视环锯技术、单侧入路双侧减压技术等创新性技术，手术适应证也从最初单纯的腰椎间盘突出，逐步扩展到复杂性腰椎间盘突出、腰椎管狭窄、颈椎病、胸椎间盘突出等疾病。

既往的椎间盘镜技术是从正后方入路，需要将椎板进行部分开窗，从而暴露出神经和间盘进行减压，整个操作过程通常在空气介质中进行。而经椎间孔入路的椎间孔镜技术是从侧方入路，通过进行适当的椎间孔区域关节突成形，于出口根的下方进入椎管内，显露突出的间盘和受压的神经，并进行减压。该技术利用了人体自然的孔道进入椎管内，创伤较小，因此可以在局麻下进行；整个内镜下操作过程通常在水介质下进行，因此视野非常清晰（图31-1）。

由于经皮椎间孔镜椎间盘摘除术是从后外侧入路，与后路相比，需要更精准的穿刺定位，因此存在一定的学习曲线。穿刺定位是椎间孔镜手术最为关键的步骤之一。穿刺定位准确，可确保工作套筒及后续的器械正确进入椎间孔，以得到充分的减压。由于椎间孔镜的侧入路入针点通常距离中线有一定距离，且需要特定的穿刺角度，此外由于患者的体型与解剖结构存在个体差异，因此其穿刺定位过程比后入路要复杂，容错率低。该穿刺定位过程目前仍在X线引导下进行，需要依靠术者的自身经验，对于初学者来说存在体表定位不准确、穿刺损伤以及反复透视导致的放射性风险等问题。本章将详细讲解经皮椎间孔镜技术的技术要点。

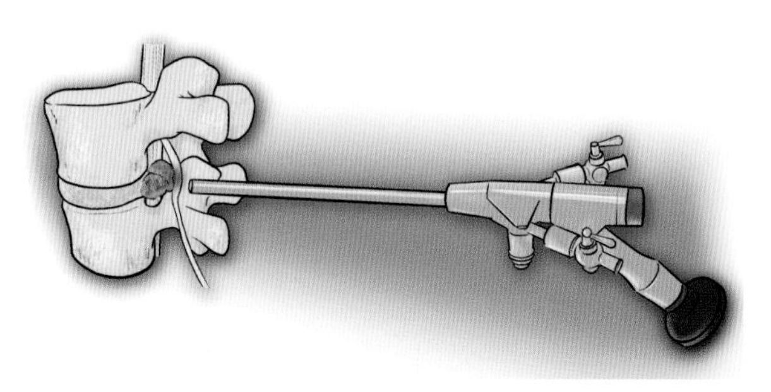

图31-1 经皮椎间孔镜腰椎间盘摘除术

第二节　适应证与禁忌证

一、适应证

（一）腰椎间盘突出症

结合腰椎间盘突出症的病史、症状（腰痛及下肢放射性疼痛）、体征（神经根受损引起的肌力、感觉、反射变化，直腿抬高试验阳性等）以及影像学检查（MRI或CT显示椎间盘突出，神经根受压，且与神经定位相符），诊断为腰椎间盘突出症。

手术指征：①腰椎间盘突出症病史超过6～12周，保守治疗效果不佳，或保守治疗有效但症状反复发作或加重；②疼痛剧烈，处于强迫体位，严重影响睡眠及日常工作生活；③有明显的神经根受损，表现为肌肉瘫痪；④有马尾综合征，括约肌功能障碍者，应按急诊进行手术。

腰椎间盘突出症是经皮椎间孔镜技术最佳的适应证，各种类型的腰椎间盘突出均适用，包括旁中央型腰椎间盘突出、中央型腰椎间盘突出、上下游离型腰椎间盘脱出、极外侧腰椎间盘突出、钙化型腰椎间盘突出等。

（二）腰椎管狭窄症

随着椎间孔镜工具的进展，尤其是可视化环锯技术的进展，目前经皮椎间孔镜技术的适应证已经从单纯的处理腰椎间盘突出扩展到了处理腰椎管狭窄，尤其适用于单节段的腰椎管狭窄。

对于单侧狭窄，可以选用经椎间孔技术或后路单侧椎间孔镜下开窗进行减压；对于双侧狭窄，可以选用椎间孔镜下后路单侧入路双侧减压技术进行减压。

（三）椎体后缘离断症

对于腰椎间盘突出，合并椎体后缘离断，可采用椎间孔镜技术进行减压。其处理方法和处理钙化型腰椎间盘突出一致。

（四）腰椎间盘源性疼痛

对于腰椎间盘突出，合并腰椎间盘源性疼痛，长期保守治疗效果不佳的患者，可以采用经皮椎间孔镜椎间盘摘除术，处理局部形成慢性炎症和痛觉过敏的间盘组织。

二、禁忌证

1. 三节或三节以上的多节段腰椎间盘突出和腰椎管狭窄。

2. 合并Ⅱ度及Ⅱ度以上的腰椎滑脱。

3. 一般状况差，存在严重合并症如心肺功能障碍、肝肾功能障碍、凝血功能障碍，无法耐受手术者。

4. 手术部位或周围存在感染性病变。

第三节　手术方法与步骤

一、手术入路选择

经皮椎间孔镜技术可分为经椎间孔入路和经椎板间入路。术前应结合患者症状和体征，完善腰椎影像学检查，判断手术节段、方式和入路。①腰椎MR：观察突出位置、是否上下游离、与神经根的关系（肩前型、腋下型）、黄韧带增生情况。②腰椎CT：观察突出是否伴有钙化，椎间孔、黄韧带等是否有增生钙化。③腰椎屈伸位X线片：判断椎间孔大小、髂嵴高度、腰椎稳定性等情况。

1. 经椎间孔入路　通常对于L1～L5的椎间盘突出，以及L5～S1的肩前型突出，采用经椎间孔入路。

2. 经椎板间入路 L5 ~ S1腋下型突出最适合经椎板间入路，对于部分L5 ~ S1高髂嵴的患者，也可采用经椎板间入路处理肩前型突出。

二、经椎间孔入路椎间孔镜椎间盘摘除术

视频7 经椎间孔入路椎间孔镜椎间盘摘除术

（一）摆放体位

椎间孔镜手术可以在俯卧位下进行，也可以在侧卧位下进行。两种体位均可，可依据术者习惯和患者情况进行选择。

1. 俯卧位特点 患者稳定性好，体位不易变动；术中拍摄正位X线片较为方便。此种体位下术者通常为正手持镜，镜下视野方向与实际解剖方向一致；可同时进行双侧减压；可同时联合椎板间入路减压。

2. 侧卧位特点 患者舒适度高，部分俯卧位疼痛严重难以坚持的患者采用侧卧位可缓解，但侧卧位患者体位易变动，术中需要及时纠正；术中拍摄侧位X线片较为方便。此种体位下术者通常为反手持镜，镜下视野方向与实际解剖方向左右相反、上下一致；患者腹腔脏器靠前，穿刺安全性高，腹压小，术中出血少；健侧腰下方给予腰桥有利于打开患侧椎间孔；术中方便进行直腿抬高试验查体。

（二）定位

将克氏针摆放在患者背部，通过透视调整克氏针位置直至到达责任间盘。调整克氏针方向直至通过椎间盘中点、上关节突尖部连线。确定克氏针位置后，可沿克氏针画出标记线。可结合患者身高、体重或磁共振/CT影像横截面（图31-2），确定旁开距离，通常L4 ~ L5节段旁开距离范围约为10 ~ 12 cm；对于高位间盘突出，旁开距离应进一步减少，以免损伤肾脏等腹腔脏器。

（三）麻醉

通常椎间孔镜手术可在局麻下进行，特殊情况下（如患者疼痛剧烈无法配合等）也可在全麻下进行手术。局麻药物配置可用10 ml罗哌卡因（100 mg/10 ml）、15 ml利多卡因（0.1 g/5 ml）和20 ml生理盐水（0.9%）。同时可给予5 μg枸橼酸芬太尼注射液静脉输液，进行镇静镇痛增强麻醉，可降低患者术中峰值疼痛。首先进行穿刺点局部麻醉，在穿刺时边进针边进行局部麻醉，尤其通过筋膜层时，在到达关节突关节靶点时可再次进行适量局部麻醉。

（四）穿刺定位

使用18 G穿刺针，扎入体表入针点，沿着定位线进行穿刺（图31-3）。穿刺时应及时进行正侧位X线透视确认穿刺针位置，首次穿刺时避免过度偏向腹侧，以免穿刺针进入腹腔，引起肠管损伤和主动脉损伤。穿刺时注意询问患者感受，若出现下肢放射痛，说明可能刺激到出口神经根，应该立即回撤穿刺针并透视查看位置。穿刺的靶点为责任节段上关节突尖部腹侧。最后应进行正侧位X线透视确认穿刺针到达靶点：正位位置为穿刺针尖端位于上关节突外侧；侧位位置为穿刺针尖端位于上关节突尖部（图31-3）。

（五）椎间孔成形

椎间孔成形是椎间孔镜手术的核心步骤，成功的椎间孔成形可以使得工作套筒和内镜有充分的空间顺利进入椎管内，进行彻底的减压。椎间孔成形目前有两种常用技术：骨钻技术和可视化成形技术。其成形特点对比参见表31-1。

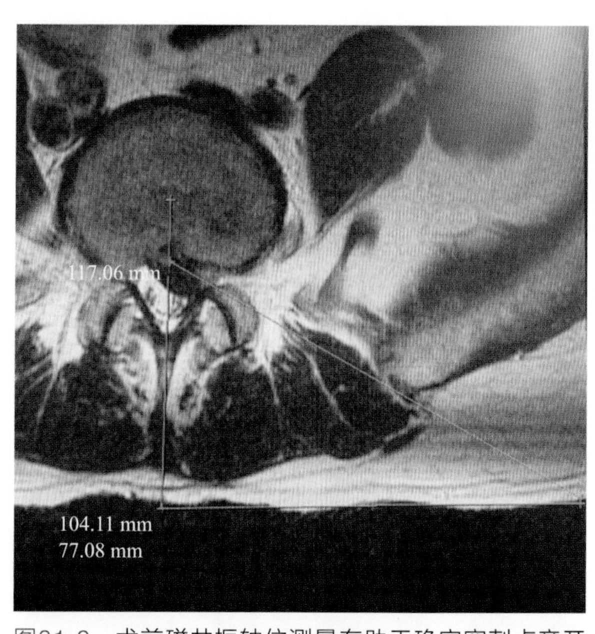

图31-2 术前磁共振轴位测量有助于确定穿刺点旁开距离

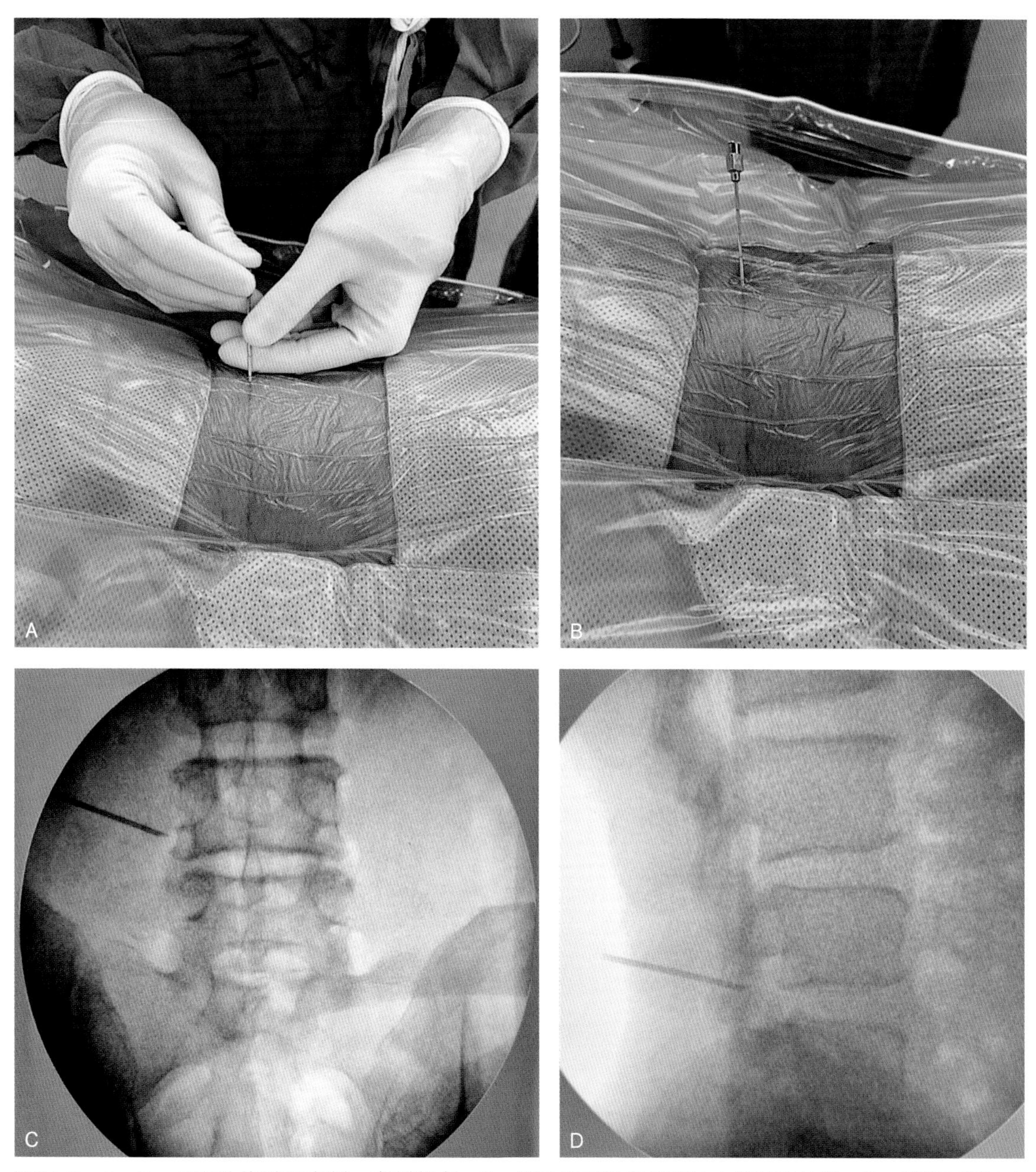

图31-3 A、B. 沿定位线进行穿刺；穿刺靶点：C. 正位穿刺针尖端到达上关节突外侧；D. 侧位穿刺针尖端到达关节突尖部

表31-1 骨钻和可视化环锯椎间孔镜成形特点对比

对比	骨钻	可视化环锯
穿刺难度	对穿刺角度、靶点要求高	对穿刺角度、靶点要求低
透视	透视多（穿刺+成形）	透视少（仅穿刺）
出血	出血少	出血多
成形效率	成形效率高	成形效率较高
成形能力	成形能力弱	成形能力强
安全性	安全性高，但可能损伤间盘	安全性较高
适用性	特殊情况（上游离、狭窄）难度大	各类型均适用

1. 骨钻技术

（1）钉穿关节突：首先使用TOM针钉穿关节突关节内缘，然后用逐级骨钻不断扩大成形椎间孔，需要在透视下进行。操作步骤：穿刺到达关节突后，取出扩张导杆，沿导丝置入TOM针，使用小锤小心地将TOM针钉穿关节突关节，在C臂引导下将TOM针调整至恰当的位置：正位显示TOM针尖穿透关节突内侧缘，侧位显示TOM针尖端位于下位椎体后上缘（图31-4）。

（2）逐级骨钻成形：置入导丝，取出TOM针，沿导丝置入逐级骨钻（4.5 mm、5.5 mm、6.3 mm、7.5 mm）进行关节突成形。首先置入4.5 mm骨钻，使用后方半球柄将骨钻拧入关节突关节，磨除关节突骨质，使用C臂确认骨钻位置完全穿过关节突关节内侧皮质：正位显示骨钻末端穿透关节突内侧缘，侧位显示骨钻末端位于下位椎体后上缘（图31-5）。之后拔出骨钻，进一步使用更大直径的骨钻，依次进行关节突成形，直至空间足够容纳工作套筒。需要注意的是，骨钻技术TOM针钉穿关节突和第一级骨钻的位置非常关键，因为其决定了后续逐级骨钻和工作套筒的方向，一旦第一级骨钻确定方向后，后续的逐级骨钻都会按照这个方向进入，较难调整，因此应该确保第一级骨钻就要到达理想的位置。

（3）置入工作套筒：取出骨钻，将铅笔头导杆沿导丝置入成形好的工作通道内，使用小锤将工作套筒沿铅笔头导杆小心锤入椎管内，取出铅笔头导杆及导丝。使用C臂确认工作套筒位置：正位上套筒尖端穿过关节突，接近间盘中点；侧位上套筒尖端位于椎间盘正后方（图31-6）。

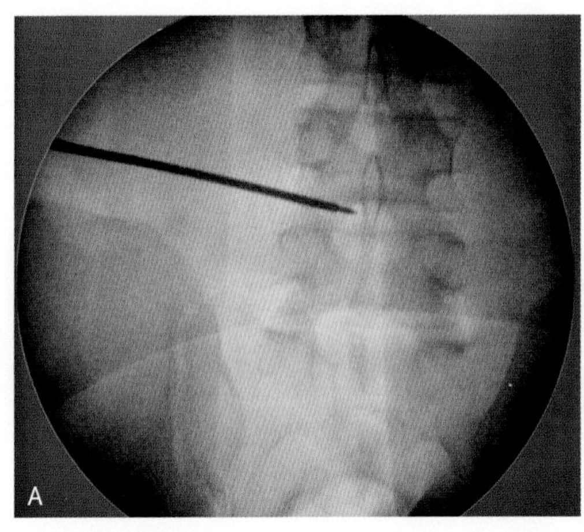

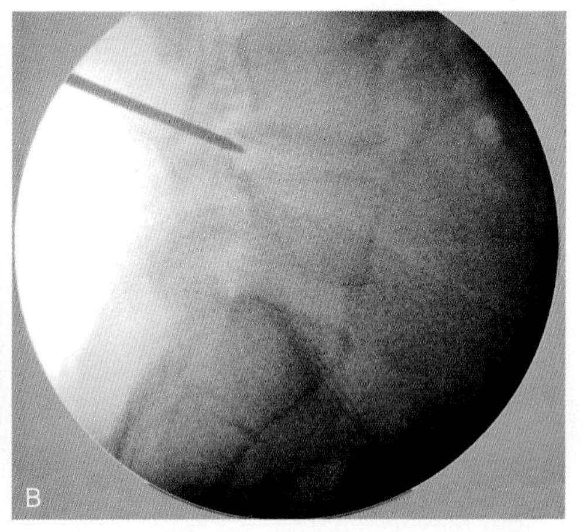

图31-4 骨钻技术TOM针靶点位置：A. 正位显示TOM针尖穿透关节突内侧缘；B. 侧位显示TOM针尖端位于下位椎体后上缘

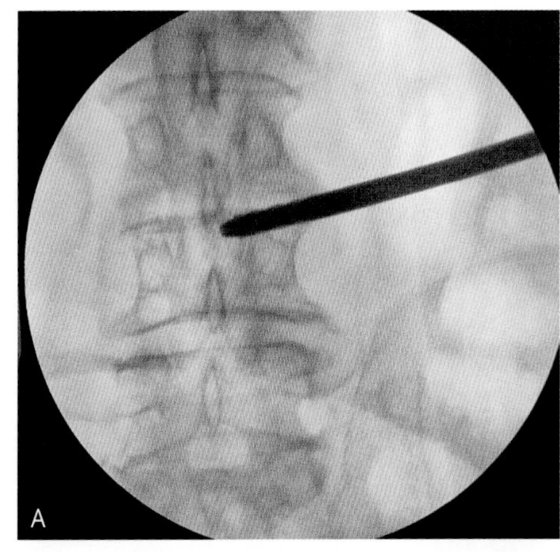

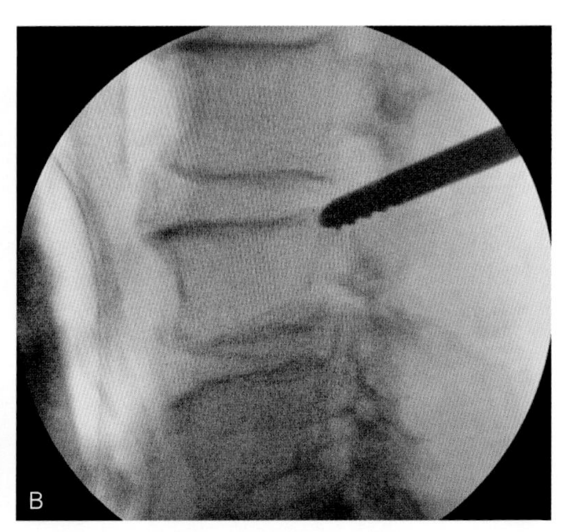

图31-5 骨钻应完全穿过关节突关节内侧皮质：A. 正位显示骨钻末端穿透关节突内侧缘；B. 侧位显示骨钻末端位于下位椎体后上缘

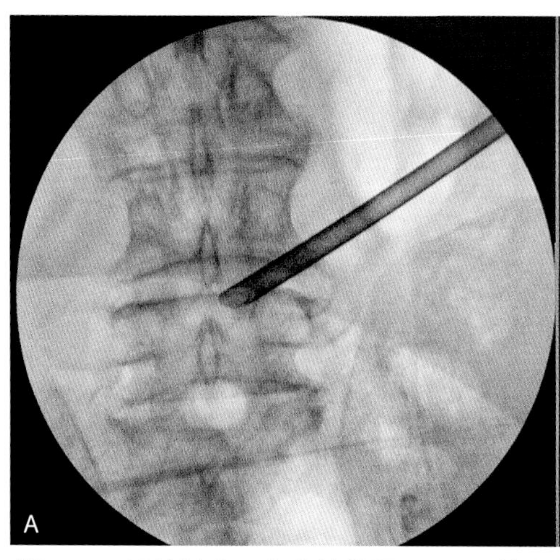

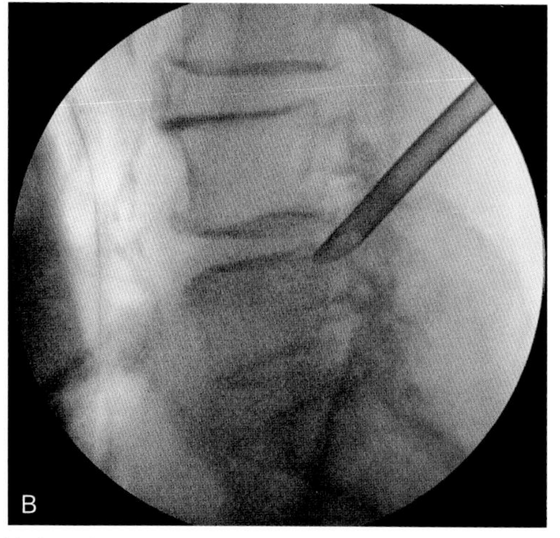

图31-6　骨钻技术工作套筒位置：A．正位上套筒尖端穿过关节突，接近间盘中点；B．侧位上套筒尖端位于椎间盘正后方

2．可视化环锯技术

关节突成形过程不需要在X线引导下进行，而是完全在内镜下进行。可视化环锯技术为目前首选的关节突成形技术，具有一系列的优点，包括：使用的工具简单（图31-7、图31-8）；穿刺靶点范围广；成形时通常不需要进行透视，透视次数少；容错率高，可以多次成形，可以随时调整方向，成形能力更强；由于没有椎管内挤压效应，患者舒适度较高；尤其适合腰椎间盘突出上下游离、腰椎管狭窄等复杂情况。环锯使用时由于切割效应，出血会比骨钻明显，术中应注意止血。

（1）放置工作套筒：穿刺针到达关节突后，以穿刺点为中心切开皮肤约0.8 cm，经穿刺针置入导丝，取出穿刺针，沿导丝置入逐级软组织扩张器扩张软组织。沿扩张器置入外套筒，使用小锤小心地敲击外套筒，使其末端开口处含住关节突关节，尽量紧贴关节突骨质，否则内镜下会看到肌肉组织，清理和定位关节突都将变得困难。使用C臂确认外套筒位置：侧位上外套筒末端开口位于关节突关节处（图31-9）。

（2）连接内镜：将光源线、视频数据线连接到脊柱内镜，固定连接线。内镜下调节白平衡。连接灌洗生理盐水。将可视化环锯放入外套筒中，将内镜放入可视化环锯中（图31-10）。

（3）显露关节突：内镜下使用髓核钳和等离子刀头进行清理。首先清除工作套筒内的凝血块。开始操作前，需要认真辨认镜下视野方向，包括头尾端位置，初步判断关节突、出口神经根、走行神经根、突出间盘的大致位置。清理

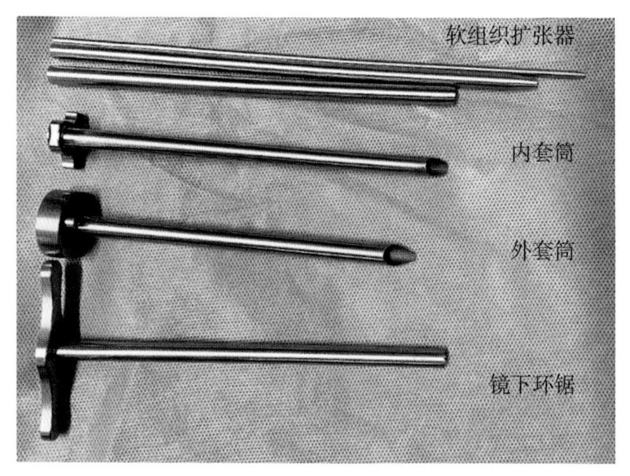

图31-7　可视化环锯工具：外套筒、内套筒、可视化环锯配合使用

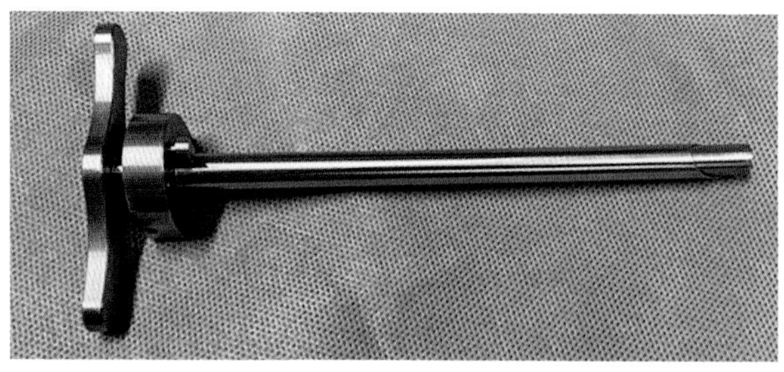

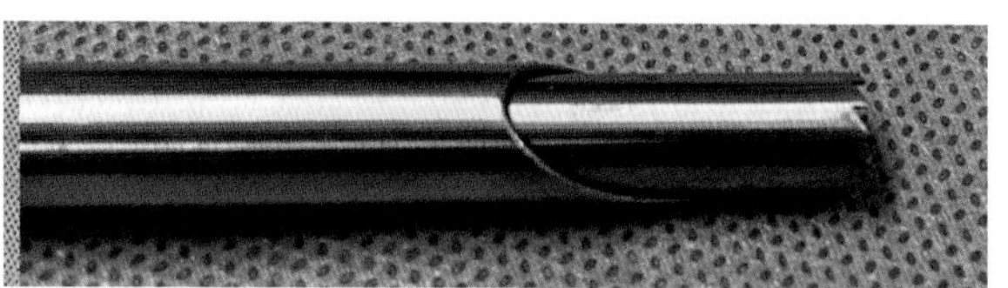

图31-8　可视化环锯插入外套筒中

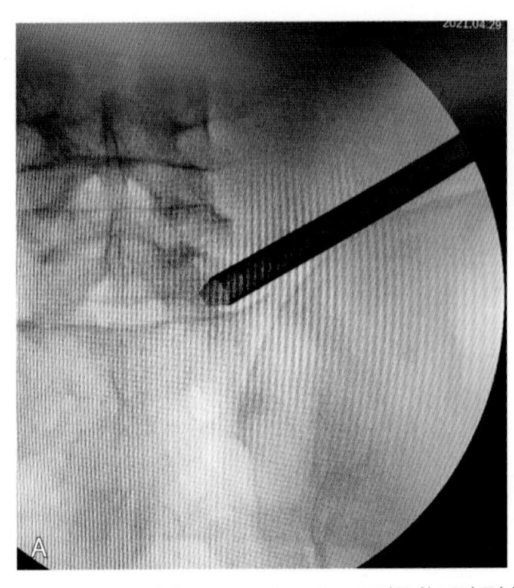

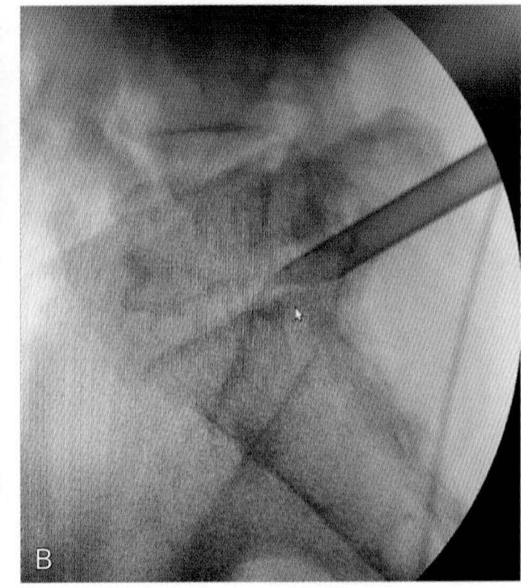

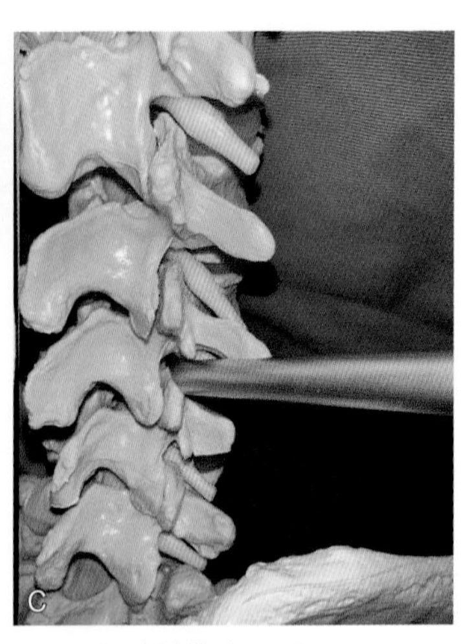

图31-9　A～C．可视化环锯技术套筒位置：末端开口处含住关节突关节，尽量紧贴关节突骨质

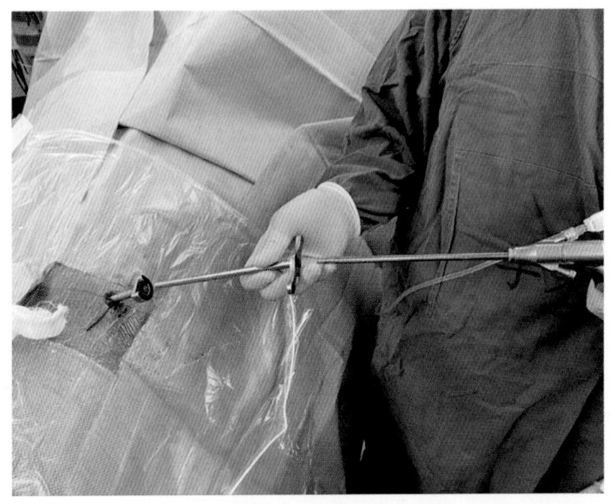

图31-10　可视化环锯放入外套筒，内镜放入可视环锯中

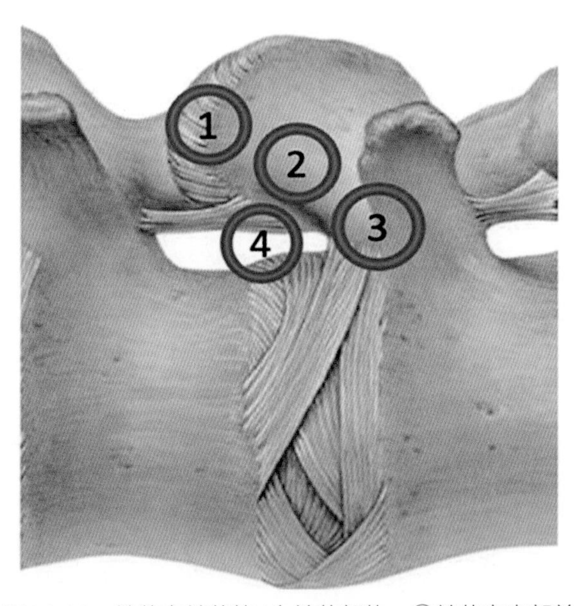

图31-11　关节突关节的4个关节部位：①关节突尖部关节囊、②关节突基底部、③椎弓根、④关节突腹侧间隙

内镜中的软组织，包括覆盖在关节突表面的肌层、韧带、脂肪以及毛细血管，并及时使用射频刀头进行止血，最终逐步显露出关节突的关节囊。随后将关节突关节完全显露，辨别关节突关节的4个关节部位：关节突尖部关节囊、关节突基底部、椎弓根、关节突腹侧间隙（图31-11、图31-12）。使用等离子头处理关节突周围的毛细血管，进行预止血，以免下一步关节突成形时过多出血。

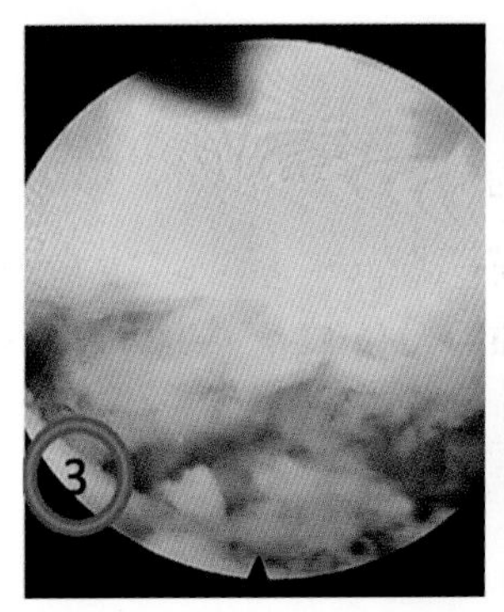

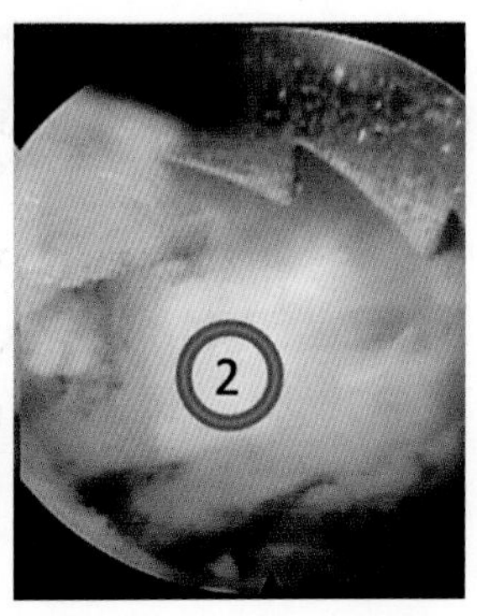

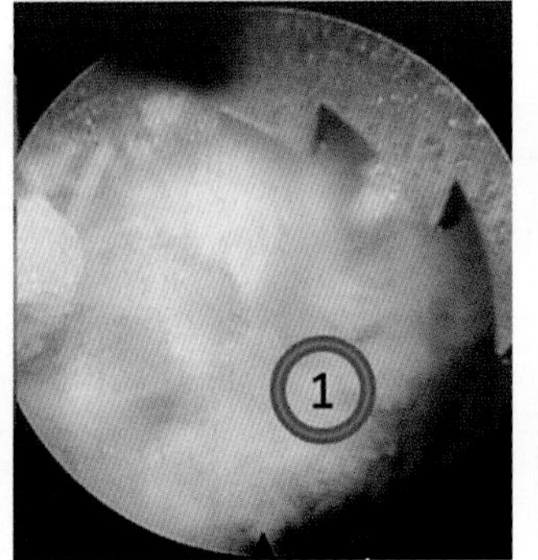

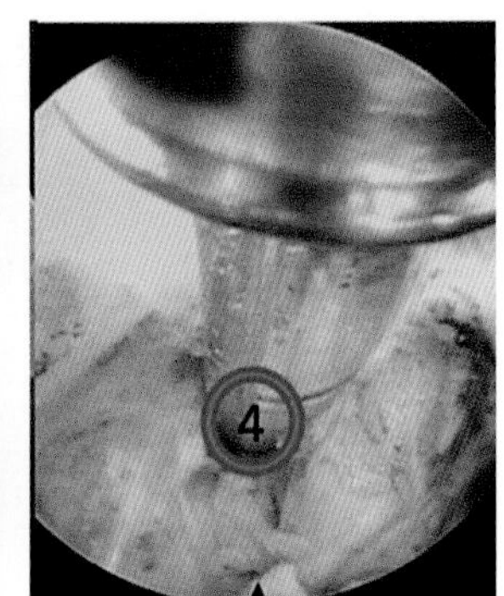

图31-12　镜下辨别关节突关节的4个关节部位：①关节突尖部关节囊、②关节突基底部、③椎弓根、④关节突腹侧间隙

（4）使用环锯进行关节突成形：第一锯最为关键，使用镜下环锯环除上关节突尖部腹侧，环锯应垂直关节突表面，关节突腹侧不要残留骨质；要注意尽量不要满锯；环除骨块时需用力顶住，骨块松动即停止，利用深方黄韧带保护神经。骨块松动后，使用髓核钳取出骨块，随后清理通道内血块，使用等离子刀头仔细止血，若成功环透关节突内存皮质，可见深层黄韧带组织。根据需要（突出物的位置、狭窄的范围等）进行第二锯甚至更多，可继续往尾端和头端打开关节突关节，直至充分显露神经根和突出间盘组织。关节突成形充分减压的范围：头侧为黄韧带头端起点，即上位椎体下椎板；尾侧为黄韧带尾端止点，即上关节突基底部及椎弓根上缘；背侧为显露神经背侧黄韧带区域。

（5）内镜下减压：内镜进入椎管内后，首先使用髓核钳和等离子刀头进行清理，直至清晰地辨别以下结构（从背侧到腹侧）：关节突关节、黄韧带、神经根、后纵韧带、纤维环。逐渐从外向椎管内进行探查，找到突出间盘，适当打开部分背侧黄韧带，显露受压神经根。之后可进行突出间盘减压，首先使用蓝钳、等离子刀头、髓核钳或神经剥离子，进行纤维环破口；破口后先使用直髓核钳减压破口下方突出髓核（图31-13），之后使用45°髓核钳减压深方髓核。对于腰椎间盘突出下游离等情况，若难以取出髓核，可向中央适量打开后纵韧带和纤维环，以便更好地显露突出间盘。髓核减压后，通常可见神经明显松动。整个减压过程中可随时使用等离子刀头进行止血、清理，保证术野的清晰。操作时动作轻柔，注意避免损伤神经。

（6）内镜下探查：突出间盘减压完成后，应进行详细的探查，避免突出间盘残留。探查范围包括：神经根腹侧间盘中央区域、侧隐窝区域和头端区域。确保神经全程松解。可让患者咳嗽或抽动微创器械，观察神经根活动情况。镜下见神经根复位，神经根表面血管充盈、搏动良好、神经根无明显压迫、无明显活动性出血，询问患者症状大部分缓解，确认减压充分（图31-14）。必要时可术中行直腿抬高试验协助判断。使用射频刀行纤维环成形。

内镜下减压完成的基本状况：①取出足够量的突出间盘（取出的髓核体积与磁共振检查中一致）；②镜下可见突出间盘清除完毕；③神经根周围空间充分打开，神经根回落；④抽动器械或让患者咳嗽时，神经根可跟随活动；⑤器械轻触神经根时，无剧烈疼痛。

内镜下减压完成的理想状况（非必要条件）：①神经完全恢复自主搏动；②神经根完全显露；③术中直腿抬高试验阴性，可见神经根滑动；④神经根表面血管充盈；⑤患者主观感受下肢明显轻松。

（7）手术结束：拔出工作套筒，缝合伤口并进行包扎，手术结束。注意伤口不应缝合过紧，因为椎间孔镜手术通常术后不用放置引流管，伤口内的液体需要沿着伤口渗出。术后应对患者进行神经系统查体，包括直腿抬高试验，以及检查下肢肌力情况等。

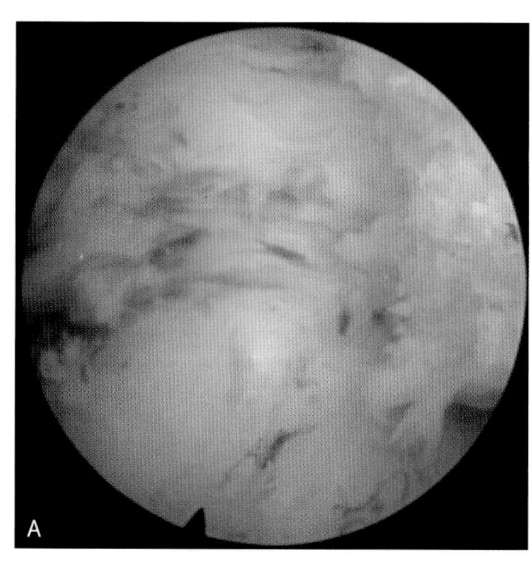

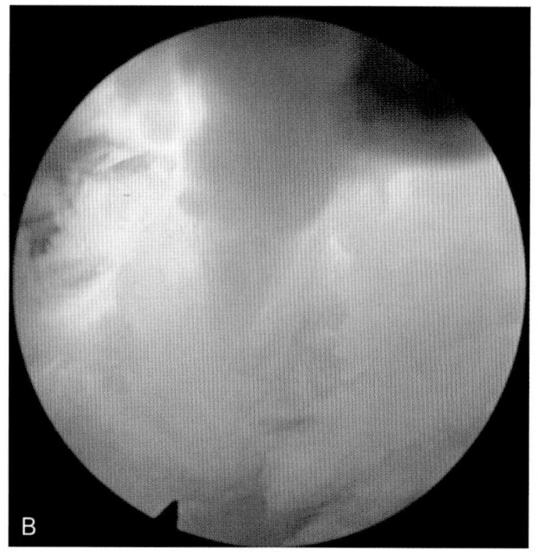

图31-13 A. 内镜下显露突出间盘和受压神经根；B. 使用髓核钳减压突出间盘

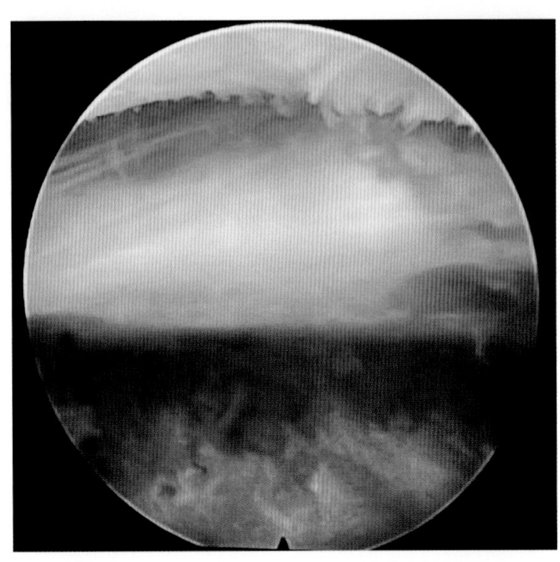

图31-14 内镜下突出间盘减压后神经松解

三、经椎板间入路椎间孔镜椎间盘摘除术

（一）腋下入路

视频8 经椎板间入路椎间孔镜椎间盘摘除术

患者俯卧位，髋关节轻度屈曲，使用C臂及克氏针定位责任节段患侧椎板间隙中点，标记为入针点。常规术区皮肤消毒、铺巾，使用神经外科贴膜保护术区。予以5 μg枸橼酸舒芬太尼注射液静脉输液。使用罗哌卡因（100 mg/10 ml）10 ml、利多卡因（0.1 g/5 ml）15 ml及0.9%生理盐水20 ml配置局麻药物，于穿刺点沿穿刺通道行局部逐层麻醉。

使用18 G穿刺针进行穿刺，到达黄韧带后方，使用C臂确认穿刺针位于患侧椎板间隙中点。以穿刺点为中心切开皮肤约0.8 cm，经穿刺针置入导丝，取出穿刺针，沿导丝置入逐级软组织扩张导杆扩张软组织，沿扩张导杆置入工作套筒，取出扩张导杆，使用C臂确认工作套筒位于患侧椎板间隙。

连接脊柱内镜、光源线及视频数据线，调节脊柱内镜白平衡，连接灌洗生理盐水。将内镜置入工作套筒，内镜下旋转工作套筒前进，使用髓核钳进行解剖，使用射频刀头进行止血，显露黄韧带组织。反复旋转工作套筒尖端长斜口进行黄韧带破口，将长斜口插入黄韧带破口中，慢慢旋转套筒，使黄韧带破口增大。使用髓核钳进一步打开黄韧带，显露椎管内组织。使用髓核钳清理硬膜外脂肪，使用射频刀头进行止血，显露硬膜囊及神经根腋下区域。将工作套筒长斜口插入腋下区域，缓慢旋转套筒，将硬膜囊推向内侧，显露腋下区域突出椎间盘。使用神经探钩插入突出椎间盘，再次确认为突出椎间盘后，使用髓核钳将突出的间盘取出。探查腋下区域头侧、硬膜囊腹侧以及神经根腹侧等区域，确保无残留突出间盘组织。镜下见神经根复位，神经根表面血管充盈、搏动良好、神经根无明显压迫、无明显活动性出血，询问患者症状大部分缓解，确认减压充分。使用射频刀行纤维环成形。拔出工作套筒，缝合伤口并进行包扎。

（二）肩上入路

患者俯卧位，髋关节轻度屈曲，使用C臂及克氏针定位责任节段患侧椎板间隙外上角L点（上位椎板下缘及关节突内缘交点），标记为入针点。常规术区皮肤消毒、铺巾，使用神经外科贴膜保护术区。予以5 μg枸橼酸舒芬太尼注射液静脉输液。使用罗哌卡因（100 mg/10 ml）10 ml、利多卡因（0.1 g/5 ml）15 ml及0.9%生理盐水20 ml配置局麻药物，于穿刺点沿穿刺通道行局部逐层麻醉。

使用18 G穿刺针进行穿刺，到达黄韧带后方，使用C臂确认穿刺针位于患侧椎板间隙外上角L点。以穿刺点为中心切开皮肤约0.8 cm，经穿刺针置入导丝，取出穿刺针，沿导丝置入逐级软组织扩张导杆扩张软组织，沿扩张导杆置入工作套筒，取出扩张导杆，使用C臂确认工作套筒位于患侧椎板间隙外上角。

连接脊柱内镜、光源线及视频数据线，调节脊柱内镜白平衡，连接灌洗生理盐水。将内镜置入工作套筒，内镜下旋转工作套筒前进，使用髓核钳进行解剖，使用射频刀头进行止血，显露上位椎板下缘、关节突内缘以及附着的黄韧带组织。使用镜下环锯（或镜下磨钻、枪钳等工具）去除部分上位椎板下缘和关节突内缘骨质，使用髓核钳进一步打开黄韧带，显露椎管内神经根肩上区域，发现突出椎间盘。使用神经探钩插入突出椎间盘，再次确认为突出椎间盘后，使用髓核钳将突出的间盘取出。探查神经根肩上区域头侧及神经根腹侧等区域，确保无残留突出间盘组织。镜下见神经根复位，神经根表面血管充盈、搏动良好、神经根无明显压迫、无明显活动性出血，询问患者症状大部分缓解，确认减压充分。使用等离子刀头进行纤维环成形。拔出工作套筒，缝合伤口并进行包扎。

第四节　注意事项

一、术中方向控制

椎间孔镜技术是一个经皮微创技术，术中的方向控制十分重要，包括穿刺针的方向控制、工作套筒的方向控制以及内镜下的方向控制。

（一）穿刺针方向控制

对于L4/5节段，可给予10°头倾角；对于L5/S1节段，克氏针应跨过髂嵴上缘，与间盘连线；对于突出下游离的情况，头倾角可适当加大；对于上游离的情况，头倾角可适当减小。穿刺时应首先偏背侧，再逐渐往腹侧调整。穿刺针严禁过度偏向腹侧到达椎体前外侧缘，以免造成腹腔大血管、脏器和肠管损伤。

（二）工作套筒方向控制

工作套筒需要从椎间孔的下半部分进入到椎管内，要注意避免过度偏向头侧以造成出口神经根损伤。对于骨钻技术，工作套筒需要放置到椎管内部，套筒尖端至少要跨过关节突内侧皮质。对于可视化环锯技术，工作套筒可随着关节突成形的进行逐渐深入到椎管内。术中可通过肉眼观察工作套筒的倾斜角度，判断是否偏离定位线来判断工作套筒的位置。

（三）内镜下方向控制

内镜下操作时应该随时注意判断方向，可采用以下方法：①内镜下观察是否可以观察到上关节突结构，如果可以说明未偏离；②内镜下是否可以看到椎间孔区域的间盘结构，如果可以说明未偏离；③关节突成形后能否看到内侧的黄韧带，若未看到黄韧带，说明方向偏移或成形不足。如果通过以上方法，仍然无法判断时，可以进行术中透视，来定位和调整工作套筒的位置。

二、术中出血控制

虽然在椎间孔镜技术正常穿刺和置管路径上并没有可导致严重出血的重要大血管结构，但椎间孔区域富含血管结构，脊柱内镜手术无法完全回避，因此术中镜下出血较为常见，几乎是每一台脊柱内镜手术都需要面对的问题。术中出血的原因主要分为两类，分别为术中操作因素和患者自身因素。

术中操作因素主要包括：①穿刺引起的根动脉损伤；②术中反复改变工作通道导致周围肌肉出血；③椎间孔过度成形或成形范围偏前导致微动脉和静脉丛损伤；④关节突成形后引起的松质骨面渗血；⑤使用镜下环锯时未预防性电凝止血，外套筒未紧密覆盖关节突，导致环锯损伤血管丛；⑥髓核钳椎管内操作所导致的椎管内静脉丛及微动脉出血。

患者自身因素主要包括：①高血压或术中血压升高明显；②凝血功能障碍、长期服用抗凝或者活血药物；③翻修手术或既往曾行臭氧、胶原酶等介入治疗导致椎管内粘连，分离粘连可能导致血管丛损伤引发出血；④突出间盘钙化，去除钙化组织可导致出血。

术中大多数情况为轻微的渗血，通过镜下双极射频刀头电凝软组织出血点、增加水压、套管挤压、充分镇痛镇静等方法通常即可有效止血。少数情况可出现镜下持续性出血不止，镜下视野红染，血液从内镜逆流而出等情况，术者无法进行镜下操作，造成较大困扰。当出现此种情况时，首先应尝试使用等离子刀头向可疑的出血部位进行止血，需要注意观察患者的疼痛反应，不能持续性电凝以免损伤神经。若仍然无法有效止血，可关闭冲洗生理盐水，取出内镜，封堵工作套筒，等待5分钟，等待自然凝血。观察到工作套筒和伤口周围无活动性出血后再下内镜观察，一般情况下凝血功能正常的患者即可有效止血。必要时术中可给予氨甲环酸等药物静脉输入协助止血。

三、患者术中疼痛控制

为了降低神经根损伤风险，经皮椎间孔椎间盘摘除术中患者需保持清醒，以对下肢神经根刺激及时反馈，便于术者判断操作是否引起神经根卡压或损伤，因此局部麻醉成为手术的首选麻醉方式。所以术中的疼痛控制是非常重要的环节。术中的疼痛程度通常与以下因素有关：①腰椎间盘突出患者术前的疼痛程度；②术者的操作技术；③腰椎间盘突出的位置、粘连、钙化等特殊情况；④患者的疼痛阈值个体差异；⑤术中采取的镇痛措施。这些因素中术者的操作技术和采取的镇痛措施是可以进行控制的。

可降低术中疼痛的操作技巧包括：①选择合适的体位和入路：对于俯卧位疼痛加重的患者，可采取侧卧位，可改善体位诱发的疼痛；对于L5-S1腋下型突出，选择经椎板间入路，可于腋下直接看到突出间盘组织进行减压，减少对神经的激惹诱发疼痛；对于L5-S1肩前型突出，可选用经椎间孔入路，进入椎间孔后可以直接看到突出间盘进行减压，减少对神经的激惹诱发疼痛；②穿刺时注意与患者保持沟通，避免刺激出口神经根，患者异常疼痛时及时回撤，透视确认位置；③椎间孔成形时注意控制好方向和深度，避免过度挤压椎管内神经根；④镜下操作时仔细解剖显露神经，避免牵拉、夹钳神经，避免等离子刀头在神经表面持续电凝。

如果术中患者疼痛严重，难以耐受，可采用以下策略：①暂停目前操作；②可局部补充局麻药物；③可静脉补充镇静镇痛药物，例如使用5 μg枸橼酸芬太尼注射液静脉输液。极端情况下，亦可改为全麻下操作。

四、可能发生的并发症

（一）神经损伤

脊柱内镜手术的目的是解除神经的压迫，作为一种微创手术，虽然内镜手术对软组织和骨性结构损伤较小，但由于操作区域较小，又紧邻神经，也就存在神经损伤风险。尤其对于初学者来说，镜下操作不熟练，镜下解剖结构陌生，神经损伤的风险相对更高，给患者造成不良的影响。腰椎节段主要的神经结构包括硬膜、背根神经节、出口神经根及走行神经根。根据损伤的部位，可分为背根神经节损伤、出口神经根损伤、走行神经根损伤和硬膜损伤。

术后神经感觉异常是椎间孔镜手术常见的并发症，同时也是经椎间孔入路脊柱内镜手术一个独特的并发症，通常是由术中对出口神经根的背根神经节造成刺激所导致的。临床主要表现为出口神经根支配区的烧灼感、胀痛感、麻木感以及痛觉过敏，持续时间数天到数月不等。部分患者可发展成为持续性的神经病理性疼痛，表现为严重的下肢感觉异常。

神经根损伤是脊柱内镜手术中较为严重的并发症。一般可分为出口根损伤和走行根损伤。与背根神经节损伤不同的是，神经根损伤的临床表现不仅会出现神经支配区域的感觉障碍，同时会出现肌力下降或消失。神经根损伤的发生率为0.3%~0.7%。虽然发生率虽然较低，但通常会带来严重的后果。对于怀疑神经根损伤的患者，应在术后立即进行下肢肌力的检查。对于出现神经根损伤的患者，可于术后尽早开始地塞米松静脉输液抗炎治疗，对于肌力损伤严重的患者必要时可行甲泼尼龙冲击治疗。同时予以营养神经药物治疗。术后应密切监测患者神经功能变化。后期应进行系统的康复治疗，包括肌肉功能锻炼、物理治疗、针灸诊疗等。

（二）硬脊膜撕裂

硬脊膜撕裂是脊柱手术中较为常见的一种并发症，通常会导致脑脊液漏的发生。无论是开放手术，还是微创手术，都需要在硬脊膜周围进行手术操作，因此不可避免地存在一定损伤的概率。硬脊膜撕裂在脊柱手术中的整体发生率为1%~17.4%，腰椎显微手术中的发生率为5.05%，在脊柱内镜手术中的发生率为1.1%。

对于非隐匿性的硬脊膜撕裂，术中可见硬膜囊表面完整性破坏，硬脊膜表面局部出现椭圆形的缺口。由于脊柱内镜手术通常为局麻手术，患者术中是清醒的，当出现硬脊膜撕裂时，由于生理盐水灌注压大于脑脊液压力，患者可在术中出现一系列神经症状，包括：头颈部疼痛僵硬、腰臀部疼痛麻木、双下肢麻木等症状，少部分患者会出现小便便意。对于微小的硬脊膜破裂，术中可无明显的临床症状。此外，少数患者可观察到马尾神经从硬膜囊裂口疝出，形成神经嵌顿疝。此种情况下患者可突发下肢剧烈的过电样疼痛，咳嗽等增加腹压的动作可诱发疼痛加重。

由于脊柱内镜手术中的硬脊膜破裂多数较轻，大多数患者不需要进行缝合，保守治疗可愈合。对于少部分破口较大，或伴有神经嵌顿症的患者，可行手术修补。

（三）类脊髓高压综合征

椎间孔镜手术由于是局麻手术，少部分患者术中会主诉颈部疼痛，此时应警惕类脊髓高压综合征的发生。类脊髓高压综合征是由于脊髓压力失衡引起的一系列神经症状。除了颈部疼痛外，还可以有表现多样的症状，包括颈部僵硬、头痛、腰臀部及会阴部疼痛麻木、双下肢麻木、耳鸣、视物模糊等症状，部分患者可表现出极度烦躁、濒死感、癫痫和短暂性意识丧失，可伴有或不伴有血压升高、心率增快等体征。

目前大多数学者认为类脊髓高压综合征是由脊柱内镜手术中持续冲洗的高灌注压引起颈部硬膜外压力升高，进一步影响到颅内压力所引起的。脊柱内镜手术中，为了保证手术视野的清晰，需要持续性地进行大量生理盐水冲洗。由于工作套筒直接放置于硬膜外间隙中，冲洗液体的压力将影响到硬膜外腔的压力。硬膜外腔是贯穿整个脊柱的一个潜在间隙，液体压力会从腰椎逐渐向上传导。脊髓中的脑脊液和颅内的脑脊液相通，当硬膜外压力增高超过硬膜囊的代偿能力时，会对硬膜囊造成挤压，进一步会影响颅内压力。

类脊髓高压综合征的防治措施：①在满足视野清晰的前提下，尽量避免冲洗液引起的椎管内压力增高，避免人为对冲洗盐水袋进行暴力挤压，避免长时间过高放置冲洗生理盐水，进入椎管内时尽量避免接双路冲洗盐水；②控制手术时间，避免长时间冲洗；③术中及时使用等离子刀头进行有效止血，尽量避免长时间通过增加冲洗压或封堵出水口来达到止血目的；④术中镜下精细操作，尽量避免硬脊膜损伤；⑤当患者出现颈部疼痛症状时，应视为颅内压升高的前兆信号，应尽快停止冲洗和手术操作，检查是否存在相关诱发因素，待患者症状缓解后再继续进行，争取尽快完成手术；⑥若出现持续性的严重症状，术中可予以镇静药物等对症处理。

（四）术后血肿

术中出血是每一台内镜手术都要面对的问题，但绝大多数患者为微量渗血，可自发凝血。但若出血量大或出血难以控制时，可发生术后血肿，分为腹膜后血肿和硬膜外血肿。

当腰动脉受到损伤时，术后可产生腹膜后血肿，由于压迫腰丛，术后早期出现腰腹部及腹股沟区域疼痛，屈曲髋关节可缓解，一般不出现原有的坐骨神经痛症状。MRI扫描可发现腰大肌区域在T2加权像上有高信号影。

当椎管内或椎间孔内的动静脉丛损伤时，罕见情况下可形成局限于椎管内或椎间孔内的硬膜外血肿，血肿可压迫神经根并导致根性疼痛。

通常经严密监测、输血、补液等保守治疗后，可控制血肿进展。如果血肿进展未能控制或引起进行性肌力下降，应尽快进行探查减压手术，并经皮放置引流管。

（五）大血管损伤

通常情况下，脊柱内镜的手术通道（经椎间孔入路和经椎板间入路）中是不包含大血管结构的，精准的操作通常不会伤及大血管。然而，如果操作时偏离了正常的通道，可能会引起脊柱周围的大血管损伤，包括腹主动脉、腔静脉等。此外，若镜下行间盘减压过深，超过了椎间盘的前缘，可能会伤及脊柱前方的大血管。

术中若及时发现出血，应立即将患者转为仰卧位，行开腹手术修复损伤血管。亦可请血管外科会诊协助处理。若未及时发现，可能导致大出血、低血容量性休克，甚至死亡。

（六）腹腔脏器损伤

由于脊柱内镜手术特殊的手术通道，从侧后方经椎间孔进入椎管内，与后腹膜毗邻，因此存在损伤腹腔脏器的可能性。腹腔脏器损伤通常发生于经椎间孔入路的穿刺定位过程中，如术者进针角度过于垂直，超过安全的穿刺角度范围时，穿刺针会直接穿透后腹膜。不同节段可能损伤的前方腹腔脏器有所不同，L4～S1层面可能损伤肠道，L3～4层面可能损伤肾脏，L1～2层面或胸椎层面可能损伤前方的肺部。

（七）术后感染

术后感染是脊柱手术中较为严重的一种并发症，其发生率为0.1% ~ 0.4%，最为常见的原因为细菌感染。椎间孔镜术后也存在感染概率，由于创伤小、术中持续无菌生理盐水冲洗等原因，发生的概率较低。

（八）腰椎间盘术后复发

腰椎间盘术后复发是腰椎间盘单纯摘除非融合手术的常见并发症。椎间孔镜术后总体的复发率为3.6%。其中经椎间孔入路的复发率为4.2%，经椎板间入路的复发率为3.4%。年龄较大（≥50岁）和BMI较高（≥25岁）的患者术后复发率增高。此外，患有重度终板炎的患者，术后复发率也会增高。大多数病例复发的时间发生在术后6个月内。术后复发的临床表现为：术后腰痛及坐骨神经痛存在显著缓解期后，突然出现腰部及下肢的放射性疼痛，疼痛范围通常与术前一致，程度可重于术前。对于此种情况，应及时复查腰椎MRI，对于复发程度严重、保守治疗效果不佳的患者，可再次进行内镜手术翻修。

第五节　应用与评价

经皮椎间孔镜椎间盘摘除术在国内外已经得到了广泛的应用，逐渐成为治疗腰椎间盘突出症首选的成熟术式，取得了良好的疗效。

经皮椎间孔镜技术的优点包括：①可以在局麻下完成手术；②创伤小，体表切口仅8 mm左右，对于椎旁肌肉等软组织损伤较小；③出血少；④安全性高，内镜下水介质视野清晰，局麻下操作神经时可得到患者的反馈，可有效避免神经损伤；⑤恢复快，患者可早期恢复正常的工作和生活。

目前中国和北美权威协会最新的腰椎间盘突出诊疗指南中，都给予了脊柱内镜技术较高的评价和证据等级，认为经皮内镜腰椎间盘切除术是治疗腰椎间盘突出症的安全、有效的微创术式，与开放手术、显微或显微内镜腰椎间盘切除术的效果相同，而经皮内镜腰椎间盘切除术更加微创化，创伤更小、恢复更快。

在早期的脊柱内镜时代，经皮椎间孔镜椎间盘摘除术的应用主要局限于单纯的腰椎间盘突出。随着内镜和相关相关手术器械的发展，椎间孔镜的减压能力不断提高，目前已从单纯的间盘减压扩充为全椎管减压，手术适应证也得到了扩充，包括游离性椎间盘突出、钙化性椎间盘突出、椎间孔区腰椎间盘突出以及腰椎管狭窄等。如今，大多数腰椎间盘突出和部分椎管狭窄可以通过经皮椎间孔镜手术进行治疗。随着器械的发展和技术的进步，目前经皮椎间孔镜椎间盘摘除术的并发症发生率也逐渐降低。

综上所述，有充分的证据可以证实经皮椎间孔镜椎间盘摘除术具有良好的疗效，安全性较高，目前已成为腰椎间盘突出症治疗的首选术式，同时也是脊柱疼痛微创治疗的重要术式。

（李水清　黄　鑫）

参考文献

1. Ahn Y, Kim JU, Lee BH, et al. Postoperative retroperitoneal hematoma following transforaminal percutaneous endoscopic lumbar discectomy. Journal of Neurosurgery. Spine, 2009, 10(6): 595-602.
2. Ahn Y, Lee HY, Lee SH, et al. Dural tears in percutaneous endoscopic lumbar discectomy. European Spine Journal: Official Publication of the European Spine Society, the European Spinal Deformity Society, and the European Section of the Cervical Spine Research Society, 2011, 20(1): 58-64.
3. Chen C, Ma X, Zhao D, et al. Full endoscopic lumbar

foraminoplasty with periendoscopic visualized trephine technique for lumbar disc herniation with migration and/or foraminal or lateral recess stenosis. World Neurosurgery, 2021, 148: e658-e666.
4. Cho JY, Lee SH, Lee HY. Prevention of development of postoperative dysesthesia in transforaminal percutaneous endoscopic lumbar discectomy for intracanalicular lumbar disc herniation: floating retraction technique. Minimally invasive neurosurgery: MIN, 2011, 54(5-6): 214-218.
5. Choi I, Ahn JO, So WS, et al. Exiting root injury in transforaminal endoscopic discectomy: preoperative image considerations for safety. European Spine Journal, 2013, 22(11): 2481-2487.
6. Choi KB, Lee CD, Lee SH. Pyogenic spondylodiscitis after percutaneous endoscopic lumbar discectomy. Journal of Korean Neurosurgical Society, 2010, 48(5): 455-460.
7. Gao A, Yang H, Zhu L, et al. Comparison of interlaminar and transforaminal approaches for treatment of l5/s1 disc herniation by percutaneous endoscopic discectomy. Orthopaedic Surgery, 2021, 13(1): 63-70.
8. Ge R, Liu Z, Huang W. Percutaneous transforaminal endoscopic discectomy is a safer approach for lumbar disc herniation. American Journal of Translational Research, 2022, 14(9): 6359-6367.
9. Hoogland T, Schubert M, Miklitz B, et al. Transforaminal posterolateral endoscopic discectomy with or without the combination of a low-dose chymopapain: a prospective randomized study in 280 consecutive cases. Spine, 2006, 31(24): E890-897.
10. Hoogland T, van den Brekel-Dijkstra K, Schubert M, et al. Endoscopic transforaminal discectomy for recurrent lumbar disc herniation: a prospective, cohort evaluation of 262 consecutive cases. Spine, 2008, 33(9): 973-978.
11. Iprenburg M, Wagner R, Godschalx A, et al. Patient radiation exposure during transforaminal lumbar endoscopic spine surgery: a prospective study. Neurosurgical Focus, 2016, 40(2): E7.
12. Joh JY, Choi G, Kong BJ, et al. Comparative study of neck pain in relation to increase of cervical epidural pressure during percutaneous endoscopic lumbar discectomy. Spine, 2009, 34(19): 2033-2038.
13. Kalevski SK, Peev NA, Haritonov DG. Incidental dural tears in lumbar decompressive surgery: incidence, causes, treatment, results. Asian Journal of Neurosurgery, 2010, 5(1): 54-59.
14. Kambin P, Brager MD. Percutaneous posterolateral discectomy: Anatomy and mechanism. Clinical Orthopaedics and Related Research, 1987, (223): 145-154.
15. Kambin P, Gellman H. Percutaneous lateral discectomy of the lumbar spine a preliminary report. Clinical Orthopaedics and Related Research, 1983, 174: 127.
16. Kim HS, Ju CI, Kim SW, et al. Huge psoas muscle hematoma due to lumbar segmental vessel injury following percutaneous endoscopic lumbar discectomy. Journal of Korean Neurosurgical Society, 2009, 45(3): 192-195.
17. Kreiner DS, Hwang SW, Easa JE, et al. An evidence-based clinical guideline for the diagnosis and treatment of lumbar disc herniation with radiculopathy. The Spine Journal: Official Journal of the North American Spine Society, 2014, 14(1): 180-191.
18. Lee S, Kim SK, Lee SH, et al. Percutaneous endoscopic lumbar discectomy for migrated disc herniation: classification of disc migration and surgical approaches. European Spine Journal, 2007, 16(3): 431-437.
19. Li Z, Hou S, Shang W, et al. Percutaneous lumbar foraminoplasty and percutaneous endoscopic lumbar decompression for lateral recess stenosis through transforaminal approach: Technique notes and 2 years follow-up. Clinical Neurology and Neurosurgery, 2016, 143: 90-94.
20. Morgenstern R, Morgenstern C, Yeung AT. The learning curve in foraminal endoscopic discectomy: experience needed to achieve a 90% success rate. SAS Journal, 2007, 1(3): 100-107.
21. Shi C, Gu X, Zhou Y, et al. Clinical outcomes of percutaneous endoscopic lumbar discectomy assisted with sequential SNRB in treating lumbosacral contiguous double-level disc herniation. Pain Physician, 2022, 25(7): E1027-E1038.
22. Shin JK, Youn MS, Seong YJ, et al. Iatrogenic dural tear in endoscopic lumbar spinal surgery: full endoscopic dural suture repair (Youn's technique). European Spine Journal, 2018, 27(Suppl 3): 544-548.
23. Tsutsumimoto T, Yui M, Uehara M, et al. A prospective study of the incidence and outcomes of incidental dural tears in microendoscopic lumbar decompressive surgery. The Bone & Joint Journal, 2014, 96-B (5): 641-645.
24. Wagner R, Telfeian AE, Iprenburg M, et al. Transforaminal endoscopic foraminoplasty and discectomy for the treatment of a thoracic disc herniation. World Neurosurgery, 2016, 90: 194-198.
25. Wu XB, Fan GX, Gu X, et al. Learning curves of percutaneous endoscopic lumbar discectomy in transforaminal approach at the L4/5 and L5/S1 levels: a comparative study. Journal of Zhejiang University. Science. B, 2016, 17(7): 553-560.
26. Yao R, Yan M, Liang Q, et al. Clinical efficacy and learning curve of posterior percutaneous endoscopic cervical laminoforaminotomy for patients with cervical spondylotic radiculopathy. Medicine, 2022, 101(36): e30401.
27. Yeung AT. The evolution of percutaneous spinal endoscopy and discectomy: state of the art. The Mount Sinai Journal of Medicine, New York, 2000, 67(4): 327-332.

28. Yeung AT, Tsou PM. Posterolateral endoscopic excision for lumbar disc herniation: Surgical technique, outcome, and complications in 307 consecutive cases. Spine, 2002, 27(7): 722-731.
29. Yin S, Du H, Yang W, et al. Prevalence of recurrent herniation following percutaneous endoscopic lumbar discectomy: A meta-analysis. Pain Physician, 2018, 21(4): 337-350.
30. Yörükoğlu AG, Göker B, Tahta A, et al. Fully endoscopic interlaminar and transforaminal lumbar discectomy: Analysis of 47 complications encountered in a series of 835 patients. Neurocirugia (Asturias, Spain), 2017, 28(5): 235-241.
31. Zheng B, Xu S, Guo C, et al. Efficacy and safety of unilateral biportal endoscopy versus other spine surgery: A systematic review and meta-analysis. Frontiers in Surgery, 2022, 9: 911914.
32. 腰椎间盘突出症诊疗中国疼痛专家共识. 中国疼痛医学杂志, 2020, 26(1): 2-6.
33. 中华医学会骨科学分会脊柱外科学组, 中华医学会骨科学分会骨科康复学组. 腰椎间盘突出症诊疗指南. 中华骨科杂志, 2020, 40(8): 477-487.

第三十二章 脊髓电刺激术

第一节 概 述

脊髓电刺激术（spinal cord stimulation, SCS）是将电极植入椎管内，以脉冲电流刺激脊髓后柱、背根等来抑制疼痛的电化学信号的传递，以减轻或缓解疼痛的方法。1967年，Norman Shealy等首次将SCS用于治疗慢性顽固性疼痛并获得成功，自此，重大的科技进步改变了神经病理性疼痛治疗的现状。早期，该技术被应用于各种疼痛的治疗，由于适应证选择不严格，长期随访疗效较差，使得该技术逐渐没落。直到20世纪80年代中期，随着对慢性疼痛疾病的认识，SCS适应证被逐渐规范，并取得较好的长期疗效。1989年，美国食品药品监督管理局（FDA）批准脊髓电刺激治疗可用于慢性躯干、背部和四肢疼痛。此后，SCS技术得到了快速的发展，成为疼痛治疗领域里的一项重要的神经调控技术。在中国，2003年开展了第一例SCS治疗。越来越多排列的电极、可充电的随体位调节的脉冲发生器以及不同频率程控方式的出现，使脊髓电刺激成为治疗各种慢性顽固性疼痛的重要选择。现在，每年全球植入SCS的患者约有38 000例，中国约有300例。

一、SCS系统的组成

SCS系统包括电极、延伸导线、脉冲发生器和患者程控仪四个部分。分为全植入式和半植入式。前者是指电极、延伸导线和脉冲发生器都植入体内，通过体外的程控仪发射信号来控制体内的脉冲发生器，使其发出刺激电流；后者是指只有电极植入体内，通过延伸导线与体外的临时脉冲发生器相连，仅用于临床筛选试验阶段。

电极分为两类：片状电极和穿刺电极（图32-1）。穿刺电极又分为测试电极和植入电极，前者用于临床筛选试验，不能永久植入；后者可永久植入。穿刺电极需要使用透视和大口径硬膜外穿刺针进行植入。而片状电极通常通过开放手术才能植入，有时需要进行椎板切除或椎板切开才能放置到硬膜外腔。电极的选择取决于多种因素，包括疼痛分布区域、患者既往手术史和手术医生的偏好等。两种类型的电极各有优缺点，穿刺电极损伤小，但易出现电极移位；片状电极不易移位，用电量较少，但损伤较穿刺电极大。

电极触点的数量可根据临床需要进行选择。

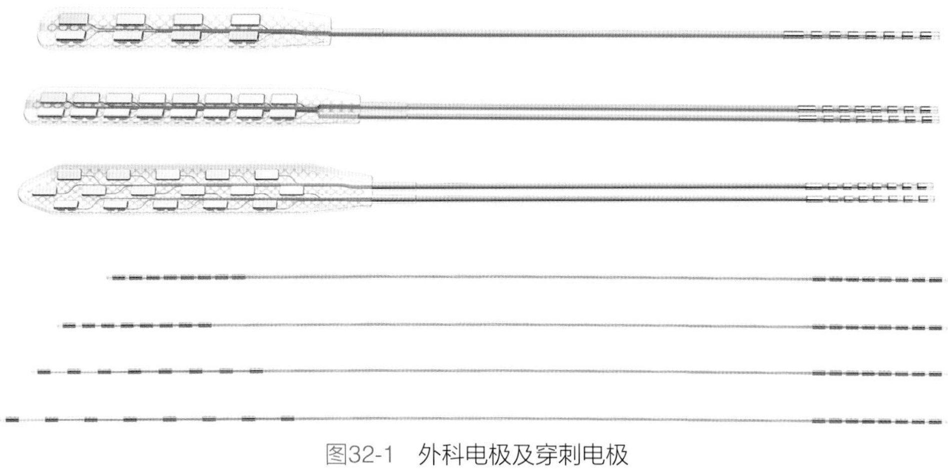

图32-1 外科电极及穿刺电极

通常电极可分为4触点、8触点或16触点。多触点电极更方便在术后调整刺激位点，而无须进行二次手术调整电极。但是，多触点电极编程组合的复杂性也相应增加，因此电极应该根据每个患者的不同情况进行个体化选择。

电刺激的运行最终依赖于电源，即脉冲发生器。脉冲发生器有两种，一是完全植入体内的带锂电池的脉冲发生器，它是一种恒压型或恒流型刺激装置，通过体外医生程控仪来调节刺激参数（电压、脉宽和频率）。锂电池的寿命与刺激参数有关，目前国内常用的包括进口的美敦力脊髓电刺激系统、雅培脊髓电刺激系统和国产的品驰脊髓电刺激系统、瑞神安脊髓电刺激系统。近几年，随着科学技术的发展，新型产品不断出现，包括可体外充电的和可随体位变化自动调节参数的脉冲发射器，例如RestoreSensor系统、Intelis系统（Medtronic Inc., Minneapolis, MN, USA）等（图32-2）。可充电脉冲发生器的好处在于可减少为了更换电池而进行的手术次数，但是，也增加了患者的前期费用。另一种是无线电双频系统，由体内植入的接收器和带电池的体外发射器组成，它是一种恒流型刺激装置，常用的有ANS的接收器（Advanced Neuromodulation Systems Inc., Allen, TX, USA）。

二、SCS的原理

SCS的作用机制非常复杂，目前尚未完全阐明，有许多理论，包括闸门控制学说、脊髓丘脑通路的阻断、中枢痛觉抑制系统的激活、神经递质的释放以及对交感神经系统的影响等。

1965年，Melzack和Wall提出了闸门控制学说，他们认为，痛觉的产生需要疼痛刺激沿周围神经系统神经元，穿过一个生理的“闸门”传入中枢神经系统，最终产生痛觉。在脊髓后角内存在一种类似“闸门”的神经机制，它能减弱或增强从外周向中枢系统的神经冲动流；此外，其他感觉神经通路的激活可能会影响该“闸门”的反应性，甚至抑制疼痛沿上传通路的传递。在外周，疼痛是通过直径较细的无髓鞘的C纤维和少量的有髓鞘的Aδ纤维传导的，触觉和振动觉等是通过粗纤维Aβ传导的。对粗纤维信息的接收，将关闭接收细纤维信息的“门”，即对脊髓后柱Aβ纤维的电刺激可逆行抑制被刺激的脊髓节段细纤维痛觉信息的接收。这一理论认为，在相同的疼痛分布区，伤害性刺激被更易耐受的异感所取代，这种说法与临床研究结果一致。虽然多年来一直由这种理论主导，但最近的临床前和临床数据表明，疼痛控制是多因素的，这也解释了为什么该种治疗方式仅在某些患者群体中更有效。

Foreman等（1976年）认为SCS的镇痛机制是降低了脊髓丘脑束中与细传入纤维相关联的神经元的活动，表现为痛觉的神经传导功能受阻。Saadé等通过动物实验提出，SCS可使脊髓上位神经元发生变化，激活了脊髓上位的痛觉调制中枢，从而影响痛觉的传导和调制。还有研究发现，SCS治疗后，脑脊液中的儿茶酚胺、P物质、γ-氨基丁酸、5-羟色胺及其代谢产物5-羟吲哚乙酸增多，提示中枢神经递质的释放也参与了镇痛机制。

此外，在SCS动物模型和患者中，都观察到血管舒张的现象，这种现象可能继发于SCS缓解疼痛后的效果，也可能继发于对交感传出神经的抑制；另一种可能的机制是SCS能引起血管舒张

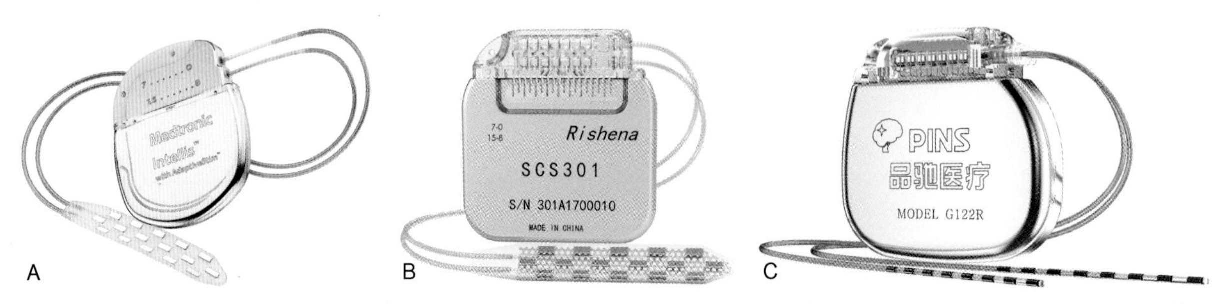

图32-2 常用的脊髓电刺激系统。A. 为Medtronic公司的Intellis脊髓电刺激系统；B. 为瑞神安脊髓电刺激系统；C. 为品驰公司脊髓电刺激系统

物质的释放，如血管活性肽、P物质或降钙素基因相关肽等。功能MRI和PET成像也显示，用脊髓电刺激刺激后柱不仅增加了丘脑和躯体感觉通路的血流量，而且增加了前扣带回和前额叶皮质的血流量。丘脑和躯体感觉通路可能直接调节与相应的伤害性通路的连接，而前扣带回和前额叶皮质的变化也可能在疼痛的情感和体验方面发挥作用。值得注意的是，脊髓电刺激不同编程组合的各种波形可能会影响神经系统内不同的感觉通路和不同类型的细胞。

第二节　适应证与禁忌证

一、适应证

SCS的适应证有两大类，一类是神经病理性疼痛，包括背部手术失败综合征（FBSS）、复杂性区域疼痛综合征（CRPS）、带状疱疹神经痛、残肢痛、幻肢痛、周围神经损伤后疼痛等；另一类是缺血性疼痛，包括周围血管性疾病所致的肢体缺血性疼痛和心绞痛等。许多文献表明，SCS在治疗糖尿病所导致的肢体疼痛方面效果显著，包括糖尿病性周围神经病（DPN）和糖尿病性周围血管病。另外，SCS对早期CRPS和亚急性期带状疱疹神经痛效果较好，而对幻肢痛和脊髓损伤后疼痛的疗效较差。

（一）背部手术失败综合征（FBSS）

在美国，FBSS所致的慢性腰腿痛是SCS最大的治疗人群。FBSS所致的慢性疼痛是指背部手术后持续性或进展性顽固性轴性背部和（或）下肢疼痛。应仔细评估患者症状持续的原因，例如是否可能残余有侧隐窝或椎间孔狭窄、椎间孔外压迫和腰椎滑脱，在没有明确外科再减压指征的情况下，FBSS患者应该考虑脊髓电刺激治疗。一些临床随机对照研究发现长期随访中，SCS对FBSS患者的疗效显著优于药物治疗和再次脊柱手术治疗，它不仅能减轻疼痛，减少药物的服用量，提高生活质量，还能减少社会医疗成本。Shimoji等（1993年）观察了SCS对454例各种神经源性疼痛患者的疗效（1年内），11.5%的患者疼痛完全缓解，71.1%的患者疼痛部分缓解（疼痛减轻30%以上），11.5%的患者完全不需镇痛药物，57.9%的患者镇痛药物用量减少。

（二）复杂性区域疼痛综合征（CRPS）

CRPS的主要特征是：外伤或手术后的某些解剖区域出现继发性疼痛、炎性改变、活动能力下降或皮肤改变，这种疼痛并不符合任何已知的皮节区分布或周围神经分布，而且超出了受伤后的常规愈合时间。在Ⅰ型CRPS中，周围神经没有受累，而Ⅱ型CRPS沿着某特定受累的周围神经分布。本病的诊断以临床表现为主，病史和查体发现的感觉过敏、皮温差、不明原因的局部肿胀或沿受累区域分布的运动功能障碍须一致。虽然到目前为止大多数研究都是针对Ⅰ型CRPS，但是Ⅰ型CRPS和Ⅱ型CRPS患者都有可能从SCS中获益。

（三）缺血性疼痛

由无法治愈的慢性缺血所导致的跛行和疼痛可以通过脊髓电刺激来治疗，尤其是由于合并症或身体条件极差而无法承受血运重建手术时。对于慢性心绞痛患者，根据血管病变的程度，经皮冠状动脉介入、冠状动脉搭桥术和脊髓电刺激应该被当做是互相补充的治疗。在患有慢性心绞痛的老年患者中，如果患者没有很好的条件接受主要的干预手术，胸段脊髓电刺激可能比冠状动脉搭桥术的并发症更少，治疗费用更低。

在欧洲，缺血性疼痛是SCS最大的治疗人群。由于SCS在动物实验中引起血管舒张，动脉血流量增加，因此临床上应用该项技术治疗周围性血管疾病引起的缺血性疼痛效果良好，疼痛可明显减轻，缺血性溃疡也可部分愈合，截肢率明显下降。Horsch和Claeys（1994年）报道177例药物和手术均无效的患者，SCS治疗前已有63例出现下肢干性坏疽（Fontaine's Ⅳ期），SCS治疗后平均随访3年后，110例（62.1%）疼痛减轻75%以上，肢体保存；11例（6.2%）疼痛减轻50%～75%，肢体保存；56例（31.7%）无效而截肢；4年后肢体保存率仍有66%。虽然治疗时踝动脉收缩压无变化，但未截肢者的足背皮肤氧张力明显升高，说明SCS能改善肢体微循环。

SCS对顽固性心绞痛的疗效也很满意，患者胸痛发作次数、疼痛程度、硝酸甘油的摄入量、心电图ST段降低程度均明显改善，运动试验的运动耐量和运动终点时间增加，心功能提高，生活质量得到改善。SCS治疗心绞痛的机制与三个方面有关：一是直接镇痛作用；二是增加心肌血液灌注；三是降低心肌耗氧量。目前，人们主要担心的问题是SCS既然能镇痛，就可能掩盖心肌缺血包括急性心肌梗死的症状，从而耽误病情。但现有的研究证明SCS是安全有效的，不会掩盖和增加心肌缺血的危险性。Anderson（1994年）对50例SCS治疗的心绞痛患者进行长期随访，5年内有10人发生急性心肌梗死，其中9人有典型的胸痛症状，说明SCS没有掩盖心肌梗死的表现。

（四）糖尿病性周围神经病（DPN）

糖尿病性周围神经病在糖尿病控制不佳或病程较长的患者中很常见。其中15%～25%的患者可出现痛性周围神经病，通常出现在下肢，而药物治疗多无法完全控制。多个观察性研究表明，SCS在控制疼痛和改善生活质量方面有较好作用。

此外，SCS在帕金森综合征步态障碍及其相关疼痛治疗方面也显示出了较好的治疗效果；高颈段SCS在慢性意识障碍患者促醒方面也取得了一定的疗效。

二、禁忌证

植入部位感染活动期禁止行植入手术，因为感染有可能蔓延到硬膜外间隙，随后蔓延到中枢神经系统。有无法控制的凝血功能障碍的患者不建议接受此手术治疗，因为存在硬脊膜外血肿的风险。

以前，未来可能需要做MRI的患者是相对禁忌证，随着新型的可与MRI兼容的脉冲发生器的出现，未来需要做MRI已不再是禁忌证。

合并精神症状，如抑郁、焦虑、躯体化障碍或精神疾病，应该在行脊髓电刺激之前控制满意，以不影响对脊髓电刺激疗效的评价。

脊髓电刺激对孕妇或发育中的胎儿的影响还没有完全确定，目前不推荐将其用于已经怀孕的患者。有一些已发表的个案报告及病例研究显示，通过多学科合作，在年轻育龄妇女身上植入脊髓电刺激器是安全的。因此，患有慢性顽固性疼痛的年轻女性仍可考虑使用脊髓电刺激。这些患者中，电刺激可以缓解疼痛，减少或消除怀孕期间对可能致畸或成瘾的止痛药的需求。

第三节 手术方法与步骤

一、电极植入

术前需完善植入电极和（或）穿刺针区域的影像检查。MRI平扫和CT可以证实椎管内有足够的空间容纳电极导线（针对经皮穿刺电极）和片状电极导线（针对片状电极）。

首先应确定电极植入的椎体节段，即刺激靶点，一般为与疼痛区域相对应的脊髓节段，例如头颈部疼痛的电极置于C1～C2，上肢疼痛的电极置于C3～C5，心绞痛的电极置于T1～T2脊髓中线或左侧，下肢疼痛的电极置于T9～T12，会阴区疼痛的电极置于T11～L1。单侧疼痛者，电极置于同侧；双侧疼痛者，可将2根电极并列置于两侧，也可采用双排或多排的外科电极。

在局麻下将Touhy穿刺针通过斜行旁正中入路经皮刺入硬膜外腔（图32-3），斜行旁正中入

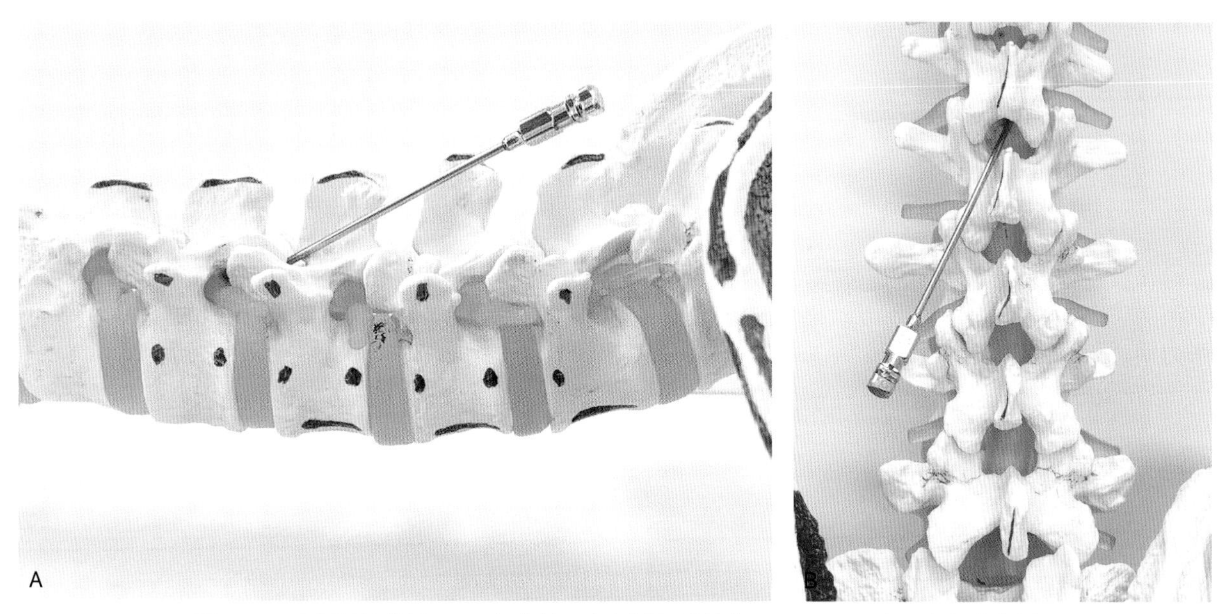

图32-3 穿刺针的位置。A. 矢状位示穿刺针与脊柱约呈30°；B. 旁正中入路穿刺

路可以最大可能避免穿刺针损伤硬脊膜，避免棘突对电极导线的磨损所导致的电极导线断裂。

患者俯卧位，植入穿刺电极步骤如下：

1. 定位穿刺针进入硬膜外的间隙，即电极末端触点下方至少2个椎体节段（图32-4）。

2. 调整C臂角度至脊柱正位，即棘突居中，两侧椎弓根对称，靶间隙椎体前后缘重叠（图32-4）。

3. 定位穿刺点，即进入硬膜外间隙下位椎体的椎弓根（图32-5）。

4. 局麻后，用穿刺针穿刺至靶点椎间隙下位椎板上缘的棘突旁，然后滑过下位椎板上缘进入黄韧带。

5. 拔除针芯，换上带生理盐水的注射器，注射显示有阻力。注意：老年或体弱等韧带松弛的患者可显示无阻力。

6. 继续向前缓慢进针，直到注射器阻力消失。注意：穿刺针始终豁口朝上，避免损伤硬脊膜。

8. 在X线透视下，将电极沿着穿刺针送入硬膜外腔（图32-6），将电极置于靶点椎体的棘突旁（图32-7）。

术中连接体外刺激器进行术中测试，应使刺激所致感觉麻木的范围覆盖疼痛的范围。为了防止电极移位，可用锚将电极导线缝合固定在腰背肌筋膜上。电极连接延长导线，将延长导线经皮下隧道穿出至体外，连接体外脉冲发生器进行测试。在缝合切口前应再次C臂透视，以确认电极位置在锚定过程中没有改变。

植入外科电极时，患者俯卧位（图32-8）。C臂透视定位刺激靶点和电极进入硬膜外的椎间

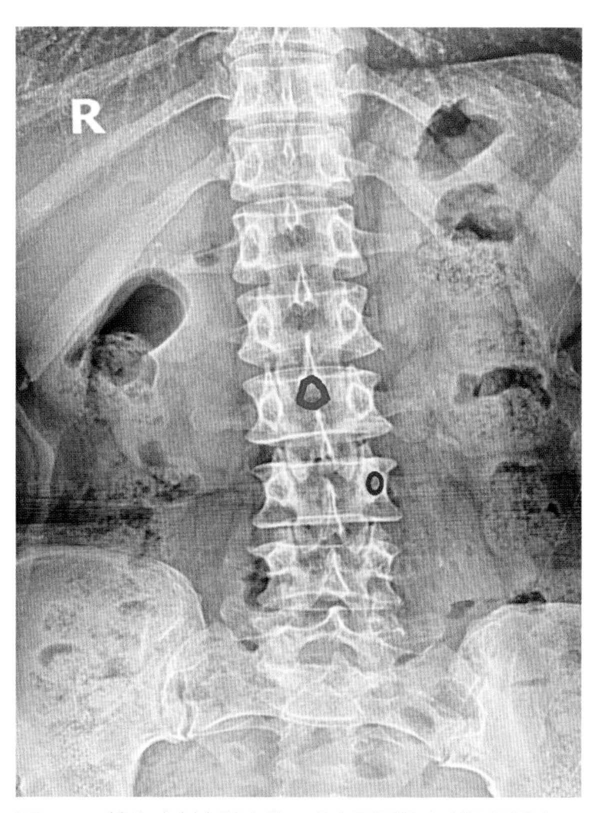

图32-4 植入穿刺电极定位。蓝色圆圈为穿刺电极进入硬膜外的间隙，红色圆圈为穿刺点

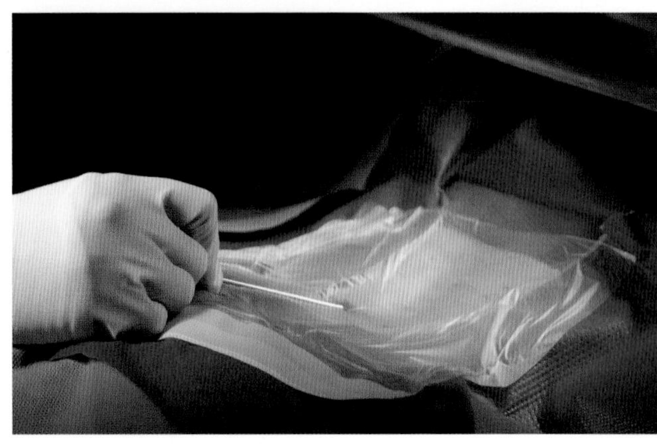
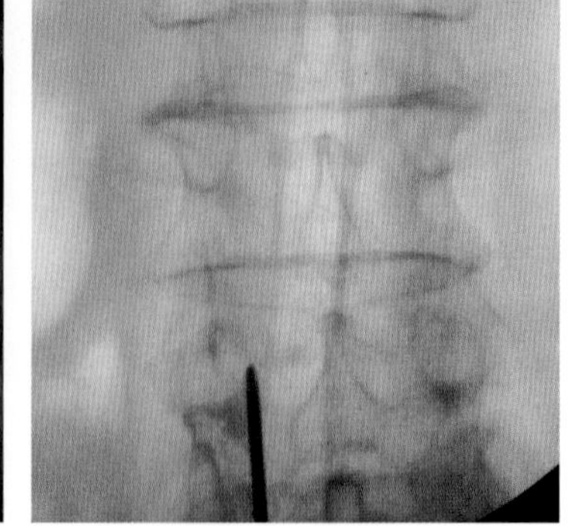

图32-5 C臂下定位穿刺点

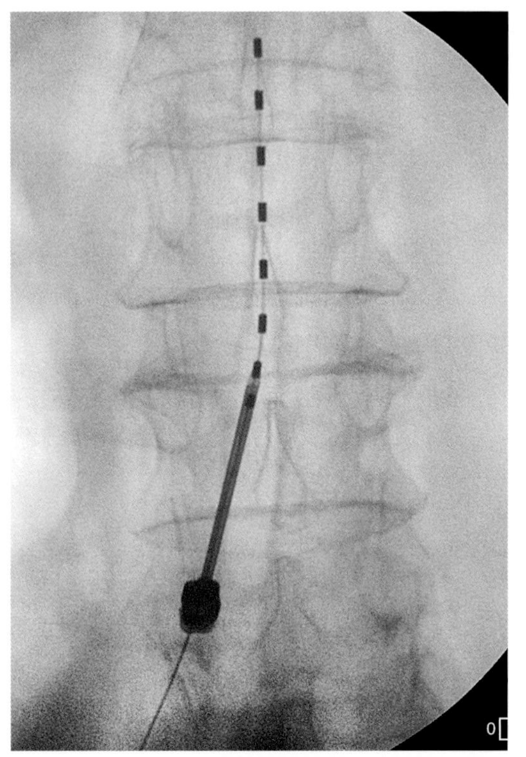

图32-6 C臂引导下送入电极

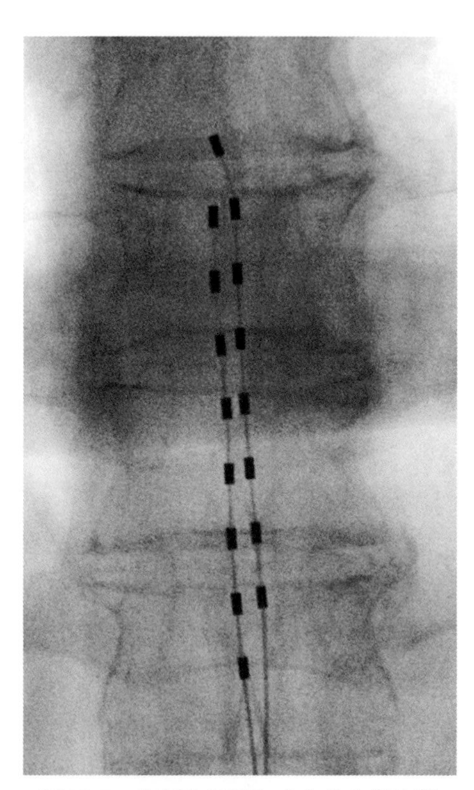

图32-7 穿刺电极植入术中的电极位置

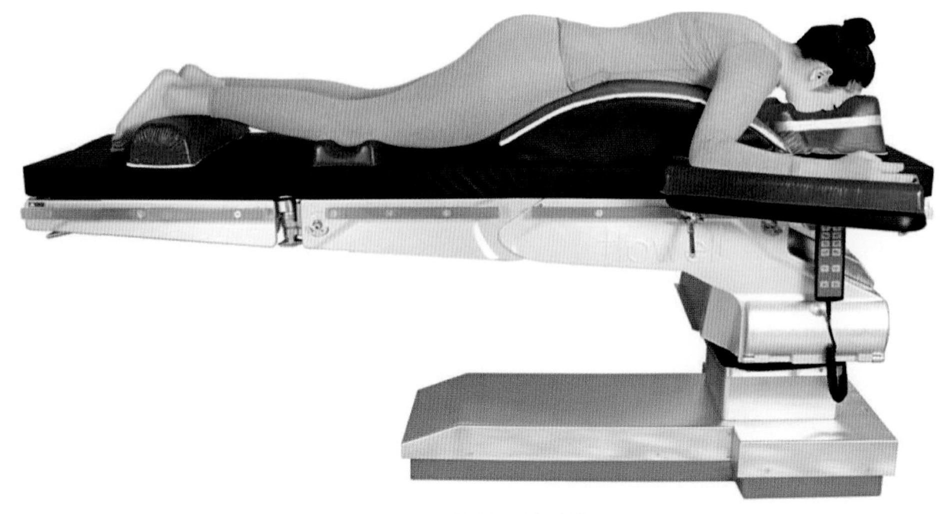

图32-8 体位：俯卧位

隙，皮肤切口以电极进入硬膜外的椎间隙为中心作后正中直切口（图32-9）。局部麻醉，切开皮肤、皮下组织至棘突，然后进行骨膜下分离，显露出目标节段的椎板和椎间隙（图32-10）。用咬骨钳和枪状咬骨钳去除棘间韧带、黄韧带和部分椎板，显露约1 cm宽度的硬脊膜。若患者在目标节段有既往手术史或存在椎管狭窄，则需要扩大椎板切开范围，甚至全椎板切除术，以解决硬膜外间隙的瘢痕或增生的黄韧带压迫等问题，避免植入电极导致脊髓损伤。

手术的关键是轻柔地放置片状电极，切忌暴力操作，以免造成脊髓损伤。上行遇到阻力时，可以先回撤再送，或改用剥离子钝性剥离。如果在推送电极时遇到不可接受的阻力，则可能需要切除更多的椎板和（或）软组织。将电极送入硬膜外腔后（图32-11），X线透视定位电极位置（图32-12），然后连接体外刺激器进行术中测试。调整电极位置，使刺激所产生的异常感觉分布范围覆盖疼痛区域。为防止移位，可将电极导线缝合固定在肌筋膜上。

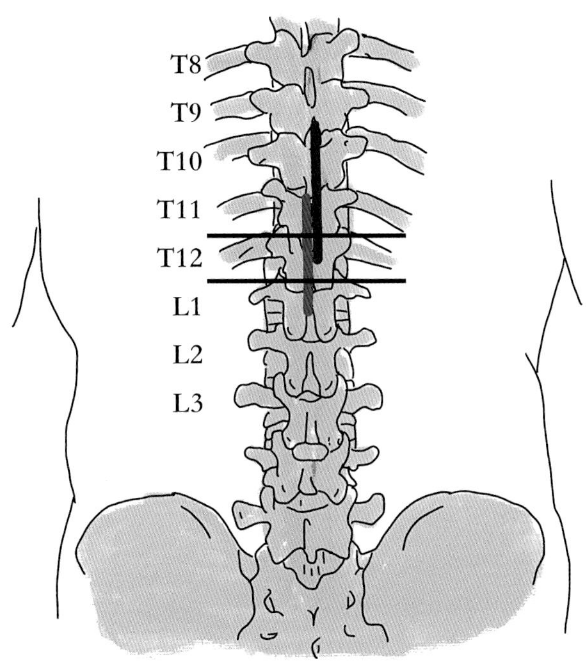

图32-9　后正中纵行直切口。蓝色线为电极植入后的大致位置；黑色线为电极进入硬膜外的椎间隙；红色线为后正中直切口

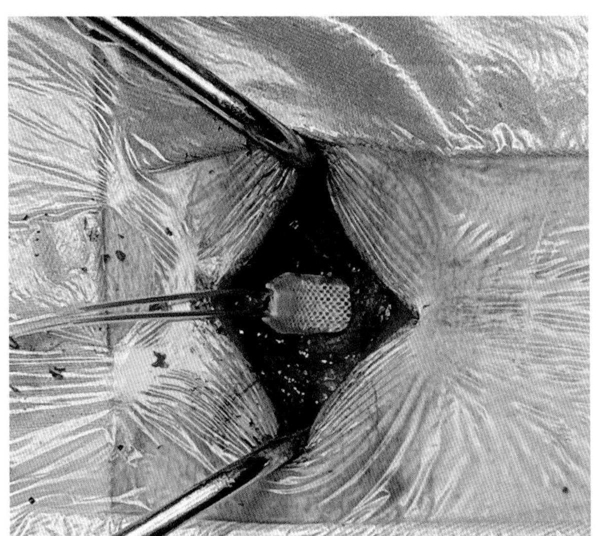
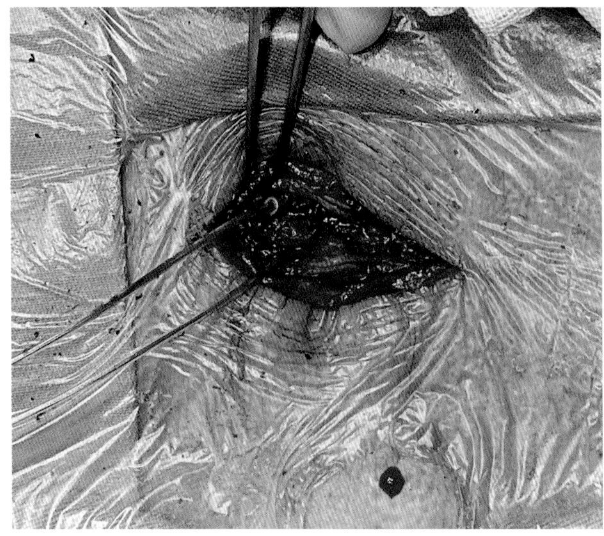

图32-10　外科电极植入和固定

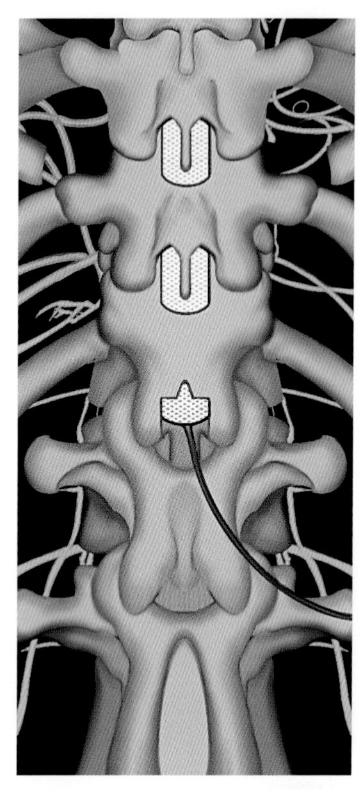

图32-11 放置外科电极

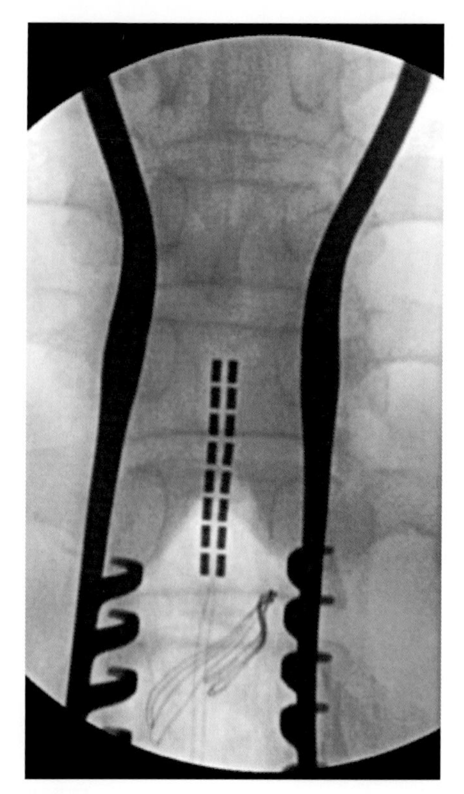

图32-12 术中X线透视定位电极位置

二、筛选试验

筛选试验的目的是使患者和医生在植入脉冲发生器之前，对SCS的疗效和副作用进行初步的判断，以减少治疗失败和并发症的发生率。筛选试验的时间一般为1～2周。在这段时间内，患者自由活动，通过调节参数进行治疗，观察患者疼痛缓解的程度、镇痛剂的服用量以及能否耐受刺激的副作用。通常情况下，如果患者疼痛减轻不到50%，或不能耐受刺激的副作用，则放弃SCS治疗；反之，则植入永久性电极和脉冲发生器。

三、脉冲发生器植入

在筛选试验成功后，即可植入脉冲发生器。一般埋植于下腹部、髂后上棘下方或锁骨下方的皮下，电极导线经皮下隧道与脉冲发生器相连，若电极导线长度不足，可连接延长导线。在腰背部和脉冲发生器下方需预留一部分导线作为应力释放圈，以免活动时牵拉电极导致移位。

第四节 注意事项

一、合理利用穿刺电极与外科电极的各自优势

脊髓电刺激使用的电极有穿刺电极和外科电极两种类型。穿刺电极是柱状电极，大多数4～8个触点，最多可有16个触点。外科电极是条片状或桨状电极，触点排列方式和触点数有更多变化，可以是单排、双排、三排、四排，甚至五排触点，触点数量4～40个，临床上以三排5-6-5排列的16触点的电极最为常用。

穿刺电极和外科电极各有优缺点。穿刺电极操作简便，创伤小；但是术中需要全程实时C臂或O臂引导，电极只能从尾侧向头侧穿刺植入，固定位置有限且存在相对不稳固风险，较易

发生移位，与外科电极相比横向刺激范围小、测试阳性率低、刺激覆盖性较差、治疗需要的电压较高。

比较而言外科电极优点较多，可以选择从尾侧或头侧多方向植入，而且能够多部位稳妥固定、测试阳性率高、横向刺激范围大、刺激覆盖性好、治疗耗电量低。外科电极的主要缺点是需要手术切开直视下植入，操作较为复杂一些，但是实际上创伤并不大，大多数情况下只需要咬除部分棘间韧带和黄韧带，甚至不必切开椎板就可以植入电极。

以脊髓电刺激治疗神经病理性疼痛为例，采用植入外科电极测试疼痛减轻50%以上患者接受刺激脉冲发生器植入的比例高达70%～80%，而采用穿刺电极测试后最终植入的比例为30%～40%。此外，外科电极脊髓电刺激长期治疗所需的刺激电压较低，大多数在0.1 V左右即可达到满意疗效。笔者手术的患者中就有使用不能充电的电池分别使用了14年和7年8个月之后电量才耗竭的实例，这对患者来讲就非常经济实惠了。我们应用外科电极的不同植入情况见图32-13。

至于选择使用穿刺电极还是外科电极，应该结合患者的具体病情、术者的操作习惯、术中的技术支持手段等因素综合考虑，建议尽可能多使用外科电极，特别是对于神经外科、骨科等背景的医生做脊髓电刺激手术应首选外科电极。

二、程控

脊髓电刺激系统程控需要的设备为体外使用的程控仪，包括医生程控仪和患者程控仪。

医师通过选择不同电极的排列方式和刺激参数，实现最大化控制症状，尽可能避免刺激诱发的不良反应。电极排列包括两部分内容：一是选择电极触点，二是确定电极的极性排列，即确定负极和正极触点。可以调节的刺激参数包括幅值（电压值或电流值）、脉宽和频率。

（一）选择刺激触点及刺激方式

脊髓电刺激电极的触点数量不同，4个到16个不等，至少选择一对触点分别设置为正极和负极，形成一个闭合的电流环路。电流从负极流向正极，电流密度在负极最大，神经阻滞去极化效应也最强。因此，应该挑选最大程度刺激到脊髓背柱的触点作为负极。医生还可以选择多个触点，不同的触点排列能形成不同的电场，从而激活不同的神经数量，改变临床疗效。

（二）选择刺激参数

刺激参数主要包括脉冲方波的脉宽、幅值和频率（图32-14）。

1. 幅值　幅值是调控刺激强度的主要参数，一般指刺激电压（V）或电流（mA）的幅值。

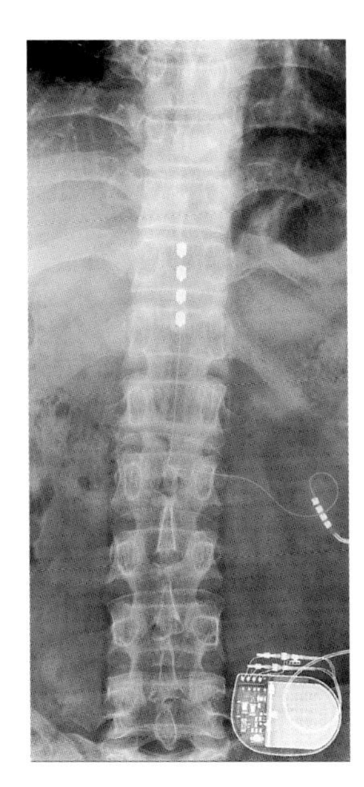
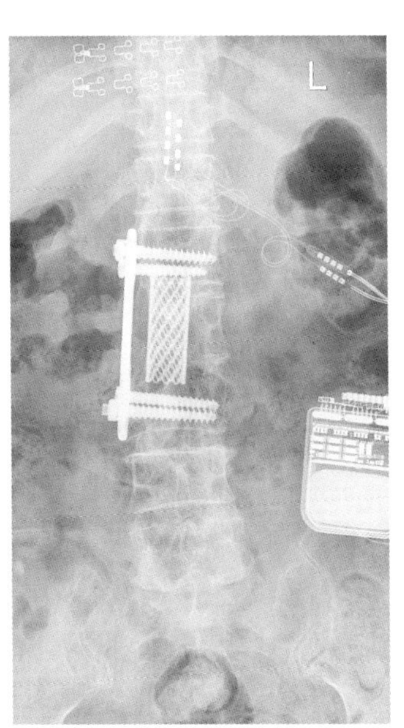
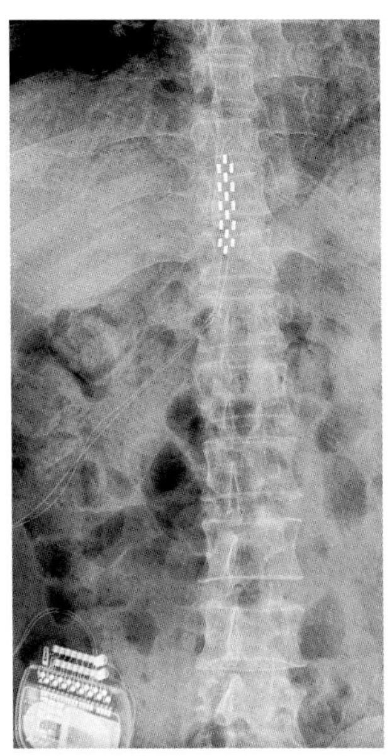
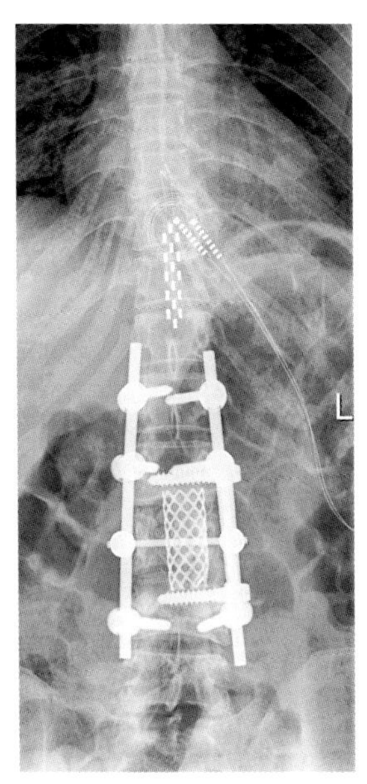

图32-13　外科电极的不同植入情况

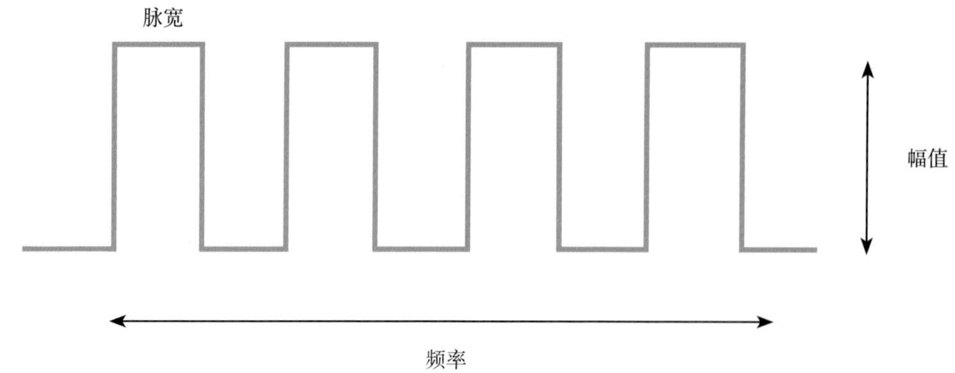

图32-14 方波的脉宽、频率及幅值

医师可以根据不同设备选择任一模式，刺激幅值一般介于0～25.5 mA和0～10.5 V。增加刺激幅值可以通过扩大触点可影响的神经元的范围，增加神经元激活的数量。幅值的变化与患者麻木感强度相对应。

2．脉宽　脉宽即每个脉冲方波的持续时间。增加脉宽可以在相同体积的神经组织内刺激更多的神经元。脉宽范围为60～1000 μs，通常为200～500 μs。脉宽增加可使刺激产生麻木的范围扩大。

3．频率　频率即1秒内发放的脉冲方波的个数，常用范围为10～1200 Hz，部分设备刺激频率上限高达10 kHz。

（三）首次程控

1．首次程控前准备　术后应当复查X线明确脊髓电刺激电极的位置，选择较好的触点，以较小参数开机，开始程控流程。疼痛药物会干扰医生对脊髓电刺激疗效的判断，程控前尽量保持规律服药，避免停药出现的“戒断症状”。

2．程控步骤

（1）检查阻抗：首先使用医生程控仪检查整个电极触点的阻抗，评价整套硬件设备的完整性。阻抗过高，提示脊髓电刺激系统内部可能存在断路。在术后首次程控时出现的阻抗过高，可能存在脊髓电极或延长线损坏，或延长线在皮下与脉冲发生器或电极接触不良。术后一段时间后新出现的阻抗过高伴随疗效消失，提示电极或延长线可能存在断裂或损害，阻抗过低提示线路可能短路。

（2）评价各个触点的疗效：通常情况下，在首次程控时，为了减少程控过程中评价各个触点疗效时的变量，一般将脉宽、频率分别设置为210 μs、40 Hz，通过调整幅值（电压或电流）这个变量，来评价各个触点的疗效和不良反应。若过快增加至过高幅值，可能导致肌肉强直收缩或感觉异常，缓慢增加幅值可以更好地耐受不良反应，特别是感觉异常这一症状。从最头侧的触点开始，设置相邻触点为正负极，逐渐增加幅值，记录刺激所产生的麻木的范围、开始出现症状改善以及出现刺激诱发的不良反应时的幅值，此幅值范围即为治疗窗。需要在相同条件下评价所有电极触点的疗效。然后，选择刺激所产生的麻木感能覆盖所有疼痛区域、疗效较好、治疗窗较大、不良反应较小的触点排列作为刺激触点。可以选择双触点或多触点，纵向或横向触点排列。

（3）选择刺激参数：一旦选择好合适的触点排列，选用最小的刺激强度来最大限度地控制症状，并调节脉宽和频率，使刺激所产生的麻木感能覆盖所有疼痛的区域，并最大限度地减轻不良反应。

3．随访程控　在SCS术后的第1个月内，椎管内的阻抗变化最大，所需的刺激强度也随之变化较大，应调整治疗参数。阻抗基本稳定后，刺激模式和参数也较稳定，若患者病情稳定，不需要经常调整。因此，在首次程控后，早期数月内应该按月随访，之后根据患者自身情况定期随访。如果患者出现疗效减退或难以忍受的不良反应，应复诊调整参数。若仍存在疗效，仅为疗效减退，可以先尝试逐渐增加电压，直到疗效满意。一般情况下，无须频繁更换刺激触点。

（四）刺激模式

刺激模式包括低频刺激、高频刺激和兼频刺激。最常用的刺激模式为低频刺激，频率小于100 Hz，常用40 ~ 50 Hz，脉宽常用200 ~ 500 μs，幅度根据患者的反馈进行调整，调至可忍受程度的异常感觉，同时实现疼痛缓解。

高频刺激指频率大于100 Hz的电刺激，常用的刺激模式包括爆发式刺激和超高频刺激。爆发式刺激为中间无刺激间期的系列高频脉冲（脉冲串）。脉冲串的频率为500 Hz，每个脉冲串有5个脉冲，脉冲串以40 Hz的频率发放。超高频刺激指1000 Hz以上的电刺激，频率最高可达10 kHz，脉宽更窄，为30 ~ 90 μs，通常采用阈下刺激，幅值常用约80%的阈值强度。

兼频刺激指在同一组刺激参数中，采用低频刺激和高频刺激对不同的靶触点同时进行刺激，为多触点、多频率的一种刺激模式。

临床前和临床研究结果都表明，低频刺激、高频刺激和兼频刺激的作用机制可能略有不同。振幅和脉宽共同构成了每个电脉冲的电量，这大致决定了是否会出现动作电位，以及将去极化的神经元-轴突突触的类型。虽然刺激频率会影响去极化的速率，导致更同步的叠加效应，但也有证据表明，不同的频率范围激活了不同的受体通路。与低频刺激相比，高频刺激和兼频刺激的初步试验显示了更好的临床疗效，但是仍然有患者更愿意选择低频刺激。临床前研究也显示与低频刺激相比，爆发性刺激更接近自然通路的去极化。动物实验研究表明，爆发式刺激比低频刺激有更大的皮质激活信号。接受爆发式刺激的患者的脑电图与接受低频刺激的患者的脑电图相比，前扣带回背侧皮质更活跃。鉴于丘脑-扣带回通路在疼痛情绪感知中的作用，人们认为爆发性刺激可能会改善患者感知和体验疼痛的方式。总之，刺激模式的多样化增加脊髓电刺激的疗效，这些不同的刺激模式和刺激参数都应根据每个患者的情况进行个体化调控，以实现最佳治疗效果。

三、并发症

虽然很少出现较大的手术并发症，但一些轻微的并发症仍可导致脊髓电刺激术失败，发生率从10%到40%不等。手术并发症可分为器械相关并发症和手术相关并发症。

与设备相关的器械相关并发症最常见，在最新的病例研究中，高达38%的患者发生了与设备相关的并发症。这些通常是由于电极移位、电极导线折断和脉冲发生器故障造成的。电极移位是最常见的并发症，如果早期疼痛显著缓解，但疗效突然消失，应怀疑电极移位。哪怕在有经验的中心，这种情况的发生率仍可达13% ~ 27%。通常可以通过重新程控电刺激参数来解决，少数情况下需要再次手术调整电极位置。其他器械相关并发症需要重新植入和更换硬件。

大约7.5%的病例会出现手术相关并发症，包括感染、血肿、植入部位疼痛、硬膜外纤维化、脊髓损伤、脊髓受压和排异反应等。感染是最常见的手术相关并发症，深部感染常与脓肿形成有关。无论是浅层感染还是深层感染都需要将感染部位的设备硬件取出，并进行抗感染治疗。其他的手术相关并发症，包括创伤性脊髓损伤和硬脊膜外血肿导致脊髓受压，在有经验的外科中心很少见。

四、副作用

SCS治疗的副作用主要为电极刺激引起的不适感。常规的低频刺激几乎均会导致疼痛区域出现某种程度的异常感觉，这可能会让一些患者感到不舒服。绝大多数症状很轻微，患者能耐受。使用随体位变化自动调节参数的脉冲发射器后，该副作用获得明显改善。使用高频刺激时不会出现该问题。

长期脊髓电刺激的另一个重要副作用是形成耐受性。这一现象的机制尚不完全清楚，但通常认为系随着时间的推移，由于神经可塑性减弱了刺激对疼痛通路的影响。另一个原因是随着时间的推移，电极周围形成了瘢痕，这降低了电信号的刺激效果。目前很难预测哪些患者会产生耐受性，但在10年的随访期内，大约29%的SCS病例会出现耐受性。

第五节　应用与评价

脊髓电刺激是治疗各种原因导致的神经病理性疼痛的有效方法。有Ⅰ级证据推荐在FBSS、CRPS和缺血性疾病引起的慢性疼痛患者中使用SCS。North等2005年的一项研究比较了接受SCS和脊柱翻修手术治疗FBSS的患者，该研究显示：与翻修手术的患者相比，SCS队列中的患者对治疗的满意度更高，需要增加阿片类药物剂量的可能性更小。此外，接受SCS的患者不太可能进入再手术组。研究表明，SCS患者的视觉模拟评分（VAS）平均降低了3分，疼痛程度降低了41.4%。大型多中心试验也显示了随访12个月，患者生活质量、情绪和满意度均有改善。

在过去的5年里，高频SCS已以Ⅰ级证据被批准用于慢性顽固性疼痛的治疗。一项比较超高频刺激和低频刺激的大型多中心研究显示，在24个月内，慢性背部疼痛（76.5%对49.3%）和腿部疼痛（72.9%对49.3%）的有效比例更高。这项研究还发现，超高频SCS的疼痛缓解程度更大，背痛VAS评分平均下降5分，相应的背痛程度下降66.9%，腿部疼痛也有类似的结果。没有感觉异常也被认为是超高频SCS的一个非常吸引人的因素，可能有助于提高患者的满意度。临床试验结果也显示爆发式刺激在降低FBSS和DPN患者的VAS疼痛评分方面比低频刺激更有效。2017年，Sunburst（Success Using NeuroModulation With Burst）试验研究了爆发式刺激治疗慢性躯干或四肢疼痛的安全性和有效性。Sunburst是一项前瞻性、多中心、随机交叉试验，有100名患者接受了为期12周的爆发式刺激和低频刺激。该研究发现，爆发式刺激不仅安全有效，而且比低频刺激镇痛效果更好。此外，在爆发式刺激下，只有17%的患者出现异常感觉，而在低频刺激下，这一比例为92%。在这项交叉研究中，68%的患者更喜欢爆发式刺激而不是低频刺激，最常见的原因是异常感觉的程度降低了。

脊髓电刺激是治疗顽固性疼痛的一种成功且经济有效的方法。21世纪初对FBSS患者的研究发现，脊髓电刺激在2～5年内成本和获益均衡，此后成本获益。2015年的PRECISE研究是一项对常规治疗无效的FBSS患者进行的大型多中心纵向研究，显示脊髓电刺激与传统治疗相结合在80%以上的病例中实现成本获益。对于CPRS患者，采用常规治疗联合SCS比仅采用常规治疗的成本效益更高。在外周动脉疾病和顽固性心绞痛方面，采用常规治疗联合SCS在生活质量提高后的生存年限方面也能获益。

总之，脊髓电刺激已被证明是治疗药物难治性的慢性顽固性疼痛的一种有效的治疗方法。该方法简单、并发症发生率低、可逆性好，是治疗慢性疼痛的一种有吸引力的选择。随着动物试验和临床应用研究的不断进展，脊髓电刺激的适应证有望持续增加，有研究显示脊髓电刺激对内脏痛、心绞痛、心律失常、心力衰竭、贪食症、血管闭塞性脉管炎、帕金森病步态障碍、脊髓损伤后运动功能恢复都有一定的治疗价值。

近年来，开始出现了一种新的脊髓电刺激模式和产品，实现了真正意义上的闭环刺激。闭环脊髓电刺激是可以实时记录和测量患者脊髓的诱发复合动作电位，自动实时反馈调整脊髓电刺激参数，达到最佳的脊髓电刺激效果。最新的随机对照双盲临床研究证实，闭环脊髓电刺激治疗腰背部和下肢神经病理性疼痛，取得了令人兴奋的结果。

此外，无线脊髓电刺激测试已在临床得到成功尝试。能够同时集合多种刺激模式并实现低频、高频和爆发式刺激转换的刺激脉冲发生器也已在国内形成产品，开始进行上市前临床试验研究。

这些刺激模式的理念创新和硬件设备的更新迭代为脊髓电刺激疗法提供了更多的可能性。随着科学技术日新月异的进步，我们确信脊髓电刺激作为神经调控治疗的代表性术式，不仅安全有效，而且体现着先进的治疗理念，必然会得到更加广泛的认可和深入开展。

（陶　蔚　胡永生）

参考文献

1. Al Tamimi M, Aoun SG, Gluf W. Spinal cord compression secondary to epidural fibrosis associated with percutaneously placed spinal cord stimulation electrodes: case report and review of the literature. World Neurosurg, 2017, 104: 1051.e1-5.
2. Braun E, Khatri N, Kim B, et al. A prospective, randomized single-blind crossover study comparing high-frequency 10,000 Hz and burst spinal cord stimulation. Neuromodulation, 2022, S1094-7159(22)01352-6.
3. Chakravarthy K, Kent AR, Raza A, et al. Burst spinal cord stimulation: review of preclinical studies and comments on clinical outcomes: review of Burst spinal cord stimulation. Neuromodulation, 2018, 21(5): 431-439.
4. Crowther JE, Chen GH, Legler A, et al. Spinal cord stimulation in the treatment of cancer pain: A retrospective review. Neuromodulation, 2022, 25(5): 693-699.
5. Davanzo J, Brandmeir NJ. Surgical technique and patient selection for spinal cord stimulation for chronic pain. Neurol India, 2020, 68(Supplement): S213-S217.
6. Deer T, Slavin KV, Amirdelfan K, et al. Success using neuromodulation with BURST (SUNBURST) study: results from a prospective, randomized controlled trial using a novel burst waveform: results from the SUNBURST study. Neuromodulation, 2018, 21(1): 56-66.
7. Demartini L, Terranova G, Innamorato MA, et al. Comparison of tonic vs. burst spinal cord stimulation during trial period. Neuromodulation, 2019, 22(3): 327-332.
8. Dones I, Levi V. Spinal cord stimulation for neuropathic pain: current trends and future applications. Brain Sci, 2018, 8(8): 138.
9. Eldabe S, Thomson S, Duarte R, et al. The effectiveness and cost-effectiveness of spinal cord stimulation for refractory angina (RASCAL study): a pilot randomized controlled trial. Neuromodulation, 2016, 19(1): 60-70.
10. Fishman M, Cordner H, Justiz R, et al. Twelve-month results from multicenter, open-label, randomized controlled clinical trial comparing differential target multiplexed spinal cord stimulation and traditional spinal cord stimulation in subjects with chronic intractable back pain and leg pain. Pain Pract, 2021, 21(8): 912-923.
11. Fontaine D. Spinal cord stimulation for neuropathic pain. Rev Neurol (Paris), 2021, 177(7): 838-842.
12. Gee L, Smith HC, Ghulam-Jelani Z, et al. Spinal cord stimulation for the treatment of chronic pain reduces opioid use and results in superior clinical outcomes when used without opioids. Neurosurgery, 2019, 84(1): 217-226.
13. Hewitt D, Byrne A, Henderson J, et al. Pulse intensity effects of burst and tonic spinal cord stimulation on neural responses to brushing in patients with neuropathic pain. Neuromodulation, 2022, S1094-7159(22)01349-6.
14. Hoydonckx Y, Costanzi M, Bhatia A. A scoping review of novel spinal cord stimulation modes for complex regional pain syndrome. Can J Pain, 2019, 3(1): 33-48.
15. Jones MR, Baskaran AB, Rosenow JM. Cervical spinal cord stimulation for facial pain. Prog Neurol Surg. 2020, 35: 133-140.
16. Kapural L, Calodney A. Retrospective efficacy and cost-containment assessment of 10 kHz spinal cord stimulation (SCS) in non-surgical refractory back pain patients. J Pain Res, 2022, 15: 3589-3595.
17. Kunwald M, Gulisan HA, Bjarkam CR. Spinal cord stimulation in complex regional pain syndrome type 2. Dan Med J, 2022, 69(7): A06210521.
18. Levy R, Deer TR, Poree L, et al. Multicenter, randomized, double-blind study protocol using human spinal cord recording comparing safety, efficacy, and neurophysiological responses between patients being treated with evoked compound action potential-controlled closed-loop spinal cord stimulation or open-loop spinal cord stimulation (the evoke study). Neuromodulation, 2019, 22(3): 317-326.
19. Linderoth B, Foreman RD. Conventional and novel spinal stimulation algorithms: hypothetical mechanisms of action and comments on outcomes: conventional and novel SCS algorithms. Neuromodulation, 2017, 20(6): 525-533.
20. London D, Mogilner A. Spinal cord stimulation: new waveforms and technology. Neurosurg Clin N Am, 2022, 33(3): 287-295.
21. Miller JP, Eldabe S, Buchser E, et al. Parameters of spinal cord stimulation and their role in electrical charge delivery: a review: SCS parameters and charge delivery. Neuromodulation, 2016, 19(4): 373-384.
22. Provenzano DA, Park N, Edgar D, et al. High-frequency (10 kHz) spinal cord stimulation (SCS) as a salvage therapy for failed traditional SCS: A narrative review of the available evidence. Pain Pract, 2023, 23(3): 301-312.
23. Patel J, DeFrancesch F, Smith C. Spine intervention society's patient safety committee. Spinal cord stimulation patients with permanent pacemakers and defibrillators. Pain Med, 2018, 19(8): 1693-1694.
24. Slangen R, Faber CG, Schaper NC, et al. A trial-based economic evaluation comparing spinal cord stimulation with best medical treatment in painful diabetic peripheral neuropathy. J Pain, 2017, 18(4): 405-414.
25. Sommer TW, Ivankovic S, McCall TD. The effect of BMI on paddle lead spinal cord stimulator safety implantation for chronic pain management. World Neurosurg, 2023, 170: e712-e715.

26. Traeger AC, Gilbert SE, Harris IA, et al. Spinal cord stimulation for low back pain. Cochrane Database Syst Rev, 2023, 3(3): CD014789.
27. Vallejo R, Bradley K, Kapural L. Spinal cord stimulation in chronic pain: mode of action. Spine, 2017, 42: S53-60.
28. van Beek M, Geurts JW, Slangen R, et al. Severity of neuropathy is associated with long-term spinal cord stimulation outcome in painful diabetic peripheral neuropathy: five-year follow-up of a prospective two-center clinical trial. Diabetes Care, 2018, 41(1): 32-38.
29. Zucco F, Ciampichini R, Lavano A, et al. Cost-effectiveness and cost-utility analysis of spinal cord stimulation in patients with failed back surgery syndrome: results from the PRECISE study: cost-utility of spinal cord stimulation. Neuromodulation, 2015, 18(4): 266-276.
30. 胡慧敏, 毛鹏, 李怡帆, 等. 高频和低频脊髓电刺激治疗慢性疼痛有效性和安全性比较的Meta分析. 中国疼痛医学杂志, 2022, 28(3): 225-229.
31. 倪兵, 胡永生, 张晓华, 等. 脊髓电刺激治疗神经病理性疼痛的测试效果及其影响因素分析. 中华神经外科杂志, 2021, 37(1): 26-30.
32. 倪兵, 朱宏伟, 杜涛, 等. 反向放置脊髓电刺激电极治疗脊柱外伤后神经病理性疼痛. 中国微侵袭神经外科杂志, 2021, 26(4): 173-174.
33. 倪兵, 朱宏伟, 张晓华, 等. 脊髓电刺激治疗脊柱外伤后神经病理性疼痛临床研究. 中国疼痛医学杂志, 2021, 27(1): 67-71.
34. 王译擘, 胡永生. 脊髓电刺激治疗神经病理性疼痛的临床现状及进展. 中国疼痛医学杂志, 2016, 22(10): 781-784.
35. 闫晓明, 陶蔚, 胡永生, 等. 脊髓和马尾神经损伤后慢性神经源性疼痛外科治疗策略. 神经疾病与精神卫生, 2010, 10(4): 342-344.

第三十三章　脊髓背根入髓区切开术

第一节　概　述

在20世纪60年代，有学者发现脊髓背根入髓区（dorsal root entry zone, DREZ）与痛觉传导有关，并开始探讨将其作为疼痛手术治疗的靶点。1975年，Nashold完成了第一例DREZ射频毁损术，治疗臂丛神经根撕脱伤后引起的疼痛，取得了满意的止痛疗效。他在脊神经背根根丝撕脱的位置上，沿着脊髓后外侧沟用射频电极每间隔2～3 mm做一个毁损灶，这样形成了一系列的灶状毁损。1979年，他和Ostdahl一起报道了应用DREZ切开术治疗18例臂丛神经根撕脱伤后疼痛，均获得了肯定疗效。此后，该手术不断得到应用和完善，不仅用于治疗臂丛撕脱伤后引起的疼痛，还被用于治疗截肢痛、幻肢痛、脊髓损伤后疼痛、疱疹感染后遗神经痛、腰骶部脊神经根撕脱伤后疼痛等。

根据细胞构筑基础，解剖学上脊髓背角可以分为6层（Rexed层），较表浅的5层与从外周传递的伤害感受性信息有明确的关系，而且在一些去传入疼痛和中枢性疼痛的形成和过程中发挥了重要作用。DREZ包括背根分支、后外侧束以及脊髓背角的Rexed Ⅰ～Ⅴ层。不仅从外周伤害感受器发出的突触联系位于Rexed Ⅰ～Ⅴ层，而且有研究表明这些区域含有阿片受体、P物质和其他生物活性肽，许多学者相信这个区域存在着疼痛“闸门”，该区域对于感觉信息的呈递和初步调制是至关重要的。后外侧束位于背角的后外侧，在疼痛刺激传入纤维的调节中发挥了重要作用，其内侧部将每一节段脊神经背根的兴奋性冲动传至邻近的节段，而外侧部将中央胶状质的抑制性影响传递给邻近的节段。脊髓背角是感觉系统的第一次突触传递发生的部位，粗传入纤维投射至第Ⅲ和Ⅳ层，细传入纤维投射至第Ⅰ、Ⅱ和Ⅳ层，伤害性传入信号在背角被神经元间的和下行的联系调控。

DREZ切开术通过毁损脊髓背角的Rexed Ⅰ～Ⅳ层破坏痛觉传导的二级神经元，同时部分破坏了脊髓丘脑束和脊髓网状束，减少疼痛冲动的上行传入，能够确实有效地消除多种顽固性疼痛（图33-1）。所以，DREZ切开术是通过永久性

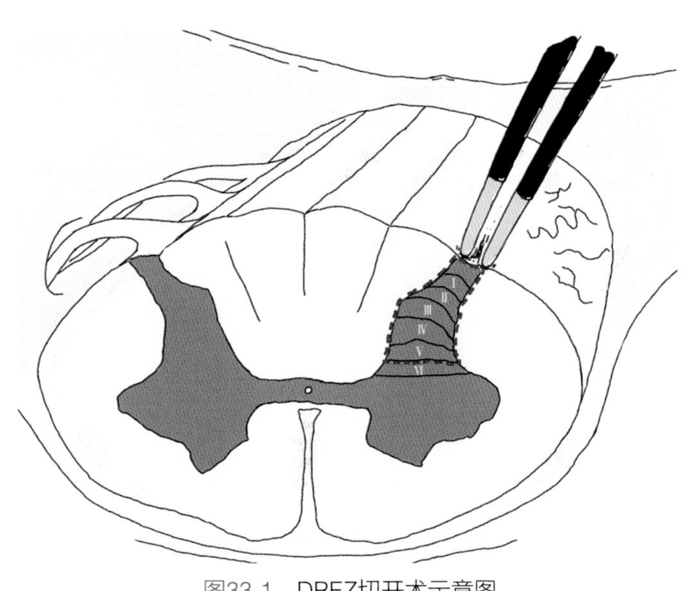

图33-1　DREZ切开术示意图

破坏伤害性传入通路的二级神经元，阻断了正常的伤害性传导通路，使伤害性刺激所致的疼痛缓解。同时，有学者发现在一些传入神经阻滞性疼痛患者中，脊髓背角神经元的电生理活动异常活跃。破坏DREZ可同时消除脊髓背角神经元的异常电生理活动，使疼痛缓解。

随着对脊髓解剖结构的进一步研究和科学技术的发展，虽然一些学者对DREZ手术的毁损技术也进行了一些尝试和改良，先后采用过射频针电凝、激光和超声毁损术，但目前临床上应用最多的依然是采用手术显微镜直视下双极电凝进行毁损。由于脊髓在脑脊液中可随呼吸有一定幅度的运动，导致激光及超声损毁术的精确性较差，目前临床上已基本淘汰；射频针电凝毁损则需要反复多次、多点地穿刺脊髓进行射频加热，毁损部位发生偏差和造成脊髓其他结构损伤的概率相对较大；而在手术显微镜直视下使用双极电凝进行毁损切开，不仅部位较为精确，亦可以较好地控制毁损范围。

显微外科手术采用双极电凝毁损DREZ的最大优点就是在显微镜直视下操作，有更大的精确性，并发症小，且能尽可能地保留脊髓背角的粗传入纤维，对于尚保留躯体感觉功能的患者尤其适用。随着术中脊髓电生理监测的开展，手术并发症显著下降，使得DREZ切开术的安全性和有效性均有提高，进一步得到广泛接受和临床应用。

第二节 适应证与禁忌证

一、适应证

（一）臂丛神经根撕脱伤后疼痛或腰丛神经根撕脱伤后疼痛

这类疼痛是DREZ切开术的最佳适应证，DREZ切开的范围不应仅仅局限于损伤的节段，而应扩展至邻近的神经根，尤其是当损伤的水平与疼痛区域相一致时。对于臂丛神经根撕脱伤后疼痛或腰丛神经根撕脱伤后疼痛，DREZ切开术是目前效果最好的治疗方法。

（二）脊髓或马尾神经损伤后疼痛

该类疼痛患者绝大多数有脊柱外伤史。当患者的疼痛是节段性的，并且疼痛的区域与脊髓损伤的水平和范围相一致时，是DERZ切开术较好的适应证之一。

（三）截肢后的幻肢痛或残肢痛

部分患者截肢后会出现幻肢痛或残肢痛，镇痛药物、神经阻滞等治疗方法效果不佳，适合于DREZ切开术治疗。

（四）带状疱疹后遗神经痛

DREZ切开术治疗带状疱疹后遗神经痛的适应证尚有争论，有学者认为只有皮肤疱疹感染区的浅表疼痛可缓解，尤其是痛觉异常和痛觉过敏；而对于持续的深部烧灼样疼痛缓解可能不满意，甚至可能加重。

（五）痉挛状态合并疼痛

DREZ切开术可以阻断肌伸张反射的传入，降低肌张力，改善痉挛状态，对于痉挛合并疼痛的疗效较好，能够同时解除痉挛并消除疼痛。

（六）癌性疼痛

患者疼痛部位比较局限，并有较长的预期生存期。例如：肺尖肿瘤浸润压迫导致的上肢顽固性疼痛，肿瘤侵犯腰骶神经丛引起的神经病理性疼痛，周围神经、神经丛、神经根肿瘤所致的神经病理性疼痛等。

（七）周围神经损伤后疼痛

各种原因造成的周围神经损伤后疼痛，都可以采用DREZ切开术治疗，但是要根据患者的具体情况综合考虑，特别是DREZ切开术会导致对应脊神经支配区域不可避免的深浅感觉缺失，这种后果对于不同的患者需要权衡利弊来进行取舍，应该选择患者能够接受的最佳的治疗手段。

二、禁忌证

1. 一般状况差，严重的呼吸、循环功能障碍以及有肝、肾或凝血功能障碍而不能耐受全麻手术者。

2. 手术部位或其附近存在感染灶、血管畸形等病变。

第三节　手术方法与步骤

一、臂丛神经根撕脱后疼痛C4-T1脊椎节段DREZ切开术

视频9 颈4-胸1脊髓背根入髓区切开术

1. 手术在气管插管全麻下进行，患者俯卧位，标记C4-T1棘突水平后正中直切口。可以安装头架固定，下颌内收，双肩适当向背侧牵拉，充分拉伸显露颈项部（图33-2）。

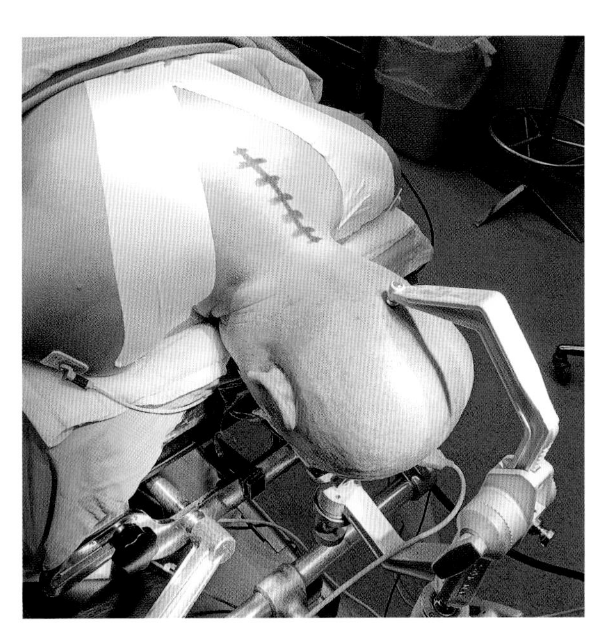

图33-2　颈髓DREZ切开术的体位及切口

2. 依次切开皮肤、皮下组织，分离两侧椎旁肌肉，显露C4-T1棘突及椎板，咬除部分棘突。

3. 用超声骨刀行C4-T1上半节段椎板开窗，宽度1.0 ~ 1.5 cm，游离C5-C7椎板骨瓣备用（图33-3）。

4. 纵行切开硬脊膜和蛛网膜，缝线向两侧牵开，仔细分离粘连，显露患侧或双侧相对应脊髓节段的背外侧面，暴露的范围上下两端应该达到没有撕脱的正常神经根。常见的臂丛神经根撕脱范围为C5-T1，有时C4神经根也会撕脱，甚至偶尔撕脱范围达到C3神经根（图33-4）。

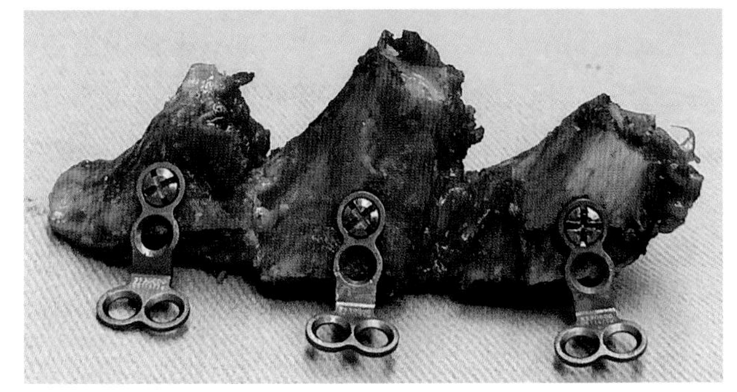

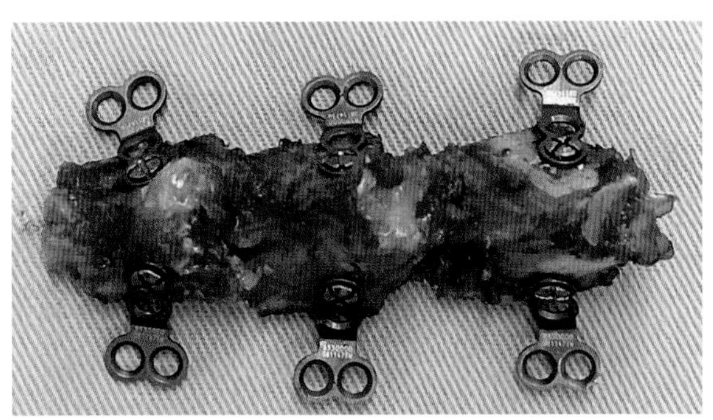

图33-3　C5-C7椎板骨瓣及内固定钢板

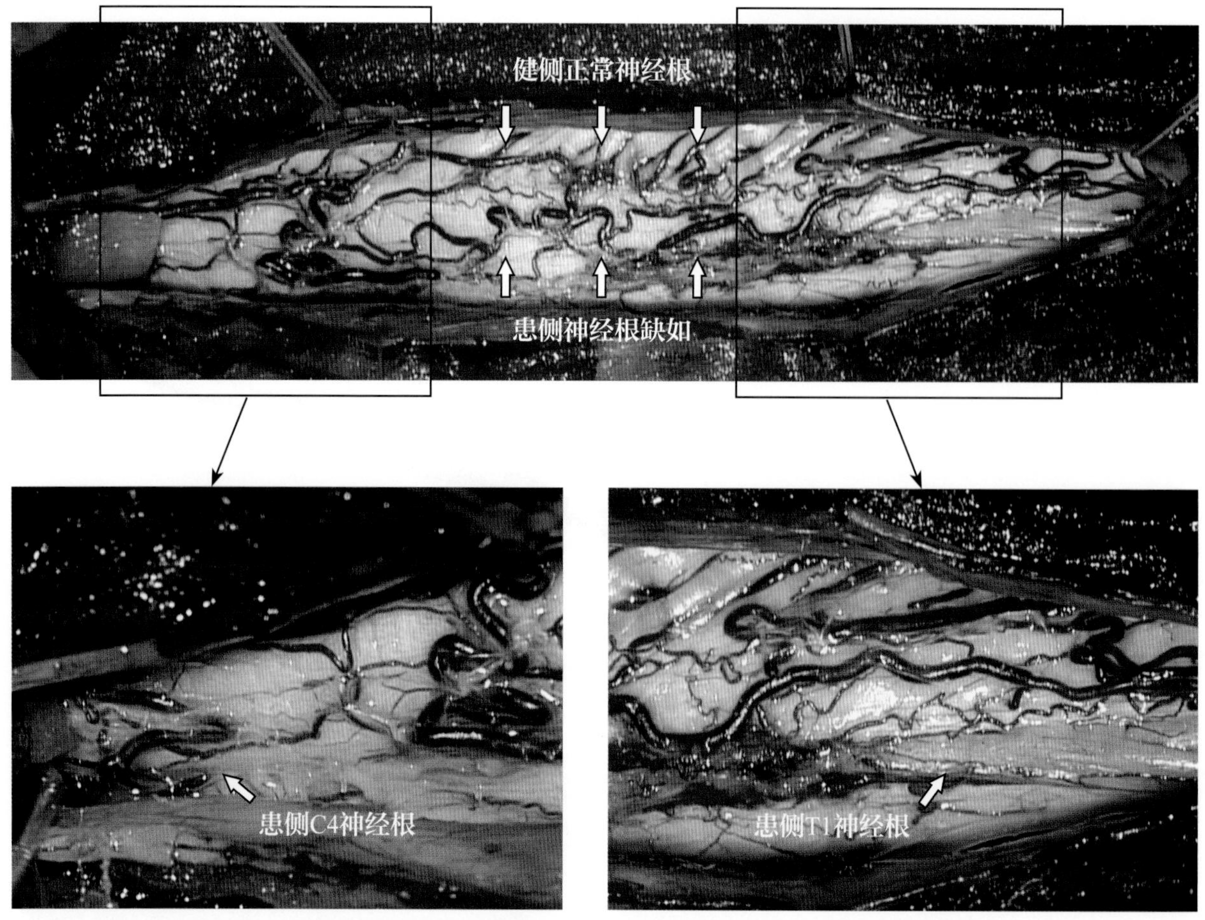

图33-4 臂丛神经根撕脱的范围，患侧C5-C8神经根缺如，C4和T1神经根残留

5. 在手术显微镜下，在神经根撕脱的脊髓节段，沿着脊髓后外侧沟纵向切开软脊膜，用显微剥离子沿DREZ区钝性分离，直达背角，显微镜下可通过脊髓白质和灰质颜色的变化加以辨别。用显微双极电凝镊子低功率烧灼，进行DREZ的连续毁损切开，一般深度约3 mm（图33-5）。

6. 严密缝合硬脊膜，可用人工硬膜外敷，生物胶粘贴加固。将C5-C7椎板骨瓣复位，用脊柱内固定钢板和螺钉稳妥固定，进行椎板成形（图33-6）。

7. 椎板外常规放置引流管，逐层缝合肌肉和皮下。皮肤切口一般采用皮内缝合，可以减少颈项部切口术后常见的缝线反应，有利于切口愈合。

二、脊髓损伤后疼痛T10-L2脊椎节段DREZ切开术

1. 手术在气管插管全麻下进行，患者俯卧位，常取脊椎T10-L2棘突水平后正中直切口，有时需要根据脊髓损伤的节段和疼痛的范围，调整切口的上下位置。

2. 脊髓损伤后疼痛往往是双侧的，DREZ切开术也需要双侧进行。

3. 根据疼痛的范围进行不同脊髓节段的双侧DREZ切开术，大多数要做T11-S1脊髓节段，有时候可能需要做到T10脊髓节段或骶髓节段。

4. 患者的脊髓术野局部粘连通常比较严重，而且术前常有脊柱内固定钉棒系统存在，会增加DREZ切开术的操作难度。

5. 手术基本过程及步骤与颈段DREZ切开术相同。

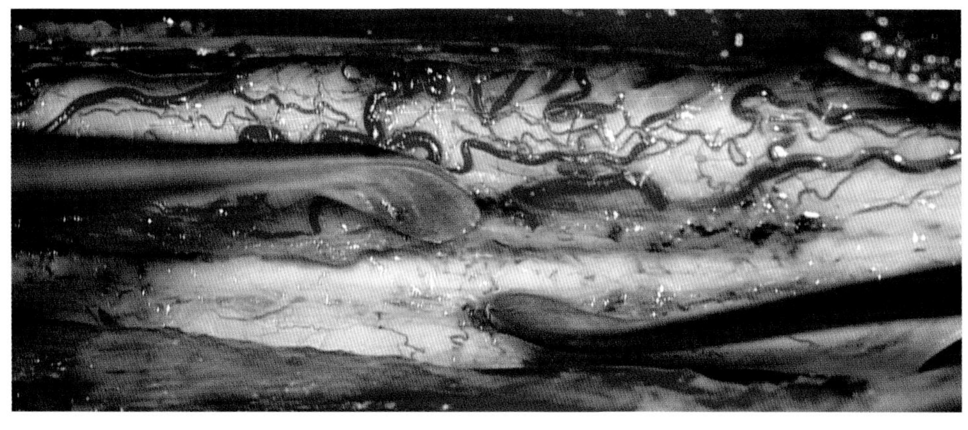

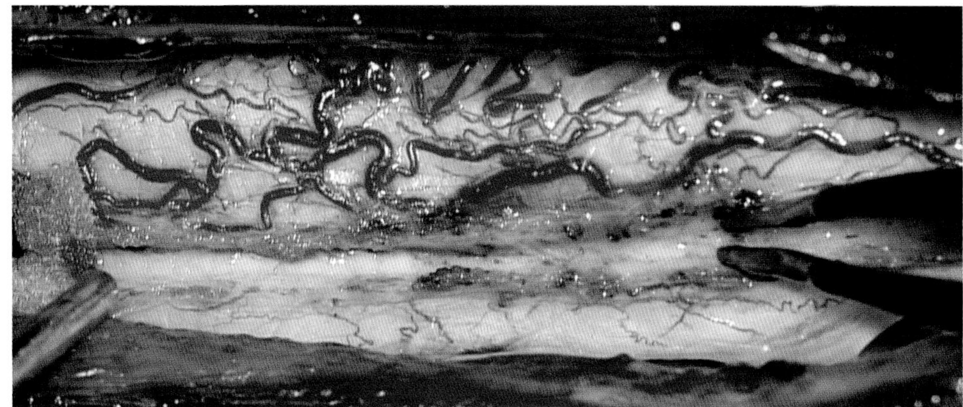

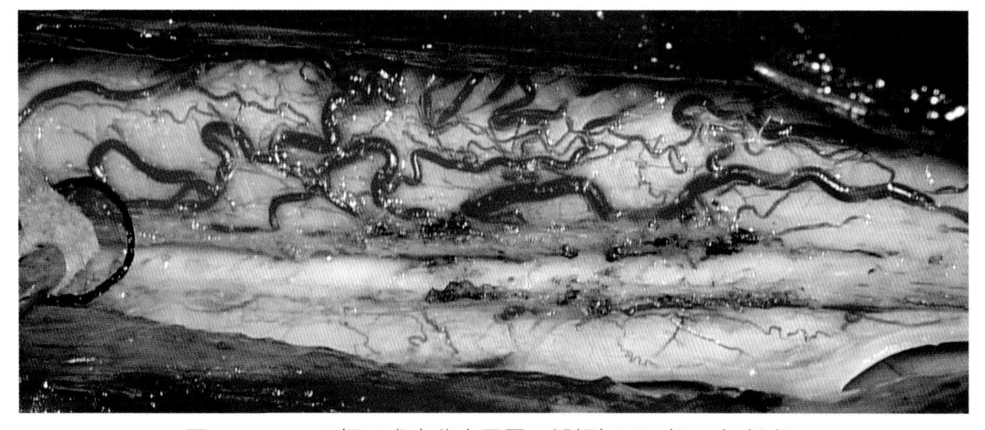

图33-5　DREZ切开术中分离暴露、毁损切开及切开完成过程

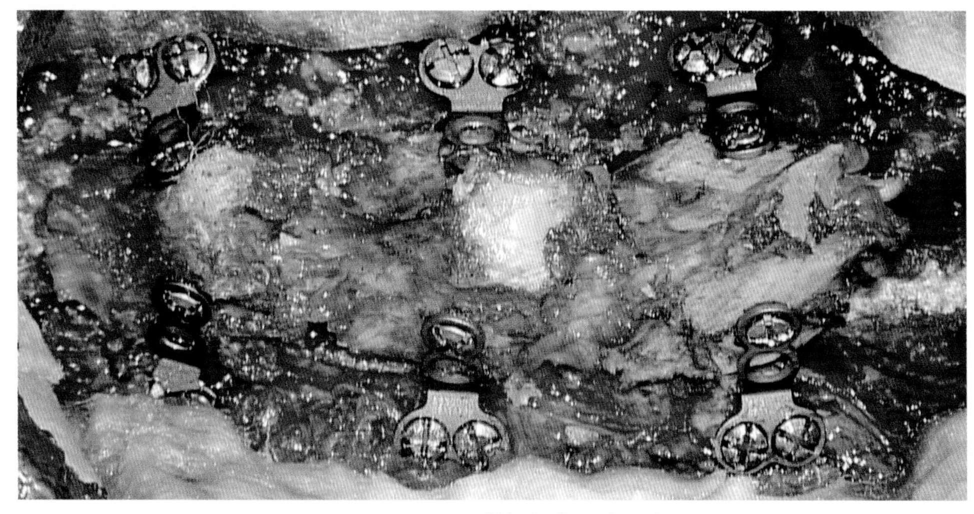

图33-6　C5-C7椎板复位及内固定

第四节 注意事项

一、DREZ切开的节段范围

DREZ切开的节段一般要延续到背根撕脱处上方和下方的第一个正常根丝处，或者根据疼痛对应的脊髓节段来确定毁损切开的DREZ节段范围。

此外，正确辨认和识别脊髓背外侧沟至关重要。神经根撕脱的患者中，相应节段的脊髓严重萎缩变性，使后背外侧沟的辨别有一定的难度，这时可以通过神经根撕脱区域上下相邻的正常背根来进行辨认。

根据进入脊髓的细小的根血管也可帮助确定背外侧沟的位置，但术中要注意保护脊髓血管，尽量避免损伤脊髓表面的血管，这样才可以显著减少并发症的发生。

二、DREZ切开的深度

DREZ切开术中要注意控制毁损的深度和范围，尽量避免损伤脊髓后连合、皮质脊髓束等其他重要结构。手术过程中需要在显微镜下或放大镜直视下，对DREZ进行分离、暴露、毁损和切开，一般可以辨别出脊髓背角灰质的颜色与白质的不同。

DREZ具体毁损切开的深度取决于脊神经根撕脱的严重程度、脊髓背侧及背角的萎缩程度等因素，毁损的深度达到背角神经元（灰质部分）即可，深度一般不超过3 mm。

三、DREZ切开的角度

由于脊髓背角的方向是倾斜的，为了实施满意的DREZ切开，并避免损伤脊髓的皮质脊髓束及后柱，有时需要将双极电凝调整角度，或将脊髓牵拉旋转一定角度。

对于脊髓横断性损伤的对应脊髓节段及损伤平面以下的脊髓节段，多伴有脊髓的软化和萎缩，这种情况下不需要过度关注DREZ切开的角度，而应该更注意毁损是否充分。

四、可能出现的并发症

DREZ切开术造成同侧肢体对应区域的深浅感觉缺失和肌张力降低几乎不可避免，但患者大多能够耐受，特别是对于脊髓损伤、臂丛或腰丛神经根撕脱伤的患者，绝大多数术前已存在相应肢体明显的感觉和运动功能障碍，上述并发症并无多大影响。

真正严重的并发症是手术如果损伤了脊髓的皮质脊髓束，可造成同侧肢体肌力减退、呼吸肌或括约肌功能障碍，甚至可能出现肢体瘫痪、截瘫等。

颈段脊髓DREZ切开术的严重并发症，例如同侧下肢深感觉障碍或力弱，其发生率因手术方法的不同而有所不同。激光和超声毁损约为10%，射频热凝为4.2%～43%，而显微镜直视下双极电凝仅为1.8%～4.7%。

腰骶段脊髓DREZ切开时，同侧下肢的感觉及肌力亦可能出现不同程度的减退，当涉及鞍区的疼痛时，毁损切开S2-S5 DREZ时可能会出现大小便功能障碍。腰骶段脊髓DREZ切开会造成下肢肌张力的明显下降，若为非完全性截瘫时，应注意毁损的范围不宜太大。

除此之外，其他的并发症可能有同侧躯体手术节段以下区域深浅感觉减退、切口脑脊液漏、局部感染等，但发生率都很低。

第五节　应用与评价

一、治疗臂丛神经根撕脱后疼痛

DREZ切开术在国外已经得到了较广泛的应用，取得了比其他各种方法都要令人满意的止痛疗效。Sindou等报道55例临床经验，94.6%的患者在出院时止痛疗效满意，术后3个月时疗效优秀和良好占81.8%，随访超过1年的患者中有65.9%的疗效优秀或满意。Chalil等汇总了692例DREZ切开术治疗臂丛神经根撕脱后疼痛，81.9%的患者术后疼痛缓解超过50%，术后出现暂时性肌力减退为11%，严重并发症的发生率低于1.9%。

Mongardi等总结分析了近30位不同学者46篇文献报道的1242例DREZ手术的长期疗效，其中治疗臂丛神经根撕脱后疼痛717例，疼痛缓解超过75%的占60.8%；疼痛缓解50%～75%的占20.9%。有学者报道DREZ切开术疗效良好和优秀的在术后1年以内为96.2%，超过3年为83.3%。还有学者报道随访时间最长的一例患者，在DREZ术后26年仍有满意的止痛效果。

大量临床证据表明，DREZ切开术是治疗臂丛神经根撕脱后疼痛最有效的术式，应该成为治疗臂丛神经根撕脱后疼痛的首选治疗方法。

二、治疗脊髓损伤后的疼痛

DREZ切开术治疗脊髓损伤后的疼痛疗效比较满意，能够缓解截瘫后或四肢瘫后疼痛，尤其是出现在正常皮肤和无感觉皮肤之间过渡区域的疼痛。Falci等报道DREZ切开术治疗26例脊髓损伤节段以下疼痛，81%疼痛完全缓解，85%取得良好疗效，其中最长随访11年的3例患者疗效稳定，疼痛完全消失。

我们自己报道了42例DREZ切开术治疗脊髓损伤后疼痛的临床观察结果，50%的患者术后疼痛完全消失，另有33.3%的患者疼痛缓解超过50%。在Mongardi等分析的DREZ切开术治疗脊髓损伤后疼痛301例中，55.8%的患者长期疼痛缓解超过75%，11.6%的患者疼痛缓解超过50%。

有学者在脊髓损伤节段以下疼痛的患者中，术中应用电极记录DREZ的放电情况，约62%能在损伤节段以上3～5个脊髓节段的DREZ记录到过度放电，这说明既往的DREZ切开术治疗此类疼痛疗效差的原因可能是由于脊髓切开节段范围不够所致。

三、治疗幻肢痛

DREZ切开术治疗幻肢痛的文献报道相对较少，但是疗效还是比较确切的，而且术后患者幻肢觉的变化也可能与疗效相关。Mongardi等总结了8位学者报道的49例幻肢痛采用DREZ切开术治疗的结果，长期疼痛缓解超过75%和超过50%的患者分别占44.9%和28.6%。

需要注意的是有些上肢幻肢痛其实伴有臂丛神经根撕脱，甚至根本原因就在于臂丛神经根撕脱，早期就有报道DREZ切开术治疗合并臂丛神经根撕脱的幻肢痛的有效率高达83%，单纯幻肢痛的有效率亦可达67%。术后长期疗效（随访10～28个月）也不错，疼痛缓解可达50%～70%。

四、治疗带状疱疹后遗神经痛

DREZ切开术对带状疱疹后遗神经痛的疗效尚不明确。1984年，Friedman等首先采用DREZ切开术治疗带状疱疹后疼痛，短期疗效较好，但大部分患者疼痛于术后6～12个月内复发，4年后他们再次报道90%（n=32）的患者短期内疼痛缓解良好，但大约2年后只有25%的患者取得良好的疼痛缓解。Mongardi等分析了DREZ切开术治疗带状疱疹后遗神经痛78例的病例资料，发现51.3%的患者长期疼痛缓解超过75%，17.9%的患者疼痛缓解超过50%。

有学者认为带状疱疹后疼痛可分为两种疼痛性质：一种为表浅的灼热痛、痒痛并有痛觉过敏，另一种则为深部的疼痛并有阵发性加剧，DREZ切开术似乎对前一种疼痛性质的带状疱疹后疼痛疗效更好，但取得良好长期疼痛缓解的患者也无法超过50%。在疼痛复发的患者中，约一半的患者认为疼痛性质较术前不同，其中80%术前的灼热痛被一种寒冷的搏动性疼痛所代替，这也提示了DREZ切开术后存在出现新的神经病理性改变的可能，部分解释了DREZ切开术治疗带状疱疹后疼痛疗效逐渐下降的原因。

此外，DREZ切开术的手术创伤较大，特别是胸段DREZ切开术发生后索或皮质脊髓束损伤的概率也较高，发生率约为5%。所以，对于带状疱疹后遗神经痛还可以考虑选择脊神经节射频毁损、脊髓电刺激等治疗。

五、我们的经验及体会

我们自2005年开始，至2022年底共完成DREZ切开术约400例，这是目前国内例数最多的一组病例，主要用于治疗臂丛神经根撕脱伤后疼痛（包括臂丛神经根撕脱伤后截肢合并出现的幻肢痛）和脊髓损伤后疼痛（部分合并马尾神经损伤后疼痛），此外还包括少量单纯幻肢痛、残肢痛、带状疱疹后遗神经痛等病例。经过6个月以上长期随访，发现近90%的患者疼痛缓解依然超过50%。

作为止痛手术而言，DREZ切开术的止痛效果足够强大和持久，对于各种原因导致的损害水平在脊髓背角以远的脊髓、脊神经节、脊神经及外周神经损害后出现的疼痛，理论上讲都会有不错的效果。DREZ切开术在临床上之所以更多地应用于臂丛神经根撕脱伤后疼痛和脊髓损伤后疼痛，是因为这两类疼痛的疼痛部位肢体的感觉和运动功能绝大多数均已丧失，不必顾虑DREZ切开术造成的疼痛部位肢体深浅感觉缺失和肌张力下降，能够进行比较充分的DREZ毁损。

需要特别注意的是臂丛神经根撕脱伤后疼痛患者的脊髓均存在不同程度的萎缩、变细，甚至发生变性软化，此时再进行DREZ切开，既想要最大程度地消除疼痛，又希望不要影响到患者下肢的感觉和运动功能，如何恰到好处地掌握DREZ切开的深度和角度确实比较困难。往往由于顾虑手术并发症，使得DREZ切开可能不够充分，这在一定程度上也会影响部分患者的术后止痛效果，可能术后还会残留部分疼痛。

绝大多数臂丛神经根撕脱伤后疼痛患者对于下肢的功能非常看重，而且部分患者在臂丛神经根撕脱伤后本来下肢功能就有一定程度的损害，此时应该把下肢功能的安全放在首位考虑，不必过于追求DREZ切开术完全消除疼痛。

随着手术技术熟练程度的不断提高和术中神经电生理监测技术的广泛应用，DREZ切开术严重并发症的发生率已经很低，但是一些其他的并发症如重度的上肢下坠感、重度的腿部麻木以及头部活动相关的不适等对患者的生活质量也会造成一定的影响。

综上所述，有充分的依据可以证实DREZ切开术的止痛效果确切而持久，安全性较高，是治疗臂丛神经根撕脱后疼痛和脊髓损伤后疼痛的首选术式，也是疼痛外科的重要手术技术。

（胡永生）

参考文献

1. Bing N, Yonsheng H, Wei T, et al. Dorsal root entry zone lesion for neuropathic pain due to thoracolumbar spine fracture: long-term result. World Neurosurg, 2019, 125: e1050-e1056.
2. Burchiel KJ, Raslan AM. Contemporary concepts of pain surgery. J Neurosurg, 2019, 130(4): 1039-1049.
3. Chalil A, Wang Q, Abbass M, et al. Dorsal root entry zone lesioning for brachial plexus avulsion injuries: case series and literature review. Front Pain Res (Lausanne), 2021, 2: 749801.
4. Chivukula S, Tempel ZJ, Chen CJ, et al. Spinal and nucleus caudalis dorsal root entry zone lesioning for chronic pain: efficacy and outcomes. World Neurosurg, 2015, 84(2): 494-504.
5. Dauleac C, Brinzeu A, Fenniri I, et al. Microsurgical DREZotomy for treatment of brachial plexus avulsion pain. World Neurosurg, 2021, 148: 177.
6. Doddamani RS, Garg S, Agrawal D, et al. Microscissor DREZotomy for post brachial plexus avulsion neuralgia: A single center experience. Clin Neurol Neurosurg, 2021,

208: 106840.

7. Du T, Ji F, Ni B, et al. Factors affecting long-term outcome in dorsal root entry zone lesioning for brachial plexus avulsion. Pain, 2023, 164(5): 977-983.
8. Falci S, Indeck C, Barnkow D. Spinal cord injury below-level neuropathic pain relief with dorsal root entry zone microcoagulation performed caudal to level of complete spinal cord transection. J Neurosurg Spine, 2018, 28(6): 612-620.
9. Ferraresi S, Basso E, Maistrello L, et al. Dorsal root entry zone lesion: nuances of the technique and long-term results. Neurosurg Focus Video, 2020, 3(2): V13.
10. Gebreyohanes A, Ahmed AI, Choi D. Dorsal root entry zone lesioning for brachial plexus avulsion pain: a case series. Spinal Cord Ser Cases, 2023, 9(1): 6.
11. Gebreyohanes A, Ahmed AI, Choi D. Dorsal root entry zone lesioning for brachial plexus avulsion: A comprehensive literature review. Oper Neurosurg (Hagerstown), 2021, 20(4): 324-333.
12. Henssen DJHA, Weber RC, de Boef J, et al. Post-mortem 11.7 tesla magnetic resonance imaging vs. polarized light imaging microscopy to measure the angle and orientation of dorsal root afferents in the human cervical dorsal root entry zone. Front Neuroanat, 2019, 13: 66.
13. Husain AM. Dorsal root entry zone procedure and other surgeries for pain. Handb Clin Neurol, 2022, 186: 271-292.
14. Liu MX, Zhong J, Zhu J, et al. Treatment of postherpetic neuralgia using DREZotomy guided by spinal cord stimulation. Stereotact Funct Neurosurg, 2015, 93(3): 178-181.
15. Lopez L, Sdrulla AD. Success with dorsal root entry zone lesioning after a failed trial of spinal cord stimulation in a patient with pain due to brachial plexus avulsion. Pain Rep, 2021, 6(4): e973.
16. Lubelski D, Pennington Z, Ochuba AJ, et al. Is dorsal root entry zone lesioning effective and safe for managing continuous versus paroxysmal pains post-brachial plexus avulsion? J Neurosurg Spine, 2023, 39(1): 101-112.
17. Marques RAS, Cavalcante RAC, Pimenta LMCE. Brachial plexus avulsion neuropathic refractory pain: association of spinal cord stimulation and DREZotomy for complex pain. Neurosurg Focus Video, 2020, 3(2): V12.
18. Meena R, Doddamani RS, Agrawal D, et al. Dorsal root entry zone (DREZ) lesioning for brachial neuralgia. Neurol India, 2020, 68(5): 1012-1015.
19. Monaco BA, Lopes AJM, Teixeira MJ. Ultrasound-guided DREZotomy: technical note. Stereotact Funct Neurosurg, 2019, 97(2): 127-131.
20. Montalvo Afonso A, Ruiz Juretschke F, González Rodrigálvarez R, et al. DREZotomy in the treatment of deafferentation pain: review of results and analysis of predictive factors for success.Neurocirugia (Astur : Engl Ed), 2021, 32(1): 1-9.
21. Mongardi L, Visani J, Mantovani G, et al. Long term results of dorsal root entry zone (DREZ) lesions for the treatment of intractable pain: A systematic review of the literature on 1242 cases. Clin Neurol Neurosurg, 2021, 210: 107004.
22. Nashold BS Jr, Ostdahl RH. Dorsal root entry zone lesions for pain relief. Journal of Neurosurgery, 1979, 51(1): 59-69.
23. Pastrak M, Visnjevac O, Visnjevac T, et al. Safety of conventional and pulsed radiofrequency lesions of the dorsal root entry zone complex (DREZC) for interventional pain management: A systematic review. Pain Ther, 2022, 11(2): 411-445.
24. Prestor B. Microcoagulation of junctional dorsal root entry zone is effective treatment of brachial plexus avulsion pain: long-term follow-up study. Croat Med J, 2006, 47(2): 271-278.
25. Rath SA, Braun V, Soliman N, et al. Results of DREZ-coagulations for pain related to plexus lesions, spinal cord injuries and postherpetic neuralgia. Acta Neurochir, 1996, 138(4): 364-369.
26. Rodrigues TP, Silva Rodrigues MA, Centeno RS. Intraoperative ultrasound using dorsal root entry zone lesioning: A way to guide intraspinal cord therapeutic lesions. World Neurosurg. 2020, 142: 423-424.
27. Ruiz-Juretschke F, Garcia-Salazar F, Garcia-Leal R, et al. Treatment of neuropathic deafferentation pain using DREZ lesions: long-term results. Neurologia, 2011, 26(1): 26-31.
28. Sindou M. Microsurgical lesioning in the dorsal root entry zone for pain due to brachial plexus avulsion: a prospective series of 55 patients. J Neurosurg, 2005, 102(6): 1018-1028.
29. Sola RG, Pulido P. Neurosurgical treatment of pain. Brain Sci, 2022, 12(11): 1584.
30. Texakalidis P, Tora MS, Boulis NM. Neurosurgeons' armamentarium for the management of refractory postherpetic neuralgia: A systematic literature review. Stereotact Funct Neurosurg, 2019, 97(1): 55-65.
31. Tomycz ND, Moossy JJ. Follow-up 26 years after dorsal root entry zone thermocoagulation for brachial plexus avulsion and phantom limb pain. J Neurosurg, 2011, 114(1): 196-199.
32. 董生，胡永生，杜薇，等. 脊髓背根入髓区切开术的术中电生理监测及意义. 中国疼痛医学杂志, 2009, 15(2): 106-108.

33. 胡永生, 李勇杰, 张晓华. 脊髓背根入髓区毁损术对幻肢痛的治疗作用初探. 中国疼痛医学杂志, 2005, 11(4): 201-202.
34. 胡永生, 李勇杰, 张宇清, 等. 手术治疗创伤截肢患者幻肢痛的初步临床应用. 中华创伤杂志, 2006, 22(9): 714-715.
35. 胡永生, 李勇杰, 陶蔚, 等. 脊髓背根入髓区切开术治疗臂丛神经根撕脱后疼痛. 中华神经外科杂志, 2012, 28(8): 799-801.
36. 刘芮村, 倪兵, 胡永生, 等. 脊髓背根入髓区毁损术治疗臂丛神经损伤后神经病理性疼痛的疗效及其影响因素分析(附105例报告). 中华神经外科杂志, 2020, 36(4): 385-389.
37. 倪兵, 舒伟, 张晓华, 等. 脊髓背根入髓区毁损术治疗胸腰段骨折后下肢疼痛. 中华神经外科杂志, 2019, 35(2): 157-160.
38. 陶蔚, 陈富勇, 胡永生, 等. 脊髓背根入髓区毁损术治疗臂丛神经撕脱伤后疼痛. 神经疾病与精神卫生, 2010, 10(4): 334-337.
39. 陶蔚, 胡永生, 张晓华, 等. 脊髓背根入髓区毁损术治疗脊髓和马尾神经损伤后疼痛. 中华神经外科杂志, 2009; 25(6): 532-534.
40. 陶蔚, 胡永生, 李勇杰. 脊髓背根入髓区毁损术治疗脊髓和马尾神经损伤后疼痛的长期疗效分析. 中国微侵袭神经外科杂志, 2013; 18(2): 63-65.
41. 郑喆, 胡永生, 陶蔚, 等. 脊髓背根入髓区切开术治疗臂丛神经损伤后疼痛的疗效和并发症分析. 中华创伤杂志, 2010, 26(10): 885-888.

第三十四章 三叉神经痛的伽玛刀治疗技术

第一节 概 述

一、三叉神经痛的病理生理及治疗

人脑有12对脑神经，其中第5对脑神经是三叉神经。三叉神经支配同侧的面部感觉和咀嚼运动，损害后可以出现面部感觉和咀嚼运动障碍。三叉神经分为三支，其感觉支分布到头面部的皮肤和黏膜，司痛觉、温度觉和触觉的传导。临床工作中，以眼裂、口裂为界，自上而下可将头面部分为三部分，分别由眼支（第Ⅰ支）、上颌支（第Ⅱ支）和下颌支（第Ⅲ支）支配。

三叉神经痛（TN）是局限于三叉神经的一个或多个分支区域内，以短暂的电击样疼痛为特征的神经痛。可由洗脸、刷牙等日常活动激发。被认为是最让人遭受折磨的痛苦之一。

三叉神经痛可分为原发性三叉神经痛和继发性三叉神经痛。原发性三叉神经痛多发生于成年人及老年人，70%～80%的病例发生在40岁以上，高峰发病年龄在50岁左右。原发性三叉神经痛主要病因与机制有两种：一种是邻近血管压迫三叉神经根，常见责任血管是小脑上动脉（图34-1）、小脑下后动脉（图34-2）、小脑下前动脉等（图34-3）；另一种是脑内感觉性癫痫样放电导致。原发性三叉神经痛的治疗包括药物治疗、封闭治疗、三叉神经球囊压迫术、选择性半月神经节射频热凝术、三叉神经感觉根切断术、伽玛刀治疗，以及三叉神经微血管减压术（MVD）等。继发性三叉神经痛可由桥小脑角区肿瘤、动静脉畸形和多发性硬化（MS）等疾病引起，治疗措施主要是病因治疗及对症止痛。

应根据疼痛累及范围、患者年龄、一般情况、手术耐受程度等选择不同的治疗。合适的药物治疗最初一般会有效缓解疼痛，但随着时间的延长，多数需要逐渐增加药物剂量以缓解疼痛。最终，大约一半的患者将需要外科手术干

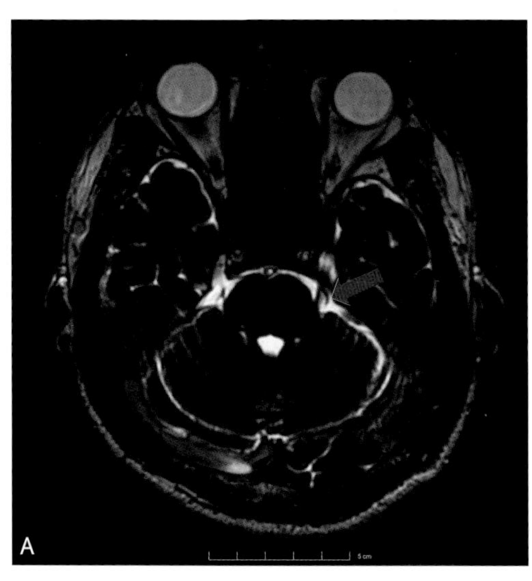

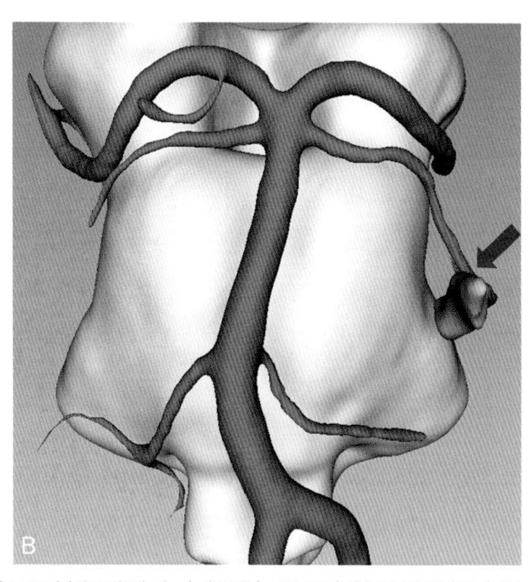

图34-1 A. 左侧三叉神经痛患者MR，显示左侧三叉神经脑池内走行段与周围血管关系密切（红色箭头）；B. 三维重建显示小脑上动脉压迫左侧三叉神经（红色箭头）。注：B图中动脉血管用红色标记，脑干用白色标记，三叉神经用黄色标记

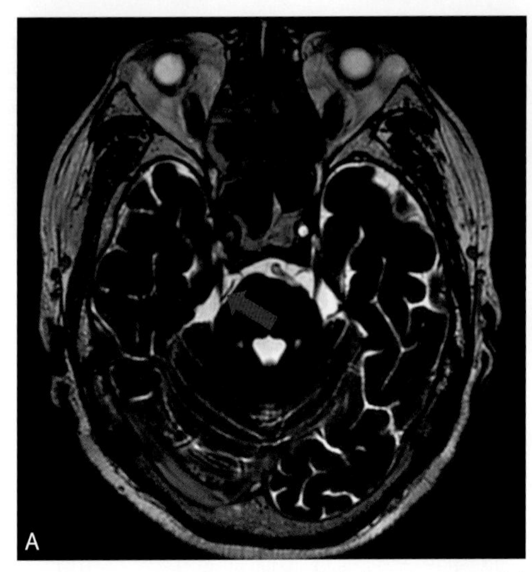

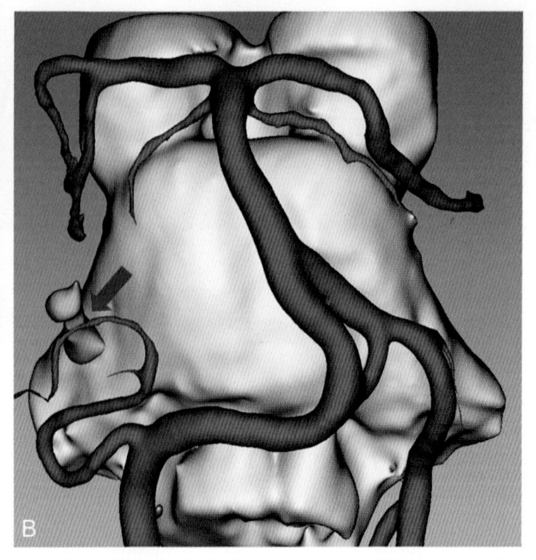

图34-2 A. 右侧三叉神经痛患者MR，显示右侧三叉神经脑池内走行段与周围血管关系密切（红色箭头）；B. 三维重建显示小脑下后动脉压迫右侧三叉神经（红色箭头）。注：B图中动脉血管用红色标记，脑干用白色标记，三叉神经用黄色标记

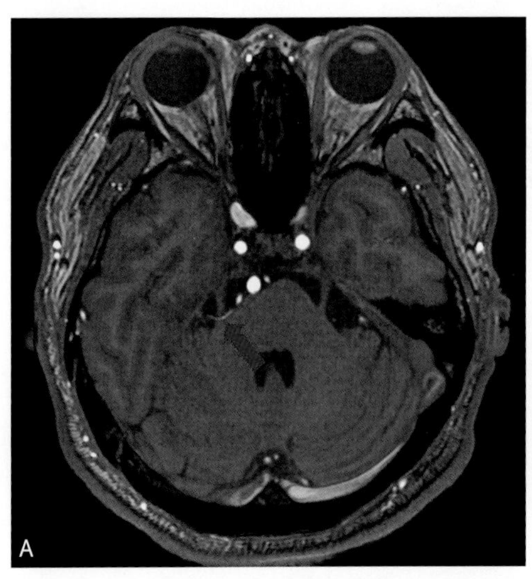

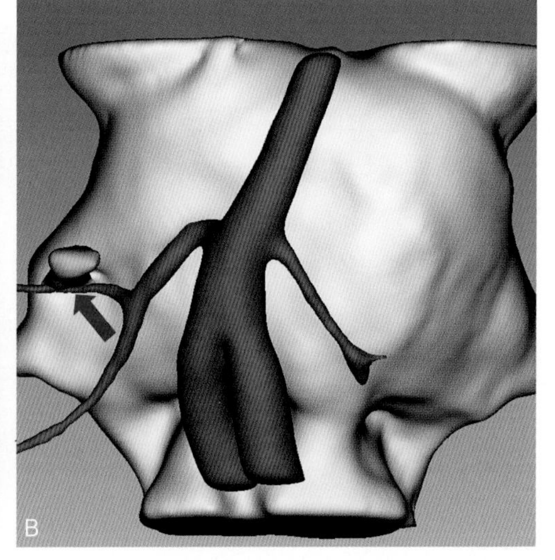

图34-3 A. 右侧三叉神经痛患者MR，显示右侧三叉神经脑池内走行段与周围血管关系密切（红色箭头）；B. 三维重建显示小脑下前动脉压迫右侧三叉神经（红色箭头）。注：B图中动脉血管用红色标记，脑干用白色标记，三叉神经用黄色标记

预。MVD虽然具有手术相关风险，但复发率最低、疗效最好，MVD的安全性和成功率通常都非常高。另外，三叉神经球囊压迫术、选择性半月神经节射频热凝术、三叉神经感觉根切断术、伽玛刀治疗等，也都是对三叉神经具有一定破坏性的治疗方式。总的来说，破坏性的治疗方式对三叉神经损伤越严重，疼痛缓解越有效，但感觉丧失和传入神经阻滞并发症的风险也越大。伽玛刀治疗具有微创和疼痛缓解率高的优点。

20世纪50年代Leksell率先使用立体定向放射治疗三叉神经痛，因为当时使用常压X线球管对三叉神经半月节进行照射，并且定位技术十分简陋，但仍然取得了较好疗效。随着影像学技术的发展，MR定位和3D-TOF的结合定位使靶区定位更准确，伽玛刀的问世又获得了高效的放射治疗效应。目前伽玛刀治疗以其独特的非侵袭性、安全性和较为显著的疗效而受到欢迎。

伽玛刀治疗三叉神经痛的确切机制尚未明确，匹斯堡大学医学院研究证明：放射治疗可引起三叉神经纤维原发性轴突损伤，进而影响足够多的轴突群来减轻三叉神经痛。另一方面，面部感觉丧失的发生率很低，这表明剩余的完整轴突群足以维持大多数患者的神经功能。缓解疼痛和保持感觉之间的平衡与放射剂量有关。

二、伽玛刀治疗发展史

1951年Lars Leksell发表论文，提出了立体定向放射外科（stereotactic radiosurgery, SRS）的概念：即利用立体定向技术，将高能量射线聚焦于颅内预定靶区，使靶区组织发生放射性毁损，而靶区外组织因放射剂量陡降而免遭损害，达到类似外科手术的效果。1953年Leksell使用X线对2例三叉神经痛患者施行SRS治疗，这是他从理论运用到实践的首次尝试，虽然过程漫长繁琐，但疗效令人满意。后来Leksell使用直线加速器，对小型的动静脉畸形患者施行SRS，但闭塞的结果并不令人满意（现在我们已经知道，畸形团的放射性闭塞一般需要3年左右）。

伽玛刀原型机（A型）建造于1967年，使用179个钴60放射源，准直器为盘状（图34-4）。射线经过准直器精确定位于靶点，实现一次性的大剂量毁损性治疗，而不需要分次治疗。1967年10月，一位颅咽管瘤患者在非医院环境下接受了世界上首次伽玛刀治疗。1968年1月，伽玛刀被运送到斯德哥尔摩安装在Sophiahemmet医院，这也是通常被认可的伽玛刀正规使用的开始。其后直到1983年，阿根廷布宜诺斯艾利斯安装了伽玛刀，1年后英国谢菲尔德也安装了伽玛刀。

1975年换代的伽玛刀放射源增加到201个，准直器也由盘状改为半球形（B型）（图34-5）。随后历经U型、C型、4C型，目前广泛应用的是Perfexion型（图34-6），使用192个放射源，准直器改良为圆柱锥形，空间增大3倍，治疗范围从脑部扩大到颅底甚至上颈髓。可实现自动摆位和自动更换准直器，自动管理成千上万条射线。目前最新型号为Icon，与以前所有型号不同，Icon伽玛刀增加了无框架定位方式（图34-7）。伽玛刀治疗已经成为放射神经外科的金标准。

世界上主要有瑞典医科达公司生产的Leksell伽玛刀，以及中国奥沃、玛西普、尊瑞公司生产的伽玛刀。Leksell伽玛刀属于静态式伽玛刀，钴源和准直器固定，使用钴源数量多。奥沃、玛西

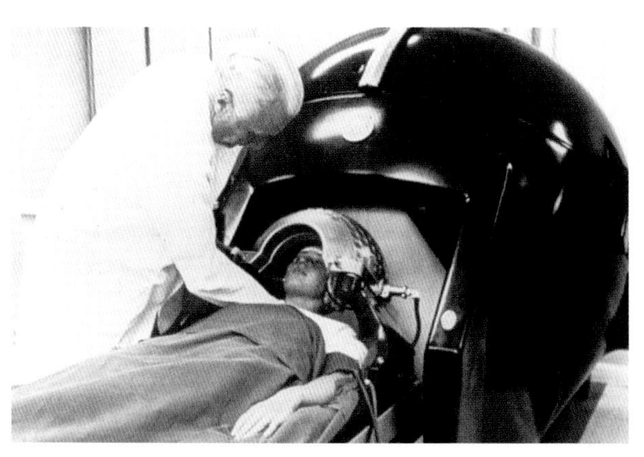

图34-4　A型伽玛刀，机身笨重，使用盘状准直器，共有179个钴源，操作繁琐，每次只能治疗一个病灶（图片源自ELEKTA公司）

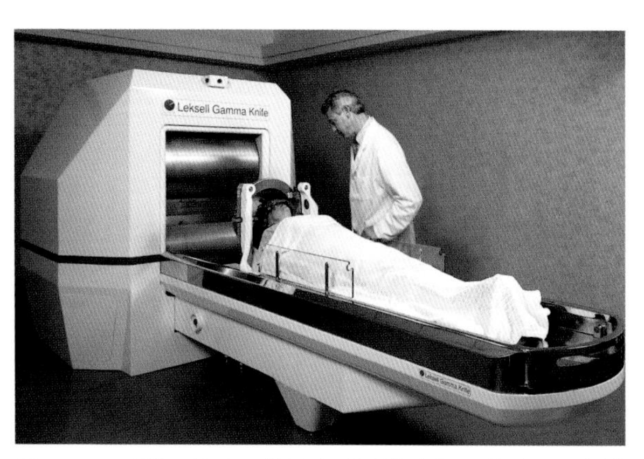

图34-5　B型伽玛刀，使用半球形准直器，共有201个钴源，需手动更换准直器（图片源自ELEKTA公司）

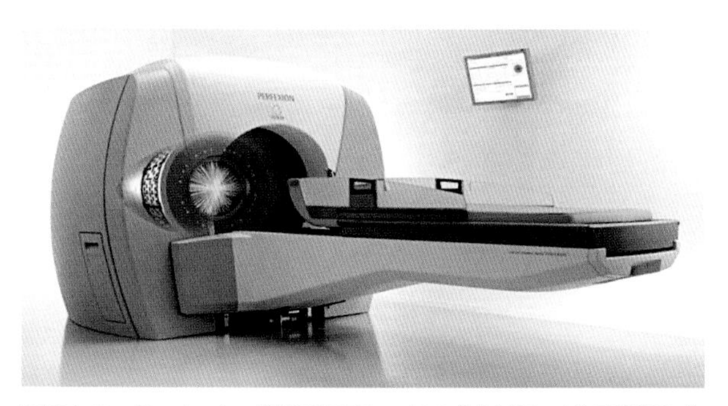

图34-6　Perfexion型伽玛刀，192个钴源，准直器改良为圆柱锥形，实现自动摆位和自动更换准直器，可一次性治疗多个病灶（图片源自ELEKTA公司）

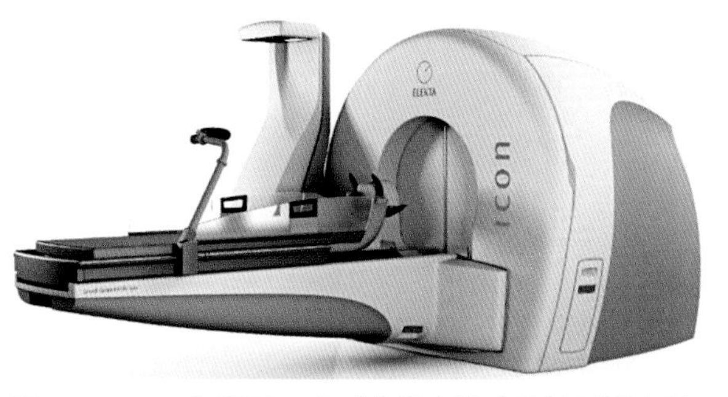

图34-7　Icon伽玛刀，实时自适应精确放射剂量控制，增加了无框架定位方式，分次或分期治疗易于实现（图片源自ELEKTA公司）

普、尊瑞伽玛刀是动态旋转式伽玛刀，治疗过程中钴源和准直器围绕靶点匀速旋转，所以需要的钴源少，只有30个。

开始由于立体定向术主要用于治疗功能性障碍，伽玛刀治疗也几乎只用于帕金森病等功能性疾病。1972年CT问世，伽玛刀开始用于颅内良性肿瘤和动静脉畸形治疗，但禁止用于胶质瘤和转移瘤。从1968年到1988年的20年间，大部分神经外科和肿瘤放疗科医生一直排斥伽玛刀治疗，拒绝相信伽玛刀的治疗效果。

自1987年Dade Lunsford将伽玛刀安装到匹兹堡大学医学中心（UPMC）后，他们已经培训了2200名神经外科医生、放射肿瘤科医生、神经耳科医生、物理师以规范使用伽玛刀。从此伽玛刀治疗的推广使用走向新纪元。在匹兹堡伽玛刀中心成立之前，伽玛刀治疗的主要适应证是动静脉畸形及少许良性肿瘤，如前庭神经鞘瘤。随着伽玛刀中心在美国和其他地方的发展，支持伽玛刀治疗前庭神经鞘瘤的证据迅速增加，目前前庭神经鞘瘤的伽玛刀治疗已经成为首选之一。

20世纪90年代初期，伽玛刀开始用于治疗脑转移瘤，最初只用于单发肿瘤，取得了良好疗效，随后神经外科医生开始用伽玛刀治疗多发性脑转移瘤。这开启了与放射肿瘤科医生的学术之争，争论又持续了20余年。

放射肿瘤科医生已经习惯于分割放射治疗，坚持认为“单次高剂量辐射是危险的”。随着时间的推移，支持SRS治疗多发性转移瘤的证据越来越多。与此同时，反对全脑放疗（whole brain radiotherapy, WBRT）的证据也在增加，WBRT对神经认知功能的损害现在已经被认识到。在最近几年，许多治疗脑转移瘤的指南都发生了重大变化。2014年，ASTRO（美国放射肿瘤学会）建议WBRT不应该常规使用，同年NCCN（美国国家综合癌症网络）也修改了他们的指南。

随着伽玛刀设备的更新换代，伽玛刀治疗疼痛的应用也越来越多，临床上最主要是用于三叉神经痛的治疗并取得良好疗效。此外，部分医生尝试将伽玛刀用于舌咽神经痛、蝶腭神经痛等其他头面部的疼痛，以及带状疱疹后疼痛、丘脑疼痛、幻肢痛等的治疗。

第二节 适应证与禁忌证

一、适应证

1．原发性三叉神经痛，服用卡马西平等药物无效，或者不能耐受药物副作用的患者。

2．其他有创治疗如封闭治疗、射频热凝治疗、球囊压迫术、MVD等无效或复发的患者。

3．高龄，或者合并其他严重疾病，不能耐受有创治疗的三叉神经痛患者。

4．拒绝手术和其他有创治疗的三叉神经痛患者。

5．继发性三叉神经痛，如桥小脑角区肿瘤较小拒绝手术者；另外MS引起的三叉神经痛患者，伽玛刀治疗也获得较好的疗效。

二、禁忌证

伽玛刀治疗具有独特的安全性、有效性和可重复性，绝大多数患者均可耐受伽玛刀手术，即使高龄患者，只要一般情况好，也可以接受伽玛刀治疗。但以下患者不适合伽玛刀治疗：

1．全身情况极差、严重恶病质不能耐受伽玛刀治疗者。

2．三叉神经的靶区定位需磁共振精确识别，不能耐受磁共振检查者，不建议伽玛刀治疗。

3．强直性脊柱炎等疾病引起脊椎严重变形不能平躺者应做术前模拟评估，再决定是否给予伽玛刀治疗。

4．对于年轻的三叉神经痛患者，更倾向于选择治愈率高、疗效持久的MVD治疗。

第三节　手术方法与步骤

按外科手术做常规术前准备，特别注意查看心电图、出凝血功能，必要时检查心肺功能。术前应做三叉神经磁共振检查，以了解有无血管压迫、肿瘤或其他病变，评估三叉神经的位置、长度、走行及形态（图34-8）。三叉神经脑池内段走行较长、形态规则者伽玛刀治疗效果更好。

1．摘除患者义齿等金属异物，头皮局部麻醉后，安装立体定向头架。建议头架基环与眶下缘至外耳门中点连线，即下眶耳线平行，定位影像上三叉神经可在同一层面上连续显示。

2．磁共振定位扫描　安装磁共振扫描图框与磁共振适配器，水平与磁共振对接并进行扫描，所有患者均进行增强扫描，扫描序列包括Ax-T2（层厚5 mm）、T1-Bravo（层厚2 mm），Ax-3DTOF-MRA（层厚1 mm）、Ax-FIESTA（层厚1 mm）及T1+C-Bravo（层厚2 mm），扫描的图像数据以DICOM格式导入头部伽玛刀治疗计划系统。

3．图像提取和处理　使用DICOM格式将所有扫描的图像导入伽玛刀治疗计划系统中，以头架为基准设立三维坐标系，观察三叉神经在脑池内走行的长度，以及有无责任血管。

4．治疗计划及数据处理　选择三叉神经REZ（root entry zone, REZ）为靶区，使用4 mm准直器1～2个（根据三叉神经长度、走行及形态决定），等剂量曲线50%，边缘剂量35～45 Gy，中心剂量70～90 Gy。20%等剂量曲线覆盖<3 mm脑桥，脑干最大剂量不超过18 Gy。

5．实施治疗　治疗计划经过伽玛刀放射治疗医师及物理师审核，确认无误后，传入治疗机器，经伽玛刀技师操作进行放射治疗。

6．治疗结束后拆除头部立体定位头架，局部螺钉固定点碘伏消毒后包扎，送入病房，给予20%甘露醇注射液125～250 ml+地塞米松注射液5～10 mg静脉滴注，1～2次/天，以防止放射治疗后神经根的水肿反应，并继续口服卡马西平等对症止痛。常规住院1～2天后出院。

Leksell等医生早期选择三叉神经半月节作为靶区，但疗效不理想，有些患者对治疗几乎没有反应，因此人们认识到三叉神经半月节不是适宜的靶区。Kondzioika等选用三叉神经感觉神经根入脑干段（REZ）作为靶区取得了满意疗效。此后几乎所有文献报道均采用REZ作为放疗靶区。三叉神经痛最常用的靶区位置是三叉神经进入脑桥前2～4 mm的中心，使用单个4 mm准直器的靶区，最大剂量为90 Gy，20%等剂量线侵袭脑

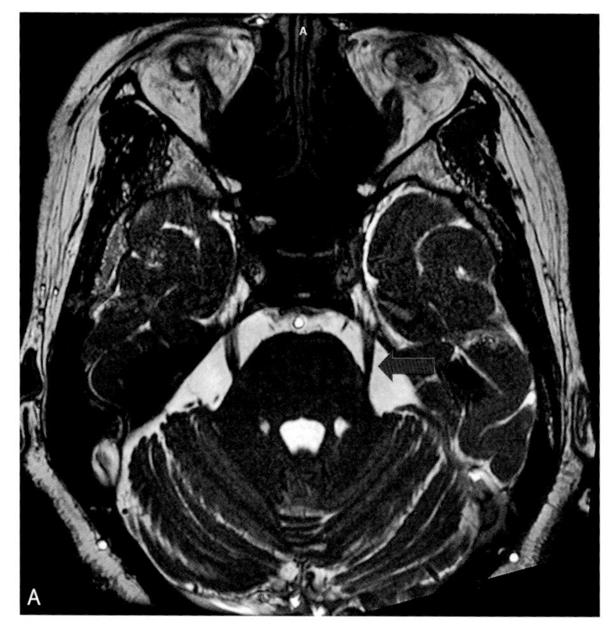

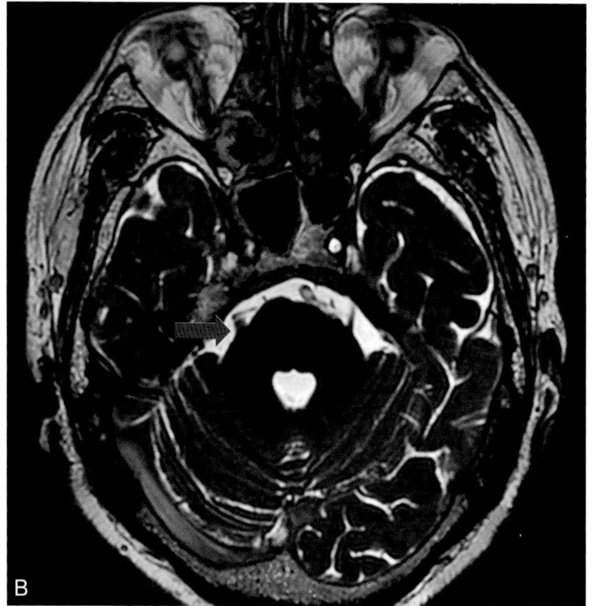

图34-8　A．MR显示三叉神经脑池内走行较长（红色箭头）；B．MR显示三叉神经脑池内走行较短（红色箭头）

干表面<3 mm（图34-9），较高的剂量率下可以提供更大的疼痛缓解。还有人应用一个更前方的、半月节后根靶区，在三叉神经进入脑桥前7~8 mm。使用多个靶区可能会增加面部感觉异常的风险；三叉神经的长度和角度也是决定靶区位置的重要因素。

三叉神经痛复发时，如果有血管压迫的证据，应将MVD作为首选治疗方案。如果患者不能接受手术治疗，可以考虑再次伽玛刀治疗。较好的疗效和较少的并发症是选择再次伽玛刀治疗的关键原因。71.5%（50%~95%）的再次伽玛刀治疗患者显示有良好的疗效，42%（11%~74%）再次治疗的患者发生三叉神经功能障碍，但多数患者只有轻微的面部麻木。在大多数医疗机构中，第二次伽玛刀治疗的最大靶剂量调低了10 Gy。第二次伽玛刀治疗的靶区通常选在原靶区的远处或近处以减少重叠。

对于不能手术治疗的三叉神经痛患者，第三次伽玛刀治疗也是可行的治疗方案，治疗结果与第一次和第二次伽玛刀治疗相似。

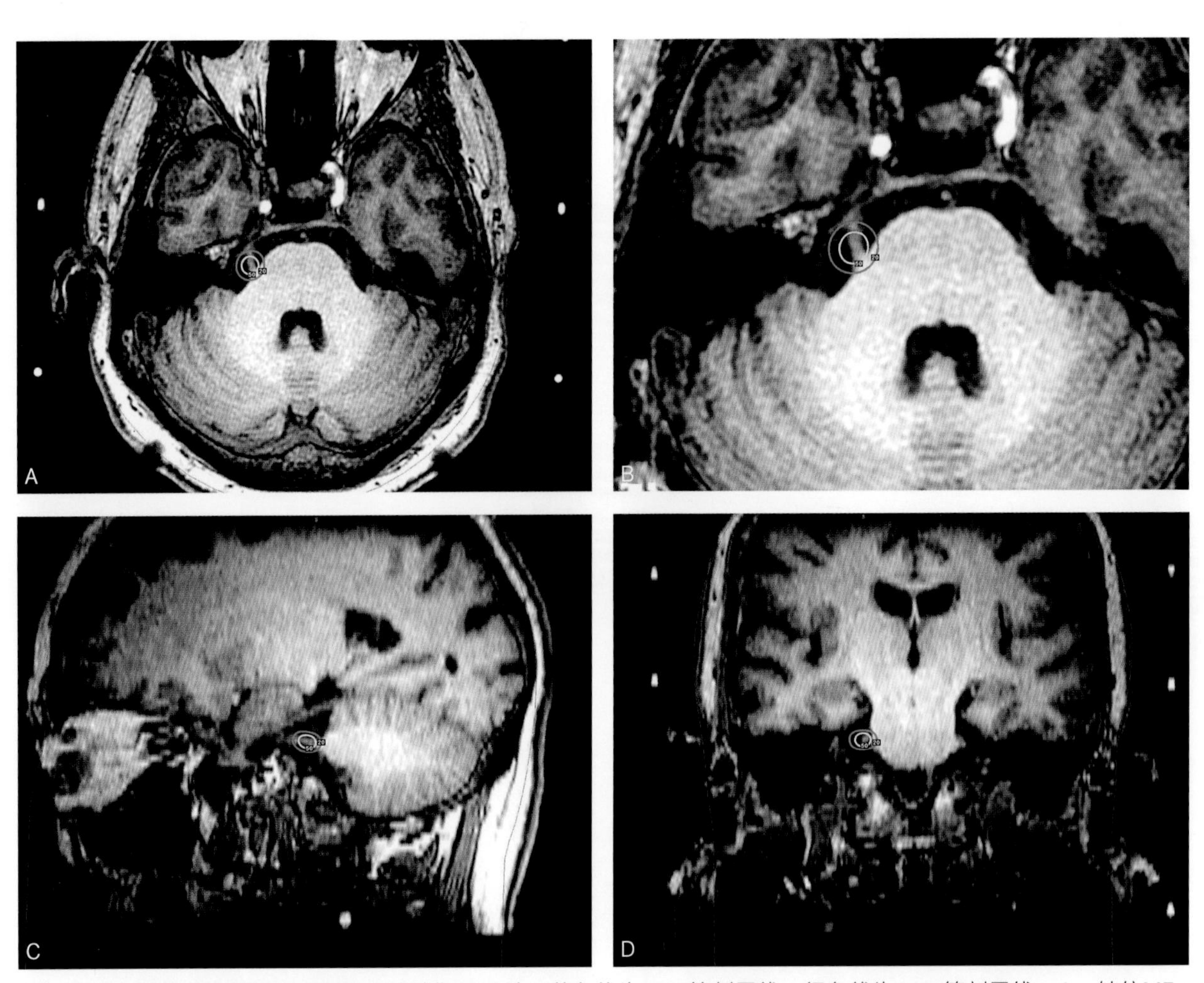

图34-9 右侧三叉神经痛患者伽玛刀治疗靶区设计，黄色线为50%等剂量线，绿色线为20%等剂量线。A. 轴位MR；B. 轴位MR放大图像；C. 矢状位MR；D. 冠状位MR

第四节　注意事项

相对于其他有创治疗的术后即刻止痛效果，三叉神经痛伽玛刀治疗后疼痛缓解具有滞后性。一般来说，术后疼痛缓解起效时间平均为14天左右，多数患者疼痛缓解起效时间在3～6个月，但也有疼痛缓解迟至6～12个月。因此在伽玛刀治疗后，仍然要继续正规服用止痛药物，如卡马西平等，直到疼痛缓解后减量用药或停药。极少数患者起效时间可达2年，因此有专家建议，将治疗无效的时间定在治疗后2年。无效者可再次伽玛刀或MVD治疗。

另外，患者在行伽玛刀治疗后还应注意以下事项：

1. 饮食规律，选择易咀嚼食物，食品宜清淡，避免辛辣。
2. 洗脸、刷牙、漱口、进食时动作轻柔，尽量避免触及“扳机点”引起疼痛。
3. 保持乐观态度，避免情绪剧烈变化。
4. 起居规律，室内环境安静整洁。
5. 适当锻炼身体，增强抗病能力。

第五节　应用与评价

伽玛刀治疗是除药物治疗外侵袭性最小的三叉神经痛治疗方法，在手术相关的风险方面（如出血、感染、脑脊液漏、神经损伤等）远低于其他外科手术。术后疼痛的缓解，能显著改善三叉神经痛患者的生活质量和心理社会表现。伽玛刀治疗三叉神经痛最常见的并发症是面部麻木（8%），极个别报道包括味觉丧失、耳聋、角膜麻木。

研究发现，典型的三叉神经痛特征、老年、MR上明确的血管受压、中心高放射剂量、无手术治疗史与伽玛刀治疗后良好效果相关。与MVD或经皮手术相比较，伽玛刀治疗的效果相对不受医生的经验、技能或患者的特征，如解剖变异的影响。

一项平均随访66个月（24～171个月）的研究发现，伽玛刀治疗后完全缓解率为81%，非药物缓解率为52%。无药物治疗的无痛发生率在3年时为85%（78%～94%），5年时为81%（72%～91%），7年时为76%（65%～90%）。与手术相比，尽管随着时间的推移无痛率下降，但伽玛刀治疗在疼痛缓解和降低并发症发生率方面取得了良好的结果，因此伽玛刀治疗可以作为某些难治性三叉神经痛的首选治疗方法。

多发性硬化（MS）相关的三叉神经痛，是由累及三叉神经的脱髓鞘斑块引起的，通常进展更快，治疗失败也更常见。MVD对与MS相关的三叉神经痛无效，SRS治疗是有效的选择之一，剂量在70～90 Gy之间，80%的患者在3个月内疼痛可完全缓解。一项前瞻性研究报告显示，6个月时无药物治疗的无痛发生率为87%，但在10年后下降至20%。

三叉神经痛还可由颅底肿瘤如脑膜瘤或神经鞘瘤引起，有报道称，25%～96%的患者选择伽玛刀治疗责任肿瘤获得疼痛缓解，通常使用50%等剂量线处方12～13 Gy。有些人则主张通过4 mm准直器对神经根进行额外的靶向治疗，最大剂量75～80 Gy。对于与肿瘤压迫相关的严重神经性疼痛患者，手术切除肿瘤及神经根部减压，可获得更好的疼痛缓解。

第六节　其他顽固性疼痛的伽玛刀治疗

伽玛刀治疗还可用于其他颅面神经痛的治疗，包括舌咽神经痛、蝶腭神经痛和慢性丛集性头痛。舌咽神经痛表现为累及舌后部、喉和耳的疼痛，靶区是位于颈静脉孔神经部上方、硬脑膜通道内的舌咽神经上部纤维。蝶腭神经痛是一种罕见的颅面疼痛，表现为眶、口、鼻和乳突疼痛，治疗靶点是蝶腭神经节。慢性丛集性头痛靶向三叉神经和蝶腭神经节。

选择不同的脑内靶点，治疗其他顽固性疼痛，学者们也进行了积极的探索。Andrea Franzini等对顽固性三叉神经痛、臂丛神经损伤性疼痛、卒中后面部神经痛、带状疱疹后神经痛等患者，做了伽玛刀丘脑中央外侧核损毁术。平均随访24个月，所有患者在术后疼痛均有减轻，随访期间未发生治疗相关不良反应。证明伽玛刀丘脑中央外侧核损毁术在缓解药物难治性慢性神经性疼痛和恢复患者生活质量方面是安全有效的。Anthony Allam行中央外侧丘脑损毁术治疗也取得较满意效果。

Young RF等以丘脑内侧核群损毁术治疗各种疾病导致的顽固性疼痛，取得较好疗效，但1例患者在双侧丘脑损毁术后死于放射性坏死。

Dusan Urgosik对30例治疗失败的严重疼痛综合征患者进行了单侧丘脑损毁术。疼痛综合征包括典型难治性三叉神经痛、带状疱疹后三叉神经痛、三叉神经痛伴持续疼痛、多发性硬化相关三叉神经痛、丘脑疼痛、幻肢痛等。患者之前接受过各种侵入性治疗而无效。靶点定位在内侧丘脑，即中央中核和束旁核。随访表明伽玛刀单侧丘脑损毁术是一种相对成功和安全的方法，可用于部分严重疼痛的患者。唯一风险是治疗失败，没有其他明显副作用。

但是，相对于三叉神经痛伽玛刀治疗的良好疗效，脑内不同靶点毁损术治疗各种顽固性疼痛的完全缓解率不高，疗效持续时间也不理想，因此还需要更多的基础试验和临床工作去改进和完善。相信随着伽玛刀设备的不断换代、定位技术的精进以及SRS相关理论的丰富和进步，伽玛刀立体定向毁损术必将成为各种顽固性疼痛治疗的重要手段。

（王成伟）

参考文献

1. Allam AK, Larkin MB, McGinnis JP, et al. Neuroablative central lateral thalamotomy for chronic neuropathic pain. Frontiers in Pain Research (Lausanne), 2022, 3: 999891.
2. Barzaghi LR, Albano L, Scudieri C, et al. Factors affecting long-lasting pain relief after Gamma Knife radiosurgery for trigeminal neuralgia: a single institutional analysis and literature review. Neurosurgical Review, 2021, 44(5): 2797-2808.
3. Franzini A, Attuati L, Zaed I, et al. Gamma Knife central lateral thalamotomy for the treatment of neuropathic pain. Journal of Neurosurgery, 2020, 135(1): 228-236.
4. Franzini A, Tropeano MP, Olei S, et al. Gamma Knife radiosurgery for the treatment of trigeminal neuralgia in patients with multiple sclerosis: A single-center retrospective study and literature review. World Neurosurgery, 2021, 149: e92-e100.
5. Gagliardi F, Spina A, Bailo M, et al. Effectiveness of Gamma Knife radiosurgery in improving psychophysical performance and patient's quality of life in idiopathic trigeminal neuralgia. World Neurosurgery, 2018, 110: e776-e785.
6. Gandhoke GS, Smith KJ, Niranjan A, et al. Comparing microvascular decompression with Gamma Knife radiosurgery for trigeminal neuralgia. A cost-effectiveness analysis. World Neurosurgery, 2019, 125: 207-216.
7. Gupta M, Sagi V, Mittal A, et al. Results of three or more Gamma Knife radiosurgery procedures for recurrent trigeminal neuralgia. Journal of Neurosurgery, 2021, 135(6): 1789-1798.
8. Helis CA, Hughes RT, Munley MT, et al. Results of a third Gamma Knife radiosurgery for trigeminal neuralgia. Journal of Neurosurgery, 2020, 134(3): 1237-1243.
9. Iwai Y, Ishibashi K, Yamanaka K. Gamma Knife radiosurgery for concurrent trigeminal neuralgia and

glossopharyngeal neuralgia. Cureus, 2021, 13(12): e20717.
10. Kanekar S, Saif M, Kanekar S. Imaging of cranial neuralgias. Neurologic Clinics, 2022, 40(3): 591-607.
11. Kondziolka D, Lacomis D, Niranjan A, et al. Histological effects of trigeminal nerve radiosurgery in a primate model: implications for trigeminal neuralgia radiosurgery. Neurosurgery, 2000, 46(4): 971-976; discussion 976-977.
12. Lara-Almunia M, Moreno NEM, Sarraga JG, et al. Gamma Knife radiosurgery and refractory glossopharyngeal neuralgia: a single-center series with long-term follow-up. Neurosurgical Review, 2022, 45(1): 525-531.
13. Lee S, Lee JI. Gamma Knife radiosurgery for trigeminal neuralgia : Review and Update. Journal of Korean Neurosurgical Society, 2022, 65(5): 633-639.
14. Leksell L. The stereotaxic method and radiosurgery of the brain. Acta Chirurgica Scandinavica, 1951, 102(4): 316-319.
15. Lovo EE, Moreira A, Barahona KC, et al. Gamma Ray radiosurgery for trigeminal neuralgia: targeting proximal or distal to the dorsal root entry zone. Cureus, 2021, 13(5): e15194.
16. Martínez Moreno NE, Gutiérrez-Sárraga J, Rey-Portolés G, et al. Long-term outcomes in the treatment of classical trigeminal neuralgia by Gamma Knife radiosurgery: A retrospective study in patients with minimum 2-year follow-up. Neurosurgery, 2016, 79(6): 879-888.
17. Mendelson ZS, Velagala JR, Kohli G, et al. Pain-free outcomes and durability of surgical intervention for trigeminal neuralgia: A comparison of gamma knife and microvascular decompression. World Neurosurgery, 2018, 112: e732-e746.
18. Mousavi SH, Akpinar B, Niranjan A, et al. The clinical significance of persistent trigeminal nerve contrast enhancement in patients who undergo repeat radiosurgery. Journal of Neurosurgery, 2017, 127(1): 219-225.
19. Peciu-Florianu I, Régis J, Levivier M, et al. Tumor control and trigeminal dysfunction improvement after stereotactic radiosurgery for trigeminal schwannomas: a systematic review and meta-analysis. Neurosurgical Review, 2021, 44(5): 2391-2403.
20. Sharma M, Ball T, Wang D, et al. Incidence of repeat procedures and healthcare utilization following surgery, radiosurgery, and percutaneous procedures in elderly patients with trigeminal neuralgia. J Neurosurg, 2022, 1-12.
21. Spina A, Boari N, Gagliardi F, et al. The emerging role of gamma knife radiosurgery in the management of glossopharyngeal neuralgia. Neurosurgical Review, 2019, 42(1): 31-38.
22. Tjahjadi M, Wijaya V, Serrone J, et al. Trigeminal neuralgia secondary to cerebellar arteriovenous malformation: A report of two cases. Asian Journal of Neurosurgery, 2020, 15(3): 745-749.
23. Urgosik D, Liscak R. Medial Gamma Knife thalamotomy for intractable pain. Journal of Neurosurgery, 2018, 129(Suppl1): 72-76.
24. Yang AI, Mensah-Brown KG, Shekhtman EF, et al. Gamma Knife radiosurgery for trigeminal neuralgia provides greater pain relief at higher dose rates. Journal of radiosurgery and SBRT, 2022a, 8(2): 117-125.
25. Yang CC, Lee MH, Yang JT, et al. Percutaneous radiofrequency trigeminal rhizotomy benefits in patients with refractory trigeminal neuralgia. Medicine, 2022b, 101(25): e29543.
26. Young RF, Vermeulen SS, Grimm P, et al. Gamma Knife thalamotomy for the treatment of persistent pain. Stereotactic and Functional Neurosurgery, 1995, 64 (Suppl 1): 172-181.

第三十五章　三叉神经半月节经皮球囊压迫术

第一节　概　述

三叉神经痛（trigeminal neuralgia, TN）是三叉神经一支或多支分布区域的发作性、短暂的剧烈疼痛，通常单侧发生，针刺样或电击样反复发作，患者生活质量变差，严重影响患者心理、生理和社会需求活动。TN患病率约为182/10万，年发病率为（3～5）/10万，女性多于男性，男女患病率约为1∶1.5至1∶1.7。诊断TN后，一般患者首先采用口服药物治疗，随着疼痛逐渐加重，部分患者因保守治疗无效或无法耐受药物的副作用而寻求外科手术治疗，主要包括经皮三叉神经半月节射频毁损术、微血管减压术、立体定向放射外科及经皮球囊压迫术（percutaneous balloon compression, PBC）。PBC由Mullan等于1983年首次报道治疗三叉神经痛。近年来，由于这项技术操作安全、简单、有效，在国内已被广泛应用，甚至被一些医生推荐为治疗三叉神经痛的首选手术方式。

PBC通过穿刺针将球囊导管经卵圆孔放入Meckel腔内，向导管内注射对比剂，使导管尖端的球囊在Meckel腔充盈，压迫三叉神经节及神经根，阻断三叉神经疼痛通路，从而达到缓解疼痛的目的（图35-1）。目前对该手术的镇痛机制研究较少，尚缺乏确切的循证医学证据。动物实验研究发现，球囊压迫可以选择性损伤大的有髓纤维，而对细纤维和神经元影响较小，前者主要传导痛觉，后者负责传导角膜反射，因此PBC对于治疗第Ⅰ支分布区域的疼痛具有独特的优势。但如果术中压迫程度较重，术后角膜反射也会减弱或消失，甚至发生角膜炎。也有学者在进行尸体解剖研究时发现球囊扩张时可以缓解Meckel腔硬膜张力，推测PBC的作用机制也可能源于球囊扩张时对三叉神经节和神经根起到的减压作用。总之，目前的研究还不能充分解释PBC的作用机制，对此尚需进一步的临床和动物实验研究。

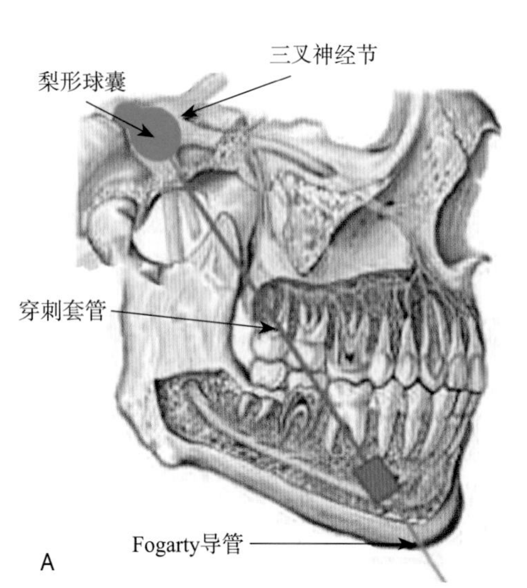

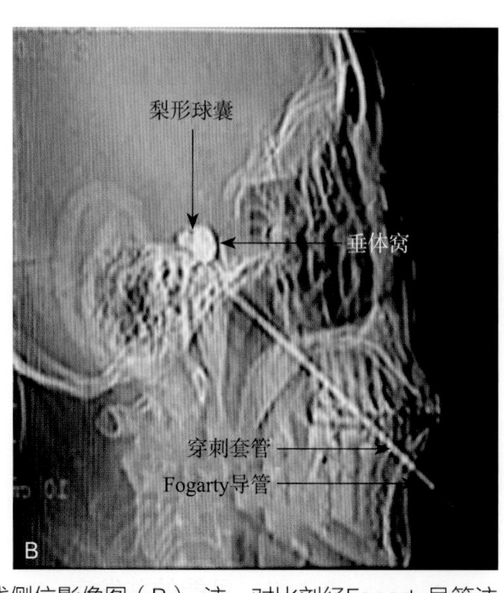

图35-1　球囊“梨形”位置示意图（A）与X线侧位影像图（B）。注：对比剂经Fogarty导管注入球囊，显示呈“梨形”，压迫三叉神经节及神经根

第二节　适应证与禁忌证

一、适应证

（一）原发性三叉神经痛

原发性三叉神经痛是临床上一种常见疾病，为严格局限于三叉神经分布区内反复发作的阵发性、短暂、剧烈的针刺样或电击样疼痛，由面部轻微的刺激诱发，偶尔伴有同侧面肌抽搐、流泪、流涕。PBC对原发性三叉神经痛效果确切，与微血管减压术比较，PBC更适用于以下患者：①年龄较大；②全身情况较差；③微血管减压术后或其他手术术后无效或者疼痛复发者；④拒绝开颅手术者。

（二）继发性三叉神经痛

继发性三叉神经痛又称症状性三叉神经痛，是指由颅内外各种器质性病变引起的三叉神经继发性损害而致的三叉神经痛，需首先治疗原发病，然后再选择适宜的治疗方法。

1．多发性硬化症（MS）　三叉神经痛是MS的症状之一，可能由于MS存在脑干的脱髓鞘，脑干内的斑块异常兴奋波及到三叉神经脊束核或三叉神经脊髓束，从而引起面部的三叉神经分布区疼痛。

2．三叉神经区域带状疱疹后神经痛　对三叉神经区域急性期带状疱疹性疼痛患者，不推荐行PBC手术治疗。对病史较长的三叉神经区域重度顽固性带状疱疹后神经痛患者，在其他方法无效的情况下，可考虑行PBC治疗用于减轻疼痛。

3．肿瘤相关三叉神经痛　肿瘤侵犯三叉神经导致的继发性三叉神经痛，如果患者拒绝开颅行肿瘤切除术，或切除肿瘤风险很大，在Meckel腔结构完整，治疗收益大于风险的情况下，可考虑行PBC手术缓解疼痛。

4．肿瘤侵犯头面部导致的三叉神经支配区域的头面部疼痛　对于经过正规药物治疗，疼痛仍未得到充分控制，或由于不良反应而无法耐受药物治疗的患者，如果通过试验性三叉神经阻滞后可缓解疼痛，可以考虑行PBC手术。

二、禁忌证

1．穿刺部位感染。

2．凝血功能异常。

3．患者对手术疗效及可能出现的面部麻木、咀嚼无力等并发症理解不够或拒绝手术。

第三节　手术方法与步骤

一、术前检查

血常规、凝血功能、血生化、心电图、肺部影像学等检查，以及头颅CT或MRI（区分原发性与继发性三叉神经痛）。

二、手术和麻醉风险评估

术前详细询问病史并查体，明确诊断。充分告知患者此治疗方法的预期效果、可能的并发症及复发率等。

三、麻醉方法

可采用全身麻醉、清醒区域麻醉或全麻复合区域麻醉。全身麻醉可提高患者舒适性，但对于不能耐受全身麻醉的患者，可采用三叉神经节阻滞麻醉，即将局部麻醉药（如利多卡因、罗哌卡因等）注射至三叉神经节，整个操作过程中患者保持清醒状态，保留自主呼吸。有研究表明，单独采用三叉神经节阻滞麻醉是安全有效的麻醉方法，如果技术情况允许，也可以选择全身麻醉复合三叉神经节阻滞麻醉。

四、影像学引导

PBC手术需要在影像学技术引导下完成。球囊套管针穿刺进入卵圆孔、Fogarty导管在颅内的位置及充盈形状均需要影像学引导和确认。常用的方法为C臂或O臂X线引导，而CT引导及神经导航等技术可以更准确地引导球囊导管进入卵圆孔与Meckel腔，提高穿刺成功率，减少严重穿刺并发症的发生。

（一）穿刺卵圆孔

患者取平卧位，用贴膜覆盖双侧眼部以避免消毒液误入眼睛导致眼部不适。消毒，铺巾，采用Hartel入路，于患侧口角外侧旁开2～3 cm处作标记为进针点，并标记瞳孔正中与耳屏前颧弓中点两处位置，引导进行卵圆孔穿刺。球囊套管针冠状面朝同侧瞳孔方向，矢状面朝向颧弓中点进针，根据影像引导调整方向穿刺卵圆孔。针尖可位于卵圆孔外口、中部或内口，穿刺针有固定感即可，避免过深。

（二）置入Fogarty球囊导管

Fogarty球囊导管置入前需进行排气，根据导管结构，排气方式有经典的回吸式单管排气，或更便捷的直接推注式排气。球囊排气后注射对比剂压迫会使三叉神经相关结构受力更均匀。

Fogarty球囊导管沿套管针置入Meckel腔，深度超过套管针尖端15～20 mm，Fogarty导管尖端标识点在X线侧位上一般不超过斜坡5 mm（图35-2）；或CT三维成像精确放置在三叉神经孔水平（图35-3）。

需要注意的是，当Fogarty球囊导管进入Meckel腔出口后，其前行阻力消失，术者需严格控制进入深度，确保导管前端不得在侧位影像上超过斜坡线5 mm，否则可能导致脑干或其他重要结构损伤。当导管前行遇到较大阻力、前端扭曲或向上反折时，提示路径错误，切忌强行推进导管，以免刺破硬膜进入海绵窦损伤颅内血管或其他重要结构。此时需要退出导管，并将穿刺针后退少许距离，选择卵圆孔的其他位置和（或）以不同的角度重新穿刺卵圆孔，再次置入Fogarty球囊导管。由于Meckel腔大小以及其与卵圆孔间相对位置关系存在差异，有时需要反复多次调整穿刺轨迹才能获得满意结果。完成卵圆孔穿刺退出针芯时，有时会有脑脊液从穿刺套管溢出，通常是由于穿刺针进入过深或蛛网膜下腔的向下延伸所致，该现象并不能证明穿刺针已经进入Meckel腔内。

（三）充盈扩张球囊

当Fogarty球囊导管前端位于适当位置后，先缓慢注入对比剂0.3 ml，如果侧位影像为尖端指向颅后窝的三角形或小“梨形”，提示球囊位置正确，即其前端部分位于Meckel腔出口处，主体位于Meckel腔内，继续充盈扩张直至球囊呈现“梨形”。如果球囊前端在扩张过程早期即呈现球形扩张，出现“哑铃形”，甚至呈“倒梨形”，则提示Fogarty球囊导管置入过深，需要排

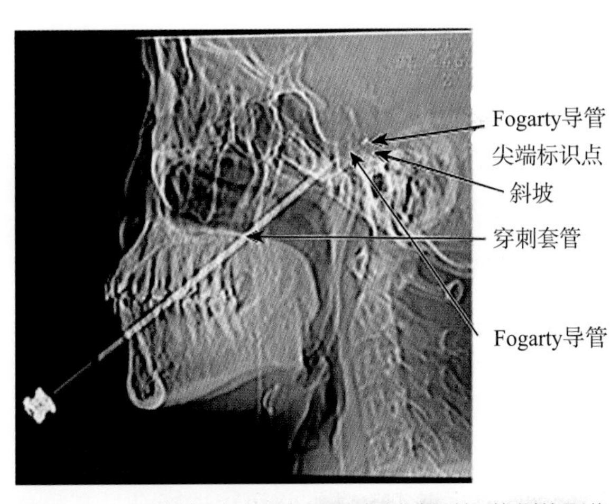

图35-2 三叉神经痛患者行PBC穿刺过程的X线侧位影像图。注：Fogarty导管尖端的Mark点一般不超过斜坡5 mm

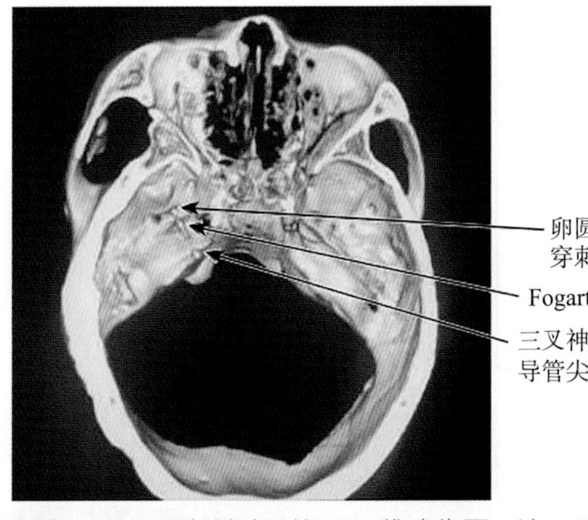

图35-3 PBC穿刺过程的CT三维成像图。注：CT三维成像Fogarty球囊导管尖端放置在三叉神经孔水平

空对比剂并将导管适当退回。如球囊无法获得满意形状时，需要退出导管并调整穿刺轨迹重新穿刺。

一般向导管内注射非离子型对比剂0.3 ~ 1.0 ml使球囊充盈，观察球囊充盈的影像形状与位置，注射至手感出现明显阻力或监测球囊压力大于600 mmHg。当球囊充盈达到1.0 ml仍然无法获得满意形状时，需要考虑球囊位置是否正确。压迫结束后，抽空对比剂，将导管与穿刺针同时退出，贴以无菌敷料，手术结束。

（四）球囊形状

术中充盈的球囊在X线侧位影像下，可呈现“梨形”“哑铃形”“类梨形”及“椭圆形”等形状（图35-4）。

众多研究一致认为，扩张后的球囊X线侧位下呈现“梨形”可以证明球囊处于Meckel腔内，是唯一与术后TN疼痛缓解率和远期疼痛复发率直接相关的“金标准”。“梨形”提示球囊位于Meckel腔，且充盈已达到一定程度，其尖端突入三叉神经孔，此时球囊的体积与Meckel腔的容量相匹配，恰好压迫Meckel腔的三叉神经根与神经节。有学者强调球囊在Meckel腔出口扩张的特殊意义，因为这里是三叉神经根通路的最狭窄处，由于硬膜和骨性结构对压力的高强度对抗，神经根在此处受到更多的球囊压力，可对神经轴突产生最大损伤。

球囊呈“哑铃形”提示导管位置过深或已过分充盈，其中一部分球囊已穿过三叉神经孔向颅后窝桥小脑角上池扩展，此时排空对比剂，并稍后退导管，再次注射可获得“梨形”。球囊呈“椭圆形”，表面无明显的突起，表明球囊未进入或未完全进入Meckel腔，无法有效地压迫三叉神经节。球囊呈“类梨形”，此时不能完全肯定是否位于Meckel腔内。术中球囊形状呈“梨形”时，手术效果远好于非“梨形”，术后疼痛缓解率接近100%；呈椭圆形者术后疼痛缓解率最低，仅有37% ~ 53%。球囊形状对疼痛复发时间有显

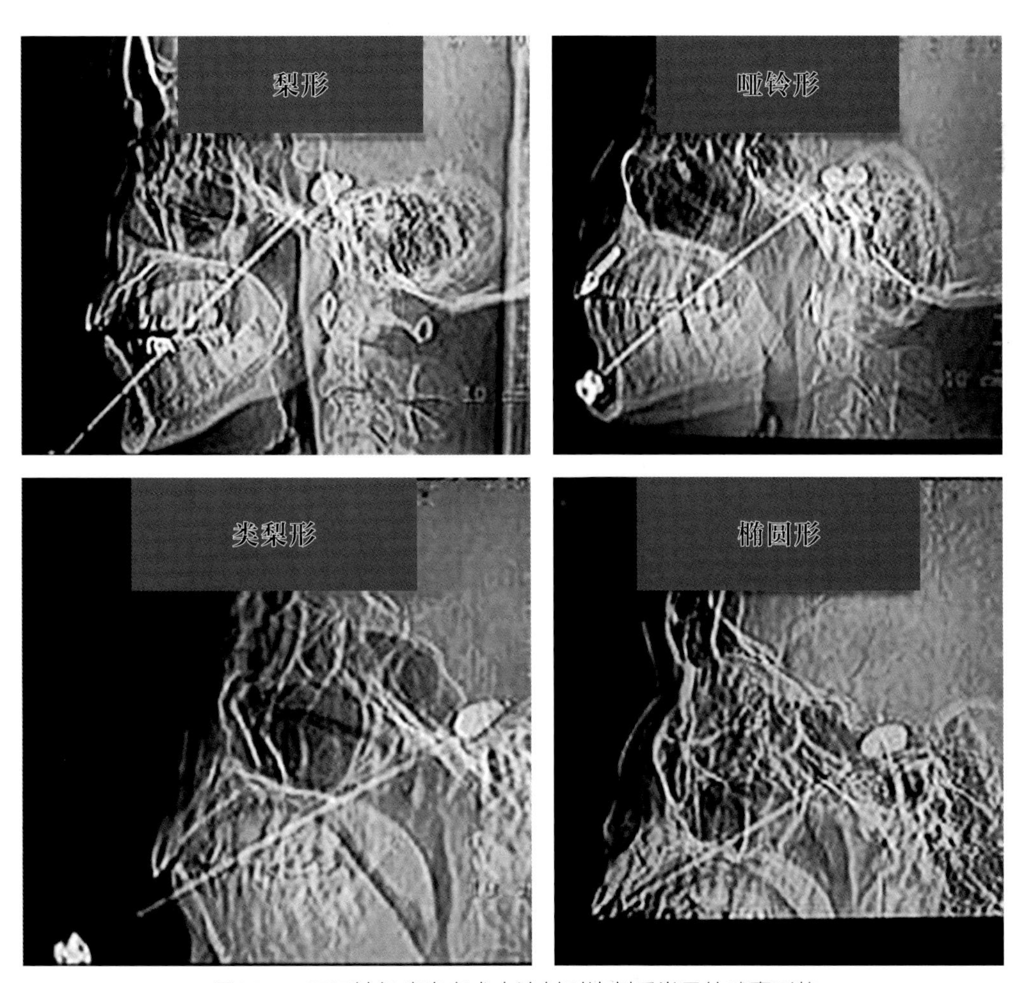

图35-4　三叉神经痛患者术中注射对比剂后常见的球囊形状

著影响，“梨形”疼痛缓解时间更长，复发率更低，5年复发率15.1%～19.2%；“椭圆形”者术后无痛维持期明显短于其他形状，仅数月至数年。但这些研究中球囊的容积、压力及压迫时间等因素不完全一致，所以无法排除这些因素对疗效的影响。

（五）球囊容积与压力

球囊容积和压力是PBC的重要技术参数，与手术疗效和并发症直接相关，球囊在Meckel腔内充盈的容积与压力，与Meckel腔的大小有关，而Meckel腔的大小因人而异，一般球囊容积0.4～1.0 ml即可产生足够压力，此时注射对比剂可感受到较大的阻力感。当球囊位于Meckel腔内，球囊导管位置固定时，注射对比剂的容积越大，球囊对三叉神经节造成的压力就会越大。研究认为，球囊位于Meckel腔内，600～1200 mmHg（1 mmHg=0.133 kPa）的压力可以产生确切的术后镇痛作用，当压力小于600 mmHg时，球囊不能有效地压迫三叉神经节。在临床上，虽然在一定范围内压力会随着注射容量的大小而改变，但由于整个Meckel腔不是外壳坚硬的骨质结构，两者并非线性关系，术中球囊压力是在一定范围内变化的数值。术中球囊容积及压力对手术的远期效果及并发症的影响，目前尚无循证医学证据。

（六）压迫时间

目前文献中对压迫时间并无绝对的标准，近年来PBC术中球囊压迫时间呈明显缩短趋势。一些研究认为，在球囊呈“梨形”的情况下，如果压力合适，1分钟的压迫时间即可产生确切效果，并可明显降低术后眼部并发症的发生。针对首次接受PBC治疗的患者，目前推荐的球囊压迫时间为1～2分钟；因疼痛复发再次行PBC治疗时可适当延长压迫时间至2～3分钟；压迫时间超过3分钟将有可能导致患者术后严重的面部感觉减退及麻木，甚至出现难以忍受的面部感觉异常。要综合考虑患者的个体差异，结合患者的全身情况、疼痛的程度、Meckel腔的结构等综合判断，一般推荐压迫时间小于3分钟，特殊情况可适当延长。

（七）手术器械及药品

早期的PBC手术，采用尖头的肝穿刺活检针进行穿刺，血管损伤发生率较高。目前推荐使用内含钝头针芯的穿刺套管进行穿刺，可降低穿刺通道的重要结构损伤及球囊导管被划损破裂的风险。由于注射对比剂后球囊可能破裂导致对比剂在颅内泄露，离子型对比剂（如泛影酸盐及异泛影酸盐）神经毒性较大，不推荐PBC术中使用。推荐使用非离子型对比剂（如碘帕醇、碘普罗胺、碘海醇等）。术中球囊破裂发生率较低，且多项研究发现皮肤预防性试验（过敏试验）对于预测含碘对比剂过敏反应发生风险的价值极为有限，因此不建议进行对比剂过敏预试验。

第四节　注意事项

一、穿刺过程中出血

穿刺皮下软组织时可能损伤上颌动脉，引起面部肿胀，一般局部压迫止血后可继续进行手术。穿刺卵圆孔时，约12%的患者发生出血，主要考虑卵圆孔周围静脉丛出血，偶有非搏动性低流速出血，考虑可能穿刺损伤了脑膜副动脉，此时一般不需要停止手术。一旦出现搏动性、喷射性大动脉出血，需立即撤出穿刺针，中止手术，查看患者意识状态及生命体征变化，必要时完善头颅CT或DSA检查。建议使用内含钝头针芯的穿刺套管进行穿刺，可降低穿刺通道的重要结构损伤。

二、卵圆孔穿刺路径不当

卵圆孔穿刺路径不当有以下几种情况：

1. 穿刺针刺入过深　可能损伤颅内重要结构及脑干。

2. 穿刺角度过于偏上、外　可能进入颞部蛛网膜下腔或颞叶。

3. 穿刺角度偏下　损伤颈内动脉颈段或岩段，或在进入颈动脉管前损伤颈内动脉颈段；误入棘孔损伤脑膜中动脉；误入颈静脉孔前损伤颈静脉；可能触及咽鼓管（骨性部分），但由于骨性结果保护，对此结构的损伤很少见。

4. 穿刺角度偏前　穿刺针偏向前内侧，可能会损伤咽鼓管（膜部）。过于偏前、偏深，可能会穿过眶下裂，损伤视神经管入口处的视神经（图35-5）。

建议严格按照经典Hartel入路，行卵圆孔穿刺，且需影像学引导，初学者需要切实掌握相关解剖知识并接受过专业培训后方可开展PBC。

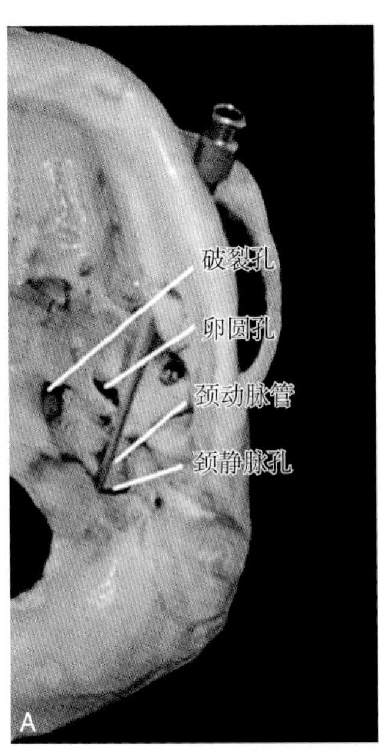

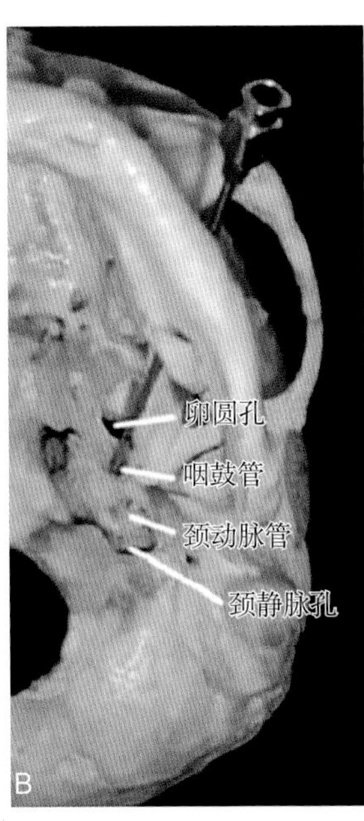

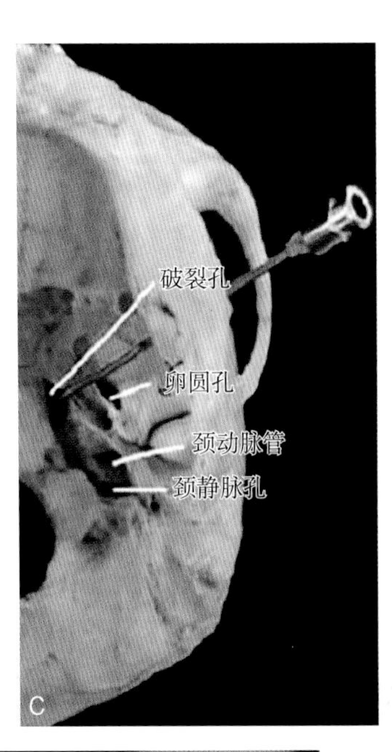

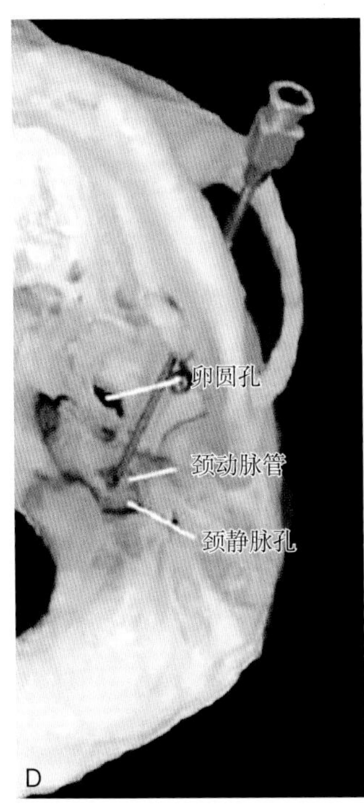

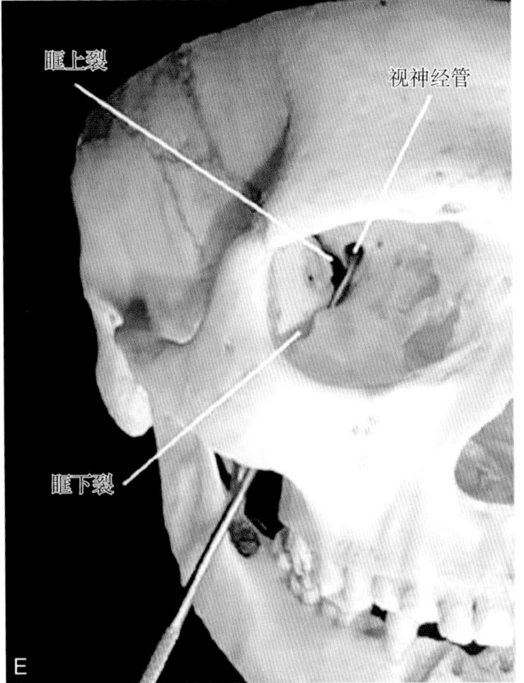

图35-5　穿刺针靠近卵圆孔时，穿刺角度微小变化即可到达颅底不同位置。A. 后外侧方向会损伤颈静脉孔处的颈内静脉；B. 后侧可能损伤咽鼓管；C. 内侧可能进入破裂孔，损伤颈内动脉；D. 颈动脉管的颈内动脉也可能损伤；E. 偏前，可能损伤眶尖内的结构

三、并发症及防治

PBC常见并发症有面部麻木、咬肌无力、感觉障碍、痛性感觉缺失、角膜感觉缺失、复视、单纯疱疹、三叉神经-心反射等，还有其他少见的并发症，如动眼神经或滑车神经麻痹、无菌性脑膜炎等。最常见的并发症是面部麻木和咬肌无力。

（一）术中血流动力学剧烈波动

血流动力学剧烈波动是PBC术中常见的并发症，发生率高达97.3%，穿刺针进入卵圆孔与球囊充盈加压过程中最常见，有时术中甚至因为血压、心率剧烈波动导致球囊不能成功充盈加压，甚至有的患者会发生心搏骤停，成为PBC手术的主要风险因素。

常见的血流动力学变化包括：

1．血压下降伴心率减慢　由于发生三叉神经-心反射引起，三叉神经-心反射指牵拉或刺激三叉神经或其支配区域的组织而诱发的心率和（或）平均动脉压较基线值下降大于20%，与迷走神经反射有关。

2．血压升高伴心率增快　考虑由穿刺或压迫三叉神经时的剧烈疼痛引起，与交感神经反射有关。

3．血压升高伴心率降低　这在球囊充盈加压过程中也很常见，考虑三叉神经-心反射与疼痛刺激交感反射同时发生。在全身麻醉下进行手术，建议术中血压采用有创血压监测，以便实时观察血压变化。一旦发生血压、心率剧烈波动，须停止手术操作。一般去除手术刺激后，血压、心率会很快恢复，无须进一步处理。药物预处理及对症治疗仍旧是目前处理血流动力学波动的主要方法。阿托品被推荐用于预防和治疗迷走神经反射导致的心率下降，可以降低心动过缓和心搏骤停发生率，但不能预防血压突然升高。有研究认为当套管针穿刺开始时静脉给予硝普钠是控制血压突然升高的有效方法，可根据血压升高的程度调整注射剂量。

三叉神经节阻滞能够预防和治疗PBC术中的血流动力学波动，在套管针穿刺前或穿刺至卵圆孔后均可进行，可减轻疼痛，阻断迷走反射与交感反射。虽然血压、心率剧烈波动大多数情况下可以预防及治疗，但是仍然存在着心搏骤停而致死的风险，应高度重视。

（二）患侧面部感觉功能减退

在评价感觉功能减退时，推荐使用BNI（Barrow Neurological Institute）面部麻木程度分级量表。具体内容如下：

Ⅰ级：面部无麻木；

Ⅱ级：面部轻度麻木，无不适；

Ⅲ级：面部麻木，有一定程度不适；

Ⅳ级：面部麻木，十分不适。

作为一种神经破坏性手术，PBC术后三叉神经支配区域感觉减退发生率为98%～100%，与穿刺及球囊压迫三叉神经有关，其中感觉功能障碍较重并伴有一定程度不适的发生率为2.8%～11.4%，主要表现为感觉减退区域内出现异常感觉或眼部干涩不适。PBC术后角膜反射减弱发生率低于甘油注射术（4%比30%），如发生角膜反射减弱，需要注意预防角膜炎。由于神经的再生能力，感觉减退程度随时间会逐渐减轻，多数可以在数月至数年内逐渐恢复。

（三）患侧咀嚼肌功能障碍

PBC术后咬肌力量下降发生率高于经皮射频热凝术与Meckel腔甘油注射术，各研究中其发生率为6.3%～100%，表现为张口时向术侧偏斜及张口幅度减小，多于3～5个月内逐渐恢复。神经电生理研究显示，PBC术后1个月时患侧咀嚼肌运动诱发电位和神经刺激潜伏期明显延长，此后开始逐渐缩短，至术后12个月时恢复正常或接近正常。

（四）复视

PBC术后复视的发生率为2%～11%，主要与Ⅳ颅神经（滑车神经）或Ⅵ颅神经（展神经）损伤有关，一般于术后3～6个月内自行恢复。其发生机制可能源于球囊在颅中窝向内侧海绵窦区域过度充盈；球囊导管进入颅后窝桥小脑脚区充盈后也会压迫滑车神经或展神经。所以PBC术中在侧位X线透视下要尽量避免球囊的主体超过斜坡，一旦发现宜立即调整，当球囊呈哑铃形时也要小心，不宜过度充盈。

（五）单纯疱疹

术后同侧口唇部和（或）面颊单纯疱疹发生率为14.7%～35%。多发生于术后2～7日，与三叉神经内单纯疱疹病毒被激活有关，一般疱疹1～2周内可自愈。术前与术后是否需要预防性使用抗病毒药物，目前尚无循证医学证据。术后如发生单纯疱疹，可考虑使用抗病毒药物。

（六）患侧听力下降

PBC术后患侧听力下降并不多见，可能与鼓膜张肌肌力下降有关。

（七）出血性并发症

与PBC手术相关的出血性并发症罕见，但因一旦发生则会导致严重的器官损伤甚至导致死亡，因此应高度重视。报道的死亡原因包括硬膜下和颞叶血肿、蛛网膜下腔出血和卵圆孔穿刺时的脑干损伤。其他罕见严重并发症还包括颈动脉海绵窦瘘、硬脑膜动静脉畸形、硬脑膜动静脉瘘、患侧单眼失明和术中剧烈血压波动导致的血管斑块脱落。术中穿刺充分利用影像学精确引导，避免反复穿刺，能降低血管损伤的发生率。

（八）术后管理与注意事项

术后观察患者疼痛是否缓解、面部与舌体麻木情况，如出现口面部感觉减退，嘱患者避免烫伤或误服异物。注意角膜反射是否减弱，如出现减弱，要预防角膜损伤。当临床上遇到术中球囊形状满意、术后出现整个同侧面部感觉减退（而非单纯局限于第三支支配区的感觉减退），而疼痛未能即刻缓解时，需要考虑发生延迟治愈的可能。文献报道延迟缓解率约2.9%，多见于术前服用药物剂量较大且时间较长、既往经过多种方法治疗、术前影像学证实存在粗大扩张血管压迫三叉神经根部以及术中球囊为非梨形等，疼痛症状多于术后1～2周内自行逐渐消失，个别患者可能需要1～2个月，患者可以继续服用止痛药物，推荐的观察时间为2个月；如果疼痛仍无缓解则可考虑再次PBC手术，因为疼痛复发而再次PBC手术的有效率与首次手术相比无明显差异，而且手术难度亦不会增加。对PBC术后残余痛患者，可行口服药物、神经阻滞、射频等治疗。如果术中球囊形状不满意，术后仍有疼痛，在无禁忌证情况下，可考虑重复手术。患者术前曾口服大剂量抗惊厥类药物如卡马西平（carbamazepine）者，建议术后缓慢减量至停药。

第五节　应用与评价

一、治疗原发性三叉神经痛

PBC治疗原发性三叉神经痛患者术后即刻疼痛缓解率为85%～99.5%，1年、5年和10年的疼痛复发率分别约为10%、20%和30%。许多研究认为PBC是治疗三叉神经痛十分有效的首选微创治疗手段。与射频热凝术相比，PBC可取得较好的短期内疼痛缓解效果，对各种术后复发的原发性三叉神经痛，同样效果良好；与经皮射频热凝术及甘油注射术相比，PBC能更持久地缓解疼痛，更适合应用于累及三叉神经第Ⅰ、Ⅱ支者，或多支受累者。值得注意的是疼痛即刻缓解率及复发率与术者的手术技巧有关。

PBC的疗效与微血管减压术相当，但复发率不高于微血管减压术，微血管减压术病死率高于PBC（0.2%比0.01%）；PBC术后面部麻木与咬肌无力发生率远高于微血管减压术［感觉减退：100%比7%；咬肌无力：（56%～98.5%）比3%］。由于PBC安全性更高，对合并症较多患者更有优势。

影响PBC治疗三叉神经痛疗效的主要因素是球囊形状，因此在行PBC手术时，应尽量调整球囊位置直至出现乳头凸向颅后窝的“梨形”。此外，术中球囊的容积、压力、压迫时间以及球囊在Meckel腔的具体施压位置、既往手术史等均与疗效有关。

二、治疗继发性三叉神经痛

（一）多发性硬化症

由多发性硬化引起的继发性三叉神经痛患者经PBC治疗可以得到似乎接近于典型的三叉神经痛患者的疗效，但复发率相对较高，可能需要多次PBC治疗。

（二）三叉神经区域带状疱疹后神经痛

目前缺乏PBC对带状疱疹后神经痛治疗效果的大规模相关研究。个案报道，PBC治疗病史5年的额部带状疱疹后神经痛，术后出现多发性颅神经麻痹，涉及Ⅸ、Ⅹ、Ⅺ和Ⅻ颅神经，考虑与水痘带状疱疹病毒（varicella-zoster virus）在手术后再次激活有关。对病史较长的三叉神经区域重度顽固性带状疱疹后神经痛患者，在其他方法无效的情况下，可考虑行PBC治疗用于减轻疼痛，但有效率明显低于PBC用于原发性三叉神经痛的治疗。

（三）肿瘤相关性三叉神经痛

常见相关疾病如桥小脑角肿瘤引起的三叉神经痛患者，当开颅术不可行时，PBC被认为是一种有用的技术。

（四）肿瘤侵犯头面部导致的三叉神经支配区域的头面部疼痛

在治疗原发病的同时，需对患者预后、预期寿命、感染、凝血功能、局部解剖结构破坏、是否正在使用增加出血风险的药物，以及患者是否愿意治疗进行评估。我们采用PBC治疗2例患者，取得满意效果。

三、PBC手术疗效评估

采用巴罗神经病学研究所（Barrow Neurological Institute）疼痛程度评分，根据疼痛缓解程度与并发症严重程度制定综合评估方法，具体内容如下：

（一）疼痛程度评分

0分：完全无痛；
1分：偶尔轻度疼痛，不需药物止痛；
2分：中度疼痛，药物可控制；
3分：药物不可控制的疼痛，无效。

（二）手术并发症评分

0分：无并发症；
1分：轻微颅神经并发症（复视等），日常生活无影响；
2分：中重度颅神经并发症，日常生活有影响。

（三）总分（疼痛程度评分+手术并发症评分）

0分：很好；
1分：好；
2分：一般；
3～5分：失败。

（刘广召）

参考文献

1. Alvernia JE, Sindou MP, Dang ND, et al. Percutaneous approach to the foramen ovale: an anatomical study of the extracranial trajectory with the incorrect trajectories to be avoided. Acta Neurochirurgica, 2010, 152(6): 1043-1053.
2. Bendtsen L, Zakrzewska JM, Heinskou TB, et al. Advances in diagnosis, classification, pathophysiology, and management of trigeminal neuralgia. The Lancet. Neurology, 2020, 19(9): 784-796.
3. Bergenheim AT, Asplund P, Linderoth B. Percutaneous retrogasserian balloon compression for trigeminal neuralgia: review of critical technical details and outcomes. World Neurosurgery, 2013, 79(2): 359-368.
4. Chang KW, Jung HH, Chang JW. Percutaneous procedures for trigeminal neuralgia. Journal of Korean Neurosurgical Society, 2022, 65(5): 622-632.
5. Chen JN, Yu WH, Du HG, et al. Prospective comparison of redo microvascular decompression and percutaneous balloon compression as primary surgery for recurrent

trigeminal neuralgia. Journal of Korean Neurosurgical Society, 2018, 61(6): 747-752.
6. Cheng JS, Lim DA, Chang EF, et al. A review of percutaneous treatments for trigeminal neuralgia. Neurosurgery, 2014, 10 Suppl 1 25-33; discussion 33.
7. Fan X, Xu F, Ren H, et al. The analysis of percutaneous balloon compression on efficacy and negative emotion in the treatment of recurrent trigeminal neuralgia after surgical procedures. Pain Physician, 2021, 24(8): E1255-E1262.
8. Jiang C, Jia Y, Chong Y, et al. Percutaneous balloon compression for secondary trigeminal neuralgia caused by cerebellopontine angle tumors. Acta Neurochirurgica, 2022, 164(11): 2975-2979.
9. Kaplan M, Erol FS, Ozveren MF, et al. Review of complications due to foramen ovale puncture. Journal of Clinical Neuroscience: Official Journal of the Neurosurgical Society of Australasia, 2007, 14(6): 563-568.
10. Liu L, Sun Z, Zhang Y, et al. Predictors of response for percutaneous balloon compression for the treatment of recurrent trigeminal neuralgia following surgical procedures: a retrospective study. Neurosurgical Review, 2022, 45(5): 3447-3455.
11. Lucas JT, Nida AM, Isom S, et al. Predictive nomogram for the durability of pain relief from gamma knife radiation surgery in the treatment of trigeminal neuralgia. International Journal of Radiation Oncology, Biology, Physics, 2014, 89(1): 120-126.
12. Mullan S, Lichtor T. Percutaneous microcompression of the trigeminal ganglion for trigeminal neuralgia. Journal of Neurosurgery, 1983, 59(6): 1007-1012.
13. Peris-Celda M, Graziano F, Russo V, et al. Foramen ovale puncture, lesioning accuracy, and avoiding complications: microsurgical anatomy study with clinical implications. Journal of Neurosurgery, 2013, 119(5): 1176-1193.
14. Sterman-Neto H, Fukuda CY, Duarte KP, et al. Balloon compression vs radiofrequency for primary trigeminal neuralgia: a randomized, controlled trial. Pain, 2021, 162(3): 919-929.
15. Sun C, Zheng W, Zhu Q, et al. the transformation of the balloon shape in percutaneous balloon compression for trigeminal neuralgia. Journal of Pain Research, 2021, 14: 3805-3814.
16. Texakalidis P, Xenos D, Karras CL, et al. Percutaneous surgical approaches in multiple sclerosis-related trigeminal neuralgia: A systematic review and meta-analysis. World Neurosurgery, 2021, 146: 342-350.e1.
17. Xia Y, Yu G, Min F, et al. The focus and new progress of percutaneous balloon compression for the treatment of trigeminal neuralgia. Journal of Pain Research, 2022, 15: 3059-3068.
18. Xu R, Materi J, Raj D, et al. internal neurolysis versus intraoperative glycerin rhizotomy for trigeminal neuralgia. Journal of Neurosurgery, 2023, 138(1): 270-275.
19. Zdilla MJ, Hatfield SA, McLean KA, et al. Orientation of the foramen ovale: An anatomic study with neurosurgical considerations. The Journal of Craniofacial Surgery, 2016, 27(1): 234-237.
20. Zeng S, Yang H, Yang D, et al. Case report of late type Ⅲb endoleak with willis covered stent (WCS) and literature review. World Neurosurgery, 2019, 130: 160-164.
21. Zheng S, Yuan R, Ni J, et al. Long-term recurrence-free survival and complications of percutaneous balloon compression and radiofrequency thermocoagulation of Gasserian ganglion for trigeminal neuralgia: A retrospective study of 1313 cases. Pain Practice: The Official Journal of World Institute of Pain, 2022, 22(5): 532-540.
22. 冯昕，薛祎腾，黄忻涛，等. 经皮穿刺球囊压迫术治疗三叉神经痛的研究进展. 中国医药导报, 2019, 16(26): 49-53.
23. 黄海韬，李岩峰，吴玉鹏，等. 经皮微球囊压迫术治疗家兔三叉神经痛的组织学研究. 中华神经外科疾病研究杂志, 2018, 17(6): 508-511.
24. 刘荣光，王运良. 三叉神经痛的治疗研究进展. 中国实用神经疾病杂志, 2019, 22(14): 1530-1534.
25. 任玉娥，韩文彪，杜玉敏，等. 清醒状态三叉神经节阻滞下CT引导经皮微球囊扩张压迫术治疗原发性三叉神经痛的安全性与疗效. 中华疼痛学杂志, 2020, 16(1): 30-35.
26. 任玉娥，刘小会，程志祥，等. 经皮球囊压迫术治疗三叉神经痛中国专家共识(2022版). 中华疼痛学杂志, 2022, 18(4): 437-448.
27. 王全才，马逸，黄海韬，等. 经皮穿刺球囊压迫术治疗肿瘤源性三叉神经痛的疗效分析. 中华脑科疾病与康复杂志(电子版), 2020, 10(5): 272-275.
28. 赵林，宋涛. CT引导下经眶上孔/切迹入路射频热凝眶上神经治疗三叉神经痛. 中国疼痛医学杂志, 2021, 27(8): 619-623.

第三十六章　颅神经根显微血管减压术

第一节　概　述

颅神经根显微血管减压术通常称为微血管减压术（microvascular decompression, MVD）。Dandy在20世纪30年代就描述过三叉神经周边的血管压迫，并提出了血管减压治疗三叉神经痛的手术理念雏形。20世纪60年代美国匹兹堡大学Jannetta医生比较系统地运用血管减压手术治疗原发性三叉神经痛，经过50余年的发展，血管减压已经成为临床上治疗原发性三叉神经痛、面肌痉挛、舌咽神经痛等的一种常规术式。为了纪念Jannetta的贡献，微血管减压术也称为Jannetta手术。

手术的基本原理：经枕下乙状窦后入路暴露桥小脑角（CPA）的解剖结构，借助显微外科器械（显微镜/神经内镜/外视镜等）游离松解相应神经的REZ区及其周边结构，以Teflon棉、涤纶棉等材料将神经与责任血管分开，解除责任血管对神经的压迫。这是一种针对病因治疗的非毁损性手术，有效率高且可同时保留颅神经正常功能的治疗方法。

国内20世纪80 ~ 90年代零星开展了微血管减压手术，不过病例数不多，进入21世纪以来，随着经济的飞速发展，患者就诊意愿的增加，手术技术的普及，手术病例数呈爆发性增长。近年来随着国内互联网和医学科普的推广，“微血管减压”这个名词在相关病种的患者和医护人员中已经耳熟能详，但考虑到临床上大部分患者的责任血管是小脑上动脉、前下动脉甚至是椎动脉等大血管，而不是所谓的微血管，为了避免误解，目前越来越多的手术医生认同以“显微血管减压术”代替“微血管减压术”，统称为“颅神经根显微血管减压术”（MVD）。

第二节　适应证与禁忌证

颅神经根显微血管减压术为择期手术，术前除需常规检查血常规和生化、凝血功能、心电图、胸片等外，还需要检查头颅MRI平扫+增强、头颅MRTA以帮助鉴别诊断，并了解三叉神经根部附近有无血管压迫及其来源和走向，以及其他影响手术难易度的解剖变异，如狭小的脑池、岩骨内突起等。

一、适应证

1．典型性三叉神经痛患者；病理性和继发性三叉神经痛不是MVD手术适应证。

2．药物治疗效果不佳，或不能耐受药物不良反应者。

3．MRTA检查显示患侧三叉神经存在明确的血管神经密切接触征象者。

4．经其他外科治疗无效或复发者，即使术前MRTA未见明显血管神经接触征象，而患者治疗意愿强烈，可考虑行探查及减压手术。

二、禁忌证

1．一般状况差，严重的心肺等器质性疾病而不能耐受全麻手术者。

2. 凝血功能障碍，有出血倾向者。

3. 手术部位或其附近存在感染性病灶（如化脓性中耳炎）者。

4. 特殊药物禁忌及纠正：长期服用阿司匹林或氯吡格雷等抗血小板药物，需术前停药至少7天。服用华法林药物，可用拮抗剂纠正，直至INR至正常范围。

5. 高龄不是该手术的绝对禁忌证。在某种程度上，年纪大的患者脑萎缩通常较明显，其扩大的脑池有利于术中暴露三叉神经。

第三节 手术方法与步骤

一、手术区备皮

既可全头部备皮，也可以枕后局部剃发。枕后局部剃发可以最大限度减少患者术后回归社会的外观影响。剃发范围为耳廓最高点向后平行发际至少5 cm。长发的病患用橡皮筋将附近头发打结固定（图36-1）。此外，建议用记号笔标记是什么类型的疾病（三叉神经痛、面肌痉挛还是舌咽神经痛等），作为术前核对的补充手段。

二、手术体位

（一）侧卧位（图36-2）

健侧侧俯卧位，腋下垫枕，健侧上肢外展 <80°。上半身略抬高，头部略前屈和下垂，使患侧乳突位于头部最高点，整体处于头高脚低位。患侧肩部用肩带轻拉向床尾端，使颈肩角 >100°，确保手术操作不受肩部阻挡影响，需注意不可牵拉过重，以免造成臂丛神经损伤。

（二）仰卧位（图36-3）

采用神经外科常规手术床，无须头架固定，头板向下倾斜15°，头背部尽可能靠近患侧手术床边缘，患侧肩下垫枕，头偏向健侧、向颈部屈曲，使患侧乳突位于头部最高点，可用胶带辅助固定头位。充分暴露患者颅颈交界部，可用胶带轻度牵拉患侧肩部（也可不用），确保手术操作不受肩部阻挡影响。手术床上半身抬高

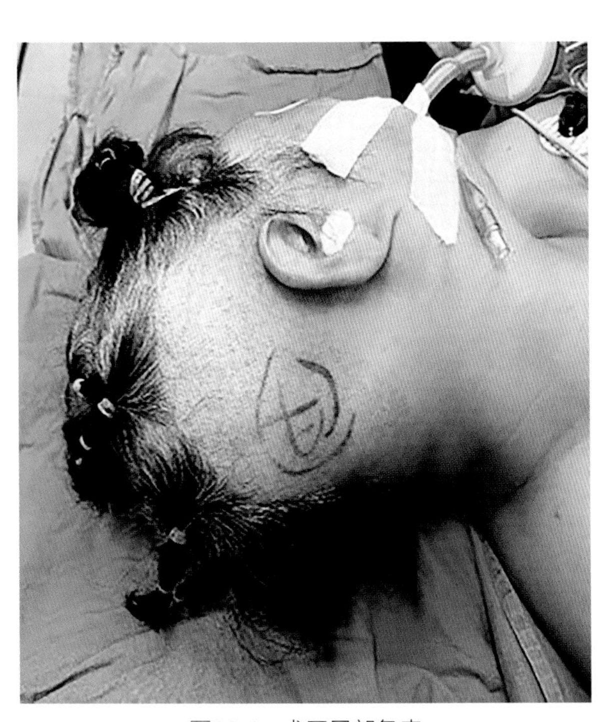

图36-1 术区局部备皮

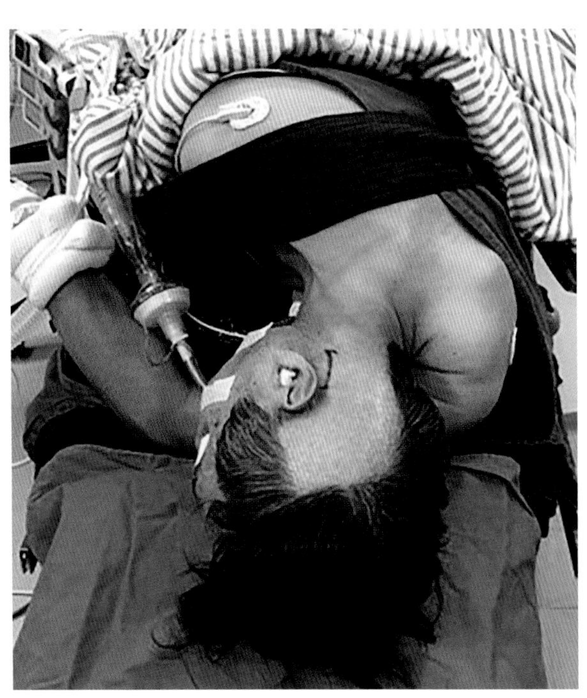

图36-2 侧卧位

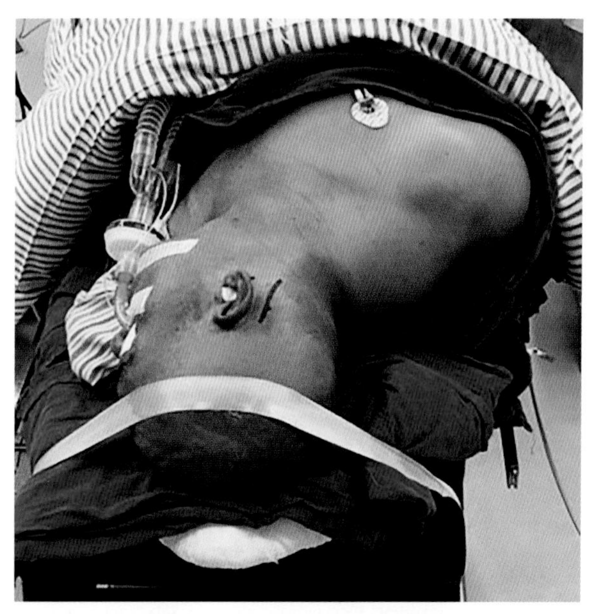

图36-3 患侧肩下垫枕仰卧位

20°～30°，有助于降低颅内压，便于术中暴露。采取该体位时，术中显微操作暴露CPA结构时需要手术床往健侧转15°左右。此体位尤其适用于颈部细长的患者。

与侧卧位相比，仰卧位的优势在于摆放体位相对简单、耗时短、所需人力少。缺点：颈部粗短的患者很难摆到术中操作舒适的仰卧体位。

三、切口和骨窗

术前定位出横窦、乙状窦及乳突尖位置。沿枕后发际内边缘作平行于发际的直切口，长约4～5 cm，切口上缘一般定位于上项线与乳突后缘交汇处上方1 cm处，切口隐藏在发际内，术后头发生长后可掩盖其伤口瘢痕。切开皮肤，用电刀切开皮下脂肪及枕部肌肉直达枕骨鳞部，自枕骨上将肌肉剥离牵开。用气钻磨开乳突后骨质，乳突骨质内常有一导静脉与乙状窦相通，导静脉予以电凝，骨孔用骨蜡封闭，骨窗上缘暴露接近横窦下缘，外侧暴露乙状窦后缘，形成直径约2.5 cm的骨窗。若遇乳突气房打开，需及时应用骨蜡仔细封闭，以避免术后发生脑脊液耳漏和感染。充分止血后，弧形切开硬膜，基底翻向乙状窦，硬膜瓣悬吊于邻近肌肉。也有采用枕后横切口者，但应用较少。

四、显微外科器械的选择和手术入路

传统显微镜与神经内镜孰优孰劣，是近年来持续辩论的问题。有学者进行纯神经内镜下MVD手术，与传统显微镜相比，可以抵近观察从Meckel腔入口到脑桥的三叉神经全程。特别是在显微镜下看不到的被岩骨隆起（道上结节）遮挡的血管，在内镜下也可以容易看到，但镜头的后方是视野盲区，且对于脑池狭小的患者操作难度较大，内镜本身在狭小的空间中对手术操作也有一定妨碍。

前瞻性临床研究发现两种方式远期有效率和并发症发生率并无显著性差别。笔者认为应该以每位术者的习惯为主。笔者的习惯是在显微镜下完成MVD手术，在有需要时用神经内镜辅助全程探查以确保完全充分减压。

对于MVD手术，精细的吸引器（例如管径1～1.5 mm的显微吸引器）和显微剥离子是提高手术安全性和疗效必不可少的工具。

术中一般无须使用脑压板和自持牵开器，采用零牵拉技术可以大大降低小脑和颅神经挫伤的并发症。早期采用幕下小脑上外侧入路，此入路的缺点是常常会受到岩上静脉的阻挡，为了到达三叉神经常需切断岩上静脉。近年来采用改良小脑外侧经水平裂入路，在三叉神经和面听神经之间打开小脑水平裂蛛网膜，利用此裂隙到达三叉神经根部，此入路可避开绝大多数岩上静脉对入路的影响。根据笔者的经验，采用改良小脑外侧经水平裂入路，必要时辅以松解面听神经（必要时包括后组颅神经）与小脑之间蛛网膜，以扩大手术操作空间，术中需要切断一支或以上岩上静脉的概率接近于零。

五、责任血管判断

术前影像学检查和三叉神经不同分支区域的疼痛范围有助于帮助估计责任血管的来源和位置。如三叉神经V2～V3支痛，责任血管压迫部位往往在三叉神经感觉根的上缘或前面，视野清晰，一般容易减压；当三叉神经痛累及V1支时，压迫部位往往位于感觉根下缘或前面，责任血管部分被神经阻挡，观察和减压都比较困难。

导致三叉神经痛的常见责任血管来源依次是小脑上动脉（SCA）、小脑前下动脉（AICA）和椎基底动脉（VA-BA）等（图36-4）。

SCA常从内侧压迫推挤三叉神经，而AICA则从外侧压迫推挤三叉神经。粗大冗长的椎基底动脉常将三叉神经推挤紧贴于岩骨面。此时，宜先从后组及面听神经间将椎基底动脉垫起牵向下方，然后再处理椎基底动脉对三叉神经的压迫。

动脉硬化的血管局部与神经接触、血管成角张力状与神经接触，以及三叉神经根上存在明显压迹和局部萎缩或色泽改变是神经血管压迫的最佳佐证。将此处减压常能取得最佳效果。暴露三叉神经根和确定责任血管是该手术的关键。由于三叉神经颅内段的无髓鞘部分较长，其抵御周围血管压迫能力差，其神经根的任何部位都有可能发生神经血管压迫。因此，行三叉神经根减压术时应该从最内侧的脑干端至最外侧的Meckel腔入口探查神经全程，任何与三叉神经后根存在解剖接触的动脉都可能是责任血管。所有责任动脉都需仔细解剖，并垫离神经根。

部分患者有多根责任血管，识别了其中一根责任血管后，仍需注意可能存在其他责任血管。术中责任血管与神经之间关系可能会随着患者体位改变而变化，术中牵拉及脑脊液的释放可能会导致血管与神经暂时分离，以及随着年龄老化，邻近三叉神经的动脉可能逐渐发生轻微移位而与神经接触，因此，距离三叉神经1～2 mm距离之内的所有动脉均应处理。

有时探查未见压迫神经的动脉，此时需注意条束状以一定张力伴行或绕行三叉神经的静脉。需要仔细进行游离，对于比较粗大的静脉用Teflon棉减压，对于比较细小者可以电凝后切断以达到减压目的。全程探查后未发现明确责任血管的病例，充分松解三叉神经脑池段粘连蛛网膜及束带，使牵拉扭转的三叉神经复位有时也能达到理想效果。

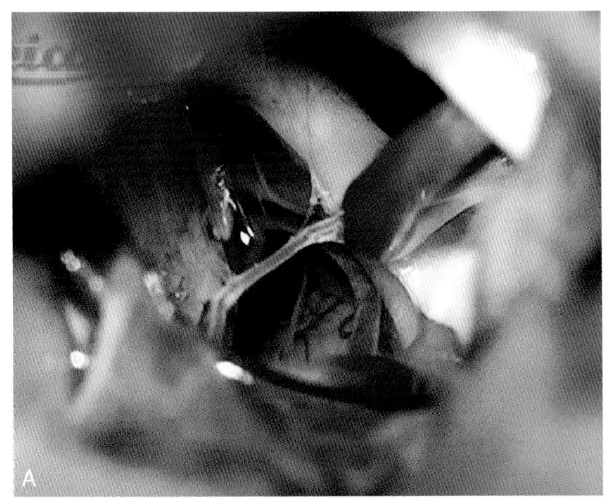

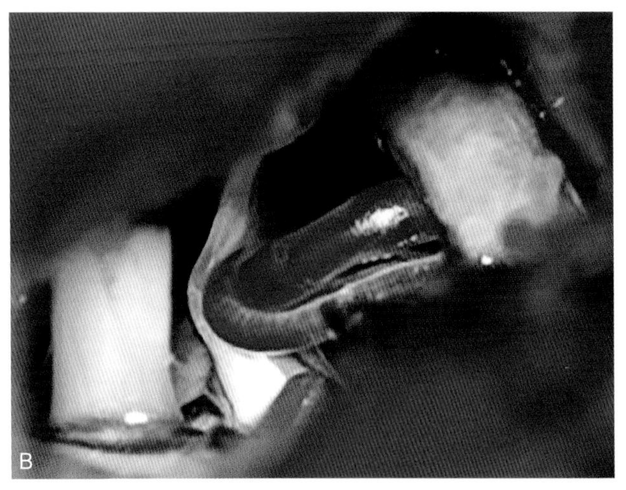

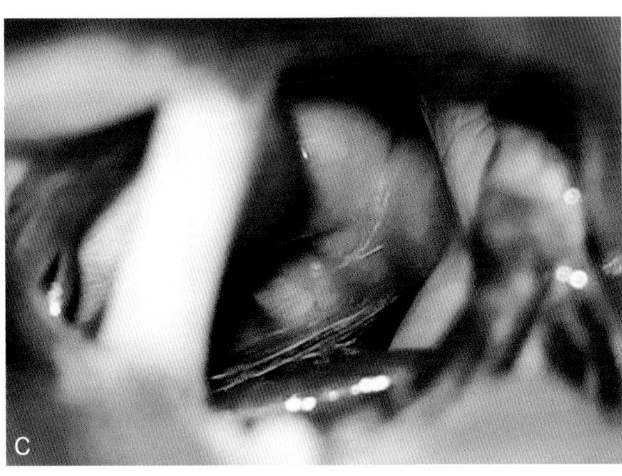

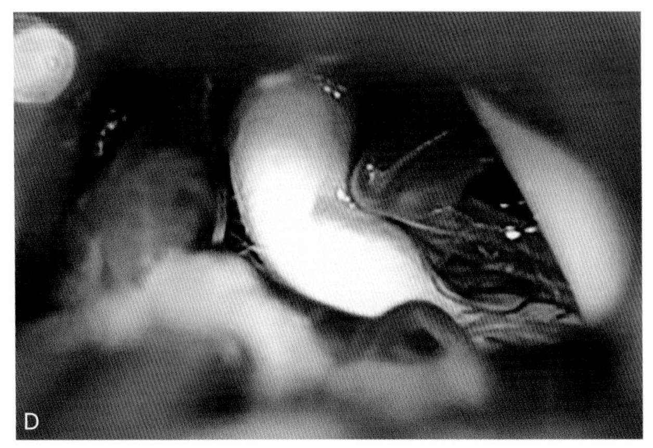

图36-4　不同责任血管压迫三叉神经的术中照片。A. SCA和AICA同时压迫右侧三叉神经；B. SCA压迫左侧三叉神经；C. VA压迫左侧三叉神经；D. AICA压迫右侧三叉神经

六、减压材料

目前，在MVD手术中应用最为广泛的减压材料是Teflon棉或涤纶心脏补片材料，其排斥反应小，不吸收，易于塑形，较其他材料并发症少。Teflon棉以及撕成棉花状的涤纶补片用于防止责任血管弹回再次压迫神经，因此，垫片的位置和数量应该适当，尽可能避开神经受压迫的部位。但作为植入体内的异物，仍可能产生自体排异反应，引起粘连甚至形成肉芽肿。术中要避免使用过多的减压材料，防止形成新的压迫，同时有助于减少术后严重粘连和肉芽肿形成，从而减少术后疼痛复发。术后减压材料严重粘连和（或）肉芽肿形成是导致三叉神经痛复发的主要原因（图36-5）。

早期有医生曾用自体筋膜作为减压材料，疼痛复发后笔者再次行MVD手术时发现神经、血管和自体筋膜形成复合体，粘连十分严重，手术难度极高。其他如人工脑膜、片块状的涤纶片等，也应避免使用。

七、减压技术

基本原则：通过将责任血管从三叉神经根分离移位而实现减压的目的，不仅仅是在三叉神经与责任血管之间垫入隔离物，如果有可能的话，更重要的是将责任血管移位，使其远离神经。

大部分情况下，通过Teflon棉或涤纶棉使责任血管与三叉神经脱离接触能够满足减压的要求。然而小部分情况下，责任血管张力很高，单纯垫棉隔离不能满足充分减压要求，需要通过其他办法来缓解血管张力，在这种情况下，采用责任血管移位的方法可以实现更好的减压。以下介绍几种血管移位方法。

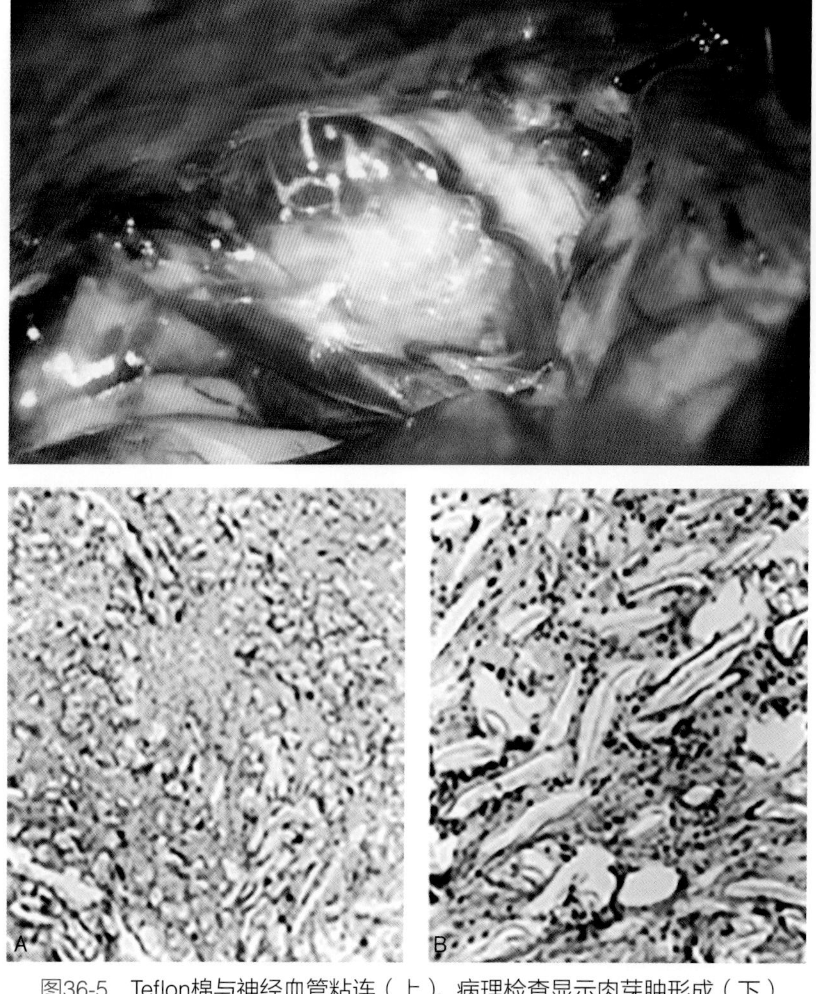

图36-5 Teflon棉与神经血管粘连（上），病理检查显示肉芽肿形成（下）

（一）医用胶粘贴悬吊法

充分松解三叉神经和责任血管后，选择责任血管附近（天幕或岩骨）的硬膜为粘贴目标，双极烧灼粘贴处硬膜直至硬膜干燥后，用剥离子或吸引器将责任血管移位到目标硬膜后，在血管和硬膜的间隙快速打入适量医用胶，然后立刻用剥离子或吸引器支撑血管到目标硬膜上等待胶水凝固后再松开，探查并确认固定牢靠，检查责任血管和REZ区之间的空隙，以确保REZ区完全减压。应用责任血管粘贴悬吊法需要满足下列条件：①责任血管和三叉神经之间需要有足够的空间，以便移位；②责任血管需邻近天幕或岩骨；③责任血管的移位需没有受到分支血管的限制。

该办法对椎动脉等张力高的责任血管压迫尤为实用。术中可以将责任动脉的一段固定在岩骨上，使责任动脉与三叉神经完全脱离接触，无须再置入垫棉。如果是椎动脉压迫其分支再压迫三叉神经的情况，可以在胶水粘贴移位椎动脉后，再用垫棉使分支血管与三叉神经脱离接触。一般而言，需要粘贴足够长度和接触面积的责任动脉，以保证粘贴可靠性。当责任血管为比较粗大的血管（例如VA、BA）时，可以采用医用化学胶（例如福爱乐），当责任血管为张力不是很高的血管（例如SCA、AICA）时，可以应用医用生物蛋白胶（图36-6）。应用胶水时，胶水量不宜过多，需避免影响邻近结构，一般以最少量的胶水达到可靠粘贴为度。

笔者曾经随访本中心33例应用生物胶粘贴法减压的三叉神经痛患者，责任血管为SCA或AICA，随访时间12～66个月（平均33个月），术后所有患者效果良好（BNI Ⅰ级30例、Ⅱ级3例），无复发，无术后神经功能障碍。

视频10 显微血管减压术生物胶粘贴移位法

（二）双面胶粘贴悬吊法

基本原理与医用胶类似。用一种叫“TachoComb”的材料，用纤维蛋白胶将其无涂层的一面黏附在责任动脉表面，待胶水硬化后，将其带有涂层的一面贴到相邻的硬脑膜上。TachoComb是一种人体可吸收干式分层泡沫纤维网，由马腱胶原纤维做载体，其上敷以人纤维蛋白原、牛凝血酶和抑肽酶等。在与出血创面或体液接触时，其中的凝血因子溶解，并将胶原载体和创面表面连接起来。纤维蛋白原分裂出肽，使纤维蛋白单体聚合。聚合反应如二元胶水般产生粘合作用，在创面上形成纤维蛋白凝块稳定的交联。抑肽酶则提高纤维蛋白溶解稳定性，延缓其降解。通常在3～6周胶原纤维网逐渐被肉芽组织吸收，转化成内源性结缔组织。日本冈山大学医学院Tomotsugu Ichikawa称之为“双面胶（double-stick tape）技术”。术中将TachoComb裁切成适当大小，在TachoComb无涂层的一面涂上纤维蛋白胶，将其黏附在椎动脉表面，而有涂层的另一面朝向相邻的硬膜。待纤维蛋白胶凝固硬化后，将TachoComb有涂层的一面贴到相邻的硬膜上。用吸引器支撑贴附5分钟，确认固定牢靠。

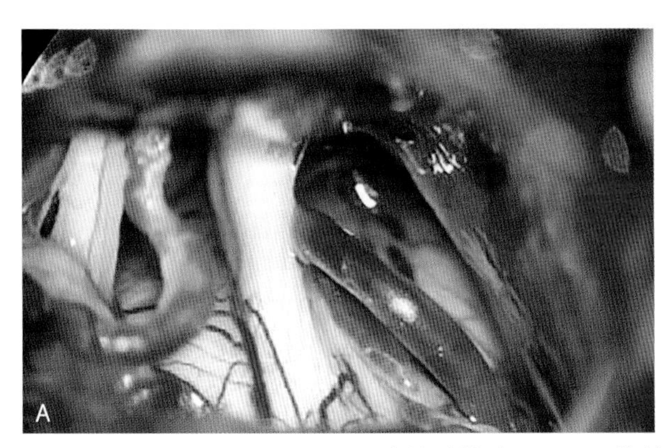

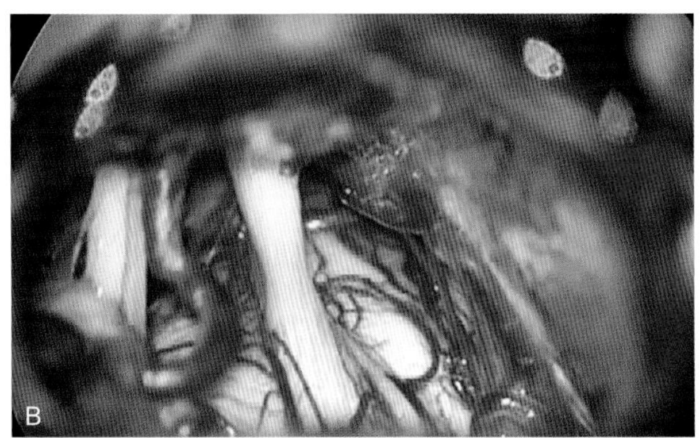

图36-6 生物胶粘贴SCA于天幕前后术中照片：A. 粘贴前；B. 粘贴后

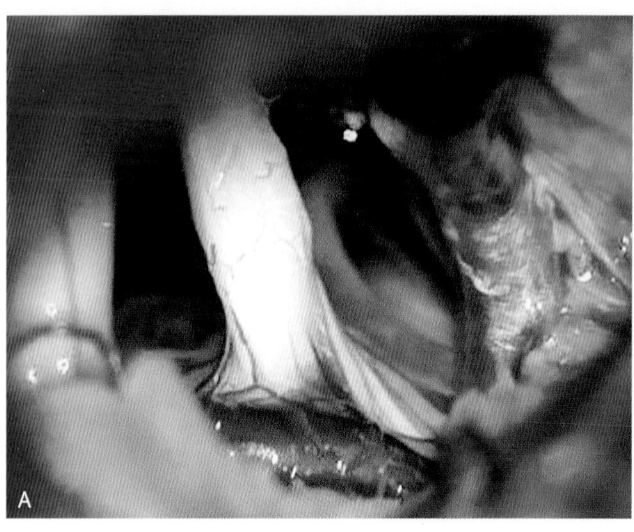

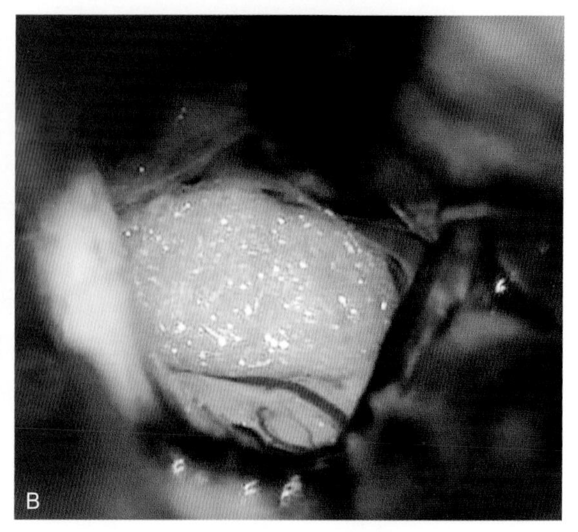

图36-7 垫棉作为杠杆支点撬起移位责任血管SCA前后术中照片：A. 移位前；B. 移位后

（三）其他责任血管移位法

责任血管移位的方法还有很多，包括：①利用垫棉作为杠杆，将责任血管撬起，使血管移位，与三叉神经脱离接触（图36-7）；②利用垫棉作为支点，将跨过三叉神经的责任血管两端架起，即用架桥的方法将责任血管与三叉神经脱离接触；③利用丝线直接悬吊（图36-8），也可以利用硬膜或人工脑膜条带包绕责任血管再缝合悬吊或用动脉瘤夹固定于天幕或邻近的岩骨硬膜上（图36-9）。

八、关颅

减压完成后彻底止血，生理盐水反复冲洗术野至澄清。确认硬膜水密缝合，可以减少皮下积液和切口脑脊液漏。骨瓣可回纳并固定，或者用钛合金材料修补缺损的骨质，可避免日后伤口凹陷不平的不适感。可以不需要留置硬膜外引流，分层交叉缝合肌肉和皮下组织，用可吸收线皮内缝合，以后无须拆线。

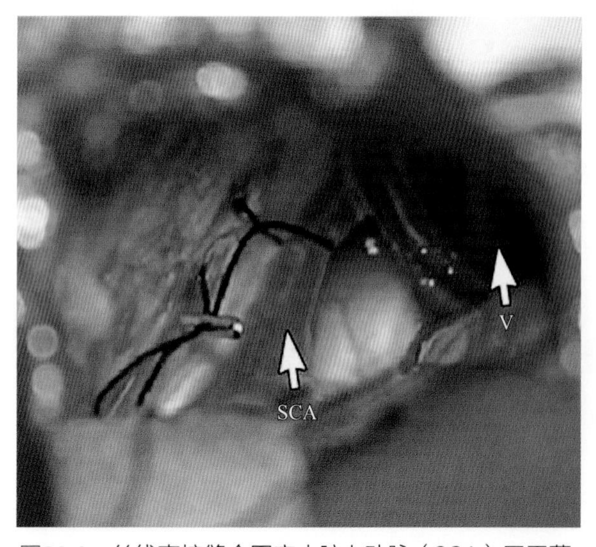

图36-8 丝线直接缝合固定小脑上动脉（SCA）于天幕

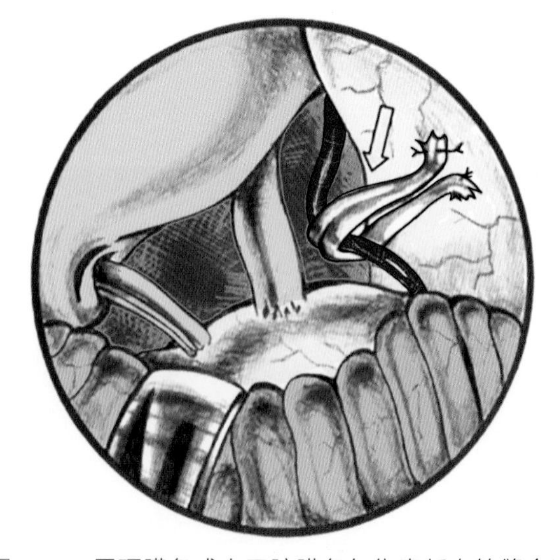

图36-9 用硬膜条或人工脑膜条包绕责任血管缝合于天幕

第四节　术后处理和注意事项

一、术后处理

（一）术后气管插管的管理

患者自主呼吸恢复、意识清醒后，于手术室或麻醉复苏室内尽早拔除气管插管。拔管前遵循相应评分标准（气囊漏气试验等），并确认患者已经神志清醒、气道通畅、咳嗽能力正常。

（二）术后早期CT复查

术后麻醉复苏后或进NICU前及时行头颅CT扫描，尽早评估术区情况，可及时发现出血、梗死等严重不良事件，及时采取有效应对措施。

（三）术后饮食管理

清醒且拔管4小时后可口服清流质营养辅助品，配成1 kcal/ml溶液，每次30 ~ 50 ml，每1 ~ 2小时一次，逐步加量过渡到半流质和普食。若患者术后经口进食困难，则予留置胃管鼻饲流质。

（四）术后导尿管的管理

MVD手术一般不影响膀胱功能，通常24 ~ 48小时内（常为术后第一天下午）可拔除导尿管，有助于减少泌尿系统感染，并有利于早期下床活动。

（五）术后抗生素的合理使用

围手术期合理使用抗生素能有效降低感染发生风险。约32%的切口感染由金黄色葡萄球菌引起，因此皮肤切开前1小时内至术后24小时应用头孢唑啉2 g或头孢呋辛1.5 g bid静脉滴注。

（六）术后早期下床活动

早期活动有助于预防深静脉血栓和坠积性肺炎。手术顺利的患者术后24小时鼓励床上简单四肢活动，并坐起；术后48小时起可下床静坐，逐渐过渡到行走；嘱患者锻炼腹式呼吸、翻身咳痰。

（七）出院标准

尽管MVD手术创伤有限，但患者迟发性颅内出血、感染、脑脊液漏等不良事件仍有可能发生。患者出院时需满足下列条件：①患者无明显头痛等不适；②头CT检查无明显出血等异常；③体温、血常规等基本正常；④伤口无明显红肿、渗出或积液等征象。

二、注意事项

（一）颅内出血

颅内出血是显微血管减压术后出现的最严重的并发症，大多出现在术后早期。需注意密切观察患者的生命体征、意识、瞳孔、肢体活动等，一旦出现剧烈头痛、频繁呕吐、血压增高、意识模糊等情况，应立即复查CT并采取相应措施。术后麻醉复苏后行颅脑CT和术后次日出监护室前行颅脑CT复查有助于尽早发现出血情况。

出血类型主要为硬脑膜下血肿和（或）小脑内血肿，发生率在0.5%以下，但常可危及生命。术中牵拉小脑暴露三叉神经的过程中，如果释放脑脊液过快，引起颅内压骤降，可导致小脑表面或幕上大脑半球表面引流静脉撕裂，形成硬膜下血肿，或导致硬膜从颅骨内面剥离形成硬膜外血肿。术中不注意保护小脑组织，牵拉过快用力不当，是导致小脑挫裂伤或脑内血肿的重要原因。术中处理岩静脉不当也是引起出血的原因之一。岩静脉是小脑和脑干外侧的重要引流静脉，大多数患者的岩静脉切断后可以通过其他引流静脉代偿，然而有个别患者由于其他静脉代偿不良，切断岩静脉主干后可导致小脑出血性梗死和小脑内血肿。岩静脉断端未能妥善处理，在拔除气管插管、咳嗽、憋气等动作使静脉压升高时破裂出血，也是造成硬脑膜下血肿的原因之一；近年来采取改良小脑外侧水平裂入路后，极少需要切断岩静脉，此类出血已经显著减少。

（二）低颅压综合征

低颅压综合征是MVD术后最常见的并发症之一，表现为头痛、头晕、眩晕、恶心、呕吐等、血压偏低、脉率较快，部分高龄患者还可表现为一过性的烦躁不安、精神异常，抬高头部症状加剧，放低头位后症状可部分缓解。缝合脑膜前冲水排气，减少气颅的发生有助于降低该并发症的发生率。症状出现后可采取平卧位，鼓励患者多饮用淡盐水，适当加快补液速度，以加快CSF的补充和循环。勿用高渗盐水及脱水剂。症状一般在1～2天内缓解。

（三）颅内感染

MVD术后颅内感染多发生在术后3～4天，表现为头痛加重、体温升高、颈抵抗，重症者可出现意识障碍。外周血常规白细胞计数增高，腰穿CSF外观混浊，甚至呈脓性，白细胞计数明显增高，并伴有糖的降低。常见致病菌多为革兰阳性球菌，最常见葡萄球菌。治疗方面需注意：①早期经验性应用对葡萄球菌敏感的抗生素；②尽快确定致病菌后足量、足疗程应用敏感抗生素；③必要时需行腰大池置管CSF持续引流；④加强全身支持治疗，如营养支持、维持水电解质平衡等。

（四）脑脊液（CSF）漏和处理

1．CSF漏的临床表现　CSF漏是MVD术后较常见并发症之一，分为切口漏、鼻漏、耳漏，表现为切口渗液或患者在侧卧或低头时有无色透明液体从鼻腔或耳道流出，或感觉咽喉部间断有咸味的液体流入。文献报道发生率为2%～8%，出现时间在术后2～7天内，最严重的情况可引起逆行性颅内感染。

2．CSF漏的预防　预防术后CSF漏的对策包括：①硬膜应尽可能水密缝合；②术中如遇乳突气房开放，应及时用骨蜡严密封闭；③切口分层严密交叉缝合，消灭死腔；④术后保持血压及颅内压平稳，保证患者足够的营养摄入，监测并控制血糖，慎用激素。

3．CSF漏的治疗　术后切口漏渗出量不多者，可采用局部加缝并加压包扎的方法处理；如切口愈合不良、渗出量多者，应及时切口清创，封闭硬膜，分层严密缝合肌层、皮下和皮肤。症状较轻的CSF鼻漏或耳漏，可采用半卧位或抬高头位并偏向健侧，置漏口于高位以利于愈合；严禁填塞或冲洗鼻腔和外耳道，防止逆行感染；同时避免用力打喷嚏、剧烈咳嗽等能引起颅内压增高的动作；经上述措施治疗3～5天仍有CSF漏者，可行腰大池置管CSF外引流术，一般在1周左右可以治愈。对于CSF漏量较大、保守治疗无效者，应及时进行切口清创，用骨蜡严密封闭乳突气房，修复硬膜漏口，切口严密缝合。

（五）颅神经功能障碍

包括听力下降、面瘫、面部麻木、吞咽功能障碍等，常见原因是术者过度牵拉小脑引起神经机械损伤而导致神经功能障碍，或者与术中操作不当损伤神经有关。暴露三叉神经的过程中，注意充分松解小脑与颅神经之间的蛛网膜，避免过度牵拉神经，术中减少不必要的操作等可以有效避免或减少此类并发症的发生。此类并发症发生以后，应及时应用神经营养药物、康复治疗、高压氧舱治疗等。

（六）切口并发症

术后早期切口红肿、渗出、愈合不良，以切口感染居多，如果抗感染治疗效果不好，需要尽早清创处理。切口早期愈合后再出现红肿、部分或全层裂开、溢液，除了感染可能外，更常见原因是排异反应，即切口下应用的人工材料如钛合金网板、人工脑膜等产生的迟发性超敏反应而导致的切口不愈合或愈合后再裂开，需要手术处理。术中要彻底去除所有异物，仔细观察硬脑膜是否严密缝合，有无CSF漏，必要时予以修补。

第五节　应用与评价

虽然缺乏高级别的循证医学证据，meta分析和专家共识都一致认为MVD是典型性三叉神经痛的最有效治疗手段。国内外研究报道MVD术后疼痛立即缓解率可达90%～97%，1～2年的有效缓解率仍有68%～88%，4～5年的有效缓解率为61%～80%。手术相关死亡率只有0.3%。所以MVD是药物难治性典型性三叉神经痛患者的一个安全且有效的治疗手段。

术后一般采用巴罗神经研究所疼痛评分（Barrow Neurological Institute pain scale, BNI）来评价手术疗效（参见第七章第四节）。将BNI Ⅰ～Ⅱ级定义为手术有效，将BNI Ⅲ～Ⅴ级定义为手术无效。

时间窗的定义：疼痛复发的时间窗定于术后1个月以上，而术后1个月以内疼痛仍无缓解则视为无效。

对首次MVD术后无效和复发病例，首先要分析原因。术后无效的原因主要有以下几点：①术前诊断错误，譬如舌咽神经痛误诊为三叉神经痛；②术前MRTA上有可疑动脉，术中探查无明显责任血管或考虑以静脉为责任血管，首次MVD术后无效率高；③术者因素：术者手术经验、对细节的把握等，均会影响手术效果。首次MVD减压不充分，垫棉位置错误，置入过少/过多垫棉等，都可能导致术后无效。甚至有文献报告对无效三叉神经痛患者的二次手术中发现首次MVD中术者错将面/听神经当成三叉神经进行减压的手术失误案例。

复发的原因有很多，常见的有：①垫棉与神经血管明显粘连，甚至形成肉芽肿，造成新的压迫；②垫棉过少/过多/位置不当都会导致容易复发，某些情况下垫棉脱落或移位也是复发的原因之一；③首次MVD减压不充分，邻近神经的血管逐渐移位形成新的压迫；④首次MVD使用错误的减压材料（例如自体筋膜、人工脑膜等），自体筋膜常常形成瘢痕肉芽肿可黏附在血管、神经或脑干，造成三叉神经根扭曲甚至在三叉神经根上形成压迹，并最终引起三叉神经痛复发；⑤术区蛛网膜增厚粘连，牵拉或压迫三叉神经等。

治疗上首选药物治疗。在使用药物无法控制症状或患者不能耐受药物副作用时，可考虑再次外科手术治疗。外科治疗手段包括：再次MVD、再次MVD联合三叉神经感觉根梳理术、经皮穿刺三叉神经射频热凝、经皮穿刺三叉神经球囊压迫、伽玛刀/射波刀、三叉神经感觉根（部分）切断术。

笔者认为首次MVD有效后复发的病例一般可以考虑行二次MVD，术中根据具体情况行单纯垫片减压、责任血管移位法或者联合三叉神经感觉根梳理术，往往手术有效率仍很高。对首次MVD无效的患者，一般可以首先考虑毁损性外科治疗，包括经皮穿刺三叉神经射频热凝、经皮穿刺三叉神经球囊压迫、伽玛刀等；如果这些效果仍然不好，可行再次开颅探查，术中根据具体情况行单纯垫片减压、责任血管移位法或者联合三叉神经感觉根梳理术。

（胡　杰）

参考文献

1. Abd-Elsayed A ed. Trigeminal nerve pain: A guide to clinical management. Cham: Springer International Publishing, 2021.
2. Amaya Pascasio L, De La Casa-Fages B, Esteban de Antonio E, et al. Microvascular decompression for trigeminal neuralgia: A retrospective analysis of long-term outcomes and prognostic factors. Neurologia, 2021, S0213-4853(21)00071-2.
3. Andersen ASS, Heinskou TB, Rochat P, et al. Microvascular decompression in trigeminal neuralgia-a prospective study of 115 patients. The Journal of Headache and Pain, 2022, 23(1): 145.

4. Bakker NA, Van Dijk JMC, Immenga S, et al. Repeat microvascular decompression for recurrent idiopathic trigeminal neuralgia. Journal of Neurosurgery, 2014, 121(4): 936-939.
5. Bendtsen L, Zakrzewska JM, Abbott J, et al. European academy of neurology guideline on trigeminal neuralgia. European Journal of Neurology, 2019, 26(6): 831-849.
6. Bendtsen L, Zakrzewska JM, Heinskou TB, et al. Advances in diagnosis, classification, pathophysiology, and management of trigeminal neuralgia. The Lancet. Neurology, 2020, 19(9): 784-796.
7. Choudhri O, Connolly ID, Lawton MT. Macrovascular decompression of the brainstem and cranial nerves: Evolution of an anteromedial vertebrobasilar artery transposition technique. Neurosurgery, 2017, 81(2): 367-376.
8. Feng BH, Wang XH, Li ST. Posterior fossa re-exploration for recurrent trigeminal neuralgia: Operative findings and surgical techniques. The Journal of Craniofacial Surgery, 2018, 29(5): 1284-1286.
9. Herta J, Schmied T, Loidl TB, et al. Microvascular decompression in trigeminal neuralgia: predictors of pain relief, complication avoidance, and lessons learned. Acta Neurochirurgica, 2021, 163(12): 3321-3336.
10. Hussain MA, Konteas A, Sunderland G, et al. Re-exploration of microvascular decompression in recurrent trigeminal neuralgia and intraoperative management Options. World Neurosurgery, 2018, 117: e67-e74.
11. Ichikawa T, Agari T, Kurozumi K, et al. “Double-stick tape” technique for transposition of an offending vessel in microvascular decompression: technical case report. Neurosurgery, 2011, 68(2 Suppl Operative): 377-382; discussion 382.
12. Meybodi AT, Habibi Z, Miri M, et al. Microvascular decompression for trigeminal neuralgia using the “Stitched Sling Retraction” technique in recurrent cases after previous microvascular decompression. Acta Neurochirurgica, 2014, 156(6): 1181-1187; discussion 1187.
13. Mitsos AP, Georgakoulias N, Lafazanos SA, et al. The “hanging technique” of vascular transposition in microvascular decompression for trigeminal neuralgia: technical report of four cases. Neurosurgical Review, 2008, 31(3): 327-330.
14. Mizobuchi Y, Nagahiro S, Kondo A, et al. Microvascular decompression for trigeminal neuralgia: a prospective, multicenter study. Neurosurgery, 2021, 89(4): 557-564.
15. Sabourin V, Mazza J, Garzon T, et al. Internal neurolysis with and without microvascular decompression for trigeminal neuralgia: Case series. World Neurosurgery, 2020, 143: e70-e77.
16. Steinberg JA, Sack J, Wilson B, et al. Tentorial sling for microvascular decompression in patients with trigeminal neuralgia: a description of operative technique and clinical outcomes. Journal of Neurosurgery, 2018, 1-6.
17. Xiang H, Wu G, Ouyang J, et al. Prospective study of neuroendoscopy versus microscopy: 213 cases of microvascular decompression for trigeminal neuralgia performed by one neurosurgeon. World Neurosurgery, 2018, 111: e335-e339.
18. Xu W, Jiang C, Yu C, et al. Percutaneous balloon compression for persistent or recurrent trigeminal neuralgia after microvascular decompression: personal experience of 28 patients. Acta Neurologica Belgica, 2018, 118(4): 561-566.
19. Zhang WB, Zeng YY, Chang BW, et al. Prognostic nomogram for microvascular decompression-treated trigeminal neuralgia. Neurosurgical Review, 2021, 44(1): 571-577.
20. Zhang X, Xu L, Zhao H, et al. Long-term efficacy of nerve combing for patients with trigeminal neuralgia and failed prior microvascular decompression. World Neurosurgery, 2017, 108: 711-715.
21. 邓竹, 张黎, 于炎冰, 刘睿全. 三叉神经痛显微血管减压术无效或复发的原因与外科处理. 中国微侵袭神经外科杂志, 2019, 24(11): 525-528.
22. 周良辅. 现代神经外科学. 3版. 上海: 复旦大学出版社, 2021.

第三十七章　脑深部电刺激术

第一节　概　述

脑深部电刺激术（deep brain stimulation, DBS），即通过外科手术植入电极对脑皮层下深部核团或传导束结构进行电刺激，是目前治疗脑功能性疾病的标准疗法之一。DBS疗法具有可逆性、可调节性、非破坏性、副作用小和并发症少等优点，通过参数调整达到对症状的长期控制，并为患者保留新的治疗方法的机会，现已成为运动障碍疾病外科治疗的首选方法。随着更多的多中心临床试验的开展，目前其适应证已由帕金森病、特发性震颤扩展至肌张力障碍、精神心理疾病、药物难治性癫痫、慢性疼痛等多种脑功能性神经系统疾病。

自20世纪50年代初开始，临床医生开始尝试使用DBS改善慢性疼痛，并在20世纪70年代得到发展。但由于多个多中心临床试验结果有限，因此到目前为止，DBS尚未在疼痛治疗中被广泛采用。然而，仍有一些有经验的中心一直尝试应用DBS治疗慢性疼痛，且在部分患者中取得了较好的疗效，尤其是截肢后疼痛、臂丛神经损伤疼痛、卒中后疼痛、痛性感觉缺失和头痛等。

近年来，人和实验动物的影像学、解剖学及电生理学证据表明，中脑导水管周围灰质（periaqueductal gray, PAG）、腹侧基底丘脑（ventrobasal thalamus）是痛觉及慢性疼痛综合征病理生理学的重要结构。同时，普遍的观点认为，疼痛神经环路也涉及脊髓、下丘脑后部、杏仁核和新皮质结构，包括躯体感觉区、岛叶、前扣带回和前额叶皮质等。这些结构被分为外侧及内侧感觉系统：外侧感觉系统包括丘脑的腹后外侧核（ventral posterior lateral, VPL）、腹后内侧核（ventral posterior medial, VPM）以及脊髓丘脑侧束，在痛觉中发挥感觉-辨别作用；内侧感觉系统包括前扣带回的头部至尾部及岛叶的前部，在情绪、认知、躯体感觉和交感神经自主活动中起作用。

目前，DBS治疗疼痛的作用机制尚未完全阐明。研究表明，电刺激可以导致神经元水平发生去极化事件，另外高频DBS刺激此前已被证明能够抑制目标核团神经元的电活动。依据DBS治疗运动障碍性疾病的经验及基底节核团微电极数据，中枢性疼痛发生的电生理学机制可能在于VPL/VPM以及脑室周围灰质（periventricular gray, PVG）/PAG神经元节律性活动的改变。针对目前痛觉环路中的常用靶点，使用低频DBS刺激（<50 Hz）作用有止痛作用，而高频DBS（>70 Hz）则可能会引起痛觉过敏，这种现象预示了一个疼痛相关的动态模型，即离散的神经元群体的同步振荡集中调控了慢性疼痛的感知。因此，DBS可能通过破坏其高频率同步振荡或“提高”丘脑以及网状结构中的低频振荡来发挥作用。

第二节 适应证与禁忌证

引起药物难治性慢性疼痛的病因较多，这些因素会导致神经组织结构损伤和继发的神经性疼痛。DBS是慢性疼痛多种临床治疗方式的一种，因此其适应证的选取需要在术前对患者进行详细的评估，从而确认选择DBS而非其他神经刺激治疗方式（如运动皮层或者脊髓电刺激等）。

理想情况下，所有患者均应由具有慢性疼痛综合治疗经验的医疗团队进行筛选，团队应包含神经外科、疼痛科及神经心理科医生。对疼痛患者的病史进行详细询问，包括疼痛部位和疼痛的起病情况，以及既往干预记录，包括药物治疗、物理治疗和认知行为治疗。患者既往的干预过程对于预测DBS能否缓解疼痛症状、评估患者是否存在潜在的神经性疾病及其严重程度非常关键。另外，其他神经刺激疗法治疗失败，也并非DBS治疗的先决条件。

一、适应证

（一）中枢性卒中后疼痛

中枢性卒中后疼痛（central post stroke pain, CPSP）是脑血管及相关分支血管病变后出现的一种神经性疼痛综合征，多数发生于卒中后1～6个月。一般来讲，DBS是除运动皮层刺激（motor cortex stimulation, MCS）之外的、目前常用来治疗难治性CPSP的一种方法。

（二）三叉神经自主神经性头痛

三叉神经自主神经性头痛（trigeminal autonomic cephalalgias, TACs）属于原发性头痛，表现为单侧三叉神经分布区的疼痛，多伴有明显的头面部自主神经症状。其中，慢性丛集性头痛（chronic cluster headache, CCH）及持续性偏头痛、伴有结膜充血和流泪的短暂神经痛样头痛发作（short-lasting unilateral neuralgiform headache attacks with conjunctival injection and tearing, SUNCT）两种疼痛亚型开展DBS治疗较多，且有较好的长期预后，但由于临床试验开展较少，其治疗效果仍有争议。

（三）幻肢痛

幻肢痛（phantom limb pain, PLP）是指肢体缺失部分的持续疼痛感。截肢的常见原因包括循环系统疾病、严重创伤、癌症和无法控制的肢体感染。关于DBS在PLP患者中的应用尚缺乏大型临床随机对照研究，目前的研究结果表明在一些患者中DBS是有益的。

（四）臂丛神经撕脱伤后疼痛

臂丛神经撕脱伤后约25%的患者会在数年后出现严重的神经痛，且通常对药物治疗不敏感。通常选取出现疼痛2年以上，且对药物治疗和其他治疗方法耐受的（如DREZ切开术），无手术禁忌证的患者，DBS目标核团定位于与肢体痛觉密切相关的VPL。

（五）慢性腰背痛

一般来讲，脊髓电刺激（spinal cord stimulation, SCS）对慢性腰背痛（chronic low back pain, CLBP）患者可获得较好的临床预后，但仍有一部分患者无法获得长期的疼痛缓解。伴有CLBP的帕金森病患者为最好的适应证群体，但其治疗机制尚不清晰。

二、禁忌证

1. 有出血倾向或存在其他不能耐受立体定向手术的患者。
2. 伴有痴呆、自杀倾向、严重焦虑/抑郁的患者。
3. 未经药物治疗的疼痛症患者。

第三节 手术方法与步骤

一、术前评估

疼痛的术前评估应由有经验的临床医生完成，主要包括视觉模拟评分、McGill疼痛问卷、Washington神经性疼痛量表和生活质量评估量表如SF-36或EQ-5D等。实验室检查主要包括血常规、凝血系列及可能导致癫痫阈值降低的电解质水平，一般不需要做术前备血及输血准备。术后及随访期间应再次进行相应评分，以评估疗效。

二、手术计划

完备且清晰的术前影像是立体定向手术成功的关键。DBS治疗慢性疼痛的靶点的解剖学定位主要基于前联合和后联合（anterior commissure and posterior commissure, AC-PC）之间连线的笛卡尔坐标系。轴位与矢状位MRI T1加权像可清楚显示AC与PC。随后，可以使用相应的手术影像工作站重建图像，进行后续的手术计划制定。根据文献报道，建议MRI在采集中央脑靶区影像的基础上，还应采集皮层影像以确定皮层进入点和植入路径。电极植入路径应避开重要的脑内结构（初级运动皮层、穹窿、尾状核等）和脑沟、血管及脑室等，从而减少手术并发症发生概率。一般来说，植入路径一般经由冠状缝之前的额叶。

（一）靶点解剖及电生理特征

PVG靶点位于PC水平第三脑室外侧2 ~ 3 mm，AC-PC中点后10 mm；PAG毗邻于中脑导水管且位置更深；其在中脑的解剖边界有外侧的内侧丘系、前下方的红核和后下方的上丘。感觉丘脑靶点定位于AC-PC中点后方10 ~ 13 mm，AC-PC联合中点以下5 mm至中点以上2 mm之间，感觉丘脑的内侧边界为中央中核和束旁核，外侧边界为内囊，下界为丘脑束、未定带和丘脑底核，前方为丘脑腹中间核，后方为丘脑枕。VPM靶点适用于面部疼痛，在PC水平上位于第三脑室外侧壁和内囊之间的中间位置。VPL在PC水平上，上肢区域在内囊内侧2 ~ 3 mm，下肢区域位于内囊内侧1 ~ 2 mm。ACC头侧区在侧脑室前角后方20 ~ 25 mm，植入电极尖端与胼胝体相邻。常用靶点坐标见图37-1及表37-1。

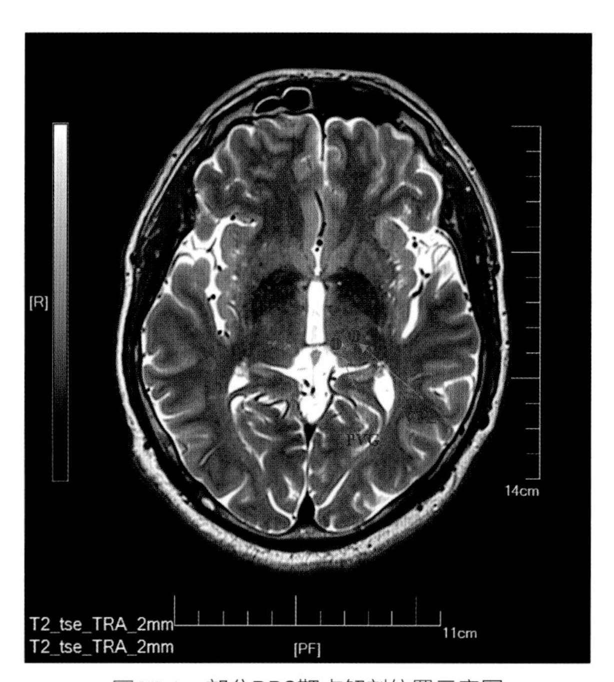

图37-1 部分DBS靶点解剖位置示意图

表37-1 常用于疼痛DBS治疗的靶点坐标

靶点	前后	侧方	上下
VPL/VPM	–13 ~ –10 mm	10 ~ 14 mm	–5 ~ 2 mm
PVG/PAG	–10 mm	2 ~ 3 mm	–2 ~ 3 mm
前扣带皮层	额角后方20 ~ 25 mm	0 ~ 10 mm	尖端达胼胝体
下丘脑后部	–3 mm	2 mm	–5 mm

通过解剖坐标可大致确定刺激电极植入的具体位置，于术中在患者清醒的情况下使用电极电刺激，通过诱发的感觉异常来确定丘脑的感觉区。依据文献报道，在大脑对侧丘脑腹后核团存在一个躯体拓扑区域，其足部位于VPL的外侧，头部位于VPM的内侧。以PVG/PAG为DBS靶点的刺激过程中，当电极处于合适的位置或头尾倒置时，刺激会使患者产生温暖感或幸福感。宏电极的电压范围为0.5 ~ 3.0 V，超过3.0 V的刺激有时会刺激到更远的脑结构，从而影响临床电极位置判断。

（二）手术过程

1．术前准备阶段　DBS的术前准备包括手术日之前准备及手术日当日术前准备。手术日之前的准备主要包括用药管理及影像学资料准备：①DBS术前须停用影响凝血功能和血小板功能的药物，如华法林、阿司匹林、氯吡格雷等，术前止痛药物的使用要根据患者具体情况进行个体化的实施；②术前进行高质量的MRI扫描，一般扫描的序列为MRI T1加权序列和T2加权序列。

手术日当日的准备包括：①术前定位扫描：局麻下安装立体定向头架，建立靶点定位参考坐标系，为患者实行MRI或CT检查，或两种都做（通常术前进行MRI，安装头架后进行CT扫描），确定靶点及AC-PC线（图37-2）；②影像注册、融合及获得坐标数据：用手术计划系统获得注册误差，当注册误差＞0.5 mm时，应校验立体定向头架、指示器或扫描设置参数来降低误差至0.5 mm以下；③靶点定位与规划穿刺路径：详见本节“靶点解剖及电生理特征”。

2．电极植入阶段电极植入前准备　①将患者转运至手术间，固定头部；②常规消毒铺巾，保证术中能与患者进行互动，标记手术切口，局麻后切开头皮，电凝止血，剥离骨膜，螺旋颅钻在颅骨表面钻孔，开放至硬脑膜水平，确定电极植入点并保证靶点的植入路径及角度；③为了减少脑脊液流失，可用穿刺针热灼硬脑膜，并用纤维蛋白胶封闭钻孔。术中注意防止脑脊液过度流失和空气的进入，这会导致脑组织移位和术后气颅，从而导致颅内结构相对位置变化，影响电极植入的准确性（图37-3）。

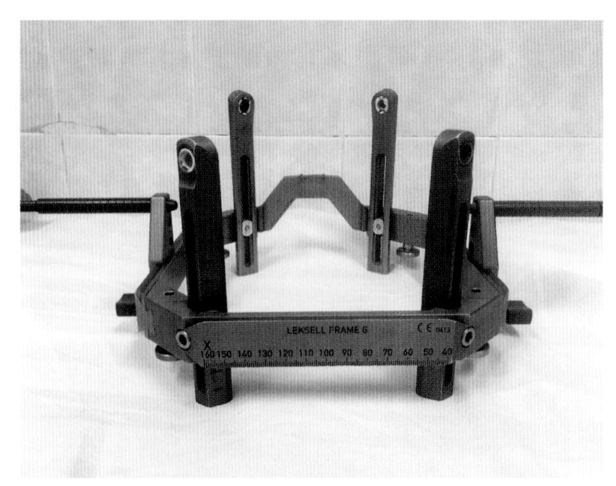

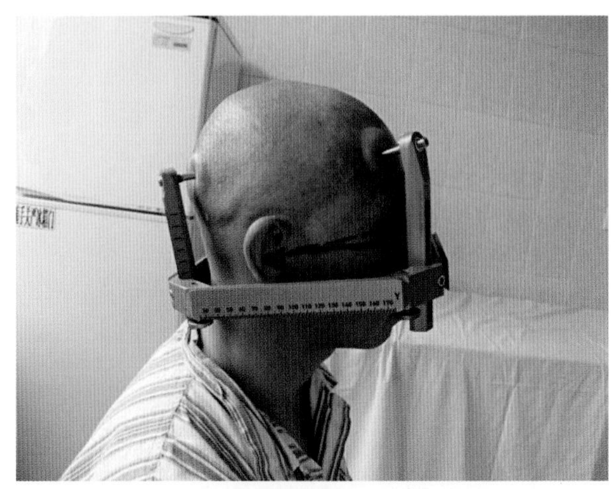

图37-2　局麻下安装立体定向头架

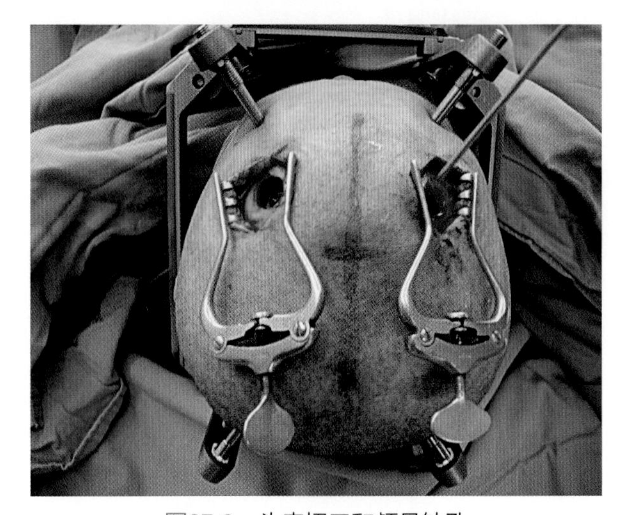

图37-3　头皮切口和颅骨钻孔

电极植入：①使用热灼或者手术器械锐性打开蛛网膜及软脑膜，缓慢推入穿刺针，拔除穿刺针芯，植入电极外套管；②术中微电极定位及测试；③植入电极并进行宏刺激，宏电极的电压范围为0.5 ~ 3 V，根据患者副反应判断电极位置（图37-4）；④锚定电极。植入脉冲发生器之前，也可以将电极用一次性的连接线外接测试，以评

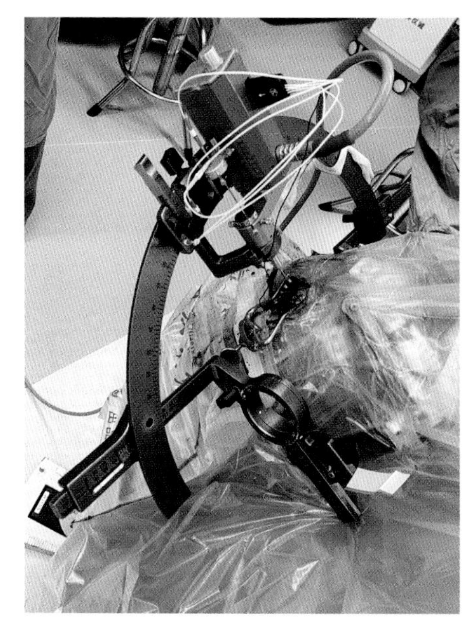
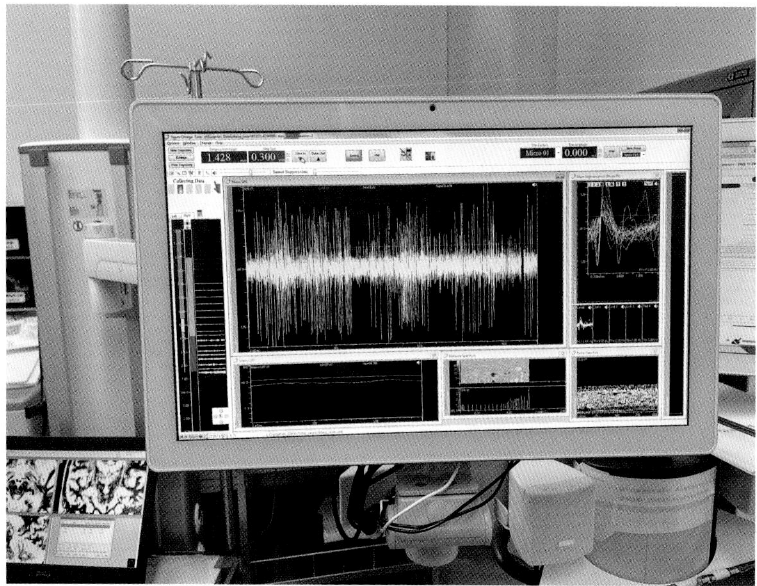

图37-4　术中进行电信号测试

估刺激的镇痛作用。

3．测试刺激　依据文献经验，DBS治疗疼痛一般推荐植入脉冲发生器前进行测试。初始刺激脉宽建议设置为60～90 μs，根据经验或者患者反应调整电压和频率。高频（130～180 Hz）刺激更适合靶点为前扣带回的DBS患者。

4．植入延长导线及脉冲发生器　如经刺激测试，或经过调整刺激参数患者疼痛症状改善，则可进行脉冲发生器的植入。刺激器植入推荐患者全麻，在锁骨下区域做横行切口，将脉冲发生器固定在胸肌筋膜下，适当延长导线的长度避免引起机械性牵拉损伤导线。耳后颅骨磨骨槽容纳电极与延长线接头，可以减少皮肤破溃、电极移位和断裂的发生率。

第四节　注意事项

一、电极植入位置

电极植入精度与患者疼痛症状缓解的关系尚无明确定论，但仍推荐植入误差控制在1 mm内。依据解剖位置及AC-PC线确定DBS靶点坐标，按照这一坐标可将电极植入至设定的生理靶点。随后在清醒状态下对患者使用宏电极刺激进行电生理定位，从而确定最终的靶点位置。

二、术中注意事项

在电极植入手术阶段，可选择局部麻醉或者全身麻醉。目前选择全身麻醉手术有增多的趋势。对于ACC-DBS，术中或术后刺激往往数天或数周后才会产生临床效果，因此术中刺激测试通常不需要进行。

三、DBS术后的常见并发症

（一）手术相关并发症

DBS作为一种侵入性手术可能会引起患者发生感染、颅内出血、癫痫等症状。出血作为最严重的并发症，与患者年龄、血压、脑血管情况及微电极穿刺次数密切相关。设计电极穿刺路径应密切注意其距离血管、脑沟及脑室的距离。术后应密切观察患者的血压情况及神经系统体征，CT扫描可以发现脑出血。

（二）硬件相关并发症

硬件相关并发症包括电极或导线断裂、皮肤破溃等。如若发生感染及或刺激器外露，应尽早进行抗感染治疗，必要时可以行清创术，若控制不佳，建议手术拔除颅内电极、延长导线或脉冲发生器，待控制症状后，再进行后续处理。

（三）刺激相关并发症

DBS开机后，由于颅内电极刺激靶点及其周围结构出现的不良反应称为刺激相关并发症。在PAG/PVG-DBS中，可出现包括累及上丘引起的眼球震颤和影响内侧丘系引起的面部感觉异常。ACC-DBS则可能引发患者癫痫，通过调整刺激参数可部分缓解此症状。

第五节 应用与评价

DBS治疗慢性神经性疼痛的长期疗效差异较大。Galafassi总结了11项DBS治疗慢性神经性疼痛的疗效，多数开放标签临床研究表明20%～80%的患者对DBS有着较为积极的响应度（疼痛缓解≥50%）。造成这种差异的部分原因在于不同的纳入标准、不同品牌的植入耗材、不同的治疗靶点及不同的随访时间等。一般来说，诊断为复杂区域疼痛综合征（CPSP）、幻肢痛和周围神经病变的患者DBS往往可以取得较好的疗效。两项DBS开放标签临床试验分别纳入50例（分析37例）和196例（分析169例）患者，以VPM/VPL或PAG/PVG为靶点，1年内疼痛的缓解率为17.8%～46.1%。

一、DBS治疗CPSP

根据文献报道，DBS治疗CPSP有一定效果，同时可能改善患者的焦虑和抑郁情绪。2项RCT试验证实，针对腹侧纹状体/内囊前肢（ventral striatum/anterior limb of the internal capsule, VA/ALIC）DBS治疗难治性CPSP在开关机时患者疼痛症状无明显缓解（11% DBS开机 *vs* 12% DBS关机）。另一项在样本量较少的临床试验证实，针对PVG为靶点的DBS显示出了较好的临床缓解率。

二、DBS治疗三叉神经自主性神经性头痛（TACs）

头痛患者目前成为DBS治疗持续关注的群体。在一项针对丛集性头痛的meta分析中，研究者对40名来自4个不同队列的患者进行分析，发现在平均44个月的随访中，丛集性头痛的发作频率降低了77%，总体有效率为75%。关于丛集性头痛的最佳DBS靶点仍有争议（下丘脑后部或中脑腹侧被盖区），而对于其他类型的头痛，相关临床试验纳入患者较少，质量较差，有关疗效的结果差异较大。

三、DBS治疗PLP

关于DBS治疗PLP的临床试验开展较少，在4项前瞻性临床研究中（主要以PVG或VPL为靶点），随访1年后PLP患者视觉模拟评分法（Visual Analogue Scale/Score, VAS）的平均改善率在39%到90%之间，其中一项研究对58名患者进行了3年的随访，报告VAS疼痛评分（与基线相比）的中位数改善有67%。但关于DBS治疗PLP的确切疗效，仍需RCT进行验证。

四、DBS治疗臂丛神经撕脱伤后疼痛

目前，臂丛神经撕脱伤后疼痛最经典的治疗方法仍是DREZ切开术，术后随访1年有2/3的患者疗效优秀或满意，但仍有10%的患者出现术后感觉障碍及同侧肌无力。Pereir A等报道7例临床经验，在植入DBS 1年后随访，患者VAS评分改善52.7% ± 30.2%，SF-36量表评分改善15.6% ± 30.5%，且未出现感觉障碍及肌无力等并发症。但此研究纳入病例较少，且并未设置对照组，因此需要更多大型的前瞻随机对照试验检验DBS治疗臂丛神经撕脱伤后疼痛的确切疗效。

五、DBS治疗疼痛前瞻

根据目前的临床研究结果，DBS可以在多种神经性疼痛及其他相关疼痛治疗中起作用，但尚未得到广泛应用，仍需要研究者和神经外科医生继续探索，特别是需要开展多项前瞻随机对照试验验证其治疗效果。另外，依据全脑网络及人工智能算法，有希望找到针对不同症状更好的DBS靶点及刺激参数；另外，随着DBS新设备的研发，闭环DBS、方向性电极等有望提供长期有效的刺激策略。

DBS治疗疼痛的疗效不仅取决于靶点及参数，术后规划和后期护理也对DBS治疗成功起着重要作用。传统的程控方式是定期或根据病情变化需要在门诊对患者进行参数调整，DBS术后程控是一个重要但耗时的环节，按照常规流程，特别是针对疼痛患者的个体感受变化，通常需要多个程控周期才能找到最佳的DBS参数组合。远程程控技术目前可以实现由程控中心和患者客户端进行互联网交互，从而实现基于互联网医疗技术的远程程控（图37-5）。因此，远程程控不仅能够节约成本，为行动不便的人群提供更好的医疗服务，同时，可以更加高效、及时地调整参数，从而使得疼痛患者收获更佳的远期疗效。

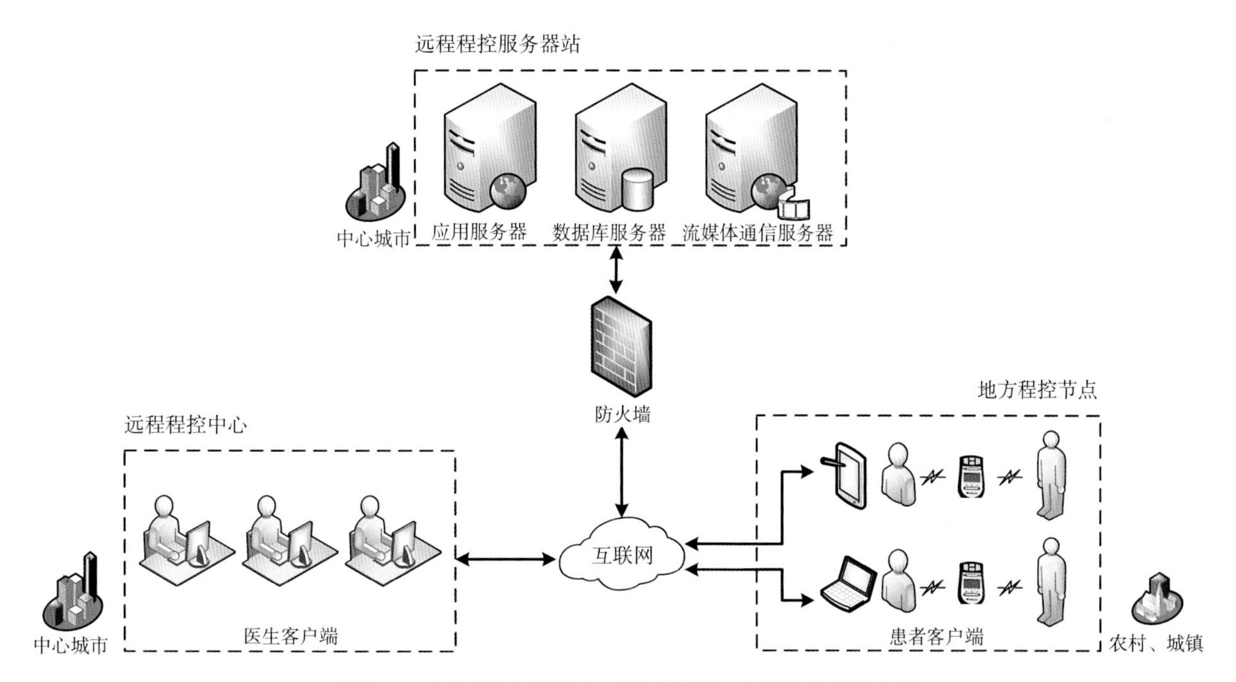

图37-5　远程程控示意图，包括医生客户端和患者客户端

（王会志　孟凡刚）

参考文献

1. Alamri A, Pereira EAC. Deep brain stimulation for chronic pain. Neurosurgery Clinics of North America, 2022, 33(3): 311-321.
2. Boccard SGJ, Pereira EAC, Aziz TZ. Deep brain stimulation for chronic pain. Journal of Clinical Neuroscience, 2015, 22(10): 1537-1543.
3. Cappon D, Ryterska A, Lagrata S, et al. Ventral tegmental area deep brain stimulation for chronic cluster headache: Effects on cognition, mood, pain report behaviour and quality of life. Cephalalgia: An International Journal of Headache, 2019, 39(9): 1099-1110.
4. Coppola G, Magis D, Casillo F, et al. Neuromodulation for chronic daily headache. Current Pain and Headache Reports, 2022, 26(3): 267-278.
5. Corbett M, South E, Harden M, et al. Brain and spinal stimulation therapies for phantom limb pain: a systematic review. Health Technology Assessment (Winchester, England), 2018, 22(62): 1-94.
6. Elias GJB, De Vloo P, Germann J, et al. Mapping the network underpinnings of central poststroke pain and analgesic neuromodulation. Pain, 2020, 161(12): 2805-2819.
7. Frizon LA, Yamamoto EA, Nagel SJ, et al. Deep brain stimulation for pain in the modern era: A system review. Neurosurgery, 2020, 86(2): 191-202.
8. Galafassi GZ, Simm Pires de Aguiar PH, Simm RF, et al. Neuromodulation for medically refractory neuropathic pain: spinal cord stimulation, deep brain stimulation, motor cortex stimulation, and posterior insula stimulation. World Neurosurgery, 2021, 146: 246-260.
9. Kashanian A, DiCesare JAT, Rohatgi P, et al. Case Series: Deep brain stimulation for facial pain. Operative Neurosurgery (Hagerstown, Md.), 2020, 19(5): 510-517.
10. Kashanian A, Tsolaki E, Pouratian N, et al. Deep brain stimulation of the subgenual cingulate cortex for the treatment of chronic low back pain. Neuromodulation: Journal of the International Neuromodulation Society, 2022, 25(2): 202-210.
11. Knotkova H, Hamani C, Sivanesan E, et al. Neuromodulation for chronic pain. Lancet (London, England), 2021, 397(10289): 2111-2124.
12. Levi V, Cordella R, D'Ammando A, et al. Dorsal anterior cingulate cortex (ACC) deep brain stimulation (DBS): a promising surgical option for the treatment of refractory thalamic pain syndrome (TPS). Acta Neurochirurgica, 2019, 161(8): 1579-1588.
13. Pang D, Ashkan K. Deep brain stimulation for phantom limb pain. European Journal of Paediatric Neurology, 2022, 39: 96-102.
14. Pereira EAC, Aziz TZ. Neuropathic pain and deep brain stimulation. Neurotherapeutics, 2014, 11(3): 496-507.
15. Pereira EAC, Boccard SG, Linhares P, et al. Thalamic deep brain stimulation for neuropathic pain after amputation or brachial plexus avulsion. Neurosurgical Focus, 2013, 35(3): E7.
16. Pereira EAC, Green AL, Bradley KM, et al. Regional cerebral perfusion differences between periventricular grey, thalamic and dual target deep brain stimulation for chronic neuropathic pain. Stereotactic and Functional Neurosurgery, 2007, 85(4): 175-183.
17. Rasche D, Rinaldi PC, Young RF, et al. Deep brain stimulation for the treatment of various chronic pain syndromes. Neurosurgical Focus, 2006, 21(6): E8.
18. Senatus P, Zurek S, Deogaonkar M. Deep brain stimulation and motor cortex stimulation for chronic pain. Neurology India, 2020, 68(Supplement): S235-S240.
19. Shirvalkar P, Sellers KK, Schmitgen A, et al. A deep brain stimulation trial period for treating chronic pain. Journal of Clinical Medicine, 2020, 9(10): 3155.
20. Xu XM, Luo H, Rong BB, et al. Nonpharmacological therapies for central poststroke pain: A systematic review. Medicine, 2020, 99(42): e22611.
21. 韩济生. 脑深部电刺激治疗慢性疼痛. 首届疼痛医学华夏会议论文集. 2012: 7-12.
22. 梁思泉, Antonio De Salles. VPL/VPM联合PAG/PVG脑深部电刺激治疗神经性疼痛的疗效分析. 中华神经外科杂志, 2012, 28(8): 802-805.
23. 罗回春. 脑深部核团动态神经状态编码与神经病理性疼痛机制研究. 安徽: 中国科学技术大学, 2019.
24. 孟凡刚, 陈玥, 陈浩, 等. 国产远程程控技术在运动障碍疾病中的临床应用研究. 中华神经外科杂志, 2017, 33(12): 1255-1257.
25. 中华医学会神经外科学分会功能神经外科学组, 中华医学会神经病学分会帕金森病及运动障碍学组, 中国医师协会神经内科医师分会帕金森病及运动障碍学组. 中国帕金森病脑深部电刺激疗法专家共识(第2版). 中华神经外科杂志, 2020, 36 (4): 325-337.

第三十八章　运动皮层电刺激术

第一节　概　述

运动皮层电刺激术（motor cortex stimulation, MCS）由Tsubokawa等在1991年首次报道，用于治疗12例中枢性疼痛，取得肯定疗效。1993年，Meyerson等发现MCS治疗三叉神经源性疼痛也有效。此后，不断有学者应用该手术治疗各种顽固性疼痛，特别是对于中枢性疼痛、去传入性疼痛，具有良好的镇痛效果。MCS的具体止痛机制，目前尚未完全清楚。

Tsubokawa等之所以尝试MCS治疗疼痛，主要是基于他们在动物实验中发现，切断三叉神经之后会出现三叉神经脊束核尾侧亚核的神经元兴奋性增强，刺激运动-感觉皮层能够抑制这种兴奋性，而且刺激运动皮层比刺激感觉皮层所产生的抑制作用要更强。同样，切断脊髓丘脑束后，丘脑神经元的兴奋性也会增强，刺激运动皮层也能够使其得到抑制，而且比刺激感觉皮层的抑制作用更强。

此外，Lefaucheur等选取2例经脊髓电刺激术治疗无效后改用MCS治疗有效的上肢神经病理性疼痛患者，利用原已植入的脊髓刺激电极作为记录电极，发现MCS电极刺激运动皮层时，能够在脊髓记录到下行的特异性波形。低强度阳极单极刺激运动皮层，脊髓可以记录到D波，显示了皮质脊髓束纤维的直接激活；低强度阴极单极刺激运动皮层，脊髓可记录到I2波，表示了皮质脊髓束的跨突触间接激活；而镇痛效果最好的运动皮层双极刺激，则可以在脊髓记录到皮质脊髓束的跨突触I3波。这说明MCS的镇痛作用不在于直接刺激锥体束，而主要是由于电刺激在皮层下横行纤维或中间神经元传导产生的下行抑制所产生的镇痛效果。

第二节　适应证与禁忌证

一、适应证

运动皮层电刺激术（MCS）适用于各种中枢性疼痛、去传入性疼痛等神经病理性疼痛的治疗。

二、禁忌证

1. 一般状况差，严重的呼吸、循环功能障碍以及有肝、肾或凝血功能障碍而不能耐受手术者。

2. 手术部位或其附近存在感染灶、血管畸形等病变。

第三节　手术方法与步骤

1．术前常规MRI扫描，神经导航下在头皮上标记中央沟和中央前回的走行位置，设计皮瓣切口及骨瓣（图38-1）。也可以术前行经颅磁刺激，确定运动皮层的对应位置。

2．患者侧卧位或仰卧头侧位，一般在全麻下手术，有时术中可能需要唤醒或减轻麻醉深度。术中常规进行患侧上肢及面部肌肉的肌电图监测。

视频11 运动皮层电刺激术中电极定位及固定方法

3．在全麻下常规骨瓣开颅，术中的关键问题是如何准确定位运动皮层，一般将常用的多种方法结合使用，综合判断进行定位。

（1）中央前回立体定向定位坐标，需要佩戴立体定向头架，行颅脑MRI或CT扫描，然后计算确定中央前回位置。

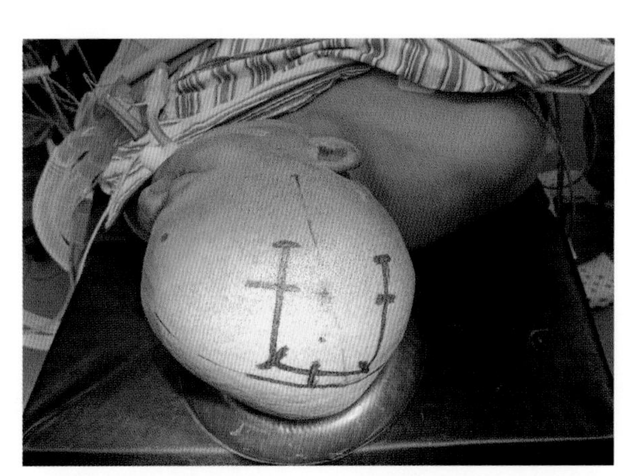

图38-1　运动皮层电刺激术的患者体位及切口设计

（2）术中神经导航，实时动态引导定位中央沟和中央前回。

（3）术中患侧正中神经体感诱发电位N20记录，在感觉皮层与运动皮层的交界区，N20波会发生位相逆转，借此判断中央沟的位置。

（4）术中直接电刺激硬膜及皮层，能够诱发出对侧肢体的肌电活动或肌肉收缩，即可确定运动皮层的位置，这是最重要、最准确的定位运动皮层的方法。

4．将MCS刺激电极埋植在中央前回运动皮层对应部位的硬膜上（图38-2），也可以打开硬膜，将电极直接覆盖在运动皮层表面（图38-3），电极与硬膜要稳妥固定。

5．可以同期植入刺激脉冲发生器，也可以连接测试延长导线，进行体外试验性电刺激1～2周，确实有效后再永久植入刺激脉冲发生器。

6．刺激脉冲发生器一般埋植在患者手术同侧锁骨下的皮下组织内，导线经头部-耳后-颈部的皮下隧道，与刺激电极稳妥连接。

7．术后使用体外程控仪，调整并确定脉冲发生器的最佳刺激参数，进行长期电刺激治疗。

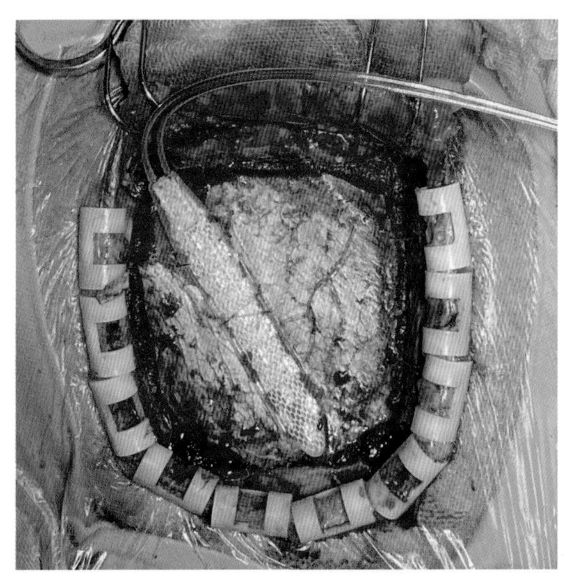

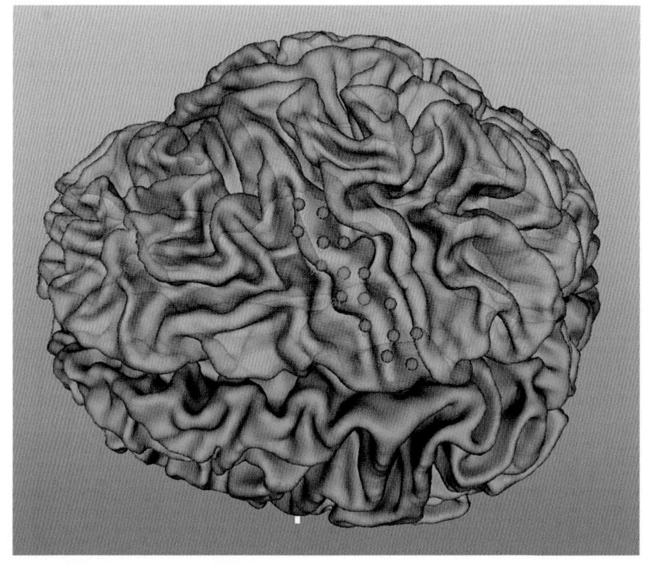

图38-2　硬膜外电极的埋植及术后位置重建

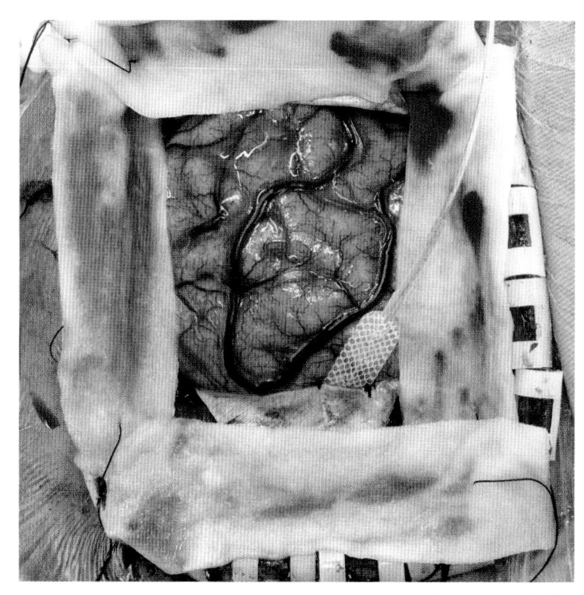
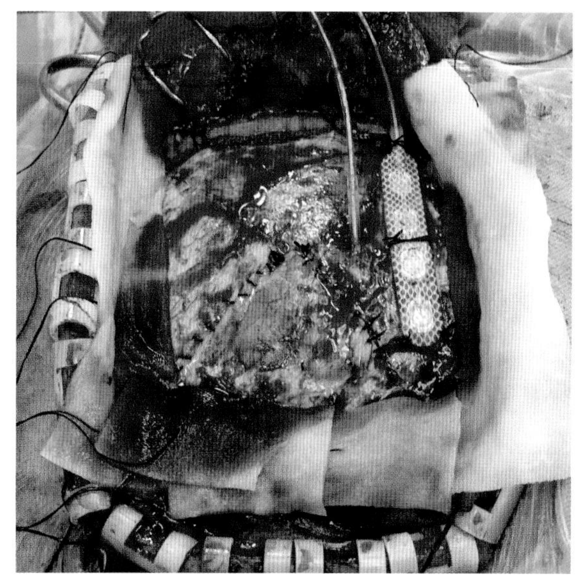

图38-3　硬膜下及硬膜外双电极的埋植部位及固定方法

第四节　注意事项

一、电极的埋植部位

MCS刺激电极放置在身体疼痛对侧的运动皮层，根据躯体、头面部在中央前回的投影代表关系，选择具体的电极埋植部位和方式。术前经颅磁刺激既可以评估和预测MCS的可能疗效，也有助于对运动皮层的准确定位。

如果下肢疼痛为主，电极应放在对侧中央前回靠近中线的对应区域，电极多数情况下需要深入到纵裂内才能保持与运动皮层接触良好，所以理论上讲最好埋植到硬膜下。但是，用于MCS的电极绝大多数实际上就是脊髓电刺激用的外科电极，电极材质较硬，与运动皮层的贴敷性并不完美。电极埋植在硬膜下，容易漂浮在脑脊液中，且与硬膜的固定也不稳固。所以，近年来大多数情况下采用硬膜外埋植一个5-6-5三排16触点的电极即可，尽量靠近中线和矢状窦。

如果上肢或头面部疼痛为主，对应的是对侧中央前回的外侧凸面部分，电极直接埋植在硬膜外，注意覆盖运动皮层的区域。

二、电极的植入方式

常规采用骨瓣开颅的方式植入MCS电极，这样术野显露充分，既有利于术中多个方向测试和定位中央前回，稳妥地将电极与硬膜固定，同时也可以直视下悬吊硬膜，充分确切地进行止血，避免出血等并发症。

随着经颅磁刺激、神经导航、手术机器臂等新技术的广泛应用，有学者提出可以采用颅骨钻孔的方法植入电极，这样虽然能够减少手术损伤和患者的恐惧心理，但是却导致了术中运动皮层定位不准确、电极与硬膜贴敷性不好增加刺激阻抗、电极固定不稳固可能移位、硬膜剥离形成硬膜外血肿等情况的风险增加。

我们也曾经设想和尝试过类似的颅骨钻孔植入电极的方法，但发现其实是弊大于利，反而会增加相关的不确定因素和手术风险。现在的骨瓣开颅技术已经非常成熟，手术创伤和风险也很小，所以还是推荐采用骨瓣开颅的方式植入电极，只是骨瓣的大小可以适当进行缩小。

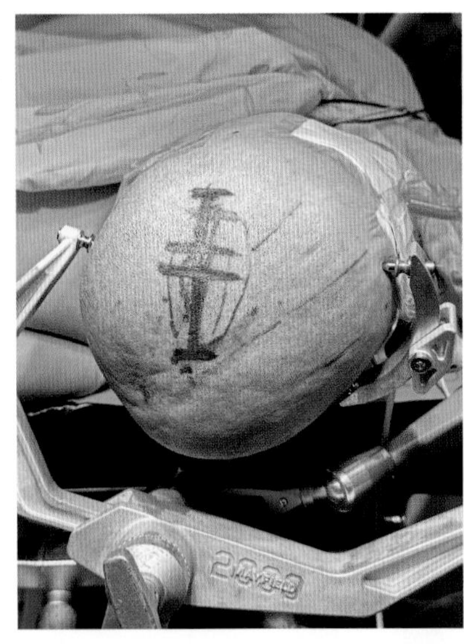
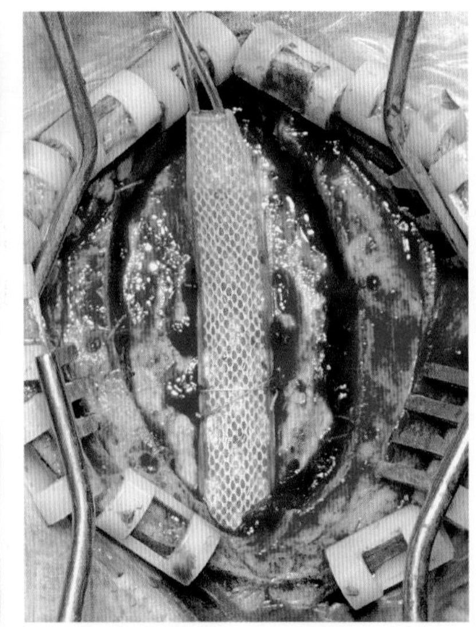
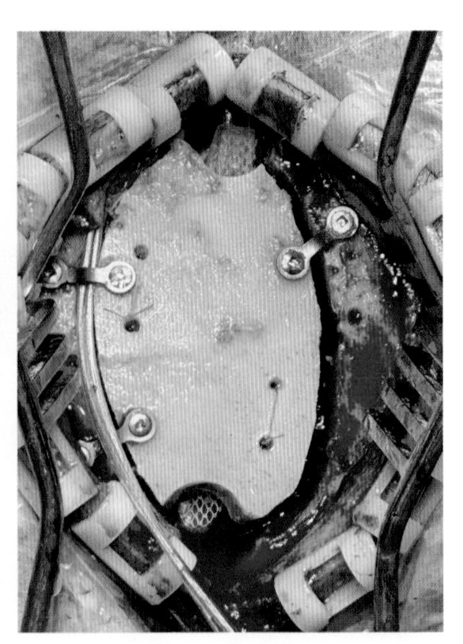

图38-4 改良的MCS手术切口、骨瓣及电极固定方法

近期我们对传统的皮肤U形切口方形骨瓣开颅术加以改良，在精确定位基础上采用皮肤直切口椭圆形骨瓣，既保证了电极位置的准确和硬膜悬吊安全，也最大限度地减少了手术创伤（图38-4）。

三、术后程控

MCS的刺激参数可选择的范围较大，不同学者习惯使用的刺激参数有所差异，不同患者的有效刺激参数也不相同。常用的参数范围为频率40～130 Hz，刺激脉冲持续时间60～350微秒，刺激强度以引起肢体肌肉运动的最低值的30%～60%为宜，一般为2～6 V。

术中定位运动皮层的时候，要注意观察和记录诱发肢体肌电活动和肌肉收缩的阈值，术后体外测试和将来慢性刺激治疗的刺激强度要避免超过阈值的2/3，以免诱发患者肢体痉挛和癫痫发作。

刺激循环模式亦有多种选择，可以持续刺激，也可以设置循环刺激，例如开3分钟、关3分钟循环，或刺激开30分钟、关3小时循环。具体刺激模式可以根据不同患者病情和植入电池的类型进行选择。

此外，要注意及时进行术后刺激参数的调整，以免长期刺激出现对刺激耐受和疗效减退的问题。

四、并发症

MCS电极很少植入硬膜下，也不需要植入脑组织内，而且在直视下操作，只需要打开骨瓣把电极固定在硬膜上，创伤相对较小，一般不会出现严重并发症。但是，由于直接电刺激运动皮层，有诱发癫痫的可能。术后需常规服用抗癫痫药物1个月，预防出现癫痫发作。

第五节 应用与评价

MCS治疗中枢性疼痛和三叉神经源性疼痛的疗效最为肯定，法国Nguyen等报道77%的中枢性疼痛和75%的三叉神经源性疼痛患者经MCS治疗后，能够获得满意的镇痛疗效。2001年，法国Sindou等回顾分析了已有文献报道的127例MCS手术，发现在接受MCS治疗的脑卒中后疼痛和三叉神经源性疼痛患者，术后随访1年以上，疼痛缓解超过50%者均为2/3。近年来，文献报道大多数得到类似的结论，中枢性疼痛和三叉源性疼痛的MCS治疗有效率一般在60%～85%。

Ramos-Fresnedo等总结了文献报道的硬膜外MCS、硬膜下MCS以及经颅磁刺激、直流电刺激等不同方式刺激运动皮层的大宗病例，分析了治疗脑卒中后中枢性疼痛、三叉源性神经病理性疼痛、外周神经病理性疼痛、幻肢痛等不同类型疼痛的疗效，发现前两种疼痛的疗效较好，其中硬膜外MCS广为采用且疗效要好于其他刺激方式。

MCS对幻肢痛有一定的治疗效果，总体上看文献报道的治疗例数并不多，还没有充分的临床证据。

我们应用MCS治疗脑卒中后疼痛50余例，根据疼痛的具体部位不同，早期曾采用了不同的刺激电极埋置位置和方式，包括硬膜外单电极、硬膜下单电极、硬膜外+硬膜下双电极（图38-5），近年来采用的都是5-6-5三排16触点硬膜外单电极。

初步随访发现超过80%的患者术后疼痛均不同程度减轻，1个月以内镇痛疗效较满意，VAS评分较术前显著降低（$P<0.01$）。随访1～5年发现，患者镇痛疗效时有波动，会对刺激耐受而变得不敏感，但是经多次调整刺激参数，大部分患者仍能获得较为满意的镇痛疗效，疼痛较术前减轻10%～90%。最早1例MCS因长期止痛疗效满意，已先后于术后5年和术后9年两次更换刺激脉冲发生器，继续进行慢性MCS治疗。

我们也曾经尝试过应用MCS治疗脊髓损伤截瘫后疼痛3例、幻肢痛2例、非典型面痛2例，其中非典型面痛的疗效比较满意，而脊髓损伤截瘫后疼痛和幻肢痛的疗效均不满意。后期有3位患者取出了电极和刺激脉冲发生器，并采用脊髓背根入髓区切开术治疗，完全消除了疼痛。这表明MCS治疗脑卒中后疼痛患者的长期镇痛疗效要明显好于脊髓损伤后疼痛和幻肢痛。

MCS能够有效治疗脑卒中后中枢性疼痛和三叉神经源性疼痛等神经病理性疼痛，特别是对于脑卒中后中枢性疼痛而言，是目前少有的疗效较好的治疗方法，值得进一步深入研究和广泛开展。

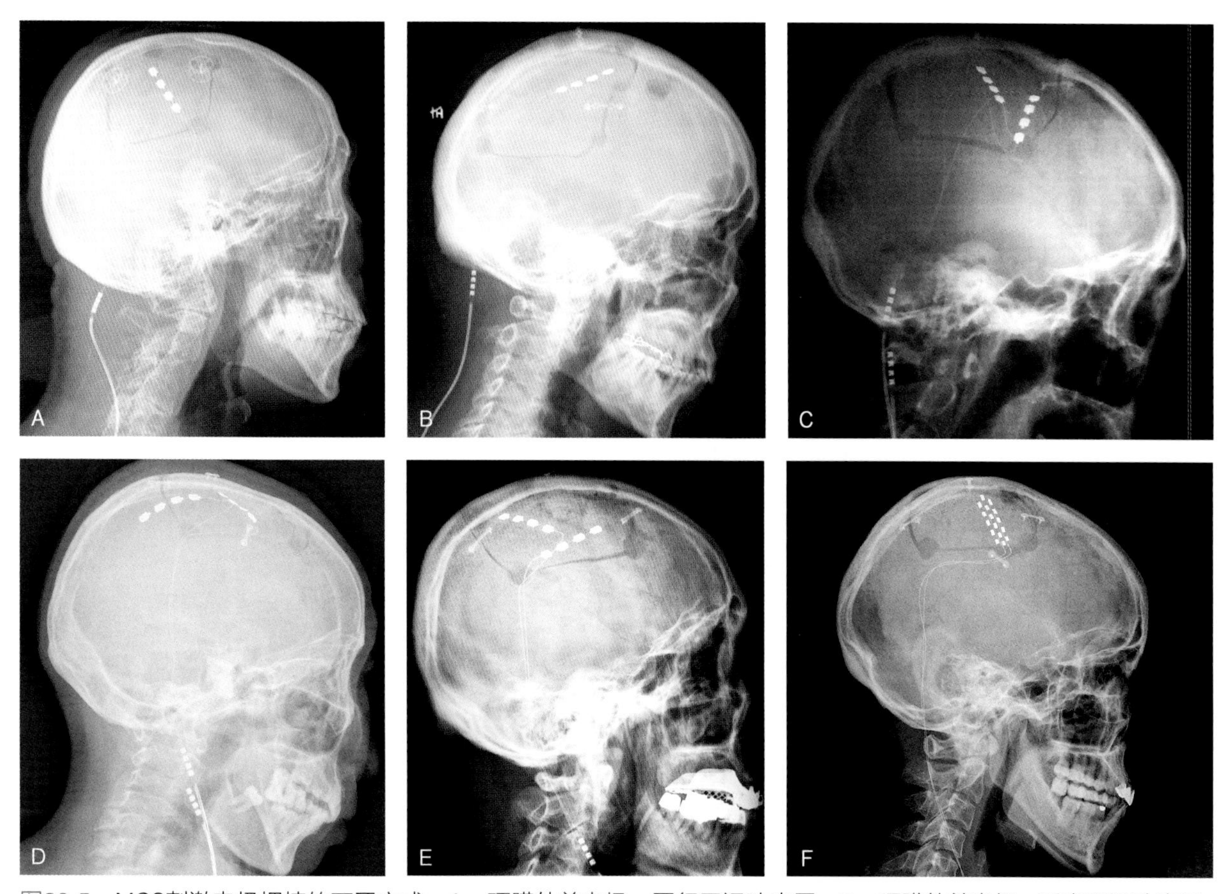

图38-5 MCS刺激电极埋植的不同方式。A. 硬膜外单电极，平行于运动皮层；B. 硬膜外单电极，垂直于运动皮层；C. 硬膜外双电极，平行于运动皮层；D. 硬膜外电极+硬膜下电极，平行于运动皮层；E. 硬膜外双电极，平行于运动皮层+垂直于运动皮层；F. 硬膜外5-6-5 16触点单电极，平行于运动皮层。

（胡永生）

参考文献

1. Afif A, Garcia-Larrea L, Mertens P. Stimulation of the motor cerebral cortex in chronic neuropathic pain: the role of electrode localization over motor somatotopy. J Neurosurg Sci, 2022, 66(6): 560-570.
2. Carroll D, Joint C, Maartens N, et al. Motor cortex stimulation for chronic neuropathic pain: a preliminary study of 10 cases. Pain, 2000, 84(2-3): 431-437.
3. Fernandes AM, Graven-Nielsen T, de Andrade DC. New updates on transcranial magnetic stimulation in chronic pain. Curr Opin Support Palliat Care, 2022, 16(2): 65-70.
4. Galafassi GZ, Simm Pires de Aguiar PH, Simm RF, et al. Neuromodulation for medically refractory neuropathic pain: spinal cord stimulation, deep brain stimulation, motor cortex stimulation, and posterior insula stimulation. World Neurosurg, 2021, 146: 246-260.
5. Garcia-Larrea L, Quesada C. Cortical stimulation for chronic pain: from anecdote to evidence. Eur J Phys Rehabil Med, 2022, 58(2): 290-305.
6. Gatzinsky K, Bergh C, Liljegren A, et al. Repetitive transcranial magnetic stimulation of the primary motor cortex in management of chronic neuropathic pain: a systematic review. Scand J Pain, 2020, 21(1): 8-21.
7. Giannoni-Luza S, Pacheco-Barrios K, Cardenas-Rojas A, et al. Noninvasive motor cortex stimulation effects on quantitative sensory testing in healthy and chronic pain subjects: a systematic review and meta-analysis. Pain, 2020, 161(9): 1955-1975.
8. Guo S, Zhang X, Tao W, et al. Long-term follow-up of motor cortex stimulation on central poststroke pain in thalamic and extrathalamic stroke. Pain Pract, 2022, 22(7): 610-620.
9. Hamani C, Fonoff ET, Parravano DC, et al. Motor cortex stimulation for chronic neuropathic pain: results of a double-blind randomized study. Brain, 2021, 144(10): 2994-3004.
10. Henssen D, Kurt E, van Walsum AVC, et al. Motor cortex stimulation in chronic neuropathic orofacial pain syndromes: a systematic review and meta-analysis. Sci Rep, 2020, 10(1): 7195.
11. Hussein AE, Esfahani DR, Moisak GI, et al. Motor cortex stimulation for deafferentation pain. Curr Pain Headache Rep, 2018, 22(6): 45.
12. Kim J, Ryu SB, Lee SE, et al. Motor cortex stimulation and neuropathic pain: how does motor cortex stimulation affect pain-signaling pathways? J Neurosurg, 2016, 124(3): 866-876.
13. Knotkova H, Hamani C, Sivanesan E, et al. Neuromodulation for chronic pain. Lancet, 2021, 397(10289): 2111-2124.
14. Lavrov I, Latypov T, Mukhametova E, et al. Pre-motor versus motor cerebral cortex neuromodulation for chronic neuropathic pain. Sci Rep, 2021, 11(1): 12688.
15. Lefaucheur JP, Holsheimer J, Goujon C, et al. Descending volleys generated by efficacious epidural motor cortex stimulation in patients with chronic neuropathic pain. Experimental Neurology, 2010, 223(2): 609-614.
16. Machado AG, Baker KB, Plow E, et al. Cerebral stimulation for the affective component of neuropathic pain. Neuromodulation, 2013, 16(6): 514-518.
17. Meyerson BA, Lindblom U, Linderoth B, et al. Motor cortex stimulation as treatment of trigeminal neuropathic pain.Acta Neurochir Suppl (Wien), 1993, 58: 150-153.
18. Moisset X, Lanteri-Minet M, Fontaine D. Neurostimulation methods in the treatment of chronic pain. J Neural Transm (Vienna), 2020, 127(4): 673-686.
19. Monsalve GA. Motor cortex stimulation for facial chronic neuropathic pain: A review of the literature. Surg Neurol Int, 2012, 3(S4): S290-311.
20. Nguyen JP, Lefaucheur JP, Decq P, et al. Chronic motor cortex stimulation in the treatment of central and neuropathic pain. Correlation between clinical, electrophysiological and anatomical data. Pain, 1999, 82(3): 245-251.
21. Ostergard T, Munyon C, Miller JP. Motor cortex stimulation for chronic pain. Neurosurg Clin N Am, 2014, 25(4): 693-698.
22. Ramos-Fresnedo A, Perez-Vega C, Domingo RA, et al. Motor cortex stimulation for pain: A narrative review of indications, techniques, and outcomes. Neuromodulation, 2022, 25(2): 211-221.
23. Rapisarda A, Ioannoni E, Izzo A, et al. What Are the Results and the Prognostic Factors of Motor Cortex Stimulation in Patients with Facial Pain? A Systematic Review of the Literature. Eur Neurol, 2021, 84(3): 151-156.
24. Saitoh Y, Shibata M, Hirano S, et al. Motor cortex stimulation for central and peripheral deafferentation pain: report of eight cases. J Neurosurg, 2000, 92(1): 150-155.
25. Senatus P, Zurek S, Deogaonkar M. Deep brain stimulation and motor cortex stimulation for chronic pain. Neurol India, 2020, 68(Supplement): S235-S240.
26. Teton ZE, Raslan AM. Motor cortex stimulation for facial pain. Prog Neurol Surg, 2020, 35: 162-169.
27. Tsubokawa T, Katayama Y, Yamamoto T, et al. Chronic

motor cortex stimulation for the treatment of central pain. Acta Neurochir (Wien), 1991, 52: 137-139.

28. Volkers R, Giesen E, van der Heiden M, et al. Invasive motor cortex stimulation influences intracerebral structures in patients with neuropathic pain: An activation likelihood estimation meta-analysis of imaging data. Neuromodulation, 2020, 23(4): 436-443.
29. Zhang X, Zhu H, Tao W, et al. Motor cortex stimulation therapy for relief of central post-stroke pain: A retrospective study with neuropathic pain symptom inventory. Stereotact Funct Neurosurg, 2018, 96(4): 239-243.
30. 胡永生, 李勇杰, 陶蔚, 等. 中枢性疼痛的神经外科治疗. 中华神经外科杂志, 2011, 27(12): 1238-1240.
31. 胡永生. 中枢性疼痛与神经外科止痛手术. 中国微侵袭神经外科杂志, 2013, 18(2): 49-52.
32. 胡永生, 李勇杰, 陶蔚, 等. 运动皮质电刺激术治疗顽固性神经病理性疼痛. 中国微侵袭神经外科杂志, 2013, 18(2): 53-56.
33. 倪端宇, 蔡立新, 张国君, 等. 皮层电刺激定位功能区的有效刺激参数研究. 中华神经外科杂志, 2011, 27(1): 52-55.
34. 张晓磊, 胡永生, 陶蔚, 等. 运动皮层电刺激治疗卒中后中枢性疼痛的疗效分析. 中国疼痛医学杂志, 2015, 21(2): 111-115.

第三十九章　立体定向脑内核团及传导束毁损术

第一节　概　述

脑立体定向技术是根据立体几何学原理，建立一个包含脑内所有结构在内的立体坐标系，患者在头颅外固定有标明精细刻度的框架和定位器，接受CT或MRI扫描后，患者脑内的任何靶点的具体位置都可以用三维坐标来精确地表示和确定，然后将电极等手术器械导入预定靶点进行操作。1908年，Horseley和Clarke最早将脑立体定向技术应用于动物实验研究。1918年，Mussen设计了第一个用于人颅骨定位的立体定向装置，但一直未能被临床医师所接受和应用。直到1947年，Spiegel和Wycis才利用脑室造影进行脑内结构定位，将脑立体定向技术真正应用于临床，完成了首例脑立体定向活检手术，并首次成功完成了立体定向中脑毁损术，取得了较为满意的疗效。

此后，不断有学者和临床医生将脑立体定向毁损术应用于顽固性疼痛的治疗，毁损靶点也由最初常用的中脑脊丘束、丘脑腹后内侧核（ventralis posteromedialis nucleus, VPM）和丘脑腹后外侧核（ventralis posterolateralis nucleus, VPL），逐渐扩展到丘脑的中央中核（centromedian nucleus, CM）、中央旁核（paracentral nucleus, PC）、中央外侧核（central lateral nucleus, CL）、枕核（pulvinar）、束旁核（parafascicularis nucleus, PF）、内髓板，以及下丘脑、脑桥、放射冠和扣带回等部位。

中脑的脊髓丘脑束和三叉丘系分别是躯体和头面部的痛觉传导到达丘脑之前在脑内走行最集中的部位，也是切断疼痛的脊髓-丘脑通路的理想部位，可以用较小的毁损灶比较完整地阻断疼痛通路，所以中脑毁损引起了学者们的极大兴趣和关注。最早的中脑传导束切断术是1942年由Walker在开放性手术直视下完成的，1947年Spiegel等率先应用立体定向中脑毁损术治疗难治性面部疼痛取得成功。

丘脑是各种感觉的中继站，最初脑立体定向毁损术治疗顽固性疼痛的首选靶点就是丘脑的感觉核团，主要包括腹后内侧核（VPM）和腹后外侧核（VPL）。VPM是三叉丘系的中继核，毁损后可以阻断头面部的痛觉传导；VPL是脊丘系和内侧丘系的中继核，毁损后可以阻断躯干和四肢的痛觉传导。1949年，Hecaen首先完成了丘脑腹后核（VC）毁损术，治疗疼痛取得较好疗效。此后，不断有学者尝试毁损VPL和VPM治疗各种疼痛，短期疗效显著，但容易出现感觉迟钝等并发症，长期随访有些病例疼痛复发。目前，VPM或VPL的毁损大多与脑内其他核团或结构的毁损联合应用，以增强止痛效果、减少并发症。

丘脑髓板内核群包括CM、PF、PC和CL，它们是痛觉的非特异性投射纤维的主要中继核。1949年，Hecaen在进行丘脑毁损术治疗疼痛时最早毁损过CM和PF，发现毁损CM和PF以及其附近的髓板内核群能够获得较好的止痛效果，而且不产生主观感觉减退。以后，许多学者在采用丘脑中间部或内侧部切开术治疗疼痛时都会毁损髓板内核群，也有学者单独毁损CM和PF治疗疼痛，均取得了较为满意的临床止痛疗效。

1967年，Richardson最早报道丘脑枕核前部毁损治疗6例癌性疼痛，其中5例疼痛明显缓解，但随访疗效逐渐变差。1970年，他通过猫的疼痛模型研究证实丘脑枕核虽然不直接接受痛觉纤维的传入，但枕核通过中脑网状结构间接接受脊髓后柱和部分脊髓丘脑束的痛觉冲动的传入，然后对这些传入冲动进行综合，再投射到大脑皮层。在此理论基础上，不断有学者开始尝试毁损丘脑枕核来治疗各种慢性疼痛。

1948年，Fulton等首先在猴身上完成了第一例扣带回毁损术；随后在1952年，他们完成了人的第一例扣带回切除术，但早期的扣带回手术主要是用于治疗精神病的焦虑、忧郁、恐惧与强迫等症状。1962年，Foltz等开始应用扣带回前部毁损术治疗伴有抑郁的慢性疼痛，发现不仅可以明显缓解疼痛，而且能够显著改善疼痛患者的情感反应。此后，不断有学者的研究证明扣带回前部毁损对慢性疼痛具有较好的治疗作用，但其止痛机制一直不太明确。

解剖上扣带回联系着纹状体、前丘脑、隔区、穹隆、海马、边缘系统和额叶皮质，功能上扣带回对控制各种行为、精神状态和情绪反应具有重要作用。慢性疼痛患者往往伴有情绪和精神状态的异常，而且疼痛与情绪的关系也非常密切，因此扣带回毁损切开后疼痛患者的焦虑、忧郁、恐惧与强迫等症状得到改善，疼痛也会有明显缓解。1998年，Lenz等研究发现外周的疼痛刺激可以在扣带回记录到明显的神经电位的变化，表明扣带回与疼痛可能存在直接的关系。

最初的脑立体定向技术要根据气脑造影或脑室造影确定脑内的前连合（anterior commissure, AC）和后连合（posterior commissure, PC），以AC-PC线的中点作为坐标原点，然后分别在水平位、矢状位和冠状位建立三维立体坐标系，脑内的任何靶点都可以用三维坐标来表示和确定。

现在，一般采用CT或MRI影像进行定位，其中MRI定位更为方便和准确，在MRI的正中矢状位图像上可以直接和准确地确定AC和PC，然后通过轴位、矢状位和冠状位扫描或影像重建，计算核团靶点坐标，进行立体定位。近年来，随着术中微电极神经电生理监测技术、神经导航和手术机械臂的应用，使得脑立体定向毁损术治疗疼痛的准确性、安全性和有效性均有了较大提高，成为神经外科手术治疗顽固性疼痛的重要手段。

第二节　适应证与禁忌证

一、适应证

脑内核团及传导束毁损术适用于较大范围的各种慢性顽固性疼痛，但对丘脑痛、幻肢痛和三叉神经痛效果不佳。

1. 丘脑核团毁损术　躯干、四肢疼痛选择对侧VPL，头面部疼痛选择对侧VPM。丘脑髓板内核团多选择双侧毁损，丘脑枕核一侧性疼痛可毁损对侧丘脑枕核，对于双侧性疼痛或中线部位的疼痛可毁损双侧丘脑枕核。

2. 中脑传导束毁损术　偏侧性范围较大的躯体或头面部各种顽固性疼痛，躯体疼痛选择对侧中脑脊髓丘脑束，头面部疼痛选择对侧中脑三叉丘脑束。

3. 扣带回前部切开术　适用于各种伴有焦虑、抑郁、恐惧、强迫观念或行为等明显精神、情感异常的顽固性疼痛，一般情况下都是双侧同时毁损切开。

二、禁忌证

1. 一般状况差，严重的呼吸、循环功能障碍以及有肝脏、肾脏或凝血功能障碍而不能耐受手术者。

2. 手术部位或其附近存在感染灶、血管畸形等病变。

第三节　手术方法与步骤

一、安装头架

术前局部麻醉下给患者安装立体定向头架，头架的轴位面要尽量与AC-PC线或外耳道-外眦连线平行，并将头架牢固固定在颅骨上。

二、靶点计算

佩戴头架和头框行MPR序列扫描，也可以行薄层CT扫描然后与之前的MRI图像进行融合重建，直接画线计算或者在手术计划系统软件中计算确定靶点坐标。

丘脑VPL的参考定位坐标为：PC前方3～4 mm，AC-PC线上方4 mm，AC-PC线旁开15～17 mm。VPM的参考定位坐标为：PC前方4～5 mm，AC-PC线上方4 mm，AC-PC线旁开8～10 mm。

丘脑髓板内核群的定位参考坐标为：AC-PC线中点后方7～8 mm，AC-PC线上方1～2 mm，AC-PC线旁开5～7 mm。

丘脑枕核的参考定位坐标为：PC后方3～5 mm，AC-PC线上方4～5 mm，AC-PC线旁开10～18 mm。

中脑脊髓丘脑束的参考定位坐标为：PC后方5 mm，AC-PC线下方5 mm，AC-PC线旁开7～10 mm。三叉丘系位于脊髓丘脑束的内侧，其参考定位坐标为：PC后方5 mm，AC-PC线下方5 mm，AC-PC线旁开4～6 mm。

扣带回前部的参考定位坐标为：侧脑室额角前端的后方20～25 mm，侧脑室顶上方10～15 mm，AC-PC线旁开1～2 mm，中心靶点选择扣带回的中央部。

三、颅骨钻孔

手术在局麻和常规监护下进行，患者仰卧位，将立体定向头架牢固固定在手术床上，核对靶点坐标，校准立体定向定位仪。标记冠状缝前、中线旁开3 cm的头皮纵行直切口，长约3～4 cm，常规消毒。依次切开头皮诸层，在切口中心位置颅骨钻孔一个，“+”字形切开硬脑膜，避开血管在预定的穿刺部位电灼皮层，形成小的皮层穿刺口。

四、术中定位

安装立体定向导向弧弓，在定向仪的引导下导入微电极，进行神经电生理记录和监测，观察神经核团有无特殊放电，可以给予对侧肢体适当刺激或被动动作，观察记录到的电生理信号的变化。

五、毁损切开

置换导入射频毁损电极，可以先给予适当电刺激，观察对侧肢体或头面部的感觉功能变化，进一步验证和确认靶点位置。例如刺激中脑脊髓丘脑束时，会出现对侧躯体的疼痛、麻木、电灼或发凉等感觉；当刺激三叉丘系时，则会出现对侧头面部的异常感觉。

然后，先行温度50～55℃持续20～30秒的试毁损，若无不良反应出现，再行温度70～85℃持续60～120秒的确切毁损。

六、缝合切口

拔除射频电极，术野仔细止血后逐层缝合头皮切口，无菌敷料覆盖。拆除立体定向头架，手术结束。

第四节　注意事项

一、术中医患沟通配合很重要

手术在局麻下进行，术中要注意保持患者神志清楚并能很好地与医生交流和配合，在预计靶点附近可以反复进行电刺激，观察电刺激时患者对侧躯干或头面部感觉的变化情况，电刺激结果是判断毁损靶点位置准确与否的最重要依据。

VPL和VPM由外侧向内侧的体表对应关系为下肢、躯干、上肢和头面部，应根据不同部位的疼痛，确定毁损靶点的中心位置，这样既能提高疗效，又能减少并发症的发生。

二、选用合适的毁损电极

注意根据靶点的不同，选择不同直径和尖端裸露长度的毁损电极，掌握适当的毁损温度和时间，以控制毁损灶的大小。

中脑传导束的毁损应选用直径小于1.1 mm、尖端裸露2 mm以内的射频电极，70 ~ 75℃毁损40 ~ 60秒，使毁损灶的直径不超过3 mm，以避免或减少对中脑其他结构的损伤（图39-1）。

扣带回切开所用的射频毁损电极要选择直径1.6 mm或较粗的电极，80 ~ 85℃毁损60 ~ 90秒，并分别在扣带回的中心靶点和该靶点的上方和下方做一系列的毁损灶，使毁损的范围能够达到10 ~ 15 mm长、4 ~ 6 mm宽，才能够完全切开扣带回（图39-2）。

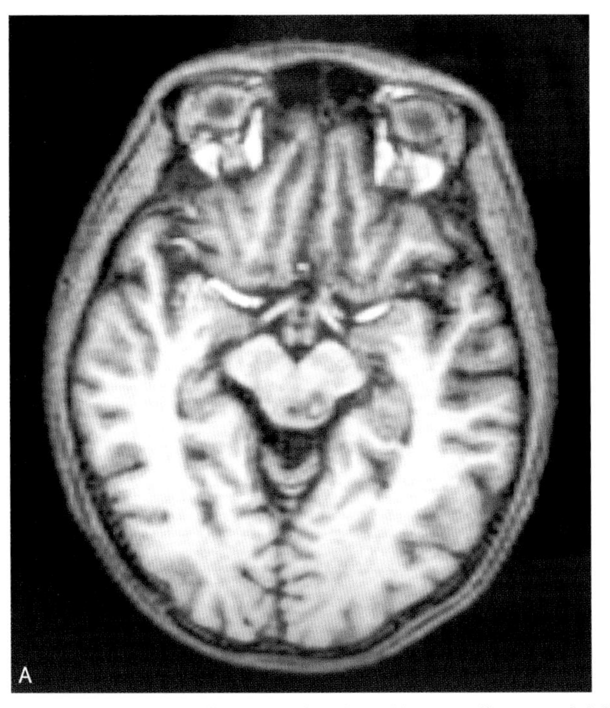

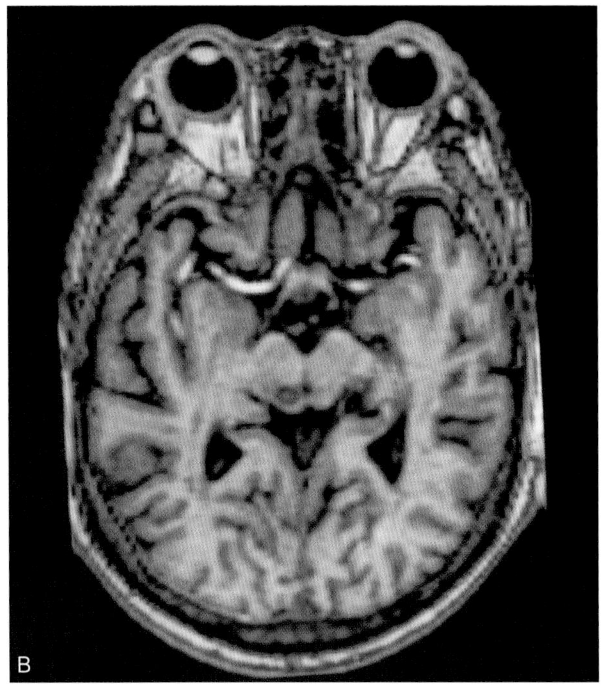

图39-1　中脑传导束毁损后的MRI图像。A. 左侧中脑脊髓丘脑束毁损；B. 右侧中脑三叉丘系毁损

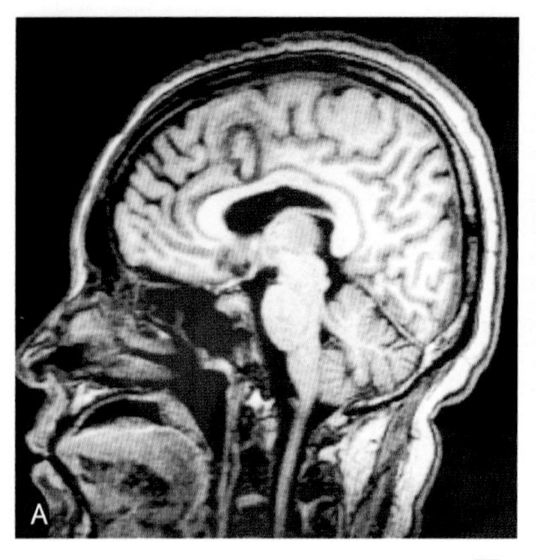

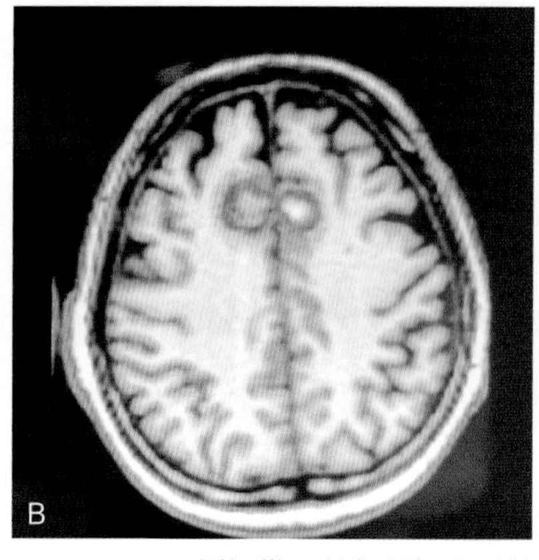

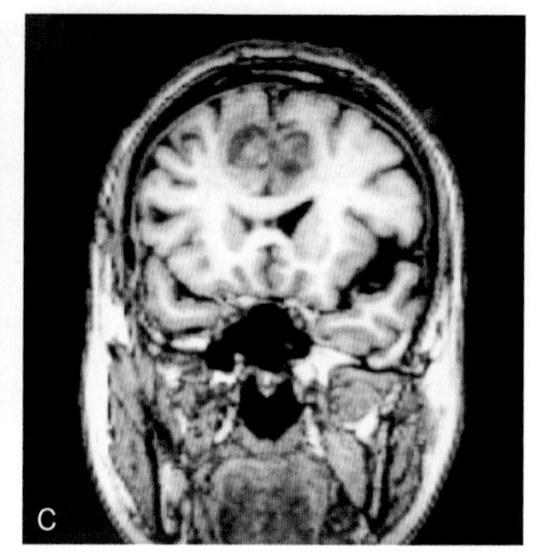

图39-2 A～C. 双侧扣带回前部毁损术后的MRI

第五节 应用与评价

一、丘脑核团毁损术

毁损VPL和VPM治疗各种疼痛，短期疗效显著，但容易出现感觉迟钝等并发症，长期随访疼痛复发率较高。目前，VPM或VPL的毁损大多与脑内其他核团或结构的毁损联合应用，以增强镇痛效果、减少并发症。

1979年，Sano等采用丘脑内髓板内核群毁损术治疗顽固性疼痛，有效率为50%；而采用单纯CM-PF毁损治疗时疼痛的缓解率为60%。Frank等报道内髓板内核群毁损术治疗各种疼痛的有效率可达87.5%，感觉迟钝等并发症的发生率为10.1%，死亡率为1.8%。Laitinen报道11例慢性疼痛患者施行CM毁损后9例获得了长期的疼痛缓解，且无并发症出现，这进一步证实CM毁损对慢性疼痛有较好的治疗作用。

Yoshii等报道42例接受丘脑枕核毁损的顽固性疼痛患者中，19例疼痛缓解时间持续超过1年，其中包括癌性疼痛和脑卒中后的中枢性疼痛，这表明丘脑枕核毁损具有长期的止痛疗效。

二、中脑传导束毁损术

1962年Spiegel等报道了中脑传导束毁损术治疗中枢性疼痛、癌性疼痛等各种疼痛54例的结果，术后有效率为72.2%，长期疼痛缓解率为31%，感觉迟钝和眼球运动障碍的发生率均为14.8%，死亡率高达7.4%。此后，虽然仍有学者在不断地尝试这种术式，但由于受到技术条件的限制，手术靶点定位往往不够精确，加之中脑结构重要而复杂，周围与许多神经和血管毗邻，术后容易出现比较严重的并发症，所以早期中脑毁损术一直未能得到广泛的应用。

直到20世纪80年代以后，借助于神经影像学、立体定向技术和微电极技术的发展，脑内靶点定位的精确度有了极大提高，中脑毁损术的准确性和安全性大大改善，并发症的发生率显著降低，在各种顽固性疼痛的治疗研究中显示出了较好的应用前景。

Frank等报道中脑毁损术治疗109例癌性疼痛，有83.5%的患者疼痛缓解2～7个月，术后10.1%出现凝视麻痹，长期感觉缺失只有3例，死亡率为1.8%。Bosch等报道中脑毁损术治疗33例癌性疼痛和7例其他顽固性疼痛的随访结果，发现癌性疼痛组术后疼痛的近期缓解率和长期缓解率分别为87.9%和59.3%，而非癌性疼痛组术后疼痛的近期缓解率为57.1%。

三、双侧扣带回前部切开术

Ballantine等总结了对390例患者所施行的557次扣带回毁损术，发现对焦虑症状缓解最明显，由术前的80%降到术后的38%；对疼痛的治疗价值也较大，由术前的34%降到术后的15%。Wilkinson等的研究进一步证实双侧扣带回前部毁损切开对慢性非癌性疼痛有确切而持久的止痛疗效。2005年，Yen等报道采用双侧扣带回前部切开术治疗15例癌性疼痛和7例非癌性疼痛的长期疗效观察，50%的癌性疼痛患者术后6个月时疼痛控制满意。

近年来，双侧扣带回前部毁损术已成为治疗各种顽固性疼痛的一种常用的神经外科手术方式，我们采用双侧扣带回前部毁损术治疗中枢性疼痛也取得了较为满意的止痛疗效。

四、对侧中脑传导束毁损术联合双侧扣带回前部切开术

近年来，我们完成脑立体定向止痛手术治疗中枢性疼痛23例，包括单纯毁损右侧中脑脊髓丘脑束1例、左侧VPL1例、双侧扣带回前部2例，分期毁损左侧中脑三叉丘束+双侧扣带回前部1例，同期联合毁损疼痛对侧中脑脊髓丘脑束+双侧扣带回前部10例和对侧中脑三叉丘束+双侧扣带回前部8例（图39-3）。

我们发现，单纯毁损一侧丘脑、中脑或双侧扣带回前部的长期疗效不稳定，考虑可能与手术未将痛觉传导通路完全切断或术后又形成了新的痛觉传导通路有关。比较而言，联合毁损对侧中脑传导束+双侧扣带回前部的长期止痛效果较为满意。我们认为顽固性疼痛的形成可能存在两个主要有关通路，一个是躯体感觉通路，一个是情感反应通路，毁损一侧中脑的传导束能够阻断对侧头面部或躯体的疼痛躯体感觉通路，而毁损双侧扣带回前部能够阻断疼痛的情感反应通路，这样我们将一侧中脑和双侧扣带回前部联合毁损，就可以把上述两个通路同时阻断，因而会获得更为确切持久的止痛效果。

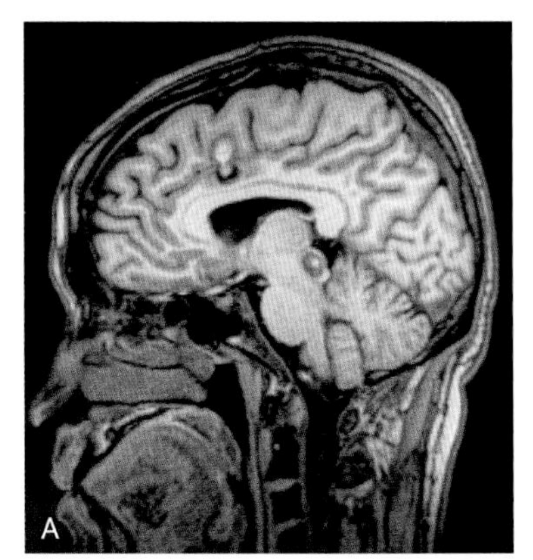

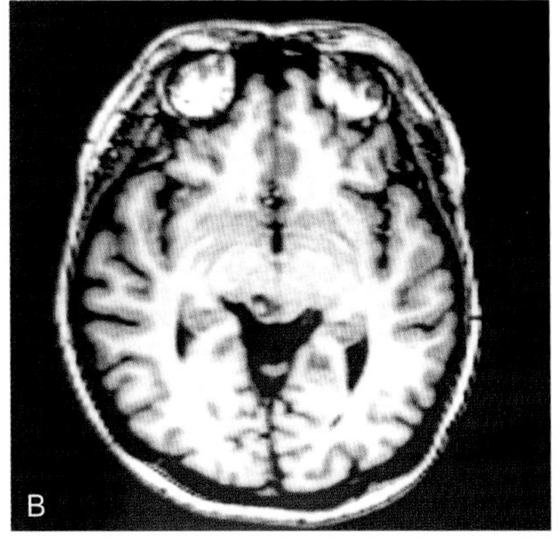

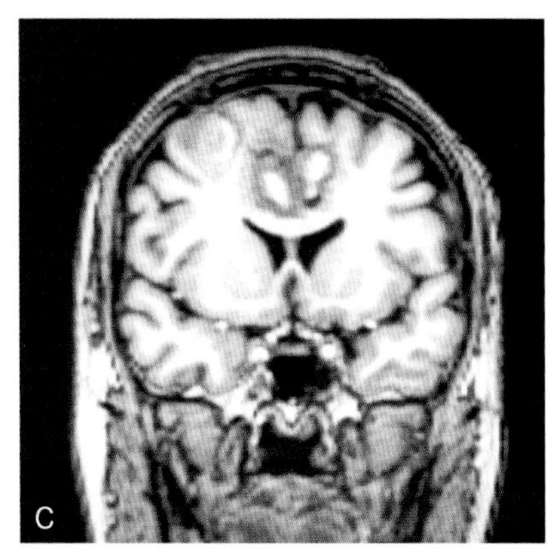

图39-3 A～C. 右侧中脑脊髓丘脑束毁损+双侧扣带回前部切开术后MRI

（胡永生）

参考文献

1. Allam AK, Larkin MB, McGinnis JP, et. Neuroablative central lateral thalamotomy for chronic neuropathic pain. Front Pain Res (Lausanne), 2022, 3: 999891.
2. Allam AK, Larkin Michael MB, et al. Ablation procedures. Neurosurg Clin N Am, 2022, 33(3): 339-344.
3. Berger A, Hochberg U, Zegerman A, et al. Neurosurgical ablative procedures for intractable cancer pain. J Neurosurg. 2019: 133(1): 144-151.
4. Burchiel KJ, Raslan AM. Contemporary concepts of pain surgery. J Neurosurg, 2019, 130(4): 1039-1049.
5. Deng Z, Pan Y, Li D, et al. Effect of bilateral anterior cingulotomy on chronic neuropathic pain with severe depression. World Neurosurg, 2019, 121: 196-200.
6. Farrell SM, Pereira EAC, Brown MRD, et al. Neuroablative surgical treatments for pain due to cancer. Neurochirurgie, 2021, 67(2): 176-188.
7. Franzini A, Rossini Z, Moosa S, et al. Medial thalamotomy using stereotactic radiosurgery for intractable pain: a

systematic review. Neurosurg Rev, 2022, 45(1): 71-80.
8. Franzini A, Moosa S, Servello D, et al. Ablative brain surgery: an overview. Int J Hyperthermia, 2019, 36(2): 64-80.
9. Ivanishvili Z, Pujara S, Honey CM, et al. Stereotactic mesencephalotomy for palliative care pain control: A case report, literature review and plea to rediscover this operation. Br J Neurosurg, 2016, 30(4): 444-447.
10. Kim DR, Lee SW, Son BC. Stereotactic mesencephalotomy for cancer - related facial pain. J Korean Neurosurg Soc, 2014, 56(1): 71-74.
11. Marques RAS, Alencar HS, Bannach MA, et al. Semidirect targeting-based stereotactic mesencephalotomy for the treatment of refractory pain: a case series. J Neurosurg, 2021, 136(4): 1128-1138.
12. Menon JP. Intracranial ablative procedures for the treatment of chronic pain. Neurosurg Clin N Am, 2014, 25(4): 663-670.
13. Mostofi A, Rezaei Haddad A, Bourlogiannis F, et al. Stereotactic radiofrequency ventral posterolateral thalamotomy for cancer pain. Neurosurg Focus Video, 2020, 3(2): V17.
14. Nasser R, Nakhla J, Echt M, et al. Minimally invasive separation surgery with intraoperative stereotactic guidance: A feasibility study. World Neurosurg, 2018, 109: 68-76.
15. Nüssel M, Zhao Y, Knorr C, et al. Deep brain stimulation, stereotactic radiosurgery and high-intensity focused ultrasound targeting the limbic pain matrix: A comprehensive review. Pain Ther, 2022, 11(2): 459-476.
16. Pérez de la Torre RA, Rodríguez Hernández JJ, Al-Ramadan A, et al. Management of phantom limb pain through thalamotomy of the centro-median nucleus. Neurol Int, 2021, 13(4): 587-593.
17. Peyron R, Quesada C, Fauchon C. Cingulate-mediated approaches to treating chronic pain. Handb Clin Neurol, 2019, 166: 317-326.
18. Pirrotta R, Jeanmonod D, McAleese S, et al. Cognitive functioning, emotional processing, mood, and personality variables before and after stereotactic surgery: a study of 8 cases with chronic neuropathic pain. Neurosurgery, 2013, 73(1): 121-8.
19. Rezaei Haddad A, Hayley J, Mostofi A, et al. Stereotactic radiofrequency thalamotomy for cancer pain: A systematic review. World Neurosurg, 2021, 151: 225-234.e6.
20. Rzesnitzek L, Hariz M, Krauss JK. The origins of human functional stereotaxis: A reappraisal. Stereotact Funct Neurosurg, 2019, 97(1): 49-54.
21. Roberts DG, Pouratian N. Stereotactic radiosurgery for the treatment of chronic intractable pain: a systematic review. Oper Neurosurg (Hagerstown), 2017, 13(5): 543-551.
22. Sharim J, Pouratian N. Anterior cingulotomy for the treatment of chronic intractable pain: a systematic review. Pain Physician, 2016, 19(8): 537-550.
23. Shieff C, Nashold BS Jr. Stereotactic mesencephalotomy. Neurosurg Clin N Am, 1990, 1(4): 825-839.
24. Sola RG, Pulido P. Neurosurgical treatment of pain. Brain Sci, 2022, 12(11): 1584.
25. Strauss I, Berger A, Ben Moshe S, et al. Double anterior stereotactic cingulotomy for intractable oncological pain. Stereotact Funct Neurosurg, 2017, 95(6): 400-408.
26. Tan H, Stedelin B, Bakr SM, et al. Neurosurgical ablation for pain: a technology review. World Neurosurg, 2023, 170: 114-122.
27. Viswanathan A, Harsh V, Pereira EA, et al. Cingulotomy for medically refractory cancer pain. Neurosurg Focus, 2013, 35(3): E1.
28. Wang GC, Harnod T, Chiu TL, et al. Effect of an anterior cingulotomy on pain, cognition, and sensory pathways. World Neurosurg, 2017, 102: 593-597.
29. Yen CP, Kung SS, Su YF, et al. Stereotactic bilateral anterior cingulotomy for intractable pain. J Clin Neurosci, 2005, 12(8): 886-890.
30. Yong-sheng HU, Yong-jie LI. A Study on neurosurgical treatment for intractable pain. Neurosurgery, 2005, 57: 414.
31. 胡永生, 李勇杰, 石长青, 等. 脑立体定向手术治疗中枢性疼痛. 中国疼痛医学杂志. 2005, 11(4): 197-200.
32. 胡永生, 李勇杰, 石长青, 等. 中脑加扣带回联合毁损术治疗中枢性疼痛的应用研究. 首都医科大学学报, 2005, 26(4): 386-388.
33. 胡永生, 李勇杰, 陶蔚, 等. 中枢性疼痛的神经外科治疗. 中华神经外科杂志, 2011, 27(12): 1238-1240.
34. 胡永生. 中枢性疼痛与神经外科止痛手术. 中国微侵袭神经外科杂志, 2013, 18(2): 49-52.

第四十章　程控鞘内药物输注系统植入术

第一节　概　述

鞘内镇痛的历史可追溯至19世纪末，August Bier医生采用腰麻为患者实施了骨部分切除手术。患者术中未感受到疼痛且意识清醒，但术后出现了头痛、恶心、腰痛等不良反应。为了体会腰麻的感受，他通过导管为自己实施了腰麻，从而开始了经导管鞘内持续注药的临床实践。早期，人们向鞘内注射吗啡进行镇痛，但直到阿片受体及其脊髓分布的发现才真正使鞘内镇痛得到普及。1976年，Rudy和Yaksh的研究则进一步证实了鞘内连续给予阿片类药物的镇痛效果。

应用导管连续给药促进了鞘内药物输注系统（intrathecal drug delivery system，IDDS）的发展。Grafton Love首先提出了鞘内导管给药的设想，William Leonard将其应用于临床，将鞘内导管连接到注射器上连续注入普鲁卡因，用于下肢手术。随着时代的进步，鞘内输注所使用的导管和输注技术发展迅速，而计算机技术和精密仪器的结合将IDDS引入了“泵”时代。1982年，世界上首例鞘内程控泵植入成功。该泵是非电池供电的非程控泵，无法通过改变输液速度来改变药物剂量，而是通过体温和大气压力改变输液速度。1988年，美国FDA批准了第一个电池供电的程控泵，用于癌症相关疼痛的治疗。此后，IDDS被广泛用于慢性疼痛的治疗。

目前阿片类药物滥用、成瘾甚至过量致死成为一个复杂的公共卫生问题。严格规范阿片类药物的使用，在解决以上问题的同时，也势必造成部分患者的镇痛不足。此外，长期使用阿片类药物会产生耐受性和痛觉过敏，需增加剂量以达到相同的镇痛效果，从而导致副作用（恶心、便秘、呼吸抑制等）增加。对于多模式保守镇痛治疗无效的患者，越来越多的证据表明鞘内给药是一个更有效的镇痛措施，且副作用更小。因此，IDDS为顽固性疼痛患者提供了一种相对安全、有效的疼痛管理方式。

IDDS将小剂量药物输送至鞘内，在明显改善镇痛效果的同时，可以降低医疗费用，减少住院次数，减少阿片类药物副作用，有效管理爆发痛，降低血清阿片类药物水平，并改善重度癌痛患者的生活质量。

第二节　药物选择

可以用于IDDS的药物包括：阿片类药物（吗啡、氢吗啡酮、芬太尼等）、局麻药（布比卡因、罗哌卡因）、齐考诺肽、可乐定或巴氯芬等。美国FDA和欧洲药品管理局（EMA）已经批准吗啡和齐考诺肽用于IDDS。

阿片类药物可以单独使用，也可以与其他药物联用。目前仍缺乏不同单药或联合用药的临床研究对比，故临床上多采用经验性治疗方案。实践中，应根据患者的诊断、预期生存期、疼痛部位及类型、既往用药等进行个体化治疗，寻求缓解疼痛的最佳药物或药物组合。当FDA推荐的药物无效或者存在使用禁忌时，可考虑超说明书单药或联合治疗，但应密切观察患者的不良反应和并发症。

第三节 适应证与禁忌证

一、适应证

目前IDDS主要应用于癌症相关疼痛，在一些严格筛选的神经病理性疼痛和肌肉痉挛患者也可应用。

二、禁忌证

①全身感染或手术部位附近的局部感染；②严重凝血功能障碍；③对泵或导管成分过敏；④严重心理疾病。

第四节 手术方法与步骤

1. 手术在局麻或全麻下实施，常取左侧卧位，腰腹部常规消毒铺巾，选择合适的棘突间隙（通常在L5～S1棘突间隙进针，于L3～L4椎板间隙进入蛛网膜下腔），在C臂透视引导下，采用12G腰椎穿刺针行蛛网膜下腔穿刺（图40-1）。

2. 穿刺成功脑脊液流出通畅后，经穿刺针置入专用鞘内导管（图40-2）。

3. 将穿刺针退至椎管外，切开脊柱中线皮肤至棘上韧带，围绕穿刺针作“荷包缝合”，拔除穿刺针（图40-3），收紧“荷包”，确认脑脊液流出通畅。

4. 采用专用的“锚”，将导管固定于棘上韧带（图40-4）。

5. 于腹侧脐水平稍下，横行切开皮肤至皮下组织，长度约12 cm，钝性分离皮下组织形成一“囊袋”，并于囊袋四角设置固定缝线（图40-5）。

6. 在体侧髂嵴上方做一小切口，用专用隧道器向腹侧“囊袋”作皮下隧道，将连接导管自囊袋引出至体侧小切口处。

7. 同理，从背部切口向体侧小切口处作皮下隧道，将连接导管引至背部切口处（图40-6）。

8. 用专用连接装置，将连接导管与鞘内导管连接（图40-7）。

9. 输注泵灌注后，将连接导管与输注泵相连（图40-8）。

10. 将输注泵置于“囊袋”中缝合固定（图40-9）。

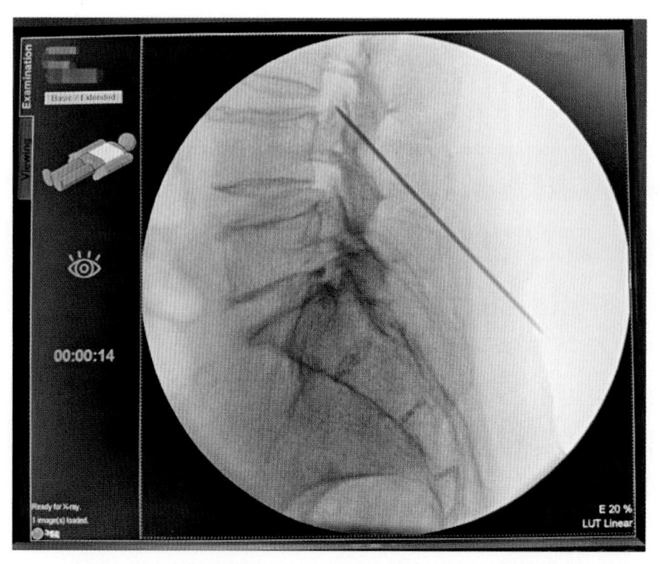

图40-1 穿刺针经L3～L4椎板间隙进入蛛网膜下腔

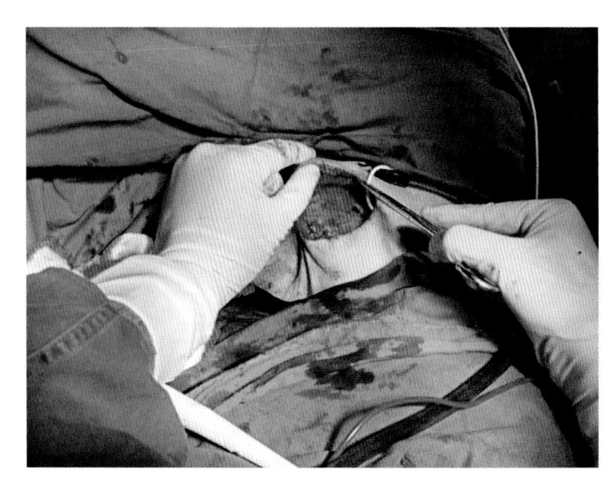

图40-2　经穿刺针置入专用鞘内导管

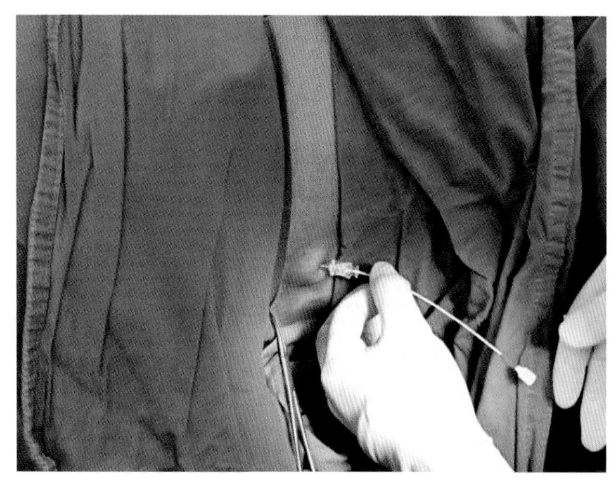

图40-3　荷包缝合、棘上韧带固定后拔除穿刺针

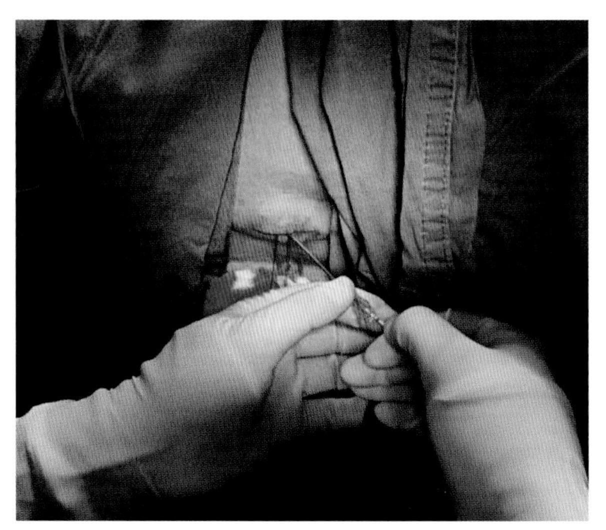

图40-4　导管“锚”定在棘上韧带

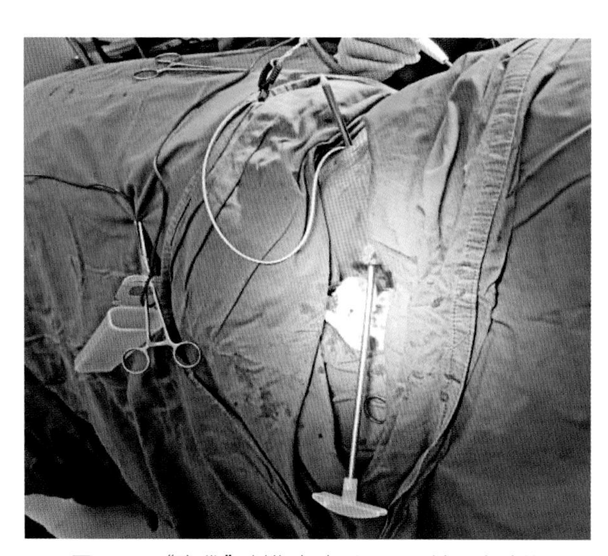

图40-5　“囊袋”制作完成后设置四针固定缝线

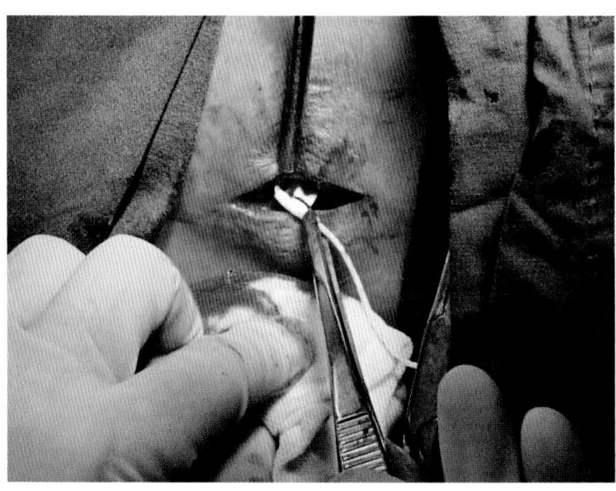

图40-6　由背部切口向体侧小切口打皮下隧道

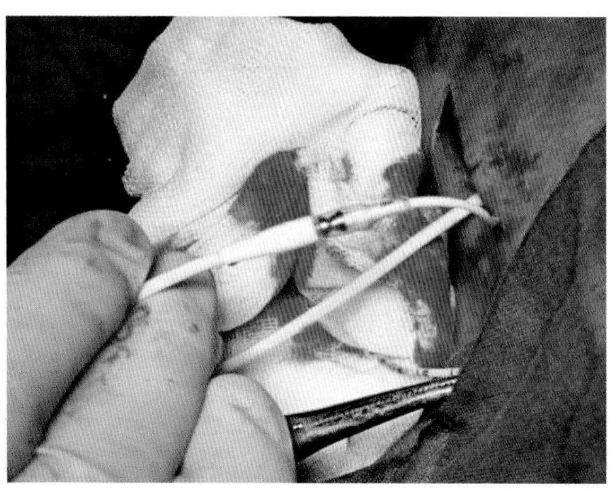

图40-7　连接鞘内导管与连接导管

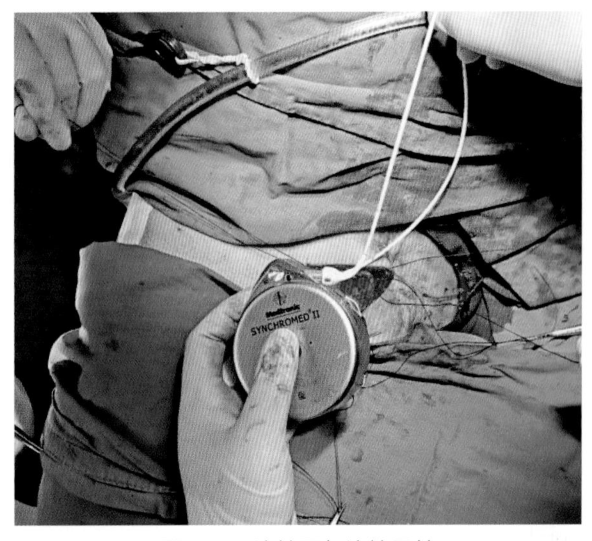

图40-8 连接泵与连接导管

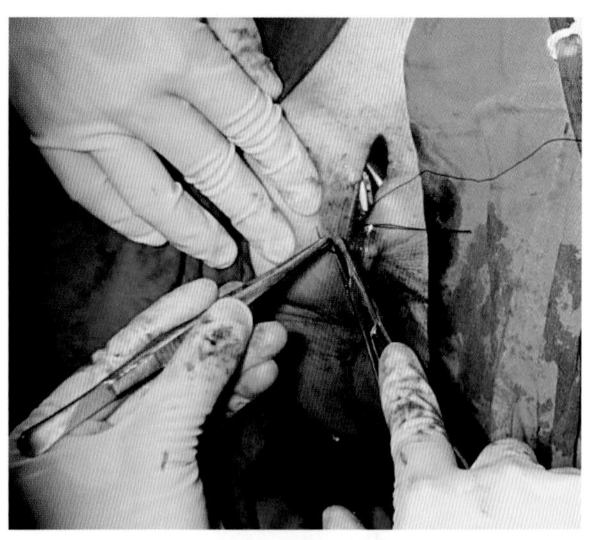

图40-9 置输注泵于囊袋中

第五节 注意事项

一、患者评估

患者评估对手术成功至关重要。术前应对患者的身体、心理和经济状况进行全面评估。术前详细询问病史，并进行疾病相关的重点体格检查以明确疼痛原因。完善术前实验室检查、腰椎X线检查，必要时行MRI检查以排除穿刺及置管部位有无肿瘤、脊柱结核等影响穿刺和置管的因素。IDDS植入成本较高，而患者预期生存时间较短，成本效益和镇痛期望应向患者及家属充分交代，必要时签署知情同意书。

二、术前测试

通常情况下，术前应对患者进行蛛网膜下腔穿刺注药测试，明确药物对疼痛的有效性、潜在的副反应，并评估患者的耐受程度（表40-1）。测试方法可以采用单次注射、多次注射或连续输注等。常用的是鞘内单次注射吗啡，即选择L2/3或者L3/4节段进行蛛网膜下腔穿刺，一般单次注射吗啡或氢吗啡酮，注射剂量根据患者之前的用药情况确定。测试目的有三：①明确鞘内注射阿片类药物有效，疼痛缓解≥50%；②了解药物作用时间，据此估算患者24 h阿片类药物用量；③了解有无不能耐受的副作用。副作用最常见的是尿潴留，必要时需临时导尿处理。也有学者认为单次注射易受安慰剂效应影响，且无法进行最佳剂量的精确滴定，故建议采用连续输注测试。鞘内穿刺成功后，经穿刺针置入导管，经导管连接镇痛泵，即可实现持续镇痛。该操作建议在X线透视引导下进行，否则导管有可能发生迂曲使管端移出椎管而造成测试假阴性的结果。鞘内测试结束后，应观察患者的镇痛效果和不良反应，并根据情况进行下一步处置（表40-2）。

由于癌痛及其他疼痛的复杂性，术前测试有助于医患双方建立合理的镇痛目标和期望，减少部分患者治疗后的失落感。对测试效果的评估除了疼痛减轻之外，还应包括患者的社会功能、睡眠、心理状态的改善等。

三、药物选择

最常用的是阿片类药物（吗啡、氢吗啡酮和芬太尼），常用作单药治疗。阿片类药物也可与局麻药（如布比卡因）、齐可诺肽、可乐定或巴氯芬联用，以产生协同作用并减少每种

表40-1 需要测试和不需要测试的临床情况

需要测试：
1. 拟鞘内输注齐考诺肽，评估其效果和副作用
2. 拟鞘内应用阿片类药物，但会增加呼吸抑制风险，如：睡眠呼吸暂停、慢性阻塞性肺疾病、肺纤维化、病态肥胖、严重水肿/静脉功能不全、吸烟或患者未使用过阿片类药物
3. 拟鞘内输注巴氯芬，评估其效果和副作用
4. 拟鞘内联合用药，如：阿片类药物+局麻药或可乐定
不需要测试：
1. 疾病晚期生存期有限（如癌痛），且测试操作有较高风险，如果患者已对其他途径应用阿片类药物产生耐受，则不需要测试。病情完全缓解的癌痛患者可进行测试
2. 有出血或感染风险，测试风险高，但所在人群测试有较高成功率（如老年、局限性疼痛、测试前未使用过或仅小剂量使用过阿片类药物）

表40-2 鞘内单次注射测试的结果及下一步处理

测试结果	处理
疼痛缓解，且无副作用	测试成功，可以长期给予药物及相应剂量
疼痛缓解，但有副作用	鞘内注射可能适合，可减低剂量再次测试或更换药物
疼痛无缓解，且有明显副作用	更换药物再次测试
疼痛无缓解，也无副作用	增加剂量再次测试或更换药物

药物的使用剂量。2017年多学科镇痛共识会议（Polyanalgesic Consensus Conference, PACC）报告根据文献回顾和与会成员的共识作了推荐，提供了有关慢性癌性和非癌性疼痛椎管内有效镇痛的药物信息，以及针对鞘内镇痛药物的具体推荐和起始剂量，可以参考（表40-3～表40-5）。

在某些情况下，所用药物可能会决定鞘内导管头端的理想位置。齐考诺肽是一种N型钙通道阻滞剂，美国FDA仅批准其鞘内使用，该药有可能引起精神病性症状和其他中枢相关副作用，故为使药物分布范围更小并减少药物向头端的扩散，无论疼痛具体部位如何最好低位置管。

表40-3 PACC鞘内输注治疗癌痛或其他终末期疼痛的药物推荐

局限性伤害感受性疼痛或神经病理性疼痛				
一线A	齐考诺肽	吗啡		
一线B	芬太尼	吗啡或芬太尼+布比卡因		
二线	氢吗啡酮	氢吗啡酮+布比卡因	氢吗啡酮或芬太尼或吗啡+可乐定	吗啡或氢吗啡酮或芬太尼+齐考诺肽
弥散性伤害感受性疼痛或神经病理性疼痛				
一线A	齐考诺肽	吗啡		
一线B	氢吗啡酮	吗啡或氢吗啡酮+布比卡因		
二线	氢吗啡酮或吗啡+可乐定	吗啡或氢吗啡酮+齐考诺肽		

表40-4　PACC鞘内输注治疗非癌痛的药物推荐

局限性伤害感受性疼痛或神经病理性疼痛				
一线A	齐考诺肽	吗啡		
一线B	芬太尼	芬太尼+布比卡因		
二线	芬太尼+可乐定	氢吗啡酮或吗啡+布比卡因	芬太尼+布比卡因+可乐定	布比卡因
弥散性伤害感受性疼痛或神经病理性疼痛				
一线A	吗啡	齐考诺肽[1]		
一线B	氢吗啡酮	吗啡或氢吗啡酮+布比卡因		

[1]若吗啡等效剂量＞120 mg或用量快速增加，如无心理疾病史，应首选齐考诺肽

表40-5　PACC推荐的鞘内给药剂量

药物	单次给药测试剂量[1]	连续输注的初始剂量[2]	每日最大输注剂量	药物最大浓度
吗啡	0.1 ~ 0.5 mg	0.1 ~ 0.5 mg/d	15 mg	20 mg/ml
氢吗啡酮	0.025 ~ 0.1 mg	0.01 ~ 0.15 mg/d	10 mg	15 mg/ml
齐考诺肽	1 ~ 5 μg	0.5 ~ 2.4 μg/d	19.2 μg	100 μg/ml
芬太尼	15 ~ 75 μg	25 ~ 75 μg/d	1000 μg	10 mg/ml
布比卡因	0.5 ~ 2.5 mg	0.01 ~ 4 mg/d	15 ~ 20 mg[3]	30 mg/ml
可乐定	5 ~ 20 μg	20 ~ 100 μg/d	600 μg	1000 μg/ml
舒芬太尼	5 ~ 20 μg	10 ~ 20 μg/d	500 μg	5 mg/ml

[1]未用过阿片类药物的患者门诊单次给药测试时吗啡不超过0.15 mg，氢吗啡酮不超过0.04 mg，芬太尼不超过25 μg
[2]鞘内持续输注时的初始剂量应为测试剂量的一半
[3]终末期患者可以超过，复杂病例根据临床需要决定

四、并发症

IDDS的并发症包括：植入手术相关并发症、器械相关并发症和药物并发症。

由于术中组织解离程度小，涉及大血管较少，故很少出现严重出血情况，但仍需完善术前凝血功能检查，避免出血风险。术后出现神经系统症状或体征进行性加重，应尽快完善影像学检查。

虽然术中及术后会预防性使用抗生素，但仍要警惕感染发生。大多数伤口感染发生于术后1 ~ 4周，常表现为切口红肿、压痛、脓性分泌物、发热等。感染时可静脉使用抗生素。脑脊液漏、导管损伤脊髓的情况少见。从腰部中下段进针，可减少脊髓损伤风险。

导管相关并发症包括断裂、移位、打结、闭塞、脱落等，可通过X线检查确认导管情况。泵的功能故障可通过远程调控进行检测。

虽然IDDS可明显减少药物副作用，如呼吸抑制、胃肠道反应、尿潴留等，但其仍然可能发生。术前全身使用过阿片类药物的患者很少出现副作用，或者很快可以耐受，一般无须临床干预。阿片类药物耐受也是影响IDDS临床效果的原因之一，可能与长期服用阿片类药物致使阿片受体下调和脱敏有关，可通过加大输注剂量、阿片类药物轮换或联合用药改善。

五、鞘内输注阿片类药物镇痛的管理

泵植入后初次设定一般与测试剂量换算的日剂量相同或略低，也可根据常用初始剂量设定（见表40-2），之后根据患者疼痛情况逐渐增加。调整剂量期间，患者仍可口服阿片类药物，可以在缓解术后爆发痛的同时预防因吗啡用量骤降而

引发的停药反应。随着鞘内药物剂量的调整，口服药物逐渐减量。如果患者在特定持续剂量下出现多次爆发痛，可以临时给予日剂量的2%，然后将日剂量增加20%左右。根据患者昼夜不同的疼痛情况，还可以分时段给予不同剂量。

六、术后药物再灌注

IDDS需要定期补充药物。时间间隔取决于泵的容量、药物剂量、浓度及稳定性等。首先需通过程控仪确定储药盒中残余药量，使用50 ml注射器抽取再灌注药物，并依次在注射器上安装滤网、导管和针头，将导管中的空气排尽后夹闭导管备用。使用另外的注射器抽取储药盒中残余药液，确定抽取的药量是否和程控仪的读数相符（可能略多于程控仪读取的残药量）。将备好的新药注入泵中，消毒并覆盖伤口。再灌注过程中应注意无菌操作，保持体内设备的无菌性。利用程控仪对泵的药量进行更新，确定再灌注日期并告知患者及家属。

七、程控管理

所有植入IDDS的患者都应有专门的医师对泵进行管理。医师应具备IDDS治疗和相关并发症处理的专业知识。患者能够在其指导下配合治疗，适时调整药物剂量及使用方案，能够诊断和管理药物过量或者戒断反应。及时提醒患者定期补充泵中的药物，并提供相应的专业支持和教育。

第六节　应用与评价

一、治疗癌痛

癌性疼痛是IDDS的最佳适应证。早期鞘内镇痛和常规药物治疗的随机对照研究显示，IDDS组VAS评分降幅≥20%的患者更多，意识水平下降和疲劳的发生率更低，6个月生存率有所提高（54% *vs* 37%）。一项前瞻性多中心队列研究表明，与基线相比，癌痛患者的疼痛和生活质量在植入IDDS后的6个月和12个月均有显著改善。另有研究证明，IDDS可以减少一半以上的阿片类药物消耗。

二、治疗慢性腰腿痛

IDDS可用于治疗药物及其他手术控制不佳的慢性腰腿痛，包括腰椎退行性病变、骨质疏松导致的椎体压缩性骨折、腰椎术后疼痛综合征、腰椎间盘突出伴神经根病等。有学者回顾了IDDS植入治疗136名慢性腰腿痛患者的疗效，术后12个月时患者的腰背痛平均缓解了47%以上，腿痛缓解了31%以上。80%的患者对治疗效果满意，87%的患者愿意再次接受手术。还有研究对24位椎体压缩性骨折的患者进行持续的鞘内吗啡输注，1年后吗啡的平均使用量可达16.32 mg/d，患者的疼痛和生活质量均得到改善，且不需要额外的镇痛药物。

另一项IDDS疗效研究中纳入了24例腰椎术后综合征患者，并报道患者的疼痛、生活质量以及社交能力得到明显改善。这项研究中鞘内药物以海洛因为主，并将巴氯芬、可乐定、布比卡因作为辅助用药。

三、治疗复杂区域疼痛综合征

复杂区域疼痛综合征也是IDDS的适应证之一，但是临床治疗效果仍不确定。一项回顾性研究纳入了26例鞘内输注治疗4年以上的复杂区域疼痛综合征患者，无论选择何种药物，随访发现患者NRS评分没有随着治疗时间的推移而下降，进而考虑IDDS对复杂区域疼痛综合征缺乏长期的镇痛效果。

但是，另有一例个案报道了一位足部术后出

现复杂区域疼痛综合征的女性患者，在中枢及周围电刺激治疗失败后选择植入IDDS。术前先后进行了吗啡、可乐定及布比卡因的测试。因吗啡测试无效，可乐定测试有效但副作用不耐受，最终选择了布比卡因。术后，患者虽然仍存在轻微运动障碍和膀胱失禁，但生活质量得到了显著改善。

这些研究反映了阿片类药物对复杂区域疼痛综合征的效果远不如伤害感受性疼痛，且存在加重肢体水肿的风险，治疗时应慎重选择。

四、治疗其他神经病理性疼痛

目前仅有少量研究探索了IDDS对神经病理性疼痛的治疗效果。某项回顾性研究纳入了16例神经痛患者，所有患者均行鞘内阿片类药物治疗。3年后的随访结果显示，患者的疼痛均得以缓解，且口服阿片类药物的剂量也明显下降。然而，Rauck等对170名慢性顽固性非癌性疼痛患者进行了鞘内注射加巴喷丁的RCT研究，其中149名患者包含神经病理性疼痛的成分。他们测试了鞘内不同剂量的加巴喷丁（1 mg/d、6 mg/d或30 mg/d，持续22天），发现与安慰剂组相比，3周后在疼痛评分、身体和情绪功能或生活质量方面没有显著差异。该研究虽然是短暂的鞘内治疗，但仍为鞘内加巴喷丁的使用提供了临床经验。

五、我们的应用体会

自2003年起，中日友好医院疼痛科完成了数百例IDDS植入手术，主要用于治疗癌性疼痛，少部分用于治疗带状疱疹后神经痛、会阴痛、脑卒中后神经痛等慢性顽固性非癌性疼痛。泵中所用药物包括氢吗啡酮、吗啡和罗哌卡因。术后随访和程控发现，大部分患者的疼痛能够得到明显改善，且阿片类药物的消耗量大大下降。

术前鞘内测试是IDDS获得良好效果的重要步骤。通常根据患者每日口服的阿片类药物剂量换算出等效的吗啡或氢吗啡酮日消耗量，一般按4～6小时的需求量以鞘内注射的方式一次性给予。然后再通过测试效果，推算药物鞘内输注的起始剂量。对于术前口服阿片类药物剂量较大的患者，即使术后鞘内给予了等效的药物，仍建议维持少量的口服摄入，以防出现戒断反应。即使成功植入IDDS，药物耐受仍是不可避免的，需要不断增加药物剂量以维持良好的镇痛效果。对癌痛患者而言，IDDS的植入并不代表癌痛治疗的结束，术后继续控制原发病的进展也是癌痛管理的重要部分。

（毛　鹏　金　鑫）

参考文献

1. Abd-Sayed A, Fiala K, Weisbein J, et al. Intrathecal drug delivery systems survey: trends in utilization in pain practice. Journal of Pain Research, 2022, 15: 1305-1314.
2. Atli A, Theodore BR, Turk DC, et al. Intrathecal opioid therapy for chronic nonmalignant pain: a retrospective cohort study with 3-year follow-up. Pain Med, 2010, 11(7): 1010-1016.
3. De Andres J, Hayek S, Perruchoud C, et al. Intrathecal drug delivery: advances and applications in the management of chronic pain patient. Frontiers in Pain Research (Lausanne, Switzerland), 2022, 3: 900566.
4. Deer T, Kim P, Pope JE, et al. Physician guidance on the use of off-labeled drugs in intrathecal drug delivery systems for chronic pain. Neuromodulation: Journal of the International Neuromodulation Society, 2019, 22(7): 765-768.
5. Deer T, Chapple I, Classen A, et al. Intrathecal drug delivery for treatment of chronic low back pain: report from the National Outcomes Registry for Low Back Pain. Pain Med, 2004, 5(1): 6-13.
6. Deer TR, Pope JE, Hayek SM, et al. The Polyanalgesic Consensus Conference (PACC): Recommendations on Intrathecal Drug Infusion Systems Best Practices and Guidelines. Neuromodulation: Journal of the International Neuromodulation Society, 2017, 20(2): 96-132.
7. Dupoiron D. Targeted drug delivery (intrathecal and intracranial) for treatment of facial pain. Progress in Neurological Surgery, 2020, 35: 181-193.
8. Ericson T, Singla P, Kohan L. Intrathecal pumps. Physical medicine and rehabilitation Clinics of North America, 2022, 33(2): 409-424.
9. Goel V, Yang Y, Kanwar S, et al. Adverse events

and complications associated with intrathecal drug delivery systems: insights from the Manufacturer and User Facility Device Experience (MAUDE) Database. Neuromodulation: Journal of the International Neuromodulation Society, 2021, 24(7): 1181-1189.

10. Grider JS, Etscheidt MA, Harned ME, et al. Trialing and maintenance dosing using a low-dose intrathecal opioid method for chronic nonmalignant pain: A prospective 36-month study. Neuromodulation: Journal of the International Neuromodulation Society, 2016, 19(2): 206-219.
11. Guillemette S, Witzkc S, Leier J, et al. Medical cost impact of intrathecal drug delivery for noncancer pain. Pain Medicine (Malden, Mass.), 2013, 14(4): 504-515.
12. Hamza M, Doleys D, Wells M, et al. Prospective study of 3-year follow-up of low-dose intrathecal opioids in the management of chronic nonmalignant pain. Pain Medicine (Malden, Mass.), 2012, 13(10): 1304-1313.
13. Herring EZ, Frizon LA, Hogue O, et al. Long-term outcomes using intrathecal drug delivery systems in complex regional pain syndrome. Pain Med, 2019, 20(3): 515-520.
14. Jain S, Malinowski M, Chopra P, et al. Intrathecal drug delivery for pain management: recent advances and future developments. Expert Opinion on Drug Delivery, 2019, 16(8): 815-822.
15. Mcroberts WP, Apostol C, Haleem A. Intrathecal bupivacaine monotherapy with a retrograde catheter for the management of complex regional pain syndrome of the lower extremity. Pain Physician, 2016, 19(7): E1087-1092.
16. Necking E, Levi R, Ertzgaard P. Complications of intrathecal drug delivery therapy (ITDD): A retrospective study of 231 implantations between 1999 and 2014. Clinical Neurology and Neurosurgery, 2021, 205: 106630.
17. PerruchoudC, Dupoiron D, Papi B, et al. Management of cancer-related pain with intrathecal drug delivery: asystematic review and Meta-analysis of clinical studies. Neuromodulation, 2023, 26(6): 1142-1152.
18. Raphael JH, Southall JL, Gnanadurai TV, et al. Long-term experience with implanted intrathecal drug administration systems for failed back syndrome and chronic mechanical low back pain. BMC MusculoskeletDisord, 2002, 3: 17.
19. Rauck R, Coffey RJ, Schultz DM, et al. Intrathecal gabapentin to treat chronic intractable noncancer pain. Anesthesiology, 2013, 119(3): 675-686.
20. Shaladi A, Saltari MR, Piva B, et al. Continuous intrathecal morphine infusion in patients with vertebral fractures due to osteoporosis. Clin J Pain, 2007, 23(6): 511-517.
21. Smith TJ, Coyne PJ, Staats PS, et al. An implantable drug delivery system (IDDS) for refractory cancer pain provides sustained pain control, less drug-related toxicity, and possibly better survival compared with comprehensive medical management (CMM). Annals of Oncology: Official Journal of the European Society for Medical Oncology, 2005, 16(5): 825-833.
22. Smith TJ, Staats PS, Deer T, et al. Randomized clinical trial of an implantable drug delivery system compared with comprehensive medical management for refractory cancer pain: impact on pain, drug-related toxicity, and survival. Journal of Clinical Oncology, 2002, 20(19): 4040-4049.
23. Stearns LM, Abd-Elsayed A, Perruchoud C, et al. Intrathecal drug delivery systems for cancer pain: an analysis of a prospective, multicenter product surveillance registry. Anesth Analg, 2020, 130(2): 289-297.
24. Upadhyay SP, Mallick PN. Intrathecal drug delivery system (IDDS) for cancer pain management: a review and updates. The American Journal of Hospice & Palliative Care, 2012, 29(5): 388-398.
25. van den Beuken-van Everdingen MHJ, de Rijke JM, Kessels AG, et al. Prevalence of pain in patients with cancer: a systematic review of the past 40 years. Annals of Oncology, 2007, 18(9): 1437-1449.
26. Wanderman RL, Hagedorn JM. Intrathecal Drug Delivery System: A Pain Management Option for Refractory Cancer-Related Pain. Pain Medicine (Malden, Mass.), 2021, 22(2): 523-526.
27. Wilkes DM, Orillosa SJ, Hustak EC, et al. Efficacy, safety, and feasibility of the morphine microdose method in community-based clinics. Pain Medicine (Malden, Mass.), 2018, 19(9): 1782-1789.
28. Yaksh TL, Rudy TA. Analgesia mediated by a direct spinal action of narcotics. Science, 1976, 192(4246): 1357-1358.
29. The Polyanalgesic Consensus Conference (PACC): Recommendations on Intrathecal Drug Infusion Systems Best Practices and Guidelines. Neuromodulation: Journal of the International Neuromodulation Society, 2017, 20(4): 405-406.
30. 章沿锋, 杨旖欣, 冯智英. 鞘内药物输注系统植入术适应证和药物选择的进展. 中国疼痛医学杂志, 2018, 24(10): 723-728.
31. 曾永芬, 程祝强, 金毅. 鞘内药物输注系统复合用药治疗难治性疼痛疗效及安全性的Meta分析. 中国疼痛医学杂志, 2020, 26(12): 921-926+931.

索引

S

T

W

X

Y

Z